Bittere Pillen

Kurt Langbein
Hans-Peter Martin
Hans Weiss

Bittere Pillen

Kurt Langbein
Hans-Peter Martin
Hans Weiss

Bittere Pillen

Nutzen und Risiken
der Arzneimittel

Ein kritischer Ratgeber

Überarbeitete Neuausgabe
2015–2017

Kiepenheuer & Witsch

MIX
Papier aus verantwor-
tungsvollen Quellen
FSC® C083411
FSC
www.fsc.org

Verlag Kiepenheuer & Witsch, FSC®-N001512

83. Auflage 2017

Umschlaggestaltung: Rudolf Linn, Köln, unter Verwendung eines Originalschriftzuges
von Hannes Jähn
Satz: Gisela Demmel, München
Druck und Bindearbeiten: CPI books GmbH, Leck
ISBN 978-3-462-05040-0

Wissenschaftliche Begutachtung der Medikamente und Beratung beim Text:

Prof. Dr. rer. nat. Gerd Glaeske, Co-Leiter der Abteilung für Gesundheitsökonomie, Gesundheitspolitik und Versorgungsforschung im Zentrum für Sozialpolitik, Uni Bremen und Vorstandsmitglied im Deutschen Netzwerk Versorgungsforschung

Prof. Dr. Bernhard-Michael Mayer, Bereichsleiter Pharmakologie & Toxikologie, Institut für Pharmazeutische Wissenschaften, Universität Graz

Prof. Dr. med. Jörg Remien, Arzt für Pharmakologie und Toxikologie, München, der langjährig und bis zur Ausgabe der »Bitteren Pillen 2008–2010« die wissenschaftliche Leitung innehatte, ist im Sommer 2008 verstorben.

Wissenschaftliche Beratung beim Text:

Dr. Reinhard Dörflinger, Praktischer Arzt, Wien
Dr. Ingeborg Lackinger-Karger, Frauenärztin und Ärztin für Psychotherapeutische Medizin, Düsseldorf
Dr. Susanne Matthes-Martin, Ärztin, Wien
Prof. Dr. Ingrid Mühlhauser, Internistin, Diabetologin, Endokrinologin, Professur für Gesundheit, Universität Hamburg, (Kapitel 16: Zuckerkrankheit)
Dr. Eva Weiss, Fachärztin für Psychiatrie und Neurologie und Psychotherapeutin, Wien

Redaktionelle Betreuung dieser Ausgabe:

Dr. Krista Federspiel, Wien

Weitere Mitarbeit:

Gisela Demmel, München
Lutz Dursthoff, Köln
Dr. Angela Massen, Berlin
Nikolaus Wolters, Köln

Inhalt

Vorwort zur Ausgabe 2015–2017

Bittere Pillen weit voraus

Die Erstausgabe von Bittere Pillen im Jahr 1983 war eine medizinische und gesundheitspolitische Sensation. Wir waren die Ersten, die es im deutschsprachigen Raum wagten, alle gängigen Medikamente nach Nutzen und Risiken zu bewerten. Die Pharmakonzerne schäumten, weil wir damit ihre Geschäftemacherei behinderten, und die Ärztefunktionäre schäumten, weil das Buch die Komplizenschaft der Medizin mit den Pharmakonzernen bedrohte.

Trotz aller Versuche, das Buch mit juristischen Mitteln plattzuwalzen, ließen wir uns nicht einschüchtern und setzten unsere Arbeit fort. In regelmäßigen Abständen erstellte das Team von Bittere Pillen neue Ausgaben – kritisch, unabhängig und nur den Interessen der Patienten verpflichtet.

Es dauerte fast 30 Jahre, bis die Gesundheitspolitik in Deutschland einen ähnlichen Versuch wagte und ein neues Gesetz namens AMNOG beschloss. Das erlaubt den Krankenkassen seit 2011, zumindest den Nutzen neuer Medikamente zu bewerten. Allerdings geschieht das in einem solchen Schneckentempo, dass in der Zeit von 2011 bis Mitte 2013 lediglich 48 Arzneimittel einem derartigen Check unterzogen wurden. Die Ergebnisse decken sich mit denen von Bittere Pillen: Etwa ein Drittel aller neuen Wirkstoffe bietet im Vergleich zu bereits vorhandenen keine Vorteile – und ist damit unnötig.

Verbesserungen

Seit der Erstausgabe von Bittere Pillen im Jahr 1983 hat sich der Arzneimittelmarkt dramatisch verbessert. Damals stuften wir nur etwa 40 Prozent aller Arzneimittel als „therapeutisch zweckmäßig" ein, in dieser Ausgabe sind es doppelt so viele! Das bedeutet allerdings nicht, dass am Pharmamarkt schon alles eitel Wonne ist. Denn 14 Prozent aller Arzneimittel dieser Neuausgabe 2015–2017 werden von uns negativ bewertet – als »wenig zweckmäßig« oder sogar als »abzuraten«.

Nicht viel Neues

Heutzutage geben die Pharmakonzerne für Marketing und Verkauf doppelt oder gar dreimal so viel aus wie für Forschung. Dementsprechend gering ist inzwischen auch ihre früher so gerühmte Innovationskraft. Wenn ein Pharmakonzern, was selten genug vorkommt, ein wirklich neues Medikament auf den Markt bringt, stammt es oft von einer kleinen Biotech-Firma, die mit Haut und Haar und all ihren Neuentwicklungen aufgekauft wurde.

In den Neunzigerjahren brachte die Pharmaindustrie pro Jahr im Schnitt noch etwa 40 neue Wirkstoffe auf den Markt, in den vergangenen Jahren waren es nur noch halb so viele – und nur ein Drittel dieser neuen Wirkstoffe stellen einen medizinischen Fortschritt für die Patienten dar.

Generika – Medikamente, die genauso gut sind wie andere

Dass die Zahl der in Bittere Pillen positiv bewerteten Arzneimittel in den vergangenen Jahren stark gestiegen ist, hat auch damit zu tun, dass bei vielen Originalpräparaten der 20-jährige Patentschutz auslief und stattdessen billige Nachahmerpräparate angeboten werden – sogenannte Generika. Das heißt: Anstelle eines einzigen, positiv bewerteten Originalmedikaments gibt es nun 30, 40 oder gar 50 positiv bewertete Generika – alle mit demselben Wirkstoff.

Der Anteil von Generika am gesamten Pharmamarkt hat sich in Deutschland seit 1993 fast verdoppelt. Drei von vier aller von Ärzten verschriebenen Medikamente sind bereits Generika. Ohne diese Entwicklung müssten die Patienten wesentlich höhere Beiträge an die Krankenkassen zahlen. Denn für Originalpräparate mit Patentschutz können die Pharmakonzerne so viel verlangen, wie sie wollen. Deshalb versuchen sie mit allen Mitteln – gelegentlich auch illegalen –, den Ablauf des Patentschutzes und die damit beginnende Vermarktung von Generika zu verhindern.

Eine beliebte Methode besteht darin, Generikahersteller dafür zu bezahlen, dass sie ihr Generikum gar nicht erst auf den Markt bringen. Der skandinavische Pharmakonzern Lundbeck wurde deshalb Anfang 2014 von der Europäischen Kommission zu einer Strafe von 146 Millionen Euro verurteilt. Lundbeck hat angekündigt, dagegen in Berufung zu gehen.

Gut wird schlecht

In seltenen Fällen kann sich bei Medikamenten, die bereits seit vielen Jahren auf dem Markt sind und als »gut« gelten, durch neue Studien die Bewertung ändern. Das passiert dann, wenn seltene, aber schwere

Nebenwirkungen erst durch langjährige, systematische Beobachtungen ans Licht kommen.

Ein Beispiel dafür ist der muskelentspannende Wirkstoff Tetrazepam – enthalten z. B. in *Musaril, Myolastan, Tetramdura, Tetrasaar, Tetrazep* sowie Generika mit dem Namen *Tetrazepam* + Firmenbezeichnung.

Diese Medikamente gibt es in Deutschland und Österreich bereits seit 1981. Weil ihre Wirksamkeit von Anfang an unbestritten war und ihre Nebenwirkungen auch in seriösen pharmakologischen Untersuchungen als bekannt und vertretbar galten, wurden sie in Bittere Pillen als »therapeutisch zweckmäßig« eingestuft.

Im Januar 2014 hat die Auswertung einer französischen Nebenwirkungsdatenbank jedoch ergeben, dass der Wirkstoff Tetrazepam in seltenen Fällen sehr schwere Hauterkrankungen verursachen kann. Die Verwendung wurde deshalb in Deutschland und Österreich verboten. Allerdings nur vorläufig, bis 2015.

Schlecht bleibt schlecht

Ein Großteil der Medikamente, die in den vergangenen drei Jahrzehnten in Bittere Pillen negativ bewertet wurden, ist inzwischen vom Markt verschwunden. Nach wie vor gibt es jedoch noch viele Medikamente, von denen wir abraten und die unserer Meinung nach vom Markt verschwinden sollten. Mit Genugtuung nehmen wir zur Kenntnis, dass das Osteoporosemittel *Protelos*, das 2004 zugelassen und von uns wegen lebensbedrohlicher Nebenwirkungen als »abzuraten« eingestuft wurde, auf Empfehlung der europäischen Medikamentenbehörde EMA im Sommer 2013 in Deutschland und Österreich endlich vom Markt gezogen wurde.

Pflanzenpräparate auf dem Rückzug

Das Vertrauen der Deutschen in Pflanzenmittel scheint seit Jahren langsam, aber stetig abzunehmen. Erkennbar ist dies an den Verbrauchszahlen. Wurden in Deutschland 2007 von Pflanzenpräparaten (Phytopharmaka) noch 125 Millionen Packungen verkauft, waren es 2012 nur noch 113 Millionen.

Serientäter Pharmakonzerne

Die großen Pharmakonzerne sind wirtschaftlich, politisch und gesellschaftlich so mächtig, dass sie es ohne Schaden überstehen, wenn sie wegen illegaler Marketingmethoden immer wieder zu Strafzahlungen in Milliardenhöhe verurteilt werden. In den vergangenen fünf Jahren wurden einige der größten Pharmakonzerne in den USA zu insgesamt mehr als zehn Milliarden Dollar Strafzahlungen verdonnert – weil sie Ärzte bestochen haben, weil sie Ärzte dazu verleitet haben, Medikamente bei Krankheiten anzuwenden, für die sie nicht zugelassen waren, weil sie Nebenwirkungen verheimlicht und Studienergebnisse manipuliert haben, weil sie Sozialkassen betrogen oder weil sie Medikamente mit unwahren Behauptungen beworben haben.

Ein typisches Beispiel ist der britische Pharmakonzern GlaxoSmithKline (GSK), der 2009 in den USA wegen illegaler Marketingpraktiken 400 Millionen Dollar bezahlen musste, 2012 sogar 3 Milliarden Dollar.

Diese hohen Zahlungen führen jedoch keineswegs dazu, dass die Firmen ihre illegalen Aktivitäten aufgeben. Ein Blick zurück auf die vergangenen Jahrzehnte zeigt, dass sie ein paar Jahre später wegen ähnlicher Aktivitäten erneut vor US-Gerichten stehen. Offenbar lohnt es sich im Pharmabereich, Gesetze zu brechen.

In Europa können die Konzerne ohnehin schalten und walten, wie sie wollen, hier fehlt fast immer der politische und juristische Wille, ihnen auf die Finger zu klopfen.

Ausspähen von Patienten

Einer der wichtigsten Faktoren für die enorm hohen Gewinnraten der Pharmakonzerne – 15 bis 45 Prozent Gewinn vom Umsatz – sind ihre detaillierten Marktforschungsunterlagen über Patienten.

Eine zentrale Rolle spielt dabei der internationale Konzern IMS, der auf der ganzen Welt länderspezifische Pharma-, Ärzte- und Patientendaten sammelt und an die Pharmakonzerne verkauft.

In Deutschland hat IMS beispielsweise Zugriff auf die Verschreibungsdaten, die von 17.200 Apotheken gesammelt werden. Darüber hinaus verfügt IMS in Deutschland über 6,6 Millionen detaillierte Patientendaten aus etwa 2.400 Arztpraxen, die gegen Geld elektronisch und automatisch ihre Patientendaten an die Firma übermitteln. Der Zugriff von IMS auf Patientendaten ist in Deutschland so umfassend, dass die Firma ihren Kunden sogar »arztübergreifende Krankheits- und Therapieverläufe unzähliger Patienten« anbieten kann. Das Unheimliche daran ist die Tatsache, dass die Patienten selbst gar nicht wissen, dass der Arzt seine Patientendaten klammheimlich an IMS verkauft.

Das Team dieser Ausgabe

Seit der Ausgabe 2008–2010 hat sich das Expertenteam zur Bewertung der Medikamente verändert: Professor Dr. med. Jörg Remien aus München ist im Sommer 2008 verstorben.

An seine Stelle ist Professor Dr. Bernd Mayer, Leiter des Instituts für Pharmazeutische Wissenschaften der Universität Graz, getreten. Er ist für die wissenschaftliche Begutachtung der Medikamente und Beratung beim Text verantwortlich, gemeinsam mit Prof. Dr. rer. nat. Gerd Glaeske, Bremen, Mitglied in der Leitung der Abteilung Gesundheitsökonomie, Gesundheitspolitik und Versorgungsforschung, sowie im Sachverständigenrat zur Begutachtung der Entwicklung im Gesundheitswesen.

Das Autorenteam der Bitteren Pillen hat sich seit der Erstausgabe verkleinert. Peter Sichrovsky ist 1984 ausgeschieden.

Kurt Langbein ist 1992 ausgeschieden und hat inhaltlich damit nichts mehr zu tun.

Dr. Hans Weiss war allein verantwortlicher Autor der Ausgaben 1999–2007. Seit 2008 werden die Neuausgaben von der Medizinjournalistin Dr. Krista Federspiel redaktionell betreut.

Gute Pillen, schlechte Pillen

Bis zur Ausgabe 2002–2004 verwendeten wir folgende Zählweise: Unabhängig davon, ob ein Medikament in verschiedenen Darreichungsformen wie Zäpfchen, Tabletten, Injektion, Salben etc. vorlag, wurde es für unsere interne Statistik nur einmal gezählt.

Um den Verbrauchern einen direkten Vergleich mit anderen Medikamenten-Publikationen zu erleichtern, haben wir seit der Ausgabe 2002–2004 auf folgende Zählweise umgestellt: Jede Darreichungsform gilt als eigenes Medikament. Das ergibt für diese Ausgabe eine Summe von rund 15.000 Medikamenten. Davon sind etwa 1.500 neue Bewertungen.

Um einen Vergleich zwischen der Erstausgabe von Bittere Pillen im Jahr 1983 und heute zu ermöglichen, führen wir die folgende Statistik jedoch nach dem alten System fort.

Deutschland

	1983	2015–2017
Anzahl der bewerteten Medikamente	1.433	4.633
Therapeutisch zweckmäßig	41,2 %	80 %
(einschließlich der mit Einschränkungen zweckmäßigen Medikamente)		
Wenig zweckmäßig	14,2 %	9 %
Abzuraten	44,1 %	5 %
Sinnvolles Naturheilmittel		5 %
Sinnvolles Homöopathie-Mittel		1 %
Keine Empfehlung möglich	0,5 %	0 %

Ergebnis der Ausgabe 2015–2017

Seit 1983 hat sich die Qualität des Arzneimittelangebots stetig verbessert. 1983 waren in Deutschland nur 41,2 Prozent aller Arzneimittel »Therapeutisch zweckmäßig«, heute sind es bereits 80 Prozent. Der Anteil der als »Abzuraten« bewerteten Arzneimittel ist von 44,1 auf 5 Prozent gefallen.

Der Anteil der »Wenig zweckmäßigen« Arzneimittel hat sich verringert, jener der sinnvollen Naturheilmittel hat sich seit der letzten Ausgabe 2011–2013 von 2 auf 5 Prozent vergrößert und jener der Homöopathika ist in den letzten Jahren ungefähr gleich geblieben.

Auffallende Marktveränderungen:

– Der Anteil an Generika ist im Vergleich zu Originalpräparaten in den vergangenen Jahren stetig gestiegen. Im Jahr 2012 lag der Anteil ihrer Verordnungen am Gesamtmarkt bei rund 75 Prozent.

Österreich

	1983	2015–2017
Anzahl der bewerteten Medikamente	732	1.512
Therapeutisch zweckmäßig	49,4 %	76 %
(einschließlich der mit Einschränkungen zweckmäßigen Medikamente)		
Wenig zweckmäßig	13,5 %	12 %
Abzuraten	36,9 %	8 %
Sinnvolles Naturheilmittel		3 %
Sinnvolles Homöopathie-Mittel		1 %

Der Arzneimittelmarkt in Österreich hat sich bei den am häufigsten verwendeten Mitteln ähnlich entwickelt wie in Deutschland: Der Anteil der »Therapeutisch zweckmäßigen« Medikamente ist seit 1983 von 49,4 auf 76 Prozent gestiegen, der Anteil der »Wenig zweckmäßigen« ist von 13,5 auf 12 Prozent gefallen. Der Anteil der Medikamente, die als »Abzuraten« bewertet wurden, ist von 36,9 auf 8 Prozent gefallen. Der Anteil an sinnvollen Naturheilmitteln ist leicht gestiegen und jener der Homöopathika ist in den letzten Jahren ungefähr gleich geblieben.

Redaktionsadresse

Dr. Krista Federspiel
c/o Verlag Kiepenheuer & Witsch
Bahnhofsvorplatz 1
D-50667 Köln

Gebrauchshinweis

Wer schnell wissen möchte, wie ein bestimmtes **Medikament** von uns bewertet wurde, schlägt am Ende von »Bittere Pillen« im Register (Medikamenten- und Wirkstoffregister, Stichwortverzeichnis) den gesuchten Namen nach, findet dort die eine **fett gedruckte** Seitenzahl und landet damit in der Tabelle, in der dieses Medikament von uns bewertet wird.

*Also beispielsweise **Aspirin** auf Seite 39.*
Dieselbe Vorgangsweise ist auch sinnvoll, wenn man einen bestimmten Wirkstoff, eine Krankheit oder ein Symptom sucht. In diesem Fall ist die Seitenzahl im Register nicht fett gedruckt.
Wenn Sie im Register einen Wirkstoff nachschlagen, landen Sie damit fast immer im Textteil des Buches, aber nicht in der Tabelle. Im Textteil stehen nämlich ausführlichere Informationen zu den Wirkstoffen als im Tabellenteil. Nur in Ausnahmefällen landen Sie, wenn Sie einen Wirkstoff im Register nachschlagen, in der Tabelle – immer nur dann, wenn ein Wirkstoff nicht speziell im Textteil besprochen wird.
Eine zweite Suchmöglichkeit besteht darin, am Anfang von »Bittere Pillen« im Inhaltsverzeichnis (S. 9–13) nachzuschlagen – jedes Kapitel umfasst ein ganz bestimmtes Anwendungsgebiet. Schlagen Sie den entsprechenden Textteil auf. Er enthält einen kurzen Überblick über die Krankheit, über sinnvolle Behandlungsmethoden und die wichtigsten Arzneimittel. In der anschließenden, alphabetisch geordneten Tabelle sind die meistverwendeten Arzneimittel mit den wichtigsten Nebenwirkungen und einer Empfehlung enthalten.

Die Medikamente in den Tabellen sind untereinander alphabetisch von A bis Z gereiht.

Aspirin Coffein (D) Tabl.
Acetylsalicylsäure (ASS),
Coffein

Die linke Spalte – in diesem Beispiel **Aspirin Coffein** – enthält immer folgende Informationen:
Den **Namen** des Medikaments: **Aspirin Coffein** – er ist **fett gedruckt**. Daneben steht in Klammern ( ) der Hinweis, ob das Medikament in D (= Deutschland) oder in Ö (Österreich) oder in beiden Ländern erhältlich ist (D/Ö).

In der darunterliegenden Zeile befindet sich der Hinweis auf die Darreichungsform, in diesem Fall die Abkürzung »Tabl.« (= Tabletten). Wieder eine Zeile darunter ist der Name des enthaltenen Wirkstoffes – in diesem Fall Acetylsalicylsäure (ASS). ASS ist die gebräuchliche Abkürzung für Acetylsalicylsäure.

Wieder eine Zeile darunter ist der zweite Inhaltsstoff von **Aspirin Coffein**, nämlich Coffein.

Und wenn das Medikament *Rezeptpflichtig* ist, steht das *kursiv gedruckt* eine Zeile darunter.

Wenn dieser Hinweis fehlt – wie im Fall von **Aspirin Coffein** –, dann bedeutet das: Das Medikament ist rezeptfrei in der Apotheke erhältlich.

> Magenbeschwerden, selten
> Asthmaanfälle. Blutungsneigung verstärkt. Erhöhtes Risiko
> von Reye-Syndrom bei Kindern
> und Jugendlichen

Die mittlere Spalte der Tabelle enthält die wichtigsten Nebenwirkungen. Also nicht alle, sondern nur die wichtigsten.

> **Therapeutisch zweckmäßig nur** zur kurzfristigen Behandlung von leichten und mittelstarken Schmerzen. **Abzuraten** bei längerfristiger Anwendung, weil Coffein zu Schmerzmittelmissbrauch und Dauerkopfschmerz führen kann.

Die rechte Spalte der Tabelle enthält in der ersten Zeile unsere Empfehlung, und zwar **fett gedruckt**. In diesem Fall **Therapeutisch zweckmäßig nur zur**

Darunter steht, in normaler Schrift, die Begründung dafür.

Weitere Informationen zu den Wirkstoffen finden Sie im Textteil, der der Tabelle vorangestellt ist. In diesem Fall unter der fett gedruckten Zwischenüberschrift **Acetylsalicylsäure (ASS)** und der fett gedruckten Zwischenüberschrift **Coffein (Koffein)**. Blättern Sie einfach von der Tabelle nach vorne oder schlagen Sie im Register am Ende des Buches diese beiden Wirkstoffnamen nach – das führt Sie gezielt zu den entsprechenden Buchseiten.

Wichtig: Ein Medikament, das als *Therapeutisch zweck-mäßig* eingestuft wurde, sollte keinesfalls bedenkenlos ein-genommen werden. Wenn ein Medikament als *Abzuraten* oder *Wenig zweckmäßig* bewertet wird, bedeutet das nicht unbedingt, dass Sie sofort aufhören sollen, es einzunehmen. Sprechen Sie mit einem Arzt Ihres Vertrauens darüber.

Dies ist kein Buch *gegen* Medikamente. Im Gegenteil – durch die ge-zielte Beurteilung versteht es sich als Buch *für* den sinnvollen Ge-brauch von Arzneimitteln, egal ob es sich um konventionelle oder al-ternative handelt. Uns ist bewusst, dass auch viele Mittel, deren Wirk-samkeit zweifelhaft ist, die jedoch harmlos sind, oft schon durch den sogenannten »Placebo-Effekt« wirken. Es kann also durchaus sinnvoll sein, solche Medikamente in bestimmten Fällen zu verschreiben.

Dieses Buch ersetzt nicht den Arztbesuch und auch nicht die genaue Beachtung von Anweisungen zum Gebrauch von Arzneimitteln.

Methodik

In Deutschland sind etwa 65.000 industriell hergestellte Arzneimittel im Handel, in Österreich rund 10.000.

Auf der Basis der Verkaufsstatistiken (IMS Health, Der Pharmazeutische Markt, 2012) wurden die meistverkauften Präparate in Deutschland und Österreich in dieses Buch aufgenommen und der Herkunft entsprechend mit »D« bzw. »Ö« gekennzeichnet.

In dieser Ausgabe wurden rund 15.000 Arzneimittel erfasst und bewertet. Damit umfassen wir in Deutschland einen Marktanteil von etwa 1,3 Milliarden verkauften Packungen der 1,47 Milliarden Packungen des Apotheken-Gesamtmarktes, also rund 90 Prozent.

Zuordnung von Medikamenten zu Anwendungsgebieten

Die Zuordnung der Medikamente zu den einzelnen Kapiteln bzw. Anwendungsgebieten stützt sich primär auf die Einteilung in der »Roten Liste 2013«, dem Medikamentenverzeichnis des Bundesverbandes der Pharmazeutischen Industrie. Als weitere Unterlagen wurden außerdem die »ABDA Datenbank der Deutschen Apotheker« in Form der Online-Ausgabe (http://www.pharmazie.com) und der »Austria Codex«, Ausgabe 2013/2014 verwendet.

In zahlreichen Fällen wurde ein Arzneimittel in mehreren vom Hersteller empfohlenen Anwendungsgebieten bewertet. Beispielsweise die Beta-Blocker in Kapitel 12.1. (Mittel gegen Bluthochdruck), 12.3. (Mittel gegen Angina Pectoris) und 12.6. (Mittel gegen Herzrhythmusstörungen). In der Regel haben wir uns jedoch auf Empfehlungen zu den Anwendungsgebieten beschränkt, die von den Pharmafirmen als die wichtigsten angegeben wurden.

Die Empfehlungen zu den einzelnen Medikamenten

stützen sich auf die Angaben der Gutachter und den letzten Stand der medizinisch-pharmakologischen Fachliteratur.

Wenn nicht anders angeführt, bezieht sich die Empfehlung und ihre Begründung auf das Anwendungsgebiet, das in der Kapitelüberschrift angegeben ist. Ähnlich wie bei vielen pharmakologischen Fachbüchern dieser Art (beispielsweise »AMA Drug Evaluations«) handelt es sich bei den Empfehlungen letztlich um subjektive Meinungsäußerungen, die jedoch auf wissenschaftlicher Literatur und dem Sachverstand der Gutachter beruhen und wissenschaftlich begründbar sind. Die veränderte Gliederung, die neu gestaltete Zuordnung der Medikamente zu den jeweiligen Anwendungsgebieten und neue wissenschaftliche Erkenntnisse haben dazu geführt, dass sich manche Bewertungen und Empfehlungen von denen der früheren Ausgaben unterscheiden.

Therapeutisch zweckmäßig

bedeutet, dass nach den Angaben der Gutachter und der verwendeten Fachliteratur der zu erwartende Nutzen des Präparats unter bestimmten, oft im Text angegebenen Voraussetzungen in einem sinnvollen Verhältnis zu den Risiken steht, die jedes wirksame Arzneimittel hat. Die Einstufung als *Therapeutisch zweckmäßig* sollte jedoch keinesfalls als Freibrief für die unbegrenzte Verwendung verstanden werden. Gerade bei einigen dieser Präparate gibt es einen enormen Missbrauch.

Therapeutisch zweckmäßig nur zur … (bei …, wenn …)

Für diese Empfehlung gilt sinngemäß das Gleiche wie bei *Therapeutisch zweckmäßig*. Hinzu kommen laut den Gutachtern und der Fachliteratur wichtige Hinweise für das spezielle Anwendungsgebiet dieses wirksamen Präparats.

Zweckmäßig

ist ein Präparat, das zwar nicht zur Behandlung einer Krankheit verwendet wird, jedoch trotzdem ein sinnvolles Arzneimittel ist (beispielsweise die »Pille«). *Zweckmäßig* bedeutet, dass nach den Angaben der Gutachter und der verwendeten Fachliteratur der zu erwartende Nutzen des Präparats unter bestimmten, oft im Text angegebenen Voraussetzungen in einem sinnvollen Verhältnis zu den Risiken steht, die jedes wirksame Arzneimittel hat.

Nur zweckmäßig bei … (wenn …)

Diese Empfehlung wurde abgegeben, wenn nach den Ansichten der Gutachter und laut der verwendeten Fachliteratur Einschränkungen in der therapeutischen Wirksamkeit gegenüber dem in der Kapitelüberschrift angegebenen Anwendungsgebiet oder den vom Hersteller empfohlenen Anwendungen notwendig waren. Die Begründung dafür findet sich jeweils im Text unter der Empfehlung oder im Textteil des Kapitels.

Möglicherweise zweckmäßig

bedeutet, dass Hinweise auf ein positives Wirkungs-Risiko-Verhältnis dieses Präparats vorliegen, diese aber nach Meinung der Gutachter und in der verwendeten Fachliteratur noch nicht zweifelsfrei belegt sind.

Wenig zweckmäßig

Diese Empfehlung wurde abgegeben, wenn nach Angaben der Gutachter und der verwendeten Fachliteratur
– die Wirksamkeit des Medikaments nicht zweifelsfrei belegt, das Risiko jedoch relativ gering ist; und/oder
– andere, geeignetere oder weniger risikoreiche bzw. auch besser erprobte Medikamente im gleichen Anwendungsgebiet angeboten werden; und/oder
– grundsätzlich bei den betreffenden Erkrankungen Behandlungsmethoden ohne Medikamente sinnvoller wären, aber dennoch mit den Arzneimitteln gewisse Linderungen erzielt werden können.

Abzuraten

bedeutet, dass es nach Ansicht der Gutachter und laut der verwendeten Fachliteratur zweifelhaft ist, ob die mögliche Wirksamkeit und das zu erwartende Risiko beim betreffenden Präparat in einem sinnvollen Verhältnis zueinander stehen. Das kann der Fall sein, wenn z. B. das Risiko von Nebenwirkungen bei bestimmten Substanzen oder Darreichungsformen besonders groß ist.

Eine weitere Begründung ist dann gegeben, wenn z. B. die Wirksamkeit zweifelhaft, gleichzeitig jedoch das Risiko von Nebenwirkungen beträchtlich ist und andere, weniger risikoreiche Alternativen vorhanden sind.

Abzuraten ist auch von »Naturheilmitteln« oder »homöopathischen Mitteln«, wenn der Hersteller Anwendungsgebiete nennt, bei denen es nach dem heutigen Stand der Medizin unbedingt notwendig ist, ein therapeutisch wirksames und zweckmäßiges Medikament zu verwenden.

Die Empfehlung Abzuraten wurde auch gewählt, wenn es sich beim betreffenden Präparat laut Gutachtern und der verwendeten Fachli-

teratur um eine »nicht sinnvolle« oder »wenig sinnvolle« Kombination handelt. Diese Begründung kann z. B. bedeuten:
- dass eine oder mehrere Substanzen, deren Wirksamkeit zweifelhaft ist, mit zweckmäßig einzusetzenden Substanzen in einem Medikament kombiniert wurden,
- dass mehrere als Einzelsubstanzen sinnvolle Wirkstoffe in einem Arzneimittel kombiniert wurden und dadurch u. a. folgende Nachteile entstehen können: Verlust der individuellen Dosierbarkeit der einzelnen Wirkstoffe, höheres Nebenwirkungs- und Vergiftungsrisiko.

In manchen Anwendungsgebieten kann eine individuell in der Form von Einzelpräparaten dosierbare Kombination mehrerer Wirkstoffe jedoch durchaus sinnvoll sein (z. B. bei Mitteln gegen Magenübersäuerung).

Zweckmäßig wie ...

und ähnliche Formulierungen stellen Sonderfälle dar, die zur besseren Verständlichkeit der Wirkung von bestimmten Präparaten gewählt wurden.

Als Naturheilmittel

werden von uns Präparate bezeichnet, wenn sie folgende Eigenschaften aufweisen:
- es dürfen nur pflanzliche Inhaltsstoffe enthalten sein,
- es sind keine nennenswerten Nebenwirkungen zu erwarten,
- die therapeutische Wirksamkeit ist zwar nicht zweifelsfrei nachgewiesen, es gibt jedoch ein relativ gesichertes Erfahrungswissen, dass die Anwendung sinnvoll sein kann, wenn der Patient dadurch eine positive Wirkung verspürt,
- es wird vom Hersteller kein Anwendungsgebiet genannt, bei dem nach dem heutigen Stand der Medizin ein therapeutisch wirksames Medikament zwingend vorgeschrieben ist.

Als homöopathisches Mittel

gilt ein Medikament, wenn es folgende Eigenschaften aufweist:
- es dürfen nur Inhaltsstoffe in homöopathischer Verdünnung enthalten sein,

– es wird vom Hersteller kein Anwendungsgebiet genannt, bei dem nach dem heutigen Stand der Medizin ein therapeutisch wirksames Medikament zwingend vorgeschrieben ist.

> *Wichtig*: Man sollte nicht nur die Empfehlung lesen, sondern auch immer den Text, der der jeweiligen Tabelle vorausgeht.

Nebenwirkungen

Die Rubrik Wichtigste Nebenwirkungen beinhaltet nicht alle, sondern nur die nach der Meinung der Gutachter und laut der verwendeten Fachliteratur bedeutsamsten Begleiterscheinungen, die bei der Verwendung des jeweiligen Mittels auftreten können. Wenn der Vermerk »nicht erfasst« oder »keine wesentlichen bekannt« erscheint, bedeutet das keineswegs, dass keine Risiken vorhanden sind. Insgesamt kann wegen der in der Medizin nur mangelhaften Erfassung von Nebenwirkungen davon ausgegangen werden, dass die Angaben unvollständig sind.

Inhaltsstoffe

Die bei den Medikamenten angegebenen Inhaltsstoffe wurden der »ABDA Datenbank der Deutschen Apotheker« bzw. dem »Austria Codex 2013/2014« entnommen.

Register

Das Register umfasst das Stichwortverzeichnis sowie ein Medikamenten- und Inhaltsstoffregister. Es sind nur Inhaltsstoffe von sogenannten Monopräparaten angeführt, das sind Präparate mit nur einem Wirkstoff.

Textteil

Im Textteil wird versucht, einen kurzen Überblick über die Bedeutung der einzelnen Krankheiten, ihre Ursachen, den Stellenwert der Behandlung mit Medikamenten und die Verkaufspolitik der Pharmakonzerne zu geben. Der Textteil beruht auf den Angaben der angeführten Experten und medizinisch-pharmakologischen Fachquellen.

1. Kapitel: **Schmerzen**

Das alte Motto: »Ein bisschen Schmerzen muss man schon aushalten« ist falsch. Schmerzen können sich verselbstständigen und zu einer eigenständigen Krankheit werden. Deshalb gilt es heute als Kunstfehler, wenn Schmerzen nicht frühzeitig und sachgerecht behandelt werden.

Inzwischen ist auch nachgewiesen, dass Säuglinge Schmerzen empfinden und sogar erinnern. Deshalb sollten sie gegebenenfalls eine Schmerztherapie erhalten.

Sowohl in Deutschland als auch in Österreich besteht die paradoxe Situation, dass einerseits viel zu wenig Schmerzmittel verwendet werden – bei Schwerkranken und chronisch Kranken –, dass andererseits aber viel zu viele Schmerzmittel und über viel zu lange Zeiträume geschluckt werden.

In dieser Neuausgabe von Bittere Pillen ändern wir die Bewertung von Schmerzmitteln, die mehr als nur einen Wirkstoff enthalten (z. B. *Aspirin Coffein, Azur, Azur comp, Copyrkal, Dolomo, Thomapyrin* und andere).

Unsere Empfehlung lautet nun: Therapeutisch zweckmäßig nur zur kurzfristigen Behandlung von leichten und mittelstarken Schmerzen. Abzuraten bei längerfristiger Anwendung, weil Coffein zu Schmerzmittelmissbrauch und Dauerkopfschmerz führen kann.

Schmerzmittelflut – nicht ungefährlich

Im Durchschnitt nimmt in Deutschland jede Person etwa 60-mal im Jahr ein Schmerzmittel. In Österreich ist der Verbrauch etwas niedriger.

In den vergangenen Jahren wurden zahlreiche Schmerzmittel mit fragwürdigen Inhaltsstoffen (z. B. Propyphenazon, Rofecoxib) aus dem Handel gezogen.

Fachleute sind sich darüber einig, dass es nur einige wenige sinnvolle Wirkstoffe gegen Schmerzen gibt. Die Gefahren von Nebenwirkungen werden oft unterschätzt, vor allem bei längerer Einnahmedauer:
- Schmerzmittel können gerade das hervorrufen, wogegen sie eingesetzt werden. Der Wirkstoff Ibuprofen (enthalten z. B. in *Dolormin*) kann zum Beispiel als Nebenwirkung in seltenen Fällen Kopfschmerzen verursachen.

- Viele der üblichen Schmerzmittel können bei Dauergebrauch dazu
führen, dass beim Absetzen des Medikaments oder auch schon
nach einem verlängerten Einnahme-Intervall – wenn Sie z. B. das
Medikament am frühen Abend eingenommen haben und am Morgen spät aufwachen – Entzugskopfschmerzen auftreten. Das ver-
führt zu einer erneuten Einnahme und bewirkt auf diese Weise
Suchtverhalten. Auch andere Entzugssymptome, wie Schlafstörungen, Unruhezustände, Übelkeit, Erbrechen und Bauchkrämpfe,
können auftreten.
- Bei jahrelanger Einnahme von Schmerzmitteln, welche Kombinationen verschiedener Wirkstoffe wie etwa ASS und Paracetamol
enthalten (z. B. *HA-Tabletten N, Melabon K, Neuralgin, Neuranidal, ratiopyrin, Spalt, Thomapyrin*), besteht die Gefahr von
schweren Nierenschäden. Fachleute schätzen die so verursachte
Zahl von Dialysefällen in Deutschland auf 6.000 bis 9.000.

Schmerz, lass nach!

Die sinnvollste Schmerzbekämpfung besteht in der Beseitigung der
Ursachen der Schmerzen. Im Arbeitsbereich sollten z. B. entsprechende Sitz- und Arbeitsmöglichkeiten geschaffen werden, die Rückenschmerzen vermeiden helfen.

Für viele mit Schmerzen einhergehende Erkrankungen gibt es gezielte therapeutische Maßnahmen, die in den entsprechenden Kapiteln
behandelt werden (Migräne und Kopfschmerzen siehe Kapitel 1.3.,
Gelenkschmerzen siehe Kapitel 3, Angina Pectoris siehe Kapitel 12.3.,
Magenschmerzen siehe Kapitel 13.1.).

Schmerzen können auch mit physikalischen Therapien wie Kälte- und
Hitzeanwendungen, Gymnastik, Massagen, Entspannungsübungen,
Autosuggestion, Hypnose und Psychotherapie wirksam behandelt
werden.

Schmerzmittel sollten nicht länger als eine Woche ohne ärztlichen
Rat eingenommen werden. Um die Ursachen der Schmerzen zu erkennen und entsprechend zu behandeln, sind ein Arztbesuch und eine
eingehende Untersuchung notwendig.

Die Wirkungsweise der Schmerzmittel knüpft an die Vorgänge der
Schmerzverarbeitung im Körper an. Entweder werden die Schmerz-
impulse am Ort des Geschehens blockiert, oder es werden die
Schmerzwahrnehmung und die Verarbeitung im Gehirn beeinflusst.

1.1. Schmerz- und fiebersenkende Mittel

Sie werden oft auch als »milde« oder »schwach wirksame« Schmerzmittel bezeichnet. Sie eignen sich zur Linderung von Schmerzen des
Bewegungsapparates (Skelettmuskulatur, Knochen, Gelenke), der
Haut und von Kopf-, Menstruations- und Zahnschmerzen. Schmerzen
der Eingeweide und sehr starke Schmerzen – egal ob akut oder lang
andauernd (chronisch) – hemmen sie im Regelfall nicht so gut.

Die meisten einfachen Schmerzmittel (Ausnahme: Paracetamol) wirken auch entzündungshemmend. Durch diese Wirkung werden z. B.
schmerzhafte Schwellungen und Rötungen, wie sie durch Entzündungen hervorgerufen werden, vermindert (siehe auch Kapitel 3: Gelenke).

Schmerzmittel zur Fiebersenkung

Einfache Schmerzmittel wirken auch fiebersenkend. Dies beruht auf
einer Beeinflussung des Temperaturzentrums im Gehirn. In Kapitel 4:
Grippe, Erkältung werden diese Wirkungen der Schmerzmittel einge-
hend besprochen.

Welches Schmerzmittel?

Acetylsalicylsäure (ASS)

Die Acetylsalicylsäure, als *Aspirin* berühmt geworden, kurz ASS genannt, wird bereits seit 100 Jahren industriell hergestellt.

ASS ist ein wirksames und meistens gut verträgliches Arzneimittel,
das Schmerzen und Entzündungen lindert und fiebersenkend wirkt.
Medikamente, die nur ASS und sonst keine weiteren Wirkstoffe oder
Zusätze enthalten, sind vorzuziehen (z. B. *Acesal, Aspirin, ASS –
1 A Pharma*). Um eine schmerzlindernde Wirkung zu erzielen, genügen fast immer 500 bis 1.000 mg ASS, bei Bedarf alle vier bis sechs
Stunden. ASS sollte nie auf leeren Magen und immer mit viel Flüssigkeit eingenommen werden.

Nebenwirkungen wie Übelkeit und Magenschmerzen können relativ
häufig auftreten, vergehen jedoch wieder und bleiben folgenlos, wenn
Sie das Medikament nicht mehr einnehmen. Sehr häufig können als
Nebenwirkung Magenschmerzen und winzige Magen-Darm-Blutungen auftreten. Achten Sie auf dunklen Stuhl oder Blut in Erbroche-
nem.

ASS wird in niedriger Dosierung auch als »Blutverdünnungsmittel« verwendet, zur Vorbeugung gegen Herzinfarkt, Schlaganfälle und Thrombosen.

ASS sollte nicht verwendet werden

– Von Kindern und Jugendlichen mit Symptomen von Grippe oder Windpocken, weil die Gefahr besteht, dass eine sehr seltene, aber schwerwiegende Nebenwirkung auftreten kann: das Reye-Syndrom. Anzeichen dafür sind Erbrechen, Fieber, Krämpfe und Verlust des Bewusstseins.
– Von Personen, die an Asthma leiden oder allergisch auf ASS reagieren (z. B. Auftreten von Nesselsucht).
– Von Personen mit Magen-Darm-Geschwüren oder Gastritis, weil dies zu Blutungen im Magen-Darm-Bereich führen kann.
– Von Personen, die zu Blutungen neigen.
– Im ersten Drittel der Schwangerschaft sowie kurz vor der Geburt, weil die Gefahr von Schädigungen des Ungeborenen besteht. In der übrigen Zeit der Schwangerschaft sollte ASS nur nach sorgfältigem Abwägen von Nutzen und Risiken verwendet werden.

Bei Einnahme größerer Mengen von Acetylsalicylsäure (ASS) in kurzen Abständen besteht die Gefahr, dass sich zu viel davon im Körper ansammelt. Anzeichen einer Überdosierung sind Ohrensausen, Übelkeit und Erbrechen.
Bei schweren ASS-Vergiftungen treten Schweißausbrüche, Fieber und Verwirrtheitszustände auf. Bei einer sehr hohen Dosis kann ASS tödlich wirken, besonders Kinder sind gefährdet.

Welches ASS?

Es gibt für alle in den »*Bitteren Pillen*« als positiv eingestuften ASS-Präparate keine wesentlichen Unterschiede in Bezug auf Wirksamkeit und Nebenwirkungen. Allerdings wirken Brausetabletten schneller als Tabletten.

Vitamin C und ASS (z. B. Ascorbisal, Aspirin plus C, Aspro C, ASS + C HEXAL gegen Schmerzen und Fieber u. a.):
Die Beimengung von Vitamin C zum Wirkstoff ASS ist unter Fachleuten umstritten. Es ist fraglich, ob Vitamin C die Magenverträglichkeit bessert oder bei Erkältung oder grippalen Infekten therapeutisch wirksam ist. Da von den Vitamin-C-Beimengungen jedoch keine Ne-

benwirkungen zu erwarten sind, werden auch diese Mittel von uns als
»*therapeutisch zweckmäßig*« eingestuft.

Paracetamol

Paracetamol wirkt ähnlich gut und schnell gegen Schmerzen wie ASS
und senkt das Fieber. Nur bei entzündlichem Rheuma ist die Wirkung
von ASS besser.

Unsere Empfehlung: *Therapeutisch zweckmäßig. Als lang bewährtes Mittel gegen Fieber und Schmerzen zu empfehlen.*

Zur Schmerzlinderung genügen ein bis zwei Tabletten.

Für Paracetamol gilt dasselbe wie für ASS: Medikamente, die nur
einen einzigen Wirkstoff enthalten, sind vorzuziehen.
In Deutschland ist Paracetamol als einziger Inhaltsstoff zum Beispiel
enthalten in *Ben-u-ron, Contac* und anderen.

Vorteile von Paracetamol gegenüber ASS:

- Es ist magenverträglicher als ASS.
- Es ist auch für Säuglinge und Kinder geeignet (als Saft oder Zäpfchen).

Nebenwirkungen:

Sie treten selten auf, können aber schwerwiegend sein und sollten vor
allem von Alkoholikern und Leberkranken beachtet werden:

- Bei Überdosierung Leberschäden.
- Bei Dauergebrauch Nierenschäden.
- Sehr selten können allergische Reaktionen auftreten, bis hin zum
  Schockzustand.

Anzeichen von Überdosierung sind Übelkeit, Erbrechen, Bauchschmerzen und Schweißausbrüche.

Vitamin B und Paracetamol:

Die Einnahme von B-Vitaminen ist nur zweckmäßig bei Vitamin-B-
Mangel, der aber nur sehr selten auftritt. Deshalb lautet unsere Empfehlung bei Medikamenten, die Paracetamol und Vitamin B enthalten
(z. B. *Dolonerv*): *Wenig zweckmäßig.*

Kombinationspräparate,

die ASS und/oder Paracetamol mit Coffein enthalten, werden bei längerfristiger Verwendung als »abzuraten« eingestuft, weil das zu Schmerzmittelmissbrauch und Dauerkopfschmerz führen kann. Die kurzfristige Verwendung ist »therapeutisch zweckmäßig«.

Solche Mittel sind z. B. *Aspirin Coffein, Azur, Azur comp, Copyrkal, Dolomo, Thomapyrin* und andere.

Ibuprofen

Dieser erprobte Wirkstoff gegen Rheuma (enthalten z. B. in *Aktren, Dismenol N, Dolormin, Ibu – 1 A Pharma*) wird in schwächerer Dosierung auch gegen Fieber und Schmerzen verwendet. Manche Medikamente mit diesem Wirkstoff sind rezeptpflichtig!
Als Schmerzmittel genügen Einzeldosen von 200 mg oder Tagesdosen von 800 mg. Ibuprofen wirkt auch bei Menstruationsbeschwerden und ist normalerweise gut verträglich.

Unsere Empfehlung:

Therapeutisch zweckmäßig. Wirksam bei Schmerzen und Entzündungen. Bei empfindlichem Magen jedoch weniger geeignet.

Medikamente, die sinnvollerweise nur Ibuprofen enthalten, sind:
– In Deutschland z. B. *Aktren, Dismenol N, Dolormin, Ibuprofen – 1 A Pharma, Nurofen.*
– In Österreich z. B. *Ibuprofen Genericon.*

Nebenwirkungen:

– Magenbeschwerden.
– In seltenen Fällen können Asthmaanfälle, Kopfschmerzen, zentralnervöse Störungen (Schwindel, Sehstörungen) und schwerwiegende allergische Hautreaktionen ausgelöst werden.

Codein

Wenn Einzelwirkstoffe wie ASS oder Paracetamol oder eine Kombination dieser Schmerzmittel zu schwach wirken, kann die Wirkung durch die Beimengung des Opioids Codein verstärkt werden. Diese Kombinationen (z. B. *Dolviran N, Gelonida, Talvosilen*) werden von uns als »therapeutisch zweckmäßig« eingestuft, sind jedoch nur gegen Rezept erhältlich.

Die zusätzliche schmerzlindernde Wirkung der Kombination von Paracetamol plus Codein ist allerdings gering: Sie beträgt nur etwa fünf Prozent.

Nebenwirkungen:

– Codein kann abhängig machen. Wer sich einmal an die Einnahme eines solchen Schmerzmittels gewöhnt hat, bekommt leicht das Gefühl, sich ohne Schmerztabletten unwohl, nicht leistungsfähig und deprimiert zu fühlen. Um die gleiche Wirkung zu erzielen, muss die Dosis dann fortlaufend erhöht werden. Es besteht daher das Risiko der Gewöhnung.

Zusätzlich zu den bekannten Nebenwirkungen von ASS oder Paracetamol kann Codein Übelkeit, Benommenheit, Erbrechen und Verstopfung hervorrufen. Müdigkeit ist ausgeprägt, besonders in der Kombination mit Paracetamol.

Für Erwachsene geeignete, rezeptfreie Schmerzmittel:

– Wirkstoff Acetylsalicylsäure (enthalten z. B. in *Acesal, Aspirin, ASS – 1 A Pharma*).
– Wirkstoff Paracetamol (enthalten z. B. in *Ben-u-ron, Paracetamol – 1 A Pharma*).
– Wirkstoff Ibuprofen (enthalten z. B. in *Aktren, Dismenol N, Dolormin, Ibu – 1 A Pharma*). Manche Medikamente mit diesem Wirkstoff sind rezeptpflichtig, andere nicht.

Für Kinder und ältere Menschen geeignete, rezeptfreie Schmerzmittel:

– Wirkstoff Paracetamol (enthalten z. B. in *Ben-u-ron, Paracetamol – 1 A Pharma*).

Vorsicht: Bei Kindern, die an Viruserkrankungen mit Fieber (z. B. »Grippe«) oder an Windpocken leiden und Acetylsalicylsäure-haltige Präparate (z. B. *Aspirin, ASS STADA u. a.*) erhalten, besteht ein erhöhtes Risiko, am »Reye-Syndrom« (Fieber, Krämpfe, Bewusstseinsstörungen) zu erkranken.

Für Patienten mit Magengeschwüren geeignete, rezeptfreie Schmerzmittel:

– Wirkstoff Paracetamol (enthalten z. B. in *Ben-u-ron, Paracetamol – 1 A Pharma*).

> *Vorsicht*: Die Wirkstoffe Acetylsalicylsäure (enthalten z. B. in *Aspirin, ASS* mit angehängtem Firmennamen u. a.) oder Ibuprofen (enthalten z. B. in *Aktren, Dismenol N, Dolormin, Ibu – 1 A Pharma*) sollten wegen der möglichen Nebenwirkungen nicht verwendet werden!

Für Schwangere und Stillende

wird nur der Wirkstoff Paracetamol als uneingeschränkt geeignet eingestuft (enthalten z. B. in *Ben-u-ron, Paracetamol – 1 A Pharma*). Allerdings sollte die Einnahme nur in Absprache mit dem Arzt und nur kurzfristig erfolgen!

Für Säuglinge

wird bei mäßigen Schmerzen nur der Wirkstoff Paracetamol als geeignet eingestuft (enthalten z. B. in *Ben-u-ron, Paracetamol – 1 A Pharma*). Die Einnahme sollte jedoch nur in Absprache mit dem Arzt erfolgen! 10 mg pro kg Körpergewicht alle vier Stunden als Suspension oder Zäpfchen gelten als sicher.

Gegen Zahnschmerzen bei Erwachsenen oder gegen Menstruationsbeschwerden geeignete, rezeptfreie Schmerzmittel:

– Wirkstoff Ibuprofen (enthalten z. B. in *Aktren, Dismenol N, Dolormin, Ibu – 1 A Pharma*).

Kombinationsmittel

Schmerzmittel, die Kombinationen von ASS und/oder Paracetamol mit Coffein enthalten, sind nur bei kurzfristiger Anwendung therapeutisch zweckmäßig. Das anregend wirkende Coffein erhöht das Risiko, von Schmerzmitteln abhängig zu werden. Sinnvoll sind Brausetabletten, die Vitamin C und ASS enthalten, sowie Kombinationen von Codein mit ASS oder Paracetamol.

Eine Reihe von Kombinationspräparaten erhöht bei länger dauernder Einnahme das Risiko schwerer Nierenschäden bis hin zum völligen Nierenversagen, z. B. Mittel wie *Thomapyrin*, die eine Kombination von ASS und Paracetamol enthalten.

Eine Kombination von Schmerzmitteln mit Vitaminen der B-Gruppe ist *nicht sinnvoll*. Diese Vitamine sind nur bei jenen seltenen Vitamin-Mangelerkrankungen wirksam, bei denen schmerzhafte Nervenentzündungen (Neuritiden) auftreten können. In diesen Fällen wirken die Vitamine aber auch ohne die Beimengung von schmerzhemmenden Wirkstoffen. Bei Nervenentzündungen, die auf andere Ursachen zurückzuführen sind, bleiben die Vitamine ohne Wirkung.

Metamizol

Kaum ein Schmerzmittel ist so umstritten wie Metamizol. Es wurde in zahlreichen Ländern verboten (in den USA 1977, danach in Irland, Norwegen, Singapur, Dänemark, Jordanien usw.) oder gar nicht erst zugelassen (u. a. in England, Kanada, Australien).

Metamizol ist in folgenden Medikamenten enthalten: *Analgin, Berlosin, Novalgin, Novaminsulfon-ratiopharm, Novaminsulfon-Lichtenstein.*

Metamizol hat eine sehr gute schmerzlindernde und entzündungshemmende Wirkung, löst jedoch häufiger als alle anderen Schmerzmittel lebensgefährliche Immunstörungen mit schweren Blutungen, Blutbildschäden oder Schockreaktionen aus.

In Deutschland und Österreich darf Metamizol nur noch bei starken Schmerzen nach Operationen und Verletzungen und bei Tumorschmerzen angewendet werden. *Bei anderen starken Schmerzen (z. B. Zahnschmerzen, Migräne und bei Fieber) ist die Anwendung nicht zulässig.* Einzige Ausnahme: wenn andere Schmerzmittel nachweislich nicht eingesetzt werden können, zum Beispiel wegen Unverträglichkeit.

Coffein (Koffein)

Coffein wirkt euphorisierend. Wer sich einmal an die Einnahme eines Coffein-haltigen Schmerzmittels gewöhnt hat, bekommt leicht das Gefühl, sich ohne Schmerztabletten unwohl, nicht leistungsfähig und deprimiert zu fühlen. Es besteht das Risiko der Gewöhnung. Deshalb sollten Coffein-haltige Mittel – z. B. *Aspirin Coffein, Azur, Azur comp., Copyrkal, Doppel Spaltt compact, Duan* und andere – nur gelegentlich beziehungsweise kurzfristig verwendet werden.

1.1. Schmerz- und fiebersenkende Mittel

Präparat	Wichtigste Nebenwirkungen	Empfehlung
Acesal (D) Tabl. Acetylsalicylsäure (ASS)	Magenbeschwerden, selten Asthmaanfälle. Blutungsneigung durch Blutverdünnung verstärkt. Erhöhtes Risiko von Reye-Syndrom bei Kindern und Jugendlichen	**Therapeutisch zweckmäßig** bei Schmerzen, Fieber und rheumatischen Entzündungen. Lang bewährtes Mittel. Bei empfindlichem Magen weniger geeignet. Bei Kindern ist Paracetamol vorzuziehen.
Aktren (D) überzogene Tabl., Forte Filmtabl., Spezial-Kaps. Ibuprofen	Müdigkeit, Magen-Darm-Störungen, Kopfschmerzen (auch Meningitis-Symptome mit Übelkeit, Erbrechen, Nackensteifigkeit), Schwindel und Sehstörungen, Wassereinlagerung im Gewebe (Ödeme); Nierenschäden, besonders bei sehr häufigem, jahrelangem Gebrauch	**Therapeutisch zweckmäßig** Wirksam bei Schmerzen und Entzündungen. Bei empfindlichem Magen und Darm jedoch weniger geeignet.
Alka-Seltzer (Ö) Brausetabl. **Alka-Seltzer classic** (D) Brausetabl. Acetylsalicylsäure (ASS), Natriumhydrogencarbonat, Zitronensäure	Magenbeschwerden. Blutungsneigung durch Blutverdünnung verstärkt. Selten Asthmaanfälle. Erhöhtes Risiko von Reye-Syndrom bei Kindern und Jugendlichen	**Therapeutisch zweckmäßig** als Schmerzmittel. Bei Katergefühl mit Magenverstimmung ist Paracetamol vorzuziehen. Ob die Kombination mit Zitronensäure und Natriumhydrogencarbonat die Verträglichkeit verbessert, ist fraglich.
Analgin (D) Tabl., Injektionslösung Metamizol *Rezeptpflichtig*	Selten lebensgefährliche Abnahme weißer Blutzellen oder lebensbedrohliche Schockformen (u. a. mit starkem Blutdruckabfall). Hautausschläge (auch schwere Formen)	**Abzuraten** Gefahr schwerer Nebenwirkungen. Metamizol-haltige Präparate sind in vielen Ländern verboten. Vertretbar als Tabletten in Ausnahmefällen, wenn andere Schmerzmittel versagen oder nicht angewendet werden können.
Analgin akut 400 (D) Filmtabl. Ibuprofen	Müdigkeit, Magen-Darm-Störungen, Kopfschmerzen (auch Meningitis-Symptome mit Übelkeit, Erbrechen, Nackensteifigkeit), Schwindel und Sehstörungen, Wassereinlagerung im Gewebe (Ödeme); Nierenschäden, besonders bei sehr häufigem, jahrelangem Gebrauch	**Therapeutisch zweckmäßig** Wirksam bei Schmerzen und Entzündungen. Bei empfindlichem Magen und Darm jedoch weniger geeignet.

Präparat	Wichtigste Nebenwirkungen	Empfehlung
Ascorbisal (Ö) Tabl. Acetylsalicylsäure (ASS), Vitamin C	Magenbeschwerden. Selten Asthmaanfälle. Blutungsneigung durch Blutverdünnung verstärkt. Erhöhtes Risiko von Reye-Syndrom bei Kindern und Jugendlichen	**Therapeutisch zweckmäßig** Bei empfindlichem Magen weniger geeignet. Ob Vitamin C die Magenverträglichkeit verbessert, ist fraglich. Es ist nur zweckmäßig bei Vitamin-C-Mangel (sehr selten). Die Wirksamkeit bei grippalen Infekten ist zweifelhaft.
Aspirin (D/Ö) Tabl. **Aspirin** (Ö) Kautabl. **Aspirin akut** (Ö) Brausetabl. **Aspirin Direkt** (D) Kautabl. **Aspirin Direkt** (Ö) Granulat **Aspirin Effect** (D) Granulat *Hilfsstoffe*: Vitamin C und Natriumcarbonate (nur Granulat, Kautabl.); *Wirkstoff*: Acetylsalicylsäure (ASS)	Magenbeschwerden, selten Asthmaanfälle. Blutungsneigung durch Blutverdünnung verstärkt. Erhöhtes Risiko von Reye-Syndrom bei Kindern und Jugendlichen	**Therapeutisch zweckmäßig** Bei empfindlichem Magen weniger geeignet. Ob Vitamin C (Ascorbinsäure) und Natriumcarbonate (nur in Kautabletten und Granulat) die Magenverträglichkeit verbessern, ist fraglich. Vitamin C ist nur zweckmäßig bei Vitamin-C-Mangel, der aber sehr selten auftritt. Bei Kindern ist Paracetamol vorzuziehen.
Aspirin Coffein (D) Tabl. Acetylsalicylsäure (ASS), Coffein	Magenbeschwerden. Selten Asthmaanfälle. Blutungsneigung durch Blutverdünnung verstärkt. Erhöhtes Risiko von Reye-Syndrom bei Kindern und Jugendlichen	**Therapeutisch zweckmäßig nur zur** kurzfristigen Behandlung von leichten und mittelstarken Schmerzen. **Abzuraten** bei längerfristiger Anwendung, weil Coffein zu Schmerzmittelmissbrauch und Dauerkopfschmerz führen kann.
Aspirin i.v. (D) Pulver und Lösungsmittel zur Herstellung einer Infusionslösung, Durchstechflasche DL-Lysinacetylsalicylat, Glycin *Rezeptpflichtig*	Magenbeschwerden. Selten Asthmaanfälle. Blutungsneigung durch Blutverdünnung verstärkt. Erhöhtes Risiko von Reye-Syndrom bei Kindern und Jugendlichen	**Therapeutisch zweckmäßig, wenn** eine rasche Wirkung erwünscht ist (z. B. bei Migräneanfall) oder eine orale Gabe schwierig ist (z. B. nach Operationen).

Präparat	Wichtigste Nebenwirkungen	Empfehlung
Aspirin plus C (D) Brausetabl. **Aspirin plus C Orange** (D) Brausetabl. **Aspirin + C** (Ö) Brausetabl. **Aspro forte Hot Drink** (Ö) Säckchen **Aspro forte Orange** (Ö) Säckchen Acetylsalicylsäure (ASS), Vitamin C	Magenbeschwerden. Selten Asthmaanfälle. Blutungsneigung durch Blutverdünnung verstärkt. Erhöhtes Risiko von Reye-Syndrom bei Kindern und Jugendlichen	**Therapeutisch zweckmäßig** Bei empfindlichem Magen jedoch weniger geeignet. Ob Vitamin C die Magenverträglichkeit verbessert, ist fraglich. Es ist nur zweckmäßig bei Vitamin-C-Mangel (selten). Die Wirksamkeit bei grippalen Infekten ist zweifelhaft. Bei Kindern ist Paracetamol vorzuziehen.
ASS 500 – 1 A Pharma (D) **ASS 500 HEXAL bei Fieber und Schmerzen** (D) **ASS-CT 500 mg** (D) **ASS-ratiopharm 300/ -500** (D/Ö) **ASS Sandoz 500 mg** (D) **ASS STADA 500 mg** (D) Tabletten *Wirkstoff*: Acetylsalicylsäure (ASS)	Magenbeschwerden. Selten Asthmaanfälle. Blutungsneigung durch Blutverdünnung verstärkt. Erhöhtes Risiko von Reye-Syndrom bei Kindern und Jugendlichen	**Therapeutisch zweckmäßig** bei Schmerzen und Fieber. Bei empfindlichem Magen jedoch weniger geeignet. Bei Kindern ist Paracetamol vorzuziehen.
ASS + C HEXAL gegen Schmerzen und Fieber (D) Brausetabl. **ASS + C-ratiopharm gegen Schmerzen** (D) Brausetabl. Acetylsalicylsäure (ASS), Vitamin C	Magenbeschwerden. Selten Asthmaanfälle. Blutungsneigung durch Blutverdünnung verstärkt. Erhöhtes Risiko von Reye-Syndrom bei Kindern und Jugendlichen	**Therapeutisch zweckmäßig** Bei empfindlichem Magen jedoch weniger geeignet. Ob Vitamin C die Magenverträglichkeit verbessert, ist fraglich. Es ist nur zweckmäßig bei Vitamin-C-Mangel (selten). Die Wirksamkeit bei grippalen Infekten ist zweifelhaft.
Azur (D) Tabl. Paracetamol, Coffein	Bei sehr häufigem, jahrelangem Gebrauch sind Nierenschäden nicht auszuschließen. Bei Überdosierung: Leberschäden	**Therapeutisch zweckmäßig nur zur** kurzfristigen Behandlung von leichten und mittelstarken Schmerzen. **Abzuraten** bei längerfristiger Anwendung, weil Coffein zu Schmerzmittelmissbrauch und Dauerkopfschmerz führen kann.

Präparat	Wichtigste Nebenwirkungen	Empfehlung
Azur comp. (D) Tabl., Zäpfchen Paracetamol, Codein, Coffein *Rezeptpflichtig*	Bei sehr häufigem, jahrelangem Gebrauch sind Nierenschäden nicht auszuschließen. Bei Überdosierung: Leberschäden. Durch Codein Verstopfung und erhöhte Gefahr der Abhängigkeit	**Therapeutisch zweckmäßig nur zur** kurzfristigen Behandlung von leichten und mittelstarken Schmerzen. **Abzuraten** bei längerfristiger Anwendung, weil Coffein zu Schmerzmittelmissbrauch und Dauerkopfschmerz führen kann.
Ben-u-ron (D) Kaps., Zäpfchen, Saft, Tabl. **Benuron** (Ö) Tabl., Saft, Zäpfchen für Säuglinge, Klein- und Schulkinder und Erwachsene Paracetamol *Rezeptpflichtig nur Benuron (Ö) Zäpfchen für Säuglinge und Kleinkinder sowie Tabl.*	Besonders bei sehr häufigem, jahrelangem Gebrauch sind Nierenschäden nicht auszuschließen. Bei Überdosierung: Leberschäden	**Therapeutisch zweckmäßig** Lange bewährtes Mittel gegen Fieber und Schmerzen. Auch für Kinder geeignet.
Berlosin (D) Tabl., Zäpfchen **Berlosin injekt** (D) Injektionslösung Metamizol	Selten lebensgefährliche Abnahme weißer Blutzellen oder lebensbedrohliche Schockformen (u. a. mit starkem Blutdruckabfall). Hautausschläge (auch schwere Formen)	**Abzuraten** Gefahr schwerer Nebenwirkungen. Metamizol-haltige Präparate sind in vielen Ländern verboten. Vertretbar als Tabletten in Ausnahmefällen, wenn andere Schmerzmittel versagen oder nicht angewendet werden können.
Boxazin plus C (D) Brausetabl. Acetylsalicylsäure (ASS), Vitamin C	Magenbeschwerden. Selten Asthmaanfälle. Blutungsneigung durch Blutverdünnung verstärkt. Erhöhtes Risiko von Reye-Syndrom bei Kindern und Jugendlichen	**Therapeutisch zweckmäßig** Bei empfindlichem Magen jedoch weniger geeignet. Ob Vitamin C die Magenverträglichkeit verbessert, ist fraglich. Es ist nur zweckmäßig bei Vitamin-C-Mangel (selten). Die Wirksamkeit bei grippalen Infekten ist zweifelhaft.
Copyrkal (D) Tabl. Paracetamol, Coffein	Bei sehr häufigem, jahrelangem Gebrauch sind Nierenschäden nicht auszuschließen. Bei Überdosierung: Leberschäden	**Therapeutisch zweckmäßig nur zur** kurzfristigen Behandlung von leichten und mittelstarken Schmerzen. **Abzuraten** bei längerfristiger Anwendung, weil Coffein zu Schmerzmittelmissbrauch und Dauerkopfschmerz führen kann.

Präparat	Wichtigste Nebenwirkungen	Empfehlung
Demex Zahnschmerz-tabletten (D) Tabl. Propyphenazon	Besonders bei sehr häufigem, jahrelangem Gebrauch sind Nierenschäden möglich. Risiko lebensbedrohlicher Schockformen. Eine lebensgefährliche Abnahme weißer Blutzellen ist nicht auszuschließen	**Abzuraten** Wirksam bei Schmerzen und Entzündungen. Wegen schwerer Nebenwirkungen vertretbar nur, wenn zweckmäßige Medikamente (z. B. mit ASS, Ibuprofen) nicht angewendet werden können.
Diclac Dolo (D) Filmtabl., überzogene Tabl. **Diclofenac dura** (D) Zäpfchen Diclofenac	Kopfschmerzen, Magen-Darm-Störungen, zentralnervöse Störungen (z. B. Schwindel, Sehstörungen). Kann in seltenen Fällen Asthmaanfälle auslösen	**Therapeutisch zweckmäßig** Bewährtes schmerz- und entzündungshemmendes Mittel.
Dismenol (Ö) Filmtabl. **Dismenol N** (D) Filmtabl. Ibuprofen	Müdigkeit, Magen-Darm-Störungen, Kopfschmerzen (auch Meningitis-Symptome mit Übelkeit, Erbrechen, Nackensteifigkeit), Schwindel und Sehstörungen, Wassereinlagerung im Gewebe (Ödeme); Nierenschäden, besonders bei sehr häufigem, jahrelangem Gebrauch	**Therapeutisch zweckmäßig** Wirksam bei Schmerzen und Entzündungen. Wirksam auch bei Regelschmerzen. Bei empfindlichem Magen und Darm jedoch weniger geeignet.
DocMorris Paracetamol Schmerztabletten (D) Filmtabl.	Besonders bei sehr häufigem, jahrelangem Gebrauch sind Nierenschäden nicht auszuschließen. Bei Überdosierung: Leberschäden	**Therapeutisch zweckmäßig** Lange bewährtes Mittel gegen Fieber und Schmerzen. Auch für Kinder geeignet.
DocMorris Ibuprofen Schmerztabletten (D) Filmtabl. Ibuprofen	Müdigkeit, Magen-Darm-Störungen, Kopfschmerzen (auch Meningitis-Symptome mit Übelkeit, Erbrechen, Nackensteifigkeit), Schwindel und Sehstörungen, Wassereinlagerung im Gewebe (Ödeme); Nierenschäden, besonders bei sehr häufigem, jahrelangem Gebrauch	**Therapeutisch zweckmäßig** Wirksam bei Schmerzen und Entzündungen. Wirksam auch bei Regelschmerzen. Bei empfindlichem Magen und Darm jedoch weniger geeignet.

Präparat	Wichtigste Nebenwirkungen	Empfehlung
Dolomo (Ö) Tabl. Acetylsalicylsäure (ASS), Paracetamol, Coffein	Magenbeschwerden. Selten Asthmaanfälle. Blutungsneigung durch Blutverdünnung verstärkt. Erhöhtes Risiko von Reye-Syndrom bei Kindern und Jugendlichen. Nierenschäden, besonders bei sehr häufigem, jahrelangem Gebrauch. Bei Überdosierung: Leberschäden	**Therapeutisch zweckmäßig nur zur** kurzfristigen Behandlung von leichten und mittelstarken Schmerzen. **Abzuraten** bei längerfristiger Anwendung, weil Coffein zu Schmerzmittelmissbrauch und Dauerkopfschmerz führen kann.
Dolomo TN (D) Tag-/Nacht-Tabl.; Tag-Tabl. (weiß): *Wirkstoffe*: Acetylsalicylsäure (ASS), Paracetamol, Coffein; Nacht-Tabl.(blau): *Wirkstoffe*: Acetylsalicylsäure (ASS), Paracetamol, Codein *Rezeptpflichtig*	Magenbeschwerden. Selten Asthmaanfälle. Blutungsneigung durch Blutverdünnung verstärkt. Erhöhtes Risiko von Reye-Syndrom bei Kindern und Jugendlichen. Nierenschäden, besonders bei sehr häufigem, jahrelangem Gebrauch. Bei Überdosierung: Leberschäden. Durch Codein Müdigkeit, Verstopfung und erhöhtes Risiko einer Abhängigkeit	**Therapeutisch zweckmäßig nur zur** kurzfristigen Behandlung von leichten und mittelstarken Schmerzen. **Abzuraten** bei längerfristiger Anwendung, weil Coffein zu Schmerzmittelmissbrauch und Dauerkopfschmerz führen kann.
Dolormin Schmerztabletten (D) Filmtabl. **Dolormin Schmerztabletten extra** (D) Filmtabl. **Dolormin instant schnell lösliches Granulat** (D) Granulat **Dolormin für Kinder Ibuprofensaft** (D) Susp. Ibuprofen	Müdigkeit, Magen-Darm-Störungen, Kopfschmerzen (auch Meningitis-Symptome mit Übelkeit, Erbrechen, Nackensteifigkeit), Schwindel und Sehstörungen, Wassereinlagerung im Gewebe (Ödeme); Nierenschäden, besonders bei sehr häufigem, jahrelangem Gebrauch	**Therapeutisch zweckmäßig** Wirksam bei Schmerzen und Entzündungen. Bei empfindlichem Magen und Darm jedoch weniger geeignet.
Dolviran N (D) Tabl. Acetylsalicylsäure (ASS), Codein *Rezeptpflichtig*	Magenbeschwerden, Verstopfung, Müdigkeit. Kann in seltenen Fällen Asthmaanfälle auslösen. Durch Codein erhöhte Gefahr der Abhängigkeit	**Nur zweckmäßig, wenn** empfohlene Präparate mit nur einem Inhaltsstoff (z. B. ASS oder Paracetamol) nicht wirksam sind.
Doppel Spalt compact (D) Tabl. Acetylsalicylsäure (ASS), Coffein	Magenbeschwerden. Selten Asthmaanfälle. Blutungsneigung durch Blutverdünnung verstärkt. Erhöhtes Risiko von Reye-Syndrom bei Kindern und Jugendlichen	**Therapeutisch zweckmäßig nur zur** kurzfristigen Behandlung von leichten und mittelstarken Schmerzen. **Abzuraten** bei längerfristiger Anwendung, weil Coffein zu Schmerzmittelmissbrauch und Dauerkopfschmerz führen kann.

Präparat	Wichtigste Nebenwirkungen	Empfehlung
Duan (Ö) Tabl. Acetylsalicylsäure (ASS), Paracetamol, Coffein	Magenbeschwerden, kann in seltenen Fällen Asthmaanfälle auslösen. Besonders bei sehr häufigem, jahrelangem Gebrauch sind Nierenschäden nicht auszuschließen. Bei Überdosierung: Leberschäden	**Therapeutisch zweckmäßig nur zur** kurzfristigen Behandlung von leichten und mittelstarken Schmerzen. **Abzuraten** bei längerfristiger Anwendung, weil Coffein zu Schmerzmittelmissbrauch und Dauerkopfschmerz führen kann.
Eudorlin extra Ibuprofen-Schmerztabletten (D) Filmtabl. Ibuprofen	Müdigkeit, Magen-Darm-Störungen, Kopfschmerzen (auch Meningitis-Symptome mit Übelkeit, Erbrechen, Nackensteifigkeit), Schwindel und Sehstörungen, Wassereinlagerung im Gewebe (Ödeme); Nierenschäden, besonders bei sehr häufigem, jahrelangem Gebrauch	**Therapeutisch zweckmäßig** Wirksam bei Schmerzen und Entzündungen. Bei empfindlichem Magen und Darm jedoch weniger geeignet.
Eudorlin Schmerz (D) Tabl. Acetylsalicylsäure (ASS), Coffein	Magenbeschwerden. Selten Asthmaanfälle. Blutungsneigung durch Blutverdünnung verstärkt. Erhöhtes Risiko von Reye-Syndrom bei Kindern und Jugendlichen	**Therapeutisch zweckmäßig nur zur** kurzfristigen Behandlung von leichten und mittelstarken Schmerzen. **Abzuraten** bei längerfristiger Anwendung, weil Coffein zu Schmerzmittelmissbrauch und Dauerkopfschmerz führen kann.
Eu Med (Ö) Filmtabl. Dexibuprofen	Müdigkeit, Magen-Darm-Störungen, Kopfschmerzen (auch Meningitis-Symptome mit Übelkeit, Erbrechen, Nackensteifigkeit), Schwindel und Sehstörungen, Wassereinlagerung im Gewebe (Ödeme); Nierenschäden, besonders bei sehr häufigem, jahrelangem Gebrauch	**Therapeutisch zweckmäßig** Wirksam bei Schmerzen und Entzündungen. Bei empfindlichem Magen und Darm jedoch weniger geeignet.
Fibrex (D) Tabl. Acetylsalicylsäure (ASS), Paracetamol	Magenbeschwerden. Selten Asthmaanfälle. Blutungsneigung durch Blutverdünnung verstärkt. Erhöhtes Risiko von Reye-Syndrom bei Kindern und Jugendlichen. Besonders bei sehr häufigem, jahrelangem Gebrauch sind Nierenschäden nicht auszuschließen. Bei Überdosierung: Leberschäden	**Therapeutisch zweckmäßig nur zur** kurzfristigen Behandlung von leichten und mittelstarken Schmerzen.

Präparat	Wichtigste Nebenwirkungen	Empfehlung
Gelonida Schmerz-tabletten (D) Tabl. Paracetamol, Codein *Rezeptpflichtig*	Müdigkeit, Verstopfung. Bei sehr häufigem, jahrelangem Gebrauch sind Nierenschäden nicht auszuschließen. Bei Überdosierung: Leberschäden. Durch Codein erhöhte Gefahr der Abhängigkeit	**Therapeutisch zweckmäßig, wenn** empfohlene Präparate mit nur einem Inhaltsstoff (z. B. ASS oder Paracetamol) nicht wirksam sind.
Gib Ibuprofen (D) Filmtabl. Ibuprofen	Müdigkeit, Magen-Darm-Störungen, Kopfschmerzen (auch Meningitis-Symptome mit Übelkeit, Erbrechen, Nackensteifigkeit), Schwindel und Sehstörungen, Wassereinlagerung im Gewebe (Ödeme); Nierenschäden, besonders bei sehr häufigem, jahrelangem Gebrauch	**Therapeutisch zweckmäßig** Wirksam bei Schmerzen und Entzündungen. Bei empfindlichem Magen und Darm jedoch weniger geeignet.
Gib Paracetamol (D) Tabl. Paracetamol	Bei sehr häufigem, jahrelangem Gebrauch sind Nierenschäden nicht auszuschließen. Bei Überdosierung: Leberschäden	**Therapeutisch zweckmäßig** Lang bewährtes Mittel. Auch bei Kindern gegen Fieber und Schmerzen zu empfehlen.
HA-Tabletten N gegen Schmerzen (D) Tabl. Acetylsalicylsäure (ASS), Paracetamol, Coffein	Magenbeschwerden. Selten Asthmaanfälle. Blutungsneigung durch Blutverdünnung verstärkt. Erhöhtes Risiko von Reye-Syndrom bei Kindern und Jugendlichen. Besonders bei sehr häufigem, jahrelangem Gebrauch sind Nierenschäden nicht auszuschließen. Bei Überdosierung: Leberschäden	**Therapeutisch zweckmäßig nur zur** kurzfristigen Behandlung von leichten und mittelstarken Schmerzen. **Abzuraten** bei längerfristiger Anwendung, weil Coffein zu Schmerzmittelmissbrauch und Dauerkopfschmerz führen kann.

Präparat	Wichtigste Nebenwirkungen	Empfehlung

Ibu – 1 A Pharma (D) Filmtabl. *Wirkstoff:* Ibuprofen

Müdigkeit, Magen-Darm-Störungen, Kopfschmerzen (auch Meningitis-Symptome mit Übelkeit, Erbrechen, Nackensteifigkeit), Schwindel und Sehstörungen, Wassereinlagerung im Gewebe (Ödeme); Nierenschäden, besonders bei sehr häufigem, jahrelangem Gebrauch

Therapeutisch zweckmäßig Wirksam bei Schmerzen und Entzündungen. Bei empfindlichem Magen und Darm jedoch weniger geeignet.

Die folgende Liste enthält Medikamente, die so wie Ibu – 1 A Pharma als Wirkstoff Ibuprofen enthalten. Sie werden als Generika bezeichnet und haben dieselben Nebenwirkungen und dieselbe Empfehlung wie Ibu – 1 A Pharma:

Ibubeta akut (D) Filmtabl. **Ibubeta/ -retard** (D) Filmtabl., Retardtabl., *Rezeptpflichtig.* **Ibudolor** (D) Tabl. **Ibudolor Kindersaft** (D) Susp., *Rezeptpflichtig.* **Ibuflam akut 400 mg** (D) Filmtabl. **Ibuflam 4% Saft** (D) Saft. **Ibuflam 400 mg/ -600 mg/ -800 mg Lichtenstein** (D) Sirup, Filmtabl., *Rezeptpflichtig.* **Ibuflam Kindersaft 2% gegen Fieber und Schmerzen** (D) Saft. **IbuHEXAL 400/ -600/ -800** (D) Filmtabl., *Rezeptpflichtig.* **IbuHEXAL akut** (D) Filmtabl. **IbuHEXAL retard** (D) Retardtabl., *Rezeptpflichtig.* **IbuHEXAL** (D) Zäpfchen, *Rezeptpflichtig.* **IbuHEXAL Kindersaft** (D) Saft. **Ibuprofen AbZ 200 mg/ -2 %/ -4 % Saft** (D) Filmtabl., Saft. **Ibuprofen AbZ 400 mg/ -600 mg/ -800 mg** (D) Filmtabl., *Rezeptpflichtig.* **Ibuprofen AL 400/ -600/ -800/ -800 retard/ -600 Zäpfchen** (D) Filmtabl., Retardtabl., Zäpfchen, *Rezeptpflichtig.* **Ibuprofen-CT 200 mg/ -400 mg/ -600 mg/ -800 mg/ -400 mg Retardkapseln/ -800 mg Retardtabletten** (D) Filmtabl., Retardkaps., Retardtabl., *Rezeptpflichtig.* **Ibuprofen-CT 500 mg** (D) Zäpfchen, *Rezeptpflichtig.* **Ibuprofen-CT akut 200 mg/ -400 mg** (D) Filmtabl. **Ibuprofen-CT Kindersaft** (D) Sirup. **Ibuprofen dura 400 mg** (D) Filmtabl. **Ibuprofen dura 600 mg/ -800 mg** (D) Filmtabl., *Rezeptpflichtig.* **Ibuprofen Elac** (D) Filmtabl. **Ibuprofen Genericon** (Ö) Filmtabl., *Rezeptpflichtig.* **Ibuprofen Heumann** (D) Filmtabl., *Rezeptpflichtig.* **Ibupofen PB 400 mg** (D) Filmtabl. **Ibuprofen PB 600 mg** (D) Filmtabl., *Rezeptpflichtig.* **Ibuprofen Sandoz** (D) Filmtabl., *Rezeptpflichtig.* **Ibuprofen Sandoz akut** (D) Filmtabl. **Ibuprofen STADA** (D) Saft. **Ibuprofen STADA** (D) Filmtabl., Retardtabl., Zäpfchen, *Rezeptpflichtig.* **IBU-ratiopharm 200 akut/ -400 akut Schmerztabletten** (D) Filmtabl. **IBU-ratiopharm Fiebersaft für Kinder** (D) Sirup. **Ibu-ratiopharm 400 mg/ -600 mg/ -800 mg/ -800 mg Retardtabletten** (D) Filmtabl., Retardtabl., *Rezeptpflichtig.* **IBU-ratiopharm Lysinat Schmerztabletten** (D) Filmtabl. **ibuTAD 400 mg/ -600 mg/ -800 mg** (D) Filmtabl., *Rezeptpflichtig.* **ibuTAD 800 mg Retard** (D) Retardtabl., *Rezeptpflichtig.* **ibuTAD 400 mg gegen Schmerzen und Fieber** (D) Filmtabl.

Präparat	Wichtigste Nebenwirkungen	Empfehlung
Katadolon (D) Kaps. **Katadolon S long** (D) Retardtabl. **Katadolon Kinder-zäpfchen** (D) Zäpfchen **Katadolon Zäpfchen** (D) Zäpfchen Flupirtinmaleat *Rezeptpflichtig*	Müdigkeit, Übelkeit, Magenbe-schwerden, Kopfschmerzen, Schlafstörungen, Hautaus-schlag, Sehstörungen, Schädi-gung der Leberfunktion, Grün-färbung des Harns	**Abzuraten** Zu wenig erprobt und zahlreiche Nebenwirkungen. Nur vertretbar zur kurz dauernden Behandlung von Nerven- und Muskelschmer-zen von Erwachsenen, wenn ande-re Schmerzmittel nicht angewen-det werden können.
Melabon K (D) Tabl. Acetylsalicylsäure (ASS), Paracetamol, Coffein	Magenbeschwerden. Selten Asthmaanfälle. Blutungsnei-gung durch Blutverdünnung verstärkt. Erhöhtes Risiko von Reye-Syndrom bei Kindern und Jugendlichen. Besonders bei sehr häufigem, jahrelangem Ge-brauch sind Nierenschäden nicht auszuschließen. Bei Über-dosierung: Leberschäden	**Therapeutisch zweckmäßig nur zur** kurzfristigen Behandlung von leichten und mittelstarken Schmerzen. **Abzuraten** bei länger-fristiger Anwendung, weil Coffein zu Schmerzmittelmissbrauch und Dauerkopfschmerz führen kann.
Metamizol HEXAL (D) Filmtabl., Tropfen, Zäpfchen **Metamizol – 1 A Pharma** (D) Tropfen Metamizol *Rezeptpflichtig*	Selten lebensgefährliche Ab-nahme weißer Blutzellen oder lebensbedrohliche Schockfor-men (u. a. mit starkem Blut-druckabfall). Hautausschläge (auch schwere Formen)	**Abzuraten** Gefahr schwerer Nebenwirkun-gen. Metamizol-haltige Präparate sind in vielen Ländern verboten. Vertretbar als Tabletten oder Tropfen in Ausnahmefällen, wenn andere Schmerzmittel versagen oder nicht angewendet werden können.
Mexalen (Ö) Tabl., Sirup, Zäpfchen für Säuglinge, Kleinkinder, Schulkinder und Erwachsene Paracetamol *Rezeptpflichtig (nur Zäpfchen 150, 250 und 1000 mg)*	Besonders bei sehr häufigem, jahrelangem Gebrauch sind Nie-renschäden nicht auszuschlie-ßen. Bei Überdosierung: Leber schäden	**Therapeutisch zweckmäßig** Lange bewährtes Mittel. Auch bei Kindern gegen Fieber und Schmerzen zu empfehlen.

Präparat	Wichtigste Nebenwirkungen	Empfehlung
Neuralgin (D) Tabl. Acetylsalicylsäure (ASS), Paracetamol, Coffein	Magenbeschwerden. Selten Asthmaanfälle. Blutungsneigung durch Blutverdünnung verstärkt. Erhöhtes Risiko von Reye-Syndrom bei Kindern und Jugendlichen. Besonders bei sehr häufigem, jahrelangem Gebrauch sind Nierenschäden nicht auszuschließen. Bei Überdosierung: Leberschäden	**Therapeutisch zweckmäßig nur zur** kurzfristigen Behandlung von leichten und mittelstarken Schmerzen. **Abzuraten** bei längerfristiger Anwendung, weil Coffein zu Schmerzmittelmissbrauch und Dauerkopfschmerz führen kann.
Neuralgin extra mit Ibuprofen (D) Filmtabl. Ibuprofen	Müdigkeit, Magen-Darm-Störungen, Kopfschmerzen (auch Meningitis-Symptome mit Übelkeit, Erbrechen, Nackensteifigkeit), Schwindel und Sehstörungen, Wassereinlagerung im Gewebe (Ödeme); Nierenschäden, besonders bei sehr häufigem, jahrelangem Gebrauch	**Therapeutisch zweckmäßig** Wirksam bei Schmerzen und Entzündungen. Bei empfindlichem Magen und Darm jedoch weniger geeignet.
Neuranidal N Schmerztabletten (D) Tabl. Acetylsalicylsäure (ASS), Paracetamol, Coffein	Magenbeschwerden. Selten Asthmaanfälle. Blutungsneigung durch Blutverdünnung verstärkt. Erhöhtes Risiko von Reye-Syndrom bei Kindern und Jugendlichen. Besonders bei sehr häufigem, jahrelangem Gebrauch sind Nierenschäden nicht auszuschließen. Bei Überdosierung: Leberschäden	**Therapeutisch zweckmäßig nur zur** kurzfristigen Behandlung von leichten und mittelstarken Schmerzen. **Abzuraten** bei längerfristiger Anwendung, weil Coffein zu Schmerzmittelmissbrauch und Dauerkopfschmerz führen kann.
Novalgin (D/Ö) Filmtabl., Tropfen, Injektionslösung, nur D: akut Brausetabl., Zäpfchen Metamizol *Rezeptpflichtig*	Selten lebensgefährliche Abnahme weißer Blutzellen oder lebensbedrohliche Schockformen (u. a. mit starkem Blutdruckabfall). Hautausschläge (auch schwere Formen)	**Abzuraten** Gefahr schwerer Nebenwirkungen. Metamizol-haltige Präparate sind in vielen Ländern verboten. Vertretbar als Tabletten oder Tropfen in Ausnahmefällen, wenn andere Schmerzmittel versagen oder nicht angewendet werden können.

Präparat	Wichtigste Nebenwirkungen	Empfehlung
Novaminsulfon Abz (D) Tropfen **Novaminsulfon – 1 A Pharma** (D) Tropfen **Novaminsulfon CT** (D) Tropfen **Novaminsulfon Lichtenstein** (D) Filmtabl., Zäpfchen, Injektionslösung, Tropfen **Novaminsulfon-Sandoz** (D) Tropfen **Novaminsulfon-ratiopharm** (D) Tabl., Injektionslösung, Tropfen Metamizol (= Novaminsulfon) *Rezeptpflichtig*	Selten lebensgefährliche Abnahme weißer Blutzellen oder lebensbedrohliche Schockformen (u. a. mit starkem Blutdruckabfall). Hautausschläge (auch schwere Formen)	**Abzuraten** Gefahr schwerer Nebenwirkungen. Metamizol-haltige Präparate sind in vielen Ländern verboten. Vertretbar als Tabletten oder Tropfen in Ausnahmefällen, wenn andere Schmerzmittel versagen oder nicht angewendet werden können.
Novo Petrin Novum (D) Tabl. Acetylsalicylsäure (ASS), Paracetamol, Coffein	Magenbeschwerden. Selten Asthmaanfälle. Blutungsneigung durch Blutverdünnung verstärkt. Erhöhtes Risiko von Reye-Syndrom bei Kindern und Jugendlichen. Besonders bei sehr häufigem, jahrelangem Gebrauch sind Nierenschäden nicht auszuschließen. Bei Überdosierung: Leberschäden	**Therapeutisch zweckmäßig nur zur** kurzfristigen Behandlung von leichten und mittelstarken Schmerzen. **Abzuraten** bei längerfristiger Anwendung, weil Coffein zu Schmerzmittelmissbrauch und Dauerkopfschmerz führen kann.
Nurofen (D) Schmelztabl., Junior-Saft, Junior-Sirup, Junior-Zäpfchen **Nurofen** (Ö) Drag., Rapid-Filmtabl., Weichkaps. Ibuprofen	Müdigkeit, Magen-Darm-Störungen, Kopfschmerzen (auch Meningitis-Symptome mit Übelkeit, Erbrechen, Nackensteifigkeit), Schwindel und Sehstörungen, Wassereinlagerung im Gewebe (Ödeme); Nierenschäden, besonders bei sehr häufigem, jahrelangem Gebrauch	**Therapeutisch zweckmäßig** Wirksam bei Schmerzen und Entzündungen. Bei empfindlichem Magen und Darm jedoch weniger geeignet.
Octadon P (D) Tabl. Paracetamol, Coffein	Besonders bei sehr häufigem, jahrelangem Gebrauch sind Nierenschäden nicht auszuschließen. Bei Überdosierung: Leberschäden	**Therapeutisch zweckmäßig nur zur** kurzfristigen Behandlung von leichten und mittelstarken Schmerzen. **Abzuraten** bei längerfristiger Anwendung, weil Coffein zu Schmerzmittelmissbrauch und Dauerkopfschmerz führen kann.

Präparat	Wichtigste Nebenwirkungen	Empfehlung
Optalidon Ibu (D) Filmtabl. Ibuprofen	Müdigkeit, Magen-Darm-Störungen, Kopfschmerzen (auch Meningitis-Symptome mit Übelkeit, Erbrechen, Nackensteifigkeit), Schwindel und Sehstörungen, Wassereinlagerung im Gewebe (Ödeme); Nierenschäden, besonders bei sehr häufigem, jahrelangem Gebrauch	**Therapeutisch zweckmäßig** Wirksam bei Schmerzen und Entzündungen. Bei empfindlichem Magen und Darm jedoch weniger geeignet.
Optalidon Schmerztabletten mit Paracetamol und Coffein (D) Tabl. Paracetamol, Coffein	Bei sehr häufigem, jahrelangem Gebrauch sind Nierenschäden nicht auszuschließen. Bei Überdosierung: Leberschäden	**Therapeutisch zweckmäßig nur zur** kurzfristigen Behandlung von leichten und mittelstarken Schmerzen. **Abzuraten** bei längerfristiger Anwendung, weil Coffein zu Schmerzmittelmissbrauch und Dauerkopfschmerz führen kann.
Paracetamol – 1 A Pharma (D) Tabl. *Wirkstoff:* Paracetamol	Besonders bei sehr häufigem, jahrelangem Gebrauch sind Nierenschäden nicht auszuschließen. Bei Überdosierung: Leberschäden	**Therapeutisch zweckmäßig** Lange bewährtes Mittel. Auch bei Kindern gegen Fieber und Schmerzen zu empfehlen.
Die folgende Liste enthält Medikamente, die so wie Paracetamol – 1 A Pharma als Wirkstoff Paracetamol enthalten. Sie werden als Generika bezeichnet und haben dieselben Nebenwirkungen und dieselbe Empfehlung wie Paracetamol – 1 A Pharma:	**Paracetamol Supp. – 1 A Pharma** (D) Zäpfchen. **Paracetamol Heumann** (D) Tabl., Zäpfchen. **Paracetamol HEXAL** (D) Zäpfchen. **Paracetamol HEXAL bei Fieber und Schmerzen** (D) Tabl. **Paracetamol Lichtenstein** (D) Zäpfchen. **Paracetamol AbZ** (D) Zäpfchen, Tabl. **Paracetamol AL** (D) Tabl., Saft, Zäpfchen. **Paracetamol BC** (D) Zäpfchen, Tabl. **Paracetamol beta** (D) Tabl., Zäpfchen. **Paracetamol-CT** (D) Tabl., Zäpfchen. **Paracetamol elac** (D) Tabl. **Paracetamol Genericon** (Ö) Tabl. **Paracetamol Hemopharm** (D) Tabl. **Paracetamol-ratiopharm** (D) Tabl., Brausetabl., Saft, Zäpfchen. **Paracetamol Saft – 1 A Pharma** (D) Saft, Zäpfchen. **Paracetamol Lichtenstein** (D) Zäpfchen. **Paracetamol Saft HEXAL bei Fieber und Schmerzen** (D) Saft. **Paracetamol Sandoz** (D) Zäpfchen, Tabl. **Paracetamol STADA** (D) Tabl., Zäpfchen	
Paracetamol AL comp. (D) Tabl. **Paracetamol comp. STADA** (D) Tabl. Paracetamol, Codein Rezeptpflichtig	Müdigkeit. Besonders bei sehr häufigem, jahrelangem Gebrauch sind Nierenschäden nicht auszuschließen. Bei Überdosierung: Leberschäden. Durch Codein Verstopfung und erhöhte Gefahr der Abhängigkeit	**Therapeutisch zweckmäßig, wenn** empfohlene Präparate mit nur einem Inhaltsstoff (z. B. ASS oder Paracetamol) nicht wirksam sind.

Präparat	Wichtigste Nebenwirkungen	Empfehlung
Parkemed (Ö) Filmtabl., Kaps., Zäpfchen, Susp. Mefenaminsäure *Rezeptpflichtig*	Häufig Magenbeschwerden, Durchfall, Schwindel. Kann in seltenen Fällen Asthmaanfälle auslösen. In seltenen Fällen Störungen bei der Blutzellbildung	**Wenig zweckmäßig** Vertretbar, wenn ASS (Acetylsalicylsäure)-Präparate nicht wirksam sind, insbesondere bei rheumatischen Schmerzen. Nebenwirkungen treten relativ häufig auf.
Pfeil Zahnschmerztabletten (D) Filmtabl., Forte-Filmtabl. Ibuprofen	Müdigkeit, Magen-Darm-Störungen, Kopfschmerzen (auch Meningitis-Symptome mit Übelkeit, Erbrechen, Nackensteifigkeit), Schwindel und Sehstörungen, Wassereinlagerung im Gewebe (Ödeme); Nierenschäden, besonders bei sehr häufigem, jahrelangem Gebrauch	**Therapeutisch zweckmäßig** Wirksam bei Schmerzen und Entzündungen, auch bei Zahnschmerzen. Bei empfindlichem Magen und Darm jedoch weniger geeignet.
Quadronal comp. gegen Kopfschmerzen (D) Tabl. Paracetamol, Coffein	Besonders bei sehr häufigem, jahrelangem Gebrauch sind Nierenschäden nicht auszuschließen. Bei Überdosierung: Leberschäden	**Therapeutisch zweckmäßig nur zur** kurzfristigen Behandlung von leichten und mittelstarken Schmerzen. **Abzuraten** bei längerfristiger Anwendung, weil Coffein zu Schmerzmittelmissbrauch und Dauerkopfschmerz führen kann.
Ratiopyrin (D) Tabl. Acetylsalicylsäure (ASS), Paracetamol, Coffein	Magenbeschwerden. Selten Asthmaanfälle. Blutungsneigung durch Blutverdünnung verstärkt. Erhöhtes Risiko von Reye-Syndrom bei Kindern und Jugendlichen. Besonders bei sehr häufigem, jahrelangem Gebrauch sind Nierenschäden nicht auszuschließen. Bei Überdosierung: Leberschäden	**Therapeutisch zweckmäßig nur zur** kurzfristigen Behandlung von leichten und mittelstarken Schmerzen. **Abzuraten** bei längerfristiger Anwendung, weil Coffein zu Schmerzmittelmissbrauch und Dauerkopfschmerz führen kann.
Spalt (D) Schmerztabl. Acetylsalicylsäure (ASS), Paracetamol	Magenbeschwerden. Selten Asthmaanfälle. Blutungsneigung durch Blutverdünnung verstärkt. Erhöhtes Risiko von Reye-Syndrom bei Kindern und Jugendlichen. Besonders bei sehr häufigem, jahrelangem Gebrauch sind Nierenschäden nicht auszuschließen. Bei Überdosierung: Leberschäden	**Therapeutisch zweckmäßig nur zur** kurzfristigen Behandlung von leichten und mittelstarken Schmerzen.

Präparat	Wichtigste Nebenwirkungen	Empfehlung
Spalt Forte (D) Weichkaps. **Spalt Mobil** (D) Weichkaps. Ibuprofen	Müdigkeit, Magen-Darm-Störungen, Kopfschmerzen (auch Meningitis-Symptome mit Übelkeit, Erbrechen, Nackensteifigkeit), Schwindel und Sehstörungen, Wassereinlagerung im Gewebe (Ödeme); Nierenschäden, besonders bei sehr häufigem, jahrelangem Gebrauch	**Therapeutisch zweckmäßig** Wirksam bei Schmerzen und Entzündungen. Bei empfindlichem Magen und Darm jedoch weniger geeignet.
Spalt plus Coffein N Schmerztabletten (D) Acetylsalicylsäure (ASS), Paracetamol, Coffein	Magenbeschwerden. Selten Asthmaanfälle. Blutungsneigung durch Blutverdünnung verstärkt. Erhöhtes Risiko von Reye-Syndrom bei Kindern und Jugendlichen. Besonders bei sehr häufigem, jahrelangem Gebrauch sind Nierenschäden nicht auszuschließen. Bei Überdosierung: Leberschäden	**Therapeutisch zweckmäßig nur zur** kurzfristigen Behandlung von leichten und mittelstarken Schmerzen. **Abzuraten** bei längerfristiger Anwendung, weil Coffein zu Schmerzmittelmissbrauch und Dauerkopfschmerz führen kann.
Sympal (D) Filmtabl., Injektionslösung Dexketoprofen *Rezeptpflichtig*	Magen-Darm-Störungen, Kopfschmerzen, Blutschäden, zentralnervöse Störungen (z. B. Schwindel)	**Wenig zweckmäßig** bei Schmerzen. Weniger erprobt als Medikamente mit dem Wirkstoff Ibuprofen. Vergleichbar mit dem entzündungshemmenden Antirheumatikum Ketoprofen.
Talvosilen (D) Tabl., Fortetabl., Kaps., Fortekaps., Zäpfchen, Fortezäpfchen Paracetamol, Codein *Rezeptpflichtig, Betäubungsmittel*	Müdigkeit, Verstopfung. Besonders bei sehr häufigem, jahrelangem Gebrauch sind Nierenschäden nicht auszuschließen. Bei Überdosierung: Leberschäden. Durch Codein erhöhte Gefahr der Abhängigkeit	**Therapeutisch zweckmäßig, wenn** empfohlene Präparate mit nur einem Inhaltsstoff (z. B. ASS oder Paracetamol) nicht wirksam sind.
Temagin PAC (D) Tabl. Acetylsalicylsäure (ASS), Paracetamol, Coffein	Hautausschläge. Magenbeschwerden. Selten Asthmaanfälle. Blutungsneigung durch Blutverdünnung verstärkt. Besonders bei sehr häufigem, jahrelangem Gebrauch sind Nierenschäden nicht auszuschließen. Bei Überdosierung: Leberschäden	**Therapeutisch zweckmäßig nur zur** kurzfristigen Behandlung von leichten und mittelstarken Schmerzen. **Abzuraten** bei längerfristiger Anwendung, weil Coffein zu Schmerzmittelmissbrauch und Dauerkopfschmerz führen kann.

Präparat	Wichtigste Nebenwirkungen	Empfehlung
Temagin Paracetamol plus (D) Tabl. Paracetamol, Coffein	Besonders bei sehr häufigem, jahrelangem Gebrauch sind Nierenschäden nicht auszuschließen. Bei Überdosierung: Leberschäden	**Therapeutisch zweckmäßig nur zur** kurzfristigen Behandlung von leichten und mittelstarken Schmerzen. **Abzuraten** bei längerfristiger Anwendung, weil Coffein zu Schmerzmittelmissbrauch und Dauerkopfschmerz führen kann.
Thomapyrin (D/Ö) **Thomapyrin classic Schmerztabletten** (D) **Thomapyrin Intensiv** (D) Tabletten Acetylsalicylsäure (ASS), Paracetamol, Coffein	Magenbeschwerden. Selten Asthmaanfälle. Blutungsneigung durch Blutverdünnung verstärkt. Erhöhtes Risiko von Reye-Syndrom bei Kindern und Jugendlichen. Besonders bei sehr häufigem, jahrelangem Gebrauch sind Nierenschäden nicht auszuschließen. Bei Überdosierung: Leberschäden	**Therapeutisch zweckmäßig nur zur** kurzfristigen Behandlung von leichten und mittelstarken Schmerzen. **Abzuraten** bei längerfristiger Anwendung, weil Coffein zu Schmerzmittelmissbrauch und Dauerkopfschmerz führen kann.
Thomapyrin Brausetabletten (D) Brausetabl. Acetylsalicylsäure (ASS), Paracetamol	Magenbeschwerden. Selten Asthmaanfälle. Blutungsneigung durch Blutverdünnung verstärkt. Erhöhtes Risiko von Reye-Syndrom bei Kindern und Jugendlichen. Besonders bei sehr häufigem, jahrelangem Gebrauch sind Nierenschäden nicht auszuschließen. Bei Überdosierung: Leberschäden	**Therapeutisch zweckmäßig nur zur** kurzfristigen Behandlung von leichten und mittelstarken Schmerzen.
Tispol Ibu DD (D) Filmtabl. Ibuprofen	Müdigkeit, Magen-Darm-Störungen, Kopfschmerzen (auch Meningitis-Symptome mit Übelkeit, Erbrechen, Nackensteifigkeit), Schwindel und Sehstörungen, Wassereinlagerung im Gewebe (Ödeme); Nierenschäden, besonders bei sehr häufigem, jahrelangem Gebrauch	**Therapeutisch zweckmäßig** Wirksam bei Schmerzen und Entzündungen. Bei empfindlichem Magen und Darm jedoch weniger geeignet.

Präparat	Wichtigste Nebenwirkungen	Empfehlung
Titralgan gegen Schmerzen (D) Tabl. Acetylsalicylsäure (ASS), Paracetamol, Coffein	Hautausschläge. Magenbeschwerden. Selten Asthmaanfälle. Blutungsneigung durch Blutverdünnung verstärkt. Besonders bei sehr häufigem, jahrelangem Gebrauch sind Nierenschäden nicht auszuschließen. Bei Überdosierung: Leberschäden	**Therapeutisch zweckmäßig nur zur** kurzfristigen Behandlung von leichten und mittelstarken Schmerzen **Abzuraten** bei längerfristiger Anwendung, weil Coffein zu Schmerzmittelmissbrauch und Dauerkopfschmerz führen kann.
Titretta Schmerztabletten (D) Tabl. Paracetamol, Codein *Rezeptpflichtig*	Müdigkeit, Verstopfung. Besonders bei sehr häufigem, jahrelangem Gebrauch sind Nierenschäden nicht auszuschließen. Bei Überdosierung: Leberschäden. Durch Codein erhöhte Gefahr der Abhängigkeit	**Therapeutisch zweckmäßig, wenn** empfohlene Präparate mit nur einem Inhaltsstoff (z. B. ASS, Paracetamol) nicht wirksam sind.
Titretta Zäpfchen 1000/60 (D) Zäpfchen Paracetamol, Codein *Rezeptpflichtig*	Müdigkeit, Verstopfung. Besonders bei sehr häufigem, jahrelangem Gebrauch sind Nierenschäden nicht auszuschließen. Bei Überdosierung: Leberschäden. Durch Codein erhöhte Gefahr der Abhängigkeit	**Therapeutisch zweckmäßig, wenn** empfohlene Präparate mit nur einem Inhaltsstoff (z. B. Paracetamol) nicht wirksam sind.
Togal Kopfschmerzbrause + Vitamin C (D) Brausetabl. Acetylsalicylsäure (ASS), Vitamin C, Coffein	Magenbeschwerden. Selten Asthmaanfälle. Blutungsneigung durch Blutverdünnung verstärkt. Erhöhtes Risiko von Reye-Syndrom bei Kindern und Jugendlichen	**Therapeutisch zweckmäßig nur zur** kurzfristigen Behandlung von leichten und mittelstarken Schmerzen. **Abzuraten** bei längerfristiger Anwendung, weil Coffein zu Schmerzmittelmissbrauch und Dauerkopfschmerz führen kann.
Trancolong (D) Retardtabl. Flupirtinmaleat *Rezeptpflichtig*	Müdigkeit, Übelkeit, Magenbeschwerden, Kopfschmerzen, Schlafstörungen, Hautausschlag, Sehstörungen, Schädigung der Leberfunktion, Grünfärbung des Harns	**Abzuraten** Zu wenig erprobt und zahlreiche Nebenwirkungen. Nur vertretbar zur kurz dauernden Behandlung von Nerven- und Muskelschmerzen von Erwachsenen, wenn andere Schmerzmittel nicht angewendet werden können.

Präparat	Wichtigste Nebenwirkungen	Empfehlung
Trancopal Dolo (D) Kaps., Zäpfchen Flupirtinmaleat *Rezeptpflichtig*	Müdigkeit, Übelkeit, Magenbeschwerden, Kopfschmerzen, Schlafstörungen, Hautausschlag, Sehstörungen, Schädigung der Leberfunktion, Grünfärbung des Harns	**Abzuraten** Zu wenig erprobt und zahlreiche Nebenwirkungen. Nur vertretbar zur kurz dauernden Behandlung von Nerven- und Muskelschmerzen von Erwachsenen, wenn andere Schmerzmittel nicht angewendet werden können.
Vivimed mit Coffein (D) Tabl. Paracetamol, Coffein	Besonders bei sehr häufigem, jahrelangem Gebrauch sind Nierenschäden nicht auszuschließen. Bei Überdosierung: Leberschäden	**Therapeutisch zweckmäßig nur zur** kurzfristigen Behandlung von leichten und mittelstarken Schmerzen. **Abzuraten** bei längerfristiger Anwendung, weil Coffein zu Schmerzmittelmissbrauch und Dauerkopfschmerz führen kann.
Vivimed N gegen Fieber (D) Tabl. Paracetamol	Besonders bei sehr häufigem, jahrelangem Gebrauch sind Nierenschäden nicht auszuschließen. Bei Überdosierung: Leberschäden	**Therapeutisch zweckmäßig** Lange bewährtes Mittel. Auch bei Kindern gegen Fieber und Schmerzen zu empfehlen.
Voltaren Dolo (D) Filmtabl. Diclofenac	Kopfschmerzen, Magen-Darm-Störungen, zentralnervöse Störungen (z. B. Schwindel, Sehstörungen). Kann in seltenen Fällen Asthmaanfälle auslösen	**Therapeutisch zweckmäßig** bei Schmerzen, wenn empfohlene Präparate mit dem Inhaltsstoff Paracetamol, ASS oder Ibuprofen nicht wirksam sind.
Voltaren plus (D) Filmtabl. Diclofenac, Codein *Rezeptpflichtig*	Kopfschmerzen, Magen-Darm-Störungen, zentralnervöse Störungen (z. B. Schwindel, Sehstörungen), Müdigkeit, Verstopfung. In seltenen Fällen Asthmaanfälle. Durch Codein erhöhte Gefahr der Abhängigkeit	**Therapeutisch zweckmäßig** zur kurzfristigen Anwendung bei stärkeren Schmerzen, wenn empfohlene Präparate mit nur einem Inhaltsstoff nicht wirksam sind.

1.2. Starke Schmerzmittel

Bei sehr starken Schmerzen, etwa bei Krebserkrankungen, bei Herzinfarkten, Nieren- oder Gallenkoliken sowie schweren Verletzungen, sind Opiate sinnvoll.

Bei der Anwendung von starken Schmerzmitteln nach Operationen ist Vorsicht geboten, weil Schmerzen in solchen Situationen auch einen wichtigen Hinweis auf mögliche Komplikationen geben können und deshalb erst unterdrückt werden sollten, wenn die Ursache des Schmerzes geklärt ist.

Auf alle Fälle ist bei der Einnahme von starken Schmerzmitteln eine ärztliche Betreuung notwendig.

Bei allen bisher bekannten starken Schmerzmitteln besteht zwar Gewöhnungs- und Suchtgefahr, bei richtiger Anwendung ist dieses Nebenwirkungsrisiko aber bedeutungslos und sollte auf keinen Fall dazu führen, dass Patienten eine notwendige Schmerztherapie vorenthalten wird.

Das Risiko der Entwicklung einer körperlichen und psychischen Abhängigkeit von starken Schmerzmitteln ist sehr unterschiedlich. Bei kontrollierter Verabreichung von Opiaten ist es aber sehr gering.

Der Wirkstoff Tramadol (enthalten z. B. in *Generika mit dem Namen Tramadol + Firmenbezeichnung*) ist das schwächste Opioid, wird aber sehr häufig verschrieben. Er ist nur kurz wirksam und deshalb für schwere chronische Schmerzen unzureichend. Obwohl wegen der Morphin-ähnlichen Wirkung eine Abhängigkeits- beziehungsweise Suchtgefahr besteht, wird Tramadol oft wie ein einfaches Schmerzmittel eingesetzt. Als Nebenwirkungen können auch Krämpfe, allergische Reaktionen bis zum Schockzustand, Übelkeit und Erbrechen auftreten. Außerdem wird die Verkehrstüchtigkeit eingeschränkt. Unsere Bewertung: Dieses Mittel ist nur vertretbar bei schweren Schmerzzuständen, wenn andere starke Schmerzmittel nicht zur Verfügung stehen.

Der Wirkstoff Fentanyl (z. B. in *Durogesic SMAT* oder in *Fentanyl-Generika*) wirkt – ähnlich wie Morphin – dämpfend auf das Schmerzzentrum im Gehirn. Es wird in Form von Pflastern bei schweren, chronischen Schmerzzuständen angewendet (z. B. bei Krebs), wenn andere Medikamente nicht mehr wirken. Die Wirkung setzt allerdings erst nach 6–12 Stunden ein. Während der Behandlung mit diesem

Medikament sollten Sie viel trinken, um die Stuhlverstopfung zu vermindern, die als Nebenwirkung auftritt.

Nach dem Absetzen von Opiaten treten Entzugserscheinungen auf. Sie sind im Regelfall zwar nicht lebensbedrohlich, aber dramatisch (u. a. Schwitzen, Muskelkrämpfe, Gewichtsverlust) und auch mit anderen Medikamenten nur schwer zu unterdrücken. Die Sucht-Rückfallquote liegt bei 60 bis 95 Prozent und ist vor allem von der Qualität der sozialen Betreuung abhängig.

Zu wenig Opiate

Krebspatienten sollen laut Weltgesundheitsorganisation WHO mit Schmerzmitteln in einem Stufenplan und in festgelegten Zeitabständen behandelt werden. Anwendungen »nach Bedarf« haben den Nachteil, dass sie höhere Dosierungen erfordern und die Schmerzen nicht so gut stillen.

1. Zunächst sollte man Mittel verwenden, die nicht zu den Opioiden gezählt werden – das sind im Wesentlichen rezeptfrei erhältliche Mittel, die Acetylsalicylsäure, Paracetamol oder Ibuprofen enthalten.

2. Wenn dies nicht ausreicht, sollte man schwach wirkende Opioide wie Codein oder retardiertes Dihydrocodein verwenden, eventuell in Kombination mit Nicht-Opioiden wie Acetylsalicylsäure oder Paracetamol (z. B. *Dolviran N, Gelonida, Nedolon P, Paracetamol comp. stada, Talvosilen*).

3. Bei sehr schweren Schmerzzuständen erfolgt die Behandlung am besten mit Morphin (D: *M-beta, M-long und andere*), eventuell in Kombination mit Mitteln der Stufe 1.

1.2. Starke Schmerzmittel

Präparat	Wichtigste Nebenwirkungen	Empfehlung
Alodan (Ö) Amp. Pethidin *Rezeptpflichtig, Suchtgift*	Müdigkeit, Übelkeit, Erbrechen, Stuhlverstopfung, Atmungsstörungen. Suchtgefahr!	**Therapeutisch zweckmäßig nur zur** Behandlung sehr schwerer Schmerzzustände, bei denen andere Schmerzmittel nicht mehr wirksam sind. Bei Krebsschmerzen wenig zweckmäßig.

Präparat	Wichtigste Nebenwirkungen	Empfehlung
Dipidolor (D/Ö) Injektionslösung Piritramid *Rezeptpflichtig, Betäubungsmittel (D), Suchtgift (Ö)*	Müdigkeit, Übelkeit, Erbrechen, Stuhlverstopfung, Atmungsstörungen. Suchtgefahr!	**Therapeutisch zweckmäßig nur zur** Behandlung sehr schwerer Schmerzzustände (vor allem Krebsschmerzen), bei denen andere Schmerzmittel nicht mehr wirksam sind.
Durogesic (Ö) **Durogesic SMAT** (D) Transdermales Pflaster Fentanyl *Rezeptpflichtig, Betäubungsmittel (D), Suchtgift (Ö)*	Müdigkeit, Übelkeit, Erbrechen, Stuhlverstopfung, Atmungsstörungen, Kreislaufstörungen, psychische Störungen, lokale Reizungen an der Haut, Pflasterallergie. Suchtgefahr!	**Therapeutisch zweckmäßig nur zur** Behandlung sehr schwerer Schmerzzustände (vor allem Krebsschmerzen), bei denen andere Schmerzmittel nicht mehr wirksam sind.
Fentanyl (D/Ö) *Generika mit dem Namen Fentanyl + Firmenbezeichnung* Transdermales Pflaster *Wirkstoff:* Fentanyl *Rezeptpflichtig, Betäubungsmittel (D), Suchtgift (Ö)*	Müdigkeit, Übelkeit, Erbrechen, Stuhlverstopfung, Atmungsstörungen, Kreislaufstörungen, psychische Störungen, lokale Reizungen an der Haut, Pflasterallergie. Suchtgefahr!	**Therapeutisch zweckmäßig nur zur** Behandlung sehr schwerer Schmerzzustände (vor allem Krebsschmerzen), bei denen andere Schmerzmittel nicht mehr wirksam sind.
Hydal (Ö) Kaps. **Hydal retard** (Ö) Retardkaps. Hydromorphon *Rezeptpflichtig, Suchtgift*	Müdigkeit, Übelkeit, Erbrechen, Stuhlverstopfung, Atmungsstörungen. Suchtgefahr!	**Therapeutisch zweckmäßig nur zur** Behandlung sehr schwerer Schmerzzustände, bei denen andere Schmerzmittel nicht mehr wirksam sind. Entspricht Morphin.
Hydromorphon (D) Retardtabl., Retardkaps. **Hydromorphon** (Ö) Retardtabl. *Rezeptpflichtig Betäubungsmittel (D), Suchtgift (Ö)*	Müdigkeit, Übelkeit, Erbrechen, Stuhlverstopfung, Atmungsstörungen. Suchtgefahr!	**Therapeutisch zweckmäßig nur zur** Behandlung sehr schwerer Schmerzzustände, bei denen andere Schmerzmittel nicht mehr wirksam sind. Entspricht Morphin.
Jurnista (D) Retardtabl. Hydromorphon *Rezeptpflichtig, Betäubungsmittel*	Müdigkeit, Übelkeit, Erbrechen, Stuhlverstopfung, Atmungsstörungen. Suchtgefahr!	**Therapeutisch zweckmäßig nur zur** Behandlung sehr schwerer Schmerzzustände, bei denen andere Schmerzmittel nicht mehr wirksam sind. Entspricht Morphin.

Präparat	Wichtigste Nebenwirkungen	Empfehlung

Matrifen (D)
Transdermales Pflaster
Fentanyl
Rezeptpflichtig,
Betäubungsmittel

Müdigkeit, Übelkeit, Erbrechen, Stuhlverstopfung, Atmungsstörungen, Kreislaufstörungen, psychische Störungen, lokale Reizungen an der Haut, Pflasterallergie. Suchtgefahr!

Therapeutisch zweckmäßig nur zur Behandlung sehr schwerer Schmerzzustände (vor allem Krebsschmerzen), bei denen andere Schmerzmittel nicht mehr wirksam sind.

M-beta (D) Retardtabl.
Wirkstoff: Morphin
Rezeptpflichtig,
Betäubungsmittel

Müdigkeit, Übelkeit, Erbrechen, Stuhlverstopfung, Atmungsstörungen. Suchtgefahr!

Therapeutisch zweckmäßig nur zur Behandlung sehr schwerer Schmerzzustände, bei denen andere Schmerzmittel nicht mehr wirksam sind.

Die folgende Liste enthält Medikamente, die so wie M-beta als Wirkstoff Morphin enthalten. Sie werden als Generika bezeichnet und haben dieselben Nebenwirkungen und dieselbe Empfehlung wie M-beta:

Alle rezeptpflichtig!

M-long (D) Retardkaps. **Morphanton** (D) Retardtabl., Brausetabl. **Morphin AL retard** (D) Retardtabl. **Morphin-HCl Krewel** (D) Retardtabl. **Morphin HEXAL** (D) Injektionslösung, Retardkaps., Retardtabl. **Morphin Merck** (D) Tropfen, Injektionslösung, Infusionslösung. **MORPHIN- PUREN retard** (D) Retardtabl. **Morphin-ratiopharm** (D) Injektionslösung, Retardtabl. **Morphinsulfat-GRY** (D) Injektionslösung, Infusionslösung, Retardtabl. **Morph Sandoz** (D) Retardtabl. **MSI Mundipharma** (D) Injektionslösung. **MSR Mundipharma** (D) Zäpfchen. **MST Mundipharma** (D) Retardtabl., Retardgranulat. **M-STADA** (D) Injektionslösung, Retardtabl. **MST Continus** (D) Hartkaps., retardiert. **Mundidol retard** (Ö) Filmtabl. **Mundidol uno retard** (Ö) Kaps. **Oramorph EDB** (D) Einzeldosispipetten. **Oramorph** (D) Tropfen zum Einnehmen

---

Oxycodon-HCl beta (D)
Oxycodon-HCl
HEXAL (D)
Oxycodon-HCl
STADA (D)
Oxycodon-
ratiopharm (D/Ö)
Oxygesic (D)
Retardtabletten
Wirkstoff: Oxycodon
Rezeptpflichtig,
Betäubungsmittel (D),
Suchtgift (Ö)

Müdigkeit, Übelkeit, Erbrechen, Stuhlverstopfung, Atmungsstörungen. Suchtgefahr!

Wenig zweckmäßig zur Behandlung chronischer stärkerer Schmerzen (vor allem Krebsschmerzen), bei denen andere Schmerzmittel nicht mehr wirksam sind. Morphin-ähnlicher Wirkstoff – aber wahrscheinlich ist das Missbrauchspotenzial größer. In den USA wurde die Herstellerfirma von Oxycodon (Oxycontin) wegen Verharmlosung der Missbrauchsrisiken zu einer extrem hohen Geldstrafe verurteilt.

Präparat	Wichtigste Nebenwirkungen	Empfehlung
Palexia (D) Retardtabl., Filmtabl. Tapentadol *Rezeptpflichtig*	Übelkeit, Erbrechen, Stuhlverstopfung, verminderter Appetit, Müdigkeit, Atmungsstörungen. Suchtgefahr!	**Möglicherweise zweckmäßig zur** Behandlung von schweren nicht krebsbedingten Schmerzen, bei denen andere Schmerzmittel einschließlich Morphin nicht ausreichend wirken oder nicht vertragen werden. Morphin-ähnlicher Wirkstoff mit zusätzlicher Wirkkomponente. Noch keine Daten zur Langzeitsicherheit vorhanden.
Palladon (D) Retardkaps., Kaps., Injektionslösung Hydromorphon *Rezeptpflichtig, Betäubungsmittel*	Müdigkeit, Übelkeit, Erbrechen, Stuhlverstopfung, Atmungsstörungen. Suchtgefahr!	**Therapeutisch zweckmäßig nur zur** Behandlung sehr schwerer Schmerzzustände, bei denen andere Schmerzmittel nicht mehr wirksam sind. Entspricht Morphin.
Sevredol (D) Filmtabl. Morphin *Rezeptpflichtig, Betäubungsmittel*	Müdigkeit, Übelkeit, Erbrechen, Stuhlverstopfung, Atmungsstörungen. Suchtgefahr!	**Therapeutisch zweckmäßig nur zur** Behandlung sehr schwerer Schmerzzustände (vor allem Krebsschmerzen), bei denen andere Schmerzmittel nicht mehr wirksam sind.
Targin (D/Ö) Retardtabl. Oxycodon, Naloxon *Betäubungsmittel (D), Suchtgift (Ö)*	Müdigkeit, Übelkeit, Erbrechen, Stuhlverstopfung, Atmungsstörungen. Suchtgefahr!	**Wenig zweckmäßig zur** Behandlung chronischer stärkerer Schmerzen (vor allem Krebsschmerzen), bei denen andere Schmerzmittel nicht mehr wirksam sind. Oxycodon ist ein Morphin-ähnlicher Wirkstoff – aber wahrscheinlich ist das Missbrauchspotenzial größer. In den USA wurde die Herstellerfirma von Oxycodon (Oxycontin) wegen Verharmlosung der Missbrauchsrisiken zu einer extrem hohen Geldstrafe verurteilt. Der Nutzen der Fixkombination von Oxycodon mit dem Wirkstoff Naloxon, welcher Verstopfung vorbeugen soll, ist umstritten.

Präparat	Wichtigste Nebenwirkungen	Empfehlung
Temgesic sublingual/ forte sublingual (D) Sublingualtabl. **Temgesic Ampullen** (D) Injektionslösung **Temgesic** (Ö) Sublingualtabl. Buprenorphin *Rezeptpflichtig, Betäubungsmittel (D), Suchtgift (Ö)*	Müdigkeit, Übelkeit, Erbrechen, Stuhlverstopfung, Atmungsstörungen. Suchtgefahr!	**Therapeutisch zweckmäßig nur zur** Behandlung schwerer Schmerzzustände, bei denen andere Schmerzmittel nicht mehr wirksam sind. Bei sehr starken Krebsschmerzen wegen begrenzter Wirkung nicht zweckmäßig.
Tili comp – 1 A Pharma (D) Lösung, Dosierpumpe *Wirkstoffe*: Tilidin, Naloxon *Rezeptpflichtig*	Müdigkeit, Schwindel, Erbrechen. Suchtgefahr!	**Therapeutisch zweckmäßig nur zur** Behandlung von sehr schweren Schmerzzuständen, bei denen andere Schmerzmittel nicht mehr wirksam sind. Bei sehr starken Krebsschmerzen wegen begrenzter Wirkung nicht zweckmäßig.

Die folgende Liste enthält Medikamente, die so wie Tili comp – 1 A Pharma als Wirkstoffe Tilidin und Naloxon enthalten. Sie werden als Generika bezeichnet und haben dieselben Nebenwirkungen und dieselbe Empfehlung wie Tili comp – 1 A Pharma:

Tilicomp beta (D) Retardtabl. **Tilidin retard – 1 A Pharma** (D) Retardtabl. **Tilidin AbZ** (D) Tropfen, Dosierpumpe. **Tilidin AL comp.** (D) Retardtabl., Lösung. **Tilidin comp. AWD** (D) Retardtabl. **Tilidin comp. STADA** (D) Retardtabl., Lösung. **Tilidin HEXAL comp** (D) Retardtabl., Kaps., Lösung, Dosierpumpe. **Tilidin-N dura** (D) Retardtabl. **Tilidin N Lichtenstein** (D) Lösung. **Tilidin-N Sandoz** (D) Retardtabl., Tropfen zum Einnehmen. **Tilidin-ratiopharm plus** (D) Tropfen, Retardtabl., Pumplösung

Alle rezeptpflichtig!

| **Tramabeta** (D) Tropfen, Kaps., Retardtabl., Pumplösung *Wirkstoff*: Tramadol *Rezeptpflichtig* | Sehr häufig Müdigkeit, Benommenheit, Übelkeit und Schweißausbrüche. Erbrechen, Hautausschläge, psychische Veränderungen, Krämpfe, allergische Reaktionen bis zu Schockzustand. Wegen der Morphin-ähnlichen Wirkung Suchtgefahr! | **Abzuraten** bei mittelstarken Schmerzen wegen starker Nebenwirkungen. Vertretbar bei schweren Schmerzzuständen, wenn andere starke Schmerzmittel nicht zur Verfügung stehen. Für die Behandlung von Krebsschmerzen nur Retard-Formen ausreichend lange wirksam. |

Präparat	Wichtigste Nebenwirkungen	Empfehlung
Tramadol (D/Ö) *Generika mit dem Namen Tramadol + Firmenbezeichnung* Tropfen, Kaps., Retardtabl., Pumplösung, Brausetabl., Zäpfchen, Hartkaps., Injektionslösung *Wirkstoff:* Tramadol *Alle rezeptpflichtig, Suchtgift (Ö)!*	Sehr häufig Müdigkeit, Benommenheit, Übelkeit und Schweißausbrüche. Erbrechen, Hautausschläge, psychische Veränderungen, Krämpfe, allergische Reaktionen bis zu Schockzustand. Wegen der Morphin-ähnlichen Wirkung. Suchtgefahr!	**Abzuraten** bei mittelstarken Schmerzen wegen starker Nebenwirkungen. Vertretbar bei schweren Schmerzzuständen, wenn andere starke Schmerzmittel nicht zur Verfügung stehen. Für die Behandlung von Krebsschmerzen nur Retard-Formen ausreichend lange wirksam.
Tramadura (D) Retardtabl., Tropfen, Retardkaps., Pumplösung **Tramagit** (D) Tabl., Retardtabl., Tropfen, Injektionslösung, Pumplösung **Tramal** (D/Ö) Kaps., Retardtabl., Tropfen, Zäpfchen, Injektionslösung **Tramundal** (Ö) Filmtabl., Tropfen **Tramundin** (D) Filmtabl., Retardtabl. *Wirkstoff:* Tramadol *Alle rezeptpflichtig, Suchtgift (Ö)!*	Sehr häufig Müdigkeit, Benommenheit, Übelkeit und Schweißausbrüche. Erbrechen, Hautausschläge, psychische Veränderungen, Krämpfe, allergische Reaktionen bis zu Schockzustand. Wegen der Morphin-ähnlichen Wirkung. Suchtgefahr!	**Abzuraten** bei mittelstarken Schmerzen wegen starker Nebenwirkungen. Vertretbar bei schweren Schmerzzuständen, wenn andere starke Schmerzmittel nicht zur Verfügung stehen. Für die Behandlung von Krebsschmerzen nur Retard-Formen ausreichend lange wirksam.
Transtec (D/Ö) Transdermales Pflaster Buprenorphin *Rezeptpflichtig, Betäubungsmittel (D), Suchtgift (Ö)*	Müdigkeit, Übelkeit, Schwindel, Erbrechen, Stuhlverstopfung, Atmungsstörungen, lokale Reizungen an der Haut, Pflasterallergie. Suchtgefahr!	**Therapeutisch zweckmäßig nur zur** Behandlung von sehr schweren Schmerzzuständen, bei denen andere Schmerzmittel nicht mehr wirksam sind. Bei sehr starken Krebsschmerzen wegen begrenzter Wirkung nicht zweckmäßig.
Transtec pro (D) Transdermales Pflaster Buprenorphin *Rezeptpflichtig, Betäubungsmittel*	Müdigkeit, Übelkeit, Schwindel, Erbrechen, Stuhlverstopfung, Atmungsstörungen, lokale Reizungen an der Haut, Pflasterallergie. Suchtgefahr!	**Therapeutisch zweckmäßig nur zur** Behandlung von sehr schweren Schmerzzuständen, bei denen andere Schmerzmittel nicht mehr wirksam sind. Bei sehr starken Krebsschmerzen wegen begrenzter Wirkung nicht zweckmäßig.

X Norspan

Präparat	Wichtigste Nebenwirkungen	Empfehlung
Valoron N (D) Tropfen zum Einnehmen **Valoron N Retard** (D) Retardtabl. Tilidin, Naloxon *Rezeptpflichtig*	Müdigkeit, Schwindel, Erbrechen. Suchtgefahr!	**Therapeutisch zweckmäßig nur zur** Behandlung von sehr schweren Schmerzzuständen, bei denen andere Schmerzmittel nicht mehr wirksam sind. Bei sehr starken Krebsschmerzen wegen begrenzter Wirkung nicht zweckmäßig.
Vendal (Ö) Retardfilmtabl., Amp., Stechamp., Lösung Morphin *Rezeptpflichtig, Suchtgift*	Müdigkeit, Übelkeit, Erbrechen, Stuhlverstopfung, Atmungsstörungen. Suchtgefahr!	**Therapeutisch zweckmäßig nur zur** Behandlung sehr schwerer Schmerzzustände (Retard-Film-tabletten vor allem für Krebsschmerzen), bei denen andere Schmerzmittel nicht mehr wirksam sind.
Zaldiar (D/Ö) Filmtabl., in D zus.: Brausetabl. Tramadol, Paracetamol *Rezeptpflichtig, Suchtgift (Ö)*	Sehr häufig Müdigkeit, Benommenheit, Übelkeit und Schweißausbrüche. Erbrechen, Hautausschläge, psychische Veränderungen, Krämpfe, allergische Reaktionen bis zu Schockzustand. Wegen der Morphin-ähnlichen Wirkung Suchtgefahr!	**Abzuraten** Wenig sinnvolle Kombination von schwach und stärker wirkenden Schmerzmitteln (Paracetamol und Tramadol). Vertretbar bei Schmerzen nur, wenn andere Schmerzmittel nicht zur Verfügung stehen.

1.3. Kopfschmerz- und Migränemittel

Oft entstehen Kopfschmerzen gerade durch lang dauernde Einnahme von Schmerzmitteln.

Schmerzspezialisten kritisieren, dass Kopfschmerzen oft jahrelang falsch behandelt werden. Wer häufig unter Kopfschmerzen oder Migräne leidet, sollte unbedingt ein Schmerzzentrum aufsuchen, um die Ursache abzuklären und die Schmerzen wirkungsvoll zu behandeln.

Adressen solcher Zentren erhalten Sie von der Deutschen Gesellschaft für Schmerztherapie e.V., Adenauerallee 18, 61440 Oberursel, Tel.: 06171 28600.

Internet: http://www.dgschmerztherapie.de

Eine Liste von Schmerzambulanzen in Österreich gibt es auf der Homepage der Österreichischen Arbeitsgemeinschaft zur Schmerzbekämpfung (Contra Dolorem):
http://www.schmerzinformation.org
Tel.: 01 5453810

Leichte und schwere Kopfschmerzen

Die Möglichkeiten der Behandlung von Kopfschmerzen ohne Medikamente sind so vielfach wie ihre Auslöser. Bei leichten Anfällen hilft oft schon eine eigenhändige Massage im Nackenbereich, ein Massieren der Schläfen, Einreiben von Pfefferminzöl (enthalten z. B. in *Euminz*) auf die schmerzenden Stellen an Stirn, Schläfen und Nacken, kaltes Wasser, frische Luft oder einfach Ruhe (insbesondere bei Kopfweh durch Übermüdung). Auch bei quälenden, starken Kopfschmerzen sollte auf Dauer nicht zu Schmerzmitteln gegriffen werden.

Zu den häufigsten *Ursachen* zählen Muskelverspannungen im Hals-Nacken-Schulterbereich, die auf Haltungsschäden oder sonstige belastende Lebensgewohnheiten und Umstände (Arbeitsbedingungen, Beziehungsprobleme etc.) zurückzuführen sind, sowie Nikotin- und Alkoholmissbrauch. Egal, ob es sich um pochende, ziehende oder stechende, um Druck-, »Wochenend«- oder um Spannungskopfschmerzen handelt: In vielen Fällen ist eine gezielte Bewegungstherapie viel wirksamer als die Einnahme von Medikamenten.

Erfolge können auch durch Akupunktur, Heilanästhesie, Mikrowellen- und Ultraschallbestrahlungen erzielt werden. Bäder, Massagen und die Verwendung von homöopathischen Arzneimitteln (siehe Kapitel 23) können ebenfalls helfen. Die wirksamste Behandlung bei Kopfschmerzen ist jedoch auch die schwierigste: die Änderung der Lebensumstände, die einem »Kopfzerbrechen« bereiten. Kommt es häufig zu starken Kopfschmerzen, ist auf jeden Fall eine eingehende ärztliche Untersuchung notwendig, um seltene, aber möglicherweise gefährliche Ursachen der Kopfschmerzen auszuschließen.

Migräne

ist eine besondere Art von Kopfschmerz, die stets anfallartig und meist auf einer Kopfseite auftritt. Der Anfall kommt nicht ganz plötzlich, er kündigt sich Minuten oder auch Stunden vorher an (»Aura«). Migräneschmerzen werden manchmal von Sehstörungen (Lichtempfindlichkeit, Flimmern, Farberscheinungen, Gesichtsfeldstörungen),

Sprachschwierigkeiten, Übelkeit und Erbrechen begleitet. Die Ursachen der Migräne sind unklar. Frauen, insbesondere zwischen 30 und 50, leiden viel häufiger unter Migräne als Männer. Massagen können Migräneanfälle auslösen.

Medikamente bei Migräne

Beim akuten Anfall

Zur Schmerzbekämpfung können bei leichteren Anfällen die Wirkstoffe Acetylsalicylsäure (z. B. *Aspirin Migräne, Generika mit dem Namen ASS + Firmenbezeichnung*) oder Paracetamol (z. B. *Generika mit dem Namen Paracetamol + Firmenbezeichnung*) oder Kombinationspräparate, die Acetylsalicylsäure und/oder Paracetamol mit Coffein enthalten (enthalten z. B. in *Thomapyrin)*, verwendet werden. Diese Mittel sollten sofort beim ersten Anzeichen eines Migräneanfalls eingenommen werden. Auch der Wirkstoff Ibuprofen (z. B. in *Dolormin Migräne*) ist geeignet.

Eine Tasse starken Kaffees kann einen milden Anfall abschwächen. Kältebehandlung mit Eisbeutel und Ruhen in einem abgedunkelten Zimmer können die Schmerzen lindern. Manche Kombinationspräparate können bei einem akuten Anfall sinnvoll sein.

Als Standardmedikamente zur Behandlung von Migräneanfällen gelten die Wirkstoffe aus der Gruppe der Triptane: Zum Beispiel Almotriptan (enthalten z. B. in *Dolortriptan bei Migräne)*, Frovatriptan (enthalten z. B. in *Allegro*), Naratriptan (enthalten z. B. in *Formigran*), Rizatriptan (enthalten z. B. in *Maxalt*), Sumatriptan (enthalten z. B. in *Imigran, Generika mit dem Namen Sumatriptan + Firmenbezeichnung*) und Zolmitriptan (enthalten z. B. in *Asco Top, Zomig*). Der Wirkstoff Sumatriptan wirkt auch bei schweren Migränefällen sehr schnell: bei subkutaner Injektion nach 15 Minuten, bei Tabletteneinnahme nach 30 Minuten. Bei den anderen Triptanen dauert es mindestens 1 Stunde, bis sie zu wirken beginnen. Allerdings bleibt die gewünschte Wirkung bei einem von drei Patienten aus. Diese Medikamente sollten möglichst frühzeitig eingenommen werden – sofort nach Auftreten der Kopfschmerzen oder der Aura. Später wirken sie nicht mehr so gut.

Sehr häufig – bei etwa jedem zweiten Patienten – tritt der Migräneanfall nach 24 bis 48 Stunden erneut auf. Eine Dosissteigerung erhöht die Wirksamkeit nicht, verschlimmert jedoch die Nebenwirkungen.

Die Nebenwirkungen der Triptane können beträchtlich sein: Angina-Pectoris-Beschwerden, Herzrhythmusstörungen und schwere Zwischenfälle bis zum Herzinfarkt sind möglich. Unbedingt die Gegenanzeigen/Kontraindikationen beachten!

Medikamente zur Vorbeugung von Anfällen

Wenn mehr als zwei Migräneanfälle pro Monat auftreten, gilt ein Behandlungsversuch mit Medikamenten zur Vorbeugung weiterer Anfälle als vertretbar. Vor jeder Einnahme von Medikamenten sollte aber die psychosoziale Situation von Patienten/innen untersucht und nach Möglichkeit verbessert werden.

Keine der bisher bekannten Vorbeugemaßnahmen mit Medikamenten ist für alle Patienten gleichermaßen wirksam und empfehlenswert. Wenn ein Mittel nicht wirkt, kann ein anderes versucht werden. Als relativ gut geeignet gelten Betablocker wie Propranolol (z. B. in *Dociton, Generika mit dem Namen Propranolol + Firmenbezeichnung*) und Metoprolol (z. B. in *Beloc, Beloc-Zok, Generika mit dem Namen Metoprolol + Firmenbezeichnung*).

Ebenfalls relativ gut geeignet ist der Wirkstoff Flunarizin (ein Mittel gegen Schwindel, enthalten z. B. in *Sibelium oder Generika mit dem Namen Flunarizin + Firmenbezeichnung*).

Auf alle Fälle muss die Vorbeugung der Migräne durch Medikamente laufend vom Arzt auf ihren Nutzen hin überprüft werden.

»Die Erfahrung lehrt«, schreibt das Berliner »arznei-telegramm«, »dass sich nach kurzer Zeit die vorsorgliche Medikamenteneinnahme oft erübrigt.« Studien haben gezeigt, dass sich das Befinden *jedes zweiten Migränekranken* bereits durch die Einnahme von Placebos bessern kann.

1.3. Migränemittel

Präparat	Wichtigste Nebenwirkungen	Empfehlung
Allegro (D) Filmtabl. Frovatriptan *Rezeptpflichtig*	Missempfindungen, z. B. Schmerzen, Hitze und Enge. Müdigkeit, Übelkeit, Erbrechen. Blutdrucksteigerung, bedrohliche Herzrhythmusstörungen, Gefäßkrämpfe, auch der Herzkranzgefäße, mit schweren Schäden sind möglich	**Therapeutisch zweckmäßig** Wirksames Medikament zur Unterbrechung eines schweren Migräneanfalls. Wegen der möglichen schweren Nebenwirkungen ist eine sorgfältige Abwägung von Nutzen und Risiko im Einzelfall notwendig.

Präparat	Wichtigste Nebenwirkungen	Empfehlung
Asco Top (D) Filmtabl., Schmelztabl., Nasenspray, Lösung Zolmitriptan *Rezeptpflichtig*	Missempfindungen, z. B. Schmerzen, Hitze und Enge. Müdigkeit, Übelkeit, Erbrechen. Blutdrucksteigerung, bedrohliche Herzrhythmusstörungen, Gefäßkrämpfe, auch der Herzkranzgefäße, mit schweren Schäden sind möglich	**Therapeutisch zweckmäßig** Wirksames Medikament zur Unterbrechung eines schweren Migräneanfalls. Wegen der möglichen schweren Nebenwirkungen ist eine sorgfältige Abwägung von Nutzen und Risiko im Einzelfall notwendig.
Aspirin Migräne (D) Brausetabl. Acetylsalicylsäure (ASS)	Magenbeschwerden, kann in seltenen Fällen Asthmaanfälle auslösen. Verstärkte Blutungsneigung durch Blutverdünnung. Lebensbedrohliches Reye-Syndrom durch Acetylsalicylsäure (ASS) bei Kindern und Jugendlichen möglich	**Therapeutisch zweckmäßig** Lange bewährtes Mittel bei migräneartigen Kopfschmerzen, anderen Schmerzen, Fieber und rheumatischen Entzündungen. Bei empfindlichem Magen weniger geeignet.
Beloc (Ö) Filmtabl. Metoprolol *Rezeptpflichtig*	Langsamer Puls, Übelkeit, Verstärkung einer Herzschwäche, Impotenz. Vorsicht bei Asthma, Zuckerkrankheit und Durchblutungsstörungen der Gliedmaßen!	**Möglicherweise zweckmäßiger Betablocker zur** Vorbeugung von Migräneanfällen.
Dolormin Migräne (D) Filmtabl., Granulat, Zäpfchen Ibuprofen *Rezeptpflichtig*	Müdigkeit, Magen-Darm-Störungen, Kopfschmerzen (auch Meningitis-Symptome mit Übelkeit, Erbrechen, Nackensteifigkeit), Schwindel und Sehstörungen, Wassereinlagerung im Gewebe (Ödeme); Nierenschäden, besonders bei sehr häufigem, jahrelangem Gebrauch	**Therapeutisch zweckmäßig bei** akutem Migräneanfall.

Präparat	Wichtigste Nebenwirkungen	Empfehlung
Dolortriptan bei Migräne (D) Filmtabl. Almotriptan	Missempfindungen, z. B. Schmerzen, Hitze und Enge. Müdigkeit, Übelkeit, Erbrechen. Blutdrucksteigerung, bedrohliche Herzrhythmusstörungen, Gefäßkrämpfe, auch der Herzkranzgefäße, mit schweren Schäden sind möglich	**Therapeutisch zweckmäßig** Wirksames Medikament zur Unterbrechung eines schweren Migräneanfalls. Wegen der möglichen schweren Nebenwirkungen ist eine sorgfältige Abwägung von Nutzen und Risiko im Einzelfall notwendig.
Euminz (D) Lösung Pfefferminzöl	Hautreizung möglich	**Naturheilmittel** zur äußerlichen Anwendung. Therapeutische Wirksamkeit zweifelhaft. Vertretbar, wenn sich der Kopfschmerz bessert.
Formigran (D) Filmtabl. Naratriptan	Missempfindungen, z. B. Schmerzen, Hitze und Enge. Müdigkeit, Übelkeit, Erbrechen. Blutdrucksteigerung, bedrohliche Herzrhythmusstörungen, Gefäßkrämpfe, auch der Herzkranzgefäße, mit schweren Schäden sind möglich	**Therapeutisch zweckmäßig** Wirksames Medikament zur Unterbrechung eines schweren Migräneanfalls. Wegen der möglichen schweren Nebenwirkungen ist eine sorgfältige Abwägung von Nutzen und Risiko im Einzelfall notwendig. Langsamer Wirkungseintritt.
Imigran (D/Ö) Filmtabl. **Imigran T** (D/Ö) Filmtabl. **Imigran Nasal** (D/Ö) Einzeldosispipetten **Imigran Zäpfchen** (D/Ö) Zäpfchen **Imigran-Injekt** (D/Ö) Ampullen für Injektionen Sumatriptan *Rezeptpflichtig*	Missempfindungen, z. B. Schmerzen, Hitze und Enge. Müdigkeit, Übelkeit, Erbrechen. Blutdrucksteigerung, bedrohliche Herzrhythmusstörungen, Gefäßkrämpfe, auch der Herzkranzgefäße, mit schweren Schäden sind möglich	**Therapeutisch zweckmäßig** Wirksames Medikament zur Unterbrechung eines schweren Migräneanfalls. Wegen der möglichen schweren Nebenwirkungen ist eine sorgfältige Abwägung von Nutzen und Risiko im Einzelfall notwendig. Nasenspray umstritten. Schnelle Wirkung bei Injektion.
Maxalt (D) Tabl. **Maxalt lingua** (D) Schmelztabl. **Maxalt Rapitab** (Ö) Lyotabl. Rizatriptan *Rezeptpflichtig*	Missempfindungen, z. B. Schmerzen, Hitze und Enge. Müdigkeit, Übelkeit, Erbrechen. Blutdrucksteigerung, bedrohliche Herzrhythmusstörungen, Gefäßkrämpfe, auch der Herzkranzgefäße, mit schweren Schäden sind möglich	**Therapeutisch zweckmäßig** Wirksames Medikament zur Unterbrechung eines schweren Migräneanfalls. Wegen der möglichen schweren Nebenwirkungen ist eine sorgfältige Abwägung von Nutzen und Risiko im Einzelfall notwendig. Langsamer Wirkungseintritt bei Einnahme ohne Flüssigkeit (z. B. Schmelztabletten).

Präparat	Wichtigste Nebenwirkungen	Empfehlung
Migräne-Kranit (D) Tabl., Zäpfchen Phenazon *Rezeptpflichtig*	Hautreaktionen wie z. B. Exantheme. Möglichkeit lebensbedrohlicher Schockformen. Lebensgefährliche Abnahme weißer Blutzellen ist nicht auszuschließen. Bei sehr häufigem, jahrelangem Gebrauch sind Nierenschäden nicht auszuschließen	**Abzuraten** Schwach wirksames, überholtes Schmerz- und Fiebermittel.
Naratriptan – **1 A Pharma** (D) **Naratriptan HEXAL bei Migräne** (D) **Naratriptan-ratiopharm bei Migräne** (D) Filmtabletten *Wirkstoff:* Naratriptan	Missempfindungen, z. B. Schmerzen, Hitze und Enge. Müdigkeit, Übelkeit, Erbrechen. Blutdrucksteigerung, bedrohliche Herzrhythmusstörungen, Gefäßkrämpfe, auch der Herzkranzgefäße, mit schweren Schäden sind möglich	**Therapeutisch zweckmäßig** Wirksames Medikament zur Unterbrechung eines schweren Migräneanfalls. Wegen der möglichen schweren Nebenwirkungen ist eine sorgfältige Abwägung von Nutzen und Risiko im Einzelfall notwendig. Langsamer Wirkungseintritt.
Sumatriptan – **1 A Pharma** (D/Ö) Tabl. **Sumatriptan AbZ** (D) Filmtabl. **Sumatriptan-Actavis** (D) Filmtabl. *Wirkstoff:* Sumatriptan *Rezeptpflichtig*	Missempfindungen, z. B. Schmerzen, Hitze und Enge. Müdigkeit, Übelkeit, Erbrechen. Blutdrucksteigerung, bedrohliche Herzrhythmusstörungen, Gefäßkrämpfe, auch der Herzkranzgefäße, mit schweren Schäden sind möglich	**Therapeutisch zweckmäßig** Wirksames Medikament zur Unterbrechung eines schweren Migräneanfalls. Wegen der möglichen schweren Nebenwirkungen ist eine sorgfältige Abwägung von Nutzen und Risiko im Einzelfall notwendig. Nasenspray umstritten. Schnelle Wirkung bei Injektion.
Sumatriptan AL (D) Filmtabl. **Sumatriptan beta** (D) Filmtabl. **Sumatriptan-CT** (D) Filmtabl. **Sumatriptan dura** (D) Filmtabl. **Sumatriptan-HEXAL** (D/Ö)Filmtabl. nur Ö: Tabl. **Sumatriptan-HEXAL N** (D/Ö) Filmtabl., nur Ö: Tabl. *Wirkstoff:* Sumatriptan *Rezeptpflichtig*	Missempfindungen, z. B. Schmerzen, Hitze und Enge. Müdigkeit, Übelkeit, Erbrechen. Blutdrucksteigerung, bedrohliche Herzrhythmusstörungen, Gefäßkrämpfe, auch der Herzkranzgefäße, mit schweren Schäden sind möglich	**Therapeutisch zweckmäßig** Wirksames Medikament zur Unterbrechung eines schweren Migräneanfalls. Wegen der möglichen schweren Nebenwirkungen ist eine sorgfältige Abwägung von Nutzen und Risiko im Einzelfall notwendig. Nasenspray umstritten. Schnelle Wirkung bei Injektion.

Präparat	Wichtigste Nebenwirkungen	Empfehlung
Sumatriptan-ratiopharm (D) Filmtabl. **Sumatriptan-ratiopharm T** (D) Filmtabl. **Sumatriptan Sandoz** (D/Ö) Filmtabl. **Sumatriptan STADA** (D/Ö) Filmtabl., nur Ö: Tabl. **Sumatriptan Winthrop** (D) Filmtabl. *Wirkstoff*: Sumatriptan *Rezeptpflichtig*	Missempfindungen, z. B. Schmerzen, Hitze und Enge. Müdigkeit, Übelkeit, Erbrechen. Blutdrucksteigerung, bedrohliche Herzrhythmusstörungen, Gefäßkrämpfe, auch der Herzkranzgefäße, mit schweren Schäden sind möglich	**Therapeutisch zweckmäßig** Wirksames Medikament zur Unterbrechung eines schweren Migräneanfalls. Wegen der möglichen schweren Nebenwirkungen ist eine sorgfältige Abwägung von Nutzen und Risiko im Einzelfall notwendig. Nasenspray umstritten. Schnelle Wirkung bei Injektion.
Thomapyrin (D/Ö) Tabl. **Thomapyrin classic Schmerztabletten** (D) Tabl. **Thomapyrin Intensiv** (D) Tabl. Acetylsalicylsäure (ASS), Paracetamol, Coffein	Magenbeschwerden. Selten Asthmaanfälle. Blutungsneigung durch Blutverdünnung verstärkt. Erhöhtes Risiko von Reye-Syndrom bei Kindern und Jugendlichen. Besonders bei sehr häufigem, jahrelangem Gebrauch sind Nierenschäden nicht auszuschließen. Bei Überdosierung: Leberschäden	**Therapeutisch zweckmäßig zur** Behandlung von akuten Migräneanfällen. Dauergebrauch kann zu Schmerzmittelabhängigkeit führen.
Zomig (Ö) Filmtabl., Rapimelt-Tabl., Nasenspray Zolmitriptan *Rezeptpflichtig*	Missempfindungen, z. B. Schmerzen, Hitze und Enge. Müdigkeit, Übelkeit, Erbrechen. Blutdrucksteigerung, bedrohliche Herzrhythmusstörungen, Gefäßkrämpfe, auch der Herzkranzgefäße, mit schweren Schäden sind möglich	**Therapeutisch zweckmäßig** Wirksames Medikament zur Unterbrechung eines schweren Migräneanfalls. Wegen der möglichen schweren Nebenwirkungen ist eine sorgfältige Abwägung von Nutzen und Risiko im Einzelfall notwendig.
Zolmitriptan – **1 A Pharma** (D/Ö) Schmelztabl. **Zolmitriptan STADA** (D/Ö) Schmelztabl. Zolmitriptan *Rezeptpflichtig*	Missempfindungen, z. B. Schmerzen, Hitze und Enge. Müdigkeit, Übelkeit, Erbrechen. Blutdrucksteigerung, bedrohliche Herzrhythmusstörungen, Gefäßkrämpfe, auch der Herzkranzgefäße, mit schweren Schäden sind möglich	**Therapeutisch zweckmäßig** Wirksames Medikament zur Unterbrechung eines schweren Migräneanfalls. Wegen der möglichen schweren Nebenwirkungen ist eine sorgfältige Abwägung von Nutzen und Risiko im Einzelfall notwendig.

1.4. Krampflösende Mittel (Spasmolytika)

Eine anhaltende Verkrampfung sowohl der willkürlichen Muskulatur (z. B. Wadenkrämpfe) als auch der unwillkürlichen Muskulatur (z. B. im Verdauungssystem) ruft starke Schmerzen hervor. In solchen Fällen kann ein krampflösendes Medikament die Schmerzen lindern.

Gegen Muskelkrämpfe, die etwa beim Fußballspielen oder in der Schwangerschaft auftreten können, gibt es besondere Mittel und Methoden (siehe dazu Kapitel 2.8.: Muskellockernde Mittel).

Bei Koliken der Gallen- und ableitenden Harnwege gelten Nitrate (z. B. *Nitrolingual*, siehe 12.3.: Mittel gegen Angina Pectoris) und der Wirkstoff Diclofenac (enthalten z. B. in *Voltaren*, siehe dazu Kapitel 3.1.: Mittel gegen Rheuma und Arthrosen) als zweckmäßig.

Gegen krampfartige Regelschmerzen am wirksamsten ist der Wirkstoff Ibuprofen (enthalten z. B. in *Ibudolor, IbuHEXAL*; siehe auch Kapitel 1.1.: Schmerz- und fiebersenkende Mittel).

Kombinationspräparate

Medikamente, die mehrere Wirkstoffe enthalten, haben meist mehr Nachteile als Vorteile: Ihr größter Nachteil ist, dass die für den jeweiligen Patienten sinnvollste Menge eines Wirkstoffs nicht eingenommen werden kann, ohne gleichzeitig die Dosierung anderer Inhaltsstoffe zu verändern. Damit steigt das Risiko für Nebenwirkungen.

Buscopan (= N-Butylscopolamin)

wirkt in Dragee- oder Tablettenform nicht besonders gut, weil nur ein kleiner Teil des Wirkstoffs vom Körper aufgenommen wird. Als Zäpfchen ist die Wirkung sogar noch geringer. Lediglich als Injektion ist Buscopan zuverlässig wirksam.

Trotzdem sind *Buscopan-Dragees* und -*Tabletten* im Handel – sogar in Kombination mit anderen Wirkstoffen, z. B. *Buscopan plus* mit dem Schmerzmittel Paracetamol.

Krampflösende Mittel gegen Bauchschmerz

Wichtig: *Jeder länger dauernde Bauchschmerz muss vom Arzt untersucht werden, da er ein Anzeichen für eine schwerwiegende organische Erkrankung sein kann. Die unkritische Einnahme von Medikamenten kann eine Diagnose erschweren.*

Fast alle Leute haben gelegentlich Bauchschmerzen. Von *funktionellem Bauchschmerz* (im Fachjargon Colon irritabile genannt) spricht man, wenn es sich um eine gutartige Störung der Darmfunktion ohne nachweisbare organische Ursache handelt. Warum es zu solchen Erscheinungen – an denen Frauen weitaus häufiger als Männer leiden – kommt, ist bisher nicht geklärt. Es wird angenommen, dass Veranlagung, Essensgewohnheiten und psychologische Momente die Hauptrolle spielen. Bei der Behandlung von funktionellen Bauchschmerzen können Placebos, also Scheinarzneimittel ohne Wirkstoff, bei über 35 Prozent der Patienten zumindest kurzfristig beschwerdelindernd wirken. Dass im Gegensatz dazu krampflösende Mittel einen »nachhaltigen klinischen Nutzen« hätten, ist »kaum zweifelsfrei belegt«, betont die Schweizer Fachzeitschrift »pharma-kritik«.

Als möglicherweise zweckmäßig gilt der Wirkstoff Mebeverin (enthalten z. B. in *Colofac, Duspatal*).

Abzuraten ist von einer Verwendung des Wirkstoffs Butylscopolamin (enthalten z. B. in *Buscopan*) – in Tabletten- oder Zäpfchenform ist er gegen Bauchschmerzen mehr oder weniger wirkungslos.

1.4. Krampflösende Mittel (Spasmolytika)

Präparat	Wichtigste Nebenwirkungen	Empfehlung
Buscopan (D/Ö) Drag. **Buscopan Dragees** (D) überzogene Tabl. **Buscopan Zäpfchen** (D/Ö) Zäpfchen Butylscopolamin	Mundtrockenheit, Sehstörungen, Herzklopfen, verminderte Schweißbildung (Wärmestau möglich)	**Wenig zweckmäßig** Der Inhaltsstoff wird als Dragee und Zäpfchen nur unzuverlässig in den Organismus aufgenommen.
Buscopan Ampullen (D) Amp. **Buscopan Injektionsflasche** (D) Injektionsflasche Butylscopolamin *Rezeptpflichtig*	Mundtrockenheit, Herzklopfen, Sehstörungen, verminderte Schweißbildung (Wärmestau möglich)	**Therapeutisch zweckmäßig bei** kolikartigen Krampfzuständen im Magen-Darm-Bereich.

Präparat	Wichtigste Nebenwirkungen	Empfehlung
Buscopan plus (D) Filmtabl., Zäpfchen Butylscopolamin, Paracetamol	Mundtrockenheit, Sehstörungen, Herzklopfen, verminderte Schweißbildung (Wärmestau möglich). Besonders bei sehr häufigem, jahrelangem Gebrauch sind Nierenschäden nicht auszuschließen. Bei Überdosierung: Leberschäden	**Wenig zweckmäßig** Kombination von krampflösendem Inhaltsstoff (Butylscopolamin), der vom Körper nur unzuverlässig aufgenommen wird, mit Schmerzmittel (Paracetamol).
Colofac (Ö) Drag., Retardkaps. Mebeverin *Rezeptpflichtig*	Mundtrockenheit, Sehstörungen	**Möglicherweise zweckmäßig zur** kurzfristigen Anwendung beim sogenannten »Reizkolon«.
Duspatal (D) Tabl., Retardkaps., Mebeverin *Rezeptpflichtig*	Mundtrockenheit, Sehstörungen	**Möglicherweise zweckmäßig zur** kurzfristigen Anwendung beim sogenannten »Reizkolon«.
Mebeverin dura (D) Filmtabl. Mebeverin *Rezeptpflichtig*	Mundtrockenheit, Sehstörungen	**Möglicherweise zweckmäßig zur** kurzfristigen Anwendung beim sogenannten »Reizkolon«.
Spascupreel (D) Tabl., Amp. **Spascupreel S** (D) Zäpfchen Kombination homöopathischer Verdünnungen	Keine zu erwarten	**Homöopathisches Mittel** Vertretbar, wenn Patient bei harmlosen Beschwerden positive Wirkung verspürt.
Spasmoplus (Ö) Zäpfchen Propyphenazon, Drofenin, Codein *Rezeptpflichtig, Suchtgift*	Müdigkeit, Benommenheit, Mundtrockenheit, Sehstörungen, Verstopfung. Lebensgefährliche Abnahme weißer Blutzellen ist nicht auszuschließen, Möglichkeit lebensbedrohlicher Schockformen. Durch Codein erhöhte Gefahr der Abhängigkeit	**Abzuraten** Wenig sinnvolle Kombination von zwei schmerzhemmenden Stoffen (Propyphenazon, Codein) und krampflösendem Inhaltsstoff (Drofenin). Gefahr schwerer Nebenwirkungen.

1.5. Mittel zur örtlichen Betäubung (Nervenblockade, Infiltration)

Aus vielen Untersuchungen weiß man, dass der Placebo-Effekt bei Injektionen besonders *wirksam* ist – egal, was gespritzt wird. Vielleicht ist das ein wesentlicher Grund dafür, dass Injektionen bei vielen Patienten sehr beliebt sind. Oft bessern sich dadurch schlagartig die Schmerzen, zumindest für einige Zeit.

Zur örtlichen Betäubung werden meist sogenannte Lokalanästhetika verwendet. Sie werden entweder in das Gewebe (Infiltration) oder oberflächlich unter die Haut (Quaddeln) gespritzt.

Die Wirkstoffe Bupivacain (enthalten z. B. in *Carbostesin*), Lidocain (enthalten z. B. in *Lidoject, Generika mit Lidocain + Firmennamen, Xylocain, Xylocitin-loc, Xyloneural*), Mepivacain (enthalten z. B. in *Scandicain*), Prilocain (enthalten z. B. in *Xylonest*) und Ropivacain (enthalten z. B. in *Naropin*) gelten als bewährte Standardmedikamente.

Einige dieser Mittel können in Form von Cremes oder Pflaster auf die Haut aufgetragen werden (z. B. *Emla Creme*). Dies dient vor allem dazu, Säuglinge und Kleinkinder vor Schmerzen bei Injektionen und Punktionen zu schützen.

Die Neuraltherapie – ein alternativmedizinisches Behandlungsverfahren – behauptet, dass zwischen bestimmten Hautstellen und inneren Organen Nervenverbindungen existieren. Durch Reizung bestimmter Hautstellen könne man auch eine Heilung bestimmter Organe bewirken. Diese Theorie ähnelt anderen, weitverbreiteten Behandlungskonzepten wie der Akupunktur und der Reflexzonenmassage.

Dass Akupunktur schmerzlindernd wirkt, ist nachgewiesen. Wobei es egal zu sein scheint, wo die Nadeln gesetzt werden. Was wirkt, sind offenbar die Nadelstiche selbst. Auch manche Reflexzonenmassagen – z. B. Bindegewebsmassagen – können hilfreich sein. Das Konzept der Fußreflexzonenmassage hingegen – bestimmte Organe sollen mit bestimmten Zonen auf der Fußsohle in Verbindung stehen – gilt als zweifelhaft.

Nebenwirkungen örtlicher Betäubungsmittel

Örtliche Betäubungsmittel, die injiziert werden, können Unruhe, Erregung, Übelkeit, Erbrechen und Kreislaufstörungen verursachen. Bei Procain (enthalten z. B. in *Novanaest-purum, Procain Röwo und andere*) besteht zusätzlich die Gefahr schwerer allergischer Reaktionen. Es sind mehrere Todesfälle dokumentiert.

1.5. Mittel zur örtlichen Betäubung (Nervenblockade/Infiltration)

Präparat	Wichtigste Nebenwirkungen	Empfehlung
Carbostesin (D/Ö) Injektionslösung Bupivacain *Rezeptpflichtig*	Unruhe, Erregung, Benommenheit, Übelkeit, Erbrechen, Herz-Kreislauf-Störungen	**Therapeutisch zweckmäßig zur** Nervenblockade (Leitungsanästhesie).
Chloraethyl Dr. Henning (D) Spray, Sprühflasche Chlorethan	Starke Nachblutungen bei operativen Eingriffen, Gewebsschäden (Nekrosen), bei häufiger Anwendung Abhängigkeit möglich (»Schnüffeldroge«)	**Wenig zweckmäßig zur** kurzfristigen örtlichen Betäubung (»kalte Anästhesie«), da Gewebeschäden möglich.
Emla (D/Ö) Creme, Pflaster Lidocain, Prilocain *Rezeptpflichtig (Ö)*	Hautreizungen, selten allergische Reaktionen	**Therapeutisch zweckmäßig zur** örtlichen Betäubung bei kleineren Eingriffen.
Instillagel (D/Ö) Gel in Fertigspritzen *Konservierungsstoffe:* Methyl- und Propylhydroxybenzoesäure (Parastoffe); *Wirkstoffe:* Lidocain, Chlorhexidin, Hydroxyethylcellulose *Rezeptpflichtig (Ö)*	Selten Unruhe, Erregung, Benommenheit, Übelkeit, Erbrechen, Herz-Kreislauf-Störungen, allergische Reaktionen auch durch Konservierungsstoffe	**Therapeutisch zweckmäßig zur** örtlichen Betäubung und Keimverarmung an Schleimhäuten z. B. bei kleineren Eingriffen. Kombination von Mittel zur örtlichen Betäubung (Lidocain) und schwachem Desinfektionsmittel (Chlorhexidin).
Lidocain Steigerwald (D) Injektionslösung, Amp., Flaschen *Konservierungsstoff:* Benzylalkohol (nur in Flaschen) **Lidocain-Rotexmemedica** (D) Injektionslösung *Konservierungsstoff:* Benzylalkohol *Wirkstoff:* Lidocain *Rezeptpflichtig*	Unruhe, Erregung, Übelkeit, Erbrechen, Benommenheit, Herz-Kreislauf-Störungen, selten allergische Reaktionen auch durch Konservierungsstoffe möglich	**Therapeutisch zweckmäßig zur** örtlichen Betäubung. Mittel ohne Konservierungsstoffe sind vorzuziehen.

Präparat	Wichtigste Nebenwirkungen	Empfehlung
Lidocain Röwo (D) Amp., Injektionslösung, Flaschen *Konservierungsstoff:* Benzylalkohol (nur in Flaschen) *Rezeptpflichtig (außer 0,5 % in 2-ml-Amp.)* *Wirkstoff:* Lidocain *Rezeptpflichtig*	Unruhe, Erregung, Übelkeit, Erbrechen, Benommenheit, Herz-Kreislauf-Störungen, selten allergische Reaktionen auch durch Konservierungsstoffe möglich	**Therapeutisch zweckmäßig zur** örtlichen Betäubung. Mittel ohne Konservierungsstoffe sind vorzuziehen.
Lidoject (D) Injektionslösung *Konservierungsstoff:* Methylhydroxybenzoesäure (Parastoff) **Lidoject sine** (D) Amp., Injektionslösung *Wirkstoff:* Lidocain *Rezeptpflichtig*	Unruhe, Erregung, Übelkeit, Erbrechen, Benommenheit, Herz-Kreislauf-Störungen, selten allergische Reaktionen auch durch Konservierungsstoffe möglich	**Therapeutisch zweckmäßig zur** örtlichen Betäubung. Mittel ohne Konservierungsstoffe sind vorzuziehen.
Meaverin Injektionslösung (D) Glasamp., Zyl.-Amp., Flaschen *Konservierungsstoff:* Methylhydroxybenzoesäure (Parastoff: nur in Flaschen); *Wirkstoff:* Mepivacain *Rezeptpflichtig*	Unruhe, Erregung, Benommenheit, Übelkeit, Erbrechen, Herz-Kreislauf-Störungen, Atemlähmung, selten allergische Reaktionen auch durch Konservierungsstoff	**Therapeutisch zweckmäßig zur** örtlichen Betäubung. Die Lösung ohne Konservierungsstoff (in Ampullen) ist vorzuziehen.
Naropin (D/Ö) Injektionslösung, Infusionslösung Ropivacain *Rezeptpflichtig*	Unruhe, Erregung, Benommenheit, Übelkeit, Erbrechen, Herz-Kreislauf-Störungen, Atemlähmung, selten allergische Reaktionen	**Therapeutisch zweckmäßig zur** örtlichen Betäubung. Lange Wirkungsdauer.
Novanaest-purum (Ö) Injektionslösung Procain *Rezeptpflichtig*	Unruhe, Erregung, Benommenheit, Übelkeit, Erbrechen, Kreislaufstörungen. In seltenen Fällen: schwere allergische Erscheinungen (z. B. Schock) möglich	**Therapeutisch zweckmäßig als** örtliches Betäubungsmittel. Kurze Wirkungsdauer und größeres Allergierisiko als z. B. bei Mepivacain.

Präparat	Wichtigste Nebenwirkungen	Empfehlung
Procain Röwo (D) Amp., Injektionslösung **Procain Jenapharm** (D) Amp. **Procain-loges** (D) Amp., Injektionsflaschen *Konservierungsstoff:* Propylhydroxybenzoat (nur in Flaschen) *Wirkstoff:* Procain *Rezeptpflichtig*	Unruhe, Erregung, Benommenheit, Übelkeit, Erbrechen, Herz-Kreislauf-Störungen. In seltenen Fällen: schwere allergische Erscheinungen (z. B. Schock) möglich	**Therapeutisch zweckmäßig als** örtliches Betäubungsmittel. Kurze Wirkungsdauer und größeres Allergierisiko als z. B. bei Mepivacain. Wenig zweckmäßig zur Neuraltherapie wegen des erhöhten Allergierisikos.
Procain Steigerwald (D) Injektionslösung *Konservierungsstoff:* Benzylalkohol bzw. Chlorobutanol (nur in Flaschen); *Wirkstoff:* Procain *Rezeptpflichtig*	Unruhe, Erregung, Benommenheit, Übelkeit, Erbrechen, Herz-Kreislauf-Störungen. In seltenen Fällen: schwere allergische Erscheinungen (z. B. Schock) möglich	**Therapeutisch zweckmäßig als** örtliches Betäubungsmittel. Kurze Wirkungsdauer und größeres Allergierisiko als z. B. bei Mepivacain. Wenig zweckmäßig zur Neuraltherapie wegen des erhöhten Allergierisikos.
Scandicain (D) Injektionslösung in Flaschen und Amp. *Konservierungsstoff:* Methylhydroxybenzoesäure (Parastoff) (nur in Flaschen); *Wirkstoff:* Mepivacain *Rezeptpflichtig*	Unruhe, Erregung, Benommenheit, Übelkeit, Erbrechen, Herz-Kreislauf-Störungen, selten allergische Reaktionen auch durch Konservierungsstoff	**Therapeutisch zweckmäßig zur** örtlichen Betäubung. Das Mittel ohne Konservierungsstoff (Ampulle) ist vorzuziehen.
Xylocain/ -viscös (D/Ö) Gel, Pumpspray, viscose Lösung, nur Ö: Amp., Durchstichflasche, Salbe; Gel und Lösung enthalten Konservierungsstoffe; *Wirkstoff:* Lidocain *Rezeptpflichtig (Ö*	Hautreizungen, selten allergische Reaktionen auch durch Konservierungsstoff Benzoesäureverbindungen (nur Gel und Lösung)	**Therapeutisch zweckmäßig zur** örtlichen Betäubung an Haut und Schleimhäuten.

Präparat	Wichtigste Nebenwirkungen	Empfehlung
Xylocain Injektionslösung (D) Injektionsflaschen *Konservierungsstoff:* Methylhydroxybenzoesäure (Parastoff) *Wirkstoff:* Lidocain *Rezeptpflichtig*	Unruhe, Erregung, Übelkeit, Erbrechen, Benommenheit, Herz-Kreislauf-Störungen, selten allergische Reaktionen auch durch Konservierungsstoffe möglich	**Therapeutisch zweckmäßig zur** örtlichen Betäubung. Mittel ohne Konservierungsstoffe sind vorzuziehen.
Xylocitin-loc (D) Amp. Lidocain *Rezeptpflichtig*	Unruhe, Erregung, Übelkeit, Erbrechen, Benommenheit, Herz-Kreislauf-Störungen, selten allergische Reaktionen	**Therapeutisch zweckmäßig zur** örtlichen Betäubung.
Xylonest (D) Amp., Injektionsflaschen *Konservierungsstoff:* Methylhydroxybenzoesäure (nur in Injektionsflasche); *Wirkstoff:* Prilocain *Rezeptpflichtig*	Unruhe, Erregung, Benommenheit, Übelkeit, Erbrechen, Herz-Kreislauf-Störungen, selten allergische Reaktionen auch durch Konservierungsstoff	**Therapeutisch zweckmäßig zur** örtlichen Betäubung. Das Mittel ohne Konservierungsstoff (Ampulle) ist vorzuziehen.
Xylonest Adrenalin (D) Injektionsflaschen *Konservierungsstoff:* Methylhydroxybenzoesäure; *Wirkstoffe:* Prilocain, Epinephrin (= Adrenalin) *Rezeptpflichtig*	Unruhe, Erregung, Benommenheit, Übelkeit, Erbrechen, Herz-Kreislauf-Störungen (Blutdruck- und Pulsanstieg, Herzbeschwerden), Bewusstlosigkeit, selten allergische Reaktionen auch durch Konservierungsstoff	**Therapeutisch zweckmäßig zur** örtlichen Betäubung, nur wenn die zusätzliche Anwendung von Adrenalin zwingend notwendig ist.
Xyloneural (D/Ö) Amp. **Xyloneural mite/ -forte** (D) Amp., Injektionslösung, Durchstechflaschen *Konservierungsstoff:* Methylhydroxybenzoesäure (Parastoff, nur in Durchstechflaschen); *Wirkstoff:* Lidocain *Rezeptpflichtig*	Unruhe, Erregung, Übelkeit, Erbrechen, Benommenheit, Herz-Kreislauf-Störungen, selten allergische Reaktionen auch durch Konservierungsstoff	**Therapeutisch zweckmäßig zur** örtlichen Betäubung. Das Mittel ohne Konservierungsstoff (Ampulle) ist vorzuziehen.

2. Kapitel: **Psyche, Nervensystem**

Die Psychiatrie, die bis in die Achtzigerjahre des vorigen Jahrhunderts einen sehr schlechten Ruf hatte, ist zu einer mehr oder weniger normalen Fachdisziplin der Medizin geworden. Wer psychische Probleme hat, muss sich nicht mehr fürchten, psychiatrische oder psychotherapeutische Hilfe in Anspruch zu nehmen. Eine bedeutsame Rolle bei den Veränderungen des Images der Psychiatrie spielten zweifellos auch die Fortschritte bei der medikamentösen Behandlung, die es ermöglichten, auf die früher üblichen Zwangsmittel weitgehend zu verzichten.

Über die Häufigkeit von psychischen Störungen oder Krankheiten gibt es die unterschiedlichsten Angaben. Laut einer Untersuchung der psychiatrischen Universitätsklinik Leipzig ist in Deutschland jedes Jahr etwa jede dritte Frau und jeder dritte Mann von einer psychischen Störung betroffen. Am häufigsten treten Suchtprobleme und Angststörungen auf.

Bei schweren psychischen Störungen oder Krankheiten wie etwa einer Psychose ist meist die Arbeitsfähigkeit oder die Fähigkeit, den Alltag zu bewältigen und soziale Kontakte herzustellen, ganz oder weitgehend eingeschränkt. Leichtere Störungen (Neurosen, psychosomatische Störungen, Verhaltensstörungen) betreffen das Wohlbefinden und im weitesten Sinn die sozialen Fähigkeiten. Dies kann sich äußern in Angstgefühlen, Schlafstörungen, starker Nervosität, dumpfem Traurigsein und anderen Beschwerden.

Ursachen

Heute geht man davon aus, dass die meisten psychischen Störungen und Krankheiten mehrere Ursachen haben: eine vererbte Anlage oder »Verletzlichkeit«, belastende Lebensereignisse (z. B. Kindheitstraumen, Verlust eines Partners), chronische Belastungen (z. B. Angst vor dem Verlust des Arbeitsplatzes), physikalische Einwirkungen (z. B. Lichtentzug), organische Krankheiten, persönliche Eigenschaften und persönliche Eigenarten im Umgang mit auftretenden Problemen. Inzwischen weiß man auch, dass eine Reihe von Arzneimitteln psychische Störungen verursachen können eine Erkenntnis, der von Medizinern oft zu wenig Beachtung geschenkt wird.

2.1. Schlafmittel

Schlaf ist ein ständig wiederkehrender Erholungsvorgang des Körpers. Er verläuft in Phasen:

a. Der »Tiefschlaf« mit verlangsamten hirnelektrischen Wellen wird auch als passiver Erholungsschlaf bezeichnet. Hier laufen in vielen Organen Regenerations- und Aufbauvorgänge ab.

b. Der »Traumschlaf« mit flachen hirnelektrischen Wellen und raschen Augenbewegungen dient vor allem der Weiterverarbeitung von tagsüber aufgenommenen Informationen.

Beim normalen Schlaf lösen sich nach dem Einschlafstadium die beiden Schlafphasen vier- bis fünfmal ab. Beide Schlafarten sind zur körperlichen und psychischen Erholung absolut notwendig.

Schlafstörungen

liegen dann vor, wenn dieser Erholungsvorgang beträchtlich gestört ist – sei es durch eine Änderung der Schlafdauer oder des Ablaufs der Schlafphasen. Mehrmaliges Aufwachen in der Nacht kann zwar sehr unangenehm sein, ist aber vor allem im zunehmenden Alter normal, also im engeren Sinn keine Störung.

Mögliche Ursachen für Störungen können sein: psychische Probleme (Sorgen, Ängste), Lärm, schlechte Betten, körperliche Beschwerden (Krankheiten, Schmerzzustände), unmäßiger Alkoholgenuss, Nebenwirkungen von Medikamenten und vieles andere mehr.

Etwa 10 Prozent der Bevölkerung leidet unter immer wieder auftretenden Schlafproblemen. Außerdem gibt es – in Deutschland; in Österreich sind uns die Zahlen nicht bekannt – etwa 25.000 Menschen, die unerwartet und plötzlich in den Schlaf fallen (Narkolepsie).

Behandlung

Schlafstörungen sind häufig nur ein vorübergehendes Problem und sollten deshalb nicht automatisch durch Einnahme eines Medikaments behandelt werden.

Bei körperlichen Ursachen muss in erster Linie die Krankheit, die zur Schlaflosigkeit führt, behandelt werden. Bei vielen Krankheiten (z. B. Durchblutungsstörungen, Asthma) sind die meisten gängigen Schlafmittel schädlich. Depressionen können durch Schlafmittel verstärkt werden.

Folgende nichtmedikamentöse Maßnahmen können hilfreich sein:
- Ein kleiner Abendspaziergang kann einschlaffördernd wirken.
- Zubettgehen zur richtigen Zeit.
- Schlafräume gut lüften. Die Temperatur im Schlafzimmer sollte nicht zu hoch sein (14–18° C).
- Vermeiden anregender Getränke (Kaffee, Cola etc.). Ein Glas Bier oder Wein kann hilfreich sein, zu viel davon kann jedoch dazu führen, dass man in der zweiten Nachthälfte wieder aufwacht und wach liegt.
- Vermeiden von Tagesschläfchen.
- Vermeiden von Schlaf vor dem Fernseher.
- Aktivitäten im Bett sollte man auf Sex und Schlafen einschränken.
- Vermeidung von aufregender Lektüre und Sport zu spät am Abend.

Medikamente gegen Schlafstörungen

Bevor ein Schlafmittel verordnet wird, sollte der Arzt abklären, was die Ursache der Schlafstörung ist.

Vorsicht: *Die Einnahme von Schlafmitteln bei schweren Depressionen oder Suchtkrankheiten kann gefährlich sein!*
Schlafmittel sollten nur in Krisensituationen und nur kurz verwendet werden.

Denn anfangs wirken die meisten, aber schon nach kurzer Zeit (drei bis vierzehn Tage) verringert sich die Wirkung – der Körper hat sich an die Mittel gewöhnt und benötigt unter Umständen immer größere Mengen. Es gibt allerdings zahlreiche Patienten, die seit Jahren sehr niedrige Dosen eines Benzodiazepins einnehmen und damit gut schlafen.

Schlafmittel bei Kindern?

Schlafstörungen bei Kindern bis zum siebten Lebensjahr stören mehr die Eltern als das Kind. Das Schlafbedürfnis im Säuglings- und Kinderalter ist recht unterschiedlich. Kinder, die weniger schlafen, leiden nicht unbedingt an Schlafmangel. Das »British Medical Journal« schreibt, dass jedes fünfte Kind im Alter bis zu zwei Jahren nachts oder »zu früh« aufwacht. Bei den Fünfjährigen ist es immer noch jedes zehnte.
Ursache dieser Unregelmäßigkeiten ist oft zu viel Schlaf am Tage. Stärkere Schlafstörungen werden häufig durch Angst und Suche nach Geborgenheit verursacht oder sind eine Reaktion auf familiäre Probleme.

Die Deutsche Arzneimittelkommission stellt fest, dass vorübergehende »Ein- und Durchschlafstörungen bei Kindern in der Regel nicht mit Psychopharmaka zu behandeln sind, weil sie fast immer durch eine Korrektur häuslicher oder familiärer Umstände behoben werden können«.

Schlafstörungen durch Schlafmittel

Die meisten Schlafmittel (vor allem die kürzer wirkenden »Einschlafmittel«) können schon nach kurzer Einnahme eine krasse Verschlechterung des Schlafes verursachen, wenn man aufhört, sie einzunehmen.

Die Folge: Man nimmt wieder Schlafmittel, diesmal in höheren Dosierungen. Größere Mengen solcher Mittel verändern jedoch die Schlafphasen.

Sucht durch Schlafmittel

Bei den meisten synthetisch hergestellten Schlafmitteln (z. B. Benzodiazepinen, Chloralhydrat) besteht die Gefahr, dass man süchtig wird. Hört man nach längerer täglicher Verwendung mit der Einnahme solcher Mittel plötzlich auf, können sogar lebensbedrohliche Entzugserscheinungen auftreten. »Leichte« Entzugserscheinungen sind: schwerere Schlafstörungen als vor Beginn der Behandlung, Schwindel, Kopfschmerzen, Zittern, Durchfall, Erbrechen, Magenkrämpfe, Gewichtsverlust, Angst und Albträume.

Die Entzugserscheinungen sind manchmal stärker als bei Opiatabhängigen und können nur vermieden werden, wenn man ganz langsam (z. B. zehn Prozent pro Woche) die Dosis des Mittels reduziert.

Verwirrung, Benommenheit durch Schlafmittel

Bei vielen Schlafmitteln (vor allem bei den länger wirkenden »Durchschlafmitteln«) wird die wirksame Substanz im Körper nur sehr langsam abgebaut. Sie wirken daher nicht nur in der Nacht, sondern auch am folgenden Tag. Wenn Sie das Medikament längere Zeit nehmen, sogar mehrere Tage. Wohlbefinden, Leistungsfähigkeit und vor allem die Verkehrstüchtigkeit werden beeinträchtigt. Dies gilt besonders für ältere Menschen.

Welches Mittel?

Rein pflanzliche Präparate sind ungefährliche, lang bewährte Naturheilmittel, deren Wirksamkeit allerdings streng wissenschaftlich nicht bewiesen ist. Ihre Verwendung ist dennoch sinnvoll, wenn sie als wirksam empfunden werden und dadurch der Gebrauch anderer, weit schädlicherer Schlafmittel verhindert werden kann.

Fast jedes zweite Schlafmittel ist bereits ein pflanzliches (z. B. *Allunapret, Baldrian-Dispert, Baldriantinktur Hetterich, Baldriantinktur Madaus, Baldriparan stark, H & S Johanniskrauttee sowie Schlaf- und Nerventee, Kytta Sedativ, Lioran die Passionsblume, Moradorm S, Pascoflair, Sedacur forte, Sedariston, Sidroga-Tees, Thüringer Baldriantinktur, Vivinox Day*).

Ob Baldrian eine schlafanstoßende Wirkung hat, ist nach wie vor umstritten (z. B. *Allunapret, Baldrian-Dispert, Baldriantinktur Hetterich, Baldriparan stark und andere*). Wenn trotzdem eine Wirkung verspürt wird, ist dies auf den Placebo-Effekt zurückzuführen – also auf die Erwartung, dass das Mittel wirkt.

Tees oder Teemischungen aus Heilkräutern sind eine sinnvolle Form der Anwendung. Man kann die Kräuter in der Apotheke kaufen und die »Arznei« selbst zubereiten. Bei Schlafstörungen werden vor allem Baldrian, Hopfen, Melisse und Passionsblume verwendet. Als Faustregel gilt: Mischungen sollten nicht mehr als vier verschiedene Sorten enthalten. Industriell hergestellte »Naturheilmittel« enthalten oft mehr Bestandteile.

Benzodiazepine

Benzodiazepine (z. B. *Dalmadorm, Fluninoc, Flunitrazepam – 1 A Pharma, Flunitrazepam-ratiopharm, Halcion, Lendormin, Lormetazepam-ratiopharm, Nitrazepam AL, Nitrazepam-neuraxpharm, Noctamid, Planum, Radedorm, Remestan, Rohypnol, Somnubene, Staurodorm Neu, Temesta*) beeinträchtigen den Schlafablauf kaum, hemmen jedoch die Traumphasen (REM-Phasen). Sie wirken alle sehr ähnlich, sind jedoch sehr verschieden in Bezug auf die Schnelligkeit, mit der sie zu wirken beginnen, und in Bezug auf die Dauer der Wirkung.

Manche von ihnen sind ungeeignet als Schlafmittel, weil sie sehr lange wirken und nach dem Aufwachen die Konzentrations- und Reaktionsfähigkeit beeinträchtigen. Dies kann zu Unfällen, Verkehrsunfällen und Stürzen führen. Wegen der langen Wirkdauer sind folgende Benzodiazepine wenig zweckmäßig als Schlafmittel und wegen Hangover-Effekten mit Sturzgefahr bei älteren Menschen *abzuraten*:

- Flunitrazepam (enthalten z. B. in *Fluninoc, Flunitrazepam – 1 A Pharma, Flunitrazepam-ratiopharm, Rohypnol, Somnubene*)
- Flurazepam (enthalten z. B. in *Dalmadorm, Staurodorm Neu*)
- Nitrazepam (enthalten z. B. in *Nitrazepam-neuraxpharm*)

Einige Benzodiazepine hingegen haben zwar einen sehr schnellen Wirkungseintritt, wirken jedoch nur für kurze Zeit. Dies kann zu frühzeitigem nächtlichem Aufwachen und zu Albträumen sowie zu Ängstlichkeit und Unruhezuständen am darauffolgenden Tag führen. Außerdem können Gedächtnislücken entstehen (sog. anterograde Amnesie). Diese kurz wirkenden Benzodiazepine (Brotizolam, enthalten z. B. in *Lendormin* oder Triazolam, enthalten z. B. in *Halcion*) sind deshalb nur in ganz bestimmten Fällen zweckmäßig, wenn ein schneller Wirkungseintritt und eine kurz dauernde Wirkung erwünscht sind.

Zweckmäßig gegen Schlafstörungen sind folgende Benzodiazepine mit mittellanger Wirkdauer:

- Lormetazepam (enthalten z. B. in *Lormetazepam-ratiopharm, Noctamid*)
- Temazepam (enthalten z. B. in *Planum, Remestan*)

Alle Benzodiazepine können leicht zu Abhängigkeit und Sucht führen. Laut dem britischen Komitee zur Arzneimittelüberwachung sind sie für *Kinder nicht geeignet. Generell ist die Verwendung von Benzodiazepinen nur für kurze Zeit vertretbar (8–14 Tage)*.

Chloralhydrat

(enthalten z. B. in *Chloraldurat*) ist besonders geeignet bei leichter Schlaflosigkeit, weil es keine Störungen der Schlafphasen verursacht. Ein Nachteil sind die möglichen Nebenwirkungen auf Herz, Leber und Nieren. Es kann genauso wie die anderen Substanzen abhängig machen, führt aber weniger zur Benommenheit am nächsten Tag und reichert sich auch bei älteren Leuten nicht im Körper an.

Diphenhydramin

(enthalten z. B. in *Betadorm D, Dorm, Dormutil, Halbmond, Noctor, Vivinox Sleep*) ist ein Antihistaminikum (siehe auch Kapitel 6.1.), das den Traumschlaf hemmt. Die schlafanstoßende Wirkung ist etwas schwächer als die von Benzodiazepinen und tritt erst nach ungefähr einer Stunde ein. Diphenhydramin beeinträchtigt das Reaktionsvermögen am folgenden Tag, hat jedoch den Vorteil, dass es praktisch keine Abhängigkeit verursacht. Nachteile sind die manchmal unzuverlässige Wirkung und die relativ häufigen unangenehmen Nebenwirkungen (z. B. Mundtrockenheit).

Doxylamin

(enthalten z. B. in *Hoggar Night, Schlaftabs-ratiopharm*) ist ebenfalls ein Antihistaminikum, das den Traumschlaf hemmt. Die schlafanstoßende Wirkung ist etwas schwächer als die von Benzodiazepinen. Doxylamin beeinträchtigt das Reaktionsvermögen am folgenden Tag, hat jedoch den Vorteil, dass es nur selten Abhängigkeit verursacht. Nachteile sind die manchmal unzuverlässige Wirkung und die relativ häufigen unangenehmen Nebenwirkungen (z. B. Mundtrockenheit).

Zaleplon, Zolpidem, Zopiclon

(enthalten z. B. in *Bikalm, Ivadal, Somnal, Sonata, Stilnox, Ximovan, Zoldem, Generika mit dem Namen Zolpidem + Firmenbezeichnung, Generika mit dem Namen Zopiclon + Firmenbezeichnung*)
Diese Mittel wirken nicht besser als Benzodiazepine, haben aber möglicherweise ein etwas geringeres Abhängigkeitspotenzial. Typische Nebenwirkungen dieser relativ neuen Mittel sind Albträume, Benommenheit, Beeinträchtigung des Reaktionsvermögens, Schwindel, Magenbeschwerden und Mundtrockenheit. Ein großer Nachteil dieser Mittel ist die sehr kurze Wirkdauer (ein bis fünf Stunden). Deshalb besteht das Risiko, dass man in der Nacht wieder aufwacht. Wegen des erhöhten Risikos von Nebenwirkungen sollte man in derselben Nacht jedoch keine zweite Tablette einnehmen.

2.1. Schlafmittel

Präparat	Wichtigste Nebenwirkungen	Empfehlung
Allunapret (D) Filmtabl. Baldrianextrakt, Hopfenzapfenextrakt	Bei normaler Dosierung keine zu erwarten	**Naturheilmittel** Zweckmäßig als pflanzliches Beruhigungsmittel, wenn eine positive Wirkung verspürt wird.
Avena sativa (D) Tropfen, Globuli, Ampullen Homöopathische Verdünnung aus Hafer, Tropfen enthalten Alkohol (51 %)!	Bei normaler Dosierung keine zu erwarten. Vorsicht: Tropfen enthalten Alkohol!	**Homöopathisches Mittel** Eine mögliche Wirksamkeit kann nur individuell beurteilt werden.
Baldrian-Dispert (D) überzogene Tabl. **Baldrian Hexal** (Ö) Fortedrag. **Baldrian-ratiopharm** (D) überzogene Tabl. Baldrianextrakt	Bei normaler Dosierung keine zu erwarten	**Naturheilmittel** Zweckmäßig als pflanzliches Beruhigungsmittel, wenn eine positive Wirkung verspürt wird.
Baldrian-Dispert Nacht (D) Drag. Baldrianextrakt, Hopfenextrakt	Bei normaler Dosierung keine zu erwarten	**Naturheilmittel** Zweckmäßig als pflanzliches Beruhigungsmittel, wenn eine positive Wirkung verspürt wird.
Baldriantinktur Hetterich (D) Tinktur Baldrian	Bei normaler Dosierung keine zu erwarten. Vorsicht: Enthält Alkohol (65 %)!	**Naturheilmittel** Zweckmäßig als pflanzliches Beruhigungsmittel, wenn eine positive Wirkung verspürt wird.
Baldriparan Stark für die Nacht (D) Drag. Baldrianextrakt	Bei normaler Dosierung keine zu erwarten	**Naturheilmittel** Zweckmäßig als pflanzliches Beruhigungsmittel, wenn eine positive Wirkung verspürt wird.
Betadorm D (D) Tabl. Diphenhydramin	Benommenheit am Tag, Hemmung des Traumschlafes, Mundtrockenheit, Magen-Darm-Störungen, Herzrhythmusstörungen	**Therapeutisch zweckmäßig nur bei** kurzzeitiger Einnahme (einige Tage bis zu drei Wochen). Antihistaminikum.

Präparat	Wichtigste Nebenwirkungen	Empfehlung
Bikalm (D) Filmtabl. Zolpidem *Rezeptpflichtig*	Albträume, Benommenheit, Depression, Einschränkung des Reaktionsvermögens, Schwindel, Doppeltsehen, Magenschmerzen, Erbrechen, Mundtrockenheit. Das Risiko von körperlicher Abhängigkeit und Entzugserscheinungen nach Absetzen des Mittels (z. B. Schlaflosigkeit) ist ähnlich wie das von Benzodiazepinen	**Therapeutisch zweckmäßig nur bei** kurzzeitiger Einnahme (einige Tage bis zu zwei Wochen).
Calmvalera Hevert (D) Tropfen, Tabl. Homöopathische Verdünnungen verschiedener Inhaltsstoffe (Cimicifuga = Traubensilberkerze u. a.)	Bei normaler Dosierung keine zu erwarten. Vorsicht: Tropfen enthalten Alkohol!	**Homöopathisches Mittel** in einer Kombination aus verschiedenen Inhaltsstoffen. Eine mögliche Wirksamkeit kann nur individuell beurteilt werden.
Chloraldurat (D) Kaps. Chloralhydrat *Rezeptpflichtig*	Abhängigkeit. Bei schweren Herz-, Leber- und Nierenerkrankungen nicht einnehmen	**Therapeutisch zweckmäßig nur bei** kurzzeitiger Einnahme (einige Tage bis zu drei Wochen). Lang bewährt. Nebenwirkungen gut bekannt.
Circadin (D/Ö) Retardtabl. Melatonin	Rachenentzündung, Kopfschmerzen, Rückenschmerzen. Gelegentlich Nervosität, Reizbarkeit	**Abzuraten** Fragwürdiger Nutzen. Langzeitsicherheit ist unzureichend untersucht.
Dalmadorm (D) Filmtabl. Flurazepam *Rezeptpflichtig*	Benommenheit am Tag, bei längerer Einnahme Entzugssymptome (z. B. Schlafstörungen, Angst) und Abhängigkeit. Bei älteren Menschen häufig Erregung statt Beruhigung (»paradoxe Reaktion«)	**Wenig zweckmäßig** als Schlafmittel. Wegen sehr langer Wirkdauer Sturzgefahr, deshalb vor allem bei älteren Menschen abzuraten. Suchtgefahr!
Distraneurin (D) Mixtur, Kaps. Clomethiazol *Rezeptpflichtig*	Besonders große Gefahr der Abhängigkeit	**Abzuraten** als Schlafmittel wegen der großen Suchtgefahr. Nur zweckmäßig in bestimmten Stadien des Alkoholdeliriums, aber nur unter strenger klinischer Kontrolle.

Präparat	Wichtigste Nebenwirkungen	Empfehlung
Dorm (D) Tabl. **Dormutil** (D) Tabl. Diphenhydramin	Benommenheit am Tag, Hemmung des Traumschlafes, Mundtrockenheit, Magen-Darm-Störungen, Beschleunigung des Pulses möglich	**Therapeutisch zweckmäßig nur bei** kurzzeitiger Einnahme (einige Tage bis zu drei Wochen). Antihistaminikum.
Dysto-Loges S (D) Tabl., Tropfen Homöopathische Verdünnungen aus Passionsblume, gelbem Jasmin, weißem Germer, Reserpin und Kaffee, Tropfen enthalten Alkohol!	Bei normaler Dosierung keine zu erwarten. Vorsicht: Tropfen enthalten Alkohol!	**Homöopathisches Mittel** in eher unübersichtlicher Kombination verschiedener Inhaltsstoffe. Eine mögliche Wirksamkeit kann nur individuell beurteilt werden.
Fluninoc (D) Tabl. Flunitrazepam *Rezeptpflichtig (Betäubungsmittel)*	Schlaflosigkeit nach Absetzen des Mittels, Abhängigkeit. Bei älteren Menschen häufig Erregung statt Beruhigung (»paradoxe Reaktion«)	**Wenig zweckmäßig** als Schlafmittel. Wegen sehr langer Wirkdauer Sturzgefahr, deshalb vor allem bei älteren Menschen abzuraten. Suchtgefahr!
Flunitrazepam – 1 A Pharma (D) Tabl. **Flunitrazepamratiopharm** (D) Tabl. Flunitrazepam *Rezeptpflichtig (Betäubungsmittel)*	Schlaflosigkeit nach Absetzen des Mittels, Abhängigkeit. Bei älteren Menschen häufig Erregung statt Beruhigung (»paradoxe Reaktion«)	**Wenig zweckmäßig** als Schlafmittel. Wegen sehr langer Wirkdauer Sturzgefahr, deshalb vor allem bei älteren Menschen abzuraten. Suchtgefahr!
Gittalun (D) Brausetabl. Doxylamin	Benommenheit am Tag, Hemmung des Traumschlafes, Mundtrockenheit, Magen-Darm-Störungen, Beschleunigung des Pulses möglich	**Therapeutisch zweckmäßig nur bei** kurzzeitiger Einnahme (einige Tage bis zu drei Wochen). Antihistaminikum.
Halbmond (D) Tabl. Diphenhydramin	Benommenheit am Tag, Hemmungen des Traumschlafes, Mundtrockenheit, Magen-Darm-Störungen, Beschleunigung des Pulses möglich	**Therapeutisch zweckmäßig nur bei** kurzzeitiger Einnahme (einige Tage bis zu drei Wochen). Antihistaminikum.
Halcion (D/Ö) Tabl. Triazolam *Rezeptpflichtig*	Schlaflosigkeit nach Absetzen des Mittels, Abhängigkeit. Bei älteren Menschen häufig Erregung statt Beruhigung (»paradoxe Reaktion«)	**Therapeutisch zweckmäßig nur, wenn** ein Schlafmittel notwendig ist, das sehr schnell und nur für kurze Zeit wirken soll. Suchtgefahr!

Präparat	Wichtigste Nebenwirkungen	Empfehlung
Hoggar Night (D) Tabl. Doxylamin	Benommenheit am Tag, Hemmung des Traumschlafes, Mundtrockenheit, Magen-Darm-Störungen, Beschleunigung des Pulses möglich	**Therapeutisch zweckmäßig nur bei** kurzzeitiger Einnahme (einige Tage bis zu drei Wochen). Antihistaminikum.
H & S Johanniskrauttee (D) Tee-Filterbeutel Johanniskraut	Hautreaktionen bei starker Sonnenbestrahlung möglich. Achtung: Gefährliche Wechselwirkungen mit anderen Medikamenten möglich!	**Naturheilmittel** Zweckmäßig bei leichten depressiven Verstimmungen, wenn eine positive Wirkung verspürt wird. Wirkt nicht schlaffördernd.
H & S Schlaf- und Nerventee (D) Tee Baldrianwurzeln, Hopfenblüten, Melissenblätter, Rosmarinblätter	Keine wesentlichen zu erwarten	**Naturheilmittel** Zweckmäßig bei Schlafstörungen oder Einschlafschwierigkeiten, wenn eine positive Wirkung verspürt wird.
Ivadal (Ö) Filmtabl. Zolpidem *Rezeptpflichtig*	Albträume, Benommenheit, Depression, Einschränkung des Reaktionsvermögens, Schwindel, Doppeltsehen, Magenschmerzen, Erbrechen, Mundtrockenheit. Die vorliegenden Erfahrungen zeigen – wie bei den Benzodiazepinen – das Risiko von körperlicher Abhängigkeit und Entzugserscheinungen nach Absetzen des Mittels (z. B. Schlaflosigkeit)	**Therapeutisch zweckmäßig nur bei** kurzzeitiger Einnahme (einige Tage bis zu zwei Wochen). Suchtgefahr!
Kytta Sedativ Dragees (D) überzogene Tabl. Extrakte aus Baldrianwurzel, Hopfen, Passionsblume	Bei normaler Dosierung keine zu erwarten	**Naturheilmittel** Zweckmäßig als pflanzliches Beruhigungsmittel, wenn eine positive Wirkung verspürt wird.
Kytta-Sedativum für den Tag (D) überzogene Tabl. Trockenextrakt aus Passionsblumen	Bei normaler Dosierung keine zu erwarten	**Naturheilmittel** Zweckmäßig als pflanzliches Beruhigungsmittel, wenn eine positive Wirkung verspürt wird.

Präparat	Wichtigste Nebenwirkungen	Empfehlung
Lasea (D) Kaps. Lavendelöl	Aufstoßen, Übelkeit	**Wenig zweckmäßig** bei Unruhezuständen mit ängstlicher Verstimmung. Die therapeutische Wirksamkeit ist noch nicht ausreichend belegt.
Lendormin (D) Tabl. **Lendorm** (Ö) Tabl. Brotizolam *Rezeptpflichtig*	Schlaflosigkeit nach Absetzen des Mittels. Abhängigkeit. Bei älteren Menschen häufig Erregung statt Beruhigung (»paradoxe Reaktion«)	**Therapeutisch zweckmäßig nur, wenn** ein Schlafmittel notwendig ist, das sehr schnell und nur für kurze Zeit wirken soll. Suchtgefahr!
Lioran die Passionsblume (D) Kaps. Passionsblumenextrakt	Bei normaler Dosierung keine zu erwarten	**Naturheilmittel** Zweckmäßig als pflanzliches Beruhigungsmittel, wenn eine positive Wirkung verspürt wird.
Lormetazepam AL (D) Tabl. **Lormetazepam-ratiopharm** (D) Tabl. Lormetazepam *Rezeptpflichtig*	Schlaflosigkeit nach Absetzen des Mittels, Abhängigkeit. Bei älteren Menschen häufig Erregung statt Beruhigung (»paradoxe Reaktion«)	**Therapeutisch zweckmäßig nur bei** kurzzeitiger Einnahme (einige Tage bis zu zwei Wochen). Suchtgefahr!
Mogadan (D) Tabl. **Mogadon** (Ö) Tabl. Nitrazepam *Rezeptpflichtig*	Schlaflosigkeit nach Absetzen des Mittels, Abhängigkeit. Bei älteren Menschen häufig Erregung statt Beruhigung (»paradoxe Reaktion«)	**Wenig zweckmäßig als** Schlafmittel. Wegen sehr langer Wirkdauer Sturzgefahr, deshalb vor allem bei älteren Menschen abzuraten. Suchtgefahr!
Moradorm (D) Tabl. Diphenhydramin	Benommenheit am Tag, Hemmung des Traumschlafes, Mundtrockenheit, Magen-Darm-Störungen, Beschleunigung des Pulses möglich	**Therapeutisch zweckmäßig nur bei** kurzzeitiger Einnahme (einige Tage bis zu drei Wochen). Antihistaminikum.
Moradorm S (D) Filmtabl. Extrakte aus Baldrianwurzel, Passionsblumenkraut und Hopfenzapfen	Bei normaler Dosierung keine zu erwarten	**Naturheilmittel** Zweckmäßig als pflanzliches Beruhigungsmittel, wenn eine positive Wirkung verspürt wird.

Präparat	Wichtigste Nebenwirkungen	Empfehlung
Neurexan (D) Tabl., Mischung Enthält homöopathische Verdünnungen aus Passionsblume, Hafer, Kaffee und Zinkvalerianat	Bei normaler Dosierung keine zu erwarten	**Homöopathisches Mittel** in einer Kombination aus verschiedenen Inhaltsstoffen. Eine mögliche Wirksamkeit kann nur individuell beurteilt werden.
Neurodoron (D) Tabl. Enthält homöopathische Verdünnungen aus Kaliumphosphat, Gold, Eisensulfat und Bergkristall	Bei normaler Dosierung keine zu erwarten	**Anthroposophisches Mittel** in einer Kombination aus verschiedenen Inhaltsstoffen. Eine mögliche Wirksamkeit kann nur individuell beurteilt werden.
Nitrazepam-neuraxpharm (D) Tabl. **Nitrazepam AL** (D) Tabl. Nitrazepam *Rezeptpflichtig*	Schlaflosigkeit nach Absetzen des Mittels, Abhängigkeit. Bei älteren Menschen häufig Erregung statt Beruhigung (»paradoxe Reaktion«)	**Wenig zweckmäßig als** Schlafmittel. Wegen sehr langer Wirkdauer Sturzgefahr, deshalb vor allem bei älteren Menschen abzuraten. Suchtgefahr!
Noctamide (D) Tabl. **Noctamid** (D/Ö) Tabl. Lormetazepam *Rezeptpflichtig*	Schlaflosigkeit nach Absetzen des Mittels, Abhängigkeit. Bei älteren Menschen häufig Erregung statt Beruhigung (»paradoxe Reaktion«)	**Therapeutisch zweckmäßig nur bei** kurzzeitiger Einnahme (einige Tage bis zu zwei Wochen). Suchtgefahr!
Noctor (Ö) Drag. Diphenhydramin *Rezeptpflichtig*	Benommenheit am Tag, Hemmung des Traumschlafes, Mundtrockenheit, Magen-Darm-Störungen, Beschleunigung des Pulses möglich	**Therapeutisch zweckmäßig nur bei** kurzzeitiger Einnahme (einige Tage bis zu drei Wochen). Antihistaminikum.
Pascoflair (D) überzogene Tabl. Passionsblumenextrakt	Bei normaler Dosierung keine zu erwarten	**Naturheilmittel** Zweckmäßig als pflanzliches Beruhigungsmittel, wenn eine positive Wirkung verspürt wird.
Planum (D) Kaps. Temazepam *Rezeptpflichtig*	Schlaflosigkeit nach Absetzen des Mittels, Abhängigkeit. Bei älteren Menschen häufig Erregung statt Beruhigung (»paradoxe Reaktion«)	**Therapeutisch zweckmäßig nur bei** kurzzeitiger Einnahme (einige Tage bis zu zwei Wochen). Suchtgefahr!

Präparat	Wichtigste Nebenwirkungen	Empfehlung
Remestan (D) Kaps., Mitekaps. Temazepam *Rezeptpflichtig*	Schlaflosigkeit nach Absetzen des Mittels, Abhängigkeit. Bei älteren Menschen häufig Erregung statt Beruhigung (»paradoxe Reaktion«)	**Therapeutisch zweckmäßig nur bei** kurzzeitiger Einnahme (einige Tage bis zu zwei Wochen). Suchtgefahr!
Rohypnol (D/Ö) Filmtabl. Flunitrazepam *Rezeptpflichtig, Betäubungsmittel*	Schlaflosigkeit nach Absetzen des Mittels, Abhängigkeit. Bei älteren Menschen häufig Erregung statt Beruhigung (»paradoxe Reaktion«)	**Wenig zweckmäßig als** Schlafmittel. Wegen langer Wirkdauer Sturzgefahr, deshalb vor allem bei älteren Menschen abzuraten. Suchtgefahr!
Schlafsterne (D) Tabl. Doxylamin	Benommenheit am Tag, Hemmung des Traumschlafes, Mundtrockenheit, Magen-Darm-Störungen, Beschleunigung des Pulses möglich	**Therapeutisch zweckmäßig nur bei** kurzzeitiger Einnahme (einige Tage bis zu drei Wochen). Antihistaminikum.
Schlaf Tabs-ratiopharm (D) Tabl. Doxylamin	Benommenheit am Tag, Hemmungen des Traumschlafes, Mundtrockenheit, Magen-Darm-Störungen, Beschleunigung des Pulses möglich	**Therapeutisch zweckmäßig nur bei** kurzzeitiger Einnahme (einige Tage bis zu drei Wochen). Antihistaminikum.
Sedacur forte (D) Drag. Extrakte aus Baldrianwurzel, Melissenblättern, Hopfenzapfen	Keine wesentlichen zu erwarten	**Naturheilmittel** Zweckmäßig als pflanzliches Beruhigungsmittel, wenn eine positive Wirkung verspürt wird.
Sedariston Konzentrat (D) Hartkaps. Johanniskrautextrakt, Baldrianextrakt	Hautreaktionen bei starkem Sonnenlicht. Achtung: Bei Johanniskraut gefährliche Wechselwirkungen mit anderen Medikamenten möglich!	**Wenig zweckmäßig** Baldrian und Johanniskraut besitzen unterschiedliche Wirkcharakteristika.
Sedariston plus (D) Tropfen Extrakte aus Johanniskraut, Baldrianwurzel und Melisse	Hautreaktionen bei starkem Sonnenlicht. Achtung: Bei Johanniskraut gefährliche Wechselwirkungen mit anderen Medikamenten möglich!	**Wenig zweckmäßig** Baldrian und Johanniskraut besitzen unterschiedliche Wirkcharakteristika. Johanniskraut wirkt nicht schlaffördernd.

Präparat	Wichtigste Nebenwirkungen	Empfehlung
Sidroga Johanniskrauttee (D) Tee Johanniskraut	Hautreaktionen bei starker Sonnenbestrahlung möglich. Achtung: Gefährliche Wechselwirkungen mit anderen Medikamenten möglich!	**Naturheilmittel** Zweckmäßig bei leichten depressiven Verstimmungen, wenn eine positive Wirkung verspürt wird. Johanniskraut wirkt nicht schlaffördernd.
Sidroga Schlaf- und Nerventee (D/Ö) Tee Baldrianwurzel, Passionsblume, Melissenblätter, Fischweide, Krause Minze	Keine wesentlichen zu erwarten	**Naturheilmittel** Zweckmäßig bei Schlafstörungen oder Einschlafschwierigkeiten, wenn eine positive Wirkung verspürt wird.
Somnal (Ö) Filmtabl. Zopiclon *Rezeptpflichtig*	Albträume, Benommenheit, Depression, Einschränkung des Reaktionsvermögens, Schwindel, Doppeltsehen, Magenschmerzen, Erbrechen, Mundtrockenheit. Die vorliegenden Erfahrungen zeigen – wie bei den Benzodiazepinen – das Risiko von körperlicher Abhängigkeit und Entzugserscheinungen nach Absetzen des Mittels (z. B. Schlaflosigkeit)	**Therapeutisch zweckmäßig nur bei** kurzzeitiger Einnahme (einige Tage bis zu zwei Wochen).
Somnubene (Ö) Filmtabl. Flunitrazepam *Rezeptpflichtig*	Schlaflosigkeit nach Absetzen des Mittels, Abhängigkeit. Bei älteren Menschen häufig Erregung statt Beruhigung (»paradoxe Reaktion«)	**Wenig zweckmäßig als** Schlafmittel. Wegen langer Wirkdauer Sturzgefahr, deshalb bei älteren Menschen abzuraten. Suchtgefahr!
Sonata (D) Hartkaps. Zaleplon *Rezeptpflichtig*	Albträume, Benommenheit, Depression, Einschränkung des Reaktionsvermögens, Schwindel, Doppeltsehen, Magenschmerzen, Erbrechen, Mundtrockenheit. Die vorliegenden Erfahrungen zeigen – wie bei den Benzodiazepinen – das Risiko von körperlicher Abhängigkeit und Entzugserscheinungen nach Absetzen des Mittels (z. B. Schlaflosigkeit)	**Zweckmäßig nur zur** kurzzeitigen Einnahme (einige Tage bis zu zwei Wochen). Das Sucht- und Missbrauchspotenzial ist ähnlich einzuschätzen wie bei den Benzodiazepinen.

Präparat	Wichtigste Nebenwirkungen	Empfehlung
Staurodorm Neu (D) Tabl. Flurazepam *Rezeptpflichtig*	Benommenheit am Tag, bei länger Einnahme Entzugssymptome (z. B. Schlafstörungen, Angst) und Abhängigkeit. Bei älteren Menschen häufig Erregung statt Beruhigung (»paradoxe Reaktion«)	**Wenig zweckmäßig als** Schlafmittel. Wegen sehr langer Wirkdauer Sturzgefahr, deshalb bei älteren Menschen abzuraten. Suchtgefahr!
Stilnox (D) Filmtabl. Zolpidem *Rezeptpflichtig*	Albträume, Benommenheit, Depression, Einschränkung des Reaktionsvermögens, Schwindel, Doppeltsehen, Magenschmerzen, Erbrechen, Mundtrockenheit. Die vorliegenden Erfahrungen zeigen – wie bei den Benzodiazepinen – das Risiko von körperlicher Abhängigkeit und Entzugserscheinungen nach Absetzen des Mittels (z. B. Schlaflosigkeit)	**Therapeutisch zweckmäßig nur bei** kurzzeitiger Einnahme (einige Tage bis zu zwei Wochen). Suchtgefahr!
Temazep-CT (D) Kaps. Temazepam *Rezeptpflichtig*	Schlaflosigkeit nach Absetzen des Mittels, Abhängigkeit. Bei älteren Menschen häufig Erregung statt Beruhigung (»paradoxe Reaktion«)	**Therapeutisch zweckmäßig nur bei** kurzzeitiger Einnahme (einige Tage bis zu zwei Wochen). Suchtgefahr!
Temesta (Ö) Tabl., Amp. Lorazepam *Rezeptpflichtig*	Schlaflosigkeit nach Absetzen des Mittels, Abhängigkeit. Bei älteren Menschen häufig Erregung statt Beruhigung (»paradoxe Reaktion«)	**Therapeutisch zweckmäßig nur bei** kurzzeitiger Einnahme (einige Tage bis zu zwei Wochen). Suchtgefahr!
Thüringer Baldriantinktur (D) Lösung Baldrianextrakt	Keine wesentlichen zu erwarten. Enthält Alkohol!	**Naturheilmittel** Zweckmäßig als pflanzliches Beruhigungsmittel, wenn eine positive Wirkung verspürt wird.
Vivinox Day (D) Drag. Extrakte aus Baldrianwurzel, Hopfenzapfen, Passionsblume	Keine wesentlichen zu erwarten	**Naturheilmittel** Zweckmäßig als pflanzliches Beruhigungsmittel, wenn eine positive Wirkung verspürt wird.

Präparat	Wichtigste Nebenwirkungen	Empfehlung
Vivinox Sleep (D) Drag. **Vivinox Sleep stark** (D) Tabl. Diphenhydramin	Benommenheit am Tag, Hemmung des Traumschlafes, Mundtrockenheit, Magen-Darm-Störungen, Herzrhythmusstörungen	**Therapeutisch zweckmäßig nur bei** kurzzeitiger Einnahme (einige Tage bis zu drei Wochen). Antihistaminikum.
Ximovan (D) Filmtabl. Zopiclon *Rezeptpflichtig*	Albträume, Benommenheit, Depression, Einschränkung des Reaktionsvermögens, Schwindel, Doppeltsehen, Magenschmerzen, Erbrechen, Mundtrockenheit. Die vorliegenden Erfahrungen zeigen – wie bei den Benzodiazepinen – das Risiko von körperlicher Abhängigkeit und Entzugserscheinungen nach Absetzen des Mittels (z. B. Schlaflosigkeit)	**Therapeutisch zweckmäßig nur bei** kurzzeitiger Einnahme (einige Tage bis zu zwei Wochen). Suchtgefahr!
Zincum valerianicum (D) Tinktur Homöopathische Baldriantinktur	Keine wesentlichen zu erwarten, enthält geringe Mengen an Alkohol pro Dosierung	**Homöopathisches Mittel** Zweckmäßig, wenn eine positive Wirkung verspürt wird.
Zoldem (Ö) **Zolpidem AL** (D) **Zolipdem – 1 A Pharma** (D) **Zolpidem HEXAL** (Ö) **Zolpidem-ratiopharm** (D/Ö) **Zolipdem Sandoz** (D) **Zolipdem STADA** (D) **Zolpi-Lich** (D) Filmtabletten *Wirkstoff:* Zolpidem *Rezeptpflichtig*	Albträume, Benommenheit, Depression, Einschränkung des Reaktionsvermögens, Schwindel, Doppeltsehen, Magenschmerzen, Erbrechen, Mundtrockenheit. Die vorliegenden Erfahrungen zeigen ein geringeres Risiko von körperlicher Abhängigkeit und Entzugserscheinungen nach Absetzen des Mittels (z. B. Schlaflosigkeit)	**Therapeutisch zweckmäßig nur bei** kurzzeitiger Einnahme (einige Tage bis zu zwei Wochen). Suchtgefahr!

Präparat	Wichtigste Nebenwirkungen	Empfehlung
Zopiclodura (D) **Zopiclon AbZ** (D) **Zopiclon AL** (D) **Zopiclon beta** (D) **Zopiclon-CT** (D) **Zopiclon-neuraxpharm** (D) **Zopiclon-ratiopharm** (D) **Zopiclon Sandoz** (D) **Zopiclon STADA** (D) Filmtabletten *Wirkstoff:* Zopiclon *Rezeptpflichtig*	Albträume, Benommenheit, Depression, Einschränkung des Reaktionsvermögens, Schwindel, Doppeltsehen, Magenschmerzen, Erbrechen, Mundtrockenheit. Die vorliegenden Erfahrungen zeigen – wie bei den Benzodiazepinen – das Risiko von körperlicher Abhängigkeit und Entzugserscheinungen nach Absetzen des Mittels (z. B. Schlaflosigkeit)	**Therapeutisch zweckmäßig nur bei** kurzzeitiger Einnahme (einige Tage bis zu zwei Wochen). Suchtgefahr!

2.2. Beruhigungsmittel (Tranquilizer und andere Mittel)

Nervosität, Angespanntheit und Angstzustände sind alltägliche Bestandteile des Lebens. Das Empfinden von Angst ist oft ein natürlicher und wichtiger Schutzmechanismus. Angespanntheit kann die Leistungsfähigkeit erhöhen.

Am Arbeitsplatz und im privaten Alltag entstehen jedoch oft Stresssituationen, mit denen man nicht so leicht fertigwird. Mögliches Resultat: Angst und deren Folgen (Durchfall, Schmerzen, Herzklopfen, Ticks), die nicht mehr als »normal« empfunden werden und das eigene Wohlbefinden oder das anderer beeinträchtigen. Angstzustände sind oft von Beschwerden begleitet, die durch körperliche Reaktionen (z. B. Schwitzen) entstehen. Umgekehrt können körperliche Erkrankungen (vor allem Herzkrankheiten) zu einer »Begleitangst« führen.

Beruhigung ohne Medikamente

»Beruhigen« können auch nichtmedikamentöse Maßnahmen, z. B. Entspannungsübungen und psychologische Beratung.

Beruhigung durch Medikamente

In den letzten 30 Jahren ist neben die Droge Alkohol – dem wohl ältesten Beruhigungsmittel der Welt – die Therapie mit Tranquilizern getreten. Das Ansteigen von körperlichen und psychischen Stresser-scheinungen oder die mangelnde Bereitschaft, mit ihnen fertigzuwer-den, eröffnete für die Pharmaindustrie einen großen Markt. »Aufwind für die Psyche«, »Lösung für Scheinprobleme«, »Nimmt die Angst, aber nicht die Gefühle« – mit diesen flotten Sprüchen wurden die Tranquilizer beworben. Mitte der Achtzigerjahre wurden in Deutsch-land bereits 40 Millionen Packungen solcher Mittel verkauft. Als je-doch zunehmend bekannt wurde, dass Tranquilizer süchtig machen können, setzte eine Gegenbewegung ein. Die Verkaufszahlen sanken auf 17 Millionen Packungen im Jahr 2000 und auf weit unter 10 Millionen verkaufte Packungen im Jahr 2010.

Benzodiazepin-Tranquilizer

Die angstdämpfende Wirkung von Benzodiazepin-Tranquilizern (z. B. *Adumbran, Generika mit dem Namen Alprazolam + Firmenbe-zeichnung, Anxiolit, Bromazanil, Generika mit dem Namen Bromazepam + Firmenbezeichnung, Generika mit dem Namen Diazepam + Firmenbezeichnung, Faustan, Frisium, Gewacalm, Lexostad, Lexotanil, Generika mit dem Namen Lorazepam + Fir-menbezeichnung, Normoc, Oxa-CT, Generika mit dem Namen Oxazepam + Firmenbezeichnung, Praxiten, Psychopax, Rudotel, Tafil, Tavor, Temesta, Tolid, Tranxilium, Valocordin Doazepam, Xanor*) ist durch viele Studien belegt.

Die Ursachen der Angst werden jedoch nicht beseitigt – im Gegenteil: Beruhigungsmittel wirken bewusstseins- oder gefühlsmindernd und können so die notwendige aktive Auseinandersetzung mit den Stress-faktoren sogar verhindern. Sie können nur als vorübergehende Hilfe zur Überbrückung von Extremsituationen dienen und z. B. den Über-gang zu anderen Behandlungsformen wie Psychotherapie erleichtern.

Alle Mittel wirken
– angstlösend,
– dämpfend, bewusstseinstrübend, ermüdend,
– muskelentspannend,
– und krampflösend.

Sucht . . .

Benzodiazepin-Tranquilizer machen sich oft selbst unentbehrlich. Schon nach der Einnahme über einige Wochen können beim Absetzen der Medikamente genau die Symptome verstärkt hervorgerufen werden, gegen die sie wirken: Angstzustände, Schweißausbrüche, Schlaf-störungen. Der Weg zum Arzt und die Bitte um ein weiteres Rezept sind nur allzu oft die Folge dieser Erscheinungen. Damit hat der ge-fährliche Weg zu einer dauernden Einnahme dieser Mittel und damit zur Tranquilizersucht begonnen.

Nach längerer Einnahme sollte daher das Absetzen dieser Mittel all-mählich erfolgen. Einige Mittel (z. B. *Tavor*) stehen im Verdacht, ein besonders großes Risiko von Abhängigkeit zu haben.

... und Wirkungsverlust

Die lange Einnahme von Beruhigungsmitteln führt zu einer Abschwä-chung der Wirkung – nach vier Monaten lässt sich keine angstlösende Wirkung mehr nachweisen.

Aus beiden Gründen ist nur die kurzzeitige Einnahme dieser Mittel vertretbar.

Nebenwirkungen

Nebenwirkungen sind nicht sehr häufig, bei Menschen über 60 Jahren treten sie jedoch viermal so oft auf wie bei den übrigen. Zum Beispiel Verwirrung, starke Bewusstseinsdämpfung, unkoordinierte Bewe-gungen, Muskelerschlaffung und Kopfschmerzen sowie Artikulations-störungen (besonders bei älteren Menschen). Bei lang wirksamen Tranquilizern kommt es bei älteren Patienten vermutlich aufgrund der dämpfenden Wirkung bei Stürzen häufiger zu Schenkelhalsbrü-chen.

Achtung: Weil Menschen über 65 auf Benzodiazepine stärker anspre-chen, sollte bei ihnen die Dosis generell auf ein Drittel oder Viertel herabgesetzt werden.

Bei Benzodiazepinen, deren Wirkung schnell eintritt (z. B. *Halcion*), wurden auch Bewusstseinsausfälle beobachtet, die jedoch die Hand-lungsfähigkeit nicht reduzierten. In diesem Zustand können für Pa-tienten gefährliche Situationen entstehen – z. B. unkontrollierte emo-tionale Reaktionen oder unbeabsichtigte Gewalttaten.

All diese Nebenwirkungen können auch noch auftreten, wenn man längst mit dem Schlucken der Mittel aufgehört hat – weil die Wirkstof-fe im Körper nur langsam abgebaut werden. Benzodiazepine beein-trächtigen die Reaktionsfähigkeit, besonders in Kombination mit Al-kohol.

Schwangerschaft

Bei der Einnahme im ersten Drittel der Schwangerschaft sind Missbildungen des Embryos nicht auszuschließen. Frauen, die während der Schwangerschaft regelmäßig Beruhigungsmittel schlucken, riskieren auch, dass ihre Säuglinge ebenfalls »beruhigt« oder sogar süchtig werden. Diese sind nach der Geburt häufig gedämpft, trinkfaul und haben eine niedrige Körpertemperatur. Gelegentliche, einzelne Einnahmen von Benzodiazepinen während der Schwangerschaft sind wahrscheinlich unproblematisch.

Welches Mittel?

Für die Auswahl ist vor allem die Wirkungsdauer wichtig. Als Beruhigungsmittel sind mittellang und lang wirkende Benzodiazepine geeignet:

a) Mittellang wirkende Benzodiazepine sind: Oxazepam (enthalten z. B. in *Adumbran, Anxiolit, Normoc, Oxa-CT, Generika mit dem Namen Oxazepam + Firmenname, Praxiten*), Lorazepam (enthalten z. B. in *Generika mit dem Namen Lorazepam + Firmenname, Tavor, Temesta, Tolid*), Bromazepam (enthalten z. B. in *Generika mit dem Namen Bromazepam + Firmenname, Lexotanil, Normoc*) und Alprazolam (enthalten z. B. in *Generika mit dem Namen Alprazolam + Firmenname, Tafil, Xanor*).

b) Lang wirkende Benzodiazepine sind: Clorazepat (enthalten z. B. in *Tranxilium*), Clobazam (enthalten z. B. in *Frisium*), Diazepam (enthalten z. B. in *Generika mit dem Namen Diazepam + Firmenbezeichnung, Faustan, Gewacalm, Psychopax*).

Bei Benzodiazepinen mit langer Wirkungsdauer besteht eine geringere Gefahr von Entzugssymptomen nach dem Absetzen des Mittels.

Neuroleptika und Antidepressiva

Die Arzneimittelkommission der Deutschen Ärzteschaft rät davon ab, bei Angst- und Spannungszuständen Neuroleptika (siehe Kapitel 2.5.: Mittel gegen Psychosen [Neuroleptika]) oder Antidepressiva (siehe Kapitel 2.4.: Mittel gegen Depressionen) zu verwenden. Entgegen dieser Empfehlung werden manche Neuroleptika von den Herstellern auch als Beruhigungsmittel empfohlen, und sie werden von manchen Ärzten hauptsächlich als solche verschrieben.

Antidepressiva können bei Panikattacken und bei Schlafstörungen und Angstzuständen in Verbindung mit Depressionen sinnvoll sein.

Naturheilmittel

Als »Hausmittel« zur Beruhigung gelten Pflanzen oder Pflanzenextrakte wie Baldrian, Hopfen, Melisse, Passionsblume, Wurzelstock und andere. Solche Extrakte finden sich auch in industriell erzeugten Arzneimitteln, z. B. Baldrian-Extrakt in *Baldrian-Dispert*. Manche Mittel enthalten auch Kombinationen mehrerer Pflanzen oder Pflanzenextrakte (z. B. *Baldriparan, Passedan-Tropfen*).

Die Wirksamkeit dieser Mittel ist streng wissenschaftlich nicht bewiesen. Wenn man allerdings eine positive Wirkung verspürt, haben sie gewisse Vorteile: Sie können nicht süchtig machen und haben auch keine schwerwiegenden Nebenwirkungen. Ihre Verwendung bei psychisch bedingten Störungen kann daher sinnvoll sein. Positiv bewertet wurden reine Baldrian-Präparate aus offizinellem (d. h. im Deutschen Arzneimittelbuch registrierten) Baldrian und Kombinationen von Baldrian mit Hopfen oder Passionsblume.

Johanniskraut (lateinischer Name *Hypericum perforatum*)

Dem Johanniskraut (enthalten z. B. in *Jarsin*; aber auch in Kombinationsmitteln wie *Sedariston*) wird eine sehr milde antidepressive Wirkung zugeschrieben. Wegen zahlreichen gefährlichen Wechselwirkungen mit anderen Arzneimitteln ist der Verbrauch in den vergangenen Jahren stark zurückgegangen. Die Verwendung ist nur bei leichten depressiven Verstimmungen sinnvoll.

2.2. Beruhigungsmittel (Tranquilizer und andere Mittel)

Präparat	Wichtigste Nebenwirkungen	Empfehlung
Adumbran (D) Tabl. Oxazepam *Rezeptpflichtig*	Müdigkeit, Beeinträchtigung der Konzentration und Koordination (Vorsicht beim Autofahren, besonders mit Alkohol), bei längerer Einnahme Abhängigkeit und Entzugssymptome (z. B. Schlaflosigkeit, Angst)	**Therapeutisch zweckmäßig nur bei** kurzzeitiger Einnahme (einige Tage bis zu zwei Wochen). Lang bewährter Inhaltsstoff mit mittlerer Wirkungsdauer. Suchtgefahr!

Präparat	Wichtigste Nebenwirkungen	Empfehlung
Alprazolam – **1 A Pharma** (D) **Alprazolam AL** (D) **Alprazolam-** **ratiopharm** (D) **Alprazolam Sandoz** (D) Tabletten *Wirkstoff:* Alprazolam *Rezeptpflichtig*	Müdigkeit, Beeinträchtigung der Konzentration und Koordination (Vorsicht beim Autofahren, besonders mit Alkohol), bei längerer Einnahme Abhängigkeit und Entzugssymptome (z. B. Schlaflosigkeit, Angst)	**Therapeutisch zweckmäßig nur bei** kurzzeitiger Einnahme (einige Tage bis zu zwei Wochen). Mittlere Wirkungsdauer. Suchtgefahr!
Anxiolit (Ö) Drag., Fortetabl., Retardkaps. Oxazepam *Rezeptpflichtig*	Müdigkeit, Beeinträchtigung der Konzentration und Koordination (Vorsicht beim Autofahren, besonders mit Alkohol), bei längerer Einnahme Abhängigkeit und Entzugssymptome (z. B. Schlaflosigkeit, Angst)	**Therapeutisch zweckmäßig nur bei** kurzzeitiger Einnahme (einige Tage bis zu zwei Wochen). Lang bewährter Inhaltsstoff mit mittlerer Wirkungsdauer. Suchtgefahr!
Atarax (D/Ö) Filmtabl. Hydroxyzin *Rezeptpflichtig*	Müdigkeit, Beeinträchtigung der Konzentration und Koordination (Vorsicht beim Autofahren, besonders mit Alkohol)	**Wenig zweckmäßig** Nur zur kurzzeitigen Einnahme vertretbar. Antihistaminikum (Mittel gegen Allergien) mit beruhigender Wirkung, nicht spezifisch angstlösend wirksam.
Baldrian-Dispert (D) überzogene Tabl. **Baldrian-Dispert Tag zur** **Beruhigung** (D) Drag. Baldrianwurzelextrakt	Bei normaler Dosierung keine zu erwarten. Alkoholwirkung durch Baldrian verstärkt	**Naturheilmittel** mit pflanzlichen Inhaltsstoffen. Zweckmäßig, wenn Patient positive Wirkung verspürt.
Baldriparan zur **Beruhigung** (D) Drag. Baldrianwurzelextrakt, Hopfenextrakt, Melissenblätterextrakt	Bei normaler Dosierung keine zu erwarten. Alkoholwirkung durch Baldrian verstärkt	**Naturheilmittel** mit pflanzlichen Inhaltsstoffen. Kombination von Baldrianextrakt mit anderen Pflanzenextrakten. Zweckmäßig, wenn Patient positive Wirkung verspürt. Reine Baldrianextrakte sind vorzuziehen.

Präparat	Wichtigste Nebenwirkungen	Empfehlung
Bromazanil (D) **Bromazepam –** **1 A Pharma** (D) **Bromazepam AL** (D) **Bromazepam dura** (D) Tabletten *Wirkstoff:* Bromazepam *Rezeptpflichtig*	Müdigkeit, Beeinträchtigung der Konzentration und Koordination (Vorsicht beim Autofahren, besonders mit Alkohol), bei längerer Einnahme Abhängigkeit und Entzugssymptome (z. B. Schlaflosigkeit, Angst)	**Therapeutisch zweckmäßig nur bei** kurzzeitiger Einnahme (einige Tage bis zu zwei Wochen). Mittlere Wirkungsdauer. Suchtgefahr!
Bromazepam-neuraxpharm (D) **Bromazepam-ratiopharm** (D) **Bromazep-CT** (D) **Bromazepam Genericon** (Ö) Tabletten *(Bromazepam Genericon: Filmtabletten)* *Wirkstoff:* Bromazepam *Rezeptpflichtig*	Müdigkeit, Beeinträchtigung der Konzentration und Koordination (Vorsicht beim Autofahren, besonders mit Alkohol), bei längerer Einnahme Abhängigkeit und Entzugssymptome (z. B. Schlaflosigkeit, Angst)	**Therapeutisch zweckmäßig nur bei** kurzzeitiger Einnahme (einige Tage bis zu zwei Wochen). Mittlere Wirkungsdauer. Suchtgefahr!
Diazepam Desitin rectal tube (D) Lösung Diazepam *Rezeptpflichtig*	Müdigkeit, Beeinträchtigung der Konzentration und Koordination (Vorsicht beim Autofahren, besonders mit Alkohol). Bei längerer Anwendung Abhängigkeit und Entzugssymptome (z. B. Schlaflosigkeit, Angst) möglich	**Therapeutisch zweckmäßig nur zur** akuten Anwendung, (auch bei Kindern), z. B. bei Fieberkrämpfen, Epilepsie und Erregungszuständen, wenn eine rektale Anwendung notwendig ist.
Diazepam AbZ (D) Tabl., Tropfen, Injektionslösung **Diazepam Lipuro** (D) Injektionslösung **Diazepam-ratiopharm** (D) Tabl., Tropfen, Zäpfchen, Injektionslösung **Diazepam Rotexmedia** (D) Injektionslösung **Diazepam STADA** (D) Tabl. Injektionslösung Diazepam *Rezeptpflichtig*	Müdigkeit, Beeinträchtigung der Konzentration und Koordination (Vorsicht beim Autofahren, besonders mit Alkohol), bei längerer Einnahme Abhängigkeit und Entzugssymptome (z. B. Schlaflosigkeit, Angst). Lokale Gefäß- und Muskelschäden bei Injektionen	**Therapeutisch zweckmäßig nur bei** kurzzeitiger Einnahme (einige Tage bis zu zwei Wochen). Lang bewährter Inhaltsstoff (Diazepam) mit langer Wirkungsdauer (mehr als 24 h). Suchtgefahr! Injektionen nur zur Soforttherapie geeignet.

Präparat	Wichtigste Nebenwirkungen	Empfehlung
Faustan (D) Tabl., Injektionslösung Diazepam *Rezeptpflichtig*	Müdigkeit, Beeinträchtigung der Konzentration und Koordination (Vorsicht beim Autofahren, besonders mit Alkohol), bei längerer Einnahme Abhängigkeit und Entzugssymptome (z. B. Schlaflosigkeit, Angst). Lokale Gefäß- und Muskelschäden bei Injektionen	**Therapeutisch zweckmäßig nur bei** kurzzeitiger Einnahme (einige Tage bis zu zwei Wochen). Lang bewährter Inhaltsstoff mit langer Wirkungsdauer (mehr als 24 h). Suchtgefahr! Injektionen nur zur Soforttherapie geeignet.
Frisium (D/Ö) Tabl. Clobazam *Rezeptpflichtig*	Müdigkeit, Beeinträchtigung der Konzentration und Koordination (Vorsicht beim Autofahren, besonders mit Alkohol), bei längerer Einnahme Abhängigkeit und Entzugssymptome (z. B. Schlaflosigkeit, Angst)	**Therapeutisch zweckmäßig nur bei** kurzzeitiger Einnahme (einige Tage bis zu zwei Wochen). Lange Wirkungsdauer (mehr als 24 h). Suchtgefahr!
Gewacalm (Ö) Tabl., Amp. Diazepam *Rezeptpflichtig*	Müdigkeit, Beeinträchtigung der Konzentration und Koordination (Vorsicht beim Autofahren, besonders mit Alkohol), bei längerer Einnahme Abhängigkeit und Entzugssymptome (z. B. Schlaflosigkeit, Angst). Lokale Gefäß- und Muskelschäden bei Injektionen	**Therapeutisch zweckmäßig nur bei** kurzzeitiger Einnahme (einige Tage bis zu zwei Wochen). Lang bewährter Inhaltsstoff mit langer Wirkungsdauer (mehr als 24 h). Suchtgefahr! Injektionen nur zur Soforttherapie geeignet.
Insidon (D/Ö) Drag., nur D: Filmtabl., Tropfen Opipramol *Rezeptpflichtig*	Mundtrockenheit, Herzklopfen, Sehstörungen, Augenschäden, Verstopfung, Störungen beim Harnlassen. Sorgfältige Kontrolle bei Patienten mit Grünem Star und Prostatavergrößerung nötig	**Wenig zweckmäßig als** Beruhigungsmittel z. B. bei den vom Hersteller angegebenen Anwendungsgebieten wie Konzentrationsstörungen. Schwach wirksames Mittel gegen Depressionen und Angstzustände.
Jarsin (D/Ö) Drag., Filmtabl. Johanniskraut-Extrakt *Rezeptpflichtig (Ö)*	Hautreaktionen bei starker Sonnenbestrahlung möglich. Achtung: Gefährliche Wechselwirkungen mit anderen Medikamenten möglich!	**Naturheilmittel** mit pflanzlichen Inhaltsstoffen. Zweckmäßig bei leichten depressiven Verstimmungen. Johanniskraut wirkt allerdings nicht beruhigend.

Präparat	Wichtigste Nebenwirkungen	Empfehlung
Kytta-Sedativum Dragees (D) überzogene Tabl. Extrakt aus Baldrianwurzel, Hopfenzapfen und Passionsblumenkraut	Allergische Hauterscheinungen möglich. Alkoholwirkung durch Baldrian verstärkt	**Naturheilmittel** mit pflanzlichen Inhaltsstoffen. Zweckmäßig als Beruhigungsmittel, wenn eine positive Wirkung verspürt wird. Reine Baldrianextrakte sind vorzuziehen.
Kytta-Sedativum für den Tag (D) überzogene Tabl. Extrakt aus Passionsblumenkraut	Allergische Hauterscheinungen möglich	**Naturheilmittel** mit pflanzlichem Inhaltsstoff. Zweckmäßig als Beruhigungsmittel, wenn eine positive Wirkung verspürt wird.
Lexostad (D) Tabl. **Lexotanil** (D/Ö) Tabl. Bromazepam *Rezeptpflichtig*	Müdigkeit, Beeinträchtigung der Konzentration und Koordination (Vorsicht beim Autofahren, besonders mit Alkohol), bei längerer Einnahme Abhängigkeit und Entzugssymptome (z. B. Schlaflosigkeit, Angst)	**Therapeutisch zweckmäßig nur bei** kurzzeitiger Einnahme (einige Tage bis zu zwei Wochen). Mittlere Wirkungsdauer. Suchtgefahr!
Lorazepam dura (D) **Lorazepam-neuraxpharm** (D) **Lorazepam-ratiopharm** (D) Tabletten *Wirkstoff:* Lorazepam *Rezeptpflichtig*	Müdigkeit, Beeinträchtigung der Konzentration und Koordination (Vorsicht beim Autofahren, besonders mit Alkohol), bei längerer Einnahme Abhängigkeit und Entzugssymptome (z. B. Schlaflosigkeit, Angst). Möglicherweise größeres Abhängigkeitsrisiko	**Therapeutisch zweckmäßig nur bei** kurzzeitiger Einnahme (einige Tage bis zu zwei Wochen). Mittlere Wirkungsdauer. Suchtgefahr!
Normoc (D) Tabl. Bromazepam *Rezeptpflichtig*	Müdigkeit, Beeinträchtigung der Konzentration und Koordination (Vorsicht beim Autofahren, besonders mit Alkohol), bei längerer Einnahme Abhängigkeit und Entzugssymptome (z. B. Schlaflosigkeit, Angst)	**Therapeutisch zweckmäßig nur bei** kurzzeitiger Einnahme (einige Tage bis zu zwei Wochen). Mittlere Wirkungsdauer. Suchtgefahr!

Präparat	Wichtigste Nebenwirkungen	Empfehlung
Oxa-CT (D) **Oxazepam –** **1 A Pharma** (D) **Oxazepam AL** (D) **Oxazepam HEXAL** (D) **Oxazepam-** **neuraxpharm** (D) **Oxazepam-** **ratiopharm** (D) **Oxazepam STADA** (D) Tabletten *Wirkstoff:* Oxazepam *Rezeptpflichtig*	Müdigkeit, Beeinträchtigung der Konzentration und Koordination (Vorsicht beim Autofahren, besonders mit Alkohol), bei längerer Einnahme Abhängigkeit und Entzugssymptome (z. B. Schlaflosigkeit, Angst)	**Therapeutisch zweckmäßig nur bei** kurzzeitiger Einnahme (einige Tage bis zu zwei Wochen). Lang bewährter Inhaltsstoff mit mittlerer Wirkungsdauer. Suchtgefahr!
Passedan Tropfen (Ö) Tropfen Pflanzenextrakte u. a. Baldrian	Bei normaler Dosierung keine zu erwarten. Alkoholwirkung durch Baldrian verstärkt	**Naturheilmittel** mit pflanzlichen Inhaltsstoffen. Kombination von Baldrianextrakt mit anderen Pflanzenextrakten. Zweckmäßig, wenn Patient positive Wirkung verspürt. Reine Baldrianextrakte sind vorzuziehen.
Praxiten (D/Ö) Tabl. in D zus.: Fortetabl. Oxazepam *Rezeptpflichtig*	Müdigkeit, Beeinträchtigung der Konzentration und Koordination (Vorsicht beim Autofahren, besonders mit Alkohol), bei längerer Einnahme Abhängigkeit und Entzugssymptome (z. B. Schlaflosigkeit, Angst)	**Therapeutisch zweckmäßig nur bei** kurzzeitiger Einnahme (einige Tage bis zu zwei Wochen). Lang bewährter Inhaltsstoff mit mittlerer Wirkungsdauer. Suchtgefahr!
Psychopax (Ö) Tropfen Diazepam *Rezeptpflichtig*	Müdigkeit, Beeinträchtigung der Konzentration und Koordination (Vorsicht beim Autofahren, besonders mit Alkohol), bei längerer Einnahme Abhängigkeit und Entzugssymptome (z. B. Schlaflosigkeit, Angst)	**Therapeutisch zweckmäßig nur bei** kurzzeitiger Einnahme (einige Tage bis zu zwei Wochen). Lang bewährter Inhaltsstoff mit langer Wirkungsdauer (mehr als 24 h). Suchtgefahr!
Rudotel (D) Tabl. Medazepam *Rezeptpflichtig*	Müdigkeit, Beeinträchtigung der Konzentration und Koordination (Vorsicht beim Autofahren, besonders mit Alkohol), bei längerer Einnahme Abhängigkeit und Entzugssymptome (z. B. Schlaflosigkeit, Angst)	**Therapeutisch zweckmäßig nur bei** kurzzeitiger Einnahme (einige Tage bis zu zwei Wochen). Lange Wirkungsdauer (mehrere Tage). Suchtgefahr!

Präparat	Wichtigste Nebenwirkungen	Empfehlung
Sedariston Konzentrat (D) Kaps. Extrakte aus Baldrianwurzel und Johanniskraut	Hautreaktionen bei starker Sonnenbestrahlung möglich. Achtung: Gefährliche Wechselwirkungen mit anderen Medikamenten möglich! Alkoholwirkung durch Baldrian verstärkt	**Wenig zweckmäßig** Kombination von beruhigend und schwach antidepressiv wirkenden Pflanzenextrakten. Reine Baldrian- oder Johanniskrautextrakte sind vorzuziehen. Johanniskraut wirkt allerdings nicht beruhigend.
Tafil (D) Tabl. Alprazolam *Rezeptpflichtig*	Müdigkeit, Beeinträchtigung der Konzentration und Koordination (Vorsicht beim Autofahren, besonders mit Alkohol), bei längerer Einnahme Abhängigkeit und Entzugssymptome (z. B. Schlaflosigkeit, Angst)	**Therapeutisch zweckmäßig nur bei** kurzzeitiger Einnahme (einige Tage bis zu zwei Wochen). Mittlere Wirkungsdauer. Suchtgefahr!
Tavor (D) Tabl. **Tavor Expidet** (D) lyophilisierte Plättchen **Temesta** (Ö) Tabl. **Tolid** (D) Tabl. Lorazepam *Rezeptpflichtig*	Müdigkeit, Beeinträchtigung der Konzentration und Koordination (Vorsicht beim Autofahren, besonders mit Alkohol), bei längerer Einnahme Abhängigkeit und Entzugssymptome (z. B. Schlaflosigkeit, Angst). Möglicherweise größeres Abhängigkeitsrisiko	**Therapeutisch zweckmäßig nur bei** kurzzeitiger Einnahme (einige Tage bis zu zwei Wochen). Mittlere Wirkungsdauer. Suchtgefahr!
Tranxilium (D) Kaps., Filmtabl., Tabs, Durchstechflasche (Trockensubstanz und Lösungsmittel) Chlorazepat *Rezeptpflichtig*	Müdigkeit, Beeinträchtigung der Konzentration und Koordination (Vorsicht beim Autofahren, besonders mit Alkohol), bei längerer Einnahme Abhängigkeit und Entzugssymptome (z. B. Schlaflosigkeit, Angst). Lokale Gefäß- und Muskelschäden bei Injektionen	**Therapeutisch zweckmäßig nur bei** kurzzeitiger Einnahme (einige Tage bis zu zwei Wochen). Lange Wirkungsdauer (mehr als 24 h). Suchtgefahr! Injektionen nur zur Soforttherapie geeignet.

Präparat	Wichtigste Nebenwirkungen	Empfehlung
Valocordin Diazepam (D) Tropfen Diazepam *Rezeptpflichtig*	Müdigkeit, Beeinträchtigung der Konzentration und Koordination (Vorsicht beim Autofahren, besonders mit Alkohol), bei längerer Einnahme Abhängigkeit und Entzugssymptome (z. B. Schlaflosigkeit, Angst). Enthält Alkohol!	**Therapeutisch zweckmäßig nur bei** kurzzeitiger Einnahme (einige Tage bis zu zwei Wochen). Lang bewährter Inhaltsstoff mit langer Wirkungsdauer (mehr als 24 h). Suchtgefahr!
Xanor (Ö) Tabl. Alprazolam *Rezeptpflichtig*	Müdigkeit, Beeinträchtigung der Konzentration und Koordination (Vorsicht beim Autofahren, besonders mit Alkohol), bei längerer Einnahme Abhängigkeit und Entzugssymptome (z. B. Schlaflosigkeit, Angst)	**Therapeutisch zweckmäßig nur bei** kurzzeitiger Einnahme (einige Tage bis zu zwei Wochen). Mittlere Wirkungsdauer. Suchtgefahr!

2.3. Sonstige Psychopharmaka

Neben den rezeptpflichtigen Mitteln gibt es auch viele frei verkäufliche Psychopharmaka. Bei manchen handelt es sich allerdings eher um Schnäpse als um Arzneimittel. *Klosterfrau Melissengeist*, das gegen Spannungs- und Erregungszustände angeboten wird, enthält in Deutschland beispielsweise 96 Prozent Alkohol und gilt als Einstiegsdroge für chronischen Alkoholismus. Es gibt Berichte von Alkoholschädigungen des Embryos, die dadurch entstanden sind, dass schwangere Frauen dieses Mittel gutgläubig wegen »chronischer Beschwerden« eingenommen hatten.

Mittel gegen »schlimme Kinder«

Die Verschreibung des Mittels Methylphenidat (enthalten z. B. in *Concerta, Equasym, Medikinet, Methylphenidat – 1 A Pharma, Ritalin*) ist in den letzten Jahren drastisch angestiegen: von 680.000 Packungen im Jahr 1997 auf 1,1 Millionen im Jahr 2000 und schließlich auf 2,3 Millionen im Jahr 2013. Jedenfalls lassen diese Zahlen darauf schließen, dass solche Mittel viel zu häufig zur Behandlung von überaktiven Kindern eingesetzt werden. Nicht jeder »Zappelphilipp« muss behandelt werden. Eine Verwendung ist nur nach einer gründlichen körperlichen, neurologischen und psychologischen Untersuchung sinnvoll – in Zusammenarbeit mit Eltern und Schule. Kinder unter sechs Jahren dürfen damit nicht behandelt werden. Eine im Jahr 2007 veröffentlichte US-Studie kam zu dem Ergebnis, dass solche Mittel über einen Zeitraum von 3 Jahren keinen Nutzen bringen und das Verhalten der Kindern nicht verbessern.

Das im Jahr 2005 zugelassene Mittel Atomoxetin (enthalten z. B. in *Strattera*) bessert zwar kurzfristig Symptome von Aufmerksamkeitsdefizit und Hyperaktivität, es bestehen wegen der Nebenwirkungen – unter anderem gebremstes Längenwachstum, aggressives Verhalten, erhöhtes Suizidrisiko – erhebliche Sicherheitsprobleme. Deshalb lautet unsere Empfehlung: Wenig zweckmäßig. Nur sinnvoll, wenn das besser wirksamer Methylphenidat (z. B. in *Ritalin*) nicht verwendet werden kann.

Zur Unterstützung von psychotherapeutischen Behandlungen bei »Bettnässen« wird das Arzneimittel »*Minirin*« angepriesen. Minirin ist »therapeutisch zweckmäßig« bei hormonell bedingten Störungen des Wasserhaushalts. Bei kindlichem Bettnässen kann es kurzfristig möglicherweise zweckmäßig sein.

»Anregende Mittel«

Für Piracetam (z. B. in *Generika mit dem Namen Piracetam + Firmenbezeichnung*) gibt es Studien, die eine Wirksamkeit bei chronischen Mangeldurchblutungen im Gehirn belegen. Allerdings wurden diese Untersuchungen mit weit höheren Dosierungen durchgeführt, als sie üblicherweise in der Praxis angewendet werden. Nach Ansicht einer Kommission beim Bundesgesundheitsamt gibt es zumindest einige wenige Hinweise auf eine positive Wirkung bei Hirnleistungsstörungen im Alter. Die Nebenwirkungen dieses Wirkstoffes sind jedoch beträchtlich, deshalb ist der therapeutische Nutzen sehr fragwürdig. Unsere Empfehlung: Wenig zweckmäßig. Siehe auch Kapitel 15.1.: Mittel gegen das Altern.

Alzheimer-Mittel

Etwa 500.000 Deutsche leiden unter Alzheimer-Demenz – der rätselhaften Krankheit des Vergessens. Zur Behandlung werden entweder Wirkstoffe vom Typ der Cholinesterasehemmer verwendet – z. B. Donezepil (enthalten in *Aricept*), Galantamin (enthalten in *Generika mit dem Namen Galantamin + Firmenbezeichnung, Remenyl*), Rivastigmin (enthalten in *Exelon*) – oder der Wirkstoff Memantin (enthalten in *Axura, Ebixa*).

Für alle diese Mittel ist der Nutzen sehr begrenzt. Die Alzheimer-Demenz kann höchstens kurzfristig (6–12 Monate) und geringfügig aufgehalten werden. Ein Langzeitnutzen ist bisher nicht ausreichend belegt. Zahlreiche, teilweise schwerwiegende Nebenwirkungen – Kopfschmerzen, Übelkeit, Erbrechen, Hautausschläge, Leberveränderungen – sprechen gegen eine routinemäßige Verschreibung.
Unsere Empfehlung lautet daher: Möglicherweise zweckmäßig zur
zeitlich begrenzten Symptomverbesserung bei Alzheimer-Demenz.

2.3. Sonstige Psychopharmaka

Präparat	Wichtigste Nebenwirkungen	Empfehlung
Aricept (D/Ö) Filmtabl., Schmelztabl. Donepezil *Rezeptpflichtig*	Appetitlosigkeit, Durchfall, Erbrechen, Übelkeit, Magen-Darm-Beschwerden, schwere Leberschäden, Muskelkrämpfe, Kopfschmerzen, evtl. Müdigkeit. Es können sich Bläschen auf der Haut bilden. Schwindel, Halluzinationen und verlangsamter Herzschlag sind denkbar	**Möglicherweise zweckmäßig zur** zeitlich begrenzten Symptomverbesserung bei Alzheimer-Demenz. In einer großen industrieunabhängigen Untersuchung konnten nur begrenzte positive Wirkungen auf die Lebensqualität nachgewiesen werden. In klinischen Studien zeigte sich, dass mit diesem Medikament die Alzheimer-Demenz höchstens kurzfristig (6–12 Monate) und geringfügig aufgehalten werden kann. Ein Langzeitnutzen ist bisher nicht ausreichend belegt.
Axura (D/Ö) Filmtabl., Pumplösung Memantin *Rezeptpflichtig*	Verwirrtheit, Blasenentzündung, Halluzinationen, Schwindel, Muskelverspannungen	**Möglicherweise zweckmäßig zur** zeitlich begrenzten Symptomverbesserung bei Alzheimer-Demenz. In einer großen industrieunabhängigen Untersuchung konnte keine überzeugende positive Wirkung auf die Lebensqualität nachgewiesen werden. In klinischen Studien zeigte sich, dass mit diesem Medikament die Alzheimer-Demenz höchstens kurzfristig (6–12 Monate) und geringfügig aufgehalten werden kann. Es gibt keinen Beleg für einen langfristigen Nutzen bei Patienten mit Alzheimer-Demenz.

Präparat	Wichtigste Nebenwirkungen	Empfehlung
Concerta (D/Ö) Retardtabl. Methylphenidat *Rezeptpflichtig,* *Betäubungsmittel*	Nervosität, Schweißausbrüche, Hochdruckkrisen, Schwindel, Appetitverlust u. Ä., bei Erwachsenen Sucht und Abhängigkeit (bei Kindern liegen diesbezüglich noch keine gesicherten Berichte vor). Bei Kindern Wachstumsverzögerung und verminderte Gewichtszunahme möglich	**Abzuraten** bei unkontrollierter, längerfristiger Anwendung. Auch die zeitlich begrenzte Anwendung (z. B. 3 Monate) bei kindlichen Verhaltensstörungen ist nicht unumstritten und ist nur nach genauer Diagnose durch ausgewiesene Experten vertretbar. Eine gleichzeitige psychotherapeutische Begleitung ist in solchen Fällen unverzichtbar. Das Medikament muss nur einmal am Tag eingenommen werden, da es länger wirkt als nicht retardierte Mittel, wie z. B. Ritalin.
Ebixa (D/Ö) Filmtabl., Pumplösung Memantin *Rezeptpflichtig*	Verwirrtheit, Blasenentzündung, Halluzinationen, Schwindel, Muskelverspannungen	**Möglicherweise zweckmäßig zur** zeitlich begrenzten Symptomverbesserung bei Alzheimer-Demenz. In einer großen industrieunabhängigen Untersuchung konnte keine überzeugende positive Wirkung auf die Lebensqualität nachgewiesen werden. Das Kölner Institut für Qualität und Wirtschaftlichkeit kam 2009 zu folgendem Schluss: Es gibt keinen Beleg für einen Nutzen bei Patienten mit Alzheimer-Demenz.
Equasym (D) Retardkaps. Methylphenidat *Rezeptpflichtig,* *Betäubungsmittel*	Nervosität, Schweißausbrüche, Hochdruckkrisen, Schwindel, Appetitverlust u. Ä., bei Erwachsenen Sucht und Abhängigkeit (bei Kindern liegen diesbezüglich noch keine gesicherten Berichte vor). Bei Kindern Wachstumsverzögerung und verminderte Gewichtszunahme möglich	**Abzuraten** bei unkontrollierter, längerfristiger Anwendung. Auch die zeitlich begrenzte Anwendung (z. B. 3 Monate) bei kindlichen Verhaltensstörungen ist nicht unumstritten und ist nur nach genauer Diagnose durch ausgewiesene Experten vertretbar. Eine gleichzeitige psychotherapeutische Begleitung ist in solchen Fällen unverzichtbar.

Präparat	Wichtigste Nebenwirkungen	Empfehlung
Exelon (D/Ö) Hartkaps., Transdermales Pflaster nur in D: Lösung zum Einnehmen Rivastigmin *Rezeptpflichtig*	Appetitlosigkeit, Durchfall, Erbrechen, Übelkeit, Magen-Darm-Beschwerden, Schwitzen, Kopfschmerzen, evtl. Müdigkeit. Es können sich Bläschen auf der Haut bilden. Schwindel, Halluzinationen und verlangsamter Herzschlag sind denkbar, evtl. Angina-Pectoris-Anfälle	**Möglicherweise zweckmäßig zur** zeitlich begrenzten Symptomverbesserung bei Alzheimer-Demenz. In einer großen industrieunabhängigen Untersuchung konnten nur begrenzte positive Wirkungen auf die Lebensqualität nachgewiesen werden. In klinischen Studien zeigte sich, dass mit diesem Medikament die Alzheimer-Demenz höchstens kurzfristig (6–12 Monate) und geringfügig aufgehalten werden kann. Ein Langzeitnutzen ist bisher nicht ausreichend belegt.
Galantamin – 1 A Pharma (D) Lösung zum Einnehmen, Retardkaps. **Galantamin HEXAL** (D) Lösung zum Einnehmen, Retardkaps. **Galantamin-ratiopharm** (D) Retardkaps. **Galnora** (D) Retardkaps. *Wirkstoff:* Galantamin *Rezeptpflichtig*	Appetitlosigkeit, u. U. mit Gewichtsabnahme, Durchfall, Erbrechen, Übelkeit, Magen-Darm-Beschwerden, Kopfschmerzen, evtl. Müdigkeit. Es können sich Bläschen auf der Haut bilden. Schwindel, Halluzinationen und verlangsamter Herzschlag sind möglich	**Möglicherweise zweckmäßig zur** zeitlich begrenzten Symptomverbesserung bei Alzheimer-Demenz. In einer großen industrieunabhängigen Untersuchung konnten nur begrenzte positive Wirkungen auf die Lebensqualität nachgewiesen werden. In klinischen Studien zeigte sich, dass mit diesem Medikament die Alzheimer-Demenz höchstens kurzfristig (6–12 Monate) und geringfügig aufgehalten werden kann. Ein Langzeitnutzen ist bisher nicht ausreichend belegt.
Klosterfrau Melissengeist (D/Ö) Flüssigkeit Pflanzenextrakte, Alkohol (in D: 96 %, in Ö: 79 %)!	Enthält viel Alkohol: Gefahr von Abhängigkeit und Sucht!	**Abzuraten** Therapeutische Wirksamkeit bei »Unruhe, Erregungszuständen, Herzbeschwerden, innerer Unruhe« etc. zweifelhaft. Alkohol ist kein sinnvolles Arzneimittel.

Präparat	Wichtigste Nebenwirkungen	Empfehlung
Medikinet (D/Ö) Tabl., Hartkaps. Methylphenidat *Rezeptpflichtig, Betäubungsmittel*	Nervosität, Schweißausbrüche, Hochdruckkrisen, Schwindel, Appetitverlust u. Ä., bei Erwachsenen Sucht und Abhängigkeit (bei Kindern liegen diesbezüglich noch keine gesicherten Berichte vor). Bei Kindern Wachstumsverzögerung und verminderte Gewichtszunahme möglich	**Abzuraten** bei unkontrollierter, längerfristiger Anwendung. Auch die zeitlich begrenzte Anwendung (z. B. 3 Monate) bei kindlichen Verhaltensstörungen ist nicht unumstritten und nur nach genauer Diagnose durch ausgewiesene Experten vertretbar. Eine gleichzeitige psychotherapeutische Begleitung ist in solchen Fällen unverzichtbar.
Methylphenidat – 1 A Pharma (D) Tabl. **Methylphenidat HEXAL** (D) Tabl. Methylphenidat *Rezeptpflichtig, Betäubungsmittel*	Nervosität, Schweißausbrüche, Hochdruckkrisen, Schwindel, Appetitverlust u. Ä., bei Erwachsenen Sucht und Abhängigkeit (bei Kindern liegen diesbezüglich noch keine gesicherten Berichte vor). Bei Kindern Wachstumsverzögerung und verminderte Gewichtszunahme möglich	**Abzuraten** bei unkontrollierter, längerfristiger Anwendung. Auch die zeitlich begrenzte Anwendung (z. B. 3 Monate) bei kindlichen Verhaltensstörungen nicht unumstritten und nur nach genauer Diagnose durch ausgewiesene Experten vertretbar. Eine gleichzeitige psychotherapeutische Begleitung ist in solchen Fällen unverzichtbar.
Minirin (D/Ö) Tabl., Amp., Tropfen, Nasenspray, Sublingualtabl. Desmopressin *Rezeptpflichtig*	Kopfschmerzen, Übelkeit, Erbrechen, Gewichtszunahme, Krampfanfälle, Wasseransammlungen im Gehirn	**Möglicherweise kurzfristig zweckmäßig** bei kindlichem Bettnässen. Therapeutisch zweckmäßig bei hormonell bedingten Störungen des Wasserhaushalts.
Piracetam AL (D) Filmtabl. **Piracetam-CT** (D) Filmtabl. **Piracetam-neuraxpharm** (D) Filmtabl., Granulat, Lösung, Infusionslösung Piracetam *Rezeptpflichtig*	Ängstlichkeit, Schlaflosigkeit, Nervosität, verstärktes Schwitzen, verstärkte Depression, Magenschmerzen, Übelkeit	**Wenig zweckmäßig zur** Behandlung von Hirnleistungsstörungen im Alter.
Piracetam-ratiopharm (D) Amp., Kaps., Filmtabl., Liquidum **Piracetam STADA** (D) Filmtabl. Piracetam *Rezeptpflichtig*	Ängstlichkeit, Schlaflosigkeit, Nervosität, verstärktes Schwitzen, verstärkte Depression, Magenschmerzen, Übelkeit	**Wenig zweckmäßig zur** Behandlung von Hirnleistungsstörungen im Alter.

Präparat	Wichtigste Nebenwirkungen	Empfehlung
Reminyl (D/Ö) Lösung, Retardkaps. in D zus.: Filmtabl., Galantamin *Rezeptpflichtig*	Appetitlosigkeit, u. U. mit Gewichtsabnahme, Durchfall, Erbrechen, Übelkeit, Magen-Darm-Beschwerden, Kopfschmerzen, evtl. Müdigkeit. Es können sich Bläschen auf der Haut bilden. Schwindel, Halluzinationen und verlangsamter Herzschlag sind möglich	**Möglicherweise zweckmäßig zur** zeitlich begrenzten Symptomverbesserung bei Alzheimer-Demenz. In einer großen industrieunabhängigen Untersuchung konnten nur begrenzte positive Wirkungen auf die Lebensqualität nachgewiesen werden. In klinischen Studien zeigte sich, dass mit diesem Medikament die Alzheimer-Demenz höchstens kurzfristig (6–12 Monate) und geringfügig aufgehalten werden kann. Ein Langzeitnutzen ist bisher nicht ausreichend belegt.
Restex (D) Retardkaps., Tabl. Levodopa, Benserazid *Rezeptpflichtig*	Magen-Darm-Störungen, Kreislaufstörungen, Bewegungsstörungen, Depressionen	**Therapeutisch zweckmäßig** beim Restless-Legs-Syndrom (unruhige Beine) und bei den damit auftretenden Schlafstörungen.
Ritalin (D/Ö) Tabl., nur D: Hartkaps., nur Ö: Kaps. Methylphenidat *Rezeptpflichtig, Betäubungsmittel*	Nervosität, Schweißausbrüche, Hochdruckkrisen, Schwindel, Appetitverlust, aggressives Verhalten, erhöhtes Suizidrisiko, bei Erwachsenen Sucht und Abhängigkeit (bei Kindern liegen diesbezüglich noch keine gesicherten Berichte vor). Bei Kindern Wachstumsverzögerung und verminderte Gewichtszunahme möglich	**Möglicherweise zweckmäßig zur** Behandlung der Narkolepsie. Abzuraten ist von der längerfristigen, unkontrollierten Anwendung bei kindlichen Verhaltensstörungen. Auch die zeitlich begrenzte Anwendung (z. B. 3 Monate) bei kindlichen Verhaltensstörungen wie ADHS ist umstritten und nur nach genauer Diagnose durch Experten vertretbar. Eine gleichzeitige psychotherapeutische Begleitung ist in solchen Fällen unverzichtbar.
Strattera (D/Ö) Hartkaps. Atomoxetin *Rezeptpflichtig*	Kopfschmerzen, Bauchschmerzen, Übelkeit, Erbrechen, Schwindel, Müdigkeit, Hautausschläge, verminderter Appetit, Schlafstörungen, Blasenschwäche, aggressives Verhalten, erhöhtes Suizidrisiko, Leberschäden möglich	**Wenig zweckmäßig** Eine Anwendung kommt dann in Betracht, wenn bei ADHS das besser wirksame Methylphenidat nicht eingesetzt werden kann. Bessert kurzfristig die Symptome von Aufmerksamkeitsdefizit und Hyperaktivität (ADHS).

2.4. Mittel gegen Depressionen

In den vergangenen Jahren wurden die Kriterien darüber, was eine Depression ist, welche Arten von Depressionen es gibt und wie diese am besten zu behandeln sind, international vereinheitlicht.

Was früher als »endogene Depression« bezeichnet wurde, heißt nun »*depressive Episode*«. Das ist eine schwere Depression, deren Ursache nicht genau bekannt ist.

Weitere Formen der Depression sind:

– *Bipolare affektive Störung.* Früher wurde jemand mit dieser Krankheit als manisch-depressiv bezeichnet: Phasen einer depressiven Episode wechseln sich ab mit manischen Phasen.
– *Dysthymie* ist eine »neurotische« oder »anhaltend milde« Depression.
– *Depressive Anpassungsstörungen* treten als Reaktion auf belastende Lebensereignisse auf (z. B. Tod eines Partners).
– *Demenz mit depressiven Zügen* ist eine Alterserscheinung.

Man schätzt, dass etwa drei Millionen Deutsche so stark an irgendeiner Form von Depression leiden, dass sie behandlungsbedürftig sind. Depressionen sind oft sehr schwere Erkrankungen – im Durchschnitt unternimmt eine von zehn betroffenen Personen einen Suizidversuch.

Ursache von Depressionen sind meist mehrere Faktoren: vererbte Anlagen, Persönlichkeitsfaktoren (z. B. Angstneigung, erlernte Hilflosigkeit), belastende Lebensereignisse (Kindheitstraumata, Verlust eines Partners etc.), psychosoziale Belastung, Lichtentzug.

Bei einer bestehenden Depression sollte der Arzt immer auch nachforschen, ob vielleicht eine schwere körperliche Krankheit oder vielleicht ein Medikament (z. B. das Hochdruckmittel *Reserpin*) den Anstoß zu einer Depression gegeben hat.

Behandlung

Ein Großteil der leichteren und der als »reactive Depression« eingestuften Verstimmungen kann durch Gespräche, durch eine Änderung der Lebensumstände und durch geeignete psychosoziale Betreuung behandelt werden. Oft gehen leichte Depressionen nach einiger Zeit »von selbst« vorüber (Spontanheilung) – mit oder ohne Therapie.

Lichttherapie kann als begleitende Maßnahme hilfreich sein, besonders bei Depressionen, die immer im Herbst oder Winter auftreten und offenbar durch Lichtmangel verursacht sind.

Bei leichten depressiven Verstimmungen sind möglicherweise Johanniskraut-Präparate hilfreich. Der Nutzen dieser Mittel ist allerdings sehr begrenzt, vor allem wegen zahlreicher, schwerwiegender Wechselwirkungen mit anderen Medikamenten.

Mit Medikamenten sollten Depressionen dann behandelt werden, wenn folgende Symptome vorhanden sind:
- regelmäßiges nächtliches Aufwachen zwischen zwei und vier Uhr mit grübelndem Wachliegen
- Verlust des Antriebs
- anhaltende innere Unruhe
- Verlust des Selbstwertgefühls bzw. verringerte Emotionen

Bei Medikamenten, die antriebssteigernd wirken, kann das Suizidrisiko am Beginn der Behandlung ansteigen. Medikamente sollten, wenn möglich, nur gemeinsam mit psychotherapeutischen Behandlungsmethoden verwendet werden.

Antidepressiva

Antidepressiva sind bei mehr als einem Drittel aller Patienten unwirksam. Warum das so ist, weiß man nicht. Bei leichten und mittelschweren Depressionen ist ihre Verwendung generell fragwürdig – sie wirken nicht besser als Placebos, also Scheinarzneimittel ohne Wirkstoff. Falls nach etwa zwei Wochen keine antidepressive Wirkung auftritt, sollte die behandelnde Ärztin bzw. der behandelnde Arzt überprüfen, ob das Medikament wie vorgeschrieben eingenommen wurde, ob die Dosierung vielleicht zu niedrig war, ob ein Medikament mit einer anderen Wirkungsweise besser ist usw.

Die wichtigsten Wirkstoffgruppen gegen schwere Depressionen sind:
- Trizyklische Antidepressiva
- Selektive Serotonin-Wiederaufnahmehemmer (SSRI)
- Serotonin-Noradrenalin-Wiederaufnahmehemmer (SNRI)
- Selektive Noradrenalin-Wiederaufnahmehemmer (NARI)
- Tetrazyklische Antidepressiva
- MAO-Hemmer
- Lithium

Jede dieser Wirkstoffgruppen hat unterschiedliche Vor- und Nachteile. Die antidepressive Wirkung setzt bei allen Präparaten jedoch erst etwa zwei Wochen nach Beginn der Behandlung ein. Eine große englische Studie mit mehr als 60.000 älteren, depressiven Patienten hat ergeben, dass Antidepressiva vom Typ der SSRI, SNRI und NARI bei dieser Personengruppe wahrscheinlich sehr viel häufiger schwere Nebenwirkungen verursachen als sogenannte trizyklische Antidepressiva.

Achtung: Wer an einer schweren Depression leidet, sollte die Medikamente nicht absetzen, sobald die Symptome verschwunden sind. Mehrere Untersuchungen haben gezeigt, dass es sinnvoll ist, Antidepressiva weitere vier bis sechs Monate einzunehmen, weil sonst die Gefahr groß ist, dass erneut eine schwere depressive Episode auftritt.

Trizyklische Antidepressiva

Zu den trizyklischen Antidepressiva zählen Wirkstoffe wie Amitriptylin und Amitriptylinoxid (enthalten z. B. in *Amineurin, Amioxid-neuraxpharm, Generika mit dem Namen Amitriptylin + Firmenbezeichnung, Saroten*), Clomipramin (enthalten z. B. in *Anafranil, Clomipramin-neuraxpharm*), Doxepin (enthalten z. B. in *Aponal, Doneurin, Generika mit dem Namen Doxepin + Firmenbezeichnung*), Imipramin (enthalten z. B. in *Imipramin-neuraxpharm*), Nortriptylin (enthalten z. B. in *Nortrilen*), Opipramol (enthalten z. B. in *Insidon, Generika mit dem Namen Opipramol + Firmenbezeichnung*) und Trimipramin (enthalten z. B. in *Stangyl, Trimineurin, Generika mit dem Namen Trimipramin + Firmenbezeichnung*).

Die einzelnen Präparate haben verschiedene Wirkungsschwerpunkte: Manche wirken zunächst aktivierend und erst nach ein bis drei Wochen stimmungsaufhellend (z. B. *Anafranil, Clomipramin-neuraxpharm, Imipramin-neuraxpharm*). Sie sollten nur bei gehemmt-apathischen Zuständen eingesetzt werden. Weil sie zunächst nur die Apathie beseitigen, die Depression jedoch erst nach ein bis drei Wochen reduziert wird, muss die Zeit bis dahin unbedingt durch geeignete Betreuung überbrückt werden. Der unüberlegte Einsatz solcher Mittel kann gerade in den ersten Wochen das Selbstmordrisiko beträchtlich erhöhen.

Andere Präparate wirken zunächst eher dämpfend und angstlösend (z. B. Medikamente wie *Amioxid-neuraxpharm, Generika mit dem*

Namen Amitriptylin + Firmenbezeichnung, Aponal, Doneurin, Generika mit dem Namen Doxepin + Firmenbezeichnung, Saroten, Stangyl), später (nach Wochen) genauso stimmungsaufhellend. Sie werden eher bei ängstlichen und unruhigen Patienten eingesetzt, stören aber den Traumschlaf.

Der Ablauf der Erkrankung wird durch solche Mittel »nicht verkürzt, sondern nur symptomatisch verbessert«. In jedem Fall ist ein vorsichtiger Beginn der Behandlung nötig – eine »einschleichende Dosierung«. Die Dosierung, die man einigermaßen verträgt und die gleichzeitig wirksam ist, ist individuell sehr verschieden.

Bei Kindern und Jugendlichen helfen trizyklische Antidepressiva nicht besser als Placebos (= Scheinmedikamente ohne Wirkstoff). Man vermutet, dass die biochemischen Übertragungssysteme, die auf die tetrazyklischen Antidepressiva einwirken, bis zum frühen Erwachsenenalter noch nicht ausgereift sind. Erhöhtes Selbstmordrisiko bei Kindern!

Nebenwirkungen

Trizyklische Antidepressiva können starke Auswirkungen auf das gesamte Nervensystem haben. Zittern, Muskelzucken, Mundtrockenheit und starkes Durstgefühl sind Überdosierungserscheinungen bei fast allen Mitteln. Sie können zu Augenschäden, Schwierigkeiten beim Harnlassen, zu niedrigem Blutdruck und Herzschäden (z. B. Herzrhythmusstörungen) führen, die vor allem bei Menschen mit Herzkrankheiten gefährlich sein können. Heißhunger kann ebenso auftreten wie Verwirrung und – bei Vergiftung – sogar Koma sowie epileptische Anfälle.

Das trizyklische Antidepressivum Opipramol (enthalten z. B. in *Insidon, Generika mit dem Namen Opipramol + Firmenbezeichnung*) gilt als ein Mittel ohne ausreichend belegte antidepressive Wirkung. Manche Fachleute stufen es deshalb als »entbehrlich« ein.

Serotonin-Wiederaufnahmehemmer (SSRI)

SSRI-Wirkstoffe sind zum Beispiel:
– Citalopram (enthalten z. B. in *Cipramil, Generika mit dem Namen Citalopram + Firmenbezeichnung*)
– Escitalopram (enthalten z. B. in *Cipralex*)
– Fluoxetin (enthalten z. B. in *Fluctine, Generika mit dem Namen Fluoxetin + Firmenbezeichnung*)

- Paroxetin (enthalten z. B. in *Generika mit dem Namen Paroxetin + Firmenbezeichnung*)
- Sertralin (enthalten z. B. in *Generika mit dem Namen Sertralin + Firmenbezeichnung, Zoloft*)

Diese Wirkstoffe sollen die rasche Wiederaufnahme des Botenstoffes Serotonin an den Nervenzellen des Gehirns verhindern und damit Depressionen abwehren.

Ihre Wirksamkeit wird mit der von trizyklischen Antidepressiva verglichen, sie haben jedoch ein anderes Spektrum an Nebenwirkungen. Gegenüber manchen trizyklischen Antidepressiva haben sie den Nachteil, dass sie nicht dämpfend (sedierend) wirken. Serotonin-Aufnahmehemmer (SSRI) verursachen als Nebenwirkung häufig Kopfschmerzen, Schlafstörungen, Ängstlichkeit, Unruhe, Übelkeit und Durchfall, in seltenen Fällen außerdem Immunerkrankungen mit Fieber, Hauterkrankungen und anderen Beschwerden.

Bei einigen dieser Medikamente (etwa beim Wirkstoff Paroxetin, enthalten *Generika mit dem Namen Paroxetin + Firmenbezeichnung*) sollen Bewegungsstörungen und Impotenz häufiger vorkommen. Erhöhtes Suizidrisiko, das vom Hersteller lange verschleiert wurde. Nicht geeignet für Kinder und Jugendliche. Achtung: Patienten, die den Wirkstoff Paroxetin einnehmen, sollten auf keinen Fall Alkohol trinken, weil diese Kombination Aggressivität, Eigengefährdung und psychotische Reaktionen zur Folge haben kann. Auch beim Medikament *Fluctine* hat die Herstellerfirma verhindert, dass erhöhte Risiken zur Selbstmordgefährdung bekannt wurden.

Unsere Empfehlung lautet: SSRI-Antidepressiva sind bewährte Standardmedikamente bei leichten und mittelschweren Depressionen. Bei schweren Depressionen werden üblicherweise zunächst stärker wirkende Medikamente wie etwa Amitriptylin (enthalten z. B. in *Amineurin*) verwendet. Erst dann, wenn sich – nach ein bis zwei Jahren – der Zustand stabilisiert hat, kann man versuchen, auf eines der nebenwirkungsärmeren SSRI-Mittel umzusteigen.

Serotonin-Noradrenalin-Wiederaufnahmehemmer (SNRI)

Serotonin-Noradrenalin-Wiederaufnahme-Hemmer wie der Wirkstoff Duloxetin (enthalten z. B. in *Cymbalta*) gehören zu einer Gruppe von neueren Antidepressiva, welche die Wirkungen bestimmter Botenstoffe wie Serotonin und Noradrenalin an den Nervenzellen des Gehirns verstärken.

Die antidepressive Wirkung dieses Medikaments ist umstritten. Es wirkt kaum besser als Placebo (= Medikament ohne Wirkstoff), hat aber zahlreiche, teilweise schwerwiegende Nebenwirkungen. Es sollte nur dann verwendet werden, wenn bewährte trizyklische Antidepressiva nicht angewendet werden können oder nicht wirken.

Wichtigste Nebenwirkungen: Übelkeit, verminderter Appetit, Sehstörungen, Probleme beim Wasserlassen, erhöhte Suizidgefahr. Risiko der Leberschädigung.

Selektive Noradrenalin-Wiederaufnahmehemmer (NARI)

Der Wirkstoff Reboxetin (enthalten z. B. in *Edronax*) gehört zu dieser Gruppe von neueren Medikamenten vom Typ der NARI (= selektive Noradrenalin-Wiederaufnahme-Hemmer). Diese verstärken die Wirkungen bestimmter Botenstoffe wie Noradrenalin an den Nervenzellen des Gehirns. Reboxetin wirkt antriebssteigernd, stimmungsaufhellend, angst- und spannungslösend.

Der Nutzen dieses Medikaments ist nicht ausreichend belegt. Von den für die US-Zulassung durchgeführten acht Studien war nur eine einzige »definitiv positiv«.

Aufgrund einer neuen Bewertung der vorliegenden Studien lautet unsere Empfehlung: Abzuraten.

Wichtigste Nebenwirkungen: Übelkeit, verminderter Appetit, Sehstörungen, Probleme beim Wasserlassen, erhöhte Suizidgefahr. Risiko der Leberschädigung.

Tetrazyklische Antidepressiva

Das tetrazyklische Antidepressivum Mianserin (enthalten z. B. in *Tolvon*) hat eine geringere antidepressive Wirkung als andere, bewährte Standardmedikamente, jedoch ein höheres Risiko an schweren Blutbildschäden, Leberreaktionen und anderen Nebenwirkungen. Laut der Fachpublikation »Arzneimittel-Kursbuch« handelt es sich um ein umstrittenes Therapieprinzip. Unsere Empfehlung lautet daher: Wenig zweckmäßig.

Ein chemischer Abkömmling des in *Tolvon* enthaltenen Wirkstoffes Mianserin ist Mirtazapin (enthalten z. B. in *Remergil, Remeron*). Wegen des Risikos von Blutbildschäden lautet unsere Empfehlung: Abzuraten.

Der Wirkstoff Maprotilin (enthalten z. B. in *Ludiomil*) scheint ein erhöhtes Nebenwirkungsrisiko von epileptischen Krämpfen mit sich zu
bringen. Unsere Empfehlung: Möglicherweise zweckmäßig.

MAO-Hemmstoffe

Der Wirkstoff Moclobemid (enthalten z. B. in *Aurorix*) wird bei ge-
hemmten Depressionen verwendet, wenn andere Mittel nicht helfen
oder nicht angewendet werden können. Als Nebenwirkung treten
häufig Schlafstörungen auf. Durch bestimmte Nahrungsmittel – z. B.
Käse, Bier, Rotwein – können bei *Aurorix* unter Umständen Blut-
druckkrisen entstehen. Moclobemid darf keinesfalls mit Antidepressiva des Typs Serotonin-Aufnahmehemmer (SSRI) kombiniert werden.

Lithium

Lithium (z. B. in *Hypnorex retard, Quilonum retard*) ist ein wirksames Mittel zur Behandlung von manischen Zuständen und zur Vorbeugung von »depressiven Episoden«. Die Akutbehandlung von Depressionen sollte jedoch nicht mit Lithium erfolgen.

Die *Nebenwirkungen* dieses Wirkstoffs können gravierend sein, weil
nur ein enger Spielraum zwischen therapeutisch wirksamer und giftiger Dosis besteht:

Bei 10 bis 25 Prozent der Behandelten entwickelt sich ein Fingerzittern. Magen-Darm-Beschwerden sind häufig, gehen jedoch nach einiger Zeit zurück. Muskelschwäche, Schläfrigkeit und Müdigkeit stören
vor allem den Anfang der Behandlung. Als Spätwirkung kommt es häufig zu einer Gewichtssteigerung um bis zu zehn Kilogramm. Nach langem Gebrauch können auch Nierenstörungen auftreten.

Vor allem bei älteren Menschen kommt es immer wieder zu Vergiftungen, verursacht durch Flüssigkeitsverlust des Körpers aufgrund von
Schwitzen, Durchfall, Erbrechen sowie durch Wechselwirkung mit anderen Medikamenten. Anzeichen dafür sind: verwaschene Sprache,
dünner Stuhl, Erbrechen, auffallendes Fingerzittern, Muskelschwäche vor allem im Bereich des Unterkiefers, Verwirrtheit. Bei solchen
Vergiftungen sollte die Behandlung mit Lithium unterbrochen werden.

Wichtig: Wer mit Lithium behandelt wird, sollte viel trinken – täglich
8 bis 12 Gläser Flüssigkeit!

Wegen der gravierenden Nebenwirkungen und vor allem der Spät-
schäden sollte die Behandlung mit Lithium auf Menschen mit schwe-

ren manisch-depressiven Erkrankungen beschränkt bleiben, sofern eine sachkundige Überwachung der Behandlung gewährleistet ist. Notwendig sind regelmäßige Kontrollen von EKG, EEG sowie des Lithium-Spiegels im Blut.

Johanniskraut

Der Verbrauch von Medikamenten, die Johanniskraut enthalten (z. B. *Felis, Hyperforat, Jarsin, Laif, Neuropas balance, Neuroplant*), ist wegen der Wechselwirkungen in den letzten Jahren drastisch zurückgegangen, von 6 Millionen Packungen im Jahr 2000 auf 1,1 im Jahr 2013. Johanniskraut (Hypericin) ist ein Naturheilmittel bei leichten vorübergehenden depressiven Störungen, nicht aber bei ernsthaften Depressionen. Die Wirksamkeit ist der von niedrig dosierten chemischen Antidepressiva vergleichbar.

Johanniskraut-Präparate sind relativ gut verträglich. Als Nebenwirkungen können Müdigkeit, allergische Reaktionen und Magen-Darm-Beschwerden auftreten.

Johanniskraut beeinflusst die Wirkung zahlreicher anderer Medikamente. Es können lebensgefährliche Wechselwirkungen auftreten, z. B. mit Asthmamitteln und manchen Mitteln, die die Blutgerinnung beeinflussen.

Die Wirkung der Antibabypille kann durch Johanniskraut beeinträchtigt werden.

2.4. Mittel gegen Depressionen

Präparat	Wichtigste Nebenwirkungen	Empfehlung
Amineurin (D) Filmtabl., Retardtabl. Amitriptylin *Rezeptpflichtig*	Mundtrockenheit, Herzklopfen, Sehstörungen, Augenschäden, Verstopfung, Störungen beim Harnlassen. Sorgfältige Kontrolle von Patienten mit Grünem Star oder Prostatavergrößerung ist nötig	**Therapeutisch zweckmäßig** Lang bewährter Inhaltsstoff, dessen Wirkungsprofil und Risiken gut dokumentiert sind. Wirkt vorwiegend dämpfend-stimmungsaufhellend.
Amioxid-neuraxpharm (D) Tabl. Amitriptylinoxid *Rezeptpflichtig*	Mundtrockenheit, Herzklopfen, Sehstörungen, Augenschäden, Verstopfung, Störungen beim Harnlassen. Sorgfältige Kontrolle bei Patienten mit Grünem Star und Prostatavergrößerung ist nötig	**Therapeutisch zweckmäßig** Wirkt wie Amitriptylin vorwiegend dämpfend-stimmungsaufhellend.

Präparat	Wichtigste Nebenwirkungen	Empfehlung
Amitriptylin beta (D) Filmtabl., Hartkaps. **Amitriptylin-CT** (D) Tabl. **Amitriptylin dura** (D) Filmtabl., Hartkaps. **Amitriptylin-neuraxpharm** (D) Drag., Filmtabl., Retardtabl., Lösung Amitriptylin *Rezeptpflichtig*	Mundtrockenheit, Herzklopfen, Sehstörungen, Augenschäden, Verstopfung, Störungen beim Harnlassen. Sorgfältige Kontrolle von Patienten mit Grünem Star oder Prostatavergrößerung ist nötig	**Therapeutisch zweckmäßig** Lang bewährter Inhaltsstoff, dessen Wirkungsprofil und Risiken gut dokumentiert sind. Wirkt vorwiegend dämpfend-stimmungsaufhellend.
Anafranil (D/Ö) nur Ö: Retardfilmtabl., Drag. nur D: Retardtabl., überzogene Tabl. Clomipramin *Rezeptpflichtig*	Mundtrockenheit, Herzklopfen, Sehstörungen, Augenschäden, Verstopfung, Störungen beim Harnlassen. Sorgfältige Kontrolle von Patienten mit Grünem Star oder Prostatavergrößerung ist nötig	**Therapeutisch zweckmäßig nur bei** gehemmt-apathischen Depressionszuständen. Wirkt überwiegend aktivierend-stimmungsaufhellend.
Aponal (D) Amp., Filmtabl., Tropfen, überzogene Tabl. Doxepin *Rezeptpflichtig*	Mundtrockenheit, Herzklopfen, Sehstörungen, Augenschäden, Verstopfung, Störungen beim Harnlassen. Sorgfältige Kontrolle von Patienten mit Grünem Star oder Prostatavergrößerung ist nötig	**Therapeutisch zweckmäßig** Wirkt überwiegend dämpfend-stimmungsaufhellend.
Aurorix (D/Ö) Filmtabl. Moclobemid *Rezeptpflichtig*	Einschränkung des Reaktionsvermögens, Blutdruckabfall, asthmatische Beschwerden, Husten, Magen-Darm-Störungen, Mundtrockenheit, Gelenkschwellungen, Hautausschläge. Der Inhaltsstoff gehört zur Gruppe der MAO-Hemmstoffe, daher sollte man auf die Einnahme größerer Mengen tyraminreicher Nahrung (z. B. alter, sehr reifer Käse) verzichten	**Zweckmäßig, wenn** bewährte Antidepressiva wie Amitriptylin oder Imipramin (z. B. *Tofranil* oder *Anafranil*) nicht angewendet werden können, nicht ausreichend wirken oder nicht vertragen werden. Darf keinesfalls mit Antidepressiva des Typs Serotonin-Aufnahmehemmer (SSRI) kombiniert werden.

Präparat	Wichtigste Nebenwirkungen	Empfehlung
Cipralex (D/Ö) in D: Filmtabl., Tropfen, in Ö: Filmtabl., Schmelztabl. Escitalopram *Rezeptpflichtig*	Gelegentliche Übelkeit, Schläfrigkeit, Mundtrockenheit, Schwitzen, Ejakulationsstörungen, Durchfall, Zittern	**Therapeutisch zweckmäßig nur,** wenn bewährte trizyklische Antidepressiva nicht angewendet werden können oder nicht ausreichend wirksam sind oder wenn deren Nebenwirkungen vermieden werden sollen (z. B. bei älteren Menschen). SSRI. Wirkt wie Citalopram (*Cipramil*).
Cipramil (D) Filmtabl., Infusionslösung Citalopram *Rezeptpflichtig*	Gelegentliche Übelkeit, Schläfrigkeit, Mundtrockenheit, Schwitzen, Ejakulationsstörungen, Durchfall, Zittern	**Therapeutisch zweckmäßig nur,** wenn bewährte trizyklische Antidepressiva nicht angewendet werden können oder nicht ausreichend wirksam sind oder wenn deren Nebenwirkungen vermieden werden sollen (z. B. bei älteren Menschen).
Citalon (D) Filmtabl. Citalopram *Rezeptpflichtig*	Gelegentliche Übelkeit, Schläfrigkeit, Mundtrockenheit, Schwitzen, Ejakulationsstörungen, Durchfall, Zittern	**Therapeutisch zweckmäßig nur,** wenn bewährte trizyklische Antidepressiva nicht angewendet werden können oder nicht ausreichend wirksam sind oder wenn deren Nebenwirkungen vermieden werden sollen (z. B. bei älteren Menschen).
Citalopram (D/Ö) *Generika mit dem* *Namen Citalopram +* *Firmenbezeichnung* Filmtabletten *Wirkstoff:* Citalopram *Rezeptpflichtig*	Gelegentliche Übelkeit, Schläfrigkeit, Mundtrockenheit, Schwitzen, Ejakulationsstörungen, Durchfall, Zittern	**Therapeutisch zweckmäßig nur,** wenn bewährte trizyklische Antidepressiva nicht angewendet werden können oder nicht ausreichend wirksam sind oder wenn deren Nebenwirkungen vermieden werden sollen (z. B. bei älteren Menschen).
Clomipramin-neuraxpharm (D) Filmtabl., Retardtabl. **Clomipramin-ratiopharm** (D) Filmtabl. Clomipramin *Rezeptpflichtig*	Mundtrockenheit, Herzklopfen, Sehstörungen, Augenschäden, Verstopfung, Störungen beim Harnlassen. Sorgfältige Kontrolle von Patienten mit Grünem Star oder Prostatavergrößerung ist nötig	**Therapeutisch zweckmäßig nur bei** gehemmt-apathischen Depressionszuständen. Wirkt überwiegend aktivierend-stimmungsaufhellend.

Präparat	Wichtigste Nebenwirkungen	Empfehlung
Cymbalta (D/Ö) magensaftresistente Kaps. Duloxetin *Rezeptpflichtig*	Übelkeit, verringerter Appetit, Störungen beim Sehen und Harnlassen. Selbstmordverhalten kann auftreten, Natriumverlust. Leberschädigend!	**Therapeutisch zweckmäßig nur**, wenn bewährte trizyklische Antidepressiva nicht angewendet werden können oder nicht wirksam sind. SNRI.
Deanxit (Ö) Filmtabl. Flupentixol, Melitracen *Rezeptpflichtig*	Flupentixol: Gefahr der Spätdyskinesien (Bewegungsstörungen, Wippen, unwillkürliche Grimassen). Melitracen: Mundtrockenheit, Verstopfung, Herzklopfen, Sehstörungen, Augenschäden, Störungen beim Harnlassen	**Abzuraten** Nicht sinnvolle Kombination mit Neuroleptikum (Flupentixol). Antidepressivum (Melitracen) nicht individuell dosierbar. Das gilt auch dann, wenn zusätzliche Einnahme von Neuroleptika nötig wäre.
Doneurin (D) Hartkaps., Filmtabl. Doxepin *Rezeptpflichtig*	Mundtrockenheit, Herzklopfen, Sehstörungen, Augenschäden, Verstopfung, Störungen beim Harnlassen. Sorgfältige Kontrolle von Patienten mit Grünem Star oder Prostatavergrößerung ist nötig	**Therapeutisch zweckmäßig** Wirkt überwiegend dämpfendstimmungsaufhellend.
Doxepin (D) *Generika mit dem Namen Doxepin + Firmenbezeichnung* Filmtabl., Kaps. *Wirkstoff:* Doxepin *Rezeptpflichtig*	Mundtrockenheit, Herzklopfen, Sehstörungen, Augenschäden, Verstopfung, Störungen beim Harnlassen. Sorgfältige Kontrolle von Patienten mit Grünem Star oder Prostatavergrößerung ist nötig	**Therapeutisch zweckmäßig** Wirkt überwiegend dämpfendstimmungsaufhellend.
Doxe TAD (D) Filmtabl. Doxepin *Rezeptpflichtig*	Mundtrockenheit, Herzklopfen, Sehstörungen, Augenschäden, Verstopfung, Störungen beim Harnlassen. Sorgfältige Kontrolle von Patienten mit Grünem Star oder Prostatavergrößerung ist nötig	**Therapeutisch zweckmäßig** Wirkt überwiegend dämpfendstimmungsaufhellend.

Präparat	Wichtigste Nebenwirkungen	Empfehlung
Edronax (D/Ö) Tabl. Reboxetin *Rezeptpflichtig*	Mundtrockenheit, Schwitzen, Verstopfung, Schlafstörungen, Schwindel, evtl. auch Herzklopfen, Störungen beim Harnlassen. Bei Männern evtl. Erektions- und Ejakulationsstörungen sowie Hodenschmerzen. Krampfanfälle und Herzrasen können vorkommen	**Abzuraten** Der Nutzen dieses Medikaments als Antidepressivum ist nicht ausreichend belegt.
Felis (D) Filmtabl. Johanniskrautextrakt	Hautprobleme bei starker Sonnenbestrahlung möglich. Achtung: Gefährliche Wechselwirkungen mit anderen Medikamenten möglich (z. B. mit Theophyllin, Ciclosporin, Indinavir u. a.)!	**Möglicherweise zweckmäßig zur** vorübergehenden Behandlung von leichten bis mittelschweren depressiven Verstimmungszuständen. Nicht geeignet zur Behandlung von schweren Depressionen.
Floxyfral (Ö) Filmtabl. Fluvoxamin *Rezeptpflichtig*	Übelkeit, Erbrechen, Schwindel, Benommenheit, Gereiztheit, Kopfschmerzen, Zittern, Schlafstörungen, Verwirrtheit, Unruhe, Angst- und Erregungszustände	**Therapeutisch zweckmäßig nur,** wenn bewährte trizyklische Antidepressiva nicht angewendet werden können oder nicht ausreichend wirksam sind oder wenn deren Nebenwirkungen vermieden werden sollen (z. B. bei älteren Menschen). SSRI.
Fluctine (Ö) Kaps. Fluoxetin *Rezeptpflichtig*	Allergische Reaktionen (u. a. Ödem), Albträume, Angst- und Erregungszustände (daher gefährlich für suizidgefährdete Patienten), Schwindel, Sehstörungen, Störungen des Geschmackssinns, Gewichtsabnahme, Hautausschlag, Bauchschmerzen, Mundtrockenheit, Verstopfung, Übelkeit etc. Verdacht auf Missbrauchspotenzial als Schlankheitsmittel oder als »happy pill«	**Möglicherweise zweckmäßig,** wenn bewährte trizyklische Antidepressiva nicht angewendet werden können oder nicht ausreichend wirksam sind oder wenn deren Nebenwirkungen vermieden werden sollen (z. B. bei älteren Menschen). SSRI. Lange Wirkdauer.

Präparat	Wichtigste Nebenwirkungen	Empfehlung
Fluoxetin (D/Ö) *Generika mit dem Namen Fluoxetin + Firmenbezeichnung* Tabl., Filmtabl., Kaps. *Wirkstoff*: Fluoxetin *Rezeptpflichtig*	Allergische Reaktionen (u. a. Ödem), Albträume, Angst- und Erregungszustände (daher gefährlich für suizidgefährdete Patienten), Schwindel, Sehstörungen, Störungen des Geschmackssinns, Gewichtsabnahme, Hautausschlag, Bauchschmerzen, Mundtrockenheit, Verstopfung, Übelkeit etc. Verdacht auf Missbrauchspotenzial als Schlankheitsmittel oder als »happy pill«	**Möglicherweise zweckmäßig,** wenn bewährte trizyklische Antidepressiva nicht angewendet werden können oder nicht ausreichend wirksam sind oder wenn deren Nebenwirkungen vermieden werden sollen (z. B. bei älteren Menschen). SSRI. Lange Wirkdauer.
Gladem (D/Ö) Filmtabl., Lösung Sertralin *Rezeptpflichtig*	Übelkeit, Durchfall, Kopfschmerzen, Zittern, Schlaflosigkeit, Unruhe, Verwirrtheit, sexuelle Funktionsstörungen (z. B. Störungen bei der Ejakulation)	**Therapeutisch zweckmäßig nur,** wenn bewährte trizyklische Antidepressiva nicht angewendet werden können oder nicht ausreichend wirksam sind oder wenn deren Nebenwirkungen vermieden werden sollen (z. B. bei älteren Menschen). SSRI.
Hypnorex (D) Retardtabl. Lithiumcarbonat *Rezeptpflichtig*	Magen-Darm-Störungen, vermehrter Durst und vermehrtes Wasserlassen, manchmal erhebliche Gewichtszunahme, Kropfbildung (Struma) kann auftreten. Müdigkeit, Schläfrigkeit, feinschlägiger Tremor (Zittern). Libido und Potenz können beeinträchtigt werden	**Therapeutisch zweckmäßig zur** Vorbeugung schwerwiegender Formen von manisch-depressiven Erkrankungen. Wirkungseintritt allerdings oft erst nach 3–6 Monaten. Eine genaue Dosierung unter Kontrolle der Blutspiegel ist erforderlich.
Imipramin-neuraxpharm (D) Filmtabl. Imipramin *Rezeptpflichtig*	Mundtrockenheit, Herzklopfen, Sehstörungen, Augenschäden, Verstopfung, Störungen beim Harnlassen. Sorgfältige Kontrolle von Patienten mit Grünem Star oder Prostatavergrößerung ist nötig	**Therapeutisch zweckmäßig nur bei** gehemmt-apathischen Depressionszuständen. Lang bewährter Inhaltsstoff, dessen Wirkungsprofil und Risiken gut dokumentiert sind. Wirkt vorwiegend aktivierend.

Präparat	Wichtigste Nebenwirkungen	Empfehlung
Insidon (D/Ö) in D: Tropfen, Filmtabl., überzogene Tabl., in Ö: Drag. Opipramol *Rezeptpflichtig*	Mundtrockenheit, Herzklopfen, Sehstörungen, Augenschäden, Verstopfung, Störungen beim Harnlassen. Sorgfältige Kontrolle bei Patienten mit Grünem Star und Prostatavergrößerung nötig	**Möglicherweise zweckmäßig als** Mittel gegen Depressionen, allerdings nicht als Basis-Antidepressivum (wie z. B. *Saroten*) geeignet. Die beruhigenden Eigenschaften stehen bei diesem Wirkstoff im Vordergrund. Allerdings ist von dieser Anwendung wegen möglicher Nebenwirkungen abzuraten. Hier sind Benzodiazepine vorzuziehen.
Jarsin (D/Ö) Drag., Filmtabl. Johanniskrautextrakt *Rezeptpflichtig (Ö)*	Hautprobleme bei starker Sonnenbestrahlung möglich. Achtung: Gefährliche Wechselwirkungen mit anderen Medikamenten möglich (z. B. mit Theophyllin, Ciclosporin, Indinavir u. a.)	**Möglicherweise zweckmäßig zur** vorübergehenden Behandlung von leichten bis mittelschweren depressiven Verstimmungszuständen. Nicht geeignet zur Behandlung von schweren Depressionen.
Johanniskraut- ratiopharm (D) Kaps. **Johanniskraut Steigerwald** (Ö) Filmtabl. Johanniskrautextrakt	Hautprobleme bei starker Sonnenbestrahlung möglich. Achtung: Gefährliche Wechselwirkungen mit anderen Medikamenten möglich (z. B. mit Theophyllin, Ciclosporin, Indinavir u. a.)	**Möglicherweise zweckmäßig zur** vorübergehenden Behandlung von leichten bis mittelschweren depressiven Verstimmungszuständen. Nicht geeignet zur Behandlung von schweren Depressionen.
Laif (D/Ö) Filmtabl. Johanniskrautextrakt *Rezeptpflichtig (Ö)*	Hautprobleme bei starker Sonnenbestrahlung möglich. Achtung: Gefährliche Wechselwirkungen mit anderen Medikamenten möglich (z. B. mit Theophyllin, Ciclosporin, Indinavir u. a.)	**Möglicherweise zweckmäßig zur** vorübergehenden Behandlung von leichten bis mittelschweren depressiven Verstimmungszuständen. Nicht geeignet zur Behandlung von schweren Depressionen.

Präparat	Wichtigste Nebenwirkungen	Empfehlung
Limbitrol (Ö) Kaps. Amitriptylin, Chlordiazepoxid *Rezeptpflichtig*	Mundtrockenheit, Herzklopfen, Sehstörungen, Augenschäden, Verstopfung, Störungen beim Harnlassen. Chlordiazepoxid: Abhängigkeitsgefahr!	**Abzuraten** Nicht sinnvolle Kombination. Keine individuelle Dosierung des Antidepressivums (Amitriptylin) möglich. Der Tranquilizer-Inhaltsstoff Chlordiazepoxid sollte nur kurzzeitig verwendet werden. Es ist zu vermuten, dass *Limbitrol* als Beruhigungsmittel eingesetzt wird. Das ist wegen der Nebenwirkungen des Antidepressivums und der Suchtgefahr durch Chlordiazepoxid bedenklich.
Ludiomil (D/Ö) Filmtabl., in Ö zus.: Injektionslösung Maprotilin *Rezeptpflichtig*	Hautprobleme, Mundtrockenheit, Herzklopfen, Sehstörungen, Augenschäden, Verstopfung, Störungen beim Harnlassen. Sorgfältige Kontrolle von Patienten mit Grünem Star oder Prostatavergrößerung ist nötig	**Möglicherweise zweckmäßig** Größeres Risiko von Nebenwirkungen als z. B. *Saroten*, das ähnlich wirkt. Wirkt vorwiegend dämpfend-stimmungsaufhellend.
Mirtazapin (D/Ö) *Generika mit dem Namen Mirtazapin + Firmenbezeichnung* Filmtabl., Schmelztabl. *Wirkstoff:* Mirtazapin *Rezeptpflichtig*	Müdigkeit, Mundtrockenheit, Appetitsteigerung, Gewichtszunahme, niedriger Blutdruck, Ödeme, Zittern, Blutbildschaden, Leberfunktionsstörungen	**Therapeutisch zweckmäßig nur,** wenn bewährte trizyklische Antidepressiva nicht angewendet werden können oder nicht ausreichend wirksam sind oder wenn deren Nebenwirkungen vermieden werden sollen. Mittel gegen Depression mit Unruhe und Schlafstörungen.
Neuropas balance (D) Filmtabl. Extrakte aus Johanniskraut, Baldrian, Passionsblume	Hautprobleme bei starker Sonnenbestrahlung möglich. Achtung: Gefährliche Wechselwirkungen mit anderen Medikamenten möglich	**Wenig zweckmäßig** Nicht sinnvolle Kombination verschiedener Pflanzenextrakte mit unterschiedlichen Wirkstoffen. Als pflanzliches Antidepressivum ist Johanniskrautextrakt und als Beruhigungsmittel Baldrianextrakt allein vorzuziehen.
Neuroplant (D) **Neuroplant Aktiv** (D) **Neuroplant Novo** (D) Filmtabletten Johanniskrautextrakt	Hautprobleme bei starker Sonnenbestrahlung möglich. Achtung: Gefährliche Wechselwirkungen mit anderen Medikamenten möglich	**Möglicherweise zweckmäßig bei** leichten bis mittelschweren depressiven Verstimmungen. Nicht geeignet zur Behandlung von schweren Depressionen.

Präparat	Wichtigste Nebenwirkungen	Empfehlung
Nortrilen (D) überzogene Tabl. Nortriptylin *Rezeptpflichtig*	Mundtrockenheit, Herzklopfen, Sehstörungen, Augenschäden, Verstopfung, Störungen beim Harnlassen. Sorgfältige Kontrolle von Patienten mit Grünem Star oder Prostatavergrößerung ist nötig	**Therapeutisch zweckmäßig** Lang bewährter Inhaltsstoff, dessen Wirkungsprofil und Risiken gut dokumentiert sind. Wirkt vorwiegend antriebssteigernd-stimmungsaufhellend.
Opipramol (D) *Generika mit dem Namen Opipramol + Firmenbezeichnung* Filmtabl. *Wirkstoff:* Opipramol *Rezeptpflichtig*	Mundtrockenheit, Herzklopfen, Sehstörungen, Augenschäden, Verstopfung, Störungen beim Harnlassen. Sorgfältige Kontrolle bei Patienten mit Grünem Star und Prostatavergrößerung nötig	**Möglicherweise zweckmäßig als** Mittel gegen Depressionen, allerdings nicht als Basis-Antidepressivum (wie z. B. *Saroten*) geeignet. Die beruhigenden Eigenschaften stehen bei diesem Wirkstoff im Vordergrund. Allerdings ist von dieser Anwendung wegen möglicher Nebenwirkungen abzuraten. Hier sind Benzodiazepine vorzuziehen.
Paroxat (D/Ö) Filmtabl. Paroxetin *Rezeptpflichtig*	Übelkeit, Schläfrigkeit, Schwitzen, Kopfschmerzen, Zittern, Schwächezustände, Schlafstörungen, Mundtrockenheit, Ejakulationsstörungen, Durchfall, Schwindel, Unruhe, erhöhtes Suizidrisiko	**Therapeutisch zweckmäßig nur,** wenn bewährte trizyklische Antidepressiva nicht angewendet werden können oder nicht ausreichend wirksam sind oder wenn deren Nebenwirkungen vermieden werden sollen (z. B. bei älteren Menschen). SSRI.
Paroxetin (D/Ö) *Generika mit dem Namen Paroxetin + Firmenbezeichnung* Filmtabl. *Wirkstoff:* Paroxetin *Rezeptpflichtig*	Übelkeit, Schläfrigkeit, Schwitzen, Kopfschmerzen, Zittern, Schwächezustände, Schlafstörungen, Mundtrockenheit, Ejakulationsstörungen, Durchfall, Schwindel, Unruhe, erhöhtes Suizidrisiko	**Therapeutisch zweckmäßig nur,** wenn bewährte trizyklische Antidepressiva nicht angewendet werden können oder nicht ausreichend wirksam sind oder wenn deren Nebenwirkungen vermieden werden sollen (z. B. bei älteren Menschen). SSRI.
Quilonum (D) Retardtabl. **Quilonorm** (D/Ö) in D: Retardtabl., in Ö: Filmtabl. *Wirkstoff:* Lithiumcarbonat *Rezeptpflichtig*	Magen-Darm-Störungen, vermehrter Durst und vermehrtes Wasserlassen, manchmal erhebliche Gewichtszunahme, Kropfbildung (Struma) kann auftreten. Müdigkeit, Schläfrigkeit, feinschlägiger Tremor (Zittern). Libido und Potenz können beeinträchtigt werden	**Therapeutisch zweckmäßig zur** Vorbeugung schwerwiegender Formen von manisch-depressiven Erkrankungen. Wirkungseintritt allerdings oft erst nach 3–6 Monaten. Eine genaue Dosierung unter Kontrolle des Blutspiegels ist erforderlich.

Präparat	Wichtigste Nebenwirkungen	Empfehlung
Remergil (D) Amp., Schmelztabl., Lösung, Infusionslösung **Remeron** (Ö) Schmelztabl. Mirtazapin *Rezeptpflichtig*	Müdigkeit, Mundtrockenheit, Appetitsteigerung, Gewichtszunahme, niedriger Blutdruck, Ödeme, Zittern, Blutbildschäden, Leberfunktionsstörungen	**Therapeutisch zweckmäßig nur,** wenn bewährte trizyklische Antidepressiva nicht angewendet werden können oder nicht ausreichend wirksam sind oder wenn deren Nebenwirkungen vermieden werden sollen. Mittel gegen Depression mit Unruhe und Schlafstörungen.
Saroten (D) Filmtabl., Retardtabl., Injektionslösung **Saroten** (Ö) Filmtabl., Retardkaps. Amitriptylin *Rezeptpflichtig*	Mundtrockenheit, Herzklopfen, Sehstörungen, Augenschäden, Verstopfung, Störungen beim Harnlassen. Sorgfältige Kontrolle von Patienten mit Grünem Star oder Prostatavergrößerung ist nötig	**Therapeutisch zweckmäßig** Lang bewährter Inhaltsstoff, dessen Wirkungsprofil und Risiken gut dokumentiert sind. Wirkt vorwiegend dämpfend-stimmungsaufhellend.
Sertralin (D/Ö) *Generika mit dem Namen Sertralin + Firmenbezeichnung* Filmtabl. *Wirkstoff:* Sertralin *Rezeptpflichtig*	Übelkeit, Durchfall, Kopfschmerzen, Zittern, Schlaflosigkeit, Unruhe, Verwirrtheit, sexuelle Funktionsstörungen (z. B. Störungen bei der Ejakulation)	**Therapeutisch zweckmäßig nur,** wenn bewährte trizyklische Antidepressiva nicht angewendet werden können oder nicht ausreichend wirksam sind oder wenn deren Nebenwirkungen vermieden werden sollen (z. B. bei älteren Menschen). SSRI.
Stangyl (D) Tabl., Tropfen Trimipramin *Rezeptpflichtig*	Mundtrockenheit, Herzklopfen, Sehstörungen, Augenschäden, Verstopfung, Störungen beim Harnlassen. Sorgfältige Kontrolle von Patienten mit Grünem Star oder Prostatavergrößerung ist nötig	**Therapeutisch zweckmäßig** Mittel gegen Depressionen mit vorwiegend beruhigend-angstlösendem Wirkprofil. Ähnlich dem länger erprobten Amitriptylin. Bei Patienten mit schwerer Leber- oder Nierenschwäche und in der Schwangerschaft sollte das Mittel nicht angewendet werden.

Präparat	Wichtigste Nebenwirkungen	Empfehlung
Tolvon (Ö) Filmtabl. Mianserin *Rezeptpflichtig*	Mundtrockenheit, Herzklopfen, Sehstörungen, Augenschäden, Störungen beim Harnlassen, Blutschäden, Knochenmark- schäden. Sorgfältige Kontrolle bei Grünem Star oder Prostata- vergrößerung nötig	**Wenig zweckmäßig** Therapeutisch wirksam, im Wir- kungsprofil ähnlich wie *Saroten*. Wegen der möglichen schweren Blutbildschäden sollte wöchent- lich das Blutbild kontrolliert werden.
Trevilor (D) Retardkaps. Venlafaxin *Rezeptpflichtig*	Übelkeit, Schwindel, Bauch- schmerzen, Rachenentzündung, Entzugssymptome nach dem Absetzen, Ejakulationsstörun- gen, Impotenz, vermehrtes Schwitzen, Blutdrucksteige- rung, Herzprobleme, erhöhtes Suizidrisiko	**Möglicherweise zweckmäßig,** wenn bewährte trizyklische Anti- depressiva nicht angewendet wer- den können oder nicht wirksam sind.
Trimineurin (D) Filmtabl., Tabl., Tropfen Trimipramin *Rezeptpflichtig*	Mundtrockenheit, Herzklopfen, Sehstörungen, Augenschäden, Verstopfung, Störungen beim Harnlassen. Sorgfältige Kontrol- le von Patienten mit Grünem Star oder Prostatavergrößerung ist nötig	**Therapeutisch zweckmäßig** Mittel gegen Depressionen mit vorwiegend beruhigend-angstlö- sendem Wirkprofil. Ähnlich dem länger erprobten Amitriptylin. Bei Patienten mit schwerer Leber- oder Nierenschwäche und in der Schwangerschaft sollte das Mittel nicht angewendet werden.
Trimipramin (D) *Generika mit dem Namen Trimipramin + Firmenbezeichnung* Filmtabl., Tabl., Tropfen *Wirkstoff:* Trimipramin *Rezeptpflichtig*	Mundtrockenheit, Herzklopfen, Sehstörungen, Augenschäden, Verstopfung, Störungen beim Harnlassen. Sorgfältige Kontrol- le von Patienten mit Grünem Star oder Prostatavergrößerung ist nötig	**Therapeutisch zweckmäßig** Mittel gegen Depressionen mit vorwiegend beruhigend-angstlö- sendem Wirkprofil. Ähnlich dem länger erprobten Amitriptylin. Bei Patienten mit schwerer Leber- oder Nierenschwäche und in der Schwangerschaft sollte das Mittel nicht angewendet werden.
VALDOXAN (D/Ö) Filmtabl. Agomelatin *Rezeptpflichtig*	Übelkeit, Schwindel, Kopf- schmerzen, Rückenschmerzen, Magen-Darm-Störungen, ver- mehrtes Schwitzen, Suizidge- danken, Hepatitis	**Abzuraten** Zweifelhafter Nutzen bei poten- ziell schweren Leberschäden.

Präparat	Wichtigste Nebenwirkungen	Empfehlung
Venlafaxin (D/Ö) *Generika mit dem Namen Venlafaxin + Firmenbezeichnung* Retard Hartkaps. *Wirkstoff:* Venlafaxin *Rezeptpflichtig*	Übelkeit, Schwindel, Bauchschmerzen, Rachenentzündung, Entzugssymptome nach dem Absetzen, Ejakulationsstörungen, Impotenz, vermehrtes Schwitzen, Blutdrucksteigerung, Herzprobleme, erhöhtes Suizidrisiko	**Möglicherweise zweckmäßig,** wenn bewährte trizyklische Antidepressiva nicht angewendet werden können oder nicht wirksam sind.
Zoloft (D) Filmtabl., Konzentrat zum Verdünnen Sertralin *Rezeptpflichtig*	Übelkeit, Durchfall, Kopfschmerzen, Zittern, Schlaflosigkeit, Unruhe, Verwirrtheit, sexuelle Funktionsstörungen (z. B. Störungen bei der Ejakulation)	**Therapeutisch zweckmäßig nur,** wenn bewährte trizyklische Antidepressiva nicht angewendet werden können oder nicht ausreichend wirksam sind oder wenn deren Nebenwirkungen vermieden werden sollen (z. B. bei älteren Menschen). SSRI.

2.5. Mittel gegen Psychosen (Neuroleptika)

Von einer Psychose kann man in der Regel dann sprechen, wenn die alltäglichen Umweltbeziehungen (Arbeit, Kontakte) nicht mehr möglich sind. Das kann sich in Wahnvorstellungen, Verlust des Zeit- und Ortsbewusstseins, Halluzinationen (z. B. Hören von Stimmen), Übererregung oder Apathie und Verlust zielgerichteten Denkens äußern. Vielfältige Mischformen sind eher die Regel, »klassische Krankheitsbilder« sind selten.

Mit dem Begriff »Psychose« ist meist die Schizophrenie gemeint, es gibt allerdings eine Reihe weiterer Psychoseformen. Umgangssprachlich wird Schizophrenie mit »gespaltener Persönlichkeit« gleichgesetzt. Etwa ein Prozent der Bevölkerung erleidet im Laufe des Lebens eine schizophrene Episode.

Über die Ursachen dieser Erkrankung weiß man nach wie vor nicht allzu viel. Eine wichtige Rolle scheinen Erbfaktoren zu spielen, vielleicht auch hirnorganische Prozesse, bei denen Stoffwechselstörungen oder Enzymdefekte beteiligt sind. Möglicherweise werden innerhalb einer Familie bestimmte »schizophrene« Verhaltensmuster weitergegeben. Bekannt ist, dass Alkohol, Drogen und auch gewisse Medikamente schizophrene Schübe auslösen können. Chronischer Schlafentzug kann nach wenigen Nächten psychotische Störungen und Wahrnehmungsveränderungen verursachen.

Behandlung

Mit einer Kombination aus medikamentöser und psychotherapeutischer Behandlung sowie unterstützenden sozialen Einrichtungen wie Wohngemeinschaften, Tageskliniken, Sozial- und Krisenzentren können heute viele Patienten wieder ein weitgehend normales Leben führen.

Mithilfe von Medikamenten, die als Neuroleptika bezeichnet werden, können akute psychotische Schübe beendet, aber auch Rückfälle verhindert werden. Neuroleptika drängen den Wahn zurück und bringen krankhafte Ideen und Verfolgungsgefühle zum Verschwinden. Neuroleptika werden nicht nur zur Behandlung von Psychosen, sondern auch bei sogenannten hirnorganischen Syndromen verwendet.

Die nützliche Wirkung von Neuroleptika ist allerdings mit zahlreichen, teilweise unangenehmen Nebenwirkungen verbunden:

- Abstumpfung gegen äußere Reize, Verlangsamung der Reaktionen
- Verminderung des Antriebs
- Mundtrockenheit und Hemmung der intellektuellen Leistungsfähigkeit
- Bewegungsstörungen (steifer Gang, Zittern, Bewegungsdrang oder Bewegungsarmut, Muskelverkrampfungen im Kiefer-, Hals- und Zungenbereich, Blickkrämpfe, Schiefhals)
- Alle Neuroleptika, auch schwach wirksame und niedrig dosierte, können Bewegungsstörungen verursachen – z. B. zwanghaftes Grimassieren oder Schmatzen, das zum Dauerproblem werden kann. Diese Medikamente sind deshalb nicht geeignet zur Behandlung von leichten Erkrankungen.

Weitere *Nebenwirkungen* können sein: Übelkeit, Sehstörungen, Blutunterdruck, Libido- und Potenzverlust, Gewichtszunahme, Parkinson'sche Symptome (siehe Kapitel 2.7.: Mittel gegen die Parkinson'sche Krankheit) und viele andere.

Alle Neuroleptika wirken prinzipiell gleich. Ausnahmen sind sogenannte atypische Neuroleptika wie *Generiku mit dem Namen Clozapin + Firmenbezeichnung, Leponex, Risperdal, Risperdal Consta, Zyprexa* und andere: Die oft quälenden Bewegungsstörungen treten hier nur sehr selten auf. Bei *Clozapin* und *Leponex* besteht allerdings die Gefahr von schweren Blutbildschäden – bei etwa ein bis zwei Prozent aller Patienten. Deshalb muss vor allem in den ersten 18 Behandlungswochen das Blutbild wöchentlich auf mögliche Schäden untersucht werden. Bei *Zyprexa* besteht das Risiko, dass sich Diabetes entwickelt.

Bei den Neuroleptika unterscheidet man zwischen »stärkeren« und »schwächeren« Mitteln (siehe Tabelle). Bei den »schwächeren« überwiegt eher die dämpfende Wirkung, bei den »stärkeren« die Wirkung gegen Psychosen.

Wohl aufgrund der unangenehmen Nebenwirkungen nehmen viele Patienten Neuroleptika nicht nach Vorschrift oder auch gar nicht ein. Dies ist die häufigste Ursache für Rückfälle. In Deutschland erleidet jeder zweite Schizophrene innerhalb eines Jahres einen Erkrankungsrückfall.

2.5. Mittel gegen Psychosen (Neuroleptika)

Präparat	Wichtigste Nebenwirkungen	Empfehlung
Abilify (D/Ö) Tabl., Schmelztabl., Lösung zum Einnehmen, Injektionslösung Aripiprazol *Rezeptpflichtig*	Zittern, auch sog. Spätdyskinesien, Gewichtszunahme. Diabetes kann ausgelöst werden. Nicht anwenden bei Chinolonallergie, verschwommenem Sehen, niedrigem Blutdruck, Herzrasen	**Wenig zweckmäßig** bei Schizophrenie und anderen Psychosen. Angst wird nicht besser behandelt als mit Placebo.
Atosil (D) Filmtabl., Tropfen, Amp. Promethazin *Rezeptpflichtig*	Benommenheit, Sehstörungen, Bewegungsstörungen (Unruhe, Zittern, Wippen), Hemmung der intellektuellen Leistungsfähigkeit, Gewichtszunahme, Depressionen, Beeinträchtigung von Libido und Potenz. Selten Störungen der Blutbildung	**Therapeutisch zweckmäßig** bei Unruhezuständen oder als Zusatztherapie bei der neuroleptischen Behandlung von Psychosen.
Buronil (Ö) Drag., Amp., Sirup Melperon *Rezeptpflichtig*	Benommenheit, Krämpfe, Zittern, Unruhe, Hemmung der intellektuellen Leistungsfähigkeit, Beeinträchtigung von Libido und Potenz, unheilbare Bewegungsstörungen (Spätdyskinesien) und Blutschäden möglich, Angst, Depressionen, Leberschäden	**Therapeutisch zweckmäßig** Schwächer wirkendes Mittel. Risiken bei Psychosen vertretbar, bei allen anderen vom Hersteller empfohlenen Anwendungsgebieten (z. B. senile Unruhezustände) nur in begründeten Ausnahmefällen vertretbar. Möglicherweise geringere Häufigkeit von belastenden Bewegungsstörungen.

Präparat	Wichtigste Nebenwirkungen	Empfehlung
Chlorprothixen-neuraxpharm (D) Filmtabl. Chlorprothixen *Rezeptpflichtig*	Benommenheit, Krämpfe, Zittern, Unruhe, Hemmung der intellektuellen Leistungsfähigkeit, Beeinträchtigung von Libido und Potenz, unheilbare Bewegungsstörungen (Spätdyskinesien) und Blutschäden möglich, Depressionen, Leberschäden	**Therapeutisch zweckmäßig** Schwächer wirkendes Mittel. Risiken bei Psychosen vertretbar, bei allen anderen vom Hersteller empfohlenen Anwendungsgebieten (z. B. Dermatosen) nur in begründeten Ausnahmefällen vertretbar.
Ciatyl Z (D) Tropfen, Filmtabl., Acuphase-Injektionslösung Zuclopenthixolacetat *Rezeptpflichtig*	Benommenheit, Krämpfe, Zittern, Unruhe, Hemmung der intellektuellen Leistungsfähigkeit, Beeinträchtigung von Libido und Potenz, unheilbare Bewegungsstörungen (Spätdyskinesien) und Blutschäden möglich, Depressionen, Leberschäden	**Therapeutisch zweckmäßig** Schwächer wirkendes Präparat. Risiken bei Psychosen vertretbar, bei allen anderen vom Hersteller empfohlenen Anwendungsgebieten nur in begründeten Ausnahmefällen vertretbar.
Ciatyl Z (D) Depot Amp. Zuclopenthixoldecanoat *Rezeptpflichtig*	Benommenheit, Krämpfe, Zittern, Unruhe, Hemmung der intellektuellen Leistungsfähigkeit, Beeinträchtigung von Libido und Potenz, unheilbare Bewegungsstörungen (Spätdyskinesien) und Blutschäden möglich, Depressionen, Leberschäden	**Therapeutisch zweckmäßig** Schwächer wirkendes Depotneuroleptikum.
Cisordinol/ depot (Ö) Filmtabl., Amp. Zuclopenthixol *Rezeptpflichtig*	Benommenheit, Krämpfe, Zittern, Unruhe, Hemmung der intellektuellen Leistungsfähigkeit, Beeinträchtigung von Libido und Potenz, unheilbare Bewegungsstörungen (Spätdyskinesien) und Blutschäden möglich, Depressionen, Leberschäden	**Therapeutisch zweckmäßig** Schwächer wirkendes Präparat. Risiken bei Psychosen vertretbar, bei allen anderen vom Hersteller empfohlenen Anwendungsgebieten nur in begründeten Ausnahmefällen vertretbar.

Präparat	Wichtigste Nebenwirkungen	Empfehlung
Clozapin (D) *Generika mit dem* *Namen Clozapin +* *Firmenbezeichnung* *Wirkstoff:* Clozapin *Rezeptpflichtig*	Vor allem Blutbildschäden: Daher ist zu Beginn der Therapie über 18 Wochen mindestens wöchentlich eine Blutbildkontrolle erforderlich (Agranulocytose- und Leukopeniegefahr). Daneben Fieber, Schwindel, Appetitlosigkeit. Zusammen mit Benzodiazepinen (Tranquilizer) wurde Atemstillstand beschrieben	**Therapeutisch zweckmäßig** vor allem für Patienten, die auf andere Neuroleptika nicht oder nicht ausreichend angesprochen haben oder auf diese mit erheblichen extrapyramidalen Nebenwirkungen reagieren. Von Vorteil ist die geringe Häufigkeit extrapyramidaler Störwirkungen, wie sie bei allen anderen wirksamen Neuroleptika vorkommen.
Dipiperon (D) Tabl., Saft Pipamperon *Rezeptpflichtig*	Benommenheit, Krämpfe, Zittern, Unruhe, Hemmung der intellektuellen Leistungsfähigkeit, Beeinträchtigung von Libido und Potenz, unheilbare Bewegungsstörungen (Spätdyskinesien) und Blutschäden möglich, Leberschäden	**Therapeutisch zweckmäßig** Stark wirkendes Mittel. Risiken bei Psychosen vertretbar, bei allen anderen vom Hersteller empfohlenen Anwendungsgebieten (z. B. Verhaltensstörungen, Schlafstörungen, Aggressivität) nur in begründeten Ausnahmefällen vertretbar.
Dogmatil (D/Ö) in D: Kaps., Saft, Tabl., Fortetabl., in Ö: Tabl., Kaps. Sulpirid *Rezeptpflichtig*	Einschränkung des Reaktionsvermögens, Zittern, Unruhe, Krämpfe, Impotenz, Regelstörungen, Störungen der Milchdrüsen, Brustbildung beim Mann. Auch: Erregungszustände, Leberschäden	**Wenig zweckmäßig** Schwächer wirkendes Mittel. Therapeutisch wirksam. Die vielfachen Nebenwirkungen treten aber insgesamt häufiger auf als bei anderen Mitteln. Als Beruhigungsmittel nicht vertretbar.
Dominal (D/Ö) Forte-Filmtabl., in D zus.: Forte überzogene Tabl. Prothipendyl *Rezeptpflichtig*	Benommenheit, Krämpfe, Zittern, Unruhe, Hemmung der intellektuellen Leistungsfähigkeit, Beeinträchtigung von Libido und Potenz, unheilbare Bewegungsstörungen (Spätdyskinesien) und Blutschäden möglich, Leberschäden	**Therapeutisch zweckmäßig** Schwächer wirkendes Mittel. Risiken bei Psychosen vertretbar, bei allen anderen vom Hersteller empfohlenen Anwendungsgebieten (z. B. Unruhe, Erregung, Einschlafstörungen) nur in begründeten Ausnahmefällen vertretbar.

Präparat	Wichtigste Nebenwirkungen	Empfehlung
Fluanxol/ depot (D/Ö) Depot-Injektionslösung, in D zus.: überzogene Tabl., in Ö zus.: Filmtabl. Flupentixol *Rezeptpflichtig*	Benommenheit, Krämpfe, Zittern, Unruhe, Hemmung der intellektuellen Leistungsfähigkeit, Beeinträchtigung von Libido und Potenz, unheilbare Bewegungsstörungen (Spätdyskinesien) und Blutschäden möglich, Leberschäden	**Therapeutisch zweckmäßig** Sehr stark wirkendes Mittel. Risiken bei Psychosen vertretbar, bei allen anderen vom Hersteller empfohlenen Anwendungsgebieten (z. B. Antriebslosigkeit) nur in begründeten Ausnahmefällen vertretbar.
Fluspi (D) Injektionssusp., Stechamp. Fluspirilen *Rezeptpflichtig*	Benommenheit, Krämpfe, Zittern, Unruhe, Hemmung der intellektuellen Leistungsfähigkeit, Beeinträchtigung von Libido und Potenz, unheilbare Bewegungsstörungen (Spätdyskinesien) und Blutschäden möglich, Depressionen, Angst, Leberschäden	**Therapeutisch zweckmäßig** Mittelstarkes Mittel. Risiken bei Psychosen vertretbar, bei allen anderen vom Hersteller empfohlenen Anwendungsgebieten (z. B. Angst, Spannungszustände) nur in begründeten Ausnahmefällen vertretbar.
Haldol (D/Ö) Tabl., Tropfen, Injektionslösung **Haldol Decanoas** (D) Injektionslösung **Haldol Decanoat** (Ö) Injektionslösung Haloperidol *Rezeptpflichtig*	Benommenheit, Krämpfe, Zittern, Unruhe, Hemmung der intellektuellen Leistungsfähigkeit, Beeinträchtigung von Libido und Potenz, unheilbare Bewegungsstörungen (Spätdyskinesien) und Blutschäden möglich, Leberschäden	**Therapeutisch zweckmäßig** Stark wirkendes Mittel. Risiken bei Psychosen vertretbar, bei allen anderen vom Hersteller empfohlenen Anwendungsgebieten (z. B. Angst, Unruhe, Stottern) nur in begründeten Ausnahmefällen vertretbar.
Haloperidol-neuraxpharm (D) Lösung, Tabl., Injektionslösung **Haloperidol-ratiopharm** (D) Lösung, Tabl., Injektionslösung Haloperidol *Rezeptpflichtig*	Benommenheit, Krämpfe, Zittern, Unruhe, Hemmung der intellektuellen Leistungsfähigkeit, Beeinträchtigung von Libido und Potenz, unheilbare Bewegungsstörungen (Spätdyskinesien) und Blutschäden möglich, Leberschäden	**Therapeutisch zweckmäßig** Stark wirkendes Mittel. Risiken bei Psychosen, Schizophrenien, Manien u. Ä. vortretbar, bei allen anderen Anwendungsgebieten nur in begründeten Ausnahmefällen vertretbar.

Präparat	Wichtigste Nebenwirkungen	Empfehlung
Imap 1,5 (D) Injektionssusp. Fluspirilen *Rezeptpflichtig*	Auch bei dem niedrig dosierten *Imap* sind die typischen Nebenwirkungen nicht auszuschließen: Benommenheit, Krämpfe, Zittern, Unruhe, Hemmung der intellektuellen Leistungsfähigkeit, Beeinträchtigung von Libido und Potenz, unheilbare Bewegungsstörungen (Spätdyskinesien) und Blutschäden möglich, Depressionen, Angst, Leberschäden	**Wenig zweckmäßig** Bei dem angegebenen Anwendungsgebiet »Angst- und Spannungszustände« sind – kurzfristig – Benzodiazepine vorzuziehen.
Leponex (D/Ö) Tabl. Clozapin *Rezeptpflichtig*	Vor allem Blutbildschäden: Daher ist zu Beginn der Therapie über 18 Wochen mindestens wöchentlich eine Blutbildkontrolle erforderlich (Agranulocytose- und Leukopeniegefahr). Daneben Fieber, Schwindel, Appetitlosigkeit. Zusammen mit Benzodiazepinen (Tranquilizer) wurde Atemstillstand beschrieben	**Therapeutisch zweckmäßig** vor allem für Patienten, die auf andere Neuroleptika nicht oder nicht ausreichend angesprochen haben oder auf diese mit erheblichen extrapyramidalen Nebenwirkungen reagieren. Vorteil ist die geringe Häufigkeit extrapyramidaler Störwirkungen, wie sie bei allen anderen wirksamen Neuroleptika vorkommen.
Levomepromazin-neuraxpharm (D) Tabl., Tropfen, Injektionslösung Levomepromazin *Rezeptpflichtig*	Benommenheit, Krämpfe, Zittern, Unruhe, Hemmung der intellektuellen Leistungsfähigkeit, Müdigkeit, Beeinträchtigung von Libido und Potenz, unheilbare Bewegungsstörungen (Spätdyskinesien) und Blutschäden möglich, Leberschäden	**Therapeutisch zweckmäßig** Schwächer wirkendes Mittel. Risiken bei Psychosen vertretbar, bei allen anderen vom Hersteller empfohlenen Anwendungsgebieten nur in begründeten Ausnahmefällen vertretbar.
Lyogen (D) Tabl., Lösung, Retardtabl., Depot-Injektionslösung Fluphenazin *Rezeptpflichtig*	Benommenheit, Krämpfe, Zittern, Unruhe, Hemmung der intellektuellen Leistungsfähigkeit, Beeinträchtigung von Libido und Potenz, unheilbare Bewegungsstörungen (Spätdyskinesien) und Blutschäden möglich, Depressionen, Störungen der Schweißdrüsen, Leberschäden	**Therapeutisch zweckmäßig** Stark wirkendes Mittel. Risiken bei Psychosen vertretbar, bei allen anderen vom Hersteller empfohlenen Anwendungsgebieten nur in begründeten Ausnahmefällen vertretbar.

Präparat	Wichtigste Nebenwirkungen	Empfehlung
Melleril (D) Retardtabl. Thioridazin *Rezeptpflichtig*	Benommenheit, Krämpfe, Zittern, Unruhe, Hemmung der intellektuellen Leistungsfähigkeit, Beeinträchtigung von Libido und Potenz, unheilbare Bewegungsstörungen (Spätdyskinesien) und Blutschäden möglich, Leberschäden	**Nur zweckmäßig, wenn** andere Mittel gegen Psychose nicht ausreichend wirken. Schwächer wirkendes Mittel. Bei »Angstzuständen« (= Herstellerempfehlung) nur in begründeten Ausnahmefällen vertretbar.
Melneurin (D) Filmtabl., Saft Melperon *Rezeptpflichtig*	Benommenheit, Krämpfe, Zittern, Unruhe, Hemmung der intellektuellen Leistungsfähigkeit, Beeinträchtigung von Libido und Potenz, unheilbare Bewegungsstörungen (Spätdyskinesien) und Blutschäden möglich, Angst, Depressionen, Leberschäden	**Therapeutisch zweckmäßig** Schwächer wirkendes Mittel. Risiken bei Psychosen vertretbar, bei allen anderen vom Hersteller empfohlenen Anwendungsgebieten nur in begründeten Ausnahmefällen vertretbar. Möglicherweise geringere Häufigkeit von belastenden Bewegungsstörungen.
Melperon (D) *Generika mit dem Namen Melperon + Firmenbezeichnung* Filmtabl., Saft *Wirkstoff:* Melperon *Rezeptpflichtig*	Benommenheit, Krämpfe, Zittern, Unruhe, Hemmung der intellektuellen Leistungsfähigkeit, Beeinträchtigung von Libido und Potenz, unheilbare Bewegungsstörungen (Spätdyskinesien) und Blutschäden möglich, Angst, Depressionen, Leberschäden	**Therapeutisch zweckmäßig** Schwächer wirkendes Mittel. Risiken bei Psychosen vertretbar, bei allen anderen vom Hersteller empfohlenen Anwendungsgebieten nur in begründeten Ausnahmefällen vertretbar. Möglicherweise geringere Häufigkeit von belastenden Bewegungsstörungen.
Neurocil (D) Filmtabl., Tropfen, Injektionslösung Levomepromazin *Rezeptpflichtig*	Benommenheit, Krämpfe, Zittern, Unruhe, Hemmung der intellektuellen Leistungsfähigkeit, Müdigkeit, Beeinträchtigung von Libido und Potenz, unheilbare Bewegungsstörungen (Spätdyskinesien) und Blutschäden möglich, Leberschäden	**Therapeutisch zweckmäßig** Schwächer wirkendes Mittel. Risiken bei Psychosen vertretbar, bei allen anderen vom Hersteller empfohlenen Anwendungsgebieten nur in begründeten Ausnahmefällen vertretbar.

Präparat	Wichtigste Nebenwirkungen	Empfehlung
Nozinan (Ö) Filmtabl., Tropfen Levomepromazin *Rezeptpflichtig*	Benommenheit, Krämpfe, Zittern, Unruhe, Hemmung der intellektuellen Leistungsfähigkeit, Müdigkeit, Beeinträchtigung von Libido und Potenz, unheilbare Bewegungsstörungen (Spätdyskinesien), Blutschäden möglich, Leberschäden. Das Natriumsulfit in den Ampullen kann Überempfindlichkeitsreaktionen (Brechreiz, Durchfall, Asthmaanfall) bis hin zum Schock auslösen	**Therapeutisch zweckmäßig** Schwächer wirkendes Mittel. Risiken bei Psychosen vertretbar, bei allen anderen vom Hersteller empfohlenen Anwendungsgebieten (z. B. psychomotorische Erregung) nur in begründeten Ausnahmefällen vertretbar.
Olanzapin (D/Ö) *Generika mit dem Namen Olanzapin + Firmenbezeichnung* Tabl., Filmtabl., Schmelztabl., überzogene Tabl. *Wirkstoff:* Olanzapin *Rezeptpflichtig*	Häufig Schläfrigkeit, Gewichtszunahme, gelegentlich Schwindel, Ödeme, niedriger Blutdruck, Leberfunktionsstörungen, Verstopfung und Mundtrockenheit. Das Risiko von Spätdyskinesien nimmt mit einer Langzeitbehandlung zu	**Therapeutisch zweckmäßig** als Mittel zur Behandlung von schizophrenen Psychosen. In der Wirkung dem *Leponex* vergleichbar. Relativ wenige Bewegungsstörungen.
Perazin-neuraxpharm (D) Filmtabl. Perazin *Rezeptpflichtig*	Benommenheit, Krämpfe, Zittern, Unruhe, Hemmung der intellektuellen Leistungsfähigkeit, Beeinträchtigung von Libido und Potenz, unheilbare Bewegungsstörungen (Spätdyskinesien) und Blutschäden möglich, Depressionen, Leberschäden	**Therapeutisch zweckmäßig** Mittelstarkes Präparat. Risiken bei Psychosen vertretbar, bei allen anderen vom Hersteller empfohlenen Anwendungsgebieten (z. B. Angst, Einschlafstörungen) nur in begründeten Ausnahmefällen vertretbar.
Pipamperon – 1 A Pharma (D) Tabl., Lösung **Pipamperon HEXAL** (D) Tabl., Saft **Pipamperon-neuraxpharm** (D) Tabl., Lösung Pipamperon *Rezeptpflichtig*	Benommenheit, Krämpfe, Zittern, Unruhe, Hemmung der intellektuellen Leistungsfähigkeit, Beeinträchtigung von Libido und Potenz, unheilbare Bewegungsstörungen (Spätdyskinesien) und Blutschäden möglich, Leberschäden	**Therapeutisch zweckmäßig** Stark wirkendes Mittel. Risiken bei Psychosen vertretbar, bei allen anderen vom Hersteller empfohlenen Anwendungsgebieten (z. B. Verhaltensstörungen, Schlafstörungen, Aggressivität) nur in begründeten Ausnahmefällen vertretbar.

Präparat	Wichtigste Nebenwirkungen	Empfehlung
Promethazin-neurax-pharm (D) Filmtabl., Injektionslösung, Tropfen, Fortetropfen Promethazin *Rezeptpflichtig*	Benommenheit, Sehstörungen, Bewegungsstörungen (Unruhe, Zittern, Wippen), Hemmung der intellektuellen Leistungsfähigkeit, Gewichtszunahme, Depressionen, Beeinträchtigung von Libido und Potenz. Selten Störungen der Blutbildung	**Therapeutisch zweckmäßig** bei Unruhezuständen oder als Zusatztherapie bei der neuroleptischen Behandlung von Psychosen.
Proneurin (D) überzogene Tabl. Promethazin *Rezeptpflichtig*	Benommenheit, Sehstörungen, Bewegungsstörungen (Unruhe, Zittern, Wippen), Hemmung der intellektuellen Leistungsfähigkeit, Gewichtszunahme, Depressionen, Beeinträchtigung von Libido und Potenz. Selten Störungen der Blutbildung	**Therapeutisch zweckmäßig** bei Unruhezuständen oder als Zusatztherapie bei der neuroleptischen Behandlung von Psychosen.
Prothazin (D) Tropfen, Filmtabl. Promethazin *Rezeptpflichtig*	Benommenheit, Sehstörungen, Bewegungsstörungen (Unruhe, Zittern, Wippen), Hemmung der intellektuellen Leistungsfähigkeit, Gewichtszunahme, Depressionen, Beeinträchtigung von Libido und Potenz. Selten Störungen der Blutbildung	**Therapeutisch zweckmäßig** bei Unruhezuständen oder als Zusatztherapie bei der neuroleptischen Behandlung von Psychosen.
Quetiapin (D/Ö) *Generika mit dem Namen Quetiapin + Firmenbezeichnung* Filmtabl., Retardtabl. *Wirkstoff:* Quetiapin *Rezeptpflichtig*	Müdigkeit, Blutdruckabfall, Gewichtszunahme, Schwindel, Blutbildstörungen (Verminderung der weißen Blutkörperchen) können vorkommen, in seltenen Fällen auch eine lebensbedrohliche Allergie (Hautausschlag, Herzrasen, Atemnot). Bei einzelnen Männern evtl. Dauererektionen	**Therapeutisch zweckmäßig nur**, wenn andere lang bewährte Neuroleptika nicht eingesetzt werden können oder nicht vertragen werden. Stark wirkendes Mittel.

Präparat	Wichtigste Nebenwirkungen	Empfehlung
Risperdal (D/Ö) Filmtabl., Lösung, Quicklet-Schmelztabl. Risperidon *Rezeptpflichtig*	Häufig Schlaflosigkeit, Angstzustände, Kopfschmerzen. Selten Schläfrigkeit, Magen-Darm-Störungen, Schnupfen, Hautausschlag. Gelegentlich Bewegungsstörungen. Über das Risiko von Spätdyskinesien liegen noch keine Erfahrungen vor	**Therapeutisch zweckmäßig** Atypisches Neuroleptikum. Klinisch relevante Vorteile z. B. gegenüber Haloperidol (z. B. weniger Dyskinesien) lassen sich allenfalls bei niedrigen Dosierungen von Risperidon zeigen.
Risperdal Consta (D/Ö) Depotinjektion Risperidon *Rezeptpflichtig*	Häufig Schlaflosigkeit, Angstzustände, Kopfschmerzen. Selten Schläfrigkeit, Magen-Darm-Störungen, Schnupfen, Hautausschlag. Gelegentlich Bewegungsstörungen. Über das Risiko von Spätdyskinesien liegen noch keine Erfahrungen vor	**Therapeutisch zweckmäßig** Atypisches Neuroleptikum. Sehr lange wirkend. Klinisch relevante Vorteile z. B. gegenüber Haloperidol (z. B. weniger Dyskinesien) lassen sich allenfalls bei niedrigen Dosierungen von Risperidon zeigen.
Risperidon (D/Ö) *Generika mit dem Namen Risperidon + Firmenbezeichnung* Filmtabl., Lösung, Schmelztabl. *Wirkstoff:* Risperidon *Rezeptpflichtig*	Häufig Schlaflosigkeit, Angstzustände, Kopfschmerzen. Selten Schläfrigkeit, Magen-Darm-Störungen, Schnupfen, Hautausschlag. Gelegentlich Bewegungsstörungen. Über das Risiko von Spätdyskinesien liegen noch keine Erfahrungen vor	**Therapeutisch zweckmäßig** Atypisches Neuroleptikum. Klinisch relevante Vorteile z. B. gegenüber Haloperidol (z. B. weniger Dyskinesien) lassen sich allenfalls bei niedrigen Dosierungen von Risperidon zeigen.
Seroquel (D/Ö) Filmtabl. **Seroquel Prolong** (D) Retardtabl. **Seroquel XR** (Ö) Retardtabl., 4-Tage Startpackung Quetiapin *Rezeptpflichtig*	Müdigkeit, Blutdruckabfall, Gewichtszunahme, Schwindel, Blutbildstörungen (Verminderung der weißen Blutkörperchen) können vorkommen, in seltenen Fällen auch eine lebensbedrohliche Allergie (Hautausschlag, Herzrasen, Atemnot). Bei einzelnen Männern evtl. Dauererektionen	**Therapeutisch zweckmäßig nur,** wenn andere lang bewährte Neuroleptika nicht eingesetzt werden können oder nicht vertragen werden. Stark wirkendes Mittel.
Solian (D/Ö) Tabl., Lösung, Filmtabl. Amisulprid *Rezeptpflichtig*	Zittern, Unruhe, Magen-Darm-Beschwerden, Impotenz, Regelstörungen, Störungen der Milchdrüsen, Brustbildung beim Mann, Kreislaufstörungen, Temperaturanstieg	**Möglicherweise zweckmäßig** Stark wirkendes Mittel zur Behandlung von Psychosen, verwandt mit dem schon lange erprobten Sulpirid (z. B. *Dogmatil*). Wirksamkeit vergleichbar mit *Haldol*. Allerdings liegen noch keine ausreichenden Langzeiterfahrungen vor.

Präparat	Wichtigste Nebenwirkungen	Empfehlung
Sulpirid (D) *Generika mit dem* *Namen Sulpirid +* *Firmenbezeichnung* Tabl., Fortetabl., Kaps. *Wirkstoff:* Sulpirid *Rezeptpflichtig*	Einschränkung des Reaktions-vermögens, Zittern, Unruhe, Krämpfe, Impotenz, Regelstö-rungen, Störungen der Milch-drüsen, Brustbildung beim Mann. Auch Erregungszustände, Leberschäden	**Wenig zweckmäßig** Schwächer wirkendes Mittel. The-rapeutisch wirksam. Die vielfa-chen Nebenwirkungen treten aber insgesamt häufiger auf als bei an-deren Mitteln. Als Beruhigungs-mittel nicht vertretbar.
Taxilan (D) Drag., Tabl. Perazin *Rezeptpflichtig*	Benommenheit, Krämpfe, Zit-tern, Unruhe, Hemmung der in-tellektuellen Leistungsfähig-keit, Beeinträchtigung von Libi-do und Potenz, unheilbare Be-wegungsstörungen (Spätdyski-nesien) und Blutschäden mög-lich, Depressionen, Leber-schäden	**Therapeutisch zweckmäßig** Mittelstarkes Präparat. Risiken bei Psychosen vertretbar, bei allen anderen vom Hersteller empfohle-nen Anwendungsgebieten (z. B. Angst, Einschlafstörungen) nur in begründeten Ausnahmefällen vertretbar.
Thioridazin-neuraxpharm (D) Filmtabl. Thioridazin *Rezeptpflichtig*	Benommenheit, Krämpfe, Zit-tern, Unruhe, Hemmung der in-tellektuellen Leistungsfähig-keit, Beeinträchtigung von Libi-do und Potenz, unheilbare Be-wegungsstörungen (Spätdyski-nesien) und Blutschäden mög-lich, Leberschäden	**Nur zweckmäßig, wenn** andere Mittel gegen Psychosen nicht ausreichend wirken. Schwä-cher wirkendes Mittel. Bei »Angst-zuständen« (= Herstelleremp-fehlung) nur in begründeten Ausnah-mefällen vertretbar.
Tiaprid (D) *Generika mit dem* *Namen Tiaprid +* *Firmenbezeichnung* Tabl., Filmtabl. *Wirkstoff:* Tiaprid *Rezeptpflichtig*	Regelstörungen und Schläfrig-keit sowie Blutdrucksenkung	**Nur zweckmäßig, wenn** bewährte Mittel zur Behandlung von medikamentös verursachten Parkinson-ähnlichen Störungen nicht mehr ausreichend wirken (z. B. *Akineton*).
Tiapridex (D) Tabl., Tropfen, Injektionslösung Tiaprid *Rezeptpflichtig*	Regelstörungen und Schläfrig-keit sowie Blutdrucksenkung	**Nur zweckmäßig, wenn** bewährte Mittel zur Behandlung von medikamentös verursachten Parkinson-ähnlichen Störungen nicht mehr ausreichend wirken (z. B. *Akineton*).

Präparat	Wichtigste Nebenwirkungen	Empfehlung
Truxal (D) Drag., Susp. **Truxal** (Ö) Filmtabl. Chlorprothixen *Rezeptpflichtig*	Benommenheit, Krämpfe, Zittern, Unruhe, Hemmung der intellektuellen Leistungsfähigkeit, Beeinträchtigung von Libido und Potenz, unheilbare Bewegungsstörungen (Spätdyskinesien) und Blutschäden möglich, Depressionen, Leberschäden	**Therapeutisch zweckmäßig** Schwächer wirkendes Mittel. Risiken bei Psychosen vertretbar, bei allen anderen vom Hersteller empfohlenen Anwendungsgebieten nur in begründeten Ausnahmefällen vertretbar.
Zyprexa/ -Velotab (D/Ö) überzogene Tabl., Schmelztabl., Pulver zur Herstellung einer Injektionslösung Olanzapin *Rezeptpflichtig*	Häufig Schläfrigkeit, Gewichtszunahme, gelegentlich Schwindel, Ödeme, niedriger Blutdruck, Leberfunktionsstörungen, Verstopfung und Mundtrockenheit. Das Risiko von Spätdyskinesien nimmt mit einer Langzeitbehandlung zu	**Therapeutisch zweckmäßig** als Mittel zur Behandlung von schizophrenen Psychosen. In der Wirkung dem *Leponex* vergleichbar, aber kürzer im Handel. Relativ wenige Bewegungsstörungen.

2.6. Mittel gegen Epilepsie

In Deutschland leben etwa 800.000 Menschen mit Epilepsie. Jährlich werden etwa 40.000 Neuerkrankungen registriert. Epilepsien sind der Ausdruck von chronischen Funktionsstörungen des Gehirns. Sie äußern sich in Anfällen. Etwa die Hälfte aller Patienten mit einem ersten epileptischen Anfall bleibt rückfallfrei.

Das Erscheinungsbild epileptischer Anfälle ist sehr verschieden. Am bekanntesten ist der »große« epileptische Anfall mit plötzlich einsetzender Bewusstlosigkeit, Sturz, Versteifung und Zuckungen der Körpermuskulatur, Blaufärbung der Lippen, Schaumbildung vor dem Mund und gelegentlich auch Einnässen (»Grand Mal«).

Häufiger sind »kleine« epileptische Anfälle, die nicht selten fehlgedeutet werden. Sind nur bestimmte Körperteile von den Anfällen betroffen, spricht man von »fokalen Anfällen«. Kurze Bewusstseinspausen nennt man »Absencen«. Anfallsweise Bewusstseinstrübungen, verbunden mit automatischen Bewegungen oder sinnlosen Handlungen, heißen »psychomotorische Anfälle«. Daneben existieren noch zahlreiche Typen kleiner Anfälle, besonders im Kindesalter.

Wenn epileptische Anfälle nur im Zusammenhang mit äußeren Ursachen auftreten – z. B. bei Fieber, in der Schwangerschaft, bei niedrigem Blutzuckerspiegel, nach Alkoholentzug oder nach manchen Medikamenten –, spricht man nicht von Epilepsie, sondern von akuten epileptischen Reaktionen oder Gelegenheitskrämpfen.

Die häufigsten Ursachen einer Epilepsie sind:
– Störungen der Hirnentwicklung durch Schwangerschafts- oder Geburtskomplikationen
– Hirnentzündungen
– Hirnverletzungen
– Hirntumoren und Hirngefäßkrankheiten
– Stoffwechselkrankheiten des Gehirns

Epilepsien sind entgegen einem weitverbreiteten Vorurteil keine Erbkrankheiten. Bisweilen besteht jedoch eine erhöhte familiäre Veranlagung zu Anfällen. Berühmte Personen mit Epilepsie waren zum Beispiel Julius Caesar, Alfred Nobel oder der russische Schriftsteller Dostojewskij.

Behandlung

Die Beseitigung der Ursachen einer Epilepsie (z. B. durch Entfernung eines Hirntumors) gelingt nur ausnahmsweise.

Normalerweise versucht man, mit anfallhemmenden Medikamenten die Krampfbereitschaft der Nervenzellen herabzusetzen und so das Hauptsymptom der Epilepsie – die Anfälle – zu verhindern. Dies gelingt heute bei etwa 50 bis 60 Prozent aller Erkrankten zur Gänze, eine Besserung ist bei weiteren 20 bis 30 Prozent erreichbar.

Wegen der möglichen Nebenwirkungen sind jedoch eine vorsichtige Einstellung auf die richtige Dosierung und die laufende Kontrolle von Harn und Blutbild, neurologisch-psychiatrische Untersuchungen, EEG-Kontrollen und Leberfunktionsproben nötig. Alle, die mit anfallhemmenden Mitteln behandelt werden, sollten einen Anfallkalender führen.

Wer Antiepileptika nimmt, sollte Alkohol strikt vermeiden und kein anderes Medikament ohne vorherige Befragung eines sachkundigen Arztes einnehmen. Die Behandlung epileptischer Anfälle sollte von einem spezialisierten Arzt durchgeführt werden.

Die Arzneimittelkommission der Deutschen Ärzteschaft empfiehlt ausdrücklich, möglichst nur ein Medikament zu verwenden, da die gleichzeitige Einnahme von verschiedenen Inhaltsstoffen zu unerwarteten Änderungen der Konzentration der Wirkstoffe im Blut führen kann.

In seltenen Fällen kann bei ungenügender Wirksamkeit die Kombination mit einem zweiten Medikament versucht werden. Die beiden wichtigsten und bewährtesten Medikamente gegen Anfälle sind Valproinsäure und Carbamazepin.

Für alle Epilepsiemittel gilt: Es besteht ein erhöhtes Suizidrisiko!

Valproinsäure

Valproinsäure (*Ergenyl, Orfiril, Generika mit dem Namen Valpro oder Valproat + Firmenbezeichnung*) wird, von wenigen Ausnahmen abgesehen, bei Erwachsenen als Mittel der ersten Wahl empfohlen. Häufige Nebenwirkungen sind erhöhter Appetit oder Appetitmangel, Gewichtsveränderungen (Zunahme oder Abnahme), Schläfrigkeit, vorübergehender Haarausfall, Zittern, Gefühl von Kribbeln oder Taubheit, Störungen des Blutbildes. In seltenen Fällen können auch Leberschäden auftreten.

Carbamazepin

Bei partiellen Anfällen und bestimmten Epilepsieformen bei Kindern gelten Carbamazepin (z. B. in *Carbabeta, Generika mit dem Namen Carbamazepin + Firmenbezeichnung, Neurotop, Tegretal, Tegretol, Timonil*) und Oxcarbamazepin (enthalten z. B. in *Timox, Trileptal*) als Mittel der ersten Wahl. Die Behandlung mit diesem Medikament muss »einschleichend«, d. h. mit einer niedrigen Dosis, die langsam erhöht wird, begonnen werden. Bei zu hoher Dosis kann es zu Benommenheit, Schläfrigkeit, Gangunsicherheit und Sehstörungen kommen. Als Nebenwirkungen treten häufiger Hautausschläge und Magen-Darm-Störungen auf.

Phenobarbital und Primidon

Phenobarbital (enthalten z. B. in *Luminal, Luminaletten*) und Primidon (enthalten z. B. in *Liskantin, Mylepsinum, Mysoline*) sind Wirkstoffe, die einander sehr ähnlich sind. Primidon wird im Körper zu Phenobarbital umgewandelt. Beide Wirkstoffe können bei allen wichtigen Epilepsieformen mit Ausnahme der Absencen verwendet werden, gelten jedoch als Reservemittel, wenn Carbamazepin oder Valproinsäure versagen. Neurologische Nebenwirkungen und Störungen des Magen-Darm-Bereichs treten vergleichsweise selten auf. Diese Mittel haben eine sehr dämpfende Wirkung und schränken das Reaktionsvermögen ein. Es können allergische Reaktionen, Bindegewebserkrankungen und in seltenen Fällen schwere Leberschäden auftreten.

Phenytoin

Der Wirkstoff Phenytoin (enthalten z. B. in *Phenhydan, Zentropil*) gilt als sinnvolles Mittel zur Unterdrückung sogenannter fokaler Anfälle und von Grand-Mal-Krämpfen. Viele und teilweise sehr störende Nebenwirkungen schränken die Verwendung dieses Mittels ein: häufig Akne und Zahnfleischwucherungen. Bei Dauerbehandlung Immunerkrankungen, Blutschäden, Leberschäden und anderes.

Neuere Antiepileptika

Gabapentin (z. B. *Generika mit dem Namen Gabapentin + Firmenbezeichnung*), Topiramat (z. B. *Topamax*), Pregabalin (z. B. *Lyrica*) und Lamotrigin (z. B. in *Lamictal*) sind relativ neue Wirkstoffe, die in seltenen Fällen bei erfolgloser Behandlung mit einem Medikament zusätzlich verwendet werden. Die Arzneimittelkommission der deutschen Ärzteschaft stellt fest: Eine Erstbehandlung mit solchen Mitteln »kann nicht empfohlen werden, da Vergleiche untereinander oder mit Standardmedikamenten fehlen«.

Vigabatrin (enthalten z. B. in *Sabril*) scheint bei besonderen Anfallsformen (sogenannten »fokalen« Anfällen) und bestimmten Anfallserkrankungen bei Kindern gut wirksam zu sein. Schwere Nebenwirkungen sind bisher nicht bekannt. Levetiracetam (enthalten z. B. in *Generika mit dem Namen Levetiracetam + Firmenbezeichnung*) kann als Zusatzmedikation bei generalisierten und fokalen Epilepsieformen sinnvoll sein.

Lamotrigin (z. B. in *Lamictal*) kann ebenfalls als Zusatzmedikament die Anfallshäufigkeit senken. Es beeinflusst jedoch stark die Wirksamkeit und die Nebenwirkungen anderer Antiepileptika.

Pregabalin (z. B. *Lyrica*) kann als Zusatztherapie bei partiellen Anfällen sinnvoll sein. Dieses Medikament wird auch bei neuropathischen Schmerzen verwendet. Für eine seriöse Empfehlung bei diesem Anwendungsgebiet fehlen jedoch ausreichende Daten zur Sicherheit und zum Nutzen. Als Nebenwirkungen treten sehr häufig – bei etwa einem Drittel aller Fälle – Schwindel und abnorme Schläfrigkeit auf. Darüber hinaus auch Sehstörungen bis zur Blindheit, Bewegungsstörungen und bakterielle Infektionen.

Status epilepticus

Zur Behandlung des Status epilepticus wird zunächst Clonazepam (enthalten z. B. in *Rivotril*) oder Diazepam (enthalten z. B. in *Generika mit dem Namen Diazepam + Firmenbezeichnung*) verwendet und im Anschluss daran Phenytoin.

Überdosierungen

Folgende Erscheinungen sind Anzeichen für eine *Überdosierung* und sollten zu einer Überprüfung der Dosierung führen: starke Schläfrigkeit, Erregbarkeit, Schwindel, Zittern. Bei Carbamazepin (z. B. in *Carbabeta, Generika mit dem Namen Carbamazepin + Firmenbezeichnung, Neurotop, Tegretal, Tegretol, Timonil*) und Oxcarbamazepin (enthalten z. B. in *Timox, Trileptal*) können auch Übelkeit und das Sehen von Doppelbildern auftreten, bei Phenytoin (enthalten z. B. in *Phenhydan, Zentropil*) auch Sprachstörungen. Bei Primidon (z. B. in *Mylepsinum* und *Mysoline*) sind zusätzlich noch Schlaflosigkeit und Verlangsamung von Bewegungsabläufen Anzeichen für zu hohe Dosierungen.

Epilepsie und Schwangerschaft

Wenn Epileptikerinnen sich entscheiden, ein Kind zu bekommen, müssen sie sich im Klaren darüber sein, dass die Medikamente regelmäßig eingenommen und alle Faktoren, die Anfälle begünstigen, ausgeschaltet werden müssen. Anfälle sind für den Embryo meist schädlicher als Anti-Epileptika. Komplikationen während der Schwangerschaft und Geburt sind *nicht häufiger* als bei nichtepileptischen Frauen. Fehlbildungen hingegen dürften etwas häufiger auftreten (siehe auch Kapitel 21: Medikamente während der Schwangerschaft und Stillzeit).

2.6. Mittel gegen Epilepsie

Präparat	Wichtigste Nebenwirkungen	Empfehlung
Carbabeta (D) **Carba-CT** (D) **Carbadura** (D) **Carbaflux** (D) **Carbagamma** (D) Retardtabl., Tabl. *Wirkstoff:* Carbamazepin *Rezeptpflichtig*	Müdigkeit mit Einschränkung der Reaktionsfähigkeit, häufig Magen-Darm-Störungen und Hautausschläge. Bei höheren Dosierungen: Seh- und Koordinationsstörungen, Schwindel, Unruhe, Verwirrtheit. Blutschäden, Osteoporose	**Therapeutisch zweckmäßig bei** großen Anfällen und fokalen Krämpfen.
Carbamazepin (D) *Generika mit dem Namen Carbamazepin + Firmenbezeichnung* Retardtabl., Tabl. *Wirkstoff:* Carbamazepin *Rezeptpflichtig*	Müdigkeit mit Einschränkung der Reaktionsfähigkeit, häufig Magen-Darm-Störungen und Hautausschläge. Bei höheren Dosierungen: Seh- und Koordinationsstörungen, Schwindel, Unruhe, Verwirrtheit. Blutschäden, Osteoporose	**Therapeutisch zweckmäßig bei** großen Anfällen und fokalen Krämpfen.
Ergenyl/ -chrono (D) Tabl., Retardtabl., Lösung zum Einnehmen, Injektionslösung Valproinsäure *Rezeptpflichtig*	Leichte Müdigkeit mit Einschränkung des Reaktionsvermögens. Appetitverminderung, aber auch starke Appetitsteigerung. Haarausfall. Blutgerinnungsstörungen. Nervöse Erregung, Leberschäden, Aggressivität und Überaktivität besonders bei Kindern	**Therapeutisch zweckmäßig bei** Epilepsien im Erwachsenenalter. Wirksam auch bei kleinen Anfällen, z. B. Absencen. Bei Kindern und Jugendlichen jedoch Risiko schwerer Leberschäden.
Gabagamma (D) **GabaLich** (D) Hartkaps., Kaps., Filmtabl. *Wirkstoff:* Gabapentin *Rezeptpflichtig*	Schwächegefühl, Seh-, Sprech- und Koordinationsstörungen, trockener Mund, Durchfall, Gelenk- und Muskelschmerzen, Stimmungsschwankungen, Schwellungen (Ödeme) können auftreten; Halluzinationen in seltenen Fällen; starke Schmerzen im Oberbauch (Pankreatitis) kommen vereinzelt vor; Blutbildstörungen	**Therapeutisch zweckmäßig bei** fokalen Krämpfen, die nicht sehr aktiv sind. Auch in Kombination mit anderen Antiepileptika zu verwenden.

Präparat	Wichtigste Nebenwirkungen	Empfehlung
Gabapentin (D/Ö) *Generika mit dem Namen Gabapentin + Firmenbezeichnung* Hartkaps., Kaps., Filmtabl. *Wirkstoff:* Gabapentin *Rezeptpflichtig*	Schwächegefühl, Seh-, Sprech- und Koordinationsstörungen, trockener Mund, Durchfall, Gelenk- und Muskelschmerzen, Stimmungsschwankungen, Schwellungen (Ödeme) können auftreten. Halluzinationen in seltenen Fällen. Starke Schmerzen im Oberbauch (Pankreatitis) kommen vereinzelt vor. Blutbildstörungen	**Therapeutisch zweckmäßig bei** fokalen Krämpfen, die nicht sehr aktiv sind. Auch in Kombination mit anderen Antiepileptika zu verwenden.
Keppra (D/Ö) Filmtabl., Lösung zum Einnehmen, Injektionslösung Levetiracetam *Rezeptpflichtig*	Schwäche, Müdigkeit, Benommenheit, Magen-Darm-Beschwerden, Durchfall, Übelkeit, Nervosität, Bläschen auf der Haut deuten auf allergische Reaktionen hin, Schlaflosigkeit, Aggressionen, Wutanfälle, Halluzinationen sowie psychotische Störungen sind möglich, ebenso Gewichtsabnahme und Doppeltsehen	**Therapeutisch zweckmäßig nur bei** generalisierten und fokalen Formen der Epilepsie, nur in Kombination mit anderen Epilepsiemitteln. Noch relativ wenig erprobtes Mittel, über unerwünschte Wirkungen und den Nutzen einer Langzeiteinnahme lassen sich noch keine sicheren Aussagen machen.
Lamictal (D/Ö) in D: Tabl., in Ö: lösliche Tabl. Lamotrigin *Rezeptpflichtig*	Müdigkeit mit Einschränkung des Reaktionsvermögens, Sehstörungen, Magen-Darm-Störungen, Hauterscheinungen (Rötung, Juckreiz, Exantheme), auch schwere allergische Reaktionen möglich	**Therapeutisch zweckmäßig,** um die Anfallshäufigkeit zu senken (bei partiellen oder sekundär generalisierten Anfällen). Kann auch in Kombination mit anderen Epilepsiemitteln gegeben werden.
Lamotrigin (D/Ö) *Generika mit dem Namen Lamotrigin + Firmenbezeichnung* lösliche Tabl., Tabl. *Wirkstoff:* Lamotrigin *Rezeptpflichtig*	Müdigkeit mit Einschränkung des Reaktionsvermögens, Sehstörungen, Magen-Darm-Störungen, Hauterscheinungen (Rötung, Juckreiz, Exantheme), auch schwere allergische Reaktionen möglich	**Therapeutisch zweckmäßig,** um die Anfallshäufigkeit zu senken (bei partiellen oder sekundär generalisierten Anfällen).

Präparat	Wichtigste Nebenwirkungen	Empfehlung
Levetiracetam (D/Ö) *Generika mit dem Namen Levetiracetam + Firmenbezeichnung* in D: Filmtabl., Granulat, Lösung zum Einnehmen, in Ö: Filmtabl. *Wirkstoff:* Levetiracetam *Rezeptpflichtig*	Schwäche, Müdigkeit, Benommenheit, Magen-Darm-Beschwerden, Durchfall, Übelkeit, Nervosität, Bläschen auf der Haut deuten auf allergische Reaktionen hin, Schlaflosigkeit, Aggressionen, Wutanfälle, Halluzinationen sowie psychotische Störungen sind möglich, ebenso Gewichtsabnahme und Doppeltsehen	**Therapeutisch zweckmäßig nur bei** generalisierten und fokalen Formen der Epilepsie, nur in Kombination mit anderen Epilepsiemitteln. Noch relativ wenig erprobtes Mittel, über unerwünschte Wirkungen und den Nutzen einer Langzeiteinnahme lassen sich noch keine sicheren Aussagen machen.
Liskantin (D) Tabl., Saft Primidon *Rezeptpflichtig*	Starke Dämpfung mit Einschränkung des Reaktionsvermögens, Schläfrigkeit, bei Kindern und älteren Menschen auch Unruhe und Reizbarkeit. Bei Überdosierung verschwommenes Sehen. Bei Kindern Wesensveränderungen. Hautausschläge, Appetithemmung, Osteoporose	**Therapeutisch zweckmäßig bei** großen Anfällen und fokalen Krämpfen. Wegen starker Dämpfung Mittel zweiter Wahl.
Luminal (D) Tabl., Injektionslösung **Luminaletten** (D) Tabl. Phenobarbital *Rezeptpflichtig*	Starke Dämpfung mit Einschränkung des Reaktionsvermögens, bei Kindern und älteren Menschen auch Unruhe, Reizbarkeit. Hemmung des Traumschlafes, Appetithemmung, Exantheme, Osteoporose	**Therapeutisch zweckmäßig bei** großen Anfällen und fokalen Krämpfen, jedoch wegen starker Dämpfung Mittel zweiter Wahl. Bei bestimmten kleinen Anfällen Mittel erster Wahl.
Lyrica (D/Ö) in D: Kaps., in Ö: Hartkaps. Pregabalin *Rezeptpflichtig*	Schläfrigkeit, Benommenheit, Sehstörungen, Schwindel, Übelkeit, Gewichtszunahme. Beim Absetzen können Entzugserscheinungen auftreten	**Therapeutisch zweckmäßig** nur in Ausnahmefällen: als Zusatztherapie von partiellen Anfällen – mit und ohne Generalisierung – zusammen mit anderen Epilepsiemitteln und bei neuropathischen Schmerzen.

Präparat	Wichtigste Nebenwirkungen	Empfehlung
Mylepsinum (D) Tabl. Primidon *Rezeptpflichtig*	Starke Dämpfung mit Einschränkung des Reaktionsvermögens, Schläfrigkeit, bei Kindern und älteren Menschen auch Unruhe und Reizbarkeit. Bei Überdosierung verschwommenes Sehen. Bei Kindern Wesensveränderungen. Hautausschläge, Appetithemmung, Osteoporose	**Therapeutisch zweckmäßig bei** großen Anfällen und fokalen Krämpfen. Wegen starker Dämpfung Mittel zweiter Wahl.
Mysoline (Ö) Tabl. Primidon *Rezeptpflichtig*	Starke Dämpfung mit Einschränkung des Reaktionsvermögens, Schläfrigkeit, bei Kindern und älteren Menschen auch Unruhe und Reizbarkeit. Bei Überdosierung verschwommenes Sehen. Bei Kindern Wesensveränderungen. Hautausschläge, Appetithemmung, Osteoporose	**Therapeutisch zweckmäßig bei** großen Anfällen und fokalen Krämpfen. Wegen starker Dämpfung Mittel zweiter Wahl.
Neurontin (D/Ö) Kaps., Filmtabl. Gabapentin *Rezeptpflichtig*	Schwächegefühl, Seh-, Sprech- und Koordinationsstörungen, trockener Mund, Durchfall, Gelenk- und Muskelschmerzen, Stimmungsschwankungen, Schwellungen (Ödeme) können auftreten; Halluzinationen in seltenen Fällen; starke Schmerzen im Oberbauch (Pankreatitis) kommen vereinzelt vor; Blutbildstörungen	**Therapeutisch zweckmäßig bei** fokalen Krämpfen, die nicht sehr aktiv sind. Auch in Kombination mit anderen Antiepileptika zu verwenden.
Neurotop (Ö) Tabl., Retardtabl. Carbamazepin *Rezeptpflichtig*	Müdigkeit mit Einschränkung der Reaktionsfähigkeit, häufig Magen-Darm-Störungen und Hautausschläge. Bei höheren Dosierungen: Seh- und Koordinationsstörungen, Schwindel, Unruhe, Verwirrtheit. Blutschäden, Osteoporose	**Therapeutisch zweckmäßig bei** großen Anfällen und fokalen Krämpfen.

Präparat	Wichtigste Nebenwirkungen	Empfehlung
Orfiril (D) magensaft-resistente Tabl., Retardkaps., Saft, Amp. Valproinsäure *Rezeptpflichtig*	Leichte Müdigkeit mit Einschränkung des Reaktionsvermögens. Appetitverminderung, aber auch starke Appetitsteigerung. Haarausfall. Blutgerinnungsstörungen. Nervöse Erregung, Leberschäden, Aggressivität und Überaktivität besonders bei Kindern	**Therapeutisch zweckmäßig bei** Epilepsien im Erwachsenenalter. Wirksam auch bei kleinen Anfällen, z. B. Absencen. Bei Kindern und Jugendlichen jedoch Risiko schwerer Leberschäden.
Ospolot (D/Ö) Filmtabl. Sultiam *Rezeptpflichtig*	Müdigkeit, Benommenheit, Depression, Einschränkung des Reaktionsvermögens, Kopfschmerzen, Gewichtsabnahme, Schwindel, Blutbildschäden, Blähungen, Durchfall, Appetitlosigkeit, allergische Hautausschläge	**Abzuraten** Der therapeutische Nutzen zur Vorbeugung oder zur Behandlung von Anfällen ist nicht ausreichend belegt. Bessere Alternativen (z. B. Valproinsäure) sind vorzuziehen.
Phenhydan (D) Tabl., Injektionslösung, Infusionskonzentrat Phenytoin *Rezeptpflichtig*	Bei normaler Dosierung: geringe Dämpfung, schwere allergische Reaktionen. Bei höherer Dosierung: häufig Zahnfleischwucherungen (auch bei Kindern), Bewegungsstörungen, verstärkte Körperbehaarung, Knochenmarkschäden, Leberschäden, Osteoporose, Herz-Kreislauf-Störungen	**Therapeutisch zweckmäßig bei** großen Anfällen und fokalen Krämpfen. Mittel der Reserve.
Rivotril (D/Ö) Tabl., nur D: Amp., Tropfen Clonazepam *Rezeptpflichtig*	Müdigkeit mit Einschränkung der Reaktionsfähigkeit, Schläfrigkeit, Persönlichkeitsveränderungen, Koordinationsschwierigkeiten, Zittern, Schwindel, Atemdepression, Verhaltensstörungen	**Therapeutisch zweckmäßig bei** großen Anfällen, fokalen Krämpfen. Häufig nur kurzfristig wirksam.
Tegretal (D) Tabl., Retardtabl., Saft **Tegretol** (Ö) Tabl., Retardtabl., Susp. Carbamazepin *Rezeptpflichtig*	Müdigkeit mit Einschränkung der Reaktionsfähigkeit, häufig Magen-Darm-Störungen und Hautausschläge. Bei höheren Dosierungen: Seh- und Koordinationsstörungen, Schwindel, Unruhe, Verwirrtheit, Blutschäden, Osteoporose	**Therapeutisch zweckmäßig bei** großen Anfällen und fokalen Krämpfen.

Präparat	Wichtigste Nebenwirkungen	Empfehlung
Timonil (D) Tabl., Retardtabl., Saft Carbamazepin *Rezeptpflichtig*	Müdigkeit mit Einschränkung der Reaktionsfähigkeit, häufig Magen-Darm-Störungen und Hautausschläge. Bei höheren Dosierungen: Seh- und Koordinationsstörungen, Schwindel, Unruhe, Verwirrtheit. Blutschäden, Osteoporose	**Therapeutisch zweckmäßig bei** großen Anfällen und fokalen Krämpfen.
Timox (D) Filmtabl., Susp. Oxcarbazepin *Rezeptpflichtig*	Kann den Salz-Wasser-Haushalt stören. Übelkeit, Erbrechen, verschwommenes Sehen, Krampfanfälle, Verwirrtheit und Bewusstseinstrübung sind möglich, ebenso Herzrhythmusstörungen (sehr selten); Leberschäden und Blutbildstörungen können auftreten	**Therapeutisch zweckmäßig bei** großen Anfällen und fokalen Krämpfen.
Topamax (D/Ö) Filmtabl., Kaps. Topiramat *Rezeptpflichtig*	Übelkeit, Müdigkeit, Schwindel, verlangsamte Reaktionsfähigkeit, Appetitlosigkeit, Kopfschmerzen, Nervosität, Gedächtnisstörungen, Kribbel- und Taubheitsgefühl im Körper, Sehstörungen, Blutbildstörungen, Schmerzen beim Wasserlassen	**Therapeutisch zweckmäßig bei** großen Anfällen und fokalen Krämpfen. Das Mittel ist allerdings noch weniger erprobt als die »klassischen« Epilepsiemittel, sodass der Langzeitnutzen noch nicht endgültig beurteilt werden kann.
Trileptal (D/Ö) Filmtabl., Susp. Oxcarbazepin *Rezeptpflichtig*	Kann den Salz-Wasser-Haushalt stören. Übelkeit, Erbrechen, verschwommenes Sehen, Krampfanfälle, Verwirrtheit und Bewusstseinstrübung sind möglich, ebenso Herzrhythmusstörungen (sehr selten); Leberschäden und Blutbildstörungen können auftreten	**Therapeutisch zweckmäßig bei** großen Anfällen und fokalen Krämpfen.
Valpro AL (D) Retardtabl. **Valpro beta** (D) magensaftresistente Tabl. **Valpro beta chrono** (D) Retardtabl. **Valprodura** (D) Filmtabl. *Wirkstoff:* Valproinsäure *Rezeptpflichtig*	Leichte Müdigkeit mit Einschränkung des Reaktionsvermögens. Appetitverminderung, aber auch starke Appetitsteigerung. Haarausfall. Blutgerinnungsstörungen. Nervöse Erregung, Leberschäden, Aggressivität und Überaktivität besonders bei Kindern	**Therapeutisch zweckmäßig bei** Epilepsien im Erwachsenenalter. Wirksam auch bei kleinen Anfällen, z. B. Absences. Bei Kindern und Jugendlichen jedoch Risiko schwerer Leberschäden.

Präparat	Wichtigste Nebenwirkungen	Empfehlung
Valproat (D) *Generika mit dem* *Namen Valproat +* *Firmenbezeichnung* Retardtabl., Tropfen, magensaftresistente Tabl. *Wirkstoff:* Valproinsäure *Rezeptpflichtig*	Leichte Müdigkeit mit Einschränkung des Reaktionsvermögens. Appetitverminderung, aber auch starke Appetitsteigerung. Haarausfall. Blutgerinnungsstörungen. Nervöse Erregung, Leberschäden, Aggressivität und Überaktivität besonders bei Kindern	**Therapeutisch zweckmäßig bei** Epilepsien im Erwachsenenalter. Wirksam auch bei kleinen Anfällen, z. B. Absencen. Bei Kindern und Jugendlichen jedoch Risiko schwerer Leberschäden.
Zentropil (D) Tabl. Phenytoin *Rezeptpflichtig*	Bei normaler Dosierung: geringe Dämpfung, schwere allergische Reaktionen. Bei höherer Dosierung: häufig Zahnfleischwucherungen (auch bei Kindern), Bewegungsstörungen, verstärkte Körperbehaarung, Knochenmarkschäden, Leberschäden, Osteoporose, Herz-Kreislauf-Störungen	**Therapeutisch zweckmäßig bei** großen Anfällen und fokalen Krämpfen. Mittel der Reserve.

2.7. Mittel gegen die Parkinson'sche Krankheit

Cassius Clay alias Muhammad Ali erklärte wiederholt und lautstark: Ich bin der Größte! Das war in den Sechzigerjahren, als er tatsächlich der größte Boxer war. Manche sagen sogar, er war der größte Boxer aller Zeiten. Heute ist seine Miene starr, und sein Körper zittert und zuckt so stark, dass es niemandem verborgen bleibt – er hat Parkinson.

Als Parkinson'sche Krankheit wird die Erkrankung von Teilen des Nervensystems bezeichnet, welche die Koordination der Skelettmuskulatur steuern. Dabei gehen Nervenzellen zugrunde, die den wichtigen Überträgerstoff Dopamin erzeugen. Die Bewegungen werden durch diese Erkrankung gehemmt. Das kann bis zur Muskelstarre führen. Insgesamt ist die Geschicklichkeit verringert. Meist treten auch Zittern und Muskelzuckungen auf. Menschen, die an der Parkinson'schen Krankheit leiden, machen meist einen ängstlichen, unsicheren und passiven Eindruck – obwohl sie das nicht sind und bei entsprechender Unterstützung ein selbstständiges Leben führen können.

Die Erkrankung beginnt meist sehr unauffällig zwischen dem 50. und 65. Lebensjahr mit verlangsamten Bewegungen, depressiven Stimmungen und einem leichten Zittern in Armen und Beinen, das im Ruhezustand auftritt. Die Diagnose ist am Beginn sehr schwierig zu stellen. In Deutschland leiden etwa 250.000 Männer und Frauen an Parkinson.

Ursachen

– Ein großer Teil der Erkrankungen dürfte durch Schädigung bestimmter Hirnzellen verursacht werden. Der Grund der Schädigung ist nicht bekannt.
– Medikamente, vor allem Neuroleptika (siehe Kapitel 2.5.: Mittel gegen Psychosen), aber auch bestimmte Blutdruckmittel (z. B. der Wirkstoff Reserpin) sowie das Magen-Darm-Mittel Metoclopramid (enthalten z. B. in *Paspertin*) können Parkinson-ähnliche Symptome auslösen.
– Vergiftungen mit Kohlenmonoxid oder Mangan, Gehirnentzündungen oder -verletzungen können ebenfalls Parkinson-Symptome auslösen.

Behandlung

Vor jeder Behandlung mit Medikamenten »sollten eine internistische Allgemeinbehandlung sowie eine angemessene Krankengymnastik und psychosoziale Maßnahmen stehen«, empfiehlt die Arzneimittelkommission der Deutschen Ärzteschaft. Medikamente können die Symptome für längere oder kürzere Zeit verringern, das Fortschreiten der Krankheit insgesamt jedoch nicht stoppen, und sie können keinesfalls eine Krankengymnastik ersetzen.

Die Basis jeder Behandlung bilden meist Medikamente mit dem Wirkstoff Levodopa, die normalerweise mit anderen Wirkstoffen kombiniert werden. Weil die Wirkung dieser Medikamente nach etwa fünf Jahren nachlässt, muss man dann auf andere umsteigen.

Levodopa

Levodopa ist eine Vorstufe des Überträgerstoffes Dopamin und wird vom Gehirn in das fehlende Dopamin umgewandelt. Eine Heilung oder völlige Beschwerdefreiheit ist damit aber nicht möglich. Levodopa wird normalerweise in Kombination mit anderen Wirkstoffen verwendet, um die auftretenden Störwirkungen zu verringern (z. B. *Dopadura C, Levobeta C, Levocomp, Levodop-neuraxpharm, Generika*

mit dem Namen Levodopa + Firmenbezeichnung, Madopar, Nacom, Sinemet).
Wenn nach etwa fünf Jahren die Wirkung von Levodopa nachlässt, kommt es meist auch zu Wirkungsschwankungen im Laufe des Tages. Es kann sogar zu einer Verstärkung der ursprünglichen Beschwerden kommen.
Die Nebenwirkungen von Levodopa sind unangenehm: Übelkeit, Erbrechen und Appetitlosigkeit treten bei fast der Hälfte der Behandelten auf, Blutdruckschwankungen, Schlaflosigkeit, Unruhe, Verwirrtheit und Depressionen seltener. Bei unregelmäßigem Herzschlag, nach einem Herzinfarkt oder nach Psychosen ist die Einnahme dieser Medikamente riskant. Bewegungsunruhe, Zittern und Wippen sind meist Anzeichen einer Überdosierung, die nach dem Herabsetzen der Dosis verschwinden.

Amantadin

Amantadin (enthalten z. B. in *Generika mit dem Namen Amantadin + Firmenbezeichnung, PK Merz*) wirkt etwas schwächer als Levodopa, ist jedoch besser verträglich und hat einen schnelleren Wirkungseintritt. Es wird hauptsächlich dann verwendet, wenn sich als augenfälligste Beschwerde Bewegungsarmut (Akinese) zeigt.
Amantadin hat folgende Nebenwirkungen, die meist nur zu Beginn der Behandlung auftreten: Mundtrockenheit, Sehstörungen, Schwierigkeiten beim Wasserlassen, Magen-Darm-Störungen, Nervosität mit Schlaflosigkeit, Kopfschmerzen, Schwindel, psychische Veränderungen, wie Verwirrtheit und Depressionen, Blutdruckabfall, Benommenheit, eingeschränktes Reaktionsvermögen.

Cabergolin, Pergolid, Pramipexol u. a.

Pramipexol (enthalten in *Sifrol*) und Ropinirol (enthalten in *Requip*) werden verwendet, wenn die Wirkung von Levodopa nachlässt oder schwankt.
Als Nebenwirkungen können Bewegungsstörungen, Schwindel, psychische Veränderungen, Schläfrigkeit, Blutdruckabfall, Magen-Darm-Störungen und eine Reihe von weiteren Beschwerden auftreten.

Selegilin

Sogenanntes Mittel der Reserve (enthalten z. B. in *Generika mit dem Namen Selegilin + Firmenbezeichnung*), das den schnellen Wirkungsverlust von Levodopa vermindert. Als bedeutsame Nebenwirkungen können Halsschmerzen, Schwindel, Rückenschmerzen, Schlafstörungen, Erregungszustände und psychotische Reaktionen auftreten. Bei Absetzen des Medikaments treten Entzugserscheinungen auf.

Rotigotin

ist ein relativ neuer Wirkstoff (enthalten z. B. in *Neupro*), der in Form eines Pflasters verwendet wird. Weniger erprobt als zum Beispiel Bromocriptin. Wegen der umstrittenen therapeutischen Wirksamkeit wird dieses Medikament von uns als wenig zweckmäßig eingestuft. Als Nebenwirkungen treten sehr häufig Hautreaktionen auf. Außerdem sind Nebenwirkungen wie Schlafattacken, Spielsucht und übersteigerte Sexualität möglich.

Sonstige Mittel

Akineton, Biperiden-neuraxpharm, Parkopan, Sormodren, Tremarit: Diese Mittel sind besonders gut bei medikamentös verursachtem Parkinsonismus wirksam. Sie blockieren Nervenbahnen (mit dem Überträgerstoff Acetylcholin), die für unwillkürliche Bewegungen verantwortlich sind, und beeinflussen hauptsächlich die Muskelspannung und den Speichelfluss. Bewegungsstörungen bei der Parkinson'schen Krankheit sind mit diesen Medikamenten oft nicht ausreichend zu beeinflussen.

Nebenwirkungen sind hauptsächlich Kopfschmerzen, Schwindel, Gleichgewichtsstörungen, Benommenheit, Mundtrockenheit, Verstopfung, Sehstörungen. Seltener treten Störungen beim Wasserlassen, Schluckbeschwerden, Störungen der Bewegungskoordination, Doppeltsehen und Herzjagen auf. Bei älteren Patienten zeigen sich gelegentlich psychotische Zustände.

2.7. Mittel gegen die Parkinson'sche Krankheit

Präparat	Wichtigste Nebenwirkungen	Empfehlung
Akineton (D/Ö) Tabl., Injektionslösung, Retardtabl. Biperiden *Rezeptpflichtig*	Mundtrockenheit, Müdigkeit, Sehstörungen, Herzklopfen, Verstopfung. Schwierigkeiten beim Wasserlassen (besonders bei älteren Männern)	**Therapeutisch zweckmäßig** Lang bewährtes Präparat. Auch bei medikamentös verursachten Parkinson-ähnlichen Störungen wirksam.

Präparat	Wichtigste Nebenwirkungen	Empfehlung
Amantadin (D) *Generika mit dem Namen Amantadin + Firmenbezeichnung* Filmtabl. *Wirkstoff:* Amantadin *Rezeptpflichtig*	Mundtrockenheit, Sehstörungen, Herzinsuffizienz, psychische Veränderungen (z. B. Verwirrtheitszustände, Depressionen). Schwierigkeiten beim Wasserlassen (besonders bei älteren Männern)	**Therapeutisch zweckmäßig** Auch bei medikamentös verursachten Parkinson-ähnlichen Störungen wirksam.
Azilect (D) Tabl. Rasagilin *Rezeptpflichtig*	Kopfschmerzen, Grippesymptome, Magen-Darm-Störungen, Kreislaufstörungen, Gelenkschmerzen, Depressionen	**Therapeutisch zweckmäßig** Der Wirkstoff Rasagilin hemmt den Abbau von Levodopa (MAO-B-Hemmstoff) und verstärkt dessen Wirkung. Noch relativ wenig erprobt.
Biperiden-neuraxpharm (D) Tabl., Injektionslösung Biperiden *Rezeptpflichtig*	Mundtrockenheit, Müdigkeit, Sehstörungen, Herzklopfen, Verstopfung. Schwierigkeiten beim Wasserlassen (besonders bei älteren Männern)	**Therapeutisch zweckmäßig** Lang bewährtes Präparat (auch bei medikamentös verursachten Parkinson-ähnlichen Störungen wirksam).
Dopadura C (D) Tabl., Retardtabl. Levodopa, Carbidopa *Rezeptpflichtig*	Magen-Darm-Störungen, Kreislaufstörungen, Bewegungsstörungen, Depressionen	**Therapeutisch zweckmäßig** Sinnvolle Kombination von Levodopa mit dem Wirkstoff Carbidopa, der den Abbau von Levodopa hemmt und die unerwünschten Wirkungen verringern kann.
Levobeta C (D) Tabl., Retardtabl. **Levo-C AL** (D) Tabl. **LevoCar retard** (Ö) Retardtabl. **Levocarb – 1 A Pharma** (D) Retardtabl., Tabl. Levodopa, Carbidopa *Rezeptpflichtig*	Magen-Darm-Störungen, Kreislaufstörungen, Bewegungsstörungen, Depressionen	**Therapeutisch zweckmäßig** Sinnvolle Kombination von Levodopa mit dem Wirkstoff Carbidopa, der den Abbau von Levodopa hemmt und die unerwünschten Wirkungen verringern kann.

Präparat	Wichtigste Nebenwirkungen	Empfehlung
Levocomp (D) Tabl., Retardtabl. Levodopa, Carbidopa *Rezeptpflichtig*	Magen-Darm-Störungen, Kreislaufstörungen, Bewegungsstörungen, Depressionen	**Therapeutisch zweckmäßig** Sinnvolle Kombination von Levodopa mit dem Wirkstoff Carbidopa, der den Abbau von Levodopa hemmt und die unerwünschten Wirkungen verringern kann.
Levodopa-ratiopharm comp. (D) Tabl., Retardtabl. **Levodop-neuraxpharm** (D) Tabl., Retardtabl. Levodopa, Carbidopa *Rezeptpflichtig*	Magen-Darm-Störungen, Kreislaufstörungen, Bewegungsstörungen, Depressionen	**Therapeutisch zweckmäßig** Sinnvolle Kombination von Levodopa mit dem Wirkstoff Carbidopa, der den Abbau von Levodopa hemmt und die unerwünschten Wirkungen verringern kann.
Levodopa comp. B STADA (D) Hartkaps. **Levopar** (D) Hartkaps. Levodopa, Benserazid *Rezeptpflichtig*	Magen-Darm-Störungen, Kreislaufstörungen, Bewegungsstörungen, Depressionen	**Therapeutisch zweckmäßig** Sinnvolle Kombination von Levodopa mit dem Wirkstoff Benserazid, der den Abbau von Levodopa hemmt und die unerwünschten Wirkungen verringern kann.
Madopar (D/Ö) Hartkaps., Tabl. in Ö: Kaps., Tabl., lösliche Tabl. **Madopar Depot** (D) Retardkaps. **Madopar LT** (D) Tabl. **Madopar T** (D) Tabl. Levodopa, Benserazid *Rezeptpflichtig*	Magen-Darm-Störungen, Kreislaufstörungen, Bewegungsstörungen, Depressionen	**Therapeutisch zweckmäßig** Sinnvolle Kombination von Levodopa mit dem Wirkstoff Benserazid, der den Abbau von Levodopa hemmt und unerwünschte Wirkungen vermindern kann.
Nacom (D) Tabl., Retardtabl. Levodopa, Carbidopa *Rezeptpflichtig*	Magen-Darm-Störungen, Kreislaufstörungen, Bewegungsstörungen, Depressionen	**Therapeutisch zweckmäßig** Sinnvolle Kombination von Levodopa mit dem Wirkstoff Carbidopa, der den Abbau von Levodopa hemmt und die unerwünschten Wirkungen verringern kann.

Präparat	Wichtigste Nebenwirkungen	Empfehlung
Neupro (D/Ö) Transdermales Pflaster Rotigotin *Rezeptpflichtig*	Übelkeit, Bauchschmerzen, niedriger Blutdruck. Plötzliche Schlafattacken möglich, Halluzinationen, Verwirrtheit. Bei gleichzeitiger Behandlung mit dem Wirkstoff Levodopa können die Nebenwirkungen verstärkt sein. Starke Hautreizungen durch das Pflaster möglich	**Wenig zweckmäßig** zur Therapie der Parkinsonkrankheit. Weniger erprobt als andere Dopaminagonisten wie z. B. Bromocriptin und Cabergolin. Anwendung als Pflaster problematisch.
Parkopan (D) Tabl. Trihexyphenidyl *Rezeptpflichtig*	Mundtrockenheit, Müdigkeit, Sehstörungen, Herzklopfen, Verstopfung. Schwierigkeiten beim Wasserlassen (besonders bei älteren Männern)	**Therapeutisch zweckmäßig** Auch bei medikamentös verursachten Parkinson-ähnlichen Störungen wirksam.
PK Merz (D/Ö) Filmtabl., Infusionslösung Amantadin *Rezeptpflichtig*	Mundtrockenheit, Sehstörungen, Herzinsuffizienz, psychische Veränderungen (z. B. Verwirrtheitszustände, Depressionen). Schwierigkeiten beim Wasserlassen (besonders bei älteren Männern)	**Therapeutisch zweckmäßig** Auch bei medikamentös verursachten Parkinson-ähnlichen Störungen wirksam.
Pramipexol (D/Ö) *Generika mit dem Namen Pramipexol + Firmenbezeichnung* Tabletten *Wirkstoff:* Pramipexol *Rezeptpflichtig*	Übelkeit, Bauchschmerzen, niedriger Blutdruck. Plötzliche Schlafattacken möglich, Halluzinationen, Verwirrtheit. Bei gleichzeitiger Behandlung mit dem Wirkstoff Levodopa können die Nebenwirkungen verstärkt sein	**Therapeutisch zweckmäßig** Auch als Zusatztherapie bei der Behandlung mit Levodopa und einem Decarboxylasehemmer (z. B. in *Madopar*) geeignet. Weniger erprobt als ähnliche Wirkstoffe wie z. B. Bromocriptin.
Requip (D/Ö) Filmtabl. **Requip Modutab** (D/Ö) Retardtabl. Ropinirol *Rezeptpflichtig*	Übelkeit, Bauchschmerzen, niedriger Blutdruck. Plötzliche Schlafattacken möglich, Halluzinationen, Verwirrtheit. Bei gleichzeitiger Behandlung mit dem Wirkstoff Levodopa können die Nebenwirkungen verstärkt sein	**Therapeutisch zweckmäßig** Auch als Zusatztherapie bei der Behandlung mit Levodopa und einem Decarboxylasehemmer (z. B. in *Madopar*) geeignet. Weniger erprobt als ähnliche Wirkstoffe wie z. B. Bromocriptin und Cabergolin.

Präparat	Wichtigste Nebenwirkungen	Empfehlung
Restex (D) Tabl., Retardkaps. Levodopa, Benserazid *Rezeptpflichtig*	Magen-Darm-Störungen, Kreislaufstörungen, Bewegungsstörungen, Depressionen	**Therapeutisch zweckmäßig** Sinnvolle Kombination von Levodopa mit dem Wirkstoff Benserazid, der den Abbau von Levodopa hemmt und unerwünschte Wirkungen vermindern kann.
Selegilin (D/Ö) *Generika mit dem Namen Selegilin + Firmenbezeichnung* Tabletten *Wirkstoff:* Selegilin *Rezeptpflichtig*	Mundtrockenheit, Kreislaufstörungen, Schwindel, Schlafstörungen, Erhöhung der Leberwerte	**Therapeutisch zweckmäßig** Der Wirkstoff Selegilin (MAO-B-Hemmstoff) hemmt den Abbau von Levodopa und verstärkt dessen Wirkung.
Sifrol (D/Ö) Tabl., Retardtabl. Pramipexol *Rezeptpflichtig*	Übelkeit, Bauchschmerzen, niedriger Blutdruck. Plötzliche Schlafattacken möglich, Halluzinationen, Verwirrtheit. Bei gleichzeitiger Behandlung mit dem Wirkstoff Levodopa können die Nebenwirkungen verstärkt sein	**Therapeutisch zweckmäßig** Auch als Zusatztherapie bei der Behandlung mit Levodopa und einem Decarboxylasehemmer (z. B. in *Madopar*) geeignet. Weniger erprobt als ähnliche Wirkstoffe wie z. B. Bromocriptin und Cabergolin.
Sinemet (Ö) Tabl., Retardtabl. Levodopa, Carbidopa *Rezeptpflichtig*	Magen-Darm-Störungen, Kreislaufstörungen, Bewegungsstörungen, Depressionen	**Therapeutisch zweckmäßig** Sinnvolle Kombination von Levodopa mit dem Wirkstoff Carbidopa, der den Abbau von Levodopa hemmt und die unerwünschten Wirkungen verringern kann.
Sormodren (D/Ö) Tabl. Bornaprin *Rezeptpflichtig*	Mundtrockenheit, Müdigkeit, Sehstörungen, Herzklopfen, Verstopfung. Schwierigkeiten beim Wasserlassen (besonders bei älteren Männern)	**Therapeutisch zweckmäßig** Auch bei medikamentös verursachten Parkinson-ähnlichen Störungen wirksam.

Präparat	Wichtigste Nebenwirkungen	Empfehlung
Stalevo (D/Ö) Filmtabl. Levodopa, Carbidopa, Entacapon *Rezeptpflichtig*	Magen-Darm-Störungen, Kreislaufstörungen, Bewegungsstörungen, Depressionen, Schlaflosigkeit, Halluzinationen, Verwirrtheit, ungefährliche rotbraune Färbung des Urins	**Möglicherweise zweckmäßig** Nur bei unzureichender Wirksamkeit der Behandlung mit Levodopa und einem Decarboxylasehemmer (z. B. in *Madopar*). Relativ wenig erprobter Inhaltsstoff Entacapon.
Tremarit (D) Tabl. Metixen	Mundtrockenheit, Müdigkeit, Sehstörungen, Herzklopfen, Verstopfung. Schwierigkeiten beim Wasserlassen (besonders bei älteren Männern)	**Therapeutisch zweckmäßig** Auch bei medikamentös verursachten Parkinson-ähnlichen Störungen wirksam.

2.8. Muskellockernde Mittel

Es gibt zwei Muskelarten. Die *glatten* Muskeln bewegen die Därme, die Gallen-, Luft- und Harnwege und die Blutgefäße. Zur Lösung von Krämpfen dieser Muskeln werden vor allem krampflösende Mittel (siehe Kapitel 1.4.) verwendet. Zu den *quergestreiften* Muskeln gehören Skelett- und Herzmuskulatur. Die Skelettmuskeln steuern den gesamten Bewegungsablauf des Menschen. Für jede Bewegung ist die gut abgestimmte Aktion verschiedener Muskeln notwendig. Signale des Nervensystems ermöglichen die Koordination der Muskeln.

Spastische Störungen

Bei Spastikern ist die Koordination der Bewegungsabläufe der Skelettmuskeln gestört. Die einzelnen Bewegungen wirken unbeholfen, immer wieder kommen unwillkürliche, rasche Bewegungen und auch Krämpfe vor. Spastische Störungen werden meist durch Schädigungen des Rückenmarks oder des Gehirns hervorgerufen, deren Ursachen vielfältig sind: Schlaganfälle, Vergiftungen durch Chemikalien, Schädigungen bei Geburt und Unfällen, aber auch Gehirnhautentzündungen und Multiple Sklerose.

Bei Störungen, die von Gehirnschäden hervorgerufen werden (zerebrale Störungen, hauptsächlich durch Multiple Sklerose), sind unkontrollierte, heftige Bewegungen seltener. Die Muskeln sind stärker gelähmt, die Arme und Beine zittern eher. Störungen, die bei Schäden des Rückenmarks entstehen (spinale Störungen), sind öfter von unkontrollierten, heftigen Bewegungen und Krämpfen begleitet.

Behandlung

Spastische Störungen der Skelettmuskulatur können mit den Wirkstoffen Baclofen (enthalten z. B. in *Baclofen-ratiopharm, Lioresal*), Diazepam (enthalten z. B. in *Diazepam-ratiopharm*) und Tizanidin (enthalten z. B. in *Sirdalud*) wirksam behandelt werden.

Baclofen

(enthalten z. B. in *Baclofen-ratiopharm, Lioresal*) ist das am stärksten wirkende Mittel bei Muskelspasmen. Es ist deshalb eine genaue Dosierung notwendig, die individuell ermittelt werden muss. Mit einer niedrigen Dosis beginnen und nur langsam erhöhen.

Die Störwirkungen schränken die Anwendungsmöglichkeiten ein. Typische Nebenwirkungen sind Müdigkeit, Schwindel, Benommenheit. Es können außerdem Magen-Darm-Störungen, Blutdruckabfall, Muskelschmerzen und psychische Störungen auftreten. Bei plötzlichem Absetzen können Halluzinationen und Krämpfe auftreten.

Die Wirksamkeit von Baclofen bei Muskelkrämpfen als Folge eines Schlaganfalls oder Parkinson ist nicht ausreichend belegt.

Benzodiazepine

Das Benzodiazepin Diazepam (enthalten z. B. in *Diazepam-ratiopharm*) wird in erster Linie als Schlaf- und Beruhigungsmittel verwendet (siehe dazu Kapitel 2.1. und 2.2.). Darüber hinaus hat es auch eine spezifische muskelentspannende Wirkung. Eine Verwendung ist deshalb auch zweckmäßig bei Muskelspasmen – allerdings nur in Verbindung mit physiotherapeutischen Maßnahmen.

Typische Nebenwirkungen sind Benommenheit und Müdigkeit. Bei längerer Einnahme besteht die Gefahr, dass man von diesen Mitteln abhängig wird. Der jahrelang verwendete Wirkstoff Tetrazepam (enthalten z. B. in *Musaril, Myolastan, Tetramdura, Generika mit dem Namen Tetrazepam + Firmenbezeichnung*) wurde im August 2013 wegen des erhöhten Risikos schwerer Nebenwirkungen aus dem Handel gezogen.

Lokale Muskelverspannungen und Muskelkrämpfe

Muskelkrämpfe sind schmerzhaft, gehen jedoch meist von selbst wieder vorüber, wenn man sich ausruht. Sie können auch durch Massage, Gymnastik und andere physikotherapeutische Maßnahmen wirksam bekämpft werden. Krämpfe sind meist Signale des Körpers, die eine

Überlastung (auch durch falsche Haltung, zu langes Stehen) anzeigen. Bei solchen Störungen sind Medikamente nicht sinnvoll.

Muskelkrämpfe können verschiedene Ursachen haben:
– Leistungskrampf (Sportler/-innen, Fließbandarbeiter/-innen)
– Ruhekrampf: nächtliche Krämpfe, Schwangerschaftskrämpfe
– Krämpfe bei Erkrankungen wie Salzverlust durch schwere Durchfälle, Gefäßverschlüsse, Vergiftungen
– Krämpfe durch Medikamente: harntreibende Mittel, Morphin, Neuroleptika etc.

Wenn die Ursachen nicht ausgeschaltet werden können, können folgende Hausmittel oft lindernd wirken: Massagen, Einreibungen, Wärmeflaschen oder Eisbeutel und Bandagen.

Zur Schmerzlinderung sind Wirkstoffe wie Acetylsalicylsäure (z. B. *Aspirin, ASS-ratiopharm* etc.) oder Paracetamol (z. B. *Paracetamol-ratiopharm* etc.) sinnvoll (siehe Kapitel 1.1.: Einfache Schmerzmittel).

Wenn Schmerzmittel nicht ausreichen, um die Beschwerden zu lindern, hilft ein muskelentspannendes Mittel wie Diazepam (enthalten z. B. in *Diazepam-ratiopharm*).

Häufig werden gegen Muskelkrämpfe auch Mittel zum Einreiben empfohlen (siehe dazu Kapitel 3.3.: Einreibemittel bei Muskel- und Gelenkschmerzen).

Botox zur Faltenglättung

Botox enthält das Nervengift Botulin, das in der Schönheitsmedizin hauptsächlich dazu verwendet wird, um vertikale Falten zwischen den Augenbrauen zu glätten. Darüber hinaus ist es auch wirksam bei Migräne, bei übermäßiger Schweißproduktion, krampfartigem Lidschluss und anderen schweren, spastischen Erkrankungen. Botox ist nicht zugelassen zur Behandlung anderer Falten im Gesichts- und Halsbereich. Bei solchen Anwendungen besteht ein erhöhtes Risiko von Nebenwirkungen.

In Abhängigkeit von der Injektionsstelle können folgende Nebenwirkungen auftreten: Kopfschmerzen, Atemwegsinfektionen, Ohrerkrankungen, Schluckstörungen, Gesichtslähmungen, Muskelschwäche, Hautausschläge und Entzündungen an der Injektionsstelle, selten lebensbedrohliche Zustände durch Ausbreitung des Wirkstoffs in Gewebe außerhalb des Injektionsgebietes.

Nächtliche Wadenkrämpfe

Viele Erwachsene leiden unter nächtlichen Wadenkrämpfen, die sehr schmerzhaft sein können. Sie können nach besonders starken Muskelbeanspruchungen, Salzverlust, Dialyse, als Nebenwirkung verschiedener Medikamente (z. B. Neuroleptika, siehe Kapitel 2.5; Diuretika, siehe Kapitel 12.2. und 12.1.), aber auch ohne ersichtliche Ursache auftreten.

Am wirksamsten werden akute Wadenkrämpfe durch Rückwärtsbeugung des Fußes behandelt – in der Fachsprache nennt man dies aktive Dorsalbeugung.

Zur Vorbeugung sind folgende Maßnahmen sinnvoll: Beine warm halten und »Spitzfußstellung« vermeiden. Dies geschieht am einfachsten dadurch, indem »Rückenschläfer« die Fußsohlen gegen ein Widerlager, z. B. eine Wand, stellen. »Bauchschläfer« hingegen sollten die Füße über das Bettende hinausragen lassen.

Medikamente haben bei nächtlichen Wadenkrämpfen einen großen Placebo-Effekt. Das heißt: Welches Medikament auch immer genommen wird – meist wirkt es. Beliebt sind Magnesiumpräparate (z. B. *Magnesium Diasporal*). Sie sind jedoch nur wirksam bei Magnesiummangel, der z. B. durch Salzverlust als Nebenwirkung von Medikamenten entstehen kann.

2.8. Muskellockernde Mittel

Präparat	Wichtigste Nebenwirkungen	Empfehlung
Baclofen-ratiopharm (D) Tabl. Baclofen *Rezeptpflichtig*	Einschränkung des Reaktionsvermögens, Dämpfung, Übelkeit, Erbrechen, Schwindel, Kopfschmerzen. Selten auch depressive Verstimmung und Mundtrockenheit	**Therapeutisch zweckmäßig** Mittel erster Wahl bei Spastikern (vor allem bei Multipler Sklerose).
Baclofen dura (D) Tabl. Baclofen *Rezeptpflichtig*	Einschränkung des Reaktionsvermögens, Dämpfung, Übelkeit, Erbrechen, Schwindel, Kopfschmerzen. Selten auch depressive Verstimmung und Mundtrockenheit	**Therapeutisch zweckmäßig** Mittel erster Wahl bei Spastikern (vor allem bei Multipler Sklerose).

Präparat	Wichtigste Nebenwirkungen	Empfehlung
Botox (D/Ö) Trockensubstanz ohne Lösungsmittel Botulin *Rezeptpflichtig*	In Abhängigkeit von der Injektionsstelle: Kopfschmerzen, Atemwegsinfektionen, Ohrerkrankungen, Schluckstörungen, Gesichtslähmungen, Muskelschwäche, Hautausschläge und Entzündungen an der Injektionsstelle, selten lebensbedrohliche Zustände durch Ausbreitung des Wirkstoffs in Gewebe außerhalb des Injektionsgebietes	**Therapeutisch zweckmäßig zur** Glättung von vertikalen Falten zwischen den Augenbrauen, zur Behandlung von Migräne, übermäßiger Schweißproduktion, krampfartigem Lidschluss und anderen schweren, spastischen Erkrankungen. Botox ist nicht zugelassen zur Behandlung anderer Falten im Gesichts- und Halsbereich. Bei derartigen Anwendungen besteht ein erhöhtes Risiko von Nebenwirkungen.
Fampyra (D) Retardtabl. Fampridin *Rezeptpflichtig*	Harnwegsinfekte, Schlaflosigkeit, Schwindel, Kopfschmerzen, Gleichgewichtsstörungen, Angstzustände, Magen-Darm-Beschwerden (Erbrechen, Übelkeit, Verstopfung). Krampfanfälle und Herzrhythmusstörungen möglich. Ob es zu Herz-Kreislauf-Problemen kommen kann, wurde bis jetzt nicht ausreichend untersucht	**Wenig zweckmäßig** Allenfalls sinnvoll als Behandlungsversuch bei gehbehinderten, erwachsenen Patienten mit multipler Sklerose. Wenn überhaupt, sollte das Mittel möglichst im Rahmen von kontrollierten Studien angewendet werden. Eine Wirkung ist höchstens bei etwa jedem dritten Patienten zu erwarten. Ein seriöser Nachweis über einen patientenrelevanten Zusatznutzen - im Vergleich zu Physiotherapie und anderen krampflösenden Mitteln – fehlt bis jetzt.
Lioresal (Ö) Tabl., Intrathecal-Injektion, Infusion Baclofen *Rezeptpflichtig*	Einschränkung des Reaktionsvermögens, Dämpfung, Übelkeit, Erbrechen, Schwindel, Kopfschmerzen. Selten auch depressive Verstimmung und Mundtrockenheit	**Therapeutisch zweckmäßig** Mittel erster Wahl bei Spastikern (vor allem bei Multipler Sklerose).
Mydocalm (D) Filmtabl. Tolperison *Rezeptpflichtig*	Allergische Reaktionen, Müdigkeit, Schläfrigkeit, Schwindel, Blutdruckabfall, Magen-Darm-Störungen, Mundtrockenheit, allergische Hautausschläge	**Abzuraten** Nach unserer Auffassung ist ein Nutzen bei Muskelverspannung nicht belegt. Wir halten dieses Medikament für überholt.

Präparat	Wichtigste Nebenwirkungen	Empfehlung
Myolastan (Ö) Filmtabl. Tetrazepam *Rezeptpflichtig*	Müdigkeit, Beeinträchtigung der Reaktionsfähigkeit (besonders mit Alkohol), Benommenheit, bei längerer Einnahme Abhängigkeit	**Achtung** Wegen eines erhöhten Risikos für schwere, entzündliche Hauterkrankungen (z. B. Stevens-Johnson-Syndrom) wurden alle Tetrazepam-haltigen Mittel am 1. August 2013 in Deutschland und Österreich aus dem Handel gezogen. Dieses Verbot gilt vorerst bis zum Jahr 2015.
Myoson/ direct (D) Tabl., Injektionslösung Pridinolmesilat *Rezeptpflichtig*	Trockener Mund, Störungen beim Wasserlassen, Schluckstörungen, Sprechstörungen	**Abzuraten** Zweifelhafte Wirksamkeit dieses früher bei Parkinson angewendeten Mittels.
Ortoton (D) Tabl., Injektionslösung Methocarbamol *Rezeptpflichtig*	Benommenheit, Einschränkung der Reaktionsfähigkeit, Koordinationsstörungen, Kopfschmerzen, Blutdruckabfall, Doppeltsehen, Farbveränderung des Urins (braun, schwarz oder grün), Magenschmerzen	**Abzuraten** Die Wirksamkeit erscheint nicht hinreichend belegt, der Nutzen bleibt zweifelhaft. Mittel wie Tetrazepam sind vorzuziehen.
Sirdalud (Ö) Tabl., Kaps. Tizanidin *Rezeptpflichtig*	Müdigkeit, Blutdruckabfall, Mundtrockenheit, Muskelschwäche, Übelkeit, Sehstörungen, Schlafstörungen, Verwirrtheit	**Therapeutisch zweckmäßig** Alternative zu *Lioresal* für Patienten mit zentral und peripher bedingter Muskelverspannung. Auch eine Alternative, wenn wegen Abhängigkeitsproblemen der Wirkstoff Diazepam oder vergleichbare Wirkstoffe nicht eingesetzt werden können.
Tetrazepam (D/Ö) *Generika mit dem Namen Tetrazepam + Firmenbezeichnung* Filmtabl., Tabl. *Wirkstoff:* Tetrazepam *Rezeptpflichtig*	Müdigkeit, Beeinträchtigung der Reaktionsfähigkeit (besonders mit Alkohol), Benommenheit, bei längerer Einnahme Abhängigkeit. Schwere entzündliche Hauterkrankungen.	**Achtung** Wegen eines erhöhten Risikos für schwere, entzündliche Hauterkrankungen (z. B. Stevens-Johnson-Syndrom) wurden alle Tetrazepam-haltigen Mittel am 1. August 2013 in Deutschland und Österreich aus dem Handel gezogen. Dieses Verbot gilt vorerst bis zum Jahr 2015.

Präparat	Wichtigste Nebenwirkungen	Empfehlung
Tizanidin-Teva (D) Tabl. Tizanidin *Rezeptpflichtig*	Müdigkeit, Blutdruckabfall, Mundtrockenheit, Muskelschwäche, Übelkeit, Sehstörungen, Schlafstörungen, Verwirrtheit	**Therapeutisch zweckmäßig** Alternative zu *Lioresal* für Patienten mit zentral und peripher bedingter Muskelverspannung. Auch eine Alternative, wenn wegen Abhängigkeitsproblemen der Wirkstoff Diazepam oder vergleichbare Wirkstoffe nicht eingesetzt werden können.
Tolperison HEXAL (D) Filmtabl. **Tolperison-HCL dura** (D) Filmtabl. **Tolperison-HCL STADA** (D) Filmtabl. Tolperison *Rezeptpflichtig*	Allergische Reaktionen, Müdigkeit, Schläfrigkeit, Schwindel, Blutdruckabfall, Magen-Darm-Störungen, Mundtrockenheit, allergische Hautausschläge	**Abzuraten** Nach unserer Auffassung ist ein Nutzen bei Muskelverspannung nicht belegt. Wir halten dieses Medikament für überholt.
Viveo (D) Filmtabl. Tolperison *Rezeptpflichtig*	Allergische Reaktionen, Müdigkeit, Schläfrigkeit, Schwindel, Blutdruckabfall, Magen-Darm-Störungen, Mundtrockenheit, allergische Hautausschläge	**Abzuraten** Nach unserer Auffassung ist ein Nutzen bei Muskelverspannung nicht belegt. Wir halten dieses Medikament für überholt.

3. Kapitel: **Muskeln und Gelenke**

Als Rheuma werden mehr als 100 verschiedene Krankheiten bezeichnet, die miteinander oft gar nichts zu tun haben. Weitläufig versteht man darunter »alle Erkrankungen des Bewegungsapparates« – also des lockeren oder festen Bindegewebes, der Bänder, Sehnen, Muskeln, Knochen und der von ihnen gebildeten Organsysteme (z. B. Gelenke und Wirbelsäule).

Die wichtigsten rheumatischen Erkrankungen sind:
– *Weichteilrheumatismus*
– *Verschleißerkrankungen (degenerative Gelenkerkrankungen)*
– *entzündliches Rheuma der Gelenke (z. B. chronische Polyarthritis)*
– *Gicht*

Weichteilrheumatismus

Schmerzen in der Muskulatur und Muskelverspannungen werden von den meisten Menschen als Rheuma bezeichnet. Eine häufige Ursache für solche Beschwerden sind einseitige körperliche Belastungen und monotone Körperhaltungen, z. B. Bildschirmarbeit. Seelische Belastungen können ebenfalls zu Muskelverspannungen führen.

Behandlung

Durch verbesserte Körperhaltung, Entspannung, Ruhe, Wärme und Massagen gehen die Beschwerden meist zurück. Unter Umständen kann eine psychotherapeutische Behandlung notwendig sein. Schmerzlindernde Medikamente sollte man nur kurzfristig einnehmen. Als angenehm werden von den meisten Patienten Rheumamittel zum Einreiben empfunden. Ihre Wirkung beruht weniger auf den Inhaltsstoffen, sondern vor allem auf dem Massageeffekt.
Die Verwendung von Magnesium-Präparaten (siehe Kapitel 14.6.: Mineralstoffpräparate) kann – zur Unterstützung physikalischer Maßnahmen – wegen der geringfügig muskelentspannenden Wirkung sinnvoll sein.

Verschleißerkrankungen (Arthrosen und Bandscheibenschäden)

Viele Rheuma-Patienten, die den Arzt aufsuchen, leiden an Arthrosen und nicht an entzündlichem Rheumatismus. Die Gelenke sind oft steif, aber nicht immer – wie beim entzündlichen Rheumatismus – warm und gerötet. Die Häufigkeit dieser Erkrankungen nimmt mit steigendem Alter zu. Diabetes kann dazu beitragen, dass sich Arthrosen verschlimmern. Psychosoziale Umstände spielen bei der Entstehung der Arthrose keine Rolle, können aber die Beschwerden verstärken.

Behandlung

Wichtiger als Medikamente sind bei Arthrosen physikalische Therapien (heiße oder kalte Packungen, Elektrotherapie, Massagen, Gymnastik), ein ausgewogenes Maß an Ruhe und Bewegung und gutes Schuhwerk bei Hüft- und Kniegelenkarthrosen.

Gelenke sollen entlastet und Fehlbelastungen vermieden werden. Ein einfaches Hilfsmittel wie etwa ein Gehstock entlastet das Hüftgelenk um bis zu 60 Prozent. Übergewichtige sollten abnehmen, um ihre Gelenke zu entlasten.

Bei starken Schmerzen können Schmerzmittel sinnvoll sein. Die Einnahme von Rheumamitteln ist nur dann zweckmäßig, wenn die Arthrose auch mit entzündlichen Prozessen der Weichteile oder der Gelenke verbunden ist.

Die meisten Patienten verwenden zur Linderung von Beschwerden Rheumamittel zum Einreiben (siehe Tabelle 3.3.: Einreibemittel bei Muskel- und Gelenkschmerzen). Die wohltuende Wirkung ist durch den wärmenden (z. B. Nikotinsäureester) oder kühlenden Effekt mancher Inhaltsstoffe (z. B. Menthol, alkoholische Lösungen), auf Geruchsaromen und nicht zuletzt auf den Massageeffekt zurückzuführen. Bei etwa jedem zweiten Patienten mit Gelenkbeschwerden ist der Placebo-Effekt wirksam. Das heißt: Egal, was für ein Mittel geschluckt oder geschmiert wird – es hilft, unabhängig davon, welcher Wirkstoff oder ob überhaupt ein Wirkstoff enthalten ist.

Die Wirksamkeit von sogenannten Knorpelschutzmitteln (z. B. *AHP 200*) ist umstritten.

Injektionen in ein arthrotisches Gelenk bringen in den meisten Fällen eine deutliche Schmerzlinderung. Einige Untersuchungen haben das überraschende Ergebnis gebracht, dass Injektionen mit einfachen Kochsalzlösungen sogar besser wirken als solche mit Kortison oder lokalen Betäubungsmitteln.

Bei allen Injektionen in ein Gelenk besteht das Risiko von entzündlichen Reaktionen.

Wenn die Gelenkfunktion zu stark eingeschränkt ist und Schmerzen nur noch schwer kontrollierbar sind, sollte das Gelenk operativ ausgetauscht werden. Der Erfolg hält normalerweise über einen langen Zeitraum an.

Entzündlicher Rheumatismus

Zu den entzündlichen rheumatischen Erkrankungen zählen die chronische Polyarthritis (in der Fachsprache heißt sie: primär chronische Polyarthritis = pcP = rheumatoide Arthritis), Morbus Bechterew, Bindegewebserkrankungen (z. B. Lupus erythematodes), Arthritis bei Schuppenflechte und Arthritis nach Allgemeinerkrankungen. Allen diesen Erkrankungen ist gemeinsam, dass der betroffene Körperteil schmerzt, überwärmt, gerötet und geschwollen ist. Aus unbekannter Ursache entsteht eine Entzündung der Innenauskleidung der Gelenke (Synovitis), die auch auf Schleimbeutel und Sehnen übergreifen kann und in der Folge Knorpel und Gelenke zerstört.

Die häufigste entzündliche Rheumaerkrankung ist die chronische Polyarthritis (rheumatoide Arthritis). Ein erstes Anzeichen dafür ist oft die Steifheit am Morgen. Auf Röntgenaufnahmen lässt sich häufig erkennen, dass Gelenkknorpel und die anliegenden Knochen »angefressen« sind.

Die Ursache dieser zumeist sehr schmerzhaften Erkrankung ist ungeklärt. Gesichert ist nur, dass es sich um eine Fehlsteuerung des Immunsystems handelt. Rheumatische Entzündungen können in jedem Alter auftreten, beginnen jedoch am häufigsten bei den Dreißig- bis Vierzigjährigen. Die Krankheit beginnt meist schleichend und trifft etwa ein Prozent der Bevölkerung. An chronischer Polyarthritis leiden Frauen dreimal häufiger als Männer.

Behandlung

Wer den Verdacht hat, an entzündlichem Rheuma zu leiden, sollte sich, wenn möglich, von einem internistisch ausgebildeten Rheumatologen oder in einem Rheuma-Zentrum untersuchen lassen.

Entzündliche rheumatische Erkrankungen sind – mit Ausnahme der Arthritis, die durch eine Allgemeininfektion verursacht ist – nicht heilbar. Eine sachgerechte Behandlung kann jedoch das Fortschreiten der Erkrankung hemmen, Gelenkschäden verhindern oder verzögern, die Gelenkfunktionen erhalten und die Beschwerden wirkungsvoll lindern. Gelenkschäden schreiten besonders im ersten Jahr der

Erkrankung voran. Durch Schmerzen und Schwellungen wird die Beweglichkeit eingeschränkt. In der Folge treten charakteristische Deformierungen mit Sehnenverkürzungen und versteiften Gelenken auf. Die Behandlung umfasst Medikamente, ergotherapeutische Maßnahmen, Bewegung und Gymnastik, Wärme- und Kälteanwendungen, psychologische Beratung und Therapie und manchmal Operationen.

Bei den Medikamenten unterscheidet man NSAR (Nichtsteroidale Antirheumatika einschließlich der COX-2-Hemmer), Glukokortikoide (auch als Steroide oder Kortisone oder Kortikosteroid bezeichnet; siehe Kapitel 7.1.: Mittel zur Entzündungshemmung) und sogenannte Basistherapeutika. Glukokortikoide und die Basistherapeutika beeinflussen das Immunsystem. Obwohl sie beträchtliche Nebenwirkungen haben, ist ihr dauerhafter (Basistherapeutika) oder zeitweiliger (Glukokortikoide) Einsatz bei schweren Krankheitsverläufen notwendig.

Eine spezifische Rheumadiät gibt es – entgegen vielen Behauptungen – leider nicht. Empfehlenswert ist es jedoch, öfters einen fettreichen Fisch auf den Speiseplan zu setzen. In mehreren Untersuchungen hat sich ein gewisser Nutzen von mehrfach ungesättigten Omega-3-Fettsäuren gezeigt, die besonders in Fischöl enthalten sind.

Naturheilmethoden

Weil Ärzte sich oft zu wenig Zeit für Gespräche nehmen oder weil Rheumatiker manchmal falsch behandelt werden oder weil Rheuma meist eine chronische Erkrankung mit fortschreitenden Beschwerden ist – es kann viele Gründe geben, warum sich Patienten Behandlungsmethoden zuwenden, die sich gerne als »sanft«, »natürlich«, »ganzheitlich« oder »alternativ« bezeichnen.

Bei genauer Überprüfung erweisen sich die angepriesenen Heilerfolge oft als unbewiesene Behauptungen. Gerade im Bereich der alternativen Behandlungsmethoden und Naturheilverfahren tummeln sich viele Scharlatane und Wunderheiler.

Alternative Behandlungsverfahren, für die es keinen seriösen Nachweis gibt, dass sie bei Rheuma wirksamer sind als Placebos (= Scheinarzneimittel ohne Wirkstoff):

– Bioresonanztherapie
– Elektroakupunktur
– Magnetfeldtherapie
– Sauerstoff-Mehrschritt-Therapie nach Ardenne

- Eigenblutbehandlung
- Symbioselenkung
- »ausleitende« Verfahren wie Aderlass, Schröpfen, Canthariden-Pflaster, Baunscheidt-Verfahren
- Kupferarmreifen
- magnetische Schuhabsätze

Homöopathie gegen Rheuma?

Es gibt auch keinen seriösen Nachweis für eine Wirksamkeit von homöopathischen Mitteln gegen Rheuma.

Homöopathie als Behandlungsmethode ist jedoch nicht generell abzulehnen. Bei rheumatischen Erkrankungen, die durch psychische und soziale Faktoren mitverursacht sein können – Muskelverspannungen, Weichteilrheumatismus, Kreuzschmerzen –, können homöopathische Mittel unter Umständen sinnvoll sein.

Hilfe für den Alltag

bietet in Deutschland vor allem die Deutsche Rheuma-Liga, in der über 120.000 Mitglieder im ganzen Bundesgebiet organisiert sind. Bei der Zentralstelle in Bonn (Deutsche Rheuma-Liga, Maximilianstr. 14, 53111 Bonn, Tel. 0228 766060; Internet: http://www.rheuma-liga.de) erhält man Auskunft über die nächstgelegenen Beratungsdienste, Rheumatologen, Psychologen und Kliniken.

In Österreich kann man sich an die Österreichische Rheumaliga wenden: Dorfstr. 4, 5761 Maria Alm, Tel. 06991 5541679;
E-Mail: info@rheumaliga.at; Internet: http://www.rheumaliga.at

3.1. Mittel gegen Rheuma

Auch wenn Rheumamedikamente generell als »Antirheumatika« bezeichnet werden, vermag bislang kein einziges dieser Arzneimittel die Ursachen dieser Krankheit zu bekämpfen. Trotzdem sind sie bei schweren rheumatischen Erkrankungen unverzichtbar: Sie wirken schmerzlindernd, entzündungshemmend und helfen, die Beweglichkeit und Funktion der Gelenke zu erhalten. Alle wirksamen Medikamente haben jedoch auch Nebenwirkungen. Am häufigsten treten Magen-Darm-Beschwerden auf.

Zur reinen Schmerzlinderung sind einfache Schmerzmittel geeignet, die Acetylsalicylsäure oder Paracetamol (siehe Kapitel 1.1.) enthalten. Sinnvoll sind aber auch Naturheilmethoden, die einen nachweisbaren Nutzen haben und in der Medizin bereits seit Langem angewendet werden: Es handelt sich um Wärme- und Kälteanwendungen.

Nichtsteroidale Antirheumatika (NSAR)

Diese Bezeichnung tragen alle Rheumamedikamente, die gegen Schmerz und Entzündung wirken, in denen kein Kortison (= Steroid) enthalten ist. Nichtsteroidale Antirheumatika unterscheiden sich in Bezug auf Verträglichkeit, Wirksamkeit und Dauer der Wirkung. Es gibt keine Regel, nach der voraussagbar ist, welches Medikament das »richtige« ist. Das kann nur der behandelnde Arzt gemeinsam mit dem Patienten herausfinden.

Rheumamedikamente, die als »neu«, als »besonders wirksam« oder als »besonders nebenwirkungsarm« angepriesen werden, bieten meist keinen Vorteil gegenüber den seit Jahren bewährten Wirkstoffen Indometacin, Ibuprofen, Diclofenac, Acemetacin und Naproxen. Durch bessere Erfassung von Nebenwirkungen sind in letzter Zeit auch einige dieser Wirkstoffe in Kritik geraten. Offenbar können alle NSAR eine herzschädigende Wirkung haben. Am geringsten scheint dieses Risiko beim Wirkstoff Naproxen zu sein.

Nichtsteroidale Antirheumatika werden normalerweise geschluckt, in Form von Kapseln oder Tabletten. Es gibt nur wenige Gründe, diese Mittel in Spritzenform zu verwenden. Das erhöht lediglich das Risiko von Nebenwirkungen.

Alle NSAR können bei hoher Dosis und lang dauernder Anwendung zu einer Schädigung der Magenschleimhaut bis hin zu Magengeschwüren und Magenblutungen führen. Besonders gefährdete Patienten sollten deshalb zusätzlich ein Magenschutzmittel wie z. B. Misoprostol (enthalten z. B. in *Cytotec*) oder Omeprazol (enthalten z. B. in *Generika mit dem Namen Omeprazol + Firmenbezeichnung*) einnehmen.

Acetylsalicylsäure (ASS)

(enthalten z. B. in *Aspirin, Generika mit dem Namen ASS + Firmenbezeichnung*). Um nicht nur schmerzlindernd, sondern auch entzündungshemmend zu wirken, muss Acetylsalicylsäure relativ hoch dosiert werden. Diese hohe Dosierung verursacht jedoch häufig Magenbeschwerden. Das ist der Grund, warum Acetylsalicylsäure heutzutage bei entzündlichen rheumatischen Beschwerden nicht mehr so häufig verwendet wird wie früher. Eine hohe Dosierung kann außerdem Erbrechen, Ohrensausen und Benommenheit verursachen.

Indometacin

(enthalten z. B. in *Indocid, Generika mit dem Namen Indometacin + Firmenbezeichnung*) ist ein seit vielen Jahren bewährter Wirkstoff und eignet sich gut für leichte und mittelschwere Gelenkschmerzen. Retard-Formen von Indometacin (z. B. *Indomet-ratiopharm Retardkapseln*), die verzögert vom Körper aufgenommen werden, sind auch gegen starke Schmerzen und Entzündungszustände wirksam.

Indometacin verursacht besonders häufig Nebenwirkungen im Magen-Darm-Bereich (Verstopfung, Durchfall, Blutungen, Magenschmerzen, Geschwüre) sowie Kopfschmerzen, Schwindel, Sehstörungen und Beeinträchtigung des Reaktions- und Konzentrationsvermögens.

Die verschiedenen Indometacin-Medikamente unterscheiden sich nicht in ihrer Wirksamkeit. Für alle gilt dieselbe Empfehlung wie für *Indocid*: Therapeutisch zweckmäßig. Das Berliner Fachblatt »arzneitelegramm« rät allerdings, Indometacin-haltige Arzneimittel wegen ihrer Nebenwirkungen nur noch in Ausnahmefällen einzusetzen.

Acemetacin

(enthalten z. B. in *Rantudil*) wird im Körper größtenteils zu Indometacin abgebaut und hat deshalb ähnliche Eigenschaften.

Ibuprofen

(enthalten z. B. in *Generika mit dem Namen Ibuprofen + Firmenbezeichnung*) wirkt nicht so stark entzündungshemmend wie Indometacin, aber relativ stark schmerzlindernd und verursacht weniger Nebenwirkungen. Diese betreffen vor allem den Magen-Darm-Bereich (Blutungen, Verstopfung, Durchfall, Magenschmerzen, Geschwüre). Ibuprofen macht müde, und gelegentlich treten auch Kopfschmerzen und Schwindel auf.

Die verschiedenen Ibuprofen-Medikamente unterscheiden sich nicht in ihrer Wirksamkeit. Für alle gilt: Therapeutisch zweckmäßig.

Naproxen und Ketoprofen

(enthalten z. B. in *Generika mit dem Namen Naproxen + Firmenbezeichnung*) ist ein relativ stark wirkendes Antirheumatikum, das sehr lange im Körper verbleibt. Es verursacht ähnliche Nebenwirkungen wie Ibuprofen: häufig Störungen im Magen-Darm-Bereich (Blutungen, Verstopfung, Durchfall, Magenschmerzen, Geschwüre), aber auch Kopfschmerzen und Schwindel. Durch seine lange Wirksamkeit kann die Einnahme am Abend bei morgendlicher Bewegungseinschränkung sinnvoll sein. Ketoprofen (enthalten z. B. in *Gabrilen*) hat ähnliche Eigenschaften wie Naproxen.

In einer neuen Übersicht über die Vorteile der verschiedenen NSAR-Rheumamittel stuft die Berliner Fachzeitschrift arznei-telegramm Naproxen als das sicherste Medikament ein. Unsere Empfehlung: Therapeutisch zweckmäßig.

Diclofenac und Aceclofenac

(enthalten z. B. in *Allvoran, Generika mit dem Namen Diclofenac + Firmenbezeichnung, Voltaren*) ist das am häufigsten verschriebene nichtsteroidale Antirheumatikum. Diclofenac kann genauso wie Indometacin das Reaktions- und Konzentrationsvermögen beeinträchtigen.

Bei etwa jedem dritten Patienten verursacht das Medikament als Nebenwirkung Magen-Darm-Beschwerden (Blutungen, Verstopfung, Durchfall, Magenschmerzen, Geschwüre). Seltener treten Kopfschmerzen und Schwindel, aber auch Blutbildungsstörungen auf.

Die verschiedenen Diclofenac-Medikamente unterscheiden sich nicht in ihrer Wirksamkeit. Für alle gilt: Therapeutisch zweckmäßig. Aceclofenac (enthalten z. B. in *Beofenac*) hat ähnliche Eigenschaften wie Diclofenac – ohne besondere Vorteile gegenüber diesem Standardmedikament.

Piroxicam, Lornoxicam, Meloxicam

Piroxicam (enthalten z. B. in *Generika mit dem Namen Piroxicam + Firmenbezeichnung*) hat eine besonders lange Wirkungsdauer und verbleibt damit sehr lange im Körper. Deshalb ist die Gefahr groß, dass sich das Medikament im Körper anreichert und Vergiftungserscheinungen auftreten können. Meloxicam (enthalten z. B. in *Generika mit dem Namen Meloxicam + Firmenbezeichnung*) wirkt ähnlich wie Piroxicam, Lornoxicam hat jedoch eine kürzere Wirkungsdauer.

Häufige Nebenwirkungen sind Magen-Darm-Störungen, Kopfschmerzen, Schwindel, Benommenheit, Müdigkeit, Schweißausbrüche. Seltene, aber schwerwiegende Nebenwirkungen sind Blutbildveränderungen und Schockzustände. Alte Menschen sind besonders gefährdet.
Piroxicam gehört zu den schlechter verträglichen und nur in Ausnahmefällen sinnvollen NSAR.

Cox-2-Hemmer

wie Celecoxib (enthalten z. B. in *Celebrex*) und Etoricoxib (*Arcoxia*) gehören ebenfalls zur Gruppe der NSAR. Mit großem Werbetrara wurden vor etwa fünfzehn Jahren neue Rheumamedikamente vom Typ der Cox-2-Hemmer eingeführt. Die Hersteller behaupteten, dass diese Mittel besser wirken als Standardmedikamente vom Typ der NSAR und dass sie außerdem besser verträglich seien.
Nach und nach stellte sich heraus, dass diese Behauptungen nicht stimmen. In den USA wurde der Hersteller von *Celebrex* beispielsweise von der Gesundheitsbehörde mehrfach abgemahnt, weil Ärzten gegenüber unbelegte Vorteile gegenüber Standardmedikamenten behauptet und bedrohliche Nebenwirkungen wie Magen-Darm-Schäden und Wechselwirkungen mit anderen Medikamenten verschwiegen wurden.
Mehrere Cox-2-Hemmer mussten wegen herzschädigender Nebenwirkungen wieder vom Markt genommen werden. Bei *Celebrex* zeigte sich im Dezember 2004 in einer US-Studie ebenfalls ein erhöhtes Risiko von herzschädigenden Nebenwirkungen. Die Herstellerfirma Pfizer weigerte sich jedoch, das Medikament vom Markt zu nehmen.
Seriöse Mediziner weisen schon seit Jahren darauf hin, dass alle Cox-2-Hemmer ein erhöhtes Risiko von Herz-Kreislauf-Schäden haben.

Phenylbutazon

(enthalten z. B. in *Ambene*). Dieser Wirkstoff wird wegen möglicher schwerer Nebenwirkungen (Blut-, Leber- und Nierenschäden) nur noch in Ausnahmefällen bei akuten Bechterew-Schüben verwendet. Phenylbutazon verbleibt sehr lange im Körper. Häufig treten Nebenwirkungen wie Kopfschmerzen, Erbrechen, Übelkeit, Magen-Darm-Blutungen und Magenschmerzen auf.

Kombinationspräparate

werden inzwischen nur noch selten verwendet. Meist handelt es sich um Kombinationen von nichtsteroidalen Antirheumatika mit Vitaminen (z. B. *Neurofenac*). Es gibt bis jetzt keinen überzeugenden Nachweis, dass die Zugabe von Vitaminen die Wirksamkeit verbessert.

Kortisone (Glukokortikoide, Steroide; siehe Kapitel 7.1.)

Bei Arthrosen und bei Weichteilrheuma gibt es keinen Grund, Kortisone zu verwenden. Bei entzündlichem Rheuma der Gelenke können Kortison-Medikamente jedoch sinnvoll sein, um die fehlgesteuerte und überschießende Immunreaktion des Körpers bei einem Schub des entzündlichen Rheumas zu hemmen. Diese werden normalerweise frühmorgens zwischen sechs und acht Uhr mit einem Getränk und einem Stück Brot eingenommen.

Die Wirkung dieser Medikamente setzt schnell ein. Eine lang dauernde Einnahme kann jedoch gefährlich sein (siehe Kapitel 7.1.). Die Infektionsabwehr des Körpers kann vermindert werden, es können Knochenerweichungen, Augen- und Muskelschäden, Magen-Darm-Geschwüre, Hautschäden, Erhöhung des Blutzuckers und des Blutdrucks auftreten.

Langzeitbehandlung der chronischen Polyarthritis mit Basistherapeutika

Diese Medikamente lindern Schmerzen und Entzündungserscheinungen von chronischer Polyarthritis nicht sofort und direkt, sondern langfristig. Meist werden neben diesen Basistherapeutika noch andere Rheumamittel verwendet. Bei manchen Mitteln kann es Monate dauern, bis sich eine Wirkung zeigt.

Wegen der unsicheren Wirkung und wegen der Nebenwirkungen brechen etwa zwei Drittel aller Patienten die Behandlung mit solchen Medikamenten ab. Anzeichen für eine Wirksamkeit sind, dass sich Schwellungen und Schmerzen verringern und die Entzündungszeichen im Blut zurückgehen.

In den letzten Jahren hat sich das Behandlungskonzept der chronischen Polyarthritis geändert. Bis vor Kurzem ging man nach dem sogenannten Pyramidenschema vor, bei dem stark wirksame Mittel erst nach Versagen von schwächeren vorgesehen waren. Heute verwendet man sofort stark wirksame. Bei schwerer Arthritis gilt Methotrexat (*Lantarel*) als zweckmäßigstes Mittel. Die Wirkung zeigt sich nach vier bis sechs Wochen.

Wirkstoffe wie Adalimumap (enthalten in *Humira*), Etanercept (enthalten in *Enbrel*), Infliximab (enthalten in *Remicade*), Rituximab (enthalten in *Mabthera*) oder Anakinra (enthalten in *Kineret*) werden nur relativ selten verwendet und sind deshalb mit Ausnahme von *Enbrel* nicht in der Tabelle enthalten. Für diese Medikamente gibt es bis jetzt keine Langzeiterfahrungen, und es können bedrohliche Nebenwirkungen wie schwerwiegende Infektionen, Blutschäden oder Autoimmunerkrankungen auftreten.

Bei leichteren Formen von Arthritis gelten Sulfasalazin (*Azulfidine RA*) oder Chloroquin (*Resochin*) am geeignetsten.

Goldpräparate zum Schlucken (z. B. *Ridaura*) werden von manchen Fachleuten als überholt beziehungsweise entbehrlich bezeichnet – wegen der schwachen Wirksamkeit und der möglichen Nebenwirkungen. Sie sollten jedenfalls nur in Ausnahmefällen verwendet werden, wenn andere Mittel nicht wirken oder nicht angewendet werden können.

Teufelskralle

(z. B. enthalten in *Generika mit dem Namen Teufelskralle + Firmenbezeichnung*) wird eine Kortison-ähnliche, entzündungshemmende Wirkung zugeschrieben. Die therapeutische Wirksamkeit ist zweifelhaft. Weil sie nur noch sehr selten verwendet werden, sind sie in der Tabelle nicht mehr enthalten.

Magnesium

Dieser Mineralstoff (enthalten z. B. in *Generika mit dem Namen Magnesium + Firmenbezeichnung*) gehört zu den am häufigsten verschriebenen Mitteln gegen Weichteilrheumatismus, aber auch gegen viele andere Beschwerden wie Bluthochdruck, Wadenkrämpfe, Angina Pectoris und anderes (siehe Kapitel 14.6.: Mineralstoffpräparate). Die geringfügig muskelentspannende Wirkung von Magnesium kann als Unterstützung physikalischer Maßnahmen zur Muskellockerung bei Weichteilrheumatismus möglicherweise sinnvoll sein.

Knorpelschutzmittel (Chondroprotektiva)

Die Pharmawerbung suggeriert, dass solche Mittel (z. B. *AHP 200*) den Abbau von Knorpelgewebe in den Gelenken aufhalten oder sogar rückgängig machen können. In den USA oder Schweden sind solche Mittel wegen zweifelhafter Wirksamkeit gar nicht zugelassen.

Heilpflanzen

Tees, Säfte, Bäder oder Tinkturen, die bei rheumatischen Erkrankungen empfohlen werden – Weidenrinde, Heublumen, Löwenzahn, Brennnessel, Senfsamen, Birkenblätter, Sandsegge –, haben zwar keine nachgewiesene Wirksamkeit, werden jedoch als wohltuend empfunden. Man sollte sich keine übertriebenen Hoffnungen machen, dass sich Rheuma aufgrund der Verwendung solcher Mittel bessert. Nebenwirkungen sind bei üblichem Gebrauch nicht zu erwarten.

Homöopathische Mittel

Es ist zweifelhaft, ob homöopathische Mittel wie *Steirocall N* bei entzündlichem Rheuma von Gelenken oder Arthrosen wirksam sind. Bei rheumatischen Erkrankungen, die durch psychische und soziale Faktoren mitverursacht sind, ist die Verwendung von Homöopathika jedoch vertretbar – vorausgesetzt, dass die Anwendung therapeutisch zweckmäßiger Mittel dadurch nicht unterlassen wird.

Unkonventionelle Medikamente und »Wundermittel«

Gerade bei chronischen rheumatischen Erkrankungen wird die Hoffnung von Patienten ausgenutzt. Immer wieder werden neue, wundersame Mittel angepriesen, neben den oben näher beschriebenen Mitteln z. B. Vitamin B, Thymus, Zink, Histidin, Japanpflaster, Murmeltierfett, grünlippige Neuseelandmuschel und andere.

Bei keinem dieser Mittel gibt es einen seriösen Nachweis, dass es gegen Rheuma wirksam ist.

3.1. Mittel gegen Rheuma

Präparat	Wichtigste Nebenwirkungen	Empfehlung
Acemetacin-CT (D) Kaps. **Acemetacin Heumann** (D) Kaps. **Acemetacin STADA** (D) Kaps. Acemetacin *Rezeptpflichtig*	Kopfschmerzen, Magen-Darm-Störungen, zentralnervöse Störungen (z. B. Schwindel, Sehstörungen)	**Therapeutisch zweckmäßig** Bewährtes entzündungshemmendes Mittel. Wirkt wie Indometacin.

Präparat	Wichtigste Nebenwirkungen	Empfehlung
AHP 200 (D) Filmtabl. Oxaceprol *Rezeptpflichtig*	Magenbeschwerden	**Wenig zweckmäßig** Die Wirksamkeit bei Verschleißerscheinungen der Gelenke ist nicht ausreichend nachgewiesen.
Ambene parenteral (D) Injektionslösung **Ambene Tabletten** (D) Filmtabl. *Wirkstoff:* Phenylbutazon; *Amp. zusätzlich:* Lidocain *Rezeptpflichtig*	Magenschleimhautreizungen. Bei längerer Anwendung: Blut-, Leber- und Nierenschäden, mangelnde Ausscheidung von Salz und Wasser, Störungen im Magen-Darm-Trakt: Blutungen, Geschwüre. Bei Injektionen: Absterben von Fett- und Muskelgewebe an der Injektionsstelle	**Abzuraten** Vertretbar nur in begründeten Ausnahmefällen zur Behandlung akuter Schübe der Bechterew'schen Erkrankung. Die Injektion des Entzündungshemmers Phenylbutazon ist gefährlicher als die Einnahme von Tabletten.
Arava (D) Filmtabl. Leflunomid *Rezeptpflichtig*	Atemwegsinfektionen, schwere Lungenentzündung, schwere Blutschäden, allergische Reaktionen, Magen-Darm-Beschwerden, tödliche Leberschäden möglich	**Abzuraten** Immunsuppressivum zur Basistherapie rheumatischer Erkrankungen. Medikament mit zu hohem Risikopotenzial.
Arcoxia (D/Ö) Filmtabl. Etoricoxib *Rezeptpflichtig*	Magen-Darm-Störungen, Müdigkeit, grippeartige Symptome, Schwindel, Kopfschmerzen, Husten, Atemnot, Hautschäden, Ödeme durch mangelnde Ausscheidung von Salz und Wasser, Bluthochdruck, Durchblutungsstörungen des Herzens und Schlaganfall möglich	**Abzuraten** Vertretbar nur, wenn Standardmittel mit bewährten Wirkstoffen wie Diclofenac, Naproxen oder Ibuprofen nicht vertragen werden oder nicht ausreichend wirksam sind. Medikament mit erhöhtem Risikopotenzial, besonders für kardiovaskuläre Nebenwirkungen. Ähnlich wirkende Mittel wie Rofecoxib (in *Vioxx*) und Valdecoxib (in *Bextra*) wurden 2004 bzw. 2005 aus dem Handel gezogen.
Arthotec (D) Manteltabl. **Arthotec forte** (D) Manteltabl. Diclofenac, Misoprostol *Rezeptpflichtig*	Kopfschmerzen, Magen-Darm-Störungen (z. B. Bauchschmerzen, Durchfall), zentralnervöse Störungen (z. B. Schwindel, Sehstörungen), Schlafstörungen	**Abzuraten** Wenig sinnvolle Kombination von Rheumamittel (Diclofenac) und zweifelhaftem Magenmittel (Misoprostol).

Präparat	Wichtigste Nebenwirkungen	Empfehlung
Azulfidine/ RA (D) Tabl., magensaftresistente Tabl. Sulfasalazin *Rezeptpflichtig*	Magen-Darm-Störungen, Blutschäden, allergische Erscheinungen (Hautjucken, Ausschlag)	**Therapeutisch zweckmäßig** als »Basistherapeutikum« bei chronischer Polyarthritis.
Beofenac (D) Filmtabl. Aceclofenac *Rezeptpflichtig*	Kopfschmerzen, Magen-Darm-Störungen, Hauterscheinungen (z. B. Jucken, Entzündungen), zentralnervöse Störungen (z. B. Schwindel, Seh- und Schlafstörungen)	**Therapeutisch zweckmäßig** Schmerz- und entzündungshemmendes Mittel. Weniger bewährt als die Standardmittel mit den Wirkstoffen Diclofenac oder Ibuprofen.
Brufen (Ö) Filmtabl. Ibuprofen *Rezeptpflichtig*	Müdigkeit, Magen-Darm-Störungen, Kopfschmerzen (auch Meningitis-Symptome mit Übelkeit, Erbrechen, Nackensteifigkeit), Schwindel und Sehstörungen, Wassereinlagerung im Gewebe (Ödeme); Nierenschäden, besonders bei sehr häufigem, jahrelangem Gebrauch	**Therapeutisch zweckmäßig** Schmerz- und entzündungshemmendes Mittel.
Celebrex (D/Ö) Kaps. Celecoxib *Rezeptpflichtig*	Magen-Darm-Störungen, Schwindel, Infektionen der Atemwege, schwere Hautschäden, Blutschäden, Ödeme durch mangelnde Ausscheidung von Salz und Wasser, Bluthochdruck, Durchblutungsstörungen des Herzens, Schlaganfall, Licht-Überempfindlichkeit	**Abzuraten** Vertretbar nur, wenn Standardmittel mit bewährten Wirkstoffen wie Diclofenac, Naproxen oder Ibuprofen nicht vertragen werden oder nicht ausreichend wirksam sind. Medikament mit erhöhtem Risikopotenzial, besonders für cardiovaskuläre Nebenwirkungen. Ähnlich wirkende Mittel wie Rofecoxib (in *Vioxx*) und Valdecoxib (in *Bextra*) wurden 2004 bzw. 2005 aus dem Handel gezogen.
Deltaran (D) Filmtabl. Dexibuprofen *Rezeptpflichtig*	Müdigkeit, Magen-Darm-Störungen, Kopfschmerzen (auch Meningitis-Symptome mit Übelkeit, Erbrechen, Nackensteifigkeit), Schwindel und Sehstörungen, Wassereinlagerung im Gewebe (Ödeme); Nierenschäden, besonders bei sehr häufigem, jahrelangem Gebrauch	**Therapeutisch zweckmäßig** Schmerz- und entzündungshemmendes Mittel. Keine gesicherten Vorteile gegenüber Ibuprofen.

Präparat	Wichtigste Nebenwirkungen	Empfehlung
Deflamat (Ö) Kaps., Retardkaps., Amp., Zäpfchen Diclofenac *Rezeptpflichtig*	Kopfschmerzen, Magen-Darm-Störungen, zentralnervöse Störungen (z. B. Schwindel, Sehstörungen). Bei Injektion lebensbedrohlicher Schock und örtliche Gewebeschädigung möglich	**Therapeutisch zweckmäßig** Bewährtes schmerz- und entzündungshemmendes Mittel. Zäpfchen und Ampullen nur zweckmäßig, wenn das Medikament nicht in Tablettenform eingesetzt werden kann.
Diclac/ -ID/ -Dispers/ -retard (D) magensaftresistente Tabl., Tabl., Zäpfchen, Injektionslösung, Retardtabl. Diclofenac	Kopfschmerzen, Magen-Darm-Störungen, zentralnervöse Störungen (z. B. Schwindel, Sehstörungen). Bei Injektion lebensbedrohlicher Schock und örtliche Gewebeschädigung möglich	**Therapeutisch zweckmäßig** Bewährtes schmerz- und entzündungshemmendes Mittel. Zäpfchen und Ampullen nur zweckmäßig, wenn das Medikament nicht in Tablettenform eingesetzt werden kann.
Diclo (D) **Diclofenac** (D/Ö) *Generika mit den Namen Diclo oder Diclofenac + Firmenbezeichnung* magensaftresistente Tabl., Retardtabl., Trinktabl., Zäpfchen, Amp., Tabl. zur Herstellung einer Suspension zum Einnehmen, Hartkaps., retardierte Hartkaps. *Wirkstoff:* Diclofenac	Kopfschmerzen, Magen-Darm-Störungen, zentralnervöse Störungen (z. B. Schwindel, Sehstörungen). Bei Injektion lebensbedrohlicher Schock und örtliche Gewebeschädigung möglich	**Therapeutisch zweckmäßig** Bewährtes schmerz- und entzündungshemmendes Mittel. Zäpfchen und Ampullen nur zweckmäßig, wenn das Medikament nicht in Tablettenform eingesetzt werden kann.
Diclofenbeta (D) magensaftresistente Tabl., Retardtabl., Trinktabl., Zäpfchen, Amp., Tabl. zur Herstellung einer Suspension zum Einnehmen, Hartkaps., retardierte Hartkaps. *Wirkstoff:* Diclofenac	Kopfschmerzen, Magen-Darm-Störungen, zentralnervöse Störungen (z. B. Schwindel, Sehstörungen). Bei Injektion lebensbedrohlicher Schock und örtliche Gewebeschädigung möglich	**Therapeutisch zweckmäßig** Bewährtes schmerz- und entzündungshemmendes Mittel. Zäpfchen und Ampullen nur zweckmäßig, wenn das Medikament nicht in Tablettenform eingesetzt werden kann.

Präparat	Wichtigste Nebenwirkungen	Empfehlung
Dolgit (D/Ö) Drag., Filmtabl. Ibuprofen *Rezeptpflichtig*	Müdigkeit, Magen-Darm-Störungen, Kopfschmerzen (auch Meningitis-Symptome mit Übelkeit, Erbrechen, Nackensteifigkeit), Schwindel und Sehstörungen, Wassereinlagerung im Gewebe (Ödeme); Nierenschäden, besonders bei sehr häufigem, jahrelangem Gebrauch	**Therapeutisch zweckmäßig** Schmerz- und entzündungshemmendes Mittel.
Dolormin GS mit Naproxen (D) Tabl. Naproxen	Kopfschmerzen, Magen-Darm-Störungen, zentralnervöse Störungen (z. B. Schwindel, Sehstörungen)	**Therapeutisch zweckmäßig** Bewährtes schmerz- und entzündungshemmendes Mittel.
Enbrel (D/Ö) Pulver und Lösungsmittel zur Herstellung der Injektionslösung, Fertigspritzen Etanercept	Schmerzen und Blutungen an der Injektionsstelle, häufig Infektionen – auch lebensbedrohliche bakterielle und virale Infektionen (besonders der Luftwege), Durchblutungsstörungen, Herzschwäche, schwere allergische Reaktionen	**Möglicherweise zweckmäßig** Sollte wegen schwerer Nebenwirkungen nur angewendet werden, wenn andere Antirheumatika bei rheumatoider Arthritis (chronischer Polyarthritis) bzw. Bechterew'scher Erkrankung nicht ausreichend wirken.
Esprenit (D) Filmtabl. **Esprenit retard** (D) Retardtabl. Ibuprofen *Rezeptpflichtig*	Müdigkeit, Magen-Darm-Störungen, Kopfschmerzen (auch Meningitis-Symptome mit Übelkeit, Erbrechen, Nackensteifigkeit), Schwindel und Sehstörungen, Wassereinlagerung im Gewebe (Ödeme); Nierenschäden, besonders bei sehr häufigem, jahrelangem Gebrauch	**Therapeutisch zweckmäßig** Schmerz- und entzündungshemmendes Mittel.
Gabrilen/ retard (D) Hartkaps., Retard Hartkaps. **Gabrilen i.m. Injektionslösung** (D) Amp. **Gabrilen GS gegen Schmerzen** (D) Tabl. Ketoprofen *Rezeptpflichtig*	Kopfschmerzen, Blutschäden, zentralnervöse Störungen (z. B. Schwindel, Sehstörungen), Magen-Darm-Störungen	**Therapeutisch zweckmäßig** Schmerz- und entzündungshemmendes Mittel. Ampullen nur zweckmäßig, wenn das Medikament nicht eingenommen werden kann.

Präparat	Wichtigste Nebenwirkungen	Empfehlung
Ibu (D) *Generika mit dem Namen* *Ibu + Firmenbezeichnung* Filmtabl., Retardtabl, Sirup, Zäpfchen *Wirkstoff:* Ibuprofen *Rezeptpflichtig*	Müdigkeit, Magen-Darm-Störungen, Kopfschmerzen (auch Meningitis-Symptome mit Übelkeit, Erbrechen, Nackensteifigkeit), Schwindel und Sehstörungen, Wassereinlagerung im Gewebe (Ödeme); Nierenschäden, besonders bei sehr häufigem, jahrelangem Gebrauch	**Therapeutisch zweckmäßig** Schmerz- und entzündungshemmendes Mittel. Zäpfchen nur zweckmäßig, wenn das Medikament nicht in Tablettenform eingenommen werden kann.
Ibubeta (D) **Ibuflam** (D) **Ibuhexal** (D) Filmtabl., Retardtabl, Sirup, Zäpfchen *Wirkstoff:* Ibuprofen *Rezeptpflichtig*	Müdigkeit, Magen-Darm-Störungen, Kopfschmerzen (auch Meningitis-Symptome mit Übelkeit, Erbrechen, Nackensteifigkeit), Schwindel und Sehstörungen, Wassereinlagerung im Gewebe (Ödeme); Nierenschäden, besonders bei sehr häufigem, jahrelangem Gebrauch	**Therapeutisch zweckmäßig** Schmerz- und entzündungshemmendes Mittel. Zäpfchen nur zweckmäßig, wenn das Medikament nicht in Tablettenform eingenommen werden kann.
Ibuprofen (D/Ö) *Generika mit dem* *Namen Ibuprofen +* *Firmenbezeichnung* Filmtabl., Retardtabl, Sirup, Zäpfchen *Wirkstoff:* Ibuprofen *Rezeptpflichtig*	Müdigkeit, Magen-Darm-Störungen, Kopfschmerzen (auch Meningitis-Symptome mit Übelkeit, Erbrechen, Nackensteifigkeit), Schwindel und Sehstörungen, Wassereinlagerung im Gewebe (Ödeme); Nierenschäden, besonders bei sehr häufigem, jahrelangem Gebrauch	**Therapeutisch zweckmäßig** Schmerz- und entzündungshemmendes Mittel. Zäpfchen nur zweckmäßig, wenn das Medikament nicht in Tablettenform eingenommen werden kann.
Indocid (Ö) Kaps., Retardkaps., **Indo-CT** (D) Hartkaps., Retardkaps., Zäpfchen Indometacin *Rezeptpflichtig*	Häufig Kopfschmerzen; Magen-Darm-Störungen, zentralnervöse Störungen (z. B. Schwindel, Sehstörungen)	**Therapeutisch zweckmäßig** Lang bewährt. Zäpfchen nur zweckmäßig, wenn das Medikament nicht in anderer Form angewendet werden kann.
Indometacin AL (D) Brausetabl., Tabl. **Indomet-ratiopharm** (D) Zäpfchen, Kaps., Retardkaps. Indometacin *Rezeptpflichtig*	Häufig Kopfschmerzen; Magen-Darm-Störungen, zentralnervöse Störungen (z. B. Schwindel, Sehstörungen)	**Therapeutisch zweckmäßig** Lang bewährt. Zäpfchen nur zweckmäßig, wenn das Medikament nicht in anderer Form angewendet werden kann.

Präparat	Wichtigste Nebenwirkungen	Empfehlung
Lantarel/ FS (D) Tabl., Fertigspritzen Methotrexat *Rezeptpflichtig*	Hautreaktionen, Magen-Darm-Störungen, verminderte Infektionsabwehr, Blutschäden. In seltenen Fällen schwere Lungenschäden möglich. Fruchtschädigende Wirkung möglich	**Therapeutisch zweckmäßig** als Basistherapeutikum bei chronischer Polyarthritis. Darf nicht in der Schwangerschaft verwendet werden.
Leflunomid (D) *Generika mit dem Namen Leflunomid + Firmenbezeichnung* Filmtabl. *Wirkstoff:* Leflunomid *Rezeptpflichtig*	Atemwegsinfektionen, schwere Lungenentzündung, schwere Blutschäden, allergische Reaktionen, Magen-Darm-Beschwerden, tödliche Leberschäden möglich	**Abzuraten** Immunsuppressivum zur Basistherapie rheumatischer Erkrankungen. Medikament mit zu hohem Risikopotenzial.
Meloxicam (D/Ö) *Generika mit dem Namen Meloxicam + Firmenbezeichnung* Tabl. *Wirkstoff:* Meloxicam *Rezeptpflichtig*	Magen-Darm-Störungen, Haut- und Schleimhautentzündungen, Hautschäden durch Licht, Asthma, Blutschäden, Ödeme durch mangelnde Ausscheidung von Salz und Wasser	**Wenig zweckmäßig** Vertretbar in begründeten Ausnahmefällen. Lange Wirkungsdauer.
Metex (D) Tabl., Fertigspritzen Methotrexat-Dinatrium *Rezeptpflichtig*	Hautreaktionen, Magen-Darm-Störungen, verminderte Infektionsabwehr, Blutschäden. In seltenen Fällen schwere Lungenschäden möglich. Fruchtschädigende Wirkung möglich	**Therapeutisch zweckmäßig** als Basistherapeutikum bei chronischer Polyarthritis. Darf nicht in der Schwangerschaft verwendet werden.
Movalis (Ö) Tabl., Injektionslösung Meloxicam *Rezeptpflichtig*	Magen-Darm-Störungen, Haut- und Schleimhautentzündungen, Hautschäden durch Licht, Asthma, Blutschäden, Ödeme durch mangelnde Ausscheidung von Salz und Wasser	**Wenig zweckmäßig** Vertretbar in begründeten Ausnahmefällen. Lange Wirkungsdauer.
Naproxen AL (D) Tabl. **Naproxen-CT** (D) Filmtabl **Naproxen HEXAL** (D) Tabl. **Naproxen STADA** (D) Tabl., Filmtabl. Naproxen *Rezeptpflichtig*	Kopfschmerzen, Magen-Darm-Störungen, zentralnervöse Störungen (z. B. Schwindel, Sehstörungen)	**Therapeutisch zweckmäßig** Bewährtes schmerz- und entzündungshemmendes Mittel.

Präparat	Wichtigste Nebenwirkungen	Empfehlung
Neurofenac (Ö) Kaps. Diclofenac, Vitamine B_1, B_6, B_{12} *Rezeptpflichtig*	Kopfschmerzen, Magen-Darm-Störungen, zentralnervöse Störungen (z. B. Schwindel, Sehstörungen)	**Wenig zweckmäßig** Wenig sinnvolle Kombination des bewährten Mittels gegen Schmerz und Entzündungen (Diclofenac) mit B-Vitaminen. Die therapeutische Wirksamkeit von B-Vitaminen bei Gelenkerkrankungen ist umstritten.
Pirox-CT (D) Amp., Tabl., **Piroxicam AL** (D) Tabl. **Piroxicam HEXAL** (D) Tabl., Zäpfchen, Injektionslösung **Piroxicam-ratiopharm** (D) Zäpfchen, Amp. **Piroxicam STADA** (D) Tabs, Amp., Brausetabl., Kaps. Piroxicam *Rezeptpflichtig*	Ödeme durch mangelnde Ausscheidung von Salz und Wasser, schwere allergische Erscheinungen (z. B. an der Haut). Magen-Darm-Schäden, im höheren Lebensalter lebensbedrohlich	**Abzuraten** Sehr lange Wirkungsdauer (mehrere Tage, z. T. noch länger). Vertretbar nur in begründeten Ausnahmefällen, nicht zur Behandlung akuter Schmerzen oder Entzündungen. Zäpfchen und Ampullen nur zweckmäßig, wenn das Medikament nicht eingenommen werden kann.
Profenid (Ö) Amp., Zäpfchen, Kaps., Retardkaps. Ketoprofen *Rezeptpflichtig*	Kopfschmerzen, Blutschäden, zentralnervöse Störungen (z. B. Schwindel, Sehstörungen), Magen-Darm-Störungen	**Therapeutisch zweckmäßig** Schmerz- und entzündungshemmendes Mittel. Zäpfchen und Ampullen nur zweckmäßig, wenn das Medikament nicht eingenommen werden kann.
Protaxon (D) Forte-Filmtabl. Proglumetacin *Rezeptpflichtig*	Kopfschmerzen, Magen-Darm-Störungen, zentralnervöse Störungen (z. B. Schwindel, Sehstörungen)	**Abzuraten** Der Wirkstoff Proglumetacin ist eine molekulare Verbindung aus dem Rheumamittel Indometacin und dem umstrittenen Magenmittel Proglumid. Es gibt keine seriösen Belege für eine bessere Magenverträglichkeit. Reine Indometacin-Präparate sind vorzuziehen.
Quensyl (D) Filmtabl. Hydroxychloroquin *Rezeptpflichtig*	Licht-Überempfindlichkeit, Magen-Darm-Störungen, Sehstörungen, Nervenschäden	**Therapeutisch zweckmäßig zur** Basistherapie der chronischen Polyarthritis und des Lupus erythematodes.

Präparat	Wichtigste Nebenwirkungen	Empfehlung
Rantudil (D) Retardkaps., Fortekaps. Acemetacin *Rezeptpflichtig*	Kopfschmerzen, Magen-Darm-Störungen, zentralnervöse Störungen (z. B. Schwindel, Sehstörungen)	**Therapeutisch zweckmäßig** Bewährtes entzündungshemmendes Mittel. Wirkt wie Indometacin.
Resochin/ junior (D/Ö) Filmtabl., nur D: Amp. Chloroquin *Rezeptpflichtig*	Licht-Überempfindlichkeit, Magen-Darm-Störungen, Sehstörungen, Nervenschäden	**Therapeutisch zweckmäßig zur** Basistherapie der chronischen Polyarthritis und des Lupus erythematodes. *Resochin* ist auch ein Mittel zur Vorbeugung und Therapie der Malaria.
Rewodina/ dual/ Supp (D) Retardkaps. Diclofenac *Rezeptpflichtig*	Kopfschmerzen, Magen-Darm-Störungen, zentralnervöse Störungen (z. B. Schwindel, Sehstörungen). Bei Injektion lebensbedrohlicher Schock und örtliche Gewebeschädigung möglich	**Therapeutisch zweckmäßig** Bewährtes schmerz- und entzündungshemmendes Mittel. Zäpfchen und Ampullen nur zweckmäßig, wenn das Medikament nicht eingenommen werden kann.
Rheuma-Hek (D) Kaps., Forte-Filmtabl. Extrakt aus Brennnesselblättern	Keine wesentlichen zu erwarten	**Naturheilmittel** mit pflanzlichen Inhaltsstoffen. Therapeutische Wirksamkeit zweifelhaft. Vertretbar wegen geringer Schädlichkeit.
Rheumon i.m. (D/Ö) in D: Amp., in Ö: Depotamp. Etofenamat *Rezeptpflichtig*	Kopfschmerzen, Magen-Darm-Störungen, zentralnervöse Störungen (z. B. Schwindel, Sehstörungen), Ödeme. Gefahr des Absterbens von Fett- und Muskelgewebe an der Injektionsstelle	**Nur zweckmäßig,** wenn bewährte entzündungshemmende Mittel nicht eingenommen werden können. Die Injektion bringt keine Vorteile, aber ein erhöhtes Risiko von Nebenwirkungen.
Rheutrop (Ö) Kaps., Retardkaps. Acemetacin *Rezeptpflichtig*	Kopfschmerzen, Magen-Darm-Störungen, zentralnervöse Störungen (z. B. Schwindel, Sehstörungen)	**Therapeutisch zweckmäßig** Bewährtes entzündungshemmendes Mittel. Wirkt wie Indometacin.

Präparat	Wichtigste Nebenwirkungen	Empfehlung
Spalt Mobil 50 (D) Weichkaps. Ibuprofen	Müdigkeit, Magen-Darm-Störungen, Kopfschmerzen (auch Meningitis-Symptome mit Übelkeit, Erbrechen, Nackensteifigkeit), Schwindel und Sehstörungen, Wassereinlagerung im Gewebe (Ödeme); Nierenschäden, besonders bei sehr häufigem, jahrelangem Gebrauch	**Therapeutisch zweckmäßig** Schmerz- und entzündungshemmendes Mittel.
Steirocall (D) Tropfen Verschiedene homöopathische Verdünnungen (D6 bis D12) aus anorganischen Salzen und Pflanzen	Keine wesentlichen zu erwarten. Vorsicht: enthält Alkohol!	**Homöopathisches Mittel** Anwendung der Tropfen vertretbar, wenn die Einnahme als wirksam empfunden und eine notwendige Anwendung therapeutisch zweckmäßiger Mittel nicht unterlassen werden.
Sulfasalazin HEXAL (D) magensaftresistente Tabl. Sulfasalazin *Rezeptpflichtig*	Magen-Darm-Störungen, Blutschäden, allergische Erscheinungen (Hautjucken, Ausschlag)	**Therapeutisch zweckmäßig** als »Basistherapeutikum« bei chronischer Polyarthritis.
Voltaren/ retard/ Zäpfchen (D/Ö)Tabl., Retardtabl., Zäpfchen, nur Ö: Retardfilmtabl., Filmtabl. **Voltaren Dispers** (D/Ö) lösliche Tabl. **Voltaren Dolo** (D) Filmtabl., überzogene Tabl. **Voltaren Resinat** (D) Kaps. Diclofenac *Rezeptpflichtig*	Kopfschmerzen, Magen-Darm-Störungen, zentralnervöse Störungen (z. B. Schwindel, Sehstörungen). Bei Injektionen lebensbedrohlicher Schock und örtliche Gewebeschädigung möglich	**Therapeutisch zweckmäßig** Bewährtes schmerz- und entzündungshemmendes Mittel. Zäpfchen und Ampullen nur zweckmäßig, wenn das Medikament nicht eingenommen werden kann.
Xefo/ Rapid (Ö) Filmtabl., Trockensubstanz Lornoxicam *Rezeptpflichtig*	Magen-Darm-Störungen, Ödeme durch mangelnde Ausscheidung von Salz und Wasser, Nierenschäden, Kopfschmerzen, allergische Erscheinungen	**Möglicherweise zweckmäßig** zur Kurzzeitbehandlung entzündlicher Gelenkerkrankungen. Noch wenig erprobt.

3.2. Gichtmittel

Gicht ist eine Stoffwechselkrankheit. Sie wird durch eine zu große Menge von Harnsäure (Hyperurikämie) im Körper verursacht, wobei erbliche Anlagen, Ernährung und Umweltfaktoren eine große Rolle spielen. In Zeiten der Not ist die Gicht sehr selten. Mit steigendem Wohlstand nimmt die Häufigkeit an Erkrankungen zu. Männer sind 10- bis 20-mal häufiger davon betroffen als Frauen. Der erste Gichtanfall tritt meist im Alter um die 40 auf. Die Gicht befällt den Menschen meist in Schüben, Gelenkschmerzen treten fünf bis zehn Tage lang auf. Es kann zu Gichtknoten, Geschwüren, der »Gichtniere«, Nierensteinen und vor allem zu entzündlichen Gelenkerkrankungen kommen.

Erhöhte Harnsäure (Hyperurikämie)

Nicht jeder erhöhte Harnsäurewert bedeutet Gicht. Gelenkbeschwerden, die mit erhöhten Harnsäurewerten einhergehen, müssen nicht mit der Harnsäure in Zusammenhang stehen, sondern können z. B. Hinweise auf Verschleißerscheinungen an den Gelenken sein. Durch Senkung des Harnsäurespiegels auf Normalwerte wird diese Art von Gelenkbeschwerden nicht gebessert. Wenn keine Gicht-Symptome auftreten, bedarf es bis zu einem Harnsäurewert von 9 mg /100 ml keiner Behandlung mit Medikamenten, die Einhaltung von Diätvorschriften genügt. Erreicht oder übersteigt der Harnsäurespiegel jedoch Werte von 9 mg/100 ml, sollten Medikamente mit dem Wirkstoff Allopurinol (z. B. in *Generika mit dem Namen Allopurinol + Firmenbezeichnung*) verwendet werden, auch wenn keine Symptome bestehen.

Behandlung des Gichtanfalls

Anfälle können durch Nierenkrankheiten, starken Alkoholgenuss, durch die Einnahme von Medikamenten, durch Überernährung mit purinhaltigen Nahrungsmitteln (z. B. Fleisch, insbesondere Hirn und Bries) und durch Fastenkuren ausgelöst werden.
Zur Behandlung des akuten Gichtanfalls werden die Wirkstoffe Colchicin (z. B. in *Colchicum-Dispert*), Indometacin (z. B. *Generika mit dem Namen Indometacin + Firmenbezeichnung*) oder Diclofenac (z. B. *Generika mit dem Namen Diclofenac + Firmenbezeichnung*) eingesetzt.

Colchicin wird in der Medizin bereits seit dem 5. Jahrhundert gegen Gichtanfälle verwendet – es handelt sich um einen Extrakt aus der Herbstzeitlose und ist damit ein klassisches Naturheilmittel. Wegen seiner toxischen Effekte wurde es in der Vergangenheit häufig von Giftmischern verwendet.

Hilfreich bei Gichtanfällen sind auch kalte Umschläge oder wenn man den betroffenen Fuß 20 bis 30 Minuten in ein kaltes Tauchbad stellt.

Dauerbehandlung der Gicht

Wer an Gicht leidet, sollte viel trinken, aber möglichst keinen Alkohol. Übergewichtige sollten abnehmen – das senkt in den meisten Fällen den Harnsäurespiegel auf Normalwerte. In der Zeit der Gewichtsabnahme kann er jedoch ansteigen. Fastenkuren sollte man deshalb vermeiden.

Gichtgefährdete Patienten sollten sich purinarm ernähren. Das heißt: Vermeiden von Innereien, Fleischextrakten, Kalbfleisch, Speck, Truthahn, Gans, Lachs, Schellfisch, Kabeljau, Makrelen, Forellen, Sardellen, Sardinen, Hering, Muscheln und Hefe.

Medikamente

Bei nur leicht oder einmalig erhöhten Harnsäurewerten besteht kein Grund, Gichtmedikamente einzunehmen. Erst wenn Diätmaßnahmen nicht wirksam sind oder jemand keine Diät halten möchte und die Harnsäurewerte 9 mg/100 ml übersteigen, sollten Medikamente eingenommen werden.

Gichtmittel hemmen entweder die Bildung der Harnsäure (wie der Wirkstoff Allopurinol) oder steigern ihre Ausscheidung – wie der Wirkstoff Benzbromaron.

Zur Dauerbehandlung der Gicht wird zunächst der Wirkstoff Allopurinol oder als Alternative Benzbromaron verwendet.

Allopurinol

(enthalten z. B. in *Allobeta, Generika mit dem Namen Allopurinol + Firmenbezeichnung*) gilt als Standardmedikament zur Behandlung der Gicht. Als Nebenwirkung treten in etwa zehn Prozent aller Fälle Hautausschläge, allergische Hautreaktionen und Juckreiz auf.

In seltenen Fällen kann es durch Allopurinol zu Knochenmarksschädigungen, Gefäßentzündungen, Leber- und Nierenschäden, Magen-Darm-Beschwerden, zu Xanthinsteinen und zu Hautverhornungen (Ichthyosen) kommen.

Ärzte und Patienten sollten daher bei der Verwendung von Allopurinol besonders in den ersten sechs Wochen sehr wachsam sein. Bei ersten Hinweisen auf Überempfindlichkeitsreaktionen muss die Allopurinol-Behandlung sofort abgebrochen werden.

Benzbromaron

(enthalten z. B. in *Benzbromaron AL*) wird wegen des Risikos von schweren Leberschäden relativ selten verwendet. Nach der Einnahme von Benzbromaron-haltigen Präparaten kommt es zu einer vermehrten Ausscheidung von Harnsäure aus der Niere. Dadurch entsteht die Gefahr, dass Harnsäure in den Nierenkanälchen »ausfällt« und sie verstopft.

Benzbromaron-Präparate müssen zuerst niedrig und dann langsam steigend (einschleichend) dosiert werden. Gleichzeitig muss auf eine ausreichende Zufuhr von Flüssigkeit geachtet werden, damit die Niere gut »durchspült« wird. Mögliche Nebenwirkungen von Benzbromaron sind Überempfindlichkeitsreaktionen, Magen-Darm-Störungen (z. B. Durchfall) und in seltenen Fällen Nierenkoliken und lebensbedrohliche Leberschäden.

3.2. Gichtmittel

Präparat	Wichtigste Nebenwirkungen	Empfehlung
Adenuric (D) Filmtabl. Febuxostat	Häufig akute Gichtanfälle, Hormonstörungen, Hautausschläge, Kopfschmerzen, Schwindel, Durchfall, Übelkeit. Selten: schwerwiegende Überempfindlichkeitsreaktionen. Im Vergleich zu Allopurinol weniger Wechselwirkungen mit anderen Arzneimitteln	**Therapeutisch zweckmäßig nur,** wenn das Medikament Allopurinol oder andere Gichtmittel nicht verwendet werden können oder nicht ausreichend wirksam sind.
Allobeta (D) **Allo-CT** (D) **Allopurinol – 1 A Pharma** (D/Ö) **Allopurinol AbZ** (D) **Allopurinol AL** (D) **Allopurinol Generican** (Ö) Tabletten *Wirkstoff:* Allopurinol *Rezeptpflichtig*	Blutschäden, auch schwere Formen und schwere immunologische Reaktionen möglich. Leberschäden. Relativ häufig: Hauterscheinungen, wie z. B. Ausschläge und Juckreiz, Magen-Darm-Störungen (z. B. Durchfall, Übelkeit)	**Therapeutisch zweckmäßig** zur Verminderung der Harnsäurebildung. Lang bewährt. Aber schwere Nebenwirkungen und Wechselwirkungen möglich.

Präparat	Wichtigste Nebenwirkungen	Empfehlung
Allopurinol Heumann (D) zus.: Filmtabletten **Allopurinol HEXAL** (D/Ö) **Allopurinol-ratiopharm** (D) **Allopurinol Sandoz** (D/Ö) **Allopurinol STADA** (D) Tabletten *Wirkstoff:* Allopurinol *Rezeptpflichtig*	Blutschäden, auch schwere Formen und schwere immunologische Reaktionen möglich. Leberschäden. Relativ häufig: Hauterscheinungen, wie z. B. Ausschläge und Juckreiz, Magen-Darm-Störungen (z. B. Durchfall, Übelkeit)	**Therapeutisch zweckmäßig** zur Verminderung der Harnsäurebildung. Lang bewährt. Aber schwere Nebenwirkungen und Wechselwirkungen möglich.
Benzbromaron AL (D) Drag. Benzbromaron *Rezeptpflichtig*	Durchfall, lebensbedrohliche Leberschäden. Vorsicht bei Nierensteinen!	**Abzuraten** Vertretbar zur Erhöhung der Harnsäureausscheidung nur, wenn Allopurinol nicht angewendet werden kann.
Colchicin »Agepha« (Ö) Tabl. Colchicin *Rezeptpflichtig*	Magen-Darm-Störungen (z. B. Durchfall, Übelkeit, Erbrechen)	**Therapeutisch zweckmäßig** zur kurzfristigen Behandlung akuter Gichtanfälle.
Colchicum-Dispert (D) überzogene Tabl. **Colchysat** (D) Tropfen Extrakt aus Herbstzeitlosensamen (standardisiert auf Colchicin) *Rezeptpflichtig*	Magen-Darm-Störungen (z. B. Durchfall, Übelkeit, Erbrechen)	**Therapeutisch zweckmäßig** zur kurzfristigen Behandlung akuter Gichtanfälle.
Diclofenac Genericon (Ö) Filmtabl., Zäpfchen, Amp. **Diclofenac-ratiopharm Disperstabletten** (D) Tabl. **Diclofenac-ratiopharm SL** (D) Retardkaps. **Diclofenac-ratiopharm Injektionslösung** (D) Amp. **Diclofenac-ratiopharm Zäpfchen** (D) Zäpfchen *Wirkstoff:* Diclofenac *Rezeptpflichtig*	Kopfschmerzen, Magen-Darm-Störungen, zentralnervöse Störungen (z. B. Schwindel, Sehstörungen). Bei Injektion lebensbedrohlicher Schock und örtliche Gewebeschädigung möglich	**Therapeutisch zweckmäßig** zur Behandlung des akuten Gichtanfalls. Zäpfchen nur zweckmäßig, wenn das Medikament nicht eingenommen werden kann. Injektionen nur zur einmaligen Anwendung bei starken Schmerzen.

Präparat	Wichtigste Nebenwirkungen	Empfehlung
Gichtex (Ö) Retardkaps. Allopurinol *Rezeptpflichtig*	Blutschäden, auch schwere Formen und schwere immunologische Reaktionen möglich. Leberschäden. Relativ häufig: Hauterscheinungen, wie z. B. Ausschläge und Juckreiz, Magen-Darm-Störungen (z. B. Durchfall, Übelkeit)	**Therapeutisch zweckmäßig** zur Verminderung der Harnsäurebildung. Lang bewährt. Aber schwere Nebenwirkungen und Wechselwirkungen möglich.
Urosin (Ö) Tabl. Allopurinol *Rezeptpflichtig*	Blutschäden, auch schwere Formen und schwere immunologische Reaktionen möglich. Leberschäden. Relativ häufig: Hauterscheinungen, wie z. B. Ausschläge und Juckreiz, Magen-Darm-Störungen (z. B. Durchfall, Übelkeit)	**Therapeutisch zweckmäßig** zur Verminderung der Harnsäurebildung. Lang bewährt. Aber schwere Nebenwirkungen und Wechselwirkungen möglich.
Zyloric (D/Ö) Tabl. Allopurinol *Rezeptpflichtig*	Blutschäden, auch schwere Formen und schwere immunologische Reaktionen möglich. Leberschäden. Relativ häufig: Hauterscheinungen, wie z. B. Ausschläge und Juckreiz, Magen-Darm-Störungen (z. B. Durchfall, Übelkeit)	**Therapeutisch zweckmäßig** zur Verminderung der Harnsäurebildung. Lang bewährt. Aber schwere Nebenwirkungen und Wechselwirkungen möglich.

3.3. Einreibemittel bei Muskel- und Gelenkschmerzen

Rheuma-Einreibungen sind beliebt, weil sie relativ nebenwirkungsarm sind und trotzdem eine Linderung der Beschwerden bewirken. Außerdem riechen sie meistens angenehm. Der sogenannte Placebo-Effekt ist gerade bei Rheumabeschwerden sehr wirksam: Egal, welche Behandlung oder welches Medikament angewendet wird – bei jedem zweiten Patienten zeigt sich ein positiver Effekt. Schon allein die Erwartung eines Erfolges hat in diesem Fall die stärkste Heilkraft.
Die meisten Rheumamittel zum Einreiben enthalten neben anderen Wirkstoffen gefäßerweiternde Substanzen wie Nikotinsäure- oder Salicylsäureester und Nonivamid. Häufig verwendete Mittel dieser Art sind z. B. *Dolo Arthrosenex N, Finalgon.*

Wegen des geringen Risikos ist die Verwendung solcher Einreibemittel vertretbar. Ihre Wirkung beruht vorwiegend auf einer lokalen Gefäßerweiterung, die zu einem Wärmegefühl am Ort der Anwendung führt. Denselben Effekt kann man auch durch physikalische Wärmeanwendung (z. B. heiße Packungen) erzielen.

Auch der gegenteilige Effekt vieler Rheuma-Einreibungen – hautkühlend – ist sehr beliebt und wirkt schmerzlindernd. Es handelt sich dabei meistens um Gele oder alkoholische Lösungen (z. B. *Franzbranntwein*).

Rheumamittel zum Einschmieren, die den Scharfstoff des Spanischen oder Cayennepfeffers enthalten – Capsaicin (z. B. *Hot Thermo dura C*) –, haben eine gewisse Wirkung bei neuropathischen oder Muskel-Skelett-Schmerzen.

Die in manchen Mitteln enthaltenen nichtsteroidalen Antirheumatika (z. B. in *Diclac, Diclobene, Diclofenac Heumann, Dolgit, Ibutop, Indo Top-ratiopharm, Mobilat Schmerzspray, Rheumon, Voltaren Emulgel, Voltaren Schmerzgel*) gehen teilweise durch die Haut ins Blut und können bei großflächigem Auftragen und längerer Anwendungsdauer ähnliche Nebenwirkungen verursachen wie die Mittel zum Schlucken (siehe Kapitel 3.1.). Die Wirksamkeit ist allerdings unsicher, und die Ergebnisse verschiedener Studien dazu sind widersprüchlich.

Einreibemittel für Hobby- und Leistungssportler?

Wenn bei schweren Sportverletzungen eine Beschleunigung des Heilungsverlaufs erreicht werden muss, kann eine kurzfristige Verwendung von entzündungshemmend wirkenden Inhaltsstoffen (Acetylsalicylsäure, aber auch andere Antirheumatika) durchaus sinnvoll sein. Sie sollten aber nur in Tablettenform (oral) eingenommen und nicht injiziert (parenteral) werden.

Die Besserung von Blutergüssen kann durch die Verwendung von Arzneimitteln nicht beschleunigt werden.

Bei Sportverletzungen (Verstauchungen) ist eine sofortige Kältebehandlung sinnvoll, um die Ausbildung der Schwellung zu vermindern. Außerdem sollten die betroffenen Gliedmaßen hoch gelagert werden. Zur Schmerzlinderung kann die Verwendung von einfachen, Acetylsalicylsäure-haltigen Schmerzmitteln (siehe Kapitel 1.1.) sinnvoll sein. Sie wirken außerdem entzündungshemmend.

3.3. Einreibemittel bei Muskel- und Gelenkschmerzen

Präparat	Wichtigste Nebenwirkungen	Empfehlung
Aconit (D) Öl Erdnussöl, Lavendelöl, Kampfer, Quarz oleosum D9, Aconitum D9	Hautreizungen, allergische Hauterscheinungen (Rötung, Bläschen)	**Wenig zweckmäßig** Pflanzliches Mittel mit Zusatz homöopathischer Verdünnungen. Therapeutische Wirksamkeit zweifelhaft.
Allgäuer Latschenkiefer Franzbranntwein stark (D) Lösung Latschenkiefernöl, Kampfer, Levomenthol, Alkohol	Hautreizungen, Kontaktekzem. Bei Säuglingen und Kleinkindern nicht im Kopfbereich anwenden (Atemstörungen möglich)	**Wenig zweckmäßig** Pflanzliches Mittel. Therapeutische Wirksamkeit zweifelhaft.
Allgäuer Latschenkiefer Proff Schmerzsalbe (D) Creme Pfefferminzöl, Eukalyptusöl, Rosmarinöl	Hautreizungen. Selten allergische Hauterscheinungen, wie z. B. Juckreiz, anhaltende Rötung, Ausschlag	**Wenig zweckmäßig** Pflanzliches Mittel. Therapeutische Wirksamkeit zweifelhaft.
Arnika-Salbe/ -Gelee (D) Salbe, Gel Ethanol, Auszug aus Arnika	Hautreizungen, häufig allergische Hauterscheinungen (Rötung, Bläschen)	**Wenig zweckmäßig** Pflanzliches Mittel. Therapeutische Wirksamkeit zweifelhaft. Arnika ist ein starkes Allergen.
Arnika Kneipp (D) Schmerzgel Tinktur aus Arnikablüten	Hautreizungen, häufig allergische Hauterscheinungen (Rötung, Bläschen)	**Wenig zweckmäßig** Pflanzliches Mittel. Therapeutische Wirksamkeit zweifelhaft. Arnika ist ein starkes Allergen. Gel kühlt.
Arnika Schmerzfluid (D) Lösung Arnikatinktur, Lavendelöl, Nelkenöl, Thymianöl, Perubalsam u. a.	Hautreizungen, häufig allergische Hauterscheinungen (Rötung, Bläschen)	**Wenig zweckmäßig** Pflanzliches Mittel. Therapeutische Wirksamkeit zweifelhaft. Arnika und Perubalsam sind starke Allergene.
Arthrex Schmerzgel (D) Gel Diclofenac	Hautreizungen. Bei großflächiger Anwendung sind unerwünschte Wirkungen, wie z. B. Magenbeschwerden, nicht auszuschließen	**Möglicherweise zweckmäßig** Schmerz- und entzündungshemmendes Mittel. Die lokale therapeutische Wirksamkeit bei Erkrankungen des Binde- und Stützgewebes ist gering. Gel kühlt.

Präparat	Wichtigste Nebenwirkungen	Empfehlung
Deflamat (Ö) Gel Diclofenac	Hautreizungen. Bei großflächiger Anwendung sind unerwünschte Wirkungen, wie z. B. Magenbeschwerden, nicht auszuschließen	**Möglicherweise zweckmäßig** Schmerz- und entzündungshemmendes Mittel. Die lokale therapeutische Wirksamkeit bei Erkrankungen des Binde- und Stützgewebes ist gering. Gel kühlt.
Diclabeta (D) **Diclac Schmerzgel** (D) **Diclobene Gel** (Ö) **Diclofenac Actavis** (D) **Diclofenac Genericon** (Ö) **Diclofenac-Heumann Gel** (D) **Diclofenac-ratiopharm Gel** (D) **Diclostad** (Ö) Gel *(Diclabeta: Schmerzgel)* *Wirkstoff:* Diclofenac	Hautreizungen. Bei großflächiger Anwendung sind unerwünschte Wirkungen, wie z. B. Magenbeschwerden, nicht auszuschließen	**Möglicherweise zweckmäßig** Schmerz- und entzündungshemmendes Mittel. Die lokale therapeutische Wirksamkeit bei Erkrankungen des Binde- und Stützgewebes ist gering. Gel kühlt.
doc Arnika (D) Salbe, Creme Arnikatinktur	Hautreizungen, häufig allergische Hauterscheinungen (Rötung, Bläschen)	**Wenig zweckmäßig** Pflanzliches Mittel. Therapeutische Wirksamkeit zweifelhaft. Starkes Allergen.
Dolgit Creme (D/Ö) Creme **Dolgit Microgel** (D/Ö) Gel Ibuprofen *Rezeptpflichtig (Ö)*	Hautreizungen. Bei großflächiger Anwendung sind unerwünschte Wirkungen, wie z. B. Magenbeschwerden, nicht auszuschließen	**Möglicherweise zweckmäßig** Schmerz- und entzündungshemmendes Mittel. Die lokale therapeutische Wirksamkeit bei Erkrankungen des Binde- und Stützgewebes ist gering. Gel kühlt.
Dolo Arthrosenex N (D) Salbe, Gel Hydroxyethylsalicylat	Hautentzündungen. Selten allergische Hauterscheinungen, wie z. B. Juckreiz, anhaltende Rötung, Ausschlag	**Nur zweckmäßig zur** Erzeugung eines Wärmegefühls in der Haut. Enthält einen Inhaltsstoff mit schwacher entzündungshemmender und hautdurchblutungsfördernder Wirkung.
Dolobene Cool (D) Gel Isopropanol und andere Stoffe	Überempfindlichkeitsreaktionen möglich	**Zweckmäßig zur** Kühlung der Haut.

Präparat	Wichtigste Nebenwirkungen	Empfehlung
Dolobene Ibu (D) Gel **Dolormin Mobil** (D) Gel Ibuprofen	Hautreizungen. Bei großflächiger Anwendung sind unerwünschte Wirkungen, wie z. B. Magenbeschwerden, nicht auszuschließen	**Möglicherweise zweckmäßig** Schmerz- und entzündungshemmendes Mittel. Die lokale therapeutische Wirksamkeit bei Erkrankungen des Binde- und Stützgewebes ist gering. Gel kühlt.
Eisspray-ratiopharm (D) Spray Butan, Pentan, Menthol, Kampfer, Isopropanol	Hautreizungen und Gewebsschäden (Nekrosen) durch Erfrierungen möglich	**Zweckmäßig zur** Kühlung, wenig zweckmäßig zur kurzfristigen örtlichen Betäubung (»kalte Anästhesie«), da Gewebeschäden möglich.
Enelbin Paste (D) Paste Aluminium-Silikate, Zinkoxid, Lavendelöl, Eukalyptusöl, Thymianöl, Glycerol	Hautreizungen. Selten allergische Hauterscheinungen, wie z. B. Juckreiz, anhaltende Rötung, Ausschlag	**Wenig zweckmäßig** Wenig sinnvolle Kombination. Enthält eine Zinkpaste mit hautaufweichendem Mittel (Salicylsäure). Zur subjektiven Linderung der Beschwerden vertretbar.
Finalgon (D/Ö) Salbe Nonivamid, Nicoboxil	Hautreizungen	**Nur zweckmäßig zur** Erzeugung eines Wärmegefühls in der gesunden Haut. Kombination von Stoffen, die Hautgefäße erweitern und hautreizend wirken. Zur subjektiven Linderung der Beschwerden vertretbar.
Finalgon CPD Wärmecreme (D) Creme Dickextrakt aus Cayennepfeffer	Hautentzündungen (Juckreiz, Rötung, Quaddeln, Bläschen), brennender, stechender Schmerz	**Wenig zweckmäßig** bei den vom Hersteller angegebenen Anwendungsgebieten wie Muskelschmerzen bei Weichteilrheumatismus und Verspannungen. Vertretbar zur Erzeugung eines Wärmegefühls in gesunder Haut. Enthält Wirkstoff mit schmerzhemmender und hautreizender Wirkung.
Flector Schmerzpflaster (D) wirkstoffhaltiges Pflaster Diclofenac	Hautreizungen. Bei großflächiger Anwendung sind unerwünschte Wirkungen, wie z. B. Magenbeschwerden, nicht auszuschließen	**Möglicherweise zweckmäßig** Schmerz- und entzündungshemmendes Mittel. Die lokale therapeutische Wirksamkeit bei Fußgelenksverstauchung und Tennisarm ist gering.

Präparat	Wichtigste Nebenwirkungen	Empfehlung
Franzbranntwein (D) Kampfer, Ethanol, Aromastoffe	Hautreizungen, Kontaktekzem. Bei Säuglingen und Kleinkindern nicht im Kopfbereich anwenden (Atemstörungen möglich)	**Naturheilmittel** Therapeutische Wirksamkeit zweifelhaft. Zur subjektiven Linderung der Beschwerden vertretbar.
Hansaplast med ABC Wärmepflaster (D) Pflaster Nonivamid, Glycerol, Polyacrylsäure etc.	Hautreizungen	**Nur zweckmäßig zur** Erzeugung eines Wärmegefühls in der gesunden Haut. Nonivamid ist ein Stoff, der die Hautgefäße erweitert und hautreizend wirkt. Zur subjektiven Linderung der Beschwerden vertretbar.
Hot Thermo dura C (D) Creme Capsaicin	Hautentzündungen (Juckreiz, Rötung, Quaddeln, Bläschen), brennender, stechender Schmerz	**Nur zweckmäßig zur** Erzeugung eines Wärmegefühls in gesunder Haut. Enthält Wirkstoff mit schmerzhemmender und hautreizender Wirkung.
Ibutop Creme/ Gel (D/Ö) Creme, Gel Ibuprofen	Hautreizungen. Bei großflächiger Anwendung sind unerwünschte Wirkungen, wie z. B. Magenbeschwerden, nicht auszuschließen	**Möglicherweise zweckmäßig** Schmerz- und entzündungshemmendes Mittel. Die lokale therapeutische Wirksamkeit bei Erkrankungen des Binde- und Stützgewebes ist gering. Gel kühlt.
Ichtholan (D/Ö) Salbe Ichthyol (= Ammoniumbituminosulfonat)	Hautreizungen. Selten allergische Hauterscheinungen (z. B. Juckreiz, Hautrötung, Bläschen)	**Wenig zweckmäßig** bei Gelenkerkrankungen. Vertretbar als mildes Desinfektions- und Hautreizmittel.
Indo Top-ratiopharm (D) Spray zur Anwendung auf der Haut Indometacin	Hautreizungen. Bei großflächiger Anwendung sind unerwünschte Wirkungen, wie z. B. Kopfschmerzen und Magenbeschwerden, nicht auszuschließen	**Möglicherweise zweckmäßig** Schmerz- und entzündungshemmendes Mittel. Die lokale therapeutische Wirksamkeit bei Erkrankungen des Binde- und Stützgewebes ist gering.
Klosterfrau Franzbranntwein Gel Menthol (D) Gel Menthol, Kampfer, Ethanol und ätherische Öle	Reizerscheinungen, allergische Hauterkrankungen (Kontaktekzem). Bei Säuglingen und Kleinkindern nicht im Kopfbereich anwenden (Atemstörungen möglich)	**Wenig zweckmäßig** Pflanzliches Mittel. Therapeutische Wirksamkeit zweifelhaft.

Präparat	Wichtigste Nebenwirkungen	Empfehlung
Klosterfrau Franzbrannt-wein Latschenkiefer (D) Lösung Kampfer, Ethanol und ätherische Öle wie Latschenkiefernöl	Reizerscheinungen, allergische Hauterkrankungen (Kontaktek-zem). Bei Säuglingen und Kleinkindern nicht im Kopfbe-reich anwenden (Atemstörun-gen möglich)	**Wenig zweckmäßig** Pflanzliches Mittel. Therapeuti-sche Wirksamkeit zweifelhaft.
Klosterfrau Franzbrannt-wein Menthol (D) Lösung Menthol, Ethanol und ätherische Öle wie Fichtennadelöl	Reizerscheinungen, allergische Hauterkrankungen (Kontaktek-zem). Bei Säuglingen und Kleinkindern nicht im Kopfbe-reich anwenden (Atemstörun-gen möglich)	**Wenig zweckmäßig** Pflanzliches Mittel. Therapeuti-sche Wirksamkeit zweifelhaft.
Kytta Balsam F (D) Creme *Hilfsstoffe*: Erdnussöl, Eukalyptusöl, Lavendelöl, Fichtennadelöl, Bergamottöl, Methylnikotinat; *Wirkstoff*: Symphytum (Beinwellwurzel)	Allergische Hauterscheinungen, wie z. B. Juckreiz, anhaltende Rötung, Ausschlag, Licht-Über-empfindlichkeit der Haut (durch Bergamottöl)	**Wenig zweckmäßig** Wenig sinnvolle Kombination. Ent-hält einen gefäßerweiternd wirk-samen Inhaltsstoff (Methylnikoti-nat), der ein örtliches Wärmege-fühl auslöst, sowie einen pflanzli-chen Inhaltsstoff. Therapeutische Wirksamkeit zweifelhaft. Zur sub-jektiven Linderung der Beschwer-den vertretbar.
Kytta-Salbe f (D) Creme Auszug aus Symphytum (Beinwellwurzel), Erdnussöl, Lavendelöl, Fichtennadelöl, Parfümöl Spezial	Allergische Hauterscheinungen, wie z. B. Juckreiz, anhaltende Rötung, Ausschlag	**Wenig zweckmäßig** Pflanzliches Mittel. Therapeuti-sche Wirksamkeit zweifelhaft.
Mobilat (Ö) Salbe, Gel Nebennierenrindenextrakt (Ketosteroide), Heparinoid, Salicylsäure *Rezeptpflichtig*	Hautreizungen	**Abzuraten** Nicht sinnvolle Kombination von undefinierten Nebennierenrinden-hormonen mit einem hautaufwei-chend wirkenden Mittel (Salicyl-säure) und einem blutgerinnungs-hemmenden Stoff (Heparinoid, bei Anwendung auf der Haut un-wirksam).
Mobilat Schmerzspray (D) Lösung, Spray zur Anwendung auf der Haut Indometacin	Hautreizungen. Bei großflächi-ger Anwendung sind uner-wünschte Wirkungen, wie z. B. Kopfschmerzen und Magenbe-schwerden, nicht auszuschlie-ßen	**Möglicherweise zweckmäßig** Schmerz- und entzündungshem-mendes Mittel. Die lokale thera-peutische Wirksamkeit bei Er-krankungen des Binde- und Stütz-gewebes ist gering.

Präparat	Wichtigste Nebenwirkungen	Empfehlung
Mobilat intens Muskel- und Gelenksalbe (D) Creme Flufenaminsäure	Hautreizungen. Bei großflächiger Anwendung sind unerwünschte Wirkungen, wie z. B. Asthma, nicht auszuschließen	**Möglicherweise zweckmäßig** Schmerz- und entzündungshemmendes Mittel. Die lokale therapeutische Wirksamkeit bei Erkrankungen des Binde- und Stützgewebes ist gering.
Mobilat Duoaktiv Schmerzgel (D) Gel **Mobilat Duoaktiv Schmerzsalbe** (D) Creme Chondroitinpolysulfat (= sulfatiertes Heparinoid), Salicylsäure	Hautreizungen, Kontaktallergien	**Wenig zweckmäßig** Wenig sinnvolle Kombination von hautaufweichend, schwach schmerzlindernd und antientzündlich wirkender Salicylsäure und Heparinoid mit fraglicher lokaler Wirksamkeit.
Pasta Cool (Ö) Paste Heparin, Salicylsäure, ätherische Öle, kieselsaure Tonerde	Haut- und Schleimhautreizungen möglich	**Wenig zweckmäßig** Wenig sinnvolle Kombination. Enthält hautaufweichend, schwach schmerzlindernd und antientzündlich wirkende Salicylsäure, die Blutgerinnung hemmendes Heparin und ätherische Öle. Therapeutische Wirksamkeit zweifelhaft. Zur subjektiven Linderung der Beschwerden vertretbar.
Phardol Schmerz-Gel (D) Gel Ketoprofen	Hautreizungen. Bei großflächiger Anwendung sind unerwünschte Wirkungen, wie z. B. Magenbeschwerden, nicht auszuschließen	**Möglicherweise zweckmäßig** Schmerz- und entzündungshemmendes Mittel. Die therapeutische Wirksamkeit bei Erkrankungen des Binde- und Stützgewebes ist gering. Gel kühlt.
Rheubalmin Bad Med (D) Badezusatz Kampfer, Isobornylacetat, Methylsalicylat	Haut- und Schleimhautreizungen möglich	**Wenig zweckmäßig** Wenig sinnvolle Kombination von hautreizenden pflanzlichen Inhaltsstoffen. Therapeutische Wirksamkeit zweifelhaft. Zur subjektiven Linderung der Beschwerden vertretbar.
Rheubalmin Indo Spray (D) Lösung Indometacin	Hautreizungen. Bei großflächiger Anwendung sind unerwünschte Wirkungen wie z. B. Kopfschmerzen und Magenbeschwerden nicht auszuschließen	**Möglicherweise zweckmäßig** Schmerz- und entzündungshemmendes Mittel. Die lokale therapeutische Wirksamkeit bei Erkrankungen des Binde- und Stützgewebes ist gering.

Präparat	Wichtigste Nebenwirkungen	Empfehlung
Rheumon Creme (D/Ö) Creme **Rheumon Gel** (Ö) Gel **Rheumon Lotio** (D) Lotion Etofenamat *Rezeptpflichtig*	Hautreizungen. Bei großflächiger Anwendung sind auch ernste unerwünschte Wirkungen, wie z. B. Magenbeschwerden und Blutschäden, nicht auszuschließen	**Möglicherweise zweckmäßig** Schmerz- und entzündungshemmendes Mittel. Die lokale therapeutische Wirksamkeit bei Erkrankungen des Binde- und Stützgewebes ist gering. Gel kühlt.
Sandoz Schmerzgel (D) Gel Diclofenac	Hautreizungen. Bei großflächiger Anwendung Magenbeschwerden möglich	**Möglicherweise zweckmäßig** Schmerz- und entzündungshemmende Wirkung. Gel kühlt.
Tiger Balm rot (D/Ö) Salbe Kampfer, Menthol und andere ätherische Öle, Paraffin, Vaseline	Reizerscheinungen, Kontaktekzem. Bei Säuglingen und Kleinkindern nicht im Kopfbereich anwenden (Atemstörungen möglich)	**Wenig zweckmäßig** Pflanzliches Mittel. Therapeutische Wirksamkeit zweifelhaft.
Tiger Balm weiß (D) Salbe Kampfer, Menthol, Kajeputöl, Pfefferminzöl, Nelkenöl, Vaseline	Reizerscheinungen, Kontaktekzem. Bei Säuglingen und Kleinkindern nicht im Kopfbereich anwenden (Atemstörungen möglich)	**Wenig zweckmäßig** Pflanzliches Mittel. Therapeutische Wirksamkeit zweifelhaft.
Traumaplant (D) Creme **Traumaplant** (Ö) Salbe Beinwellkrautextrakt	Allergische Hauterscheinungen, wie z. B. Juckreiz, anhaltende Rötung, Ausschlag	**Wenig zweckmäßig** Pflanzliches Mittel. Beinwell werden wundheilende und entzündungshemmende Wirkungen nachgesagt. Bis jetzt fehlen aber ausreichende, seriöse Belege.
Traumeel S (D) Creme Homöopathische Zubereitungen z. B. aus Arnika, Echinacea, Quecksilber (Mercurius)	Allergische Hauterscheinungen möglich	**Homöopathisches Mittel** Abzuraten wegen des Quecksilbergehalts und des Allergierisikos durch Arnika.
Traumon (D/Ö) Gel, Spray Etofenamat	Hautreizungen. Bei großflächiger Anwendung sind auch ernste unerwünschte Wirkungen, wie z. B. Magenbeschwerden und Blutschäden, nicht auszuschließen	**Möglicherweise zweckmäßig** Schmerz- und entzündungshemmendes Mittel. Die lokale therapeutische Wirksamkeit bei Erkrankungen des Binde- und Stützgewebes ist gering. Gel kühlt.

Präparat	Wichtigste Nebenwirkungen	Empfehlung
Voltaren Emulgel (D/Ö) Gel **Voltaren Schmerzgel** (D) Gel **Voltaren Spray** (D) Spray **Voltaren Wirkstoff-pflaster** (D) Pflaster *Wirkstoff:* Diclofenac *(nur Voltaren Emulgel Rezeptpflichtig)*	Hautreizungen. Bei großflächiger Anwendung sind unerwünschte Wirkungen, wie z. B. Magenbeschwerden, nicht auszuschließen	**Möglicherweise zweckmäßig** Schmerz- und entzündungshemmendes Mittel. Die lokale therapeutische Wirksamkeit bei Erkrankungen des Binde- und Stützgewebes ist gering. Gel kühlt.

4. Kapitel: **Grippe, Erkältung**

Schnupfen, Hals- und Rachenschmerzen, Husten, Gliederschmerzen und Fieber – eine Mischung dieser Beschwerden wird meist als »Grippe«, »Erkältung« oder »Verkühlung« bezeichnet.

Ursache

Die »echte« Grippe (Influenza) verursacht Beschwerden wie Fieber und Kopfschmerzen, Halskratzen, Schnupfen, Husten und Heiserkeit und unterscheidet sich vom harmloseren »grippalen Infekt« durch den Schweregrad. Typisch für die »echte« Grippe ist der plötzliche Beginn mit Fieber über 39 oder 40° C, begleitet vom Gefühl einer schweren Erkrankung mit Kopfschmerzen, Muskelschmerzen und Kältegefühl. Die »echte« Grippe kann mehrere Wochen lang Beschwerden verursachen.

Der »grippale Infekt« hingegen ist meist eine simple Atemwegserkrankung und verursacht drei bis vierzehn Tage lang Beschwerden – egal ob mit Medikamenten behandelt wird oder nicht.

Der Begriff »Erkältungskrankheiten« ist dadurch entstanden, dass man früher eine Abkühlung als Krankheitsursache angesehen hat. Es handelt sich bei diesen Erkrankungen jedoch um Infektionen der oberen Luftwege (Nasenschleimhäute, Nasennebenhöhlen, Rachen, Kehlkopf und auch der Bronchien). Sie treten zwar gehäuft in der kalten Jahreszeit auf, werden aber nicht begünstigt durch die Abkühlung von Haut und Schleimhäuten. 90 Prozent der Krankheitserreger sind Viren, von denen mittlerweile 300 verschiedene Arten bekannt sind. Die millionenfache sofortige Verordnung von Antibiotika wird dadurch in ein fragwürdiges Licht gerückt. Denn Antibiotika sind vollkommen wirkungslos gegen Viren.

Vorbeugung fast unmöglich

Die Übertragung der Infektionen erfolgt meistens direkt, z. B. durch Händeschütteln, seltener durch direktes Anniesen bei Schnupfen oder durch Berühren von Gegenständen wie z. B. Türgriffe.

Eine Vorbeugung ist nur gegen Viren der echten Grippe möglich, und zwar durch:
– Impfung mit Grippeimpfstoffen (siehe Kapitel 10.4. Impfstoffe)

– die Einnahme des Wirkstoffs Amantadin (enthalten z. B. in *Amantadin HEXAL, PK-Merz*) – der allerdings nur gegen Viren vom Typ A schützt
– die Inhalation von Zanamivir (*Relenza*) gegen Viren vom Typ A und B

Gegen Infektionen mit Viren, die nur grippale Infekte bzw. Erkältungskrankheiten auslösen, gibt es keine Vorbeugung. Auch wenn viele Menschen daran glauben:»Abhärtung« gegen Kälte hilft genauso wenig wie die Einnahme von Vitaminen oder pflanzlichen Mitteln, die z. B. Extrakte aus Sonnenhut (Echinacea) enthalten. Es gibt bis jetzt keinen seriösen Nachweis, dass solche Mittel wirksamer sind als Placebos.

Behandlung

Zur Behandlung der echten Grippe (Influenza) wird der Wirkstoff Oseltamivir (*Tamiflu*) angeboten. Es gibt bis jetzt aber keinen überzeugenden Nachweis der Wirksamkeit. Dieses Medikament sollte deshalb höchstens im Notfall von stark gefährdeten Patienten verwendet werden.

Zur Behandlung grippaler Infekte bzw. Erkältungen gibt es keine speziell wirksamen Mittel. Man kann nur die Beschwerden lindern – entweder durch Hausmittel oder durch Medikamente gegen einzelne Symptome wie Schnupfen, Husten oder Schmerzen.

Komplikationen

Bei Verlegung der Verbindungsgänge zwischen Nebenhöhlen und Nase kommt es zu einem Sekretstau in den Nebenhöhlen und möglicherweise zu einer bakteriellen Entzündung (Sinusitis). Wandern krank machende Keime von der Nase durch die Tube (Eustachische Röhre) in das Mittelohr, kommt es zur Mittelohrentzündung (Otitis media). Bei Verschluss der Tuben ist der Druckausgleich zwischen Ohr und Außenwelt nicht mehr möglich, und es kann bei Druckänderungen – z. B. beim Fliegen – zu starken Ohrenschmerzen kommen.

Die Entzündung der Nebenhöhlen (Sinusitis) und des Mittelohrs (Otitis media) sowie der Mandeln (Tonsillitis) und der Bronchien (Bronchitis) sind die häufigsten Komplikationen. Dabei verstärken sich die Beschwerden (Ohren-, Kopf-, Halsschmerzen, Husten), das Fieber steigt, und die Beschwerden klingen nicht in der üblichen Zeit ab.

Bei eitriger Entzündung und schwerem Verlauf ist es sinnvoll, mit Antibiotika zu behandeln, z. B. Amoxicillin (enthalten z. B. in *Amoxicillin AL*), oder Cotrimoxazol (enthalten z. B. in *Cotrimazol AL*) oder Erythromycin (enthalten z. B. in *Erythrocin*).

4.1. Grippemittel

Unter »Grippe« wird allgemein die fiebrige Erkrankung der Atemwege (Hals, Nase, Rachen) verstanden. Besser spricht man von einem »grippalen Infekt«. Von »Erkältungen« unterscheidet sich die »Grippe« höchstens durch die Intensität der Beschwerden: Sie ist normalerweise von Fieber, trockenem Husten und Muskelschmerzen sowie generellem Unwohlsein begleitet. Meist wird sie durch Virusinfektionen verursacht, die vor allem im Herbst, Winter und Frühjahr auftreten.
Lediglich einige wenige Virusstämme können zu behandlungsbedürftigen Erkrankungen führen. Ältere Leute und durch andere Krankheiten geschwächte Menschen sollten wegen der Möglichkeit der Komplikationen bei einer heftigeren »Grippe« sicherheitshalber einen Arzt aufsuchen.

Behandlung
Die ursächliche Behandlung solcher Virusinfektionen durch Medikamente ist derzeit nicht möglich. Ist eine zusätzliche Bakterieninfektion als Ursache der Beschwerden eindeutig erkannt worden (was sehr selten ist), können Antibiotika eingesetzt werden (siehe dazu Kapitel 10). Alle Medikamente, die als »Grippe- oder Erkältungsmittel« angeboten werden, wirken nicht gegen Grippe, sie können nur Beschwerden lindern.
Die Grundregel zur Behandlung der Grippe lautet:
Am sinnvollsten ist es, zunächst bewährte Hausmittel anzuwenden: Bettruhe, heiße Fußbäder in der Frühphase der Grippe, Anfeuchten der Atemluft, viel trinken, kalte Brust- und Wadenwickel bei Fieber, Rauchen einstellen.
Wenn Medikamente verwendet werden, sollte man in der Apotheke nicht einfach nach »einem Grippemittel«, sondern gezielt nach Medikamenten zur Behandlung bestimmter Beschwerden nachfragen. Das heißt: gegen Schnupfen Nasentropfen oder Nasensprays, gegen Hus-

ten Hustenmittel, gegen Fieber und Schmerzen schmerz- und fiebersenkende Mittel (siehe auch Kapitel 1.1.: Schmerz- und fiebersenkende Mittel).

Homöopathie

In Deutschland wurden in den vergangenen Jahren zunehmend häufiger homöopathische Mittel wie *Ferrum phosphoricum, Gripp Heel,
Infludo, Meditonsin, Metavirulent, Nisylen, toxi-loges Tabletten*
verwendet. Es gibt zwar keinen sicheren Nachweis, dass Grippe oder
Erkältung dadurch schneller vergeht – aber wenn Sie sich durch die
Verwendung solcher Mittel besser fühlen, ist dagegen nichts einzuwenden. Im Gegensatz zu vielen anderen Grippemitteln mit zweifelhafter Wirkung sind hier keine besonderen Nebenwirkungen zu erwarten.

Fieber kann gesund sein

*Fieber ist ein natürlicher Abwehrmechanismus des Körpers zur
Beseitigung von Krankheitserregern und sollte deshalb nicht automatisch und unter allen Umständen gesenkt werden.* Es ist bis
41° C für Erwachsene zwar unangenehm, aber laut Deutscher Arzneimittelkommission ungefährlich, wenn der Körper nicht durch eine andere Krankheit (z. B. im Bereich Herz-Kreislauf, Stoffwechsel) geschwächt ist. Sind die Beschwerden zu groß, können kalte Wadenwickel oder ähnliche Hausmittel sehr oft helfen. Wenn es notwendig ist,
kann das Fieber mit den Wirkstoffen Ibuprofen (z. B. in *Generika mit
dem Namen Ibuprofen + Firmenbezeichnung*) oder Paracetamol
(z. B. in *Generika mit dem Namen Paracetamol + Firmenbezeichnung*) gesenkt werden (siehe Kapitel 1.1.).

Fiebersenkung bei Kindern

Behandeln Sie Fieber nur dann mit Medikamenten, wenn es Ihrem
Kind erkennbar schlecht geht und wenn das Fieber höher ist als 39 ° C.
39 Grad sind für ein Kind keine gefährliche Temperatur. Kalte Wadenwickel sind ein schonendes und gut wirkendes fiebersenkendes Mittel, jedoch wirkungslos, wenn Füße und Unterschenkel trotz erhöhter
Körpertemperatur kalt sind.
Wenn das Kind an Schüttelfrost leidet, sind Paracetamol-Fieberzäpf-
chen sinnvoll (z. B. *Ben-u-ron, Generika mit dem Namen Paracetamol + Firmenbezeichnung*). Schmerzmittel, die Acetylsalicylsäure

(ASS) enthalten (z. B. *Aspirin*), dürfen bei Kindern und Jugendlichen mit Erkältung und Grippe wegen der seltenen, aber lebensbedrohlichen Gefahr des Reye-Syndroms (Erbrechen, Fieber, Krämpfe, Verlust des Bewusstseins) nicht verwendet werden.

Problematische Kombinationsmittel

Generell sind Medikamente mit nur einem Wirkstoff den sogenannten Kombinationsmitteln vorzuziehen. Viele der in Kombinationsmitteln enthaltenen Wirkstoffe sind wegen des fragwürdigen Nutzens und der möglichen Nebenwirkungen bedenklich. Das Beraterkomitee der US-Gesundheitsbehörde hat im Jahr 2007 die Empfehlung ausgesprochen, Kombinationsmittel für Kinder unter 6 Jahren generell zu verbieten.

Manche Inhaltsstoffe (z. B. Antihistaminika und Hustendämpfer) wirken auch beruhigend und schlaffördernd. Das ist gefährlich für Menschen, die am Straßenverkehr teilnehmen oder an komplizierten Maschinen arbeiten.

Vitamin C

Viele der meistverkauften »*Grippemittel*« enthalten Vitamin C, dessen Nutzen umstritten ist (siehe Kapitel 14.4.). Es kann ohnehin in ausreichenden Mengen über die Nahrung aufgenommen werden – die Verabreichung als Medikament ist unnötig.

Ephedrin

das z. B. in *Wick Medinait Erkältungs-Sirup für die Nacht* enthalten ist, kann die Herzfrequenz, die bei Fieber ohnehin erhöht ist, noch weiter steigern. Das kann sogar zu Herzrhythmusstörungen führen.

Coffein

(z. B. in *Grippostad C*) ist in seiner Wirkung gleichfalls umstritten. Es kann auf der einen Seite Müdigkeit und Mattigkeit beseitigen, andererseits jedoch zu störenden Spannungen und Mangel an Konzentrationsfähigkeit führen. Schlussfolgerung der Deutschen Arzneimittelkommission: »Coffein und Antihistaminika bringen eher Nachteile als Vorteile in die Therapie.«

Phenylpropanolamin

(= DL-Norephedrin; enthalten z. B. in *Wick DayMed Erkältungs-kapseln*) wird vorwiegend als Appetitzügler verwendet und verursacht als Nebenwirkung häufig einen Anstieg der Herzfrequenz und des Blutdrucks. Außerdem besteht die Gefahr der Entwicklung einer Abhängigkeit. In den USA wurde der Wirkstoff Ende des Jahres 2000 verboten. Unsere Empfehlung: Abzuraten.

Dextromethorphan

(enthalten z. B. in häufig verwendeten Mitteln wie *Wick DayMed Erkältungskapseln für den Tag, Wick Medinait Erkältungs-Sirup für die Nacht*) soll trockenen Reizhusten dämpfen und verursacht als Nebenwirkung relativ häufig neuropsychiatrische Störungen wie Panikattacken, Halluzinationen, Bewusstseinsminderung. Bedenklich sind vor allem auch die vielfältigen Wechselwirkungen mit anderen Wirkstoffen, die zu hochgradiger Erregung und hohem Fieber führen können. Unsere Empfehlung: Abzuraten.

4.1. Grippemittel

Präparat	Wichtigste Nebenwirkungen	Empfehlung
Ascorbisal (Ö) Brausetabl. Acetylsalicylsäure (ASS), Vitamin C	Magenbeschwerden. In seltenen Fällen Asthmaanfälle. Risiko des lebensbedrohlichen Reye-Syndroms durch Acetylsalicylsäure (ASS) bei Kindern und Jugendlichen	**Therapeutisch zweckmäßig bei** Schmerzen und Fieber. Ob Vitamin C die Magenverträglichkeit verbessert, ist fraglich. Es ist nur zweckmäßig bei Vitamin-C-Mangel (sehr selten). Die Wirksamkeit bei grippalen Infekten ist zweifelhaft.
Cetebe antiGrippal Erkältungs-Trunk Forte Granulat (D) Granulat Paracetamol, Phenylephrin-HCl, Dextromethorphan	Verwirrtheit, Bewusstseinsstörungen, Abhängigkeit, Müdigkeit, aber auch zentrale Erregung, Herzklopfen. Bei Überdosierung: Leberschäden	**Abzuraten** Nicht sinnvolle Kombination von Schmerz- und Fiebermittel (Paracetamol) mit einem gefäßverengenden Inhaltsstoff (Phenylephrin) und problematischem Hustenmittel (Dextromethorphan).

Präparat	Wichtigste Nebenwirkungen	Empfehlung
Contramutan D/ N/ Tropfen (D) Tabl., Saft, Tropfen Echinacea (Sonnenhut), Aconitum (Eisenhut), Belladonna (Tollkirsche), und Eupatorium (Wasserhanf) als Urtinktur *Tropfen:* Aconitum als D4 Belladonna als D4	Fieber. Hautausschlag, Juckreiz. Schwere allgemeine allergische Reaktionen möglich. Liquidum und Tropfen enthalten Alkohol!	**Abzuraten** wegen der sehr seltenen, aber schweren Nebenwirkungen. Homöopathisches Mittel. Therapeutische Wirksamkeit zweifelhaft.
Doregrippin (D) Filmtabl. Paracetamol, Phenylephrin	Blutdruckanstieg. Bei Überdosierung: Leberschäden	**Wenig zweckmäßig** Wenig sinnvolle Kombination von Schmerz- und Fiebermittel (Paracetamol) und gefäßverengendem Mittel (Phenylephrin).
Esberitox (D/Ö) Tabl. Extrakt aus Lebensbaumspitzen, Färberhülsenwurzel, Sonnenhutwurzel (Rad. Echinaceae)	Fieber. Hautausschlag, Juckreiz. Schwere allgemeine allergische Reaktionen möglich. Tropfen enthalten Alkohol!	**Abzuraten** wegen der möglichen schweren Nebenwirkungen. Naturheilmittel. Therapeutische Wirksamkeit bei akuten und chronischen Atemwegsinfekten zweifelhaft.
Ferrum phosphoricum (D) Globuli *Inhaltsstoff:* Eisenphosphat in homöopathischer Verdünnung	Keine wesentlichen bekannt	**Homöopathisches Mittel** Therapeutische Wirksamkeit zweifelhaft. Zur subjektiven Linderung von Beschwerden vertretbar.
Grippal + C ratiopharm (D) Brausetabl. Acetylsalicylsäure (ASS), Paracetamol, Ascorbinsäure	Magenbeschwerden. Selten Asthmaanfälle. Blutungsneigung durch Blutverdünnung verstärkt. Erhöhtes Risiko von Reye-Syndrom bei Kindern und Jugendlichen. Besonders bei sehr häufigem, jahrelangem Gebrauch sind Nierenschäden nicht auszuschließen. Bei Überdosierung: Leberschäden	**Therapeutisch zweckmäßig nur zur** kurzfristigen Verwendung. Ob Vitamin C (Ascorbinsäure) die Magenverträglichkeit verbessert, ist fraglich. Vitamin C ist nur zweckmäßig bei Vitamin-C-Mangel, der aber sehr selten auftritt. Bei Kindern sind Medikamente, die nur Paracetamol enthalten, vorzuziehen.

Präparat	Wichtigste Nebenwirkungen	Empfehlung
Gripp Heel (D/Ö) Tabl., Injektionslösung Homöopathische Verdünnungen (D2 bis D12) von Aconitum, Bryonia, Lachesis, Eupatorium und Phosphor	Keine wesentlichen bekannt. Bei Injektionen sind allergische Reaktionen nicht auszuschließen	**Homöopathisches Mittel** Therapeutische Wirksamkeit zweifelhaft. Zur subjektiven Linderung von Beschwerden vertretbar. Von der Injektion des Mittels ist abzuraten.
Grippostad C (D) Kaps. Paracetamol, Chlorphenamin, Vitamin C, Coffein	Müdigkeit, bei Überdosierung: Leberschäden. Mundtrockenheit, Schwierigkeiten beim Wasserlassen, Erhöhung des Augeninnendrucks, Haut- und Blutschäden möglich	**Abzuraten** Wenig sinnvolle Kombination von Schmerz- und Fiebermittel (Paracetamol) mit beruhigend wirkendem Antihistaminikum (Chlorphenamin) sowie Coffein und Vitamin C.
Imupret (D) Drag., Tropfen Löwenzahnkraut, Eichenrinden, Schafgarben, Walnussblätter, Schachtelhalmkraut, Kamillenblüten, Eibischwurzel (als Pulver)	Allergische Reaktionen möglich	**Naturheilmittel** mit pflanzlichen Inhaltsstoffen. Therapeutische Wirksamkeit bei wiederkehrenden und chronischen Atemwegsinfekten (z. B. Tonsillitis) zweifelhaft. Zur subjektiven Linderung von Beschwerden vertretbar.
Infludo (D) Tropfen Inhaltsstoffe in homöopathischen Verdünnungen z. B. Eucalyptus D2	Unruhe, Schlaflosigkeit, Kopfschmerzen möglich. Enthält Alkohol!	**Homöopathisches Mittel** Therapeutische Wirksamkeit zweifelhaft. Zur subjektiven Linderung von Beschwerden vertretbar.
JHP Rödler (D) Öl Minzöl	Magenbeschwerden möglich	**Naturheilmittel** mit pflanzlichen Inhaltsstoffen. Therapeutische Wirksamkeit zweifelhaft. Zur subjektiven Linderung von Beschwerden vertretbar.
Meditonsin (D/Ö) Tropfen Aconitinum D5, Atropinum sulfuricum D5, Mercurius cyanatus D8 (Quecksilber)	Keine wesentlichen bekannt. Lösung enthält Alkohol!	**Homöopathisches Mittel** Therapeutische Wirksamkeit zweifelhaft. Zur subjektiven Linderung von Beschwerden vertretbar.

Präparat	Wichtigste Nebenwirkungen	Empfehlung
metavirulent (D) Tropfen, Injektionslösung Homöopathische Verdünnungen wie z. B. Aconitum (Eisenhut) D4, Gelsemium (gelber Jasmin) D4, Veratrum album D4	Keine wesentlichen bekannt. Bei Injektionen sind allergische Reaktionen nicht auszuschlie-ßen. Tropfen enthalten Alkohol!	**Homöopathisches Mittel** Therapeutische Wirksamkeit zweifelhaft. Zur subjektiven Linderung von Beschwerden vertretbar. Von der Injektion bei »grippalem Infekt« (Herstellerangabe) ist abzuraten.
Nisylen (D) Tropfen, Tabl. *Hilfsstoff bei Tabl.*: Lactose (Milchzucker); *Wirkstoffe*: Homöopathische Verdünnungen wie z. B. Eupatorium D1, Aconitum D3, Ipecacuanha D3	Bauchschmerzen und Durchfall (nur bei sog. Lactose-Intoleranz). Lösung enthält Alkohol!	**Homöopathisches Mittel** Therapeutische Wirksamkeit zweifelhaft. Zur subjektiven Linderung von Beschwerden vertretbar.
toxi-loges (D) Tropfen Sonnenhutkraut (Echinacea)-Urtinktur, Eupatorium-Urtinktur, Baptisia-Urtinktur, Chinarinde-Urtinktur, Bryonia D4, Aconitum D4, Ipecacuanha D4	Fieber. Hautausschlag, Juckreiz. Schwere allgemeine allergische Reaktionen möglich. Tropfen enthalten Alkohol!	**Abzuraten** wegen der seltenen, aber möglicherweise sehr schweren Nebenwirkungen. Homöopathisches Mittel. Therapeutische Wirksamkeit bei fieberhaften Erkältungskrankheiten zweifelhaft.
toxi-loges (D) Tabl. Eupatorium-Urtinktur, Baptisia-Urtinktur, Aconitum D4, Ipecacuanha D4	Allergische Reaktionen möglich	**Homöopathisches Mittel** Therapeutische Wirksamkeit bei fieberhaften Erkältungskrankheiten zweifelhaft.
Umckaloabo (D) Tropfen, Tabl. Auszug aus Pelargonienwurzeln	Magen-Darm-Beschwerden, Zahnfleisch- und Nasenbluten. Allergische Erscheinungen z. B. mit Ausschlag und Juckreiz, auch schwere Formen möglich. Störwirkungen in der Schwangerschaft nicht auszuschließen. Tropfen enthalten Alkohol!	**Wenig zweckmäßig** Naturheilmittel mit sehr schwach antiinfektiös wirkenden pflanzlichen Inhaltsstoffen. Vertretbar nur bei leichten Atemwegsinfekten, wenn eine notwendige Anwendung therapeutisch zweckmäßiger Mittel zur Behandlung von Infektionen nicht unterlassen wird.

Präparat	Wichtigste Nebenwirkungen	Empfehlung
Wick DayMed Erkältungs-Getränk für den Tag (D) Pulver Paracetamol, Guaifenesin, Phenylephrin, Vitamin C	Müdigkeit, Blutdrucksteige- rung, Übelkeit und Erbrechen möglich. Hautausschläge mit Juckreiz. Bei Überdosierung: Leberschäden	**Abzuraten** Nicht sinnvolle Kombination von Schmerz- und Fiebermittel (Para- cetamol) mit zweifelhaft wirksa- mem, schleimlösendem Mittel (Guaifenesin), blutdrucksteigern- dem Mittel (Phenylephrin) und Vitamin C.
Wick DayMed Erkältungs-Kapseln für den Tag (D) Kaps. Paracetamol, Dextromethorphan, Phenylpropanolamin	Verwirrtheit, Bewusstseinsstö- rungen, Abhängigkeit, Müdig- keit, aber auch zentrale Erre- gung, Herzklopfen. Bei Überdo- sierung: Leberschäden	**Abzuraten** Nicht sinnvolle Kombination von Schmerz- und Fiebermittel (Para- cetamol) mit einem gefäßveren- genden Inhaltsstoff (Phenylpro- panolamin) und problematischem Hustenmittel (Dextromethor- phan).
Wick Medinait Erkältungs-Sirup für die Nacht (D) Saft Paracetamol, Doxylamin, Ephedrin, Dextromethorphan	Verwirrtheit, Bewusstseinsstö- rungen, Abhängigkeit, Müdig- keit, aber auch zentrale Erre- gung, Krampfanfälle. Verschluss der Bronchien durch eingedick- tes Sekret möglich. Tinnitus (Ohrgeräusche). Bei Überdosie- rung: Leberschäden	**Abzuraten** Nicht sinnvolle Kombination, z. B. von Schmerz- (Paracetamol), Be- ruhigungs- (Doxylamin) und An- regungsmittel (Ephedrin) sowie problematischem Hustenmittel (Dextromethorphan).

4.2. Hustenmittel

Husten ist ein wichtiger Schutzmechanismus zur Entfernung von Schleim und Staub aus den Luftwegen, kann aber auch die Folge schwerer Erkrankungen sein. Meistens hat er folgende Ursachen:
Reizung: Eine der häufigsten Reizquellen ist Zigarettenrauch oder auch die Nebenwirkung von Medikamenten (z. B. ACE-Hemmer). Auch Staub, Luftverschmutzung und reizende Gase in der Umwelt und am Arbeitsplatz verursachen Husten. Wird die Reizursache besei- tigt, verschwindet in der Regel auch der Husten nach kurzer Zeit.
Allergie: Husten kann die Folge von Überempfindlichkeit gegen be- stimmte Stoffe sein. Nächtliches Husten kann z. B. durch den Inhalt von Kopfkissen und Matratzen oder durch Hausstaubmilben verur- sacht werden.

Virusinfektionen: Der bei einer Erkältung vermehrt produzierte Schleim wird durch den Husten aus der Lunge befördert. Dieser Husten im Rahmen einer »Grippe« geht im Allgemeinen innerhalb von fünf bis sieben Tagen von selbst vorbei. Bei länger andauerndem Husten ist es sinnvoll, einen Arzt aufzusuchen.

Psychische Ursachen: In diesem Fall spricht man von nervösem Husten, der durch das Erlernen von Atemübungen beseitigt werden kann.

Behandlung

Meist braucht einfacher Husten nicht mit Medikamenten behandelt zu werden. Die wirkungsvollsten Maßnahmen sind:
- das Rauchen einstellen,
- dafür sorgen, dass die Luftfeuchtigkeit zu Hause und am Arbeitsplatz ausreicht. Trockene Luft mit einem Feuchtigkeitsgehalt unter 40 Prozent verschlimmert den Husten,
- mit einem Löffel Honig die Reizung der Schleimhäute lindern – das ist mindestens so wirksam wie jedes Hustenmittel, haben amerikanische Mediziner festgestellt,
- viel trinken. *Ausreichende Flüssigkeitszufuhr ist das beste Mittel gegen Husten.*

Medikamente

Obwohl – vielleicht auch weil – der therapeutische Nutzen eher fragwürdig ist, zählen Hustenmittel zu den meistverkauften Medikamenten.

Es gibt im Prinzip zwei Methoden, mit Arzneimitteln den Husten zu beeinflussen. Man kann versuchen, die Schleimlösung und das Aushusten des Schleims zu fördern (Expektoration), oder man kann den Hustenreflex dämpfen.

Hustendämpfer – Vorsicht bei Anwendung

Die Unterdrückung des Hustenreflexes kann zwar Beschwerden lindern, wird aber die Krankheit möglicherweise verschlimmern (siehe auch Kapitel 5). *Die Reinigung der Bronchien durch Husten soll normalerweise nicht gedämpft werden.* Hustendämpfer sollten lediglich bei trockenem Reizhusten, schweren Schlafstörungen, schwerem Husten durch Lungenkrebs und bei Keuchhusten, wenn Krämpfe zum Erbrechen führen, eingesetzt werden.

Codein

ist ein sinnvolles Mittel bei schwerem, unproduktivem Reizhusten. Es hemmt das Hustenzentrum im Zentralnervensystem und wirkt zuverlässig. Viele Hustenmittel enthalten neben Codein jedoch noch andere, zum Teil nicht sinnvolle Beimengungen. Für den Fall, dass eine Dämpfung des Hustens wirklich nötig ist, sind z. B. *Paracodin* oder *Codeinsaft-CT* zu empfehlen.

In der üblichen Dosis von 30 mg senkt Codein die Atemfrequenz, weil das Atemzentrum gehemmt wird. Auch Übelkeit, Schwindel, Benommenheit und Appetitlosigkeit können auftreten. Unruhe, Schwindel, niedriger Blutdruck und Verstopfung treten meist erst nach höheren Dosierungen auf. Codein ist ein Opiat – eine länger dauernde Einnahme kann zur *Abhängigkeit* führen.

Bei Kindern können schon 2–4 mg Codein pro Kilo Körpergewicht zu schweren Vergiftungen führen. Codeinhaltige Mittel sollten daher bei Kindern unter fünf Jahren – wenn überhaupt – nur sehr vorsichtig eingesetzt werden. Jahr für Jahr erleiden in der Bundesrepublik rund 1000 Kinder Codeinvergiftungen.

Pentoxyverin

ist ein hustendämpfender Wirkstoff (z. B. in *Sedotussin*), der bei Säuglingen selbst nach vorschriftsmäßiger Anwendung bedrohliche Atemdepressionen verursachen kann. Kinderärzte raten deshalb von der Anwendung solcher Mittel bei Kindern unter drei Jahren ab.

Dextromethorphan

(enthalten z. B. in *Wick Hustensirup, Wick Hustenpastillen*) soll trockenen Reizhusten dämpfen und verursacht als Nebenwirkung relativ häufig neuropsychiatrische Störungen wie Panikattacken, Halluzinationen, Bewusstseinsminderung. Bedenklich sind vor allem auch die vielfältigen Wechselwirkungen mit anderen Wirkstoffen, die zu hochgradiger Erregung und hohem Fieber führen können. Unsere Empfehlung: Abzuraten.

Schleimlösende und das Aushusten fördernde Mittel

Die Wirksamkeit solcher Medikamente (in der Fachsprache *Expektorantien* genannt) wird vor allem in der englischsprachigen Fachliteratur vielfach angezweifelt. Deutschsprachige Mediziner bewerten solche Mittel generell günstiger. In einem sind sich jedoch alle einig:

Die wichtigste Maßnahme ist eine ausreichende Flüssigkeitszu-fuhr (ca. drei Liter pro Tag). Dies reicht normalerweise zur Er-leichterung des Abhustens von Schleim (Behandlung des Hus-tens) aus. Einzige Ausnahme ist der trockene Reizhusten.

Medikamente dienen lediglich als begleitende therapeutische Maß-nahme. Die meisten Mittel enthalten Mischungen mit fragwürdiger Wirksamkeit und einem unangemessen hohen Nebenwirkungsrisiko. Strikt abzuraten ist zum Beispiel von der Verwendung fester Kombi-nationen von Expektorantien mit Antibiotika (z. B. *Doxam*). Antibio-tika müssen individuell dosiert werden.

Dasselbe gilt für Schrotschuss-Mischungen der Hustensäfte. Die Be-gründung liegt auf der Hand: Es werden ständig Stoffe mitgeschluckt, die unter Umständen überhaupt oder in der vorgegebenen Menge un-nötig oder sogar schädlich sind oder die sich in der Wirkung wider-sprechen.

Bromhexin und Ambroxol

(z. B. in *Bisolvon, Generika mit dem Namen Bromhexin + Firmen-bezeichnung*) bzw. das Abbauprodukt von Bromhexin, der Wirkstoff Ambroxol (z. B. *Generika mit dem Namen Ambroxol + Firmenbe-zeichnung*). Der therapeutische Nutzen ist umstritten.

Acetylcystein

(z. B. in *Generika mit den Namen ACC oder NAC + Firmenbezeich-nung*) ist ein Wirkstoff, dessen therapeutischer Nutzen umstritten ist. Die Berliner Fachzeitschrift »arznei-telegramm« schreibt:»Positi-ve Bewertungen in Übersichtsarbeiten beruhen auf unveröffentlich-ten Daten der Hersteller und entziehen sich der Bewertung wegen fehlender Nachvollziehbarkeit.«

Guaifenesin

soll das Abhusten erleichtern, ist im Nutzen jedoch sehr umstritten (enthalten z. B. in *Resyl, Resyl mit Codein*). Guaifenesin wird eine Reihe von teilweise schwerwiegenden Nebenwirkungen angelastet: Unverträglichkeitsreaktionen, die bis zum Schockzustand führen konnen, Magen-Darm-Störungen und anderes. Unsere Empfehlung: Wenig zweckmäßig.

Naturheilmittel und homöopathische Mittel

Ätherische Öle (Menthol, Eukalyptus, Pfefferminz, Myrte, Thymian, Anis, Kampfer) und Pflanzenextrakte (Efeublätter, Primel, Isländisch-Moos, Quendel, Spitzwegerich, Süßholz) sind in einer Vielzahl von Hustentees, Pastillen, Lutschbonbons, Säften, Tropfen und Kapseln enthalten (z. B. *Bronchicum Kapseln, Bronchipret, Bronchostad, Exeu* und andere).

Sie sind als Hausmittel sehr beliebt, weil sie bis auf wenige Ausnahmen (z. B. *Bronchicum Kapseln und Tropfen*) kaum Nebenwirkungen haben und ihr Geruch und/oder Geschmack als angenehm empfunden wird. Gegen ihre Verwendung ist mit wenigen Ausnahmen nichts einzuwenden – allerdings sollte man sich keine übertriebenen Hoffnungen in Bezug auf die Wirksamkeit machen.

Für *homöopathische Mittel* in hohen Verdünnungen (z. B. *Monapax*) gilt dasselbe wie für Naturheilmittel: Gegen eine Verwendung ist nichts einzuwenden, wenn eine notwendige Anwendung therapeutisch wirksamer Mittel nicht unterlassen wird.

4.2. Hustenmittel

Präparat	Wichtigste Nebenwirkungen	Empfehlung
ACC 100/ -200/ -600 tabs (D) lösl. Tabl. Acetylcystein *Rezeptpflichtig (nur ACC-200 und -600)*	Übelkeit, Erbrechen, Durchfall. Allergische Hautreaktionen, Bronchospasmen, Sekretstau	**Möglicherweise zweckmäßig** als schleimverflüssigendes Mittel, auch zur vorbeugenden Behandlung bei chronischen Atemwegserkrankungen. Kombination mit Hustenblockern (z. B. Codein) vermeiden.
Die folgende Liste enthält Medikamente, die so wie ACC 100/ -200/ -600 tabs als Wirkstoff Acetylcystein enthalten. Sie werden als Generika bezeichnet und haben dieselben Nebenwirkungen und dieselbe Empfehlung wie ACC 100/ -200/ -600 tabs:	**ACC 100** (D) Brausetabl. **ACC 200** (D) Brausetabl., *Rezeptpflichtig.* **ACC 600-long** (D) Brausetabl. *Rezeptpflichtig.* **ACC 200 Pulver** (D) Pulver zur Herstellung einer Lösung (mit hohem Zuckergehalt), *Rezeptpflichtig.* **ACC akut junior/ -akut 200 Hustenlöser/ -akut 600 Hustenlöser** (D) Brausetabl. **ACC-injekt** (D) Injektionslösung, *Rezeptpflichtig.* **ACC Kindersaft** (D) Lösung zum Einnehmen. **Acemuc 100/-200/-600** (D) Brausetabl., *Rezeptpflichtig.* **Acemuc 200 dispers** (D) Tabl., *Rezeptpflichtig.* **Acemuc 200 akut/ -600 akut** (D) Brausetabl.	

Präparat	Wichtigste Nebenwirkungen	Empfehlung
Ambrobeta (D) Brausetabl., Saft Ambroxol	Magenbeschwerden mit Übelkeit und Erbrechen, Durchfall, Kopfschmerzen, allergische Reaktionen	**Möglicherweise zweckmäßig** Der therapeutische Nutzen ist zweifelhaft. In hohen Dosen wirkt der Inhaltsstoff Ambroxol aber schleimverflüssigend und erleichtert das Abhusten. Kombination mit Hustenblockern (z. B. Codein) vermeiden.
Ambrohexal (Ö) lösbare Tabl., Lösung Ambroxol *Rezeptpflichtig*	Magenbeschwerden mit Übelkeit und Erbrechen, Durchfall, Kopfschmerzen, allergische Reaktionen	**Möglicherweise zweckmäßig** Der therapeutische Nutzen von Ambroxol ist zweifelhaft. In hohen Dosen wirkt es schleimverflüssigend und erleichtert das Abhusten. Kombination mit Hustenblockern (z. B. Codein) vermeiden.
AmbroHEXAL Hustenlöser/ -Hustensaft/ -Hustentropfen (D) Saft, Tropfen, Tabl., Brausetabl. Ambroxol *Rezeptpflichtig nur Brausetabletten*	Magenbeschwerden mit Übelkeit und Erbrechen, Durchfall, Kopfschmerzen, allergische Reaktionen	**Möglicherweise zweckmäßig** Der therapeutische Nutzen von Ambroxol ist zweifelhaft. In hohen Dosen wirkt es schleimverflüssigend und erleichtert das Abhusten. Kombination mit Hustenblockern (z. B. Codein) vermeiden.
Ambroxol (D) *Generika mit dem Namen Ambroxol + Firmenbezeichnung* Saft, Tropfen, Tabl., Brausetabl., Injektionslösung *Wirkstoff:* Ambroxol *Rezeptpflichtig nur Injektionslösung*	Magenbeschwerden mit Übelkeit und Erbrechen, Durchfall, Kopfschmerzen, allergische Reaktionen	**Möglicherweise zweckmäßig** Der therapeutische Nutzen von Ambroxol ist zweifelhaft. In hohen Dosen wirkt es schleimverflüssigend und erleichtert das Abhusten. Kombination mit Hustenblockern (z. B. Codein) vermeiden.

Präparat	Wichtigste Nebenwirkungen	Empfehlung
Ambroxol AL comp. (D) Retardkaps. **Ambroxol comp.-ratiopharm** (D) Retardkaps. Doxycyclin, Ambroxol *Rezeptpflichtig*	Magen-Darm-Störungen, Erbrechen, Durchfall, Leberschädigung, Licht-Überempfindlichkeit, Zahn- und Knochenschäden bei Kindern	**Abzuraten** Nicht sinnvolle Kombination eines wirksamen Antibiotikums (Doxycyclin) mit dem schleimverflüssigend wirkenden Ambroxol. Antibiotika müssen individuell dosiert und deshalb als Einzelstoffe (Monopräparate) gegeben werden.
Aspecton Hustensaft (D) Saft Thymianfluidextrakt	Bei Überdosierung: Magenschleimhautreizung möglich	**Naturheilmittel** mit pflanzlichem Inhaltsstoff. Therapeutische Wirksamkeit zweifelhaft. Vertretbar zur subjektiven Linderung der Beschwerden.
Aspecton Hustentropfen (D) Tropfen *Hilfsstoffe*: u. a. Anisöl, Eukalyptusöl, Menthol; *Wirkstoff*: Extrakt aus Thymiankraut	Bei Überdosierung: Magenschleimhautreizung möglich	**Naturheilmittel** mit pflanzlichen Inhaltsstoffen. Therapeutische Wirksamkeit zweifelhaft. Vertretbar zur subjektiven Linderung der Beschwerden.
Bisolvon (D/Ö) Hustensaft, in D zus.: Hustentabl., in Ö zus.: Hustentropfen Bromhexin	Magenstörungen	**Möglicherweise zweckmäßig** Der therapeutische Nutzen von Bromhexin ist zweifelhaft. In hohen Dosen wirkt es schleimverflüssigend und erleichtert das Abhusten. Kombination mit Hustenblockern (z. B. Codein) vermeiden.
Bromhexin Berlin-Chemie (D) Tropfen, überzogene Tabl. **Bromhexin Krewel Meuselbach** (D) Hustensaft, Tropfen, Tabl. Bromhexin	Magenstörungen	**Möglicherweise zweckmäßig** Der therapeutische Nutzen von Bromhexin ist zweifelhaft. In hohen Dosen wirkt es schleimverflüssigend und erleichtert das Abhusten. Kombination mit Hustenblockern (z. B. Codein) vermeiden.

Präparat	Wichtigste Nebenwirkungen	Empfehlung
Bronchicum Mono Codein Tropfen (D) Tropfen *Hilfsstoffe*: Eukalyptusöl, Pfefferminzöl, Menthol; *Wirkstoff*: Codein *Rezeptpflichtig*	Müdigkeit, Verstopfung, Abhängigkeit möglich. Enthält Alkohol!	**Therapeutisch zweckmäßig bei** starkem, unproduktivem Reizhusten. Die Beimengung der als Hilfsstoffe ausgewiesenen ätherischen Öle ist wegen ihrer Nebenwirkungen problematisch.
Bronchicum Kapsel (D) Kaps. **Bronchicum Elixir** (D) Saft Thymianfluidextrakt, Primelwurzeltinktur	Bei Überdosierung: Magenschleimhautreizung möglich. Selten allergische Erkrankungen (Hautausschläge, Atemnot), auch lebensbedrohliches Quincke-Ödem bei Primelallergie möglich. Lösung enthält Alkohol!	**Abzuraten** wegen sehr seltener, aber schwerer allergischer Nebenwirkungen. Naturheilmittel mit pflanzlichen Inhaltsstoffen. Therapeutische Wirksamkeit zweifelhaft. Subjektive Linderung der Beschwerden möglich.
Bronchicum Tropfen (D) Tropfen *Hilfsstoffe*: Eukalyptusöl, Menthol; *Wirkstoffe*: Thymianfluidextrakt, Primelwurzeltinktur	Bei Überdosierung: Magenschleimhautreizung möglich. Selten allergische Erkrankungen (Hautausschläge, Atemnot), auch lebensbedrohliches Quincke-Ödem bei Primelallergie möglich. Enthält Alkohol!	**Abzuraten** wegen sehr seltener, aber schwerer allergischer Nebenwirkungen. Naturheilmittel mit pflanzlichen Inhaltsstoffen. Therapeutische Wirksamkeit zweifelhaft. Subjektive Linderung der Beschwerden möglich.
Bronchipret Saft TE (D) **Bronchipret Thymian Efeu-Saft** (Ö) Saft Thymianextrakt, Efeublättertinktur	Bei Überdosierung: Magenschleimhautreizung möglich. Selten allergische Hauterkrankungen (Rötung und Juckreiz). Saft und Tropfen enthalten Alkohol!	**Naturheilmittel** mit pflanzlichen Inhaltsstoffen. Therapeutische Wirksamkeit zweifelhaft. Subjektive Linderung der Beschwerden möglich.
Bronchipret TP Filmtabletten (D) Filmtabl. Thymiankrautextrakt, Primelwurzelextrakt	Bei Überdosierung: Magenschleimhautreizung möglich. Selten allergische Erkrankungen (Hautausschläge, Atemnot), auch lebensbedrohliches Quincke-Ödem bei Primelallergie möglich	**Abzuraten** wegen sehr seltener, aber schwerer allergischer Nebenwirkungen. Naturheilmittel mit pflanzlichen Inhaltsstoffen. Therapeutische Wirksamkeit zweifelhaft. Subjektive Linderung der Beschwerden möglich.
Bronchipret Thymian Pastillen (D) Pastillen Thymiankrautextrakt	Bei Überdosierung: Magenschleimhautreizung möglich	**Naturheilmittel** mit pflanzlichen Inhaltsstoffen. Therapeutische Wirksamkeit zweifelhaft. Vertretbar zur subjektiven Linderung der Beschwerden.

Präparat	Wichtigste Nebenwirkungen	Empfehlung
Bronchostad Hustenlöser (D) Tropfen, Sirup *Hilfsstoffe*: Fenchelöl, Süßholzextrakt (nur im Sirup); *Wirkstoff*: Efeublätterextrakt	Bei Überdosierung: Magen-Darm-Störungen (Übelkeit, Erbrechen und Durchfall)	**Naturheilmittel** mit pflanzlichen Inhaltsstoffen. Therapeutische Wirksamkeit zweifelhaft. Vertretbar zur subjektiven Linderung der Beschwerden.
Capval (D) Saft, überzogene Tabl., Tropfen Noscapin *Rezeptpflichtig*	Müdigkeit, Magen-Darm-Störungen. Tropfen enthalten Alkohol!	**Wenig zweckmäßig** Relativ schwach wirksam. Bei starkem, unproduktivem Reizhusten ist Codein vorzuziehen.
Codeinsaft-CT (D) Saft **Codeintropfen-CT** (D) Tropfen **Codeinum phosphoricum Berlin-Chemie** (D) Tabl. **Codeinum phosphoricum Compren/ forte** (D) Tabl. Codein *Rezeptpflichtig*	Müdigkeit, Verstopfung, Abhängigkeit möglich	**Therapeutisch zweckmäßig** bei schwerem, unproduktivem Reizhusten.
Codicaps mono (D) Kaps. **Codicaps Kindersaft Neo** (D) Saft **Codicompren retard** (D) Retardtabl. Codein *Rezeptpflichtig*	Müdigkeit, Verstopfung, Abhängigkeit möglich	**Therapeutisch zweckmäßig** bei schwerem, unproduktivem Reizhusten.
Doxam (D) Retardkaps. Doxycyclin, Ambroxol *Rezeptpflichtig*	Magen-Darm-Störungen, Erbrechen, Durchfall, Leberschädigung, Licht-Überempfindlichkeit, Zahn- und Knochenschäden bei Kindern	**Abzuraten** Nicht sinnvolle Kombination eines wirksamen Antibiotikums (Doxycyclin) mit dem schleimverflüssigend wirkenden Ambroxol. Antibiotika müssen individuell dosiert und deshalb als Einzelstoffe (Monopräparate) gegeben werden.

Präparat	Wichtigste Nebenwirkungen	Empfehlung
Doxy comp-CT (D) Retardkaps. Doxycyclin, Ambroxol *Rezeptpflichtig*	Magen-Darm-Störungen, Erbrechen, Durchfall, Leberschädigung, Licht-Überempfindlichkeit, Zahn- und Knochenschäden bei Kindern	**Abzuraten** Nicht sinnvolle Kombination eines wirksamen Antibiotikums (Doxycyclin) mit dem schleimverflüssigend wirkenden Ambroxol. Antibiotika müssen individuell dosiert und deshalb als Einzelstoffe (Monopräparate) gegeben werden.
Doxy plus STADA (D) Hartkaps. retardiert Doxycyclin, Ambroxol	Magen-Darm-Störungen, Erbrechen, Durchfall, Leberschädigung, Licht-Überempfindlichkeit, Zahn- und Knochenschäden bei Kindern	**Abzuraten** Nicht sinnvolle Kombination eines wirksamen Antibiotikums (Doxycyclin) mit dem schleimverflüssigend wirkenden Ambroxol. Antibiotika müssen individuell dosiert und deshalb als Einzelstoffe (Monopräparate) gegeben werden.
Emser Salz (D) **Emser Pastillen mit Mentholfrische** (D) **Emser Pastillen ohne Menthol** (D) **Emser Pastillen zuckerfrei** (D) Lutschtabletten Emser Salz	Keine wesentlichen bekannt	**Zweckmäßig** Durch kurzfristige Anregung des Speichelflusses wirksam.
Exeu (D) Weichkaps. Eukalyptusöl	Magen-Darm-Störungen (Übelkeit, Erbrechen und Durchfall)	**Naturheilmittel** mit pflanzlichen Inhaltsstoffen. Therapeutische Wirksamkeit zweifelhaft. Vertretbar zur subjektiven Linderung der Beschwerden.
Fagusan N (D) Lösung Guaifenesin	Bei Überdosierung: Müdigkeit, Übelkeit, Erbrechen möglich. Lösung enthält Alkohol!	**Wenig zweckmäßig** Zweifelhaft wirksames schleimlösendes Mittel (Guaifenesin).

Präparat	Wichtigste Nebenwirkungen	Empfehlung
Fluimucil (D) Brausetabl. **Fluimucil long** (D) Brausetabl. **Fluimucil Injektions-lösung** (D/Ö) Amp. zur Injektion und Inhalation **Fluimucil N** (D) Granulat **Fluimucil Granulat** (Ö) Granulat Acetylcystein *Rezeptpflichtig*	Übelkeit, Erbrechen, Durchfall. Allergische Hautreaktionen. Sekretstau. Bronchospasmen	**Möglicherweise zweckmäßig** als schleimverflüssigendes Mittel. Kombination mit Hustenblockern (z. B. Codein) vermeiden.
Fluimucil Hustenlöser akut (D) Brausetabl. **Fluimucil Kindersaft** (D) Saft **Fluimucil Tabs** (D) Trinktabl. **Fluimucil** (Ö) Granulat, lösliche Tabl. Acetylcystein (ACC)	Übelkeit, Erbrechen, Durchfall. Allergische Hautreaktionen. Sekretstau	**Möglicherweise zweckmäßig** als schleimverflüssigendes Mittel. Kombination mit Hustenblockern (z. B. Codein) vermeiden.
Gelomyrtol (D/Ö) Kaps., nur D: Fortekaps. Myrtol (standardisiert auf die ätherischen Öle Limonen, Cineol und Pinen)	Magen-Darm-Störungen, Aktivierung von Nieren- und Gallensteinen. Allergische Reaktionen mit Hautausschlägen, Schwellungen, Atemnot, Kreislaufstörungen	**Wenig zweckmäßig** als schleimlösendes Mittel. Therapeutische Wirksamkeit nicht ausreichend gesichert. Vertretbar, wenn die desodorierende Wirkung der ätherischen Öle als angenehm empfunden wird. Zweckmäßig zur unterstützenden Behandlung von Bronchitiden und Nebenhöhlenentzündungen.
Hedelix Hustensaft (D) Sirup **Hedelix Husten-Brause-tabletten** (D) Brausetabl. **Hedelix s.a.** (D) Tropfen ohne Alkohol Efeublätterextrakt	Bei Überdosierung: Magen-Darm-Störungen (Übelkeit, Erbrechen und Durchfall)	**Naturheilmittel** mit pflanzlichen Inhaltsstoffen. Therapeutische Wirksamkeit zweifelhaft. Vertretbar zur subjektiven Linderung der Beschwerden.
H & S Erkältungstee (D) Tee Thymian, Lindenblüten, Holunderblüten, Süßholzwurzel, Anis	Allergische Reaktionen möglich	**Zweckmäßig wie andere Tees auch** Die Zufuhr größerer Mengen von Flüssigkeit ist zur Schleimverflüssigung sinnvoll.

Präparat	Wichtigste Nebenwirkungen	Empfehlung
H & S Husten- und Bronchialtee N (D) Tee Eibischwurzel, Süßholzwurzel, Spitzwegerich, Fenchel, Thymian, Hagebutte, Quendel	Allergische Reaktionen möglich	**Zweckmäßig wie andere Tees auch** Die Zufuhr größerer Mengen von Flüssigkeit ist zur Schleimverflüssigung sinnvoll.
H & S Lindenblütentee (D) Tee Lindenblüten	Keine wesentlichen zu erwarten	**Zweckmäßig wie andere Tees auch** Die Zufuhr größerer Mengen von Flüssigkeit ist zur Schleimverflüssigung sinnvoll.
H & S Thymian (D) Tee Thymian	Keine wesentlichen zu erwarten	**Zweckmäßig wie andere Tees auch** Die Zufuhr größerer Mengen von Flüssigkeit ist zur Schleimverflüssigung sinnvoll.
Heumann Bronchialtee Solubifix (Ö) Tee **Heumann Bronchialtee Solubifix T** (D) Tee Trockenextrakt Pflanzenextrakte aus Wurzeln von Eibisch, Süßholz, Primelwurzel, Anisöl, Thymianöl	Selten allergische Erkrankungen (Hautausschläge, Atemnot), auch lebensbedrohliches Quincke-Ödem bei Primelallergie möglich	**Zweckmäßig wie andere Tees auch** Die Zufuhr größerer Mengen von Flüssigkeit ist zur Schleimverflüssigung sinnvoll.
Husten- und Bronchialtee Bombastus (D) Tee Thymian, Fenchel, Spitzwegerich, Süßholzwurzel, Hagebuttenschale	Keine wesentlichen zu erwarten, aber allergische Reaktionen möglich	**Zweckmäßig wie andere Tees auch** Die Zufuhr größerer Mengen von Flüssigkeit ist zur Schleimverflüssigung sinnvoll.
Hustenelixier Weleda (D) Sirup Brasilianische Brechwurzel, Eibischwurzel, Gerstenmalz, Sonnentau, Küchenschelle	Überempfindlichkeitsreaktionen im Bereich der Haut, der Atemwege oder des Magen-Darm-Traktes möglich	**Anthroposophisches Mittel** Zur subjektiven Linderung der Beschwerden vertretbar, wenn eine notwendige Anwendung therapeutisch wirksamer Mittel nicht unterlassen wird.

Präparat	Wichtigste Nebenwirkungen	Empfehlung
Hustenstiller-ratiopharm (D) Kaps. Dextromethorphan	Verwirrtheit, Bewusstseinsstörungen, Abhängigkeit, Müdigkeit	**Abzuraten** Problematisches Hustenmittel mit dem umstrittenen Inhaltsstoff Dextromethorphan.
Isla Cassis (D) **Isla Mint** (D) **Isla Moos** (D) Pastillen *Hilfsstoff*: Paraffin; *Wirkstoff*: Isländisch-Moos-Extrakt	Keine wesentlichen bekannt, aber Reaktionen gegen Paraffin möglich	**Zweckmäßig wie andere Bonbons auch** Durch kurzfristige Anregung des Speichelflusses wirksam.
Melrosum Hustensirup (D) Sirup Thymianfluidextrakt	Bei Überdosierung: Magenschleimhautreizung möglich	**Naturheilmittel** mit pflanzlichen Inhaltsstoffen. Therapeutische Wirksamkeit zweifelhaft. Vertretbar zur subjektiven Linderung der Beschwerden.
Monapax (D) Saft, Tropfen Verschiedene pflanzliche und anorganische Stoffe in homöopathischen Zubereitungen, z. T. als Urtinktur bzw. in geringen Verdünnungen (D1, D4)	Keine nennenswerten zu erwarten. Vorsicht bei Schilddrüsenüberfunktion!	**Homöopathisches Mittel** Zur subjektiven Linderung der Beschwerden vertretbar, wenn eine notwendige Anwendung therapeutisch wirksamer Mittel nicht unterlassen wird.
Mucobene (Ö) lösliches Pulver mit hohem Zuckergehalt (Saccharose), lösliche Tabletten mit Süßstoff Acetylcystein (ACC) *Rezeptpflichtig*	Übelkeit, Erbrechen, Durchfall, allergische Hautreaktionen, Sekretstau. Bronchospasmen	**Möglicherweise zweckmäßig** als schleimverflüssigendes Mittel. Kombination mit Hustenblockern (z. B. Codein) vermeiden.

Präparat	Wichtigste Nebenwirkungen	Empfehlung
Mucosolan (D) Brausetabl., Tabl., Filmtabl., Retardkaps., Hustensaft, Tropfen, Kindersaft, Lutschpastillen, Inhalationslösung, Infusionslösungskonzentrat, Injektionslösung Ambroxol *Rezeptpflichtig nur Injektions- und Infusionslösung*	Magenbeschwerden mit Übelkeit und Erbrechen, Durchfall, Kopfschmerzen. Bei Inhalation: Hustenreiz	**Möglicherweise zweckmäßig** Der therapeutische Nutzen von Ambroxol ist zweifelhaft. In hohen Dosen wirkt es schleimverflüssigend und erleichtert das Abhusten. Kombination mit Hustenblockern (z. B. Codein) vermeiden.
Mucosolan (Ö) Amp., Tabl., Retardkaps., Saft, Lösung zum Einnehmen und Inhalieren Ambroxol *Rezeptpflichtig*	Magenbeschwerden mit Übelkeit und Erbrechen, Durchfall, Kopfschmerzen. Bei Inhalation: Hustenreiz	**Möglicherweise zweckmäßig** Der therapeutische Nutzen von Ambroxol ist zweifelhaft. In hohen Dosen wirkt es schleimverflüssigend und erleichtert das Abhusten. Kombination mit Hustenblockern (z. B. Codein) vermeiden.
NAC (D) *Generika mit dem Namen NAC + Firmenbezeichnung* Brausetabl., Trinktabl., Beutel, Granulat, Tabl., Amp. *Wirkstoff:* Acetylcystein *Einige sind rezeptpflichtig, einige rezeptfrei*	Übelkeit, Erbrechen, Durchfall, allergische Hautreaktionen, Sekretstau. Bronchospasmen	**Möglicherweise zweckmäßig** als schleimverflüssigendes Mittel. Kombination mit Hustenblockern (z. B. Codein) vermeiden.
Optipect Kodein forte (D) Tropfen *Hilfsstoffe:* u. a. Eukalyptusöl, Pfefferminzöl; *Wirkstoff:* Codein *Rezeptpflichtig*	Müdigkeit, Verstopfung, Abhängigkeit möglich. Tropfen enthalten Alkohol!	**Therapeutisch zweckmäßig** bei starkem, unproduktivem Reizhusten. Die Beimengung der als Hilfsstoffe ausgewiesenen ätherischen Öle (Eukalyptusöl, Pfefferminzöl) ist problematisch.

Präparat	Wichtigste Nebenwirkungen	Empfehlung
Pädiamuc Saft (D) Saft Ambroxol	Magenbeschwerden mit Übelkeit und Erbrechen, Durchfall, Kopfschmerzen	**Möglicherweise zweckmäßig** Der therapeutische Nutzen von Ambroxol ist zweifelhaft. In hohen Dosen wirkt es schleimverflüssigend und erleichtert das Abhusten. Kombination mit Hustenblockern (z. B. Codein) vermeiden.
Paracodin (D/Ö) Tabl. **Paracodin N-Sirup** (D) Sirup **Paracodin N-Tropfen** (D/Ö) Lösung Dihydrocodein *Rezeptpflichtig*	Müdigkeit, Verstopfung, Abhängigkeit möglich	**Therapeutisch zweckmäßig** bei schwerem, unproduktivem Reizhusten.
Phytohustil (D) Sirup *Hilfsstoff*: 4-Methylhydroxybenzoat (Parastoff); *Wirkstoff*: Eibischwurzel	Schleimhautreizungen. Allergische Reaktionen, auch auf Parastoffe	**Naturheilmittel** mit pflanzlichen Inhaltsstoffen. Therapeutische Wirksamkeit zweifelhaft. Vertretbar wegen geringer Risiken zur subjektiven Linderung der Beschwerden.
Prospan (D/Ö) Brausetabl., Hustenliquid, Tropfen, Saft, Efeublättertrockenextrakt	Bei Überdosierung: Magen-Darm-Störungen (Übelkeit, Erbrechen und Durchfall). Zäpfchen: örtliche Reizungen möglich. Tropfen enthalten Alkohol!	**Naturheilmittel** mit pflanzlichen Inhaltsstoffen. Therapeutische Wirksamkeit zweifelhaft. Vertretbar wegen geringer Risiken zur subjektiven Linderung der Beschwerden.
Quimbo (D) Sirup, Tropfen Levodropropizin	Bei Überdosierung Blutdruckabfall möglich	**Wenig zweckmäßig** Relativ schwach wirksam. Bei starkem, unproduktivem Reizhusten ist der Wirkstoff Codein vorzuziehen.
Resyl (Ö) Saft, Tropfen Guaifenesin	Muskelschwäche, langsamer Puls. Bei Überdosierung: Müdigkeit, Übelkeit, Erbrechen möglich. Tropfen enthalten Alkohol!	**Wenig zweckmäßig** Zweifelhaft wirksames schleimlösendes Mittel (Guaifenesin).

Präparat	Wichtigste Nebenwirkungen	Empfehlung
Resyl mit Codein (Ö) Tropfen Guaifenesin, Codein *Rezeptpflichtig*	Muskelschwäche, langsamer Puls. Müdigkeit, Verstopfung. Abhängigkeit möglich. Bei Überdosierung: Übelkeit, Erbrechen möglich. Tropfen enthalten Alkohol!	**Abzuraten** Unsinnige Kombination eines Hustenblockers (Codein) mit einem zweifelhaft wirksamen schleimlösenden Mittel (Guaifenesin).
Scottopect (Ö) Hustensaft Thymian, Quendel, Spitzwegerich	Keine wesentlichen bekannt. Enthält Alkohol!	**Naturheilmittel** mit pflanzlichen Inhaltsstoffen. Zweifelhafte therapeutische Wirksamkeit. Vertretbar wegen geringer Risiken zur subjektiven Linderung der Beschwerden.
Sedotussin (D) Tropfen, Saft Pentoxyverin	Müdigkeit. Selten allergische Reaktionen. Saft: bei Überdosierung Erbrechen, Übelkeit, Durchfall	**Wenig zweckmäßig** Relativ schwach wirksam. Bei starkem, unproduktivem Reizhusten ist Codein vorzuziehen.
Sidroga Bio Kinder Erkältungstee (D/Ö) Teemischung Blüten von Linde, Holunder, Thymian, Malve, Fenchel	Keine wesentlichen zu erwarten	**Zweckmäßig wie andere Tees auch** Die Zufuhr größerer Mengen von Flüssigkeit ist zur Schleimverflüssigung sinnvoll.
Sidroga Erkältungstee N (D/Ö) Teemischung Blüten von Linde, Mädesüß und Holunder, Quendelkraut, Hagebutte	Keine wesentlichen zu erwarten, aber allergische Reaktionen möglich	**Zweckmäßig wie andere Tees auch** Die Zufuhr größerer Mengen von Flüssigkeit ist zur Schleimverflüssigung sinnvoll.
Sidroga Fencheltee (D) Tee Fenchel	Keine wesentlichen zu erwarten	**Zweckmäßig wie andere Tees auch** Die Zufuhr größerer Mengen von Flüssigkeit ist zur Schleimverflüssigung sinnvoll.
Sidroga Husten- und Bronchialtee N (D/Ö) Teemischung Süßholz, Fenchel, Isländisch Moos, Spitzwegerichblatt, Thymianblatt, Süßholzwurzel, Eibischwurzel	Keine wesentlichen zu erwarten, aber allergische Reaktionen möglich	**Zweckmäßig wie andere Tees auch** Die Zufuhr größerer Mengen von Flüssigkeit ist zur Schleimverflüssigung sinnvoll.

Präparat	Wichtigste Nebenwirkungen	Empfehlung
Sidroga Lindenblüten (D) Tee Lindenblüten	Keine wesentlichen zu erwarten	**Zweckmäßig wie andere Tees auch** Die Zufuhr größerer Mengen von Flüssigkeit ist zur Schleimverflüssigung sinnvoll.
Sidroga Thymian (D) Tee Thymian	Keine wesentlichen zu erwarten	**Zweckmäßig wie andere Tees auch** Die Zufuhr größerer Mengen von Flüssigkeit ist zur Schleimverflüssigung sinnvoll.
Silomat DMP (D) Lutschpastillen, Kaps. Dextrometorphan	Verwirrtheit, Bewusstseinsstörungen, Abhängigkeit, Müdigkeit	**Abzuraten** Problematisches Hustenmittel mit dem umstrittenen Inhaltsstoff Dextromethorphan.
Silomat gegen Reizhusten Pentoxyverin (D) Tropfen, Saft Pentoxyverin	Müdigkeit. Selten allergische Reaktionen. Saft: bei Überdosierung Erbrechen, Übelkeit, Durchfall	**Wenig zweckmäßig** Relativ schwach wirksam. Bei starkem, unproduktivem Reizhusten ist Codein vorzuziehen.
Sinuc (D) überzogene Tabl., Lösung, Tropfen **Sinuc akut** (D) Brausetabl. Efeublättertrockenextrakt	Bei Überdosierung: Magen-Darm-Störungen (Übelkeit, Erbrechen und Durchfall)	**Naturheilmittel** mit pflanzlichen Inhaltsstoffen. Therapeutische Wirksamkeit zweifelhaft. Vertretbar wegen geringer Risiken zur subjektiven Linderung der Beschwerden.
Sinuforton Kapseln mit Anis (D) Kaps. Anisöl, Primelwurzelextrakt, Thymianextrakt	Bei Überdosierung Magen-Darm-Beschwerden. Selten allergische Erkrankungen (Hautausschläge, Atemnot), auch lebensbedrohliches Quincke-Ödem bei Primelallergie möglich	**Naturheilmittel** mit pflanzlichen Inhaltsstoffen. Zweifelhafte therapeutische Wirksamkeit. Vertretbar zur unterstützenden Behandlung von entzündlichen Erkrankungen der Atemwege, aber nicht bei Schwangeren und Stillenden.
Sinupret (D) Tabl., überzogene Fortetabl., Liquitabs., Tropfen, Saft Eisenkraut, Enzianwurzel, Sauerampfer, Holunderblüten, Primel (Tropfen und Saft enthalten Alkohol)	Bei Überdosierung Magen-Darm-Beschwerden. Allergische Reaktionen möglich. Tropfen und Saft enthalten Alkohol!	**Naturheilmittel** mit pflanzlichen Inhaltsstoffen. Zweifelhafte therapeutische Wirksamkeit. Vertretbar zur unterstützenden Behandlung von entzündlichen Erkrankungen der Atemwege.

Präparat	Wichtigste Nebenwirkungen	Empfehlung
Soledum (D) Hustensaft, Tropfen Thymianextrakt	Bei Überdosierung: Magen-schleimhautreizung möglich. Enthält Alkohol!	**Naturheilmittel** mit pflanzlichen Inhaltsstoffen. Zweifelhafte therapeutische Wirksamkeit. Vertretbar wegen geringer Risiken zur subjektiven Linderung der Beschwerden.
Soledum (D) Kaps. **Soledum Balsam** (D) Lösung zum Einreiben oder zur Inhalation Cineol	Allergische Reaktionen möglich. Bei Überdosierung: Magen-Darm-Störungen (Übelkeit, Erbrechen)	**Naturheilmittel** mit pflanzlichen Inhaltsstoffen. Zweifelhafte therapeutische Wirksamkeit. Vertretbar zur unterstützenden Behandlung von entzündlichen Erkrankungen der Atemwege.
Spasmo-Mucosolvan (D) Saft, Tabl. Clenbuterol, Ambroxol *Rezeptpflichtig*	Pulsfrequenzanstieg, Muskelzittern, Magenbeschwerden mit Übelkeit und Erbrechen, Durchfall, Kopfschmerzen. Bei längerfristiger Anwendung anabole Wirkung (Clenbuterol)	**Abzuraten** Nicht sinnvolle Kombination von Asthmamittel (Clenbuterol) und schleimverflüssigendem Mittel (Ambroxol).
Tetesept Badekonzentrat **Erkältungs Bad N** (D/Ö) Badezusatz Lavendelöl, Apfelsinenschalenöl, Saure-Limette-Öl, Mandarinenöl	Keine wesentlichen zu erwarten	**Zweckmäßig** als Badezusatz.
Thymian Bombastus (D) Tee Thymianblätter	Keine wesentlichen zu erwarten	**Zweckmäßig wie andere Tees auch** Die Zufuhr größerer Mengen von Flüssigkeit ist zur Schleimverflüssigung sinnvoll.
Tryasol Codein (D) Forte-Lösung, Mite-Lösung Codein *Rezeptpflichtig*	Müdigkeit, Verstopfung, Abhängigkeit möglich. Forte Lösung enthält Alkohol!	**Therapeutisch zweckmäßig** bei schwerem, unproduktivem Reizhusten.

Präparat	Wichtigste Nebenwirkungen	Empfehlung
Tussamag (Ö) Hustensirup Thymianextrakt, Kastanienextrakt	Bei Überdosierung: Magen-schleimhautreizungen möglich	**Naturheilmittel** mit pflanzlichen Inhaltsstoffen. Zweifelhafte therapeutische Wirksamkeit. Vertretbar wegen geringer Risiken zur subjektiven Linderung der Beschwerden.
Tussamag N (D) Hustensaft zuckerfrei Thymianfluidextrakt	Bei Überdosierung: Magen-schleimhautreizung möglich. Tropfen und Saft enthalten Alkohol!	**Naturheilmittel** mit pflanzlichen Inhaltsstoffen. Zweifelhafte therapeutische Wirksamkeit. Vertretbar wegen geringer Risiken zur subjektiven Linderung der Beschwerden.
Tussoret Tag-Kapseln (D) Kaps. **Tussoret Nacht-Kapseln** (D) Kaps. Codein *Rezeptpflichtig*	Müdigkeit, Verstopfung, Abhängigkeit möglich	**Therapeutisch zweckmäßig** bei schwerem, unproduktivem Reizhusten.
Umckaloabo (D) Tropfen, Tabl. Auszug aus Pelargonienwurzeln Tropfen enthalten Alkohol	Magen-Darm-Beschwerden, Zahnfleisch- und Nasenbluten. Allergische Erscheinungen z. B. mit Ausschlag und Juckreiz, auch schwere Formen möglich. Störwirkungen in der Schwangerschaft nicht auszuschließen. Tropfen enthalten Alkohol!	**Wenig zweckmäßig** Naturheilmittel mit sehr schwach antiinfektiös wirkenden pflanzlichen Inhaltsstoffen. Vertretbar nur bei leichten Atemwegsinfekten, wenn eine notwendige Anwendung therapeutisch zweckmäßiger Mittel zur Behandlung von Infektionen nicht unterlassen wird.
Wick Hustenlöser (D/Ö) Sirup Guaifenesin	Muskelschwäche, langsamer Puls. Bei Überdosierung: Müdigkeit, Übelkeit, Erbrechen möglich. Tropfen enthalten Alkohol!	**Wenig zweckmäßig** Zweifelhaft wirksames schleimlösendes Mittel (Guaifenesin).
Wick Husten-Pastillen (D/Ö) Pastillen **Wick Hustensirup** (D/Ö) Sirup Dextromethorphan	Verwirrtheit, Bewusstseinsstörungen, Abhängigkeit, Müdigkeit. Sirup enthält Alkohol!	**Abzuraten** Problematisches Hustenmittel mit dem umstrittenen Inhaltsstoff Dextromethorphan.

4.3. Schnupfenmittel

Die Schwellung oder Reizung der Nasenschleimhaut, die einem Schnupfen zugrunde liegt, ist meist die Folge von Virusinfektionen (»Verkühlung«) oder von Überempfindlichkeitsreaktionen (Allergien).

Allergien können unter anderem durch Blütenstaub provoziert werden. Dieser »Heuschnupfen« tritt jeweils zu bestimmten Jahreszeiten auf. Allergischer Schnupfen kann auch von einigen Schimmelarten und manchen Milben, die im Wohnungsstaub, in Naturprodukten (z. B. Wolle) sowie auf Hautschuppen gut gedeihen, hervorgerufen werden. Auch verschiedene Stoffe am Arbeitsplatz wie Gummi, Enzyme, Samen, Korn, Hühnerfedern, Mehl sind manchmal die Ursache für allergischen Schnupfen.

Eine geschwollene Nasenschleimhaut, die zur verstopften Nase führt, ist außerdem nicht selten die Folge von Medikamentenkonsum. Vor allem *Schnupfenmittel*, aber auch blutdrucksenkende Arzneien können Schnupfen provozieren.

Die Bereitschaft für einen Schnupfen kann vom allgemeinen Körperzustand, von psychologischen Faktoren, aber auch vom Klima und von Umweltfaktoren abhängen.

Heuschnupfen

Das Entfernen staubiger Fußmatten oder von synthetischem Bettzeug kann manchmal Wunder wirken. Es ist aber nicht immer möglich, den Kontakt mit Stoffen zu verhindern, gegen die man allergisch ist. Wenn *eindeutig* feststeht, wogegen man allergisch ist, ist bei Allergien gegen Pollen eine *Desensibilisierung* durch Injektionen möglich. Man wird dabei allmählich immer größeren Mengen des Stoffes ausgesetzt, gegen den man allergisch ist, und gewöhnt sich daran.

Zur Linderung der allergischen Schleimhautschwellung kommen Mittel in Betracht, die in die Reaktionskette eingreifen, die zum Schnupfen führt: Cromoglicinsäure, Antihistaminika und Kortisone (Glukokortikoide). Diese Medikamente werden ausführlich auch in Kapitel 5: Bronchitis, Asthma behandelt.

Cromoglicinsäure (z. B. in *Generika mit dem Namen Cromo + Firmenbezeichnung, Lomusol, Vividrin gegen Heuschnupfen*) verhindert die Freisetzung von schleimhautschwellenden Stoffen aus den Mastzellen. Nasensprays mit dieser Substanz sind vorbeugend wirksam.

Die Verwendung von Antihistaminika in Form von Nasensprays (z. B. *Allergodil, Livocab, Livostin*) ist nur zweckmäßig zur Behandlung der Symptome von Heuschnupfen, aber nicht zur Vorbeugung. Als Nebenwirkungen können Kopfschmerzen, Müdigkeit und allergische Reaktionen (!) auftreten. Unter Umständen sind auch Antihistaminika zum Schlucken – als Tabletten, Tropfen, Sirup – zweckmäßig (siehe Kapitel 6: Allergien).

Kortisone (Glukokortikoide) in Form von Inhalationssprays sind zweckmäßig zur Behandlung der Symptome von Heuschnupfen, aber nicht zur Vorbeugung.

Infektiöser Schnupfen

Virusinfektionen sind die häufigste Schnupfenursache. Kennzeichen einer Virusinfektion ist die klare, wässrige Flüssigkeit, die aus der Nase rinnt, oder – im späteren Stadium eines Schnupfens – dickerer, weißlicher Schleim.

Bakterielle Naseninfektionen können in der Regel am grüngelben Schleim erkannt werden.

Der Nutzen von Vitamin C zur Vorbeugung oder Behandlung von Schnupfen ist mehr als zweifelhaft, seriöse Studien bezeichnen die Vitamin-C-Behandlung immer wieder als bedeutungslos.

Hausmittel zur Behandlung des Schnupfens wie das Einträufeln physiologischer Kochsalzlösung, Dampfinhalationen, warme Duschen oder Dampfbäder sind in jedem Fall sinnvoll – auch für Jugendliche und Erwachsene.

Medikamente gegen Schnupfen

Gefäßverengende Schnupfenmittel heilen zwar nicht, aber sie sorgen innerhalb weniger Minuten dafür, dass man wieder frei atmen kann und die Nase nicht mehr läuft.

Bei Säuglingen und Kleinkindern bis 5 Jahren sollte man gefäßverengende Schnupfenmittel nur mit größter Zurückhaltung verwenden. Auch bei vorschriftsmäßigem Gebrauch kann es zu erhöhter Herzfrequenz, leichter Blutdruckerhöhung, Schlaflosigkeit, Unruhe und vor allem bei Säuglingen und Kleinstkindern zu Halluzinationen und Krämpfen kommen.

Eine verstopfte Nase ist lästig. Säuglinge können dann schlecht trinken, Kleinkinder leicht eine Mittelohrentzündung bekommen.

Wirkungsvoll und risikolos sind folgende, bewährte Maßnahmen:
- Säuglingen und Kleinkindern träufelt man »physiologische Kochsalzlösung« in die Nase. Diese Kochsalzlösung ist in jeder Apotheke erhältlich.
- Oder man gibt einen Esslöffel Kochsalz in einen Topf mit heißem Wasser und atmet einige Minuten lang über dem Wasserdampf ein.

Schnupfen-Pillen (z. B. *Rhinopront Kombi*) sind meist fragwürdige Mischungen aus Antihistaminika, gefäßverengenden oder sogar gefäßerweiternden Substanzen. Von diesen Mitteln raten wir ab.

Schnupfen durch Schnupfenmittel

Werden gefäßverengende Nasentropfen, -gele oder -sprays (z. B. *Coldan und andere*) länger als etwa eine Woche verwendet, können sie nach Absetzen der Einnahme die Schwellung der Schleimhäute deutlich verstärken – es entsteht medikamentöser Schnupfen.

Nimmt man dann wieder Nasentropfen – in höherer Dosierung –, weil der Schnupfen nicht aufgehört hat, beginnt ein Teufelskreis, der zu chronischem Medikamentenschnupfen und schweren Schädigungen der Nasenschleimhaut führen kann. Deshalb sollten Schnupfenmittel nicht länger als maximal eine Woche mit einer darauf folgenden Pause von 10 Tagen eingenommen werden.

4.3. Schnupfenmittel

Präparat	Wichtigste Nebenwirkungen	Empfehlung
Allergodil (D/Ö) Nasendosierspray Azelastin *Rezeptpflichtig*	Reizung der Nasenschleimhaut, Niesreiz, Müdigkeit, Abgeschlagenheit, Geschmacksstörungen	**Nur zweckmäßig bei** allergischem Schnupfen. Keine spezifische Wirkung des Antihistaminikums (Azelastin) auf Schnupfen bei Erkältungskrankheit zu erwarten.
Aquacort (D) Nasendosierspray Budesonid *Rezeptpflichtig*	Niesreiz, Schleimhautschäden möglich, Verminderung der lokalen Infektionsabwehr	**Therapeutisch zweckmäßig nur bei** allergischem Schnupfen. Kortisonähnlicher Wirkstoff (Budesonid) mit vorwiegend lokaler Wirkung.

Präparat	Wichtigste Nebenwirkungen	Empfehlung
Aspecton (D) Nasenspray Meersalzlösung, ätherische Öle	Keine wesentlichen zu erwarten	**Therapeutisch zweckmäßig zur** Anfeuchtung der Nasenschleimhäute. Die Beimengung von ätherischen Ölen ist fragwürdig und für Kinder gefährlich.
Aspirin complex Granulat (D/Ö) Granulat Acetylsalicylsäure (ASS), Pseudoephedrin *Rezeptpflichtig (Ö)*	Magenbeschwerden, Blutdruckerhöhung. In seltenen Fällen Asthmaanfälle. Risiko des lebensbedrohlichen Reye-Sydroms durch ASS bei Kindern und Jugendlichen	**Abzuraten** Nicht sinnvolle Kombination von Schmerzmittel ASS mit einem gefäßverengenden Inhaltsstoff (Pseudoephedrin).
Avamys Sprühstoß (D/Ö) Nasendosierspray Fluticason *Rezeptpflichtig*	Reizung der Nasenschleimhaut, verminderte Infektabwehr, bei längerem Gebrauch Schleimhautschäden	**Therapeutisch zweckmäßig zur** kurzfristigen örtlichen Behandlung schwerer allergischer Symptome an der Nasenschleimhaut (z. B. bei Heuschnupfen). Enthält stark wirksamen kortisonähnlichen Wirkstoff (Fluticason).
Beclomet Nasal (D) Nasendosierspray **Beclometason-ratiopharm** (D/Ö) Dosier-Aerosol **Beclometason-CT** (D) Dosier-Aerosol **Beclorhinol aquosum** (D) Nasendosierspray Beclometason *Rezeptpflichtig*	Reizung der Nasenschleimhaut, verminderte Infektabwehr, bei längerem Gebrauch Schleimhautschäden	**Therapeutisch zweckmäßig zur** örtlichen Behandlung schwerer allergischer Symptome an der Nasenschleimhaut (z. B. bei Heuschnupfen). Stark wirksamer, vorwiegend lokal wirkender kortisonähnlicher Wirkstoff (Beclometason).
Bepanthen Meerwasser (D) Nasenspray Meerwasser, Dexpanthenol	Keine wesentlichen zu erwarten	**Therapeutisch zweckmäßig zur** Anfeuchtung der Nasenschleimhäute.
Budes (D) Nasendosierspray, Easyhaler Budesonid *Rezeptpflichtig*	Niesreiz, Schleimhautschäden möglich, Verminderung der lokalen Infektionsabwehr	**Therapeutisch zweckmäßig nur bei** allergischem Schnupfen. Kortisonähnlicher Wirkstoff (Budesonid) mit vorwiegend lokaler Wirkung.

Präparat	Wichtigste Nebenwirkungen	Empfehlung
Coldan (Ö) Nasentropfen *Hilfsstoff*: Hydroxybenzoe- säuremethylester (Parastoff); *Wirkstoff*: Naphazolin *Rezeptpflichtig*	Nach Abklingen der Wirkung oft stärkere Schleimhautschwel- lung, bei längerem Gebrauch medikamentöser Schnupfen. Bei Säuglingen Gefahr von Atemdämpfung und Bewusst- losigkeit, aber auch von Erre- gungszuständen	**Therapeutisch zweckmäßig nur** **bei** kurz dauernder Anwendung (höchstens eine Woche).
Coldastop (D) Nasenöl **Coldistop** (Ö) Nasenöl *Hilfsstoffe*: u. a. pflanz- liche Öle; *Wirkstoffe*: Vitamin A, E	Bei längerem Gebrauch Gefahr von Vitamin-A-Überdosierung. Durch pflanzliche Öle Lungen- schäden möglich	**Abzuraten** Therapeutische Wirksamkeit von lokal angewendetem Vitamin A und E bei Schnupfen zweifelhaft. Ölige Nasentropfen sollten nicht mehr angewendet werden.
Cromo – 1 A Pharma (D) Nasendosierspray **Cromo-CT** (D) Inhalationsamp., Nasendosierspray **Cromo-ratiopharm** (D) Inhalationsamp., Nasendosierspray *Wirkstoff*: Cromoglicinsäure	Niesreiz, Kopfschmerzen	**Therapeutisch zweckmäßig zur** Vorbeugung von Heuschnupfen.
CromoHEXAL/ -Kombi/ **-Sanft/ -UD** (D) Inhalationsamp., Nasendosierspray, Spray+Tropfen, Einzeldosispipetten, Dosier-Aerosol *Wirkstoff*: Cromoglicinsäure	Niesreiz, Kopfschmerzen	**Therapeutisch zweckmäßig zur** Vorbeugung von Heuschnupfen.
Dexa Rhinospray N sine (D) Nasendosierspray Dexamethason *Rezeptpflichtig*	Reizung der Nasenschleimhaut, verminderte Infektabwehr, bei längerem Gebrauch Schleim- hautschäden	**Therapeutisch zweckmäßig zur** kurzfristigen örtlichen Behand- lung schwerer allergischer Symp- tome an der Nasenschleimhaut (z. B. bei Heuschnupfen). Stark wirksamer kortisonähnlicher Wirkstoff (Dexamethason).

Präparat	Wichtigste Nebenwirkungen	Empfehlung
Emser Nasensalbe sensitiv (D) Salbe *Hilfsstoffe*: ätherische Öle wie Kampfer, Menthol, Cineol; *Wirkstoff*: Emser Salz (Mineralsalze)	Selten Brennen der Nasenschleimhaut, selten Allergien. Bei Säuglingen und Kleinkindern besondere Gefahr von Atmungsstörungen	**Therapeutisch zweckmäßig** zur Verhinderung der Austrocknung der Nasenschleimhaut. Der Zusatz von ätherischen Ölen wie Kampfer ist fragwürdig und für Kinder gefährlich.
Emser Nasenspray (D) Nasenspray, Nasentropfen Emser Salz (Mineralsalze)	Keine wesentlichen zu erwarten	**Therapeutisch zweckmäßig zur** Anfeuchtung der Nasenschleimhäute.
Emser Salz (D) Pulver zur Herstellung einer Lösung Emser Salz (Mineralsalze)	Selten Brennen der Nasenschleimhaut	**Therapeutisch zweckmäßig** zur Verhinderung der Austrocknung der Nasenschleimhaut.
Euphorbium comp.-Nasentropfen SN (D) Dosierspray Homöopathische Verdünnungen wie z. B. Euphorbium D4 und Mercurius (Quecksilber) bijodatus D8 in isotoner Kochsalzlösung	Keine wesentlichen zu erwarten	**Homöopathisches Mittel** Zur Verhinderung der Austrocknung der Nasenschleimhaut durch isotone Kochsalzlösung geeignet. Wegen geringer Risiken vertretbar.
Flixonase aquosum (Ö) Nasenspray Fluticason *Rezeptpflichtig*	Reizung der Nasenschleimhaut, verminderte Infektabwehr, bei längerem Gebrauch Schleimhautschäden	**Therapeutisch zweckmäßig zur** kurzfristigen örtlichen Behandlung schwerer allergischer Symptome an der Nasenschleimhaut (z. B. bei Heuschnupfen). Enthält stark wirksamen kortisonähnlichen Wirkstoff (Fluticason).

Präparat	Wichtigste Nebenwirkungen	Empfehlung
Flutica-Teva (D) Nasendosierspray **Flutide Nasal** (D) Pumpspray Fluticason *Rezeptpflichtig*	Reizung der Nasenschleimhaut, verminderte Infektabwehr, bei längerem Gebrauch Schleimhautschäden	**Therapeutisch zweckmäßig zur** kurzfristigen örtlichen Behandlung schwerer allergischer Symptome an der Nasenschleimhaut (z. B. bei Heuschnupfen). Enthält stark wirksamen kortisonähnlichen Wirkstoff (Fluticason).
Gelositin Nasenpflege (D) Nasenspray Cetiol CC (Kosmetiköl), Sesamöl, Orangenöl, Zitronenöl, Vitamine u. a.	Allergische Reaktionen. Durch pflanzliche Öle sind Lungenschäden möglich	**Abzuraten** Die Anwendung von Ölen in der Nase ist besonders bei Sprays fragwürdig. Zur Befeuchtung der Nasenschleimhaut sind isotone Salzlösungen vorzuziehen.
Gib Nasenspray (D) Spray *Konservierungsstoff:* Benzalkonium; *Wirkstoff:* Xylometazolin	Nach Abklingen der Wirkung oft stärkere Schleimhautschwellung, bei längerem Gebrauch medikamentöser Schnupfen, bei Säuglingen Gefahr von Atemdämpfung und Bewusstlosigkeit, aber auch von Erregungszuständen	**Therapeutisch zweckmäßig nur bei** kurz dauernder Anwendung (höchstens eine Woche). Mittel ohne Konservierungsstoff Benzalkonium sind vorzuziehen.
Heuschnupfenmittel DHU (D) Tropfen, Tabl. Luffa operculata D4, Galphimia glauca D3, Cardiospermum D3	Keine wesentlichen zu erwarten. Tropfen enthalten Alkohol!	**Homöopathisches Mittel** Wirksamkeit zweifelhaft. Wenn die Anwendung als wirksam empfunden wird, ist sie wegen geringer Risiken vertretbar.
Imidin N (D) Nasentropfen, Nasenspray Xylometazolin	Nach Abklingen der Wirkung oft stärkere Schleimhautschwellung, bei längerem Gebrauch medikamentöser Schnupfen, bei Säuglingen Gefahr von Atemdämpfung und Bewusstlosigkeit, aber auch von Erregungszuständen	**Therapeutisch zweckmäßig nur bei** kurz dauernder Anwendung (höchstens eine Woche).
Klosterfrau Allergin (D) Tropfen, Globuli, Tabl. Adhatoda vasica D2	Keine wesentlichen zu erwarten. Tropfen enthalten Alkohol!	**Homöopathisches Mittel** Wirksamkeit zweifelhaft. Wenn die Anwendung als wirksam empfunden wird, ist sie wegen geringer Risiken vertretbar.

Präparat	Wichtigste Nebenwirkungen	Empfehlung
Livocab (D) **Livocab direkt** (D) Nasendosierspray *Konservierungsstoff*: Benzalkonium; *Wirkstoff*: Levocabastin	Brennen in der Nase, allergische Reaktionen	**Möglicherweise zweckmäßig zur** örtlichen Behandlung des Heuschnupfens. Stark wirksames Antihistaminikum.
Livocab direkt mit Beclometason (D) Nasendosierspray Beclometason *Rezeptpflichtig*	Reizung der Nasenschleimhaut, verminderte Infektabwehr, bei längerem Gebrauch Schleimhautschäden	**Therapeutisch zweckmäßig zur** örtlichen Behandlung schwerer allergischer Symptome an der Nasenschleimhaut (z. B. bei Heuschnupfen). Stark wirksamer, vorwiegend lokal wirkender kortisonähnlicher Wirkstoff (Beclometason).
Livostin (Ö) Nasenspray Levocabastin *Rezeptpflichtig*	Brennen in der Nase, allergische Reaktionen	**Möglicherweise zweckmäßig zur** örtlichen Behandlung des Heuschnupfens. Stark wirksames Antihistaminikum.
Locabiosol STADA (D/Ö) Dosierspray Fusafungin *Rezeptpflichtig (Ö)*	Austrocknen der Schleimhäute, allergische Reaktionen, auch mit bronchospastischen Reaktionen	**Abzuraten** Die örtliche Behandlung mit dem Antibiotikum Fusafungin ist von fraglichem Nutzen. Bei Streptokokken-Infektionen ist eine systemische Anwendung (z. B. als Tabletten) von wirksamen Antibiotika notwendig.
Lomusol (Ö) Nasenspray Cromoglicinsäure *Rezeptpflichtig*	Niesreiz, Kopfschmerzen	**Therapeutisch zweckmäßig zur** Vorbeugung von Heuschnupfen.
Mar plus Nasen-Pflegespray (D) Nasendosierspray Meerwasser, Dexpanthenol	Keine wesentlichen zu erwarten	**Therapeutisch zweckmäßig zur** Anfeuchtung der Nasenschleimhäute.

Präparat	Wichtigste Nebenwirkungen	Empfehlung
Nasengel AL (D) Gel **NasenGel-ratiopharm** (D) Gel **Nasenspray AL** (D) Nasendosierspray **Nasenspray elac** (D) Nasenspray **Nasenspray Heumann** (D) Nasendosierspray **Nasentropfen AL** (D) Tropfen *Wirkstoff:* Xylometazolin mit Konservierungsstoffen	Nach Abklingen der Wirkung oft stärkere Schleimhautschwellung, bei längerem Gebrauch medikamentöser Schnupfen, bei Säuglingen Gefahr von Atemdämpfung und Bewusstlosigkeit, aber auch von Erregungszuständen	**Therapeutisch zweckmäßig nur bei** kurz dauernder Anwendung (höchstens eine Woche). Mittel ohne Konservierungsstoffe sind vorzuziehen.
Nasenspray-CT (D) Nasendosierspray (ohne Konservierungsstoff) **NasenSpray-ratiopharm Kinder/ -Erwachsene** (D) Lösung (ohne Konservierungsstoff) **Nasenspray Sandoz** (D) Nasenspray **Nasenspray Teva** (D) Nasenspray **Nasentropfen-ratiopharm Kinder/ -Erwachsene** (D) Tropfen (ohne Konservierungsstoff) *Wirkstoff:* Xylometazolin	Nach Abklingen der Wirkung oft stärkere Schleimhautschwellung, bei längerem Gebrauch medikamentöser Schnupfen, bei Säuglingen Gefahr von Atemdämpfung und Bewusstlosigkeit, aber auch von Erregungszuständen	**Therapeutisch zweckmäßig nur bei** kurz dauernder Anwendung (höchstens eine Woche). Mittel ohne Konservierungsstoffe sind vorzuziehen.
Nasenspray PUR-ratiopharm (D) Spray Dexpanthenol	Keine wesentlichen zu erwarten	**Therapeutisch zweckmäßig zur** Anfeuchtung der Nasenschleimhäute.
Nasenspray-ratiopharm Panthenol (D) Lösung Dexpanthenol	Keine wesentlichen zu erwarten	**Therapeutisch zweckmäßig zur** Anfeuchtung der Nasenschleimhäute.

Präparat	Wichtigste Nebenwirkungen	Empfehlung
Nasic (D/Ö) Nasendosierspray **Nasic für Kinder** (D/Ö) Nasendosierspray *Konservierungsstoff*: Benzalkonium; *Wirkstoffe*: Xylometazolin, Dexpanthenol	Nach Abklingen der Wirkung oft stärkere Schleimhautschwellung, bei längerem Gebrauch medikamentöser Schnupfen, bei Säuglingen Gefahr von Atemdämpfung und Bewusstlosigkeit, aber auch von Erregungszuständen. Allergische Reaktionen möglich	**Therapeutisch zweckmäßig nur bei** kurz dauernder Anwendung (höchstens eine Woche). Fragliche Wirksamkeit des Zusatzstoffes Dexpanthenol. Mittel ohne Konservierungsstoffe sind vorzuziehen.
Nasic o.K. (D) Nasendosierspray (ohne Konservierungsstoff) **Nasic für Kinder o.K.** (D) Nasendosierspray ohne Konservierungsmittel *Wirkstoffe*: Xylometazolin, Dexpanthenol	Nach Abklingen der Wirkung oft stärkere Schleimhautschwellung, bei längerem Gebrauch medikamentöser Schnupfen, bei Säuglingen Gefahr von Atemdämpfung und Bewusstlosigkeit, aber auch von Erregungszuständen. Allergische Reaktionen möglich	**Therapeutisch zweckmäßig nur bei** kurz dauernder Anwendung (höchstens eine Woche). Fragliche Wirksamkeit des Zusatzstoffes Dexpanthenol.
Nasic-cur (D) Nasendosierspray *Konservierungsstoff*: Benzalkonium; *Wirkstoff*: Dexpanthenol	Allergische Reaktionen möglich	**Therapeutisch zweckmäßig zur** Anfeuchtung der Nasenschleimhäute. Mittel ohne Konservierungsstoffe sind vorzuziehen.
Nasivin Nasentropfen für Erwachsene und Schulkinder/ Nasendosierspray für Erwachsene und Schulkinder/ Spray für Erwachsene und Kinder (D/Ö) Nasentropfen, Nasendosierspray, Nasenspray *Konservierungsstoff*: Benzalkonium *Wirkstoff*: Oxymetazolin	Nach Abklingen der Wirkung oft stärkere Schleimhautschwellung, bei längerem Gebrauch medikamentöser Schnupfen. Allergische Reaktionen auf Konservierungsstoff Benzalkonium möglich. Bei Säuglingen Gefahr von Atemdämpfung und Bewusstlosigkeit, aber auch von Erregungszuständen	**Therapeutisch zweckmäßig nur bei** kurz dauernder Anwendung (höchstens eine Woche). Die Mittel ohne Konservierungsstoff sind vorzuziehen.

Präparat	Wichtigste Nebenwirkungen	Empfehlung
Nasivin Nasendosierspray ohne Konservierungsmittel für Kleinkinder (D/Ö) Nasendosierspray **Nasivin Nasentropfen ohne Konservierungsstoffe für Babys/ Erwachsene und Schulkinder** (D/Ö) Nasentropfen *Wirkstoff*: Oxymetazolin	Nach Abklingen der Wirkung oft stärkere Schleimhautschwellung, bei längerem Gebrauch medikamentöser Schnupfen. Bei Säuglingen Gefahr von Atemdämpfung und Bewusstlosigkeit, aber auch von Erregungszuständen	**Therapeutisch zweckmäßig nur bei** kurz dauernder Anwendung (höchstens eine Woche).
Nasonex (D) Nasendosierspray **Nasonex aquosum** (Ö) Nasenspray Mometason *Rezeptpflichtig*	Reizung der Nasenschleimhaut, verminderte Infektabwehr, bei längerem Gebrauch Schleimhautschäden	**Therapeutisch zweckmäßig zur** kurzfristigen örtlichen Behandlung schwerer allergischer Symptome an der Nasenschleimhaut (z. B. bei Heuschnupfen). Enthält stark wirksamen kortisonähnlichen Wirkstoff (Mometason).
Nisita Dosierspray (D) Dosierspray **Nisita Nasensalbe** (D) Nasensalbe Kochsalz, Natriumhydrogencarbonat	Keine wesentlichen zu erwarten	**Therapeutisch zweckmäßig zur** Anfeuchtung der Nasenschleimhäute.
Olynth salin Nasenspray (D) Nasendosierspray (ohne Konservierungsstoff Benzalkonium) **Olynth salin** (D) Nasentropfen *Konservierungsstoff*: Benzalkonium; *Wirkstoff*: Isotonische Kochsalzlösung	Nur Tropfen: Allergische Reaktionen möglich	**Therapeutisch zweckmäßig zur** Anfeuchtung der Nasenschleimhäute. Das Mittel ohne Konservierungsstoff (Dosierspray) ist vorzuziehen.

Präparat	Wichtigste Nebenwirkungen	Empfehlung
Olynth (D) Nasentropfen, Nasendosierspray *Konservierungsstoff*: Benzalkonium **Olynth N ohne Konservierungsmittel** (D) Nasendosierspray *Wirkstoff*: Xylometazolin	Nach Abklingen der Wirkung oft stärkere Schleimhautschwellung, bei längerem Gebrauch medikamentöser Schnupfen. Allergische Reaktionen auf Konservierungsstoff Benzalkonium möglich. Bei Säuglingen Gefahr von Atemdämpfung und Bewusstlosigkeit, aber auch von Erregungszuständen	**Therapeutisch zweckmäßig nur bei** kurz dauernder Anwendung (höchstens eine Woche). Das Mittel ohne Konservierungsstoff Benzalkonium (Dosierspray) ist vorzuziehen.
Otriven gegen Schnupfen (D) Nasendosierspray (ohne Konservierungsstoff), Nasentropfen, Nasenspray, Einzeldosispipetten, Nasengel (mit Konservierungsstoffen) **Otrivin** (Ö) Nasengel, Nasenspray, Nasentropfen, **Otrivin Nasenspray Menthol** (Ö) Nasenspray (*enthält zusätzlich* Menthol, Eucalyptol und das Konservierungsmittel Benzalkonium) **Otrivin Nasenspray ohne Konservierungsmittel** (Ö) Nasendosierspray Xylometazolin	Nach Abklingen der Wirkung oft stärkere Schleimhautschwellung, bei längerem Gebrauch medikamentöser Schnupfen. Allergische Reaktionen auf Konservierungsstoff Benzalkonium möglich. Bei Säuglingen Gefahr von Atemdämpfung und Bewusstlosigkeit, aber auch von Erregungszuständen	**Therapeutisch zweckmäßig nur bei** kurz dauernder Anwendung (höchstens eine Woche). Das Mittel ohne Konservierungsstoff Benzalkonium (Nasenspray ohne Konservierungsstoffe) ist vorzuziehen. Der Zusatz von ätherischen Ölen wie Menthol ist fragwürdig und für Kinder gefährlich.
Pulmicort/ -nasal aqua (D/Ö) Nasendosierspray, Inhalationsamp., Turbohaler Budesonid *Rezeptpflichtig*	Niesreiz, Schleimhautschäden möglich, Verminderung der lokalen Infektionsabwehr	**Therapeutisch zweckmäßig nur bei** allergischem Schnupfen. Kortisonähnlicher Wirkstoff (Budesonid) mit vorwiegend lokaler Wirkung.
RatioAllerg Heuschnupfenspray (D) Nasendosierspray. Beclometason	Niesreiz, Schleimhautschäden möglich, Nasenbluten, unangenehmer Geruch/Geschmack. Verminderung der lokalen Infektionsabwehr	**Therapeutisch zweckmäßig nur bei** allergischem Schnupfen. Wirkstoff mit vorwiegend lokaler Wirkung.

Präparat	Wichtigste Nebenwirkungen	Empfehlung
Reactine duo (D) Retardtabl. Cetirizin, Pseudoephedrin	Müdigkeit, Unruhe, Angst, schneller Herzschlag, Blut- drucksteigerung, Harnverhalt	**Abzuraten** Nicht sinnvolle Kombination von Antihistaminikum (Cetirizin) mit allgemein gefäßverengend und blutdrucksteigernd wirkendem In- haltsstoff (Pseudoephedrin).
Rhinisan (D) Nasendosierspray Triamcinolon *Rezeptpflichtig*	Reizung der Nasenschleimhaut, verminderte Infektabwehr, bei längerem Gebrauch Schleim- hautschäden	**Therapeutisch zweckmäßig zur** kurzfristigen örtlichen Behand- lung schwerer allergischer Symp- tome an der Nasenschleimhaut (z. B. bei Heuschnupfen). Enthält stark wirksamen kortisonähnli- chen Wirkstoff.
Rhinocort (Ö) Nasal-Pumpspray Budesonid *Rezeptpflichtig*	Niesreiz, Schleimhautschäden möglich, Verminderung der lo- kalen Infektionsabwehr	**Therapeutisch zweckmäßig nur** **bei** allergischem Schnupfen. Kortisonähnlicher Wirkstoff (Bu- desonid) mit vorwiegend lokaler Wirkung.
Rhinomer (D) Nasendosierspray Meerwasser	Keine wesentlichen zu erwarten	**Therapeutisch zweckmäßig zur** Anfeuchtung der Nasenschleim- häute.
Rhinopront Kombi (D) Tabl. Triprolidin, Pseudoephedrin *Rezeptpflichtig*	Müdigkeit, Unruhe, Angst, schneller Herzschlag, Blut- drucksteigerung, Harnverhalt	**Abzuraten** Nicht sinnvolle Kombination. Ent- hält ein müde machendes Antihis- taminikum (Triprolidin) und ein allgemein gefäßverengend und blutdrucksteigernd wirkendes Mittel (Pseudoephedrin).

Präparat	Wichtigste Nebenwirkungen	Empfehlung
Rhinospray (D) Nasenspray **Rhinospray plus bei Schnupfen** (D) Nasenspray Tramazolin	Nach Abklingen der Wirkung oft stärkere Schleimhautschwellung, bei längerem Gebrauch medikamentöser Schnupfen. Allergische Reaktionen auf Konservierungsstoff Benzalkonium möglich. Bei Säuglingen Gefahr von Atemdämpfung und Bewusstlosigkeit, aber auch von Erregungszuständen	**Therapeutisch zweckmäßig nur bei** kurz dauernder Anwendung (höchstens eine Woche).
Rhinospray plus ätherische Öle (Ö) Nasenspray mit Konservierungsstoff Benzalkonium *Hilfsstoffe*: ätherische Öle u. a. Menthol, Kampfer; *Wirkstoff*: Tramazolin	Nach Abklingen der Wirkung oft stärkere Schleimhautschwellung, bei längerem Gebrauch medikamentöser Schnupfen. Allergische Reaktionen auf Konservierungsstoff Benzalkonium möglich. Bei Säuglingen Gefahr von Atemdämpfung und Bewusstlosigkeit, aber auch von Erregungszuständen	**Therapeutisch zweckmäßig nur bei** kurz dauernder Anwendung (höchstens eine Woche). Die Beimengung von ätherischen Ölen ist fragwürdig und für Kinder gefährlich. Das Mittel »sensitiv« ohne Konservierungsstoff Benzalkonium ist vorzuziehen.
Rinupret (D) Nasendosierspray Meersalzlösung, Aloe, Eukalyptusöl	Keine wesentlichen zu erwarten	**Therapeutisch zweckmäßig zur** Anfeuchtung der Nasenschleimhäute. Die Beimengung von ätherischen Ölen ist fragwürdig und für Kinder gefährlich.
Schnupfen endrine (D) Tropfen, Nasendosierspray *Hilfsstoffe*: ätherische Öle Menthol, Eukalyptusöl (nicht in Tropfen 0,05 %); *Wirkstoff*: Xylometazolin	Nach Abklingen der Wirkung oft stärkere Schleimhautschwellung, bei längerem Gebrauch medikamentöser Schnupfen. Bei Säuglingen Gefahr von Atemdämpfung und Bewusstlosigkeit, aber auch von Erregungszuständen	**Therapeutisch zweckmäßig nur bei** kurz dauernder Anwendung (höchstens eine Woche). Die Beimengung von ätherischen Ölen ist fragwürdig und für Kinder gefährlich.

Präparat	Wichtigste Nebenwirkungen	Empfehlung
Sinfrontal (D) Tabl. Homöopathische Verdünnungen von Cinnabaris D4, Eisensalz D3, Quecksilbersalz D6 Lactose	Vermehrter Speichelfluss möglich, allergische Reaktionen möglich, Nierenschäden möglich. Bauchschmerzen und Durchfall (nur bei sog. Lactose-Intoleranz)	**Homöopathisches Mittel** Wirksamkeit zweifelhaft. Nicht bei Schwangeren, Stillenden, Kindern und Säuglingen anwenden.
Sinupret (D/Ö) überzogene Tabl., Tropfen, Saft **Sinupret forte** (D/Ö) überzogene Tabl. Enzianwurzel, Eisenkraut Gartensauerampfer, Holunderblüten, Schlüsselblumenblüten (Primelgewächs)	Bei Überdosierung Magen-Darm-Beschwerden. Allergische Reaktionen möglich, auch lebensbedrohliches Quincke-Ödem bei Primelallergie. Saft und Tropfen enthalten Alkohol!	**Naturheilmittel** mit pflanzlichen Inhaltsstoffen. Zweifelhafte therapeutische Wirksamkeit. Vertretbar zur unterstützenden Behandlung von entzündlichen Erkrankungen der Atemwege, aber nicht bei Schwangeren und Stillenden.
Sinuselect N (D) Tropfen Homöopathische Verdünnungen von Cinnabaris D8, Carbo vegetabilis D8, Silicea D8, Quecksilbersalz D8, Kaliumsalz D4, Kalziumsalz D4, Hydrastis D4, Thuja D8	Keine wesentlichen bekannt. Tropfen enthalten Alkohol!	**Homöopathisches Mittel** Wirksamkeit zweifelhaft. Wenn die Anwendung als wirksam empfunden wird, ist sie wegen geringer Risiken vertretbar.
Sinusitis Hevert SL (D) Tabl. Verschiedene homöopathische Verdünnungen u. a. Apis (Honigbiene) D4, Baptisia D4, Echinacea D2, Quecksilbersalz D9	Allergische Reaktionen auf Echinacea mit Gesichtsschwellung, Atemnot und Blutdruckabfall möglich	**Abzuraten** wegen der sehr seltenen, aber möglicherweise schweren Nebenwirkungen. Homöopathisches Mittel. Wirksamkeit zweifelhaft.

Präparat	Wichtigste Nebenwirkungen	Empfehlung
Snup Schnupfenspray (D) Nasendosierspray (ohne Konservierungsstoff) Xylometazolin	Nach Abklingen der Wirkung oft stärkere Schleimhautschwellung, bei längerem Gebrauch medikamentöser Schnupfen, bei Säuglingen Gefahr von Atemdämpfung und Bewusstlosigkeit, aber auch von Erregungszuständen	**Therapeutisch zweckmäßig nur bei** kurz dauernder Anwendung (höchstens eine Woche).
Syntaris (D) Nasendosierspray . Flunisolid *Rezeptpflichtig*	Niesreiz, Schleimhautschäden möglich, Verminderung der lokalen Infektionsabwehr	**Therapeutisch zweckmäßig nur bei** allergischem Schnupfen (kortisonähnlicher Wirkstoff).
Tetrisal E Nasendosierspray (D) Dosierspray (ohne Konservierungsstoff) **Tetrisal S Nasentropfen** (D) Tropfen Isotonische Kochsalzlösung	Nur Tropfen: Allergische Reaktionen möglich	**Therapeutisch zweckmäßig zur** Anfeuchtung der Nasenschleimhäute. Das Mittel ohne Konservierungsstoff (Dosierspray) ist vorzuziehen.
Tussamag Nasenspray für Kinder (D) Nasendosierspray (ohne Konservierungsstoff) Xylometazolin	Nach Abklingen der Wirkung oft stärkere Schleimhautschwellung, bei längerem Gebrauch medikamentöser Schnupfen, bei Säuglingen Gefahr von Atemdämpfung und Bewusstlosigkeit, aber auch von Erregungszuständen	**Therapeutisch zweckmäßig nur bei** kurz dauernder Anwendung (höchstens eine Woche).

Präparat	Wichtigste Nebenwirkungen	Empfehlung
Vibrocil (Ö) Nasenspray, Nasentropfen Dimetinden, Phenylephrin	Nach Abklingen der Wirkung oft stärkere Schleimhautschwellung, bei längerem Gebrauch medikamentöser Schnupfen. Bei Überdosierung Blutdruckanstieg, Herzklopfen	**Therapeutisch zweckmäßig nur zur** kurzfristigen Anwendung bei allergischem Schnupfen, höchstens eine Woche. Kombination von gefäßverengendem Inhaltsstoff (Phenylephrin) mit Antihistaminikum (Dimetinden). Abzuraten bei Erkältungsschnupfen.
Vividrin akut Azelastin (D) Nasendosierspray Azelastin	Reizung der Nasenschleimhaut, Niesreiz, Müdigkeit, Abgeschlagenheit, Geschmacksstörungen	**Nur zweckmäßig bei** allergischem Schnupfen. Keine spezifische Wirkung des Antihistaminikums (Azelastin) auf Schnupfen bei Erkältungskrankheit zu erwarten.
Vividrin gegen Heuschnupfen (D) Nasendosierspray **Vividrin Nasenspray** (Ö) Nasenspray Cromoglicin *Rezeptpflichtig (Ö)*	Niesreiz, Kopfschmerzen	**Therapeutisch zweckmäßig zur** Vorbeugung von Heuschnupfen.
Wick Sinex (D) Nasenspray, Nasendosierspray **Wick SinexAloe** (Ö) Nasenspray *Hilfsstoffe:* Menthol, Kampfer; *Wirkstoff:* Oxymetazolin; *in Ö zusätzlich:* Aloe	Nach Abklingen der Wirkung oft stärkere Schleimhautschwellung, bei längerem Gebrauch medikamentöser Schnupfen, bei Säuglingen Gefahr von Atemdämpfung und Bewusstlosigkeit, aber auch von Erregungszuständen	**Therapeutisch zweckmäßig nur bei** kurz dauernder Anwendung (höchstens eine Woche). Die Beimengung von ätherischen Ölen ist fragwürdig und für Kinder gefährlich.

4.4. Einreibe- und Inhalationsmittel

Fast alle Einreibe- und Inhalationsmittel enthalten eine Mischung aus Kampfer, Menthol und ätherischen Ölen. Sie sind wegen des guten Dufts sehr beliebt und werden vor allem auch bei Kindern gegen Erkältungskrankheiten verwendet.

Über den Nutzen gibt es in der seriösen medizinischen Literatur keine gesicherten Aussagen.

Wasserdampf und feuchte Luft sind nützlich

Das Inhalieren von Wasserdampf kann zur Linderung von Erkältungsbeschwerden sehr hilfreich sein. Besonders wichtig ist ausreichende Luftfeuchtigkeit:

40–50 Prozent sind notwendig, 60–80 Prozent sind bei Menschen mit Atemwegserkrankungen günstiger. Die Bildung von Kondenswasser setzt jedoch der Luftbefeuchtung Grenzen.

Heiminhalatoren und Ultraschallvernebler, die immer häufiger verwendet werden, können selbst zu Trägern von Bakterienkulturen werden.

Man sollte deshalb beim etwaigen Kauf eines solchen Gerätes darauf achten, ob der Hersteller ausreichend über Reinigung und Desinfektion des Inhalators informiert.

Inhalationsmittel – Nutzen fragwürdig, Vorsicht bei Säuglingen und Kindern

Der Nutzen einer Beimengung von Inhalationszusätzen zum Wasserdampf ist nicht bewiesen. In einigen Fällen können solche Zusätze – sie bestehen meist aus einer Mischung aus Kampfer, Menthol und ätherischen Ölen – sogar die Atemwege irritieren. Beim Einsatz in kleinen, geschlossenen Räumen können darüber hinaus gesundheitsschädigende Konzentrationen der Dämpfe der verschiedenen Stoffe auftreten.

Kampfer und Menthol können auch über die Schleimhäute (z. B. der Nase) in den Körper gelangen. Besonders bei Kleinkindern können schon geringe Mengen bei dieser Anwendungsweise zum sofortigen Kollaps führen. Auch Atmungsstörungen, Krämpfe und Bewusstlosigkeit wurden beobachtet.

ir raten deshalb ab von der Beimengung ätherischer Öle zu Dampfinhalationen bei Kleinkindern.

Einreibemittel – Nutzen fragwürdig, Hautreaktionen sind häufig

Einreibemittel sind wohl wegen des »guten Geruchs« so beliebt. Vor allem Kinder werden gerne damit behandelt. Ein Nutzen bei Erkältungskrankheiten ist jedoch nicht belegt. Die italienischen Arzneibehörden stuften schon 1984 alle kampferhaltigen Mittel für Kinder unter zweieinhalb Jahren als »ungeeignet« ein.

Das Einatmen von konzentrierten Dämpfen ätherischer Öle – nicht nur *Kampfer* oder *Menthol*, sondern auch *Eukalyptus- und Fichtennadelöl* – kann bei kleinen Kindern zu Atemstörungen führen. Wenn sie schwer nach Luft ringen, ist dies unter Umständen nicht auf die Krankheit, sondern auf die Nebenwirkungen ätherischer Öle zurückzuführen.

Eine weitere häufige Nebenwirkung ist das Auftreten von juckenden, pustelförmigen Hautausschlägen an der Einreibestelle. Werbeaussagen wie »Wick Vapo Rup ist besonders zur Behandlung von erkälteten Säuglingen und Kindern geeignet und kann … ohne Einschränkungen empfohlen werden« erscheinen uns als bedenklich.

Wegen der möglichen Nebenwirkungen raten wir von einer Verwendung von Einreibemitteln bei Kleinkindern und Säuglingen generell ab. Auch bei größeren Kindern sollten sie, wenn überhaupt, nur mit Vorsicht verwendet werden.

4.4. Einreibe- und Inhalationsmittel

Präparat	Wichtigste Nebenwirkungen	Empfehlung
Babix-Inhalat-N (D) Tropfen Eukalyptusöl, Fichtennadelöl	Allergische Reaktionen der Haut und Schleimhäute. Bei Säuglingen und Kleinkindern Gefahr von Atmungsstörungen, Krämpfen und Bewusstlosigkeit	**Naturheilmittel** Therapeutische Wirksamkeit zweifelhaft. Vertretbar wegen geringer Risiken zur subjektiven Linderung der Beschwerden. Geringere Gefahr der Nebenwirkungen als bei Kampfer- und Menthol-haltigen Mitteln.
Baby Luuf (Ö) Balsam Kampfer, Eukalyptusöl, Terpentinöl, Majoranöl	Allergische Reaktionen der Haut und Schleimhäute. Bei Säuglingen und Kleinkindern besondere Gefahr von Atmungsstörungen, Krämpfen und Bewusstlosigkeit durch Kampfer	**Naturheilmittel** Therapeutische Wirksamkeit zweifelhaft. Bei Säuglingen und Kleinkindern abzuraten.

Präparat	Wichtigste Nebenwirkungen	Empfehlung
Bronchoforton Kinderbalsam (D) Salbe Eukalyptusöl, Kiefernnadelöl	Allergische Reaktionen der Haut und Schleimhäute. Bei Säuglingen und Kleinkindern Gefahr von Atmungsstörungen, Krämpfen und Bewusstlosigkeit	**Naturheilmittel** Therapeutische Wirksamkeit zweifelhaft. Vertretbar wegen geringer Risiken zur subjektiven Linderung der Beschwerden. Geringere Gefahr der Nebenwirkungen als bei Kampfer- und Menthol-haltigen Mitteln.
Bronchoforton Salbe (D) Salbe Eukalyptusöl, Fichtennadelöl, Pfefferminzöl	Allergische Reaktionen der Haut und Schleimhäute. Bei Säuglingen und Kleinkindern Gefahr von Atmungsstörungen, Krämpfen und Bewusstlosigkeit	**Naturheilmittel** Therapeutische Wirksamkeit zweifelhaft. Vertretbar wegen geringer Risiken zur subjektiven Linderung der Beschwerden. Geringere Gefahr der Nebenwirkungen als bei Kampfer- und Menthol-haltigen Mitteln.
Emser Inhalationslösung (D) Lösung Emser Salz (Mineralsalze)	Keine wesentlichen zu erwarten	**Zweckmäßig zur** Anfeuchtung der Luftwege durch Inhalation.
Eucabal-Balsam S (D) Creme Eukalyptusöl, Kiefernnadelöl	Allergische Reaktionen der Haut und Schleimhäute. Bei Säuglingen und Kleinkindern Gefahr von Atmungsstörungen, Krämpfen und Bewusstlosigkeit	**Naturheilmittel** Therapeutische Wirksamkeit zweifelhaft. Vertretbar wegen geringer Risiken zur subjektiven Linderung der Beschwerden. Geringere Gefahr der Nebenwirkungen als bei Kampfer- und Menthol-haltigen Mitteln.
Grippostad Erkältungsbad (D) Badezusatz Fichtennadelöl, Eukalyptusöl, Menthol	Allergische Reaktionen der Haut und Schleimhäute. Bei Säuglingen und Kleinkindern Gefahr von Atmungsstörungen, Krämpfen und Bewusstlosigkeit	**Naturheilmittel** Therapeutische Wirksamkeit zweifelhaft. Vertretbar wegen geringer Risiken zur subjektiven Linderung der Beschwerden bei Schulkindern und Erwachsenen.
Pari NaCl (D) Inhalationsamp. Natriumchlorid (Kochsalz)	Keine wesentlichen zu erwarten	**Zweckmäßig zur** Anfeuchtung der Luftwege durch Inhalation.

Präparat	Wichtigste Nebenwirkungen	Empfehlung
Pinimenthol Erkältungsbad (D) Menthol, Kampfer, Eukalyptusöl	Allergische Reaktionen der Haut und Schleimhäute. Bei Säuglingen und Kleinkindern besondere Gefahr von Atmungsstörungen, Krämpfen und Bewusstlosigkeit durch Kampfer	**Naturheilmittel** Therapeutische Wirksamkeit zweifelhaft. Vertretbar wegen geringer Risiken zur subjektiven Linderung der Beschwerden bei Schulkindern und Erwachsenen. Bei Säuglingen und Kleinkindern abzuraten.
Pulmotin Salbe (D) Salbe, Inhalat Kampfer, Eukalyptusöl, Thymol und andere ätherische Öle	Allergische Reaktionen der Haut und Schleimhäute. Bei Säuglingen und Kleinkindern besondere Gefahr von Atmungsstörungen, Krämpfen und Bewusstlosigkeit durch Kampfer	**Naturheilmittel** Therapeutische Wirksamkeit zweifelhaft. Vertretbar wegen geringer Risiken zur subjektiven Linderung der Beschwerden. Bei Säuglingen und Kleinkindern abzuraten.
Sanopinwern Inhalat (D) Inhalationslösung Eukalyptusöl, Kiefernnadelöl .	Allergische Reaktionen der Haut und Schleimhäute. Bei Säuglingen und Kleinkindern Gefahr von Atmungsstörungen, Krämpfen und Bewusstlosigkeit	**Naturheilmittel** Therapeutische Wirksamkeit zweifelhaft. Vertretbar wegen geringer Risiken zur subjektiven Linderung der Beschwerden. Geringere Gefahr der Nebenwirkungen als bei Kampfer- und Menthol-haltigen Mitteln.
Scottopect (Ö) Gelee Menthol, Kampfer, Eukalyptusöl, andere ätherische Öle	Allergische Reaktionen der Haut und Schleimhäute. Bei Säuglingen und Kleinkindern besondere Gefahr von Atmungsstörungen, Krämpfen und Bewusstlosigkeit durch Menthol und Kampfer	**Naturheilmittel** Therapeutische Wirksamkeit zweifelhaft. Vertretbar wegen geringer Risiken zur subjektiven Linderung der Beschwerden. Bei Säuglingen und Kleinkindern abzuraten.
Soledum Balsam (D) Flüssigkeit zum Einreiben oder zur Inhalation Cineol	Allergische Reaktionen der Haut und Schleimhäute. Bei Säuglingen und Kleinkindern Gefahr von Atmungsstörungen, Krämpfen und Bewusstlosigkeit	**Naturheilmittel** Therapeutische Wirksamkeit zweifelhaft. Vertretbar wegen geringer Risiken zur subjektiven Linderung der Beschwerden. Geringere Gefahr der Nebenwirkungen als bei Kampfer- und Menthol-haltigen Mitteln.

Präparat	Wichtigste Nebenwirkungen	Empfehlung
Tiger Balm N rot (D) Salbe Kampfer, Menthol, Kajeputöl, Pfefferminzöl	Allergische Reaktionen der Haut und Schleimhäute. Bei Säuglingen und Kleinkindern besondere Gefahr von Atmungsstörungen, Krämpfen und Bewusstlosigkeit	**Naturheilmittel** Therapeutische Wirksamkeit zweifelhaft. Vertretbar wegen geringer Risiken zur subjektiven Linderung der Beschwerden. Bei Säuglingen und Kleinkindern abzuraten.
Tiger Balm weiß (D) Salbe Kampfer, Menthol, Kajeputöl, Pfefferminzöl, Nelkenöl	Allergische Reaktionen der Haut und Schleimhäute. Bei Säuglingen und Kleinkindern besondere Gefahr von Atmungsstörungen, Krämpfen und Bewusstlosigkeit	**Naturheilmittel** Therapeutische Wirksamkeit zweifelhaft. Vertretbar wegen geringer Risiken zur subjektiven Linderung der Beschwerden. Bei Säuglingen und Kleinkindern abzuraten.
Transpulmin Erkältungsbalsam (D) Creme Menthol, Kampfer, Cineol **Transpulmin Kinder** (D) Creme Eukalyptusöl, Kiefernnadelöl	Allergische Reaktionen der Haut und Schleimhäute. Bei Säuglingen und Kleinkindern Gefahr von Atmungsstörungen, Krämpfen und Bewusstlosigkeit	**Naturheilmittel** Therapeutische Wirksamkeit zweifelhaft. Vertretbar wegen geringer Risiken zur subjektiven Linderung der Beschwerden. Bei Säuglingen und Kleinkindern abzuraten.
Wick (D/Ö) Inhalierstift N *Hilfsstoffe*: Methylsalicylat, Fichtennadelöl; *Wirkstoffe*: Menthol, Kampfer	Allergische Reaktionen der Haut und Schleimhäute. Bei Säuglingen und Kleinkindern besondere Gefahr von Atmungsstörungen, Krämpfen und Bewusstlosigkeit durch Menthol und Kampfer	**Naturheilmittel** Therapeutische Wirksamkeit zweifelhaft. Vertretbar wegen geringer Risiken zur subjektiven Linderung der Beschwerden bei Schulkindern und Erwachsenen. Bei Säuglingen und Kleinkindern abzuraten.
Wick VapoRup Erkältungssalbe (D/Ö) Salbe Menthol, Kampfer, Terpentinöl, Eukalyptusöl	Allergische Reaktionen der Haut und Schleimhäute. Bei Säuglingen und Kleinkindern besondere Gefahr von Atmungsstörungen, Krämpfen und Bewusstlosigkeit durch Menthol und Kampfer	**Naturheilmittel** Therapeutische Wirksamkeit zweifelhaft. Vertretbar wegen geringer Risiken zur subjektiven Linderung der Beschwerden. Bei Säuglingen und Kleinkindern abzuraten.

4.5. Mittel gegen Halsschmerzen und Beschwerden in Mund und Rachen

Bei Kleinkindern unter drei Jahren und Erwachsenen sind Halsschmerzen meistens durch Viren, seltener durch Bakterien verursacht. Bei Kindern ab dem Vorschulalter sehr viel häufiger durch Bakterien.

Die Entzündung selbst findet nicht an der Schleimhautoberfläche statt, sondern vor allem in tieferen Gewebeschichten. Die so beliebten Lutschtabletten gegen Halsschmerzen bleiben nutzlos, weil sie die im Gewebe liegenden Erreger – Viren oder Bakterien – gar nicht erreichen.

Ist eine bakterielle Infektion des Rachens oder der Mandeln (Angina, Scharlach) Ursache für die Halsschmerzen, so muss ein Antibiotikum, in der Regel Penicillin, geschluckt werden. Dies ist unbedingt notwendig, um rheumatisches Fieber mit möglichen Herzklappenschäden zu verhindern.

Die Beschwerden selbst geben keinen Hinweis, ob es sich um eine durch Viren oder durch Bakterien verursachte Entzündung handelt. Dies kann nur durch entsprechende Tests festgestellt werden. Wichtig bei der Einnahme von Antibiotika – meist handelt es sich um Penicillin, manchmal auch Erythromycin oder andere – ist, dass es zehn Tage lang eingenommen werden muss, auch wenn die Beschwerden sich schon vorher bessern. Es besteht sonst die Gefahr einer Wiedererkrankung, die sehr viel schwieriger zu behandeln ist.

Bei *Rachenentzündungen* (Pharyingitis), *Kehlkopfentzündungen* (Laryngitis) und *Stimmbandentzündungen* können nur Wasserdampf-Inhalationen und Stimmschonung helfen. Der Nutzen einer Beimengung von Medikamenten zum Dampf ist nicht bewiesen, und mit Gurgelmitteln wird die Rachenhinterwand nicht erreicht.

Mundspül- und Gurgelmittel: Salbeitee genauso wirksam

Das Berater-Komitee der US-Gesundheitsbehörde (FDA) stuft lediglich den in Apotheken erhältlichen Wirkstoff Wasserstoffperoxid als »unbedenklich und wirksam zur Heilung von Mundleiden« ein. Kein anderer Bestandteil von Gurgelmitteln wird als wirksam bezeichnet. Die Fachzeitschrift »tägliche Praxis« weist darauf hin, dass Gurgeln mit Salbeitee »genauso wirksam« ist wie die Verwendung jeglicher Gurgel-»Medikamente«.

Der Wirkstoff Cetylpyridiniumchlorid (enthalten z. B. in *Dobendan, Dolo-Dobendan, Wick Sulagil*) gilt als fragwürdig. Nebenwirkungen: allergische Reaktionen, Verzögerung der Wundheilung. Unsere Bewertung: Wenig zweckmäßig.

Ebenfalls fragwürdig ist die Verwendung des Wirkstoffes Chlorhexidin (enthalten z. B. in *Chlorhexamed*). Dessen *Nebenwirkungen* sind beträchtlich: Neben Verfärbungen der Mundschleimhaut und der Zähne können Geschmacksveränderungen, Schleimhautverätzungen und Allergien auftreten.

Sprays, Lutschtabletten und -bonbons – überflüssig ...

Die Pharmafirmen haben schon lange entdeckt, dass Patienten gerne Bonbons lutschen oder Sprays anwenden, wenn es im Hals brennt oder wenn man Probleme beim Schlucken hat.

In Sprays, Lutschtabletten und -bonbons sind meistens Antibiotika, Antiseptika und/oder örtliche Betäubungsmittel enthalten (z. B. in *Dobendan, Dolo-Dobendan, Dorithricin Halstabletten, Lemocin, Neo-Angin*).

Solche Mittel sind laut der Fachzeitschrift »arznei-telegramm« ohne Nutzen, weil sie nicht in tiefere Gewebeschichten der Gaumenmandeln vordringen und keinen Schutz bieten vor den Folgen einer Bakterieninfektion (rheumatisches Fieber mit möglichen Herzklappenschäden).

Bereits 1993 hat das ehemalige Bundesgesundheitsamt ein vernichtendes Urteil über das Antibiotikum Fusafungin abgegeben (enthalten z. B. in dem sehr häufig verwendeten Atemwegsspray *Locabiosol*): »... gibt es derzeit keine rationalen Argumente für den Einsatz von Fusafungin.«

In der mikrobiologischen Testung haben sich die meisten Lutschtabletten gegen Racheninfektionen als »teure Bonbons« erwiesen. Die norwegische Gesundheitsbehörde hat in ihrem Land die Zulassung sämtlicher Halsschmerz-Lutschtabletten widerrufen, die Antibiotika, Betäubungsmittel oder desinfizierende Mittel enthalten. Ihre Wirksamkeit sei nicht bewiesen.

Reine Bonbons oder Salz-Pastillen wie etwa *Emser Salz echt* wirken durch die Anregung des Speichelflusses kurzfristig lindernd.

... und möglicherweise gefährlich

Es besteht die Gefahr, dass Antibiotika in solchen Bonbons einer Vermehrung von gegen Behandlungen unempfindlichen (resistenten) Keimen Vorschub leisten.

Wenn es wirklich nötig ist, müssen bei bakteriellen Infektionen von Mund und Rachen (z. B. bei Mandelentzündung – Angina tonsillaris) Antibiotika in Tablettenform eingenommen werden.

Der Nutzen von örtlichen Betäubungsmitteln wie Lidocain (z. B. in *Dentinox N Zahnungshilfe, Kamistad, Lemocin, Parodontal, Wick Sulagil*), Benzocain (z. B. in *Dolo-Dobendan*) oder Tetracain (z. B. in *Herviros*) ist sehr umstritten. Lidocain wird verdächtigt, potenziell krebserregend zu sein, und Benzocain ist bekannt für seine ausgeprägt allergenen Eigenschaften.

Homöopathika

Für homöopathische Mittel wie *Meditonsin* oder *Osanit Zahnkügelchen* gibt es keinen überzeugenden Nachweis, dass sie wirksam sind. Sie dienen wahrscheinlich eher der psychischen Beruhigung als der Linderung von Beschwerden.Weil keine Nebenwirkungen zu erwarten sind, ist ihre Verwendung vertretbar.

4.5. Mund- und Rachentherapeutika (Halstabletten, Lutschtabletten, Gurgelmittel)

Präparat	Wichtigste Nebenwirkungen	Empfehlung
Angin Heel SD (D) Tabl. Quecksilber, Kermesbeere, Honigbiene, Arnika, Kalkschwefelleber, Tollkirsche in homöopathischen Verdünnungen	Keine wesentlichen zu erwarten	**Homöopathisches Mittel** Zweifelhafte Wirksamkeit.
Aspecton Halstabletten (D) Lutschtabl. Isländisch Moos-Extrakt, Sorbitol	Keine wesentlichen bekannt	**Zweckmäßig wie andere Lutschtabletten auch** Durch kurzfristige Anregung des Speichelflusses wirksam.

Präparat	Wichtigste Nebenwirkungen	Empfehlung
Betaisodona Mund-Antiseptikum (D/Ö) Lösung Povidon-Jod	Sehr selten allergische Erscheinungen (Juckreiz, Ausschläge). Störungen der Schilddrüsenfunktion möglich	**Nur zweckmäßig zur** präoperativen Anwendung. Vermindert die Keimzahl im Mund- und Rachenraum. Der therapeutische Nutzen dieses Effekts bei länger dauernder Anwendung ist zweifelhaft.
Chlorhexamed Fluid (D/Ö) Gurgellösung **Chlorhexamed Forte** (D/Ö) Gurgellösung **Chlorhexamed Gel** (D/Ö) Gel Chlorhexidin	Bei Überdosierung: Übelkeit, Erbrechen. Selten allergische Erscheinungen (Juckreiz, Ausschläge) im Bereich des Anwendungsgebietes. Verfärbung der Mundschleimhaut und Zähne	**Wenig zweckmäßig** Vermindert die Keimzahl im Mund- und Rachenraum. Der therapeutische Nutzen dieses Effekts ist zweifelhaft.
Dentinox N Zahnungshilfe (D/Ö) Gel Kamillentinktur, Lidocain, Polidocanol	Sehr selten allergische Erscheinungen (Juckreiz, Ausschläge) im Bereich des Anwendungsgebietes	**Abzuraten** Die Anwendung eines örtlichen Betäubungsmittels (Lidocain) bei einem natürlichen Vorgang wie der Zahnung ist strikt abzulehnen.
Dequonal (D) Gurgellösung, Spray Benzalkonium, Dequalinium	Selten allergische Erscheinungen (Juckreiz, Ausschläge) im Bereich des Anwendungsgebietes. Enthält Alkohol!	**Wenig zweckmäßig** Kombination von Desinfektionsmitteln (Benzalkonium und Dequalinium). Vermindert die Keimzahl im Mund- und Rachenraum. Der therapeutische Nutzen dieses Effekts ist zweifelhaft.
Dobendan Strepsils Synergie Honig und Zitrone (D) Lutschtabl. Dichlorphenylmethanol	Selten allergische Erscheinungen (Juckreiz, Ausschläge) im Bereich des Anwendungsgebietes. Magen-Darm-Störungen	**Wenig zweckmäßig** Das Desinfektionsmittel Dichlorphenylmethanol vermindert die Keimzahl im Mund- und Rachenraum. Der therapeutische Nutzen dieses Effekts ist zweifelhaft.
Dobendan Strepsils Dolo (D) Lutschtabl. Cetylpyridinium	Selten allergische Erscheinungen (Juckreiz, Ausschläge) im Bereich des Anwendungsgebietes	**Wenig zweckmäßig** Vermindert die Keimzahl im Mund- und Rachenraum. Der therapeutische Nutzen dieses Effekts ist zweifelhaft.

Präparat	Wichtigste Nebenwirkungen	Empfehlung
Dobendan direkt (D) Lutschtabl. Flurbiprofen	Magen-Darm-Störungen, Störungen des Geschmackssinns, Übelkeit, Brennen im Mund, Harnwegsinfektionen, Schwindel, Sehstörungen, Geschwüre der Mundschleimhaut, Depressionen, Hepatitis	**Abzuraten** Dieses Mittel enthält einen Rheuma-Wirkstoff mit zahlreichen, unvertretbaren Nebenwirkungen. Nicht vor dem Einschlafen lutschen (erhöhtes Risiko von Mundschleimhaut-Schädigungen).
Dolo-Dobendan (D) Lutschtabl. Cetylpyridinium, Benzocain	Allergische Erscheinungen (Juckreiz, Ausschläge) im Bereich des Anwendungsgebietes (Paragruppenallergie auf Benzocain)	**Abzuraten** Wenig sinnvolle Kombination von Desinfektionsmittel (Cetylpyridinium) und lokal wirkendem Betäubungsmittel (Benzocain). Vermindert die Keimzahl im Mund und Rachenraum. Der therapeutische Nutzen dieses Effekts ist zweifelhaft.
Dontisolon D (D) Mundheilpaste, Zylinderamp. Prednisolon *Rezeptpflichtig*	Verminderung der Infektionsabwehr, bei häufiger Anwendung Schleimhautschäden	**Abzuraten** zur örtlichen Behandlung von Schleimhautschäden wegen möglicher Verminderung der Infektionsabwehr. Enthält stark entzündungshemmenden Inhaltsstoff mit kortisonähnlicher Wirkung (Prednisolon).
Dorithricin Halstabletten (D/Ö) Lutschtabl. Tyrothricin, Benzalkonium, Benzocain	Allergische Erscheinungen (Juckreiz, Ausschläge) im Bereich des Anwendungsgebietes (Paragruppenallergie auf Benzocain)	**Abzuraten** Wenig sinnvolle Kombination von Lokalantibiotikum (Tyrothricin), Desinfektionsmittel (Benzalkonium) und lokal wirkendem Betäubungsmittel (Benzocain). Vermindert die Keimzahl im Mund- und Rachenraum. Der therapeutische Nutzen dieses Effekts ist zweifelhaft.
Dynexan Mundgel (D) Lidocain	Selten allergische Erscheinungen (Juckreiz, Ausschläge) im Bereich des Anwendungsgebietes	**Wenig zweckmäßig** Vertretbar zur Schmerzlinderung bei lokal schmerzhaften Schleimhautschäden.

Präparat	Wichtigste Nebenwirkungen	Empfehlung
elmex fluid (D/Ö) Dentallösung Dectaflur, Olaflur	Bei Überdosierung fleckig-weißliche Verfärbung der Zähne möglich	**Therapeutisch zweckmäßig zur** Vorbeugung von Karies, vor allem bei Kindern ab drei Jahren. Bei Erwachsenen hat die äußerliche Verwendung von fluorhaltigen Mitteln nur eine begrenzte Wirkung.
Emser Salz (D) Beutel **Emser Pastillen mit Mentholfrische** (D) Lutschtabl. **Emser Pastillen ohne Menthol** (D) Lutschtabl. **Emser Pastillen zuckerfrei mit Lakritz/ Minzfrische** (D) Lutschtabl. Emser Salz (Mineralsalze)	Keine wesentlichen bekannt	**Zweckmäßig** Durch kurzfristige Anregung des Speichelflusses wirksam.
Fluoretten (D) Lutschtabl. Natriumfluorid	Bei Überdosierung fleckig-weißliche Verfärbung der Zähne möglich	**Therapeutisch zweckmäßig zur** Vorbeugung von Karies, vor allem bei Kindern ab drei Jahren. Bei Erwachsenen hat die äußerliche Verwendung von fluorhaltigen Mitteln nur eine begrenzte Wirkung.
Gargarisma zum Gurgeln (D) Lösung Aluminiumchlorid	Keine wesentlichen zu erwarten	**Nur zweckmäßig zur** Wundbehandlung und Stillung kleiner Blutungen im Mund- und Rachenbereich. Adstringierend (zusammenziehend) wirksam.
Herviros (Ö) Lösung Tetracain, Aminoquinurid *Rezeptpflichtig*	Selten allergische Erscheinungen (Juckreiz, Ausschläge) im Bereich des Anwendungsgebietes	**Wenig zweckmäßig** Wenig sinnvolle Kombination von örtlich wirkendem Betäubungsmittel (Tetracain) und Desinfektionsmittel (Aminoquinurid). Vertretbar zur Schmerzlinderung bei lokal schmerzhaften Schleimhautschäden.
Hexoral (D/Ö) Lösung, nur D: Spray Hexetidin	Selten allergische Erscheinungen (Juckreiz, Ausschläge) im Bereich des Anwendungsgebietes	**Wenig zweckmäßig** Vermindert die Keimzahl im Mund- und Rachenraum. Der therapeutische Nutzen dieses Effekts ist zweifelhaft.

Präparat	Wichtigste Nebenwirkungen	Empfehlung
Infectogingi Mundgel (D) Gel Lidocain, Salbeiblätter- und Kamillenblütenextrakt	Selten allergische Erscheinungen (Juckreiz, Ausschläge) im Bereich des Anwendungsgebietes	**Wenig zweckmäßig** Wenig sinnvolle Kombination von örtlich wirkendem Betäubungsmittel (Lidocain) mit Desinfektionsmittel (Benzalkonium) und ätherischen Ölen. Vertretbar zur Schmerzlinderung bei lokal schmerzhaften Schleimhautschäden.
Kamillosan Mundspray (D/Ö) Lösung Kamillenblütenextrakt, Pfefferminzöl, Anisöl	Selten allergische Erscheinungen (Juckreiz, Ausschläge) im Bereich des Anwendungsgebietes. Lösung enthält Alkohol!	**Naturheilmittel** Therapeutische Wirksamkeit zweifelhaft. Vertretbar wegen geringer Risiken zur subjektiven Linderung der Beschwerden.
Kamistad (D) Gel *Hilfsstoff*: Benzalkonium; *Wirkstoffe*: Lidocain, Kamillenblütenextrakt	Selten allergische Erscheinungen (Juckreiz, Ausschläge) im Bereich des Anwendungsgebietes	**Wenig zweckmäßig** Wenig sinnvolle Kombination von örtlich wirkendem Betäubungsmittel (Lidocain) mit Desinfektionsmittel (Benzalkonium) und ätherischen Ölen. Vertretbar zur Schmerzlinderung bei lokal schmerzhaften Schleimhautschäden.
Lemocin (D/Ö) Lutschtabl. Tyrothricin, Cetrimoniumbromid, Lidocain	Selten allergische Erscheinungen (Juckreiz, Ausschläge) im Bereich des Anwendungsgebietes	**Abzuraten** Wenig sinnvolle Kombination von Lokalantibiotikum (Tyrothricin), Desinfektionsmittel (Cetrimoniumbromid) und lokal wirkendem Betäubungsmittel (Lidocain). Vermindert die Keimzahl im Mund- und Rachenraum. Der therapeutische Nutzen dieses Effekts ist zweifelhaft.
Locabiosol (D/Ö) Dosierspray Fusafungin *Rezeptpflichtig (Ö)*	Austrocknen der Schleimhäute, allergische Reaktionen, auch mit bronchospastischen Reaktionen	**Abzuraten** Die örtliche Behandlung mit dem Antibiotikum Fusafungin ist von fraglichem Nutzen. Bei Streptokokken-Infektionen ist eine systemische Anwendung (z. B. als Tabletten) von wirksamen Antibiotika notwendig.

Präparat	Wichtigste Nebenwirkungen	Empfehlung
Mallebrin Konzentrat zum Gurgeln (D) Gurgellösung Aluminiumchlorat	Keine wesentlichen zu erwarten	**Nur zweckmäßig zur** Wundbehandlung und Stillung kleiner Blutungen im Mund- und Rachenbereich. Adstringierend (zusammenziehend) wirksam.
Mallebrin Halstabletten (D) Lutschtabl. Hexaharnstoff-aluminiumchlorat	Keine wesentlichen zu erwarten	**Nur zweckmäßig zur** Wundbehandlung und Stillung kleiner Blutungen im Mund- und Rachenbereich. Adstringierend (zusammenziehend) wirksam.
Meditonsin (D/Ö) Tropfen Aconitinum D5, Atropinum sulfuricum D5, Mercurius cyanatus D8 (Quecksilber)	Keine wesentlichen bekannt. Lösung enthält Alkohol!	**Homöopathisches Mittel** Therapeutische Wirksamkeit zweifelhaft. Zur subjektiven Linderung von Beschwerden vertretbar.
meridol med (D/Ö) Lösung zur Anwendung in der Mundhöhle Chlorhexidin	Bei Überdosierung: Übelkeit, Erbrechen. Selten allergische Erscheinungen (Juckreiz, Ausschläge) im Bereich des Anwendungsgebietes. Verfärbung der Mundschleimhaut und Zähne	**Wenig zweckmäßig** Vermindert die Keimzahl im Mund- und Rachenraum. Der therapeutische Nutzen dieses Effekts ist zweifelhaft.
Mucoangin gegen Halsschmerzen (D) Lutschtabl. Ambroxol	Taubheitsgefühl, Geschmacksstörungen, Übelkeit, Erbrechen. Selten allergische Erscheinungen	**Wenig zweckmäßig bei** akuten Halsschmerzen. Inhaltsstoff Ambroxol wirkt schwach örtlich betäubend auf die Mundschleimhaut sowie schleimverflüssigend (sekretolytisch) im Bereich der Atemwege. Wirksamkeit zweifelhaft.
Mundisal (Ö) Gel *Hilfsstoff*: Cetalkonium; *Wirkstoff*: Cholinsalicylat	Selten allergische Erscheinungen (Juckreiz, Ausschläge) im Bereich des Anwendungsgebietes. Gel enthält Alkohol!	**Wenig zweckmäßig** Wenig sinnvolle Kombination von Desinfektionsmitteln (Cetalkonium, Alkohol) mit entzündungshemmend bzw. hauterweichend wirkendem Stoff (Salicylsäuresalz). Vertretbar zur kurzfristigen Behandlung kleinflächiger Schleimhautentzündungen.

Präparat	Wichtigste Nebenwirkungen	Empfehlung
Myrrhentinktur Hofmann's (D) Lösung **Myrrhentinktur MAROS** (D) Lösung Tinktur aus Myrrhe	Keine wesentlichen zu erwarten. Lösung enthält Alkohol!	**Naturheilmittel** Pflanzliches Mittel. Therapeutische Wirksamkeit zweifelhaft. Vertretbar wegen geringer Risiken zur subjektiven Linderung der Beschwerden.
Neo-Angin Halstabletten (D) Lutschtabl. **Neo-Angin Halstabletten zuckerfrei** (D) Lutschtabl. **Neoangin** (Ö) Pastillen, zuckerfreie Pastillen *Wirkstoffe:* Dichlorbenzylalkohol, Pentyl-m-cresol, Menthol	Selten allergische Erscheinungen (Juckreiz, Ausschläge) im Bereich des Anwendungsgebietes	**Wenig zweckmäßig** Nicht sinnvolle Kombination von Desinfektionsmitteln (Dichlorbenzylalkohol, Cresol) mit ätherischen Ölen. Vermindert die Keimzahl im Mund- und Rachenraum. Der therapeutische Nutzen dieses Effekts ist zweifelhaft.
Neo Chinosol zur Herstellung einer Lösung (D) Tabl. Ethacridin	Hautausschläge an der Behandlungsstelle. Gelbverfärbung der Wäsche	**Abzuraten** Dieser Wirkstoff gilt als überholt. Es gibt keinen seriösen Beleg für den Nutzen der lokalen Anwendung als Antiseptikum.
Osanit Zahnkügelchen (D) Globuli zuckerfrei Homöopathische Verdünnungen	Keine wesentlichen zu erwarten	**Homöopathisches Mittel** Der natürliche Vorgang der Zahnung bedarf keiner Therapie.
Parodontal (D) Mundsalbe Lidocain, Salbeifluidextrakt, Kamillenfluidextrakt	Selten allergische Erscheinungen (Juckreiz, Ausschläge) im Bereich des Anwendungsgebietes	**Wenig zweckmäßig** Wenig sinnvolle Kombination von örtlich wirkendem Betäubungsmittel (Lidocain) mit ätherischen Ölen. Vertretbar zur Schmerzlinderung bei lokal schmerzhaften Schleimhautschäden.
Parontal F5 med (D) Lösung Phenylsalicylat, Thymol, Minzöl, Eugenol, Nelkenöl, Salbeiöl	Selten allergische Erscheinungen (Juckreiz, Ausschläge) im Bereich des Anwendungsgebietes. Lösung enthält Alkohol!	**Wenig zweckmäßig** Wenig sinnvolle Kombination von Entzündungshemmer (Phenylsalicylat) mit ätherischen Ölen. Vertretbar zur kurzfristigen Behandlung kleinflächiger Schleimhautentzündungen.

Präparat	Wichtigste Nebenwirkungen	Empfehlung
Pyralvex (D/Ö) Lösung Rhabarberwurzelextrakt (Extr. Rhei), Salicylsäure	Bei lokaler Anwendung selten allergische Erscheinungen (z. B. Juckreiz, Ausschläge) im Bereich des Anwendungsgebietes. Enthält Alkohol (Ethanol)!	**Wenig zweckmäßig** Wenig sinnvolle Kombination von Wundheilmittel (Rhabarberwurzelextrakt), hauterweichendem bzw. entzündungshemmend wirkendem Mittel (Salicylsäure) und Desinfektionsmittel (Alkohol). Therapeutische Wirksamkeit als Gurgelmittel zweifelhaft. Bei direkter Anwendung der unverdünnten Lösung auf kleine Schleimhautflächen vertretbar.
Salviathymol N (D) Flüssigkeit Ätherische Öle wie z. B. Menthol, Thymol, Salbeiöl, Eukalyptusöl	Selten Allergien gegen Pflanzenbestandteile. Tropfen enthalten Alkohol!	**Zweckmäßig wie andere Mundwasser auch** Die Wirksamkeit der pflanzlichen Inhaltsstoffe ist nicht ausreichend belegt.
Sensodyne Proschmelz Fluorid Gelee (D/Ö) Dentalgel Natriumfluorid	Bei Überdosierung fleckig-weißliche Verfärbung der Zähne möglich	**Therapeutisch zweckmäßig zur** Vorbeugung von Karies, vor allem bei Kindern ab drei Jahren. Bei Erwachsenen hat die äußerliche Verwendung von fluorhaltigen Mitteln nur eine begrenzte Wirkung.
Sidroga Kamillenblütentee (D/Ö) Tee Kamille	Keine wesentlichen zu erwarten	**Zweckmäßig wie andere Tees auch** Die Zufuhr größerer Mengen von Flüssigkeit ist zur Schleimverflüssigung sinnvoll.
Sidroga Salbeiblätter (D/Ö) Filterbeutel Salbei	Keine wesentlichen zu erwarten	**Zweckmäßig wie andere Tees auch** Die Zufuhr größerer Mengen von Flüssigkeit ist zur Schleimverflüssigung sinnvoll.

Präparat	Wichtigste Nebenwirkungen	Empfehlung
Solcoseryl akut (D) Paste **Solcoseryl Dental Adhesivpaste** (Ö) Paste Polidocanol, Hämodialysat aus Kälberblut *Rezeptpflichtig (Ö)*	Selten allergische Erscheinungen (Juckreiz, Ausschläge) im Bereich des Anwendungsgebietes	**Wenig zweckmäßig** Wenig sinnvolle Kombination von Lokalanästhetikum (Polidocanol) mit Dialysat aus Kälberblut. Vertretbar zur Schmerzlinderung bei lokal schmerzhaften Schleimhautschäden.
Stozzon Chlorophyll-Dragees gegen Mundgeruch (D) Drag. *Hilfsstoffe*: u. a. Pfefferminzöl, Rizinusöl; *Wirkstoff*: Chlorophyll-Kupferkomplex	Keine wesentlichen bekannt	**Wenig zweckmäßig** Gegen Mund- und Körpergeruch sind andere Maßnahmen besser geeignet.
Tantum Verde (D/Ö) Lösung, Lutschtabl., nur Ö: Pastillen, Mundspray Lösung und Spray enthalten Parastoff (Methylhydroxybenzoat) Benzydamin	Zentrale Nebenwirkungen, wie z. B. Halluzinationen und Schlafstörungen, möglich, Licht-Überempfindlichkeit. Selten allergische Erscheinungen (Juckreiz, Ausschläge) im Bereich des Anwendungsgebietes z. B. durch den Parastoff	**Abzuraten** Auch bei direkter Anwendung der unverdünnten Lösung oder von Lutschtabletten auf entzündete Schleimhautflächen können schwere Nebenwirkungen auftreten.
Tonsillol (Ö) Gurgellösung Dequalinium	Selten allergische Erscheinungen (Juckreiz, Ausschläge) im Bereich des Anwendungsgebietes	**Wenig zweckmäßig** Vermindert die Keimzahl im Mund- und Rachenraum. Der therapeutische Nutzen dieses Effekts ist zweifelhaft.
Tonsiotren H (D) Tabl. *Hilfsstoff*: Lactose; *Wirkstoffe*: Homöopathische Verdünnungen von Atropin, Hepar, Kaliumdichromat, Silicea, Quecksilbersalz	Vermehrter Speichelfluss, Hautreaktionen. Bauchschmerzen und Durchfall (nur bei sog. Lactose-Intoleranz)	**Homöopathisches Mittel** Wirksamkeit zweifelhaft. Wenn die Anwendung als wirksam empfunden wird, ist sie wegen geringer Risiken vertretbar (aber nicht bei Kleinkindern und Säuglingen).

Präparat	Wichtigste Nebenwirkungen	Empfehlung
Tonsipret (D) Tabl., Tropfen *Hilfsstoff bei Tabl.*: Lactose (Milchzucker); *Wirkstoffe*: Homöopathische Verdünnungen von Capsicum, Phytolacca, Guaiacum	Bauchschmerzen und Durchfall (nur bei sog. Lactose-Intoleranz). Tropfen enthalten Alkohol!	**Homöopathisches Mittel** Wirksamkeit zweifelhaft. Wenn die Anwendung als wirksam empfunden wird, ist sie wegen geringer Risiken vertretbar.
Wick Sulagil (D) Halsspray Cetylpyridinium, Dequalinium, Lidocain	Selten allergische Erscheinungen (Juckreiz, Ausschläge) im Bereich des Anwendungsgebietes. Spray enthält Alkohol!	**Abzuraten** Wenig sinnvolle Kombination von Desinfektionsmitteln (Cetylpyridinium, Dequalinium) und örtlich wirkendem Betäubungsmittel (Lidocain). Vermindert die Keimzahl im Mund- und Rachenraum. Der therapeutische Nutzen dieses Effekts ist zweifelhaft.
Zymafluor (D/Ö) Tabl., Lutschtabl. Natriumfluorid	Bei Überdosierung fleckig-weißliche Verfärbung der Zähne möglich	**Therapeutisch zweckmäßig zur** Vorbeugung von Karies, vor allem bei Kindern ab drei Jahren. Bei Erwachsenen hat die äußerliche Verwendung von fluorhaltigen Mitteln nur eine begrenzte Wirkung.

5. Kapitel: **Chronische Bronchitis, Asthma**

Chronische Bronchitis und Asthma sind Erkrankungen der Atemwege, die sich zum Teil schwer voneinander unterscheiden lassen. Dazu gehören eine gesteigerte Reizbarkeit und vermehrte Schleimproduktion der Bronchien. Durch krampfartig (spastisch) verengte Atemwege, ein Anschwellen der Bronchialschleimhaut und Verlegung der Bronchien (Obstruktion) durch Schleim kommt es zu Atemnot und Husten.

Asthma tritt anfallartig auf, eine chronische Bronchitis führt zu Dauerbeschwerden. Diese Atemwegserkrankungen fallen unter den medizinischen Sammelbegriff der chronisch-obstruktiven Lungenerkrankungen (COPD). Männer sind wesentlich häufiger davon betroffen als Frauen – dies ist möglicherweise eine Folge des häufigeren, längeren und ausgeprägteren Rauchens bei Männern. Eine chronische Bronchitis kann auch ohne spastische (asthmatische) Beschwerden ablaufen (z. B. Emphysembronchitis).

Bei akuter Bronchitis können ebenfalls krampfartige (spastische) Beschwerden auftreten.

Ursachen von chronischer Bronchitis und Asthma

– Als bedeutsamste Ursache der chronischen Bronchitis gilt Zigarettenrauch (siehe dazu auch Kapitel 20. Suchtmittel). Mehrere Untersuchungen in Großbritannien haben gezeigt, dass es auch einen engen Zusammenhang zwischen der Luftverschmutzung und den Erkrankungen der Atemwege gibt.

– Bei der Entstehung von Asthma spielen vor allem Erbfaktoren, Infektionen und chronische Entzündungen der Atemwege eine Rolle. Nur in etwa 20 Prozent aller Fälle ist Asthma durch Allergene verursacht. Die bedeutsamsten sind: Staubmilben, Katzen, Hunde, Küchenschaben, Schimmelpilze, Pollen, aber auch Schmerzmittel wie Acetylsalicylsäure (enthalten z. B. in *Aspirin*), Antirheumatika und Betablocker. Auslöser von Asthmaanfällen können neben Infektionen der Atemwege auch Gerüche, Veränderung des Luftdrucks oder der Temperatur, emotionale Erregung und körperliche Belastung sein. Außerdem der gelbe Farbstoff Tartrazin, der vielen Nahrungsmitteln und auch Medikamenten beigemengt ist, und der

Konservierungsstoff Sulfit, der unter anderem in Salaten, Rotwein und Bier enthalten sein kann. Für die weitverbreitete Meinung, dass vor allem Nahrungsmittel – Milch, Zucker, Getreide, Nüsse – Asthma verursachen, fehlen seriöse Belege.

– Chronische Bronchitis und Asthma können auch Symptome anderer Erkrankungen sein (z. B. Lungenkrebs).

Selbsthilfe

Die wichtigste Maßnahme besteht darin, alle Einflüsse zu meiden, die die Erkrankung verursacht haben. In den meisten Fällen bedeutet das: aufhören zu rauchen.

Wenn die Krankheit durch bestimmte Schadstoffe am Arbeitsplatz verursacht ist (Staub, Dämpfe, Gase), sollte man einen Arbeitsplatzwechsel anstreben.

Bei allergischem Asthma sollte man versuchen, alle Stoffe zu vermeiden oder auszuschalten, die dafür verantwortlich sind (Hausstaubmilben, Pollen, Medikamente). Eine Voraussetzung dafür ist allerdings, dass man weiß, gegen welche Stoffe man allergisch ist. Sowohl bei Asthma als auch bei chronischer Bronchitis sind atemgymnastische Übungen oder autogenes Training sinnvoll, weil sie Erleichterung beim Atmen bringen und Stress mildern können. Psychologische Entspannungsmethoden werden leider immer noch viel zu wenig bei Asthma und chronischer Bronchitis angewendet.

Wichtig ist die ausreichende Befeuchtung der Raumluft. Bei zähem Schleim in den Bronchien sollte man darauf achten, immer genügend Flüssigkeit zu sich zu nehmen.

Vor allem bei Asthma empfiehlt Professor R. Wettengel, Ehrenvorsitzender der Deutschen Atemwegsliga, die »ärztlich kontrollierte Selbstbehandlung«. Dazu sollte man ein Peak-Flow-Meter (Gerät zur Prüfung der Lungenfunktion) verwenden und ein Asthma-Tagebuch führen.

Behandlung von chronisch obstruktiver Bronchitis und Asthma

Bei beiden Erkrankungen geht es in erster Linie um die Behandlung der entzündeten Bronchialschleimhaut. Da es sich um chronische Erkrankungen handelt, sind regelmäßige Kontrollen und Behandlung notwendig. In vielen Fällen können solche Erkrankungen nicht geheilt, wohl aber ihr Fortschreiten verhindert werden.

Behandlung der chronisch obstruktiven Bronchitis

Eine einfache chronische Bronchitis führt noch nicht zu einer Verengung der Bronchien und damit auch nicht zur Atemnot – das ist lediglich eine Vorstufe der chronisch obstruktiven Bronchitis, die auch durch eine Verengung der Bronchien charakterisiert ist.

Die Entzündung der Bronchien wird am wirksamsten mit Glukokortikoiden wie Beclometason (enthalten z. B. in *Junik* u. a.) oder Budesonid (enthalten z. B. in *Budes N*) bekämpft.

Die Behandlung der Bronchokonstriktion wird mit dem Wirkstoff Theophyllin (enthalten z. B. in *Bronchoretard* u. a.) durchgeführt und/oder bei akuten Anfällen mit sogenannten Beta-Sympathomimetika. Ein sinnvoller Wirkstoff ist außerdem Ipratropiumbromid, der jedoch nicht sofort beschwerdelindernd, sondern hauptsächlich vorbeugend wirkt.

Bei bakteriellen Infektionen der Bronchien ist die Einnahme von Antibiotika (Wirkstoffe *Amoxicillin, Erythromycin* u. a.) notwendig.

Bei quälendem Reizhusten sind unter Umständen Medikamente sinnvoll, die den Hustenreiz dämpfen (siehe dazu Kapitel 4.2.: Hustenmittel). Wenn Schleim ausgehustet wird, sind Hustendämpfer jedoch nicht sinnvoll.

Behandlung von Asthma bronchiale

Die »Deutsche Atemwegsliga für Pneumologie« schlägt für die Behandlung ein Stufenschema vor: Je nach Schweregrad der Beschwerden werden unterschiedliche Medikamente und unterschiedliche Dosierungen verwendet und schrittweise gesteigert.

Stufe 1: Leichtes Asthma – tagsüber weniger als ein Anfall pro Woche und nachts weniger als zwei Anfälle pro Monat:
Inhalation von kurz wirkenden Beta-Sympathomimetika (wie Terbutalin oder Salbutamol) nur bei Bedarf oder vorbeugend vor Belastungen.

Zur Vorbeugung bei allergischem Asthma eignet sich auch die Inhalation von Cromoglicin + bedarfsorientierte Inhalation von Beta-Sympathomimetika maximal 4-mal täglich. Cromoglicin ist jedoch nicht geeignet zur Behandlung akuter Anfälle.

Wenn Beta Sympathomimetika öfter als zweimal pro Woche benötigt werden, geht man zu Stufe 2 über. Zunehmend häufiger empfehlen Spezialisten auch schon bei mildem Asthma die Verwendung von Glukokortikoiden wie Budenosid (enthalten z. B. in *Budes N*).

Stufe 2: Leichtes Dauerasthma – tagsüber mindestens ein Anfall pro Woche und nachts mehr als zwei Anfälle pro Monat:
Inhalation von niedrig dosierten Glukokortikoiden und nach Bedarf von kurz wirkenden Beta-Sympathomimetika wie Terbutalin oder Salbutamol maximal 4-mal täglich.

Stufe 3: Mittelgradiges Dauerasthma – tagsüber tägliche Anfälle und nachts mehr als 1-mal pro Woche:
Inhalation von mittelhoch dosierten Glukokortikoiden und nach Bedarf Inhalation von Beta-Sympathomimetika (unter Umständen auch lang wirkende wie Formoterol, enthalten z. B. in *Foradil*). Als Alternative zu lang wirkenden Beta-Sympathomimetika gilt die Einnahme des Wirkstoffs Theophyllin oder von Montelukast (enthalten z. B. in *Singulair*).
Lang wirkende Beta-Sympathomimetika wie Formoterol oder Salmeterol dürfen auf keinen Fall im akuten Asthma-Anfall benützt werden, weil es viel zu lange dauert, bis die Wirkung eintritt. Beta-Sympathomimetika zum Schlucken kommen nur für Patienten infrage, die die Technik des Inhalierens nicht lernen oder ablehnen. Nebenwirkungen sind bei geschluckten Mitteln häufiger und schwerer als bei Inhalationen.

Stufe 4: Schweres Dauerasthma – tagsüber ständige und nachts häufige Beschwerden:
Neben den höher dosierten Medikamenten der Stufe 3 müssen Glukokortikoide geschluckt werden.

Wichtig: Wenn die Atemsituation stabil bleibt, sollte versucht werden, die Stufenleiter der Behandlung wieder hinabzusteigen, also Anzahl und Dosis der Medikamente wieder zu verringern.

Behandlung von Asthma bei Kindern

Für Kinder gelten andere Behandlungsregeln als für Erwachsene. In jedem Fall sollte ein Spezialist zugezogen werden. Die Basis der Therapie bilden Cromoglicin und Glukokortikoide zum Inhalieren. Daneben werden aber auch Beta-Sympathomimetika und Theophyllin verwendet.
In der Fachwelt gab es lange Zeit heftige Diskussionen über die Nebenwirkungen von Glukokortikoiden bei Kindern. Wegen der möglichen Gefahr des Knochen- und Längenwachstums war diese Therapie früher sehr umstritten. Heutzutage wird das Risiko bei sachgerechter Verwendung der neueren Glukokortikoide mit geringer Wirkung auf

den gesamten Körper (z. B. der Wirkstoff Beclometason, enthalten z. B. in *Junic*) als vertretbar eingeschätzt.

Medikamente

Glukokortikoide (Kortisone)

Die vorbeugende Anwendung von Inhalationen mit Glukokortikoiden (z. B. *Alvesco, Generika mit den Namen Beclometason oder Budesonid + Firmenbezeichnung* und andere) ist für Erwachsene uneingeschränkt sinnvoll. Bei Kindern sollte jedoch bis zum Abschluss des Längenwachstums eine Dosisbegrenzung eingehalten werden, und zwar besonders dann, wenn Kortison nicht nur inhaliert, sondern auch gespritzt bzw. geschluckt wird. Als Nebenwirkung von Kortison-Inhalationen können Pilzerkrankungen der Mundhöhle und in seltenen Fällen Heiserkeit auftreten. Pilzerkrankungen lassen sich durch Mundspülen nach dem Inhalieren wesentlich einschränken bzw. vermeiden.

Wenn jemand mehr als einmal pro Woche ein Beta-Sympathomimetikum benötigt, um einen akuten Asthmaanfall zu behandeln, dann sollte eine Basisbehandlung mit einem Kortison-Präparat zur Inhalation erfolgen. Diese Therapie soll verhindern, dass die Krankheit sich durch entzündliche Veränderungen in den Bronchien verschlechtert und dann immer öfter Beta-Sympathomimetika gebraucht werden.

Die Verwendung von Kortison-Präparaten zum Schlucken ist nur dann sinnvoll, wenn alle übrigen Arzneimittel nicht ausreichend wirksam sind. Zu den Nebenwirkungen dieser Kortison-Präparate siehe Kapitel 7.1.

Beta-Sympathomimetika (ß-Sympathomimetika)

Zur Linderung von akuten Asthmabeschwerden eignen sich am besten Sympathomimetika wie der Wirkstoff Salbutamol (enthalten z. B. in *Generika mit dem Namen Salbutamol + Firmenbezeichnung*) oder Terbutalin (enthalten z. B. in *Aerodur Turbohaler*).

Fenoterol (enthalten z. B. in *Berotec*) hat möglicherweise ein höheres Nebenwirkungsrisiko als Salbutamol und Terbutalin.

Neben diesen kurz wirksamen gibt es auch Präparate mit längerer Wirkungsdauer wie Salmeterol (z. B. in *Serevent*) und Formoterol (z. B. in *Foradil, Oxis*). Diese sollten aber nur verwendet werden (z. B. auch bei nächtlichem Asthma), wenn die lang bewährten kurz wirksamen Präparate (siehe oben) nicht mehr ausreichen. Sie sind nicht zur

Behandlung akuter Beschwerden geeignet, weil ihre Wirkung erst spät eintritt.

Wegen der oft beeindruckenden Sofortwirkung (Besserung der Atemnot) besteht bei den bewährten Beta-Sympathomimetika wie Salbutamol eine große Gefahr: Patient und Arzt können den Schweregrad der Krankheit unterschätzen, Asthmakranke können aber auch in die Versuchung kommen, das Inhalationsspray zu oft zu verwenden. Alle Beta-Sympathomimetika können schädigende Wirkungen auf die Herzfunktion haben. Wenn diese Präparate öfter als einmal pro Woche notwendig werden, um einen Anfall zu bessern, dann ist eine Therapie mit Kortison notwendig. Die Beta-Sympathomimetika sollen dann nur bei Bedarf zusätzlich eingesetzt werden.

Achtung: Es ist unbedingt notwendig, sich die Anwendung von Dosier-Aerosolen genau erklären zu lassen – ein Viertel bis die Hälfte der Anwender von Dosier-Aerosolen wendet sie nicht richtig an.

Ipratropiumbromid und Tiotropium

Ipratropiumbromid (enthalten z. B. in *Atrovent, Berodual*) wird vor allem bei chronisch-obstruktiver Bronchitis verwendet – hauptsächlich zur Vorbeugung, weniger zur Beschwerdelinderung. Die Wirkung tritt erst nach 20 bis 30 Minuten ein. Bei Asthmatikern wird Ipratropiumbromid als Zusatzmedikation verwendet, wenn Beta- Sympathomimetika nicht ausreichen. Es hat relativ wenig Nebenwirkungen (gelegentlich Mundtrockenheit und Schleimeindickung). Ähnlich wirkt das relativ neue Mittel Tiotropium (enthalten z. B. in *Spiriva*).

Theophyllin

Theophyllin ist enthalten z. B. in *Bronchoretard, Generika mit dem Namen Theophyllin + Firmenbezeichnung und andere* und gilt als Standardmedikament bei spastischer Bronchitis und bei schwereren Formen von Asthma.

Ein Problem bei der Verwendung von Theophyllin ist die richtige Dosierung. Ist die Dosis zu hoch, können beträchtliche Nebenwirkungen auftreten – im Extremfall lebensbedrohliche Herzrhythmusstörungen. Vor allem nach zu rascher Injektion in die Venen sind zahlreiche Todesfälle durch Herzstillstand beschrieben worden.

Theophyllin hat – unabhängig von der Art, wie es eingenommen wird – relativ viele Nebenwirkungen, die zum Teil schon bei Dosierungen, die die Bronchien noch gar nicht erweitern, auftreten. In einer Studie mit

2.800 Patienten wurden bei jedem zehnten Patienten Nebenwirkungen festgestellt: meist Magenstörungen, Erbrechen, aber auch heftiger Atem, Unruhe, Schlafstörungen, Krämpfe und Herzrhythmusstörungen.

Es gibt große Unterschiede der persönlichen Verträglichkeit. Deshalb wird von Fachleuten empfohlen, die *Konzentration dieser Substanz im Blut zu kontrollieren.*

Vorsicht bei zusätzlichen Erkrankungen und Rauchen

Rauchen führt zu einer schnelleren Ausscheidung von Theophyllin aus dem Körper und damit zu einer geringeren Wirkung. Krankheiten wie Leberzirrhose, Stauungsinsuffizienz des Herzens und schwere obstruktive Lungenerkrankungen können dazu führen, dass Theophyllin langsamer ausgeschieden wird und daher die Konzentration im Blut vergleichsweise hoch ist.

Vorsicht bei der Verwendung von Theophyllin und anderen Medikamenten

Wer gleichzeitig Theophyllin und andere Medikamente oder Suchtgifte verwendet, sollte sich genau über die Wechselwirkungen informieren: Manche verstärken die Wirkung (z. B. Cimetidin, enthalten in *Tagamet*; Betablocker; bestimmte Antibiotika; die »Pille«; bestimmte Impfstoffe), andere wieder verringern sie (z. B. das Rauchen). Gefährlich kann vor allem die Wirkungsverstärkung sein. Dies ist einer der häufigsten Gründe für die Einweisung von Patienten ins Krankenhaus.

Leukotrienantagonisten

Diese relativ neuen Wirkstoffe wie zum Beispiel Montelukast (enthalten in *Singulair*) werden zur Vorbeugung von Asthmaanfällen angewendet. Häufige Nebenwirkungen sind Durst, Husten, Bauchschmerzen und grippeartige Beschwerden wie Fieber und Kopfschmerzen. Möglicherweise besteht eine erhöhte Suizidgefahr.

Antiallergische Mittel

Als antiallergisches Mittel zur Vorbeugung von Asthmaanfällen wird hauptsächlich der Wirkstoff Cromoglicin (enthalten z. B. in *DNCG STADA, Intal*) verwendet.

Ketotifen (enthalten z. B. in *Zaditen;* siehe Kap. 6.1.) hat ähnliche Eigenschaften wie Cromoglicin, ist in der Wirkung jedoch schwächer und unsicherer, außerdem hat es dämpfende Eigenschaften.

Kombinationspräparate

Die Kombination von Beta-Sympathomimetika mit Ipratropiumbromid (z. B. *Berodual*) kann sinnvoll sein.

Die Kombination von Cromoglicin und Beta-Sympathomimetikum (z. B. *Aarane, Allergospasmin*) wird von der *Deutschen Atemwegsliga* als sinnvoll eingestuft, besonders bei jüngeren Patienten und bei allergischen Asthmatikern.

Hustenmittel zur Förderung des Auswurfs

Der zähe Bronchialschleim ist meist nur schwer auszuhusten. Die ausreichende Zufuhr von Flüssigkeit ist die Voraussetzung für jede Besserung. Die Zweckmäßigkeit der Anwendung von hustenfördernden Mitteln (Expektorantien, siehe Kapitel 4.2.) bei Bronchitis und Asthma ist umstritten. Acetylcystein (z. B. in *ACC, Fluimucil;* siehe Kap. 4.2.) kann bei Inhalation zu einer Bronchienverengung führen und sollte daher bei Bronchialasthma nicht verwendet werden.

Antibiotika

Bei chronischer Bronchitis kann es notwendig sein, mit Antibiotika bakterielle Infektionen auszuschalten. Meistens verwendet man die Wirkstoffe Amoxicillin oder Erythromycin (siehe dazu auch Kapitel 10.1.2.: Breitspektrum-Penicilline und Kapitel 10.1.6.: Makrolide).

5.1. Mittel gegen Asthma und spastische Bronchitis

Präparat	Wichtigste Nebenwirkungen	Empfehlung
Aarane N (D) Dosier-Aerosol zur Inhalation Cromoglicinsäure, Reproterol *Rezeptpflichtig*	Herzklopfen, Unruhe, Fingerzittern	**Therapeutisch zweckmäßig** Kombination eines vorbeugend wirksamen Inhaltsstoffs (Cromoglicinsäure) mit einem direkt bronchialerweiternd wirkenden Stoff (Reproterol).

Präparat	Wichtigste Nebenwirkungen	Empfehlung
Aerodur Turbohaler (D) Pulver zur Inhalation Terbutalin *Rezeptpflichtig*	Herzklopfen, Herzschmerzen, Unruhe, Muskelzittern	**Therapeutisch zweckmäßig** Relativ gezielt bronchienerweiternd wirkendes Mittel (Beta-Sympathomimetikum).
Afonilum retard (D) Retardkaps. **Afonilum retard mite** (D) Retardkaps. **Afonilum-Tropfen** (D) Tropfen Theophyllin *Rezeptpflichtig*	Magen-Darm-Störungen, Schlafstörungen, Kreislaufstörungen	**Therapeutisch zweckmäßig** Lange bewährter Wirkstoff mit bronchienerweiternder Wirkung.
Allergospasmin N (D) Dosier-Aerosol Cromoglicinsäure, Reproterol *Rezeptpflichtig*	Herzklopfen, Unruhe, Fingerzittern	**Therapeutisch zweckmäßig** Kombination eines vorbeugend wirksamen Inhaltsstoffs (Cromoglicinsäure) mit einem direkt bronchialerweiternd wirkenden Stoff (Reproterol).
Alvesco (D) Lösung im Druckgasinhalator Ciclesonid *Rezeptpflichtig*	Verminderung der Abwehr gegen Infektionen, besonders gegen Pilze (z. B. Candida). Bei Langzeitanwendung hormonelle Störungen möglich	**Therapeutisch zweckmäßig zur** örtlichen Anwendung bei Asthma. Neuerer kortisonähnlicher Wirkstoff. Wie Budesonid, aber weniger erprobt.
Apsomol N (D) Aerosol Salbutamol *Rezeptpflichtig*	Herzklopfen, Herzschmerzen, Unruhe, Muskelzittern	**Therapeutisch zweckmäßig** Relativ gezielt bronchienerweiternd wirkendes Mittel (Beta-Sympathomimetikum).
atmadisc/ mite/ forte Diskus (D) Pulver zur Inhalation **atmadisc/ mite/ forte Dosier-Aerosol FCKW-frei** (D) Susp. zur Druckgasinhalation Salmeterol, Fluticason *Rezeptpflichtig*	Häufig Kopfschmerzen, Herzklopfen, Herzschmerzen, Unruhe, Muskelzittern. Verminderung der Abwehr gegen Infektionen, besonders gegen Pilze (z. B. Candida). Bei Langzeitanwendung starke hormonelle Störungen möglich	**Therapeutisch zweckmäßig** Kombination von bronchienerweiternd wirkendem Mittel (Beta-Sympathomimetikum Salmeterol) mit kortisonähnlichem Wirkstoff (Fluticason) zur Vorbeugung von Asthmaanfällen, besonders für die Nacht. Langsamer Wirkungseintritt. Vorsicht: **Nicht geeignet**

Präparat	Wichtigste Nebenwirkungen	Empfehlung
Atrovent Fertiginhalat (D) Lösung in Einzeldosen **Atrovent N Dosier-Aerosol** (D/Ö) Dosier-Aerosol **Atrovent LS** (D) Pumplösung, Inhalationslösung *Konservierungsstoff:* Benzalkonium (nur in LS Lösung); *Wirkstoff:* Ipratropium *Rezeptpflichtig*	Schleimeindickung, Mundtrockenheit, Husten, Verstopfung, Schwierigkeiten beim Wasserlassen, schneller Herzschlag	**Therapeutisch zweckmäßig bei** leichten Formen der obstruktiven Lungenerkrankungen. Mittel ohne Konservierungsstoff Benzalkonium sind vorzuziehen.
Beclomet Easyhaler (D) Pulver zur Inhalation als Einzeldosis **Beclometason-CT Dosieraerosol** (D) Dosier-Aerosol, Nasendosierspray **Beclometason-ratiopharm Dosieraerosol** (D) Dosier-Aerosol, Nasendosierspray Beclometason *Rezeptpflichtig*	Verminderung der Abwehr gegen Infektionen, besonders gegen Pilze (z. B. Candida). Bei Langzeitanwendung hormonelle Störungen möglich	**Therapeutisch zweckmäßig zur** örtlichen Anwendung bei Asthma. Bewährter kortisonähnlicher Wirkstoff (Beclometason).
Berodual Inhalationslösung (D) Inhalationslösung **Berodual N** (D) Dosier-Aerosol **Berodual Dosier-Aerosol** (Ö) Dosier-Aerosol *Wirkstoffe:* Ipratropium, Fenoterol *Rezeptpflichtig*	Muskelzittern, Unruhe, Herzklopfen, Herzschmerzen, Schleimeindickung möglich, Verstopfung, Mundtrockenheit, Husten, Verstopfung, Schwierigkeiten beim Wasserlassen	**Therapeutisch zweckmäßig** Kombination von zwei Inhaltsstoffen (Ipratropium, Fenoterol) mit bronchienerweiternder Wirkung, die sich aufgrund ihres unterschiedlichen Angriffspunktes sinnvoll ergänzen können.

Präparat	Wichtigste Nebenwirkungen	Empfehlung
Berodual LS Inhalationslösung (D) Inhalationslösung, Pumplösung, Lösung zur Inhalation Inhalator + Kartusche **Berodual Respimat** (D) Dosier-Aerosol *Konservierungsstoff*: Benzalkonium *Wirkstoffe*: Ipratropium, Fenoterol *Rezeptpflichtig*	Muskelzittern, Unruhe, Herzklopfen, Herzschmerzen, Schleimeindickung möglich, Verstopfung, Mundtrockenheit, Husten, Verstopfung, Schwierigkeiten beim Wasserlassen	**Therapeutisch zweckmäßig** Kombination von zwei Inhaltsstoffen (Ipratropium, Fenoterol) mit bronchienerweiternder Wirkung, die sich aufgrund ihres unterschiedlichen Angriffspunktes sinnvoll ergänzen können.
Berotec N (D/Ö) Dosier-Aerosol Fenoterol *Rezeptpflichtig*	Herzklopfen, Herzschmerzen, Unruhe, Muskelzittern	**Therapeutisch zweckmäßig** Relativ gezielt bronchienerweiternd wirkendes Mittel (Beta-Sympathomimetikum).
Bronchoretard (D) **Bronchoretard junior/ mite/ forte** (D) **Bronchoretard Tag/ Nacht** (D) Retardkapseln *Wirkstoff*: Theophyllin *Rezeptpflichtig*	Magen-Darm-Störungen, Schlafstörungen, Kreislaufstörungen	**Therapeutisch zweckmäßig** Lange bewährter Wirkstoff mit bronchienerweiternder Wirkung.
Broncho Fertiginhalat/ -Inhalat (D) Lösung zur Inhalation in Verneblern, Amp. (Fertiginhalat), Behälter (Inhalat) *Konservierungsstoff*: Benzalkonium (nur Inhalat); *Wirkstoff*: Salbutamol *Rezeptpflichtig*	Herzklopfen, Herzschmerzen, Unruhe, Muskelzittern	**Therapeutisch zweckmäßig** Relativ gezielt bronchienerweiternd wirkendes Mittel (Beta-Sympathomimetikum). Mittel ohne Konservierungsstoff sind vorzuziehen.
Bronchospray Autohaler (D) atemzugausgelöstes Dosier-Aerosol **Bronchospray novo** (D) Dosier-Aerosol Salbutamol *Rezeptpflichtig*	Herzklopfen, Herzschmerzen, Unruhe, Muskelzittern	**Therapeutisch zweckmäßig** Relativ gezielt bronchienerweiternd wirkendes Mittel (Beta-Sympathomimetikum).

Präparat	Wichtigste Nebenwirkungen	Empfehlung
Budecort Novolizer (D) Pulver zur Inhalation **Budes N** (D) Dosier-Aerosol Budesonid *Rezeptpflichtig*	Verminderung der Abwehr gegen Infektionen, besonders gegen Pilze (z. B. Candida). Bei Langzeitanwendung hormonelle Störungen möglich	**Therapeutisch zweckmäßig zur** örtlichen Anwendung bei Asthma. Bewährter kortisonähnlicher Wirkstoff (Budesonid).
Budiair (D) Dosier-Aerosol Budesonid *Rezeptpflichtig*	Verminderung der Abwehr gegen Infektionen, besonders gegen Pilze (z. B. Candida). Bei Langzeitanwendung hormonelle Störungen möglich	**Therapeutisch zweckmäßig zur** örtlichen Anwendung bei Asthma. Bewährter kortisonähnlicher Wirkstoff (Budesonid).
DNCG iso/ -PPS Inhalationslösung (D) Ein-Dosis-Behälter **DNCG STADA Inhalat** (D) Inhalationsampullen Cromoglicinsäure	Reizungen von Rachen und Bronchien, sehr selten Bronchospasmen	**Therapeutisch zweckmäßig zur** vorbeugenden Anwendung bei Asthma. Bewährter Wirkstoff (Cromoglicinsäure).
Euphylong (D) Retardkaps. Theophyllin *Rezeptpflichtig*	Magen-Darm-Störungen, Schlafstörungen, Kreislaufstörungen	**Therapeutisch zweckmäßig** Lange bewährter Wirkstoff mit bronchienerweiternder Wirkung.
Euphylong (D) Injektionslösung Theophyllin *Rezeptpflichtig*	Magen-Darm-Störungen, Schlafstörungen, Kreislaufstörungen	**Therapeutisch zweckmäßig zur** Behandlung des schweren akuten Asthmaanfalls. Lange bewährter Wirkstoff mit bronchienerweiternder Wirkung.
Flixotide junior/ standard/ forte (Ö) Dosier-Aerosol **Flixotide Diskus junior/ standard/ forte** (Ö) Pulver zur Inhalation Fluticason *Rezeptpflichtig*	Verminderung der Abwehr gegen Infektionen, besonders gegen Pilze (z. B. Candida). Bei Langzeitanwendung stärkere hormonelle Störungen möglich	**Therapeutisch zweckmäßig zur** örtlichen Anwendung bei Asthma. Kortisonähnlicher Wirkstoff (Fluticason) zur Vorbeugung von Asthmaanfällen.

Präparat	Wichtigste Nebenwirkungen	Empfehlung
Flutide Junior Diskus/ -mite Diskus/ -forte Diskus (D) Einzeldosis-pulver zum Inhalieren **Flutide/ -mite** (D) Dosier-Aerosol **Flutide Nasal** (D) Nasendosierspray Fluticason *Rezeptpflichtig*	Verminderung der Abwehr gegen Infektionen, besonders gegen Pilze (z. B. Candida). Bei Langzeitanwendung stärkere hormonelle Störungen möglich	**Therapeutisch zweckmäßig zur** örtlichen Anwendung bei Asthma. Kortisonähnlicher Wirkstoff (Fluticason) zur Vorbeugung von Asthmaanfällen.
Foradil P (D) Kaps. mit Pulver zur Inhalation **Foradil** (Ö) Kaps. mit Pulver zur Inhalation **Foradil** (Ö) Dosier-Aerosol **Foradil Spray FCKW-frei** (D) Dosier-Aerosol **Forair/ -FCKW-frei** (D) Dosier-Aerosol **Formatris Novolizer** (D) Pulver zur Inhalation **Formolich** (D) Inhalationskaps. Formoterol *Rezeptpflichtig*	Häufig Kopfschmerzen, Herzklopfen, Herzschmerzen, Unruhe, Muskelzittern, Kaliummangel im Blut	**Zweckmäßig zur** Behandlung von Asthmaanfällen. Die Sicherheit bei langfristiger Verabreichung ist umstritten und nur empfohlen, wenn inhalative Kortisonpräparate alleine nicht ausreichend wirken. Vorsicht: Tageshöchstdosis nicht überschreiten.
Formoterol-CT (D) Hartkaps. mit Pulver zur Inhalation, Inhalator **Formoterol HEXAL Easyhaler** (D) Pulver zur Inhalation, Inhalator **Formoterol-ratiopharm** (D) Hartkaps. mit Pulver zur Inhalation, Inhalator **Formoterol STADA** (D) Hartkaps. mit Pulver zur Inhalation, Inhalator **Formotop Novolizer** (D) Pulver zur Inhalation, Inhalator und Patrone Formoterol *Rezeptpflichtig*	Häufig Kopfschmerzen, Herzklopfen, Herzschmerzen, Unruhe, Muskelzittern, Kaliummangel im Blut	**Nur zweckmäßig zur** Vorbeugung von Asthmaanfällen, besonders für die Nacht. Langsamer Wirkungseintritt. Vorsicht: **Nicht geeignet** zur Behandlung des akuten Asthmaanfalls!

Präparat	Wichtigste Nebenwirkungen	Empfehlung
Foster (D) Dosier-Aerosol **Foster Druckgas-** **inhalation** (Ö) Lösung Beclometason, Formoterol *Rezeptpflichtig*	Häufig Kopfschmerzen, Herz- klopfen, Herzschmerzen, Unru- he, Muskelzittern. Verminde- rung der Abwehr gegen Infek- tionen, besonders gegen Pilze (z. B. Candida). Bei Langzeitan- wendung stärkere hormonelle Störungen möglich	**Zweckmäßig zur** Vorbeugung von Asthmaanfällen, besonders für die Nacht, wenn kortisonähnliche Stoffe alleine nicht ausreichend wirken. Kombi- nation von bronchienerweiternd wirkendem Mittel (Beta-Sympa- thomimetikum Formoterol) mit kortisonähnlichem Wirkstoff (Be- clometason). Vorsicht: **Nicht ge-** **eignet** zur Behandlung des akuten Asthmaanfalls!
Intal Inhalations- **lösung** (D) Brechamp. zur Inhalation **Intal N Aerosol** (D) Dosier-Aerosol Cromoglicinsäure	Reizungen von Rachen und Bronchien, sehr selten Bron- chospasmen	**Therapeutisch zweckmäßig zur** vorbeugenden Anwendung bei Asthma.
INUVAIR (D) Dosier-Aerosol Beclometason, Formoterol *Rezeptpflichtig*	Häufig Kopfschmerzen, Herz- klopfen, Herzschmerzen, Unru- he, Muskelzittern. Verminde- rung der Abwehr gegen Infek- tionen, besonders gegen Pilze (z. B. Candida). Bei Langzeitan- wendung stärkere hormonelle Störungen möglich	**Zweckmäßig** Kombination von bronchienerwei- ternd wirkendem Mittel (Beta- Sympathomimetikum Formoterol) mit kortisonähnlichem Wirkstoff (Beclometason). Vertretbar zur Vorbeugung von Asthmaanfällen, besonders für die Nacht, wenn an- dere kortisonähnliche Stoffe nicht ausreichend wirken. Vorsicht: **Nicht geeignet** zur Behandlung des akuten Asthmaanfalls!
Junik (D) Dosier-Aerosol **Junik Autohaler** (D) Dosier-Aerosol **Junik junior Autohaler** (D) Dosier-Aerosol Beclometason *Rezeptpflichtig*	Verminderung der Abwehr ge- gen Infektionen, besonders ge- gen Pilze (z. B. Candida). Bei Langzeitanwendung hormonelle Störungen möglich	**Therapeutisch zweckmäßig zur** örtlichen Anwendung bei Asthma. Bewährter kortisonähnlicher Wirkstoff.
Miflonide (D/Ö) Kaps. zur Pulverinhalation Budesonid *Rezeptpflichtig*	Verminderung der Abwehr ge- gen Infektionen, besonders ge- gen Pilze (z. B. Candida). Bei Langzeitanwendung hormonelle Störungen möglich	**Therapeutisch zweckmäßig zur** örtlichen Anwendung bei Asthma. Bewährter kortisonähnlicher Wirkstoff.

Präparat	Wichtigste Nebenwirkungen	Empfehlung
MonteluBronch (D) Kautabl., Filmtabl., Granulat Montelukast *Rezeptpflichtig*	Häufig Durst, Husten, Bauchschmerzen, Grippesymptome (z. B. Fieber, Kopfschmerzen)	**Möglicherweise zweckmäßig zur** Vorbeugung von Asthmaanfällen, wenn Standardmittel nicht ausreichend wirken. Therapeutische Wirksamkeit nur unzureichend gesichert. Vorsicht: **Nicht geeignet** zur Behandlung des akuten Asthmaanfalls!
Novolizer Budesonid Meda (Ö) Pulver zur Inhalation Budesonid *Rezeptpflichtig*	Verminderung der Abwehr gegen Infektionen, besonders gegen Pilze (z. B. Candida). Bei Langzeitanwendung hormonelle Störungen möglich	**Therapeutisch zweckmäßig zur** örtlichen Anwendung bei Asthma. Bewährter kortisonähnlicher Wirkstoff.
Novopulmon Novolizer (D) Pulverinhalator + Patrone zur Pulverinhalation Budesonid *Rezeptpflichtig*	Verminderung der Abwehr gegen Infektionen, besonders gegen Pilze (z. B. Candida). Bei Langzeitanwendung hormonelle Störungen möglich	**Therapeutisch zweckmäßig zur** örtlichen Anwendung bei Asthma. Bewährter kortisonähnlicher Wirkstoff.
Oxis Turbohaler (D/Ö) Pulverinhalator Formoterol *Rezeptpflichtig*	Häufig Kopfschmerzen, Herzklopfen, Herzschmerzen, Unruhe, Muskelzittern, Kaliummangel im Blut	**Nur zweckmäßig zur** Vorbeugung von Asthmaanfällen, besonders für die Nacht. Langsamer Wirkungseintritt. Vorsicht: **Nicht geeignet** zur Behandlung des akuten Asthmaanfalls!
Pulmicort (D/Ö) Susp. im Behälter zur Inhalation mit einem Vernebler **Pulmicort Turbohaler** (D/Ö) Pulverinhalator **Pulmicort Topinasal** (D) Nasendosierspray Budesonid *Rezeptpflichtig*	Verminderung der Abwehr gegen Infektionen, besonders gegen Pilze (z. B. Candida). Bei Langzeitanwendung hormonelle Störungen möglich	**Therapeutisch zweckmäßig zur** örtlichen Anwendung bei Asthma. Bewährter kortisonähnlicher Wirkstoff.

Präparat	Wichtigste Nebenwirkungen	Empfehlung

Salbu Novolizer (D)
Inhalationspulver
Salbutamol
Rezeptpflichtig

Herzklopfen, Herzschmerzen, Unruhe, Muskelzittern

Therapeutisch zweckmäßig
Relativ gezielt bronchienerweiternd wirkendes Mittel (Salbutamol). Die Mittel ohne Konservierungsstoff sind vorzuziehen.

Die folgende Liste enthält Medikamente, die so wie Salbu Novolizer als Wirkstoff Salbutamol enthalten. Sie werden als Generika bezeichnet und haben dieselben Nebenwirkungen und dieselbe Empfehlung wie Salbu Novolizer:

SALBUBRONCH forte/ -Elixier/ -Elixier forte (D) Tropfen. **Salbu-HEXAL Easyhaler** (D) Pulver zur Inhalation. **SalbuHEXAL Fertiginhalat** (D) Amp. **SalbuHEXAL Inhalationslösung** (D) Lösung. **Salbu-HEXAL N** (D) Dosier-Aerosol. **Salbulair N/ -N Autohaler/ -N Easi-Breathe** (D) Dosier-Aerosol. **Salbutamol – 1 A Pharma** (D) Dosier-Aerosol. **Salbutamol AL Inhalat/ -Fertiginhalat** (D) Inhalationsampullen, Inhalationslösung. **Salbutamol-CT Dosieraerosol** (D) Dosier-Aerosol. **Salbutamol-ratiopharm** (D) Inhalationslösung (enthält als Konservierungsstoff Benzalkonium). **Salbutamol-ratiopharm Fertiginhalat** (D) Inhalationsampullen. **Salbutamol-ratiopharm N** (D) Dosier-Aerosol. **Salbutamol STADA Fertiginhalat** (D) Lösung in Amp. zum Inhalieren. **Salbutamol STADA Inhalat** (D) Lösung in Behälter zum Inhalieren (enthält als Konservierungsstoff Benzalkonium). **Salbutamol STADA N** (D) Dosier-Aerosol.

Sanasthmax (D)
Dosier-Aerosol
Sanasthmax Junior (D)
Dosier-Aerosol
Beclometason
Rezeptpflichtig

Verminderung der Abwehr gegen Infektionen, besonders gegen Pilze (z. B. Candida). Bei Langzeitanwendung hormonelle Störungen möglich

Therapeutisch zweckmäßig zur örtlichen Anwendung bei Asthma. Bewährter kortisonähnlicher Wirkstoff.

Seretide FCKW-frei/ -forte FCKW-frei (D)
Dosier-Aerosol
Seretide forte/ -diskus/ -forte diskus (D)
Inhalationspulver
Seretide diskus/ -diskus levis/ -diskus standard/ -diskus forte (Ö)
Inhalationspulver
Seretide levis/ -standard/ -forte (Ö)
Sprühstoß-Inhalation
Salmeterol, Fluticason
Rezeptpflichtig

Häufig Kopfschmerzen, Herzklopfen, Herzschmerzen, Unruhe, Muskelzittern. Verminderung der Abwehr gegen Infektionen, besonders gegen Pilze (z. B. Candida). Bei Langzeitanwendung stärkere hormonelle Störungen möglich

Therapeutisch zweckmäßig
Kombination von bronchienerweiternd wirkendem Mittel (Beta-Sympathomimetikum Salmeterol) mit kortisonähnlichem Wirkstoff (Fluticason) zur Vorbeugung von Asthmaanfällen, besonders für die Nacht. Langsamer Wirkungseintritt. Vorsicht: **Nicht geeignet** zur Behandlung des akuten Asthmaanfalls!

Präparat	Wichtigste Nebenwirkungen	Empfehlung
Serevent Dosier-Aerosol FCKW-frei (D) Dosier-Aerosol **Serevent Dosier-Aerosol** (Ö) Dosier-Aerosol **Serevent Diskus** (D/Ö) Pulvereinzeldosis zur Inhalation **Serevent Rotadisk** (Ö) Pulver zur Inhalation Salmeterol *Rezeptpflichtig*	Häufig Kopfschmerzen, Herzklopfen, Herzschmerzen, Unruhe, Muskelzittern	**Nur zweckmäßig zur** Vorbeugung von Asthmaanfällen, besonders für die Nacht. Langsamer Wirkungseintritt. Vorsicht: **Nicht geeignet** zur Behandlung des akuten Asthmaanfalls!
Singulair/ junior (D/Ö) Filmtabl., in Ö zus.: Kautabl. Granulat **Singulair mini** (D) Kautabl., Granulat Montelukast *Rezeptpflichtig*	Häufig Durst, Husten, Bauchschmerzen, Grippesymptome (z. B. Fieber, Kopfschmerzen)	**Zweckmäßig zur** Vorbeugung von Asthmaanfällen in Kombination mit inhalativen Kortisonpräparaten, wenn diese alleine nicht ausreichend wirken, und zur Behandlung von leichtem bis mittelschwerem Asthma von Kindern und Heuschnupfen. Vorsicht: **Nicht geeignet** zur Behandlung des akuten Asthmaanfalls!
Solosin retard/ -mite (D) Retardtabl. **Solosin Tropfen** (D) Tropfen *Konservierungsstoffe*: z. B. Methylhydroxybenzoat (Parastoffe) (nur in Tropfen); *Wirkstoff*: Theophyllin *Rezeptpflichtig*	Magen-Darm-Störungen, Schlafstörungen, Kreislaufstörungen	**Therapeutisch zweckmäßig** Lange bewährter Wirkstoff mit bronchienerweiternder Wirkung.
Solosin Infusionslösungskonzentrat (D) Amp. Theophyllin *Rezeptpflichtig*	Magen-Darm-Störungen, Schlafstörungen, Kreislaufstörungen	**Therapeutisch zweckmäßig zur** Behandlung des schweren akuten Asthmaanfalls. Lange bewährter Wirkstoff mit bronchienerweiternder Wirkung.
Spiriva (D) Kaps. mit Inhalationspulver **Spiriva Respimat** (D) Dosier-Aerosol Tiotropium *Rezeptpflichtig*	Schleimeindickung, Mundtrockenheit, Husten, Verstopfung, Schwierigkeiten beim Wasserlassen, schneller Herzschlag, Entzündungen der oberen Luftwege	**Möglicherweise zweckmäßig bei** leichten Formen der obstruktiven Lungenerkrankungen (gilt für Kapseln). **Abzuraten** wegen erhöhter Sterblichkeit (gilt für Respimat Dosierspray).

Präparat	Wichtigste Nebenwirkungen	Empfehlung
Sultanol Ampullen (Ö) Inhalationslösung **Sultanol Fertiginhalat** (D) Amp. **Sultanol forte Fertiginhalat** (D) Amp. Salbutamol *Rezeptpflichtig*	Herzklopfen, Herzschmerzen, Unruhe, Muskelzittern	**Therapeutisch zweckmäßig** Relativ gezielt bronchienerweiternd wirkendes Mittel (Salbutamol). Mittel ohne Konservierungsstoffe sind vorzuziehen.
Sultanol Inhalationslösung (D/Ö) Inhalationslösung **Sultanol Diskus** (Ö) Pulver zum Inhalieren *Konservierungsstoff*: Benzalkonium (nur Inhalationslösung); *Wirkstoff*: Salbutamol *Rezeptpflichtig*	Herzklopfen, Herzschmerzen, Unruhe, Muskelzittern	**Therapeutisch zweckmäßig** Relativ gezielt bronchienerweiternd wirkendes Mittel (Salbutamol). Mittel ohne Konservierungsstoffe sind vorzuziehen.
Sultanol Saft (Ö) Saft Salbutamol *Rezeptpflichtig*	Unruhe, Herzklopfen, Herzschmerzen, Muskelzittern, Magen-Darm-Störungen	**Nur zweckmäßig in** Ausnahmefällen, wenn eine Behandlung durch Inhalation nicht möglich ist.
Symbicort Turbohaler (D/Ö) Pulver zur Inhalation Formoterol, Budesonid *Rezeptpflichtig*	Häufig Kopfschmerzen, Herzklopfen, Herzschmerzen, Unruhe, Muskelzittern. Verminderung der Abwehr gegen Infektionen, besonders gegen Pilze (z. B. Candida). Bei Langzeitanwendung hormonelle Störungen möglich	**Nur zweckmäßig zur** Vorbeugung von Asthmaanfällen, besonders für die Nacht, wenn kortisonähnliche Stoffe nicht ausreichend wirken. Kombination von bronchienerweiternd wirkendem Mittel (Beta-Sympathomimetikum Formoterol) mit bewährtem kortisonähnlichem Wirkstoff (Budesonid). Sehr langsamer Wirkungseintritt. Vorsicht: **Nicht geeignet** zur Behandlung des akuten Asthmaanfalls!

Präparat	Wichtigste Nebenwirkungen	Empfehlung
Terbutalin AL (D) Tabl., Retardkaps. **Terbutalin-ratiopharm** (D) Retardkaps. Terbutalin *Rezeptpflichtig*	Herzklopfen, Herzschmerzen, Unruhe, Muskelzittern	**Wenig zweckmäßig** Mittel mit bronchienerweiternder Wirkung (Terbutalin). Vertretbar in Ausnahmefällen, wenn eine Behandlung durch Inhalation nicht möglich oder ausreichend ist. Bei Einnahme des Mittels ist die bronchienerweiternde Wirkung weniger zuverlässig, die Nebenwirkungen können stärker sein.
Theophyllin AL retard (D) Retardkaps. **Theophyllin HEXAL** (D) Retardkaps. **Theophyllin Heumann** (D) Retardkaps. **Theophyllin Merck** (D) Hartkaps., retardiert *Wirkstoff:* Theophyllin *Rezeptpflichtig*	Magen-Darm-Störungen, Schlafstörungen, Kreislaufstörungen	**Therapeutisch zweckmäßig** Lange bewährter Wirkstoff (Theophyllin) mit bronchienerweiternder Wirkung.
Theophyllin-retard-ratiopharm (D) Retardkaps. **Theophyllin Sandoz Retardkapseln** (D) Retardkaps. **Theophyllin STADA retard** (D) Retardkaps. **Theospirex** (Ö) Retard-Filmtabl. *Wirkstoff:* Theophyllin *Rezeptpflichtig*	Magen-Darm-Störungen, Schlafstörungen, Kreislaufstörungen	**Therapeutisch zweckmäßig** Lange bewährter Wirkstoff (Theophyllin) mit bronchienerweiternder Wirkung.
Theospirex (Ö) Amp. Theophyllin *Rezeptpflichtig*	Magen-Darm-Störungen, Schlafstörungen, Kreislaufstörungen	**Therapeutisch zweckmäßig zur** Behandlung des schweren akuten Asthmaanfalls. Lange bewährter Wirkstoff mit bronchienerweiternder Wirkung.
Tromphyllin retard (D) Retardtabl. *Rezeptpflichtig*	Magen-Darm-Störungen, Schlafstörungen, Kreislaufstörungen	**Therapeutisch zweckmäßig** Lange bewährter Wirkstoff mit bronchienerweiternder Wirkung.

Präparat	Wichtigste Nebenwirkungen	Empfehlung
Unifyl (Ö) Retardtabl. **Uniphyllin** (D) Retardtabl. Theophyllin *Rezeptpflichtig*	Magen-Darm-Störungen, Schlafstörungen, Kreislaufstörungen	**Therapeutisch zweckmäßig** Lange bewährter Wirkstoff mit bronchienerweiternder Wirkung.
Ventilastin Novolizer (D) Pulver zum Inhalieren Salbutamol *Rezeptpflichtig*	Herzklopfen, Herzschmerzen, Unruhe, Muskelzittern	**Therapeutisch zweckmäßig** Relativ gezielt bronchienerweiternd wirkendes Mittel (Beta-Sympathomimetikum).
Ventolair Autohaler/ mite Autohaler (D) atemzugausgelöstes Dosier-Aerosol **Ventolair/ -mite** (D) Dosier-Aerosol **Ventolair Easi-Breathe** (D) Dosier-Aerosol Beclometason *Rezeptpflichtig*	Verminderung der Abwehr gegen Infektionen, besonders gegen Pilze (z. B. Candida). Bei Langzeitanwendung hormonelle Störungen möglich	**Therapeutisch zweckmäßig zur** örtlichen Anwendung bei Asthma. Bewährter kortisonähnlicher Wirkstoff (Beclometason).
Viani Diskus/ mite Diskus/ -forte Diskus (D) Pulver zur Inhalation **Viani FCKW-frei/ -forte FCKW-frei/ -mite FCKW-frei** (D) Dosier-Aerosol Fluticason, Salmeterol *Rezeptpflichtig*	Häufig Kopfschmerzen, Herzklopfen, Herzschmerzen, Unruhe, Muskelzittern. Verminderung der Abwehr gegen Infektionen, besonders gegen Pilze (z. B. Candida). Bei Langzeitanwendung stärkere hormonelle Störungen möglich	**Therapeutisch zweckmäßig** Kombination von bronchienerweiternd wirkendem Mittel (Beta-Sympathomimetikum Salmeterol) mit kortisonähnlichem Wirkstoff (Fluticason) zur Vorbeugung von Asthmaanfällen, besonders für die Nacht. Langsamer Wirkungseintritt. Vorsicht: **Nicht geeignet** zur Behandlung des akuten Asthmaanfalls!

6. Kapitel: **Allergien**

Eine Allergie ist eine Überempfindlichkeit. Für ihre Entstehung sind sogenannte »Antigene« verantwortlich – Stoffe, die im Immunsystem des Körpers eine Abwehrreaktion hervorrufen. Bei dieser Abwehrreaktion kommt es zur Bildung von Antikörpern, die gegen das Antigen gerichtet sind. Es folgt eine Antigen-Antikörper-Reaktion. Sie führt unter anderem zur Freisetzung von »Mediatoren«. Das sind Überträgerstoffe, wie z. B. Histamin.

Auslöser, sogenannte Allergene, können sein:
- Belastende Stoffe im Haushalt und in Kosmetika (an erster Stelle aller Innenraumallergene: die Hausstaubmilbe)
- Tierische Bestandteile (an zweiter Stelle aller Innenraumallergene: Tierhaare)
- Pflanzliche Stoffe (z. B. Pollen. Auch die beliebte Zimmerpflanze Ficus benjamina steht unter Anklage: Sie hat sich auf den dritten Platz der Hitliste aller Innenraumallergene vorgeschoben.)
- Lebensmittel (Getreide, Milchprodukte usw.)
- Metalle (z. B. Schmuckstücke, die Nickel enthalten)
- Arzneimittel (Fast alle Medikamente können allergische Reaktionen verursachen. Dies gilt nicht nur für synthetisch hergestellte, sondern auch für pflanzliche Mittel, denen fälschlicherweise oft der Ruf anhaftet, sanft und nebenwirkungsfrei zu sein.)
- Kontakt mit Chemikalien am Arbeitsplatz
- Generell: die Vielzahl an chemischen Stoffen, mit denen wir in Kontakt kommen

Allergien können in vielen verschiedenen Formen auftreten – vor allem als Heuschnupfen (allergische Rhinitis), Asthma, Augenbindehautentzündung (Konjunktivitis), Nesselsucht (Urtikaria), Juckreiz (Pruritus), Ekzeme und als Nahrungsmittelallergie.
Die Allergie kann durch Einatmen, Einnehmen oder direkten Hautkontakt mit dem Allergen ausgelöst werden. *Je länger und je häufiger man mit einem Allergie-Auslöser in Kontakt kommt, desto wahrscheinlicher werden Allergien.* Wer schon lange ein bestimmtes Medikament eingenommen hat und damit keine Probleme hatte, sollte bei einer auftretenden Allergie dieses Mittel keineswegs als Ursache ausschließen.

Die häufigsten Nebenwirkungen von Arzneimitteln sind allergische Reaktionen. Sie machen schätzungsweise 30 bis 40 Prozent aller unerwünschten Arzneimittelwirkungen aus. Häufig wird die Ursache der Allergie (z. B. ein bestimmtes Medikament) nicht erkannt und einfach mit einem anderen Medikament (z. B. Hautsalbe gegen Juckreiz) »verdeckt«. Dabei wäre das Absetzen oder der Wechsel des Medikaments, das die Allergie ausgelöst hat, die einzig richtige Maßnahme. *Allergien können bei fast allen Medikamenten auftreten.* Sie sind nicht von der Dosierung abhängig und lassen sich bereits durch kleinste Wirkstoffmengen auslösen. Auch Hilfsstoffe bei der Zubereitung von Arzneimitteln, wie z. B. Konservierungsmittel, Farbstoffe, Salbengrundlagen, Lösungsmittel oder Grundmassen, können häufig Ursache einer Allergie sein.

Arzneimittel-Allergien führen zumeist zu Hauterscheinungen. Allergische Asthmaanfälle und sogar lebensbedrohende Schockformen (anaphylaktischer Schock) können aber ebenso durch Medikamente verursacht werden. Häufige Auslöser dieser Allergien sind Penicilline, Rheumamittel vom Typ der NSAR und verschiedene Hormone.

Doch auch *Medikamente, die gegen Allergien angepriesen werden, können selbst Allergien hervorrufen.* Das gilt vor allem für Antihistaminika, die auf die Haut aufgetragen werden, und in geringerem Maße für Kortisone (Glukokortikoide).

Tests

Erfahrene Allergiespezialisten, sogenannte Allergologen, beginnen zunächst in einem ausführlichen Gespräch mit dem Betroffenen, nach den Ursachen der Allergie zu forschen. Dabei muss teilweise mit detektivischem Spürsinn vorgegangen werden, um festzustellen, welche Auslöser für die Allergie infrage kommen und wo sie in der Umgebung des Erkrankten vorhanden sein könnten.

Dann wird an der Haut oder an der von der Allergie betroffenen Körperstelle getestet, ob der verdächtigte Stoff tatsächlich die Ursache der Allergie ist. Bei Verdacht auf eine Nahrungsmittelallergie streicht man zunächst alle verdächtigten Nahrungsmittel vom Speiseplan, um sie dann Produkt für Produkt wieder einzuführen. Daraus kann man dann entsprechende Schlüsse ziehen.

Vorsicht: Die Behandlung von Allergien scheint ein Tummelplatz unseriöser alternativmedizinischer Heiler zu sein. Zu warnen ist vor allem vor manchen diagnostischen Verfahren, deren Verlässlichkeit nie seriös überprüft wurde – etwa Bioresonanzgeräte (nicht zu verwechseln mit der Entspannungsmethode Biofeedback) und Elektroakupunktur.

Behandlung

Die wichtigste Maßnahme besteht darin, den Stoff zu vermeiden, der die Allergie verursacht:

Bei Farb- und Konservierungsstoffen in Lebensmitteln und Kosmetika und Hautpflegemitteln ist das nur dann möglich, wenn alle Inhalts- und Zusatzstoffe deklariert sind. Das ist häufig nicht der Fall.

Eine geliebte Katze oder einen geliebten Hund wegzugeben, bringen die meisten Menschen aber wohl kaum übers Herz.

Und den Beruf zu wechseln, kommt meist nicht infrage, außer man nimmt in Kauf, dann arbeitslos zu sein.

Hausstaub zu vermeiden – das ist einfach unmöglich. Man kann ihn aber verringern, auch wenn das mit einigem Aufwand verbunden ist: Hausstaubmilben mögen keine synthetischen Materialien. Man sollte also natürliche Materialien so weit wie möglich durch synthetische ersetzen (z. B. Kunststoffmatratzen anstelle solcher aus Rosshaar oder Federkern). Teppichböden gegen glatte, wischbare Bodenbeläge austauschen und anderes mehr.

Bei Pollenallergie wird man den Aufenthalt im Freien möglichst vermeiden. Vielleicht kann man es auch so einrichten, dass der Urlaub in der Zeit des stärksten Pollenfluges genommen wird. Meeresluft oder die Luft oberhalb von 2000 Metern Meereshöhe sind fast pollenfrei.

Desensibilisierung

Wenn es keine Möglichkeit gibt, den allergisierenden Stoff zu vermeiden, kann eine Desensibilisierung sinnvoll sein. Dabei wird der allergieauslösende Stoff (in der Fachsprache Antigen genannt) in extremer Verdünnung unter die Haut gespritzt oder geschluckt, jedes Mal ein bisschen mehr. So wird versucht, den Körper gegen das Antigen unempfindlich zu machen.

Diese Behandlungsmethode ist – wenn es tatsächlich gelingt, das Allergen zweifelsfrei festzustellen – in vielen Fällen wirksam, es kann dabei aber zu schweren Zwischenfällen kommen. Deshalb darf sie nur angewendet werden, wenn im Notfall entsprechende Behandlungsmöglichkeiten zur Verfügung stehen.

6.1. Mittel gegen Allergien

Zur Behandlung von Allergien werden hauptsächlich *Antihistamini-ka* und *Kortisone* (*Glukokortikoide*) verwendet. Sie beeinflussen jedoch nur die Symptome und behandeln nicht die Ursache der Allergie. Um einem allergischen Asthma vorzubeugen, werden besondere Medikamente eingesetzt (z. B. *Intal* – siehe Kapitel 5: Bronchitis, Asthma). Arzneimittel mit dem Wirkstoff Cromoglicinsäure werden auch bei Heuschnupfen und bei einer allergischen Bindehautentzündung des Auges örtlich angewendet.

Antihistaminika

(siehe die nachfolgende Empfehlungstabelle) vermindern die Wirkung des Histamins, eines Überträgerstoffs, der bei einer allergischen Reaktion freigesetzt wird. Histamin ist aber für die Ausprägung von allergischen Krankheitserscheinungen keineswegs allein verantwortlich. Darum ist der Nutzen der Antihistaminika als »Antiallergika« oft gering.

Antihistaminika haben ein breites Wirkungsspektrum und werden deshalb auch gegen andere Beschwerden verwendet, z. B. bei Reisekrankheiten, Übelkeit, Erbrechen, Juckreiz, Heuschnupfen, Nesselsucht. Manche Antihistaminika haben außerdem eine beruhigende Wirkung.

Neben den Antihistaminika, deren Einsatz gegen eine Vielzahl von Allergien propagiert wird und die in der nachfolgenden Tabelle zu finden sind, werden manche auch nur für spezielle Anwendungsgebiete wie Schlafprobleme, Hautprobleme, Grippe/Erkältung, Bronchitis/Asthma sowie Übelkeit/Erbrechen/Reisekrankheiten empfohlen.

Bei Kindern kann es häufig zu paradoxen Reaktionen kommen. Statt müde zu werden, reagieren sie dann nervös und leiden unter Schlaflosigkeit.

Die in der Tabelle bewerteten Wirkstoffe haben ein teilweise unterschiedliches Wirkungsspektrum. Vom Medikament Ebastin (enthalten z. B. in *Ebastel*) raten wir wegen der möglichen Nebenwirkungen ab.

Kortisone (Glukokortikoide)

werden aufgrund ihrer entzündungshemmenden Wirkung für sehr verschiedene Krankheiten verwendet, unter anderem auch zur Behandlung allergischer Erscheinungen (siehe dazu Kapitel 7: Entzündungen, und Kapitel 8: Haut).

6.1. Mittel gegen Allergien (Antihistaminika und Mittel zur Desensibilisierung, siehe auch Kapitel 7.1. Kortisone)

Präparat	Wichtigste Nebenwirkungen	Empfehlung
Aerius (D/Ö) Filmtabl., Lösung, in D zus.: Schmelztabl. Desloratadin *Rezeptpflichtig*	Mundtrockenheit, Appetitzunahme, Kopfschmerzen möglich, Haarausfall, bei Überdosierung Herzrhythmusstörungen möglich	**Möglicherweise zweckmäßig bei** Heuschnupfen und Hautjucken. Schwache und unzuverlässige Wirkung auf andere allergische Erscheinungen. Antihistaminikum ohne wesentliche beruhigende Wirkung und ohne Vorteile gegenüber dem rezeptfreien Loratadin.
ALK-depot SQ (D) Injektionsflaschen SQ-Allergene aus Pollen, Milben, Tierhaaren, Schimmelpilzen, Insektengiften u. a. *Rezeptpflichtig*	Selten Müdigkeit, Reaktionen an der Injektionsstelle (z. B. Granulome). Schwere allergische Reaktionen bis zum Schock möglich	**Therapeutisch zweckmäßig zur** Desensibilisierung bei Allergien. Vorsicht: Keine Betablocker oder ACE-Hemmer gleichzeitig einnehmen!
Allergovit (D) Injektionsflaschen Einzelallergene verschiedener Pollen *Rezeptpflichtig*	Selten Müdigkeit, Reaktionen an der Injektionsstelle (z. B. Granulome). Schwere allergische Reaktionen bis zum Schock möglich	**Therapeutisch zweckmäßig zur** Desensibilisierung bei Pollenallergien. **Vorsicht:** Keine Betablocker oder ACE-Hemmer gleichzeitig einnehmen!
Cetirizin – 1 A Pharma (D) Filmtabl., Tropfen **Cetirizin AbZ** (D) Filmtabl. **Cetirizin ADGC** (D) Filmtabl. **Cetirizin AL/ -direkt** (D) Filmtabl., Sirup, Tropfen, Lutschtabl. **Cetirizin beta** (D) Filmtabl., Tropfen Cetirizin *Rezeptpflichtig (Ö)*	Selten Müdigkeit, Mundtrockenheit, Schwindel, Kopfschmerzen	**Therapeutisch zweckmäßig bei** Heuschnupfen und Hautjucken. Schwache und unzuverlässige Wirkung auf andere allergische Erscheinungen. Antihistaminikum ohne wesentliche beruhigende Wirkung.

Präparat	Wichtigste Nebenwirkungen	Empfehlung
Cetirizin-CT (D) Filmtabl. **Cetirizin Genericon** (Ö) Filmtabl. **Cetirizin HEXAL bei Allergien** (D) Filmtabl., Tropfen, Saft Cetirizin *Rezeptpflichtig (Ö)*	Selten Müdigkeit, Mundtrockenheit, Schwindel, Kopfschmerzen	**Therapeutisch zweckmäßig bei** Heuschnupfen und Hautjucken. Schwache und unzuverlässige Wirkung auf andere allergische Erscheinungen. Antihistaminikum ohne wesentliche beruhigende Wirkung.
Cetirizin-ratiopharm (D/Ö) Filmtabl. **Cetirizin-ratiopharm bei Allergien** (D/Ö) Filmtabl., in D zus.: Saft Cetirizin *Rezeptpflichtig (Ö)*	Selten Müdigkeit, Mundtrockenheit, Schwindel, Kopfschmerzen	**Therapeutisch zweckmäßig bei** Heuschnupfen und Hautjucken. Schwache und unzuverlässige Wirkung auf andere allergische Erscheinungen. Antihistaminikum ohne wesentliche beruhigende Wirkung.
Cetirizin Sandoz (D/Ö) Filmtabl., in D zus.: Sirup, Tropfen, Brausetabl. **Cetirizin STADA** (D) Filmtabl., Saft Cetirizin *Rezeptpflichtig (Ö)*	Selten Müdigkeit, Mundtrockenheit, Schwindel, Kopfschmerzen	**Therapeutisch zweckmäßig bei** Heuschnupfen und Hautjucken. Schwache und unzuverlässige Wirkung auf andere allergische Erscheinungen. Antihistaminikum ohne wesentliche beruhigende Wirkung.
Clarityn (Ö) Tabl., Brausetabl. Loratadin	Mundtrockenheit, Appetitzunahme, Kopfschmerzen möglich, Haarausfall, bei Überdosierung Herzrhythmusstörungen möglich	**Therapeutisch zweckmäßig bei** Heuschnupfen und Hautjucken. Schwache und unzuverlässige Wirkung auf andere allergische Erscheinungen. Antihistaminikum ohne wesentliche beruhigende Wirkung.
Dibondrin-Dragees (Ö) Drag. **Dibondrin-liquid** (Ö) Lösung Diphenhydramin *Rezeptpflichtig*	Müdigkeit, Mundtrockenheit, Übelkeit, Schwindel, Kopfschmerzen, Schwierigkeiten beim Wasserlassen. Bei Kindern durch Überdosierung Erregungszustände und Krämpfe möglich	**Therapeutisch zweckmäßig** zur Akutbehandlung leichter bis mittelschwerer allergischer Symptome (z. B. Juckreiz, Schleimhautschwellungen). Beruhigend und schlaffördernd wirksam.

Präparat	Wichtigste Nebenwirkungen	Empfehlung
Ebastel (D) Filmtabl. Ebastin *Rezeptpflichtig*	Kopfschmerzen, gelegentlich Müdigkeit, Mundtrockenheit, lebensbedrohliche Herzrhythmusstörungen sind nicht auszuschließen	**Abzuraten** wegen ungeklärter Risiken. Seltene, aber schwere Nebenwirkungen sind nicht auszuschließen. Antihistaminikum ohne wesentliche beruhigende Wirkung.
Fenistil (D/Ö) Amp. Dimetinden *Rezeptpflichtig (Ö)*	Müdigkeit, Mundtrockenheit, Übelkeit, Schwindel, Kopfschmerzen	**Therapeutisch zweckmäßig** zur Akutbehandlung leichter bis mittelschwerer allergischer Symptome (z. B. Juckreiz, Schleimhautschwellungen).
Fenistil (D/Ö) Drag., Tropfen, **Fenistil-24-Stunden** (D/Ö) Retardkaps. Dimetinden *Rezeptpflichtig (Ö)*	Müdigkeit, Mundtrockenheit. Sirup und Tropfen enthalten Alkohol!	**Möglicherweise zweckmäßig** Beruhigend wirkendes Antihistaminikum mit schwacher und unzuverlässiger Wirkung auf allergische Erscheinungen (z. B. Heuschnupfen und Juckreiz).
Loratadin – **1 A Pharma** (D/Ö) **Loratadin akut –** **1 A Pharma** (D) **Loratadin AL** (D) **Loratadin-CT** (D) **Loratadin-** **ratiopharm** (D/Ö) Tabletten *Wirkstoff:* Loratadin	Mundtrockenheit, Appetitzunahme, Kopfschmerzen möglich, Haarausfall, bei Überdosierung Herzrhythmusstörungen möglich	**Therapeutisch zweckmäßig bei** Heuschnupfen und Hautjucken. Schwache und unzuverlässige Wirkung auf andere allergische Erscheinungen. Antihistaminikum ohne wesentliche beruhigende Wirkung.
Reactine (D) Filmtabl. Cetirizin	Selten Müdigkeit, Mundtrockenheit, Schwindel, Kopfschmerzen	**Therapeutisch zweckmäßig bei** Heuschnupfen und Hautjucken. Schwache und unzuverlässige Wirkung auf andere allergische Erscheinungen. Antihistaminikum ohne wesentliche beruhigende Wirkung.

Präparat	Wichtigste Nebenwirkungen	Empfehlung
Tavegil (D) Amp. Clemastin	Müdigkeit, Mundtrockenheit	**Therapeutisch zweckmäßig zur** Akutbehandlung leichter bis mittelschwerer allergischer Symptome (z. B. Juckreiz, Schleimhautschwellungen).
Tavegil (D) Sirup, Tabl. Clemastin	Müdigkeit, Mundtrockenheit	**Möglicherweise zweckmäßig** Schwache und unzuverlässige Wirkung auf allergische Erscheinungen (wie z. B. Heuschnupfen und Juckreiz). Wirkt beruhigend.
Telfast (D) Filmtabl. Fexofenadin *Rezeptpflichtig*	Kopfschmerzen, Müdigkeit, Magen-Darm-Störungen. Allergische Reaktionen und Quincke-Ödem möglich, lebensbedrohliche Herzrhythmusstörungen sind nicht auszuschließen	**Abzuraten** Antihistaminikum ohne wesentliche beruhigende Wirkung. Seltene, aber schwere Nebenwirkungen möglich. Risiken noch unzureichend abzuschätzen. Andere Mittel mit Cetirizin oder Loratadin sind vorzuziehen.
Xusal (D) Filmtabl., Saft, Tropfen, Akut-Tropfen **Xyzall** (Ö) Filmtabl. Levocetirizin *Rezeptpflichtig*	Häufig Kopfschmerzen, Müdigkeit, Mundtrockenheit, Bauchschmerzen möglich	**Möglicherweise zweckmäßig bei** Heuschnupfen und Hautjucken. Schwache und unzuverlässige Wirkung auf andere allergische Erscheinungen. Antihistaminikum ohne wesentliche beruhigende Wirkung. Mittel mit dem bewährten und rezeptfreien Cetirizin sind vorzuziehen.
Zaditen (D) Sirup **Zaditen** (Ö) Filmtabl., Sirup für Kinder Ketotifen *Rezeptpflichtig*	Starke Müdigkeit, Mundtrockenheit, Schwindel. Sirup enthält Alkohol!	**Wenig zweckmäßig zur** vorbeugenden Behandlung von allergischer Bronchitis, allergischen Hauterkrankungen und bei Heuschnupfen.
Zolim (D) Filmtabl. Mizolastin *Rezeptpflichtig*	Selten Müdigkeit, Mundtrockenheit, Magen-Darm-Störungen, Kopfschmerzen, Schwindel, Blutschäden. Verschlimmerung von Asthma möglich!	**Möglicherweise zweckmäßig bei** Heuschnupfen und Hautjucken. Schwache und unzuverlässige Wirkung auf andere allergische Erscheinungen. Antihistaminikum ohne wesentliche beruhigende Wirkung.

7. Kapitel: **Entzündungen und Immunreaktionen**

Viele Krankheiten gehen mit Entzündungen einher. Sie werden durch die verschiedensten Einflüsse verursacht – zum Beispiel durch Bakterien, Viren, Chemikalien, Strahlen, Wärme, Kälte oder Reibung. Entzündungen sind oft nützliche Reaktionen des Organismus auf eine Schädigung. Die Unterdrückung von Entzündungen muss daher nicht immer das Hauptziel einer Behandlung sein.

In diesem Kapitel geht es um die Gruppe der am stärksten entzündungshemmenden Arzneimittel, über welche die Medizin derzeit verfügt: Kortisone (in der Fachsprache Glukokortikoide oder Kortikoide oder Kortikosteroide oder Steroide genannt).

7.1. Kortisone (Glukokortikoide) und Immunsuppressiva

Kortison ist die umgangssprachliche Bezeichnung für eine Reihe verschiedener Hormone, die vom Körper in der Nebenniere produziert werden und den Salzhaushalt des Körpers sowie den Kohlenhydrat- und Eiweißstoffwechsel beeinflussen.

Nachdem es dem amerikanischen Chemiker E.C. Kendall 1938 gelungen war, Hydrocortison – das körpereigene, natürliche Kortison – künstlich herzustellen, glaubte die Medizin, ein Wundermittel zur Behandlung verschiedenster Krankheiten gefunden zu haben.

Die erste Euphorie über dramatische Behandlungserfolge führte zu einer massenhaften, unkritischen Verwendung. Nach und nach stellte sich aber heraus, dass Kortisone bei Langzeitverwendung eine Reihe schwerwiegender Nebenwirkungen haben können. Ernüchterung machte sich breit, und als Reaktion darauf wurden Kortisone oft verteufelt.

Inzwischen weiß man über Wirkungen und Gefahren von Kortisontherapien besser Bescheid. Bei sachgerechter Anwendung ist die Furcht vor Nebenwirkungen unbegründet. Kortisone können lebensrettend sein.

Anwendungsgebiete von Glukokortikoiden

Glukokortikoide und ihre Abkömmlinge können die Abwehrmechanismen beeinflussen und so allergische Erkrankungen, Entzündungen, Wucherungen (Proliferationen) und entzündliche Ausschwitzungen (Exsudationen) sehr stark hemmen, aber nur sehr selten eine Krankheit heilen.

Glukokortikoide werden vor allem bei folgenden Erkrankungen verwendet:
- Rheuma
- Asthma
- allergischen Erkrankungen wie Nesselsucht und Heufieber
- anaphylaktischen Schockzuständen
- bestimmten Hautekzemen
- Organtransplantationen
- drohender Frühgeburt, um Neugeborene vor Atemnot zu schützen
- bestimmten Autoimmunkrankheiten des Darms (Morbus Crohn, Colitis ulzera)
- bei Augenkrankheiten, Krebskrankheiten und einer Reihe weiterer Erkrankungen

Glukokortikoide sind stark wirksame Medikamente mit zahlreichen Nebenwirkungen und müssen dementsprechend überlegt eingesetzt werden. Die verordnete Dosierung muss in jedem Einzelfall dem jeweiligen Patienten und der Situation angepasst werden.

Die verschiedenen Glukokortikoide sind bei entsprechender Dosierung gleichwertig. Sogenannte fluorierte Glukokortikoide (z. B. der Wirkstoff Betamethason, enthalten in *Betnesol, Celestamine N, Celestan Biphase, Diprophos, Solu Celestan,* und der Wirkstoff Dexamethason, enthalten in *Dexabene, Dexaflam, DexaHEXAL, Generika mit dem Namen Dexamethason + Firmenbezeichnung, Dexa-ratiopharm, Fortecortin, Lipotalon*) sollten jedoch nicht für die Langzeittherapie verwendet werden.

In diesem Kapitel werden nur Glukokortikoide zum Schlucken und zum Injizieren besprochen und tabellarisch aufgeführt.

Äußerlich angewendete Glukokortikoide

Solche Mittel werden bei verschiedenen Haut-, Augen- oder Ohrenkrankheiten verwendet und in den entsprechenden Kapiteln beschrieben und bewertet. Zum Aufschmieren auf die Haut verwendete Glukokortikoide können dieselben Nebenwirkungen haben wie geschluckte. Das Risiko ist allerdings geringer, steigt jedoch mit der Dauer der Anwendung, der Wirkungsstärke des Präparates und der Größe der Hautfläche, auf die es aufgetragen wird.

Glukokortikoide zum Inhalieren

Diese Mittel werden bei Asthma verwendet und deshalb im Kapitel 5. Bronchitis und Asthma beschrieben und bewertet. Inhalierte Glukokortikoide haben weniger Auswirkungen auf den Körper als geschluckte.

Besondere Problembereiche

Glukokortikoide zum Schlucken oder Spritzen sollten nicht verwendet werden von Patienten, die an folgenden Erkrankungen leiden:
- Glaukom (Grüner Star)
- Lymphreaktion nach Tuberkuloseimpfung
- schwerer Osteoporose
- systemischen Pilzerkrankungen
- Windpocken (Feuchtblattern)
- Zwölffingerdarmgeschwür

Nicht verwenden sollte man Glukokortikoide außerdem acht Wochen vor einer Impfung und zwei Wochen danach.

Die Einnahme in der Schwangerschaft und während der Stillzeit gilt als vertretbar – allerdings sollte die ärztliche Kontrolle besonders sorgfältig sein.

Gefahren

Bei kurzfristiger Anwendung sind Glukokortikoide auch in hoher Dosierung relativ harmlos, wenn man von der Schwächung der Abwehr gegen Infektionen absieht. Glukokortikoide sollten, wenn möglich, durch den Mund (als Tabletten) eingenommen werden. In Notfällen – z. B. bei schweren allergischen Reaktionen – sind intravenöse Injektionen notwendig.

Gefahren lauern bei längerfristiger Einnahme von Glukokortikoiden in hoher Dosierung. Mögliche Nebenwirkungen können sein: Vollmondgesicht, Stammfettsucht, Muskelschwäche, Bluthochdruck, Knochenerweichung (Osteoporose), Zuckerkrankheit (Diabetes mellitus), Schwächung der Immunabwehr, Blutfettspiegelanstieg, Sexualstörungen, Hautstreifen, punktförmige Hautblutungen (Petechien), Akne, Ödembildung, Kaliumverlust, Kalziumausscheidung, ungenügende oder fehlende Stressreaktion, Leistungsverminderung der Nebennierenrinde (gefährlich beim plötzlichen Absetzen der Behandlung).

Durch die Einnahme von Glukokortikoiden erhöht sich das Infektionsrisiko – Infektionen können sich leichter ausbreiten. Es kann außerdem zu Wundheilungsstörungen, Wachstumshemmungen und Magengeschwüren mit Blutungs- und Durchbruchgefahr kommen. Durchschnittlich zwei von hundert langfristigen Glukokortikoid-Verwendern bekommen ein Magengeschwür. Dauert die Behandlung aber kürzer als 30 Tage, ist die Gefahr geringer.

In seltenen Fällen können auch schwere psychische Störungen (bis zu Psychosen) und Medikamentenabhängigkeit auftreten, Knochen können absterben (aseptische Knochennekrose), das Risiko der erhöhten Blutgerinnung (Thrombosen) steigt, und die Entstehung des Grünen Stars (Glaukom) und des Grauen Stars (Katarakt) kann begünstigt werden. Bei einer Behandlung mit Glukokortikoiden sollte deshalb in regelmäßigen Abständen eine Kontrolle durch den Augenarzt erfolgen.

Bei Langzeittherapie beachten:

Bei einer lang dauernden Behandlung mit Glukokortikoiden sollte der verschreibende Arzt/die verschreibende Ärztin etwa alle drei Monate Körpergewicht, Blutdruck, Harn und Blutzucker überprüfen – diese Untersuchungen sollten besonders auch vor einer lang dauernden Kortisonbehandlung durchgeführt werden, um Veränderungen durch die Therapie feststellen zu können.

Magenbeschwerden, Rückenschmerzen oder Muskelschwäche können erste Anzeichen von gefährlichen Nebenwirkungen sein.

Glukokortikoide nach längerer Anwendung nicht plötzlich absetzen:

Durch die Glukokortikoid-Therapie verringert die Nebenniere ihre Tätigkeit und produziert weniger körpereigenes Kortison. Wenn dann die Glukokortikoid-Therapie plötzlich beendet wird, ist der Körper Stresssituationen hilflos ausgeliefert. Es kann Wochen oder Monate dauern, bis die Nebenniere wieder die volle Leistung erbringt. Deshalb sollte eine Glukokortikoid-Behandlung immer ausschleichend beendet werden.

Andere Immunsuppressiva

Zur Verhinderung von Abstoßungsreaktionen bei Organtransplantationen werden nicht nur Glukokortikoide, sondern auch einige andere Wirkstoffe verwendet, u. a. Azathioprin (enthalten z. B. in *Generika mit dem Namen Azathioprin + Firmenbezeichnung, Imurek*) und Ciclosporin A (enthalten z. B. in *Generika mit dem Namen Ciclosporin + Firmenbezeichnung, Sandimmun*).

Beide unterdrücken die Aktivität bestimmter Abwehrzellen des Körpers – der T-Lymphozyten, die sich vorwiegend in den peripheren Lymphgeweben aufhalten. Weil das eingepflanzte Organ für die körpereigenen Zellen ein Fremdkörper ist, wird es von den T-Lymphozyten angegriffen. Diese an sich gesunde, in diesem Fall jedoch lebensgefährliche Reaktion wird mithilfe von Immunsuppressiva unterdrückt. Weil das ein schwerwiegender Eingriff in das Immunsystem ist, sind gravierende Nebenwirkungen nicht zu vermeiden.

Bei *Imurek* können vor allem Übelkeit, Erbrechen, Schleimhautschäden, Knochenmarkshemmung und Leberschäden auftreten, bei *Sandimmun* Nierenschäden, vermehrter Haarwuchs am ganzen Körper, Bluthochdruck, Leberschäden und zerebrale Krampfanfälle.

7.1. Kortisone (Glukokortikoide) und Immunsuppressiva

Präparat	Wichtigste Nebenwirkungen	Empfehlung
Aprednislon (Ö) Tabl. Prednisolon *Rezeptpflichtig*	Verminderte Infektionsabwehr. Bei Langzeitanwendung Knochenerweichung, Augenschäden (Grüner, Grauer Star), Muskelschäden, Magen-Darm-Geschwüre	**Therapeutisch zweckmäßig** z. B. zur Behandlung schwerer rheumatischer, allergischer und asthmatischer Erkrankungen.
Azathioprin – 1 A Pharma (D) **Azathioprin AL** (D) **Azathioprin Heumann** (D) **Azathioprin HEXAL** (D/Ö) **Azathioprinratiopharm** (D) Filmtabletten *Wirkstoff*: Azathioprin *Rezeptpflichtig*	Magen-Darm-Störungen, Verminderung des Appetits, Knochenmarkschäden, Leberschäden. Verstärkte Wirkung bei Anwendung des Gichtmittels Allopurinol	**Therapeutisch zweckmäßig zur** Hemmung unerwünschter immunologischer Reaktionen (z. B. bei Autoimmunerkrankungen und Organtransplantation).

Präparat	Wichtigste Nebenwirkungen	Empfehlung
Betnesol (Ö) Amp., Brausetabl. Betamethason *Rezeptpflichtig*	Verminderte Infektionsabwehr. Bei Langzeitanwendung Knochenerweichung, Augenschäden (Grüner, Grauer Star), Muskelschäden, Magen-Darm-Geschwüre	**Therapeutisch zweckmäßig** z. B. zur Behandlung schwerer rheumatischer, allergischer und asthmatischer Erkrankungen.
Celestamine N (D) Tabl., Liquidum Betamethason *Rezeptpflichtig*	Verminderte Infektionsabwehr. Bei Langzeitanwendung Knochenerweichung, Augenschäden (Grüner, Grauer Star), Muskelschäden, Magen-Darm-Geschwüre	**Therapeutisch zweckmäßig** z. B. zur Behandlung schwerer rheumatischer, allergischer und asthmatischer Erkrankungen.
Celestan Biphase (Ö) Amp. Betamethason *Rezeptpflichtig*	Verminderte Infektionsabwehr. Bei Langzeitanwendung Knochenerweichung, Augenschäden (Grüner, Grauer Star), Muskelschäden, Magen-Darm-Geschwüre. Schäden an der Injektionsstelle, Gelenkschäden und -infektionen möglich	**Therapeutisch zweckmäßig** z. B. zur Behandlung schwerer rheumatischer, allergischer und asthmatischer Erkrankungen. Von einer Injektion in Gelenke ist wegen der Nebenwirkungen der Kristallsuspension abzuraten.
Cellcept (D/Ö) Filmtabl., in D zus.: Kaps., Trockensaft, Trockensubstanz für Infusion, in Ö zus.: Pulver für Infusion, Pulver für Suspension zum Einnehmen Mycophenolat-Mofetil *Rezeptpflichtig*	Häufig Magen-Darm-Störungen, Knochenmarkschäden, Atemwegsinfektionen, Hautreaktionen wie z. B. Akne, Kopfschmerzen, Leberschäden. Sehr selten lebensbedrohliche Entzündungen an Herz und Hirnhaut	**Therapeutisch zweckmäßig nur zur** Hemmung unerwünschter immunologischer Reaktionen bei Organtransplantation in Kombination mit anderen Mitteln (Ciclosporin, Kortisone).
Ciclosporin – 1 A Pharma (D) **Ciclosporin Pro** (D) Kaps., Lösung zum Einnehmen *Wirkstoff:* Ciclosporin *Rezeptpflichtig*	Erhöhte Infektanfälligkeit, Nierenschäden, Magen-Darm-Störungen, Bluthochdruck, Leberfunktionsstörungen, Müdigkeit, Muskelzittern (Tremor), stark vermehrte Behaarung, Ödeme	**Therapeutisch zweckmäßig zur** Vorbeugung und Behandlung der Organabstoßung nach Organ- und Hauttransplantationen. Möglicherweise zweckmäßig bei bestimmten schweren Augenentzündungen, schwerster Psoriasis und schwerster rheumatoider Arthritis.

Präparat	Wichtigste Nebenwirkungen	Empfehlung
Decortin (D) Tabl. Prednison *Rezeptpflichtig*	Verminderte Infektionsabwehr. Bei Langzeitanwendung Knochenerweichung, Augenschäden (Grüner, Grauer Star), Muskelschäden, Magen-Darm-Geschwüre	**Therapeutisch zweckmäßig** z. B. zur Behandlung schwerer rheumatischer, allergischer und asthmatischer Erkrankungen.
Decortin H (D) Tabl. Prednisolon *Rezeptpflichtig*	Verminderte Infektionsabwehr. Bei Langzeitanwendung Knochenerweichung, Augenschäden (Grüner, Grauer Star), Muskelschäden, Magen-Darm-Geschwüre	**Therapeutisch zweckmäßig** z. B. zur Behandlung schwerer rheumatischer, allergischer und asthmatischer Erkrankungen.
Dermosolon (D) Tabl. Prednisolon *Rezeptpflichtig*	Verminderte Infektionsabwehr. Bei Langzeitanwendung Knochenerweichung, Augenschäden (Grüner, Grauer Star), Muskelschäden, Magen-Darm-Geschwüre	**Therapeutisch zweckmäßig** z. B. zur Behandlung schwerer rheumatischer, allergischer und asthmatischer Erkrankungen.
Dexabene (D/Ö) Injektionslösung **Dexa-CT** (D) Injektionslösung **Dexa inject** **Jenapharm** (D) Amp. *Wirkstoff*: Dexamethason *Rezeptpflichtig*	Verminderte Infektionsabwehr. Bei Langzeitanwendung Knochenerweichung, Augenschäden (Grüner, Grauer Star), Muskelschäden, Magen-Darm-Geschwüre. Schäden an der Injektionsstelle (auch Venenentzündung durch Propylenglykol), Gelenkschäden und -infektionen möglich	**Therapeutisch zweckmäßig zur** allgemeinen und lokalen Behandlung schwerer rheumatischer, allergischer und asthmatischer Erkrankungen.
Dexaflam injekt (D) Injektionslösung Dexamethason *Rezeptpflichtig*	Verminderte Infektionsabwehr. Bei Langzeitanwendung Knochenerweichung, Augenschäden (Grüner, Grauer Star), Muskelschäden, Magen-Darm-Geschwüre. Schäden an der Injektionsstelle in der Muskulatur	**Therapeutisch zweckmäßig zur** allgemeinen Behandlung schwerer rheumatischer, allergischer und asthmatischer Erkrankungen. Vorteilhaft, weil es kein Propylenglykol enthält.

Präparat	Wichtigste Nebenwirkungen	Empfehlung
DexaHEXAL (D) Injektionslösung *Wirkstoff*: Dexamethason *Rezeptpflichtig*	Verminderte Infektionsabwehr. Bei Langzeitanwendung Knochenerweichung, Augenschäden (Grüner, Grauer Star), Muskelschäden, Magen-Darm-Geschwüre. Schäden an der Injektionsstelle (auch Venenentzündung durch Propylenglykol)	**Therapeutisch zweckmäßig zur** allgemeinen Behandlung schwerer rheumatischer, allergischer und asthmatischer Erkrankungen.
Dexamethason acis (D) Tabl. Dexamethason *Rezeptpflichtig*	Verminderte Infektionsabwehr. Bei Langzeitanwendung Knochenerweichung, Augenschäden (Grüner, Grauer Star), Muskelschäden, Magen-Darm-Geschwüre	**Therapeutisch zweckmäßig** z. B. zur Behandlung schwerer rheumatischer, allergischer und asthmatischer Erkrankungen.
Dexamethason-ratiopharm (D) Tabl. Dexamethason *Rezeptpflichtig*	Verminderte Infektionsabwehr. Bei Langzeitanwendung Knochenerweichung, Augenschäden (Grüner, Grauer Star), Muskelschäden, Magen-Darm-Geschwüre	**Therapeutisch zweckmäßig** z. B. zur Behandlung schwerer rheumatischer, allergischer und asthmatischer Erkrankungen.
Dexamethason Nycomed (Ö) Injektionslösung *Wirkstoff*: Dexamethason *Rezeptpflichtig*	Verminderte Infektionsabwehr. Bei Langzeitanwendung Knochenerweichung, Augenschäden (Grüner, Grauer Star), Muskelschäden, Magen-Darm-Geschwüre. Schäden an der Injektionsstelle (auch Venenentzündung durch Propylenglykol), Gelenkschäden und -infektionen möglich	**Therapeutisch zweckmäßig zur** allgemeinen und lokalen Behandlung schwerer rheumatischer, allergischer und asthmatischer Erkrankungen.
Dexa-ratiopharm (D) Injektionslösung *Wirkstoff*: Dexamethason *Rezeptpflichtig*	Verminderte Infektionsabwehr. Bei Langzeitanwendung Knochenerweichung, Augenschäden (Grüner, Grauer Star), Muskelschäden, Magen-Darm-Geschwüre. Schäden an der Injektionsstelle (auch Venenentzündung durch Propylenglykol), Gelenkschäden und -infektionen möglich	**Therapeutisch zweckmäßig zur** allgemeinen und lokalen Behandlung schwerer rheumatischer, allergischer und asthmatischer Erkrankungen.

Präparat	Wichtigste Nebenwirkungen	Empfehlung
Diprophos (Ö) Susp. zur Injektion *Wirkstoff*: Betamethason *Rezeptpflichtig*	Verminderte Infektionsabwehr möglich. Bei Langzeitanwendung Knochenerweichung, Augenschäden (Grüner, Grauer Star), Muskelschäden, Magen-Darm-Geschwüre. Schäden an der Injektionsstelle (auch Venenentzündung durch Propylenglykol), Gelenkschäden und -infektionen möglich	**Therapeutisch zweckmäßig zur** allgemeinen und lokalen Behandlung schwerer rheumatischer, allergischer und asthmatischer Erkrankungen.
Fortecortin (D/Ö) Tabl. Dexamethason *Rezeptpflichtig*	Verminderte Infektionsabwehr. Bei Langzeitanwendung Knochenerweichung, Augenschäden (Grüner, Grauer Star), Muskelschäden, Magen-Darm-Geschwüre	**Therapeutisch zweckmäßig** z. B. zur Behandlung schwerer rheumatischer, allergischer und asthmatischer Erkrankungen.
Fortecortin Injekt (D/Ö) Amp., Fertigspritzen Dexamethason *Rezeptpflichtig*	Verminderte Infektionsabwehr. Bei Langzeitanwendung Knochenerweichung, Augenschäden (Grüner, Grauer Star), Muskelschäden, Magen-Darm-Geschwüre. Schäden an der Injektionsstelle, Gelenkschäden und -infektionen möglich	**Therapeutisch zweckmäßig zur** allgemeinen und lokalen Behandlung schwerer rheumatischer, allergischer und asthmatischer Erkrankungen. Vorteilhaft, weil es kein Propylenglykol enthält.
Hydrocortison Hoechst (D) Tabl. **Hydrocortison Jenapharm** (D) Tabl. Hydrocortison *Rezeptpflichtig*	Bei Überdosierung verminderte Infektionsabwehr, Muskelschwäche, Knochenerweichung, Magen-Darm-Geschwüre möglich	**Therapeutisch zweckmäßig** zur Substitutionsbehandlung bei Ausfall der körpereigenen Kortisonbildung (z. B. M. Addison).
Imurek (D/Ö) Filmtabl., in D zus.: Trockensubstanz ohne Lösungsmittel Azathioprin *Rezeptpflichtig*	Magen-Darm-Störungen, Verminderung des Appetits, Knochenmarkschäden, Leberschäden. Verstärkte Wirkung bei Anwendung des Gichtmittels Allopurinol	**Therapeutisch zweckmäßig zur** Hemmung unerwünschter immunologischer Reaktionen (z. B. bei Autoimmunerkrankungen und Organtransplantation).
InfectoCortikrupp (D) Zäpfchen Prednisolon *Rezeptpflichtig*	Verminderte Infektionsabwehr. Bei Langzeitanwendung Knochenerweichung, Augenschäden (Grüner, Grauer Star), Muskelschäden, Magen-Darm-Geschwüre	**Nur zweckmäßig** z. B. zur Behandlung schwerer rheumatischer, allergischer und asthmatischer Erkrankungen, wenn eine Anwendung in Tablettenform nicht möglich ist.

Präparat	Wichtigste Nebenwirkungen	Empfehlung
Lipotalon (D) Ampulllen Dexamethason *Rezeptpflichtig*	Verminderte Infektionsabwehr möglich (z. B. bei Virusinfektionen). Bei Langzeitanwendung Knochenerweichung, Augenschäden (Grüner, Grauer Star), Muskelschäden, Magen-Darm-Geschwüre. Schäden an der Injektionsstelle (Gelenkzerstörung, Infektion)	**Therapeutisch zweckmäßig** z. B. zur Behandlung schwerer entzündlicher Gelenkerkrankungen. Vorteilhaft, weil es kein Propylenglykol enthält.
Lodotra (D) Retardtabl. Prednison *Rezeptpflichtig*	Verminderte Infektionsabwehr. Bei Langzeitanwendung Knochenerweichung, Augenschäden (Grüner, Grauer Star), Muskelschäden, Magen-Darm-Geschwüre	**Therapeutisch zweckmäßig** z. B. zur Behandlung schwerer rheumatischer, allergischer und asthmatischer Erkrankungen.
Methylprednisolon Jenapharm (D) Tabl. Methylprednisolon *Rezeptpflichtig*	Verminderte Infektionsabwehr. Bei Langzeitanwendung Knochenerweichung, Augenschäden (Grüner, Grauer Star), Muskelschäden, Magen-Darm-Geschwüre	**Therapeutisch zweckmäßig** z. B. zur Behandlung schwerer rheumatischer, allergischer und asthmatischer Erkrankungen.
PredniHEXAL (D) Tabl. Prednisolon *Rezeptpflichtig*	Verminderte Infektionsabwehr. Bei Langzeitanwendung Knochenerweichung, Augenschäden (Grüner, Grauer Star), Muskelschäden, Magen-Darm-Geschwüre	**Therapeutisch zweckmäßig** z. B. zur Behandlung schwerer rheumatischer, allergischer und asthmatischer Erkrankungen.
Predni-H Tablinen (D) Tabl. Prednisolon *Rezeptpflichtig*	Verminderte Infektionsabwehr. Bei Langzeitanwendung Knochenerweichung, Augenschäden (Grüner, Grauer Star), Muskelschäden, Magen-Darm-Geschwüre	**Therapeutisch zweckmäßig** z. B. zur Behandlung schwerer rheumatischer, allergischer und asthmatischer Erkrankungen.
Predni-H Injekt (D) Ampullen Prednisolon *Rezeptpflichtig*	Verminderte Infektionsabwehr möglich (z. B. bei Virusinfektionen). Bei Langzeitanwendung Knochenerweichung, Augenschäden (Grüner, Grauer Star), Muskelschäden, Magen-Darm-Geschwüre. Schäden an der Injektionsstelle (Gelenkzerstörung, Infektion)	**Therapeutisch zweckmäßig** z. B. zur Behandlung schwerer entzündlicher Gelenkerkrankungen. Von einer Injektion in Gelenke ist wegen der Nebenwirkungen der Kristallsuspension abzuraten.

Präparat	Wichtigste Nebenwirkungen	Empfehlung
Predni M Tablinen (D) Tabl. Methylprednisolon *Rezeptpflichtig*	Verminderte Infektionsabwehr. Bei Langzeitanwendung Knochenerweichung, Augenschäden (Grüner, Grauer Star), Muskelschäden, Magen-Darm-Geschwüre	**Therapeutisch zweckmäßig** z. B. zur Behandlung schwerer rheumatischer, allergischer und asthmatischer Erkrankungen.
Prednisolon acis (D) **Prednisolon Agepha** (Ö) **Prednisolon AL** (D) **Prednisolon Jenapharm** (D) **Prednisolon Galen** (D) **Prednisolon Nycomed** (Ö) **Prednisolon-ratiopharm** (D) Tabletten *Wirkstoff*: Prednisolon *Rezeptpflichtig*	Verminderte Infektionsabwehr. Bei Langzeitanwendung Knochenerweichung, Augenschäden (Grüner, Grauer Star), Muskelschäden, Magen-Darm-Geschwüre	**Therapeutisch zweckmäßig** z. B. zur Behandlung schwerer rheumatischer, allergischer und asthmatischer Erkrankungen.
Prednisolon Rotexmedica (D) Amp., Injektionsflaschen **Prednisolut** (D) Substanz und Lösungsmittel (iv., im., iart.) Prednisolon *Rezeptpflichtig*	Verminderte Infektionsabwehr. Bei Langzeitanwendung Knochenerweichung, Augenschäden (Grüner, Grauer Star), Muskelschäden, Magen-Darm-Geschwüre. Schäden an der Injektionsstelle, Gelenkschäden und -infektionen möglich	**Therapeutisch zweckmäßig** zur allgemeinen und lokalen Behandlung schwerer rheumatischer, allergischer und asthmatischer Erkrankungen.
Prednison Acis (D) **Prednison Galen** (D) **Prednison HEXAL** (D) Tabletten *Wirkstoff*: Prednison *Rezeptpflichtig*	Verminderte Infektionsabwehr. Bei Langzeitanwendung Knochenerweichung, Augenschäden (Grüner, Grauer Star), Muskelschäden, Magen-Darm-Geschwüre	**Therapeutisch zweckmäßig** z. B. zur Behandlung schwerer rheumatischer, allergischer und asthmatischer Erkrankungen.
Prograf (D/Ö) Kaps., Infusionslösungs konzentrat Tacrolimus *Rezeptpflichtig*	Häufig Magen-Darm-Störungen, Knochenmarkschäden, Infektionen, Herzschädigung, Diabetes mellitus, Hautreaktionen wie z. B. Abszesse, Kopfschmerzen, Leberschäden, Nierenschäden	**Therapeutisch zweckmäßig nur zur** Hemmung unerwünschter immunologischer Reaktionen bei Organtransplantation in Kombination mit anderen Mitteln (Kortisone, Azathioprin).

Präparat	Wichtigste Nebenwirkungen	Empfehlung
Rectodelt (D) Zäpfchen Prednison *Rezeptpflichtig*	Verminderte Infektionsabwehr. Bei Langzeitanwendung Knochenerweichung, Augenschäden (Grüner, Grauer Star), Muskelschäden, Magen-Darm-Geschwüre	**Nur zweckmäßig** z. B. zur Behandlung schwerer rheumatischer, allergischer und asthmatischer Erkrankungen, wenn eine Anwendung in Tablettenform nicht möglich ist.
Sandimmun (D) Kaps., Infusionslösungskonzentrat, Lösung zum Einnehmen **Sandimmun Neoral** (Ö) Kaps., Infusionslösungskonzentrat, Lösung zum Einnehmen Ciclosporin *Rezeptpflichtig*	Erhöhte Infektanfälligkeit, Nierenschäden, Magen-Darm-Störungen, Bluthochdruck, Leberfunktionsstörungen, Müdigkeit, Muskelzittern (Tremor), stark vermehrte Behaarung, Ödeme	**Therapeutisch zweckmäßig zur** Vorbeugung und Behandlung der Organabstoßung nach Organ- und Hauttransplantationen. Möglicherweise zweckmäßig bei bestimmten schweren Augenentzündungen, schwerster Psoriasis und schwerster rheumatoider Arthritis.
Solucelestan (Ö) Injektionslösung Betamethason *Rezeptpflichtig*	Verminderte Infektionsabwehr. Bei Langzeitanwendung Knochenerweichung, Augenschäden (Grüner, Grauer Star), Muskelschäden, Magen-Darm-Geschwüre. Schäden an der Injektionsstelle (auch Venenentzündung durch Propylenglykol), Gelenkschäden und -infektionen möglich	**Therapeutisch zweckmäßig zur** allgemeinen und lokalen Behandlung schwerer rheumatischer, allergischer und asthmatischer Erkrankungen sowie bei akut lebensbedrohlichen Zuständen aufgrund von Allergien oder Asthma.
Soludacortin (Ö) Pulver und Lösungsmittel zur Injektion oder Infusion Prednisolon *Rezeptpflichtig*	Verminderte Infektionsabwehr. Bei Langzeitanwendung Knochenerweichung, Augenschäden (Grüner, Grauer Star), Muskelschäden, Magen-Darm-Geschwüre. Schäden an der Injektionsstelle, Gelenkschäden und -infektionen möglich	**Therapeutisch zweckmäßig zur** allgemeinen und lokalen Behandlung schwerer rheumatischer, allergischer und asthmatischer Erkrankungen sowie bei akut lebensbedrohlichen Zuständen aufgrund von Allergien und Asthma.
Solu Decortin H 10/ 25/ 50/ 100 (D) Trockensubstanz und Lösungsmittel (iv., im, iart) Prednisolon *Rezeptpflichtig*	Verminderte Infektionsabwehr. Bei Langzeitanwendung Knochenerweichung, Augenschäden (Grüner, Grauer Star), Muskelschäden, Magen-Darm-Geschwüre. Schäden an der Injektionsstelle, Gelenkschäden und -infektionen möglich	**Therapeutisch zweckmäßig zur** allgemeinen und lokalen Behandlung schwerer rheumatischer, allergischer und asthmatischer Erkrankungen.

Präparat	Wichtigste Nebenwirkungen	Empfehlung
Solu Decortin H 250/ 500/ 1000 (D) Trockensubstanz (iv.) und Lösungsmittel Prednisolon *Rezeptpflichtig*	Verminderte Infektionsabwehr	**Therapeutisch zweckmäßig zur** Behandlung akut lebensbedrohlicher allergischer und asthmatischer Zustände.
Solumedrol (Ö) Trockenstechampullen mit Lösungsmittel (iv., im.) Methylprednisolon *Rezeptpflichtig*	Verminderte Infektionsabwehr. Schäden an der Injektionsstelle	**Therapeutisch zweckmäßig zur** Behandlung akut lebensbedrohlicher allergischer und asthmatischer Zustände.
TriamHEXAL Injektionssuspension (D) Amp. **Triam Injekt** (D) Amp. Triamcinolon *Rezeptpflichtig*	Verminderte Infektionsabwehr. Bei Langzeitanwendung Knochenerweichung, Augenschäden (Grüner, Grauer Star), Muskelschäden, Magen-Darm-Geschwüre. Schäden an der Injektionsstelle, Gelenkschäden und -infektionen möglich	**Therapeutisch zweckmäßig** z. B. zur allgemeinen und lokalen Behandlung schwerer rheumatischer, allergischer und asthmatischer Erkrankungen. Von einer Injektion in Gelenke ist wegen der Nebenwirkungen der Kristallsuspension abzuraten.
Urbason (D/Ö) Tabl. Methylprednisolon *Rezeptpflichtig*	Verminderte Infektionsabwehr. Bei Langzeitanwendung Knochenerweichung, Augenschäden (Grüner, Grauer Star), Muskelschäden, Magen-Darm-Geschwüre	**Therapeutisch zweckmäßig** z. B. zur Behandlung schwerer rheumatischer, allergischer und asthmatischer Erkrankungen.
Urbason Solubile (D/Ö) Trockensubstanz bzw. Trockenampullen mit Lösungsmittel Methylprednisolon *Rezeptpflichtig*	Verminderte Infektionsabwehr. Schäden an der Injektionsstelle	**Therapeutisch zweckmäßig** z. B. zur Behandlung akut lebensbedrohlicher allergischer und asthmatischer Zustände.
Volon (D/Ö) Tabl. Triamcinolon *Rezeptpflichtig*	Verminderte Infektionsabwehr. Bei Langzeitanwendung Knochenerweichung, Augenschäden (Grüner, Grauer Star), Muskelschäden, Magen-Darm-Geschwüre	**Therapeutisch zweckmäßig** z. B. zur Behandlung schwerer rheumatischer, allergischer und asthmatischer Erkrankungen.

Präparat	Wichtigste Nebenwirkungen	Empfehlung
Volon A (D/Ö) Amp., Injektionsflasche, Kristallsuspension (im., iart., infiltr.) Triamcinolon *Rezeptpflichtig*	Verminderte Infektionsabwehr. Bei Langzeitanwendung Knochenerweichung, Augenschäden (Grüner, Grauer Star), Muskelschäden, Magen-Darm-Geschwüre. Schäden an der Injektionsstelle, Gelenkschäden und -infektionen möglich	**Therapeutisch zweckmäßig zur** allgemeinen Behandlung schwerer rheumatischer, allergischer und asthmatischer Erkrankungen. Von einer Injektion in Gelenke ist wegen der Nebenwirkungen der Kristallsuspension abzuraten.

7.2. Immunmodulatoren (Hepatitis, Multiple Sklerose)

Interferone sind Eiweiße, die in das Immunsystem eingreifen. Sie werden vom Körper als Reaktion auf körperfremde Organismen (z. B. Viren) hergestellt. Sie hemmen das Wachstum von Viren, aktivieren verschiedene Verteidigungszellen des Körpers und beschleunigen damit die Zerstörung und den Abtransport körperfremder Zellen.

Interferon beta-1a hat einen nachgewiesenen Nutzen bei Multipler Sklerose, Interferon alfa-2a bzw. -2b bei bestimmten Krebserkrankungen und Hepatitis B und C.

Die Nebenwirkungen dieser Medikamente können beträchtlich sein, deshalb ist unbedingt eine gute Zusammenarbeit mit dem behandelnden Arzt/der behandelnden Ärztin notwendig.

Der Wirkstoff Glatiramer (in *Copaxone*) ist bei Multipler Sklerose nur dann sinnvoll, wenn Interferone nicht angewendet werden können. Auch bei diesem Wirkstoff können beträchtliche Nebenwirkungen auftreten.

7.2. Immunmodulatoren (Hepatitis, Multiple Sklerose)

Präparat	Wichtigste Nebenwirkungen	Empfehlung
Avonex (D/Ö) Injektionslösung Interferon beta-1a *Rezeptpflichtig*	Sehr häufig grippeähnliche Symptome wie Fieber, Schüttelfrost, Müdigkeit, Muskelschmerzen. Kopfschmerzen, Magen-Darm-Beschwerden, Depressionen, Leberschäden, Herzschäden, Veränderungen des Blutbilds	**Nur zweckmäßig** bei multipler Sklerose mit hoher Schubaktivität. Langzeitwirkung bei Anwendung von mehr als einem Jahr ist nicht beurteilbar.

Präparat	Wichtigste Nebenwirkungen	Empfehlung
Betaferon (D/Ö) Trockensubstanz und Lösungsmittel Interferon beta-1b *Rezeptpflichtig*	Sehr häufig grippeähnliche Symptome wie Fieber, Schüttelfrost, Müdigkeit, Muskelschmerzen. Kopfschmerzen, Magen-Darm-Beschwerden, Depressionen, Leberschäden, Herzschäden, Veränderungen des Blutbilds	**Therapeutisch zweckmäßig** bei multipler Sklerose. Langzeitwirkung bei Anwendung von mehr als einem Jahr ist nicht beurteilbar.
Copaxone (D/Ö) Fertigspritzen Glatiramer *Rezeptpflichtig*	Sehr häufig grippeähnliche Symptome auch mit Atembeschwerden, Bronchitis, Husten, Infektionen, psychische Veränderungen (z. B. Depressionen), Magen-Darm-Beschwerden, Gelenkbeschwerden, Veränderungen des Blutbilds. Schmerzen und Hautschäden an der Einstichstelle	**Möglicherweise zweckmäßig** zur Verminderung der Häufigkeit von Schüben der multiplen Sklerose. Wirksamkeit sehr umstritten.
Intron A (D/Ö) Injektionslösung, Mehrfachdosierungs-Pen, Durchstechflaschen Interferon alfa-2b *Rezeptpflichtig*	Fieber, Schüttelfrost, Müdigkeit, Muskelschmerzen. Magen-Darm-Störungen (z. B. Übelkeit, Erbrechen, Blutungen und Wiederauftreten von Geschwüren). Störungen der Hirnfunktion (z. B. Verwirrtheit, Depressionen, Schlafstörungen, Anfälle). Schilddrüsenfunktionsstörungen, Herz-Kreislauf-Störungen (z. B. Herzrhythmusstörungen)	**Therapeutisch zweckmäßig bei** chronischer Leberentzündung (Hepatitis B und C). Therapeutisch zweckmäßig auch bei bestimmten Krebserkrankungen in Kombination mit anderen Wirkstoffen in erprobten Therapieschemata.
Mestinon (D) Tabl., überzogene Tabl., Retardtabl., Injektionslösung **Mestinon** (Ö) Drag. Pyridostigminbromid *Rezeptpflichtig*	Asthmaanfälle, Schweißausbruch, Übelkeit, Erbrechen, Verlangsamung des Pulses	**Therapeutisch zweckmäßig** Zur Behandlung von Myasthenia gravis, einer Autoimmunerkrankung, die die Muskeln lähmt.

Präparat	Wichtigste Nebenwirkungen	Empfehlung
PegIntron (D) Fertigspritzen **Pegasys** (D/Ö) Fertigspritzen Peginterferon alfa-2b *Rezeptpflichtig*	Fieber, Schüttelfrost, Müdigkeit, Muskelschmerzen. Magen-Darm-Störungen (z. B. Übelkeit, Erbrechen, Blutungen und Wiederauftreten von Geschwüren). Störungen der Hirnfunktion (z. B. Verwirrtheit, Depressionen, Schlafstörungen, Anfälle). Schilddrüsenfunktionsstörungen, Herz-Kreislauf-Störungen (z. B. Herzrhythmusstörungen)	**Therapeutisch zweckmäßig bei** chronischer Leberentzündung (Virushepatitis Typ C), vorteilhaft in Kombination mit einem Virusmittel (Ribavirin).
Rebif (D/Ö) Injektionslösung Interferon beta-1a *Rezeptpflichtig*	Sehr häufig grippeähnliche Symptome wie Fieber, Schüttelfrost, Müdigkeit, Muskelschmerzen. Kopfschmerzen, Magen-Darm-Beschwerden, Depressionen, Leberschäden, Herzschäden, Veränderungen des Blutbilds	**Nur zweckmäßig** bei multipler Sklerose mit hoher Schubaktivität. Langzeitwirkung bei Anwendung von mehr als einem Jahr ist nicht beurteilbar.
Roferon A (D/Ö) Fertigspritzen in Ö zus.: Injektionslösung in Patronen Interferon alfa-2a *Rezeptpflichtig*	Fieber, Schüttelfrost, Müdigkeit, Muskelschmerzen. Magen-Darm-Störungen (z. B. Übelkeit, Erbrechen, Blutungen und Wiederauftreten von Geschwüren). Störungen der Hirnfunktion (z. B. Verwirrtheit, Depressionen, Schlafstörungen, Anfälle). Schilddrüsenfunktionsstörungen, Herz-Kreislauf-Störungen (z. B. Herzrhythmusstörungen)	**Therapeutisch zweckmäßig bei** chronischer Leberentzündung (Hepatitis B und C). Therapeutisch zweckmäßig auch bei bestimmten Krebserkrankungen in Kombination mit anderen Wirkstoffen in erprobten Therapieschemata.

8. Kapitel: **Haut**

Die den Körper umhüllende Haut ist das größte Organ des Menschen. Als jener Teil des Körpers, der sowohl mit dem Körpergeschehen als auch mit der Umwelt in Berührung steht, ist ihr Zustand oft Spiegelbild von Veränderungen in beiden Bereichen. Sowohl innere Erkrankungen als auch äußere schädliche Einflüsse können sich an der Haut zeigen.

Der Zweig der Medizin, der sich mit der Haut beschäftigt – die Dermatologie –, unterscheidet bei den diagnostischen und therapeutischen Maßnahmen zwei Hautschichten:

– die außen liegende, eigentliche Haut (Cutis)
– und das darunterliegende Unterhautfettgewebe (Subcutis).

Haare und Nägel gelten als Anhangsgebilde der Haut, ihre Erkrankungen fallen ebenfalls in den Bereich der Dermatologie.

Die Funktionen der Haut:

– Sie ist Schutzorgan gegen Einflüsse von außen und gegen Wasserverlust von innen. Die durch Talgabsonderung gebildete Fettschicht unterstützt diese Funktion.
– Sie regelt den Wärmehaushalt des Körpers durch Wärmeabgabe und Wasserverdunstung.
– Durch ihre Schweißdrüsen werden Endprodukte des Stoffwechsels – wie z. B. Harnstoff – abgegeben.
– Sie ist Atmungsorgan (1–2 Prozent des gesamten Gasaustausches)
– und Sinnesorgan.

Hautpflege

Eine gepflegte Haut sorgt für Wohlbefinden und kann Hautkrankheiten verhindern. Für die Pflege muss der Hauttyp berücksichtigt werden: fettig, normal, trocken. Zu beachten ist jedoch, dass die Haut im Winter trockener ist als im Sommer und dass Hormonspiegelschwankungen und der allgemeine Gesundheitszustand ebenfalls Auswirkungen auf die Haut haben. Manche Menschen weisen sogar im Gesicht unterschiedliche Hauttypen auf.

Hautpräparate zur Pflege und zur Behandlung sind als Cremes, Salben, Lotionen und Lösungen erhältlich:

Cremes sind stabile Mischungen von Wasser und Fett (Emulsionen). Es gibt zwei Arten: Wasser-in-Öl-Emulsionen sind sehr fetthaltig und lassen sich nur schwer auf die Haut verteilen. Öl-in-Wasser-Emulsionen sind weniger fetthaltig, lassen sich leichter verteilen und ziehen schnell in die Haut ein. Cremes sind sehr anfällig für den Befall von Mikroorganismen und müssen deshalb durch Konservierungsstoffe stabilisiert werden.

Salben sind fettig und enthalten nur wenig oder gar kein Wasser. Sie bleiben als fettige Schicht auf der Haut.

Lotionen bestehen aus Öl, Wasser und Pulver, lassen sich leicht auftragen, haben eine kühlende Wirkung und trocknen entzündete und nässende Hautstellen aus. Lotionen müssen vor Gebrauch geschüttelt werden.

Lösungen bestehen aus Feststoffen, die in Wasser oder Alkohol aufgelöst sind, und wirken wie Lotionen austrocknend. Sie können unter Umständen Juckreiz verursachen.

Erkrankungen der Haut

Meist führt der unmittelbare Kontakt mit Chemikalien zur Erkrankung. 90 Prozent der beruflich bedingten Hautschäden betreffen daher die Hände. Doch auch im Alltag sind wir ständig mit Materialien konfrontiert, die Hautreaktionen zur Folge haben können. Wasch- und Putzmittel, Klebemittel, Kosmetika, Farbstoffe etc. – all diese Errungenschaften der modernen Chemie können vor allem in ihrer Fülle Ursachen für Hautschäden sein.

Auch Medikamente können als Nebenwirkung Hautreaktionen verursachen, z. B. Penicillin. Oft können gerade die für die Hautbehandlung angebotenen Produkte Auslöser von Hautschäden sein: etwa das in vielen Hautsalben enthaltene Antibiotikum Neomycin, Karayagummi als Bestandteil von Verbandsmaterialien, Lanolin als Salbengrundlage, Parabene als Konservierungsstoff in Cremes und Salben.

Es gibt zwei Formen der körperlichen Reaktion auf den Kontakt mit Giftstoffen:

– die allergische Reaktion des Körpers. Sie tritt meist nach einem längeren Kontakt mit der betreffenden Substanz auf. Hat die Reaktion einmal stattgefunden, reagiert die Haut bei jedem neuerlichen Kontakt mit diesem Stoff.

– die sofortige Reaktion auf Giftstoffe.

Während im ersten Fall eine entsprechende Disposition vorhanden sein muss, die von Mensch zu Mensch verschieden ist, tritt bei bestimmten Substanzen eine sofortige Hautreaktion bei allen auf.

Behandlung

Vorbeugung und Beseitigung der Ursachen ist das Wichtigste. Eine genaue Diagnose ist Voraussetzung für jede Behandlung.

Grundsätzlich gilt für die Behandlung der Haut folgende Hautarzt-Regel:

– feucht (z. B. Cremes mit einem hohen Wasseranteil) auf feuchte Schädigungen,
– trocken (z. B. Puder) auf trockene Schädigungen.

8.1. Mittel gegen entzündliche und/oder allergische Hauterkrankungen

Das wohl häufigste Symptom aller Hautkrankheiten – über 80 Prozent aller Ekzempatienten klagen darüber – ist der

Juckreiz (Pruritus)

Juckreiz wird in den meisten Fällen durch die zugrunde liegende Hauterkrankung (z. B. Psoriasis, Neurodermitis, Krätze etc.) oder eine Erkrankung innerer Organe hervorgerufen. Auch Medikamente können als unerwünschte Wirkung Juckreiz verursachen.

Allgemeiner Juckreiz ohne Hautveränderungen

ist häufig ein Hinweis auf eine Erkrankung der inneren Organe (z. B. Leber, Niere, Schilddrüse, Zuckerkrankheit, Blut, Lymphdrüsen). Wenn *ältere Menschen* über *Juckreiz* klagen, ohne dass eine Hautveränderung sichtbar ist, handelt es sich meist um den sogenannten »Alterspruritus« (Altersjuckreiz), verursacht durch Austrocknung der Haut. Kurioserweise wird an eine derartig banal erscheinende Ursache sehr selten gedacht. Dementsprechend werden dann unsinnigerweise Medikamente verordnet, wo eine einfache *Hautpflege* Abhilfe schaffen würde.

Behandlung

Bei der Behandlung des Juckreizes ist die vorbeugende Pflege von größter Bedeutung. Dies gilt sowohl für die ausgetrocknete Haut alter Menschen als auch für die zwischendurch erscheinungsfreie Haut der Neurodermatitis. Sogenannte Basiscremes, Bäder mit Ölzusätzen, die

Begrenzung der Badezeit, optimale Wassertemperaturen (etwa 35° C), Vermeidung von zu häufigen Seifenwaschungen etc. können den Einsatz von Medikamenten ersparen.

Eine Behandlung des Juckreizes sollte erst nach bzw. mit einer entsprechenden Ursachensuche einsetzen, da ja häufig durch die spezifische Behandlung (des Ekzems oder der Krätze oder der Nesselsucht etc.) der Juckreiz verschwindet.

Mit diesem Vorbehalt sind folgende Maßnahmen sinnvoll:

1. Innere Behandlung

Die meisten innerlich (als Tabletten, Dragees etc.) einzunehmenden Präparate enthalten sogenannte *Antihistaminika* (siehe Kapitel 6). Das sind Wirkstoffe, die gezielt gegen das Histamin gerichtet sind. Histamin ist ein Überträgerstoff im Körper des Menschen, der zur Steuerung bestimmter Körperfunktionen wichtig ist (z. B. zur Anregung der Magensaftproduktion etc.). Histamin kann auch bei allergischen Hautreaktionen eine Rolle spielen, ist jedoch keineswegs die alleinige Ursache. Deshalb ist der Nutzen von Antihistaminika oft gering.

Wichtig ist der Zeitpunkt der Einnahme: Wenn überhaupt ein überzeugender Effekt erreicht werden soll, dann muss das Medikament vor der zu erwartenden Juckattacke eingenommen werden.

Alle Antihistaminika haben eine – mehr oder weniger ausgeprägte – Nebenwirkung: Sie machen müde. Je höher die Dosis, umso schläfriger wird man.

Kortison (Glukokortikoide) zum Einnehmen (als Tabletten, Dragees etc.) haben in der Behandlung des Juckreizes nichts zu suchen. Ausnahme: schwere Fälle von Urtikaria = Nesselsucht, die von Atemnot und Schluckbeschwerden begleitet sind.

2. Äußerliche Behandlung

Ein wichtiges Prinzip der äußeren Behandlung beruht schlicht auf einem »Verdrängungsmechanismus«: Eine unangenehme Empfindung wird durch eine angenehme (oder weniger unangenehme) ersetzt. Schon das Kratzen verschafft ja eine gewisse Erleichterung, auch wenn damit ein lokaler Schmerz an die Stelle des Juckreizes tritt.

Ähnlich verhält es sich mit den äußerlich angewandten Substanzen. Sie rufen die Empfindung »Kälte« (Wasser in Lotions, Gelen, Cremes) oder »Wärme« (schwache Reizstoffe, Phenol, Resorcin, Harnstoff) hervor.

Lokalanästhetika (z. B. enthalten in *Xylocain*) verhindern, dass die Hautnerven den Juckreiz zum Zentralnervensystem weiterleiten. *Antihistaminika* in äußerlich anzuwendenden Präparaten (z. B. *Dermodrin, Fenistil*) sind von zweifelhaftem Wert, da meistens ja erst nach Eintritt der Symptome behandelt und offenbar auch die nötige Konzentration des Wirkstoffes in der Haut nicht erreicht wird. Von solchen Präparaten ist deshalb *abzuraten*.

Kortison (Glukokortikoide) zum Auftragen auf die Haut (z. B. *Advantan, Alfason*) ist sinnvoll, wenn alle anderen Maßnahmen unwirksam sind. Inzwischen gibt es schwach wirkende Hydrocortison-Mittel, die rezeptfrei erhältlich sind. Allerdings sollte man sich dessen bewusst sein, dass Kortison keine Heilung bewirkt, sondern nur die Beschwerden unterdrückt.

Kortison (Glukokortikoide) nicht länger als vier Wochen anwenden, und die Hautfläche zum Auftragen sollte nicht mehr als ein Zehntel der Gesamtfläche des Körpers ausmachen. Bei Akne, Kupferfinnen, Nesselsucht sowie Hauterkrankungen, die durch Bakterien oder Pilze verursacht sind, dürfen keine Kortisonsalben oder -cremes verwendet werden.

Entzündliche Hauterkrankungen (Kontaktdermatitis, Ekzem)

Kontaktdermatitis, auch Ekzem genannt, ist die am häufigsten vorkommende Hautschädigung. Das hat dazu geführt, beinahe jede Hautveränderung der Einfachheit halber gleich »Ekzem« zu nennen, um damit dem Bedürfnis nach »klarer« Diagnose nachzukommen.

Im Allgemeinen versteht man darunter eine entzündliche, nicht-infektiöse Reaktion der Haut auf meist von außen einwirkende Reizstoffe. *Ekzeme sind nicht ansteckend*.

Fachleute unterscheiden zwischen allergischen und nicht-allergischen (= toxischen) Formen.

Bei lang dauernder Einwirkung der direkt schädigenden oder allergisierenden Substanz kann sich das Ekzem auf den ganzen Körper ausbreiten.

Auf einer bereits durch ein Ekzem geschädigten Haut können sich zusätzlich bakterielle oder Pilzinfektionen ausbreiten.

Selbsthilfe

Bei einem plötzlich auftretenden Kontaktekzem sollte man die Hautstelle mehrere Minuten lang mit Wasser abspülen. Anschließend mit einem sterilen Verband abdecken. Weder Puder noch Butter noch Öl oder irgendein anderes Hausmittel auftragen.

Gegen den Juckreiz hilft eine simple Kältebehandlung: Geben Sie Eiswürfel in eine Plastiktüte und legen Sie diese auf die mit einem Stoffstück (z. B. Handtuch) abgedeckte, juckende Stelle. Führen Sie diese Behandlung mehrmals täglich durch.

Gegen nässende Ekzeme wird von amerikanischen Ärzten folgende Methode empfohlen: Tauchen Sie ein Stück Stoff in kalte Milch und legen Sie es für etwa drei Minuten auf die betreffende Stelle. Anschließend zwei bis drei Mal wiederholen. Spülen Sie die Haut nach der Behandlung mit kaltem Wasser, weil die Milchreste sonst zu riechen beginnen.

Bei Handekzemen zum Waschen eine milde Seife oder Reinigungsmilch verwenden. Nach dem Waschen die Hände immer gut abtrocknen und mit unparfümierter Creme mehrmals am Tag einschmieren. Bei allen Reinigungsarbeiten Baumwollhandschuhe und darübergezogene PVC-Handschuhe tragen.

Behandlung

Kontaktdermatitis kann anderen Hauterkrankungen (z. B. Pilzerkrankungen) ähneln. Vor jeder Behandlung muss darum eine sorgfältige Diagnose stehen. Solange die auslösende Ursache nicht ausgeschaltet ist, kann die Behandlung unwirksam sein oder die Erkrankung wieder auftreten. Das Auffinden des verursachenden Stoffes kann schwierig sein. Dazu ist eine genaue Befragung über Beruf, Hobbys, Tätigkeiten im Haushalt, verwendete Arzneimittel und Kosmetika notwendig. Spezielle Pflastertests, mit denen nach dem Verursacher des Ekzems gesucht wird, führt man erst nach der akuten Krankheitsphase durch.

Die wichtigste Maßnahme besteht in der Vermeidung des Kontakts mit allergisierenden oder giftigen Stoffen. Bei *Handekzemen* sind z. B. Handschuhe sinnvoll. Dabei sollte man beachten, dass Schutzhandschuhe für manche Chemikalien sehr durchlässig sind.

Eine spezifische Therapie kann durch weitere allgemeine Maßnahmen unterstützt werden. Hierzu gehört ein behutsames Waschen und Baden; Seifen sind eher zu meiden, zur Hautreinigung sind Syndets (synthetische Detergentien) zu bevorzugen (z. B. *Satina, Seba Med usw.*).

Medikamente

Falsch ist es, in jedem Fall »einfach« eine Kortison-haltige Salbe oder Creme zu verwenden. Zwar bessert sich dadurch das Ekzem nach kurzer Zeit, die Nebenwirkungen werden allerdings nicht auf sich warten lassen.

In der akuten Phase hingegen, wenn die Haut stark gerötet ist und nässt, sind Kortison-haltige Salben durchaus sinnvoll – für höchstens vier Wochen. Ist dann keine Besserung eingetreten, ist es zweifelhaft, ob die Diagnose überhaupt stimmt. Nicht alles, was gerötet ist und nässt, ist ein Ekzem. Wenn es aber etwas anderes ist, z. B. eine Hautinfektion mit Bakterien oder Pilzen, dann *muss* es auch *anders* behandelt werden.

Hilfreich in der akuten Phase sind außerdem feuchte Umschläge (Wasser, Gerbstoffe) oder Lotio alba aquosa (wird in der Apotheke zubereitet).

In der zweiten Phase, gekennzeichnet durch einen relativen Rückgang der Symptome, sind *fettarme* Zubereitungen, also Cremes (unter Umständen Kortison-haltige), zweckmäßig.

Im weiteren Verlauf, bei zunehmender Austrocknung und Schuppenbildung, geht man über zu *fettreicheren* Zubereitungen, also z. B. *Salben*.

Endogenes Ekzem (Neurodermitis, Dermitis atopica)

Neurodermitis ist eine chronische, stark juckende Entzündung der Haut mit unterschiedlichem Verlauf und unterschiedlichen Krankheitszeichen:

– Bei Säuglingen zeigen sich ab etwa dem dritten Lebensmonat Rötungen, Bläschen und Schuppungen an Wangen, Gesicht und Kopfhaut (Milchschorf).
– Bei Kindern und Jugendlichen handelt es sich meist um symmetrische Hauterscheinungen an Gesicht, Nacken, Ellenbogen und Kniekehlen mit trockener, geröteter, verdickter, schuppender, zerkratzter Haut, verbunden mit starkem Juckreiz.

Von Neurodermitis sind etwa 15 Prozent aller Säuglinge und Kinder betroffen.

Ursachen

Endogen bedeutet »von innen kommend« – also nicht von außen verursacht. Und tatsächlich ist über die Ursache dieses Ekzems bis heute wenig bekannt. Es besteht eine große Chance, dass es sich nach Abschluss der Pubertät »auswächst« – dies ist bei vier von fünf Jugendlichen der Fall.

Die Krankheit tritt besonders in emotional belastenden Situationen in wiederkehrenden Schüben auf. Manchmal kann das Verhalten der Eltern dazu führen, dass die Neurodermitis »unbewusst« aufrechterhalten wird: Die intensive Zuwendung während eines Krankheitsschubes kann vom Kind als »Belohnung« empfunden werden, die das Leid durch die Krankheit übertönt. Das bedeutet allerdings nicht, dass man das Kind nicht liebevoll umsorgen sollte, aber man sollte das Geschehen aufmerksam betrachten.

Starke Temperaturschwankungen, Woll- oder Seidenbekleidung, bestimmte Öle und Fette sowie allergisierende Chemikalien können Erkrankungsschübe auslösen. Baden in Süßwasser kann die Beschwerden verschlimmern.

Neuere Untersuchungen scheinen zu belegen, dass gelegentlich eine Unverträglichkeit gegen gewisse Nahrungsmittel – Milchprodukte, Eiklar, Zitrusfrüchte – die Ursache für Krankheitsschübe ist.

Behandlung

Da Neurodermitis meist eine länger dauernde Erkrankung ist, haben sich an vielen Orten Selbsthilfegruppen gebildet.

Wer sich einer Gruppe anschließen möchte, kann sich in Deutschland bei folgender Stelle informieren:

Bundesverband Neurodermitiskranker, Oberstraße 171,
56154 Boppard, Telefon: 06742 8713-0.
Internet: http://www.neurodermitis.net/

In Österreich:
http://www.netdoktor.at/wegweiser/selbsthilfesuche/neurodermitis/

Problematisch sind obskure Behandlungsempfehlungen, die in solchen Gruppen häufig kursieren. Gerade bei Neurodermitis kann jede neue Behandlung – egal, ob es sich um Entspannung, Gymnastik, Diät, Suggestion mittels Kristallsteinen oder Homöopathie handelt – zu einer bemerkenswerten Besserung der Beschwerden führen. Dies ist in erster Linie wohl auf den Placebo-Effekt zurückzuführen, der bei Neurodermitis sehr wirkungsvoll ist.

Folgende Maßnahmen werden allerdings von fast allen Therapierichtungen als sinnvoll beschrieben:

- Eine möglichst stabile emotionale Situation schaffen und eventuell eine Entspannungsmethode erlernen (z. B. autogenes Training).
- Extrem feuchtes oder extrem trockenes Klima meiden.
- Bei trockener Raumluft Befeuchter verwenden.
- Kleidungsstücke aus Wolle oder rauen Kunststofffasern meiden. Günstig ist Baumwolle.
- Für die Hautreinigung möglichst nur Wasser und so selten wie möglich Reinigungsmittel verwenden. Keine Schaumbäder verwenden.
- Nach der Reinigung die Haut mit Pflegelotionen, -cremes oder -salben fetten.
- Für die Reinigung von Kleidungsstücken keine Klar- oder Weichspüler verwenden.
- Nahrungsmittel vermeiden, die verdächtigt werden, Krankheitsschübe zu verursachen. Man sollte dabei jedoch nicht übertreiben, denn eine rigorose Diät kann für Kinder sehr belastend sein.
- Mehrwöchiger Aufenthalt in einem günstigen Klima (z. B. an der Nordsee oder im Gebirge). Manche Kassen bezahlen solche Kuren.

Bei stark entzündeter Haut gelten ähnliche Behandlungsgrundsätze wie bei entzündlichen Hauterkrankungen (siehe *Kontaktdermatitis, Ekzem*). In diesem Fall sind Kortisonsalben oder -cremes sinnvoll. Allerdings sollte man nicht monatelang ununterbrochen damit behandeln, weil bei lang dauernder Anwendung vielfältige Nebenwirkungen auftreten können.

Gegen starken Juckreiz in der Nacht hilft das Schlucken von Antihistaminika (siehe Kapitel 6.1.: Mittel gegen Allergien).

Psoriasis (Schuppenflechte)

Etwa 2 Prozent der Bevölkerung sind davon befallen. Es handelt sich um ein entzündliches, schuppendes Hautleiden, das familiär gehäuft auftritt. Die Wahrscheinlichkeit, an Psoriasis zu erkranken, beträgt bei Kindern, bei denen ein Elternteil Psoriasis-krank ist, etwa 25 Prozent. Die Wahrscheinlichkeit steigt auf 60 bis 70 Prozent, wenn beide Elternteile erkrankt waren.

Wichtig: *Psoriasis hat nichts, aber auch gar nichts mit Infektionskrankheiten zu tun!*

Da diese Krankheit also nicht ansteckend ist, sind diesbezügliche Vorsichtsmaßregeln im Beruf (Lebensmittelbranche z. B.) oder in der Freizeit (Schwimmbad) unangebracht.

Selbst wenn mit hoher Wahrscheinlichkeit eine erbliche Belastung vorliegt, kann es sein, dass die Erkrankung nie oder vielleicht nur einmal im Leben ausbricht. Sie kann aber auch chronisch werden.

Auslösefaktoren können sein:

Infektionskrankheiten, Medikamente zur Depressionsbehandlung, Antimalariamittel, Herz-Kreislauf-Mittel vom Typ der Betablocker und andere.

Emotionale Belastungen können ebenfalls Psoriasis-Schübe auslösen. Abgesehen vom Alkohol, dem eine verschlimmernde Wirkung nachgesagt wird, ist kein spezifischer Ernährungsfaktor bekannt, sodass eine Psoriasisdiät nicht sinnvoll ist.

Eine wichtige Rolle als Auslöser spielen *äußere Faktoren* und hier wahrscheinlich vor allem die physikalisch-mechanischen. Dass z. B. die Psoriasisherde häufig an Ellenbogen und Knien aufschießen, dürfte auf die dort erhöhte mechanische Belastung der Haut zurückzuführen sein. Weitere Provokationsfaktoren sind Zustände, die die Haut reizen, wie z. B. Verletzungen, Operationsnarben, Verbrennungen.

Behandlung

Schuppenflechte kann einen ein Leben lang »begleiten«. Es ist eine chronische, zwar nicht »heilbare«, jedoch gut behandelbare Hauterkrankung. Spontane Besserungen ohne jede Behandlung kommen vor. Bei etwa zwei Drittel aller Betroffenen gibt es auch immer wieder längere Phasen, in denen sich die Krankheit kaum bemerkbar macht. Bei etwa jedem fünften Betroffenen sind mit den Hautveränderungen auch Gelenkbeschwerden verbunden.

Die Behandlung kann äußerlich, innerlich oder kombiniert erfolgen, wobei der äußerlichen Behandlung trotz des Aufwands zunächst der Vorzug gegeben werden sollte.

Seit Langem bekannt ist der günstige Einfluss von Sonnenlicht auf Psoriasis. Wer an dieser Hautkrankheit leidet, sollte deshalb seine Ferien wenn möglich in sonnigem Klima verbringen. Vorsicht vor Sonnenbrand – dieser verschlimmert die Krankheit!

Wer an Schuppenflechte leidet, sollte seine Haut durch folgende Maßnahmen pflegen:
– Regelmäßige Bäder, denen ein Glas Milch mit zwei Teelöffeln Olivenöl beigesetzt wurde
– und/oder regelmäßiges Einreiben mit fetthaltigen Körperlotionen oder einem Körperöl.

Das Erlernen eines Entspannungsverfahrens (z. B. autogenes Training) kann zu einer entspannteren Lebensweise führen und damit die Zahl der Schübe verringern.

Selbsthilfegruppen, die es in zahlreichen Orten gibt, bieten gegenseitige Unterstützung und Erfahrungsaustausch.
Bei der Zentralstelle, dem Deutschen Psoriasis-Bund (DPB), Seewartenstr. 10, 20459 Hamburg,
Telefon: 040 223399-0 (http://www.psoriasis-bund.de), kann man die nächstgelegene Selbsthilfegruppe erfragen.

In Österreich: PSO Austria, Obere Augartenstr. 26–28, A-1020 Wien, Telefon: 0664 73111991, Internet: www.psoriasis-hilfe.at

Mittel zur Behandlung der schuppenden Kopfhaut

Solche Mittel werden nicht nur bei Psoriasis, sondern auch bei Seborrhoe verwendet und deshalb in Tabelle 8.2. Mittel gegen Kopfschuppen, Seborrhoe und Haarausfall besprochen:

Alpicort, Betnesol V, Dermovate crinale, Karison crinale, Lygal N.

Calcipotriol

Der Wirkstoff Calcipotriol (enthalten z. B. in *Daivobet, Psorcutan*) hat eine ähnlich gute Wirksamkeit wie Kortison zum Auftragen auf die Haut.

Achtung: Die Wirkung von Calcipotriol wird durch vorherige oder gleichzeitige Verwendung von Mitteln, die Salicylsäure enthalten, aufgehoben (z. B. *Betadermic, Soderm Plus*).

Kortisone (Glukokortikoide, siehe Tabelle 8.1.)

sind in der Psoriasistherapie im Allgemeinen zu meiden, aber manchmal kurzfristig notwendig. Nach Absetzen der Präparate kommt es in der Regel zu einem Rückfall, manchmal schlimmer als zuvor. Kortisonähnliche Wirkstoffe eignen sich nur für akute, entzündliche Schübe, besonders im Bereich der Kopfhaare.

Lichttherapie

Eine relativ harmlose Behandlungsmethode ist schließlich die *Licht-therapie* mit der Bezeichnung »UV-B«. Mit der Lichttherapie lassen sich auch gute vorbeugende Effekte erzielen. Da die wirksamsten Wellenlängen krebsfördernd wirken können, empfehlen Experten, nicht vor dem vierzigsten Lebensjahr mit der Phototherapie zu beginnen. Wenn sie zu Hause mit eigenen Lampen durchgeführt wird, sollte man sich immer mit einem Hautarzt wegen der möglichen chronischen Lichtschäden absprechen.

Schwere Erkrankungsformen von Psoriasis

Besonders schwere Fälle von Psoriasis-Erkrankungen sollten von Spezialisten behandelt werden, weil es notwendig sein kann, Medikamente mit einem hohen Potenzial an Nebenwirkungsrisiken zu verwenden, z. B. Wirkstoffe wie Acitretin, Ciclosporin A, Efalizumab, Etanercept, Infliximab, Methotrexat.

Kortison

Kortisone (in der Fachsprache Glukokortikoide oder Kortikoide oder Kortikosteroide oder Steroide genannt) sind Hormone, die normalerweise in der Nebennierenrinde des Menschen produziert, längst aber auch künstlich hergestellt werden können. Ihre zuverlässige entzündungshemmende und antiallergische Wirkung hat ihnen den Ruf eines Allheilmittels verschafft.

Bei langfristiger Verwendung können sehr unterschiedliche, teilweise dramatische Nebenwirkungen auftreten. Bei sachgerechter Verwendung ist die Angst vor einer Kortisonbehandlung jedoch unbegründet.

Kortisone (Glukokortikoide) zum Auftragen auf die Haut sollten nicht verwendet werden bei:

– Infektionen der Haut durch Bakterien oder Viren
– Pilzerkrankungen
– Krätze
– Akne
– Kupferfinnen (Rosazea)
– Nesselsucht (Urtikaria)

Größte Vorsicht ist geboten bei der Anwendung von Kortisonen bei Säuglingen, Kindern, im Gesicht, im Genitalbereich, am Unterschenkel und bei Brustwarzenveränderungen.

Riskant ist das Auftragen von Arzneien mit Kortison im Augenbereich, weil dadurch die Entstehung des Grünen und Grauen Stars (Glaukom und Katarakt) gefördert werden kann.

Die Verwendung von Kortison während der Schwangerschaft und Stillzeit ist vertretbar, wenn die Präparate sachgerecht angewendet werden.

Welches Präparat?

Es gibt unterschiedlich starke Kortison-haltige (Glukokortikoid-haltige) Wirkstoffe. Je stärker die jeweilige Wirkung, desto größer ist das Risiko unerwünschter Nebenwirkungen.

In der medizinischen Fachliteratur werden Kortisone in vier Gruppen eingeteilt (Wirkungsstärke von oben nach unten abnehmend):
– Zu den stärksten Präparaten zählen *Clobegalen, Dermovate, Dermoxin, Karison*.
– Starke Mittel sind z. B. *Betagalen, Betnovate, Jellin, Soderm*.
– Ein mittelstarkes Mittel ist z. B. *Betnovate* in schwächerer Dosierung.
– Schwach wirkende Mittel sind alle Hydrocortison-Präparate (z. B. *Alfason, Ebenol, Fenistil Hydrocort Creme*).

Zubereitungen bis 0,5 Prozent Hydrocortison sind in Deutschland rezeptfrei erhältlich.

Die Wirkstärke der meisten Kortisonpräparate hängt allerdings von der Zubereitung ab. Es ist deshalb möglich, ein starkes Präparat wie *Betnesol* so weit zu verdünnen, dass es nur noch eine schwache Wirkung hat.

Hydrocortisone können allerdings nicht zu stark wirksamen Mitteln aufbereitet werden, und Mittel wie etwa *Dermoxin* zählen auch in verdünnter Form immer zu den stärksten kortisonähnlichen Wirkstoffen (Glukokortikoiden).

Grundsätzlich gilt:

Es ist immer nur die schwächste Zubereitung anzuwenden, die wirkt. Das stärkere Präparat ist erst dann zu verordnen, wenn mit allen anderen nicht der gewünschte Erfolg erzielt werden kann. Nach möglichst kurzer Zeit (48 Stunden) sollte aber immer wieder auf schwächere Medikamente umgestiegen werden.

Da kortisonähnliche Wirkstoffe sehr schnell wirken, ist wöchentlich zu kontrollieren, ob ihre weitere Anwendung noch erforderlich ist.

Nebenwirkungen von Kortison auf der Haut

Es besteht das Risiko, dass eine »Steroidabhängigkeit« der Haut entsteht – sobald das Präparat abgesetzt wird, kommt es dann wieder zu Entzündungen. Darum darf eine längerfristige Behandlung auch nicht plötzlich beendet werden. Man muss sie »ausschleichen« lassen.

All diese Vorsichtsmaßnahmen und Anwendungseinschränkungen sind unbedingt zu beachten, da auch bei kortisonähnlichen Wirkstoffen, die auf die Haut aufgetragen werden, zahlreiche Nebenwirkungen beobachtet worden sind. Es kann zu einer nicht mehr heilbaren »Hautalterung« (Atrophie) kommen – am empfindlichsten ist das Gesicht, dann der Hals und der Handrücken. Auch Jugendliche können schon so eine »Greisenhaut« bekommen.

Ebenfalls *häufig* sind Hautstreifen (Striae), Infektionsverschlimmerungen und andere bleibende Hautschäden (Teleangiektasien). Weitere Nebenwirkungen können sein: sogenannte Steroid-Akne – fleckförmige bis flächenhafte Hautblutungen und Hautgeschwüre jeweils dort, wo der kortisonähnliche Wirkstoff aufgetragen wurde.

Wenn kortisonähnliche Wirkstoffe auf große Hautflächen aufgetragen werden, kann es zusätzlich zu Nebenwirkungen kommen, die sonst nur auftreten, wenn diese stark wirksamen Entzündungshemmer in Tabletten-, Zäpfchen- oder Spritzenform verwendet werden.

Kortisonähnliche Wirkstoffe – in Kombination mit Antibiotika oder Pilzmitteln

Die Arzneimittelkommission der Deutschen Ärzteschaft empfiehlt statt der Verwendung von Kombinationspräparaten eine gezielte Behandlung z. B. mit Antiseptika oder Pilzmitteln. Und die Fachzeitschrift »arznei-telegramm« warnt davor, dass die Beimischung von Kortison zu Pilzmitteln die lokale Abwehrreaktion der Haut hemmen kann.

Als »bedenklich« wird vor allem die Kombination von Kortison mit allergisierenden Antibiotika wie Neomycin (z. B. *Jellin-Neomycin, Volon A Salbe antibiotikahaltig*) oder Gentamicin (z. B. *Diprogenta, Sulmycin mit Celestan-V*) eingestuft.

Antihistaminika auf der Haut

Antihistaminika zum Auftragen auf die Haut (z. B. *Dermodrin, Fenistil, Soventol, Systral*) sollten nicht verwendet werden, weil sie Überempfindlichkeitsreaktionen verursachen können und außerdem – wenn überhaupt – nur eine sehr geringe Wirksamkeit aufweisen.

Schieferölpräparate

Schieferölpräparate (z. B. *Ichtholan, Leukichtan*) lindern den Juckreiz und werden auch bei der Behandlung der Schuppenflechte (Psoriasis) mit UV-Strahlen zur Vorbehandlung der Haut verwendet.

Nebenwirkungen: Schieferöle haben einen ausgeprägten Geruch. Sie können in seltenen Fällen Hautallergien hervorrufen, die Heilung von Wunden verzögern und bei Lichteinwirkung Hautreizungen (Photosensibilität) verursachen.

8.1. Mittel gegen entzündliche und/oder allergische Hauterkrankungen

Präparat	Wichtigste Nebenwirkungen	Empfehlung
Advantan (D/Ö) Creme, Salbe, Fettsalbe, Milch, Lösung *Konservierungsstoff:* Benzylalkohol (nur Creme); *Wirkstoff:* Methylprednisolon *Rezeptpflichtig*	Verminderte Infektionsabwehr, verzögerte Wundheilung, Hautreizungen. Bei länger dauernder Anwendung mäßiges Risiko für bleibende Hautschäden	**Therapeutisch zweckmäßig** Mittelstark wirksamer, kortisonähnlicher Wirkstoff.
Alfason Crelo (D) Emulsion **Alfason Creme** (D) Creme *Konservierungsstoffe:* Butyl- und Propylhydroxybenzoat **Alfason Cresa** (D) Creme *Konservierungsstoff:* Propylhydroxybenzoat **Alfason Crinale** (D) Lösung *Wirkstoff:* Hydrocortison *Rezeptpflichtig*	Verminderte Infektionsabwehr, verzögerte Wundheilung, Hautreizungen. Bei länger dauernder Anwendung relativ geringes Risiko für bleibende Hautschäden. Allergische Hautreaktionen gegen Konservierungsstoffe möglich	**Therapeutisch zweckmäßig** Schwach wirksamer, kortisonähnlicher Wirkstoff.

Präparat	Wichtigste Nebenwirkungen	Empfehlung
Amciderm (D) Lotion, Creme, Salbe, Fettsalbe *Konservierungsstoff:* Benzylalkohol; *Wirkstoff:* Amcinonid *Rezeptpflichtig*	Verminderte Infektionsabwehr, verzögerte Wundheilung. Bei länger dauernder Anwendung: bleibende Hautschäden (z. B. Hautverdünnung, Ausweitung von Blutgefäßen); bei Kindern: Hormonstörungen	**Therapeutisch zweckmäßig nur** zur kurzfristigen Anwendung (weniger als drei Wochen). Bei längerem Gebrauch sind Nutzen und Risiken besonders abzuwägen. Kortisonähnlicher Wirkstoff.
Anaesthesulf-Lotio (D) Lotion *Hilfsstoffe:* u. a. Zinkoxid, Talkum, Titandioxid; *Wirkstoff:* Polidocanol (Macrogollaurylether)	Allergische Erscheinungen (z. B. Juckreiz, Rötung, Bläschen an der Haut)	**Therapeutisch zweckmäßig,** z. B. bei stark juckenden Windpocken und bei Gürtelrose. Kombination von schwach lokalanästhetisch wirkendem Emulgator (Polidocanol) mit verschiedenen adsorbierend wirkenden Stoffen.
Azaron (D) Stift, Tripelennamin	Selten allergische Hauterscheinungen (z. B. Hautjucken, Hautrötung, Bläschen). Lichtallergie	**Abzuraten** Wirksamkeit des Inhaltsstoffs bei Juckreiz durch Insektenstiche, Quallen und Brennnesseln (Antihistaminikum) zweifelhaft.
Baycuten HC (D) Creme *Konservierungsstoff:* Benzylalkohol; *Wirkstoff:* Clotrimazol, Hydrocortison *Rezeptpflichtig*	Verminderte Infektionsabwehr, verzögerte Wundheilung. Auch bei länger dauernder Anwendung relativ geringes Risiko für bleibende Hautschäden	**Nur zweckmäßig in** begründeten Ausnahmefällen, z. B. bei ekzematösen Hautentzündungen, wenn sie durch Clotrimazol-empfindliche Pilze infiziert sind. Kombination eines Kortisons (Hydrocortison) mit Pilzmittel (Clotrimazol).
BetaCreme Lichtenstein (D) Creme *Konservierungsstoff:* Chlorocresol **Betasalbe Lichtenstein** (D) Salbe *Wirkstoff:* Betamethason *Rezeptpflichtig*	Verminderte Infektionsabwehr, verzögerte Wundheilung. Bei länger dauernder Anwendung: bleibende Hautschäden (z. B. Hautverdünnung, Ausweitung von Blutgefäßen); bei Kindern: Hormonstörungen	**Therapeutisch zweckmäßig nur** zur kurzfristigen Anwendung (weniger als drei Wochen). Kortisonähnlicher Wirkstoff. Bei längerem Gebrauch sind Nutzen und Risiken besonders abzuwägen.

Präparat	Wichtigste Nebenwirkungen	Empfehlung
Betadermic (D) Salbe Betamethason, Salicylsäure *Rezeptpflichtig*	Verminderte Infektionsabwehr, verzögerte Wundheilung. Bei länger dauernder Anwendung: bleibende Hautschäden (z. B. Hautverdünnung, Ausweitung von Blutgefäßen); bei Kindern: Hormonstörungen	**Nur zweckmäßig in** begründeten Ausnahmefällen, z. B. bei stark schuppenden Hauterkrankungen. Kombination eines kortisonähnlichen Wirkstoffs (Betamethason) mit einem hautaufweichenden Mittel (Salicylsäure).
Betagalen (D) Creme, Lotion, Salbe, Lösung *Konservierungsstoff:* Phenoxyethanol (nur Creme, Lotion); *Wirkstoff:* Betamethason *Rezeptpflichtig*	Verminderte Infektionsabwehr, verzögerte Wundheilung. Bei länger dauernder Anwendung: bleibende Hautschäden (z. B. Hautverdünnung, Ausweitung von Blutgefäßen); bei Kindern: Hormonstörungen	**Therapeutisch zweckmäßig nur** zur kurzfristigen Anwendung (weniger als drei Wochen). Kortisonähnlicher Wirkstoff. Bei längerem Gebrauch sind Nutzen und Risiken besonders abzuwägen.
Betnesol V Creme (D/Ö) Creme *Konservierungsstoff:* Chlorocresol **Betnesol V crinale** (D/Ö) Lösung **Betnesol V Lotio** (D/Ö) Lösung *Konservierungsstoff:* Methylhydroxybenzoat (Parastoff) **Betnesol V Salbe** (D/Ö) Salbe *Wirkstoff:* Betamethason *Rezeptpflichtig*	Verminderte Infektionsabwehr, verzögerte Wundheilung. Bei länger dauernder Anwendung: bleibende Hautschäden (z. B. Hautverdünnung, Ausweitung von Blutgefäßen); bei Kindern: Hormonstörungen. Allergische Hautreaktionen gegen Konservierungsstoffe (Parastoffe) möglich	**Therapeutisch zweckmäßig nur** zur kurzfristigen Anwendung (weniger als drei Wochen). Kortisonähnlicher Wirkstoff. Bei längerem Gebrauch sind Nutzen und Risiken besonders abzuwägen.
Betnovate (Ö) Creme, Salbe, Lotion, Crinale Lösung Betamethason *Rezeptpflichtig*	Verminderte Infektionsabwehr, verzögerte Wundheilung. Bei länger dauernder Anwendung: bleibende Hautschäden (z. B. Hautverdünnung, Ausweitung von Blutgefäßen); bei Kindern: Hormonstörungen	**Therapeutisch zweckmäßig nur** zur kurzfristigen Anwendung (weniger als drei Wochen). Kortisonähnlicher Wirkstoff. Bei längerem Gebrauch sind Nutzen und Risiken besonders abzuwägen.
Clobegalen Salbe (D) Salbe, Lösung, Lotion, Creme Clobetasol *Rezeptpflichtig*	Verminderte Infektionsabwehr, verzögerte Wundheilung. Bei langer dauernder Anwendung: bleibende Hautschäden (z. B. Hautverdünnung, Ausweitung von Blutgefäßen); bei Kindern: Hormonstörungen	**Therapeutisch zweckmäßig nur,** wenn andere Glukokortikoide versagen. Kortisonähnlicher Wirkstoff. Stark wirkendes Medikament.

Präparat	Wichtigste Nebenwirkungen	Empfehlung
Daivobet (D) Salbe, Gel Calcipotriol, Betamethason *Rezeptpflichtig*	Hautreizungen. Bei Überdosierung Erhöhung des Blutkalziums. Verminderte Infektionsabwehr, verzögerte Wundheilung. Bei länger dauernder Anwendung: bleibende Hautschäden (z. B. Hautverdünnung, Ausweitung von Blutgefäßen); bei Kindern: Hormonstörungen	**Therapeutisch zweckmäßig zur** kurzfristigen (maximal acht Wochen) Behandlung der Psoriasis. Enthält Vitamin-D-ähnlichen (Calcipotriol) und kortisonähnlichen Wirkstoff (Betamethason).
Decoderm (D) Creme, Salbe **Decoderm Creme** (Ö) Creme Flupredniden *Rezeptpflichtig*	Verminderte Infektionsabwehr, verzögerte Wundheilung. Bei länger dauernder Anwendung: bleibende Hautschäden (z. B. Hautverdünnung, Ausweitung von Blutgefäßen); bei Kindern: Hormonstörungen	**Therapeutisch zweckmäßig nur** zur kurzfristigen Anwendung (weniger als drei Wochen). Kortisonähnlicher Wirkstoff (Flupredniden). Bei längerem Gebrauch sind Nutzen und Risiken besonders abzuwägen.
Decoderm comp (D) Creme, Salbe **Decoderm compositum** (Ö) Creme Flupredniden, Gentamicin *Rezeptpflichtig*	Verminderte Infektionsabwehr, verzögerte Wundheilung. Allergische Hautreaktionen gegen Gentamicin möglich. Bei länger dauernder Anwendung: bleibende Hautschäden (z. B. Hautverdünnung, Ausweitung von Blutgefäßen); bei Kindern: Hormonstörungen	**Nur zweckmäßig in** begründeten Ausnahmefällen, z. B. bei ekzematösen Hautentzündungen, wenn sie durch Gentamicin-empfindliche Keime infiziert sind. Kombination eines kortison-ähnlichen Wirkstoffs (Flupredniden) mit Antibiotikum (Gentamicin).
Decoderm tri (D) Creme Flupredniden, Miconazol *Rezeptpflichtig*	Verminderte Infektionsabwehr, verzögerte Wundheilung. Bei länger dauernder Anwendung: bleibende Hautschäden (z. B. Hautverdünnung, Ausweitung von Blutgefäßen); bei Kindern: Hormonstörungen	**Nur zweckmäßig in** begründeten Ausnahmefällen, z. B. bei ekzematösen Hautentzündungen, wenn sie durch Miconazol-empfindliche Pilze infiziert sind. Kombination eines kortisonähnlichen Wirkstoffs (Flupredniden) mit Pilzmittel (Miconazol).
Dermaplant Salbe (D) Cardiospermum (Ballonrebe/Herzsame), unverdünntes homöopathisches Mittel	Keine besonderen zu erwarten	**Homöopathisches Mittel** gegen Hautentzündungen, Hautausschlag und Hautjucken. Therapeutische Wirksamkeit zweifelhaft. Zur subjektiven Linderung von Beschwerden vertretbar.

Präparat	Wichtigste Nebenwirkungen	Empfehlung
Dermatop (D) Salbe, Creme, Fettsalbe, Lösung *Konservierungsstoff:* Benzylalkohol (nur Creme); *Wirkstoff:* Prednicarbat *Rezeptpflichtig*	Verminderte Infektionsabwehr, verzögerte Wundheilung. Bei länger dauernder Anwendung: relativ geringes Risiko für bleibende Hautschäden (z. B. Hautverdünnung, Ausweitung von Blutgefäßen)	**Therapeutisch zweckmäßig nur** zur kurzfristigen Anwendung (weniger als drei Wochen). Kortisonähnlicher Wirkstoff. Bei längerem Gebrauch sind Nutzen und Risiken besonders abzuwägen.
Dermodrin (Ö) Salbe Diphenhydramin	Selten allergische Hauterscheinungen (z. B. Hautjucken, Hautrötung, Bläschen). Bei Anwendung auf größeren entzündeten Hautflächen: Müdigkeit; bei Kindern auch Verwirrtheitszustände möglich	**Abzuraten** Wirksamkeit des Inhaltsstoffs (Antihistaminikum) bei Anwendung auf der Haut zweifelhaft.
Dermovate (Ö) Creme, Salbe, Lösung *Rezeptpflichtig*	Verminderte Infektionsabwehr, verzögerte Wundheilung. Bei länger dauernder Anwendung: bleibende Hautschäden (z. B. Hautverdünnung, Ausweitung von Blutgefäßen); bei Kindern: Hormonstörungen	**Therapeutisch zweckmäßig nur,** wenn andere Glukokortikoide versagen. Kortisonähnlicher Wirkstoff. Stark wirkendes Medikament.
Dermoxin (D) Creme, Salbe *Konservierungsstoff:* Chlorocresol (nur Creme); *Wirkstoff:* Clobetasol *Rezeptpflichtig*	Verminderte Infektionsabwehr, verzögerte Wundheilung. Bei länger dauernder Anwendung: bleibende Hautschäden (z. B. Hautverdünnung, Ausweitung von Blutgefäßen); bei Kindern: Hormonstörungen	**Therapeutisch zweckmäßig nur,** wenn andere Glukokortikoide versagen. Kortisonähnlicher Wirkstoff. Stark wirkendes Medikament.
Diproderm (Ö) Creme, Lösung, Salbe Betamethason *Rezeptpflichtig*	Verminderte Infektionsabwehr, verzögerte Wundheilung. Bei länger dauernder Anwendung: bleibende Hautschäden (z. B. Hautverdünnung, Ausweitung von Blutgefäßen); bei Kindern: Hormonstörungen	**Therapeutisch zweckmäßig nur** zur kurzfristigen Anwendung (weniger als drei Wochen). Kortisonähnlicher Wirkstoff. Bei längerem Gebrauch sind Nutzen und Risiken besonders abzuwägen.

Präparat	Wichtigste Nebenwirkungen	Empfehlung
Diprogenta (D/Ö) Creme, Salbe *Konservierungsstoff:* Chlorocresol (nur Creme); *Wirkstoffe:* Betamethason, Gentamicin *Rezeptpflichtig*	Verminderte Infektionsabwehr, verzögerte Wundheilung. Bei länger dauernder Anwendung bleibende Hautschäden (z. B. Hautverdünnung, Ausweitung von Blutgefäßen); Allergisierung gegen das Antibiotikum Gentamicin möglich. Bei Kindern: Hormonstörungen	**Nur zweckmäßig** in begründeten Ausnahmefällen, z. B. bei ekzematösen Hautentzündungen, wenn sie durch Gentamicin-empfindliche Erreger infiziert sind und andere antibakterielle Mittel nicht angewendet werden können. Kombination eines kortisonähnlichen Wirkstoffs (Betamethason) mit Antibiotikum (Gentamicin).
Ebenol Creme (D) Creme **Ebenol Mini Creme** (D) Creme **Ebenol Spray** (D) Spray *Konservierungsstoff:* Trometamol; *Wirkstoff:* Hydrocortison	Verminderte Infektionsabwehr, verzögerte Wundheilung, Hautreizungen. Bei länger dauernder Anwendung relativ geringes Risiko für bleibende Hautschäden	**Therapeutisch zweckmäßig** Schwach wirksamer, kortisonähnlicher Wirkstoff.
Ecural/ -Mini Salbe (D) Salbe, Lösung **Ecural Fettcreme/ -Mini Fettcreme** (D) Creme Mometason *Rezeptpflichtig*	Verminderte Infektionsabwehr, verzögerte Wundheilung. Bei länger dauernder Anwendung: bleibende Hautschäden (z. B. Hautverdünnung, Ausweitung von Blutgefäßen); bei Kindern: Hormonstörungen	**Therapeutisch zweckmäßig nur** zur kurzfristigen Anwendung (weniger als drei Wochen). Kortisonähnlicher Wirkstoff. Bei längerem Gebrauch sind Nutzen und Risiken besonders abzuwägen.
Elidel (D/Ö) Creme *Konservierungsstoff:* Benzylalkohol; *Wirkstoff:* Pimecrolimus *Rezeptpflichtig*	Häufig Hautreaktionen (z. B. Brennen, Reizungen, Juckreiz). Verminderte lokale und allgemeine Infektionsabwehr (u. a. Hautentzündung, Atemwegsinfektionen). Kopfschmerzen, Magen-Darm-Beschwerden. Verdacht auf erhöhtes Krebsrisiko	**Abzuraten** besonders von der Anwendung bei Kindern wegen des ungeklärten Sicherheitsrisikos. Vertretbar zur kurzfristigen Anwendung bei atopischem Ekzem (Neurodermitis) bei Erwachsenen, wenn kortisonähnliche Wirkstoffe nicht angewendet werden können. Bei längerem Gebrauch sind Nutzen und Risiken sehr sorgfältig abzuwägen.
Elocon (Ö) Creme, Salbe, Lösung Mometason *Rezeptpflichtig*	Verminderte Infektionsabwehr, verzögerte Wundheilung. Bei länger dauernder Anwendung: bleibende Hautschäden (z. B. Hautverdünnung, Ausweitung von Blutgefäßen); bei Kindern: Hormonstörungen	**Therapeutisch zweckmäßig nur** zur kurzfristigen Anwendung (weniger als drei Wochen). Kortisonähnlicher Wirkstoff. Bei längerem Gebrauch sind Nutzen und Risiken besonders abzuwägen.

Präparat	Wichtigste Nebenwirkungen	Empfehlung
Epipevisone (D) Creme Econazol, Triamcinolon *Rezeptpflichtig*	Verminderte Infektionsabwehr, verzögerte Wundheilung. Bei länger dauernder Anwendung: bleibende Hautschäden (z. B. Hautverdünnung, Ausweitung von Blutgefäßen); bei Kindern: Hormonstörungen	**Nur zweckmäßig in** begründeten Ausnahmefällen, z. B. ekzematösen Hautentzündungen, wenn sie durch Econazol-empfindliche Pilze infiziert sind. Kombination von kortisonähnlichem Wirkstoff (Triamcinolon) mit Pilzmittel.
Fenistil Gel (D/Ö) Gel *Konservierungsstoff:* Methylhydroxybenzoat (Parastoff) *Wirkstoff:* Dimetinden	Allergische Hauterscheinungen (z. B. Hautjucken, Hautrötung, Bläschen), auch gegen Parastoffe möglich. Bei Anwendung auf größeren entzündeten Hautflächen: Müdigkeit; bei Kindern auch Verwirrtheitszustände möglich	**Abzuraten** Wirksamkeit des Inhaltsstoffs (Antihistaminikum) bei Anwendung auf der Haut zweifelhaft. Gel kühlt.
Fenistil **Kühl Roll-on** (D) Gel *Konservierungsstoff:* Benzalkonium; *Wirkstoff:* Carbomer	Allergische Hautreaktionen durch Konservierungsmittel Benzalkonium	**Zweckmäßig** zur kurzfristigen Kühlung der Haut.
Fenistil Hydrocort Creme (D) Creme *Konservierungsstoff:* Trometamol **Fenistil Hydrocort Spray** (D) Spray *Wirkstoff:* Hydrocortison	Verminderte Infektionsabwehr, verzögerte Wundheilung, Hautreizungen. Bei länger dauernder Anwendung relativ geringes Risiko für bleibende Hautschäden	**Therapeutisch zweckmäßig** Schwach wirksamer, kortisonähnlicher Wirkstoff.
Fucicort Creme/ **-lipid Creme** (D) Creme *Konservierungsstoff:* Chlorocresol; *Wirkstoffe:* Betamethason, Fusidinsäure *Rezeptpflichtig*	Verminderte Infektionsabwehr, verzögerte Wundheilung, Hautreizungen. Bei länger dauernder Anwendung relativ geringes Risiko für bleibende Hautschäden	**Nur zweckmäßig in** begründeten Ausnahmefällen, z. B. ekzematösen Hautentzündungen, wenn sie durch Fusidinsäure-empfindliche Keime infiziert sind. Kombination von kortisonähnlichem Wirkstoff (Betamethason) mit Antibiotikum.
Fucidine (D) Wundgaze, Creme, Salbe Fusidinsäure *Rezeptpflichtig*	Bei offenen Wunden sind Reizungen der Haut und Brennen möglich. Selten Überempfindlichkeitsreaktionen	**Nur zweckmäßig in** begründeten Ausnahmefällen, wenn sie durch Fusidinsäure-empfindliche Keime infiziert sind. Fusidinsäure hat nur ein sehr schmales Wirkungsspektrum.

Präparat	Wichtigste Nebenwirkungen	Empfehlung
Fumaderm/ initial (D) magensaftresistente Tabl. Verschiedene Fumarate *Rezeptpflichtig*	Häufig Magen-Darm-Beschwerden, Leber-, Nieren- und Blutschäden, Kopfschmerzen, Müdigkeit	**Wenig zweckmäßig** Vertretbar zur Behandlung von bestimmten schweren Formen der Psoriasis (Schuppenflechte), wenn alle anderen Behandlungen versagen. Noch immer unzureichend erprobt.
Halicar (D/Ö) Creme, **Halicar N** (D/Ö) Salbe *Konservierungsstoff:* Benzylalkohol; *Wirkstoffe:* Homöopathische Zubereitung (Cardiospermum Urtinktur)	Allergische Reaktionen	**Homöopathisches Mittel** Therapeutische Wirksamkeit bei Entzündungen der Haut zweifelhaft. Das Einreiben körperfremder Substanzen auf geschädigte Haut ist wegen möglicher Allergisierung zu unterlassen.
Hydrocortison HEXAL (D) Creme *Konservierungsstoff:* Trometamol **Hydrocutan** (D) Creme, Salbe *Wirkstoff:* Hydrocortison *Rezeptpflichtig*	Verminderte Infektionsabwehr, verzögerte Wundheilung. Auch bei länger dauernder Anwendung relativ geringes Risiko für bleibende Hautschäden	**Therapeutisch zweckmäßig** Schwach wirksamer, kortisonähnlicher Wirkstoff.
Hydrodexan (D) Creme, Salbe Hydrocortison, Harnstoff *Rezeptpflichtig*	Verminderte Infektionsabwehr, verzögerte Wundheilung. Auch bei länger dauernder Anwendung relativ geringes Risiko für bleibende Hautschäden	**Therapeutisch zweckmäßig** Schwach wirksamer, kortisonähnlicher Wirkstoff in Kombination mit dem hauterweichenden Mittel Harnstoff.
Hydrogalen (D) Creme, Salbe, Lösung, Lotion Hydrocortison *Rezeptpflichtig*	Verminderte Infektionsabwehr, verzögerte Wundheilung. Auch bei länger dauernder Anwendung relativ geringes Risiko für bleibende Hautschäden	**Therapeutisch zweckmäßig** Schwach wirksamer, kortisonähnlicher Wirkstoff.
Ichtholan (D/Ö) Salbe **Ichtholan spezial Salbe** (D) Salbe **Ichtholan T** (D) Gel Ichthyol (Schieferöl)	Selten allergische Hauterscheinungen (z. B. Juckreiz, Hautrötung, Bläschen). Hautreizungen, insbesondere bei den höher konzentrierten Zubereitungen	**Nur zweckmäßig als** mildes Desinfektions- und Hautreizmittel.

Präparat	Wichtigste Nebenwirkungen	Empfehlung
Inotyol (Ö) Salbe *Wirkstoffe:* Ichthyol (Schieferöl), Hamamelisextrakt, Zinkoxid, Titanoxid	Selten allergische Hauterscheinungen (z. B. Juckreiz, Hautrötung, Bläschen)	**Wenig zweckmäßig** Wenig sinnvolle Kombination eines milden Desinfektions- und Hautreizmittels (Ichthyol) mit adstringierendem Mittel (Hamamelis) und Metalloxiden.
Jellin (D) Creme, Salbe *Konservierungsstoffe:* Methyl- und Propylhydroxybenzoat (Parastoffe) (nur Creme); *Wirkstoff:* Fluocinolon *Rezeptpflichtig*	Verminderte Infektionsabwehr, verzögerte Wundheilung. Allergische Hautreaktionen gegen Parastoffe möglich. Bei länger dauernder Anwendung: bleibende Hautschäden (z. B. Hautverdünnung, Ausweitung von Blutgefäßen); bei Kindern: Hormonstörungen	**Therapeutisch zweckmäßig nur** zur kurzfristigen Anwendung (weniger als drei Wochen). Kortisonähnlicher Wirkstoff. Bei längerem Gebrauch sind Nutzen und Risiken besonders abzuwägen.
Jellin-Neomycin (D) Creme, Salbe Fluocinolon, Neomycin *Rezeptpflichtig*	Verminderte Infektionsabwehr, verzögerte Wundheilung. Bei länger dauernder Anwendung: bleibende Hautschäden (z. B. Hautverdünnung, Ausweitung von Blutgefäßen); bei Kindern: Hormonstörungen. Allergisierung gegen Neomycin	**Abzuraten** Wenig sinnvolle Kombination eines kortisonähnlichen Wirkstoffs (Fluocinolon) mit einem Antibiotikum (Neomycin). Die Anwendung von Neomycin auf der Haut ist nicht vertretbar.
Kamillosan (D) Salbe, Creme, Konzentrat, Wund- und Heilbad **Kamillosan** (Ö) Tropfen, Wund- und Heilsalbe *Konservierungsstoffe:* Methyl- und Propylhydroxy- benzoat (Parastoffe) (nur Creme); *Wirkstoff:* Kamillenextrakt	Allergische Hautreaktionen gegen Parastoffe möglich	**Naturheilmittel** Vertretbar bei leichten Entzündungen der Haut und Schleimhaut.
Karison (D) Creme, Salbe, Fettsalbe, Crinale Lösung *Konservierungsstoff:* Methylhydroxybenzoat (Parastoff) (nur Creme); *Wirkstoff:* Clobetasol *Rezeptpflichtig*	Verminderte Infektionsabwehr, verzögerte Wundheilung. Allergische Hautreaktionen gegen Parastoffe möglich. Bei länger dauernder Anwendung: bleibende Hautschäden (z. B. Hautverdünnung, Ausweitung von Blutgefäßen); bei Kindern: Hormonstörungen	**Therapeutisch zweckmäßig nur,** wenn andere Glukokortikoide versagen. Kortisonähnlicher Wirkstoff. Stark wirkendes Medikament.

Präparat	Wichtigste Nebenwirkungen	Empfehlung
Kortikoid-ratiopharm (D) Creme *Konservierungsstoff:* Chlorhexidin; *Wirkstoff:* Triamcinolon *Rezeptpflichtig*	Verminderte Infektionsabwehr, verzögerte Wundheilung. Bei länger dauernder Anwendung: bleibende Hautschäden (z. B. Hautverdünnung, Ausweitung von Blutgefäßen); bei Kindern: Hormonstörungen	**Therapeutisch zweckmäßig nur** zur kurzfristigen Anwendung (weniger als drei Wochen). Kortisonähnlicher Wirkstoff. Bei längerem Gebrauch sind Nutzen und Risiken besonders abzuwägen.
Kühlprednon (Ö) Salbe Prednisolon, Sorbinsäure *Rezeptpflichtig*	Verminderte Infektionsabwehr, verzögerte Wundheilung. Bei länger dauernder Anwendung: bleibende Hautschäden (z. B. Hautverdünnung, Ausweitung von Blutgefäßen); bei Kindern: Hormonstörungen	**Wenig zweckmäßig** Wenig sinnvolle Kombination eines kortisonähnlichen Wirkstoffs (Prednisolon) mit schwachem Desinfektionsmittel (Sorbinsäure). Die therapeutische Wirksamkeit von Sorbinsäure ist zweifelhaft.
Laticort (D) Creme, Salbe *Konservierungsstoff:* Methylhydroxybenzoat (Parastoff) (nur Creme); *Wirkstoff:* Hydrocortison-17-Butyrat *Rezeptpflichtig*	Verminderte Infektionsabwehr, verzögerte Wundheilung. Allergische Hautreaktionen gegen Parastoffe möglich. Bei länger dauernder Anwendung: bleibende Hautschäden, Ausweitung von Blutgefäßen); bei Kindern: Hormonstörungen	**Therapeutisch zweckmäßig** Kortisonähnlicher Wirkstoff, stärker wirksam als Hydrocortison.
Leukichtan (Ö) Salbe Ichthyol (Schieferöl), Lebertran	Selten allergische Hauterscheinungen (z. B. Juckreiz, Hautrötung, Bläschen)	**Abzuraten** bei den vom Hersteller angegebenen Anwendungsgebieten (z. B. Frost-, Brandschäden, Wunden, Geschwüre). Nur vertretbar als mildes Desinfektions- und Hautreizmittel.
Linolacort Hydro (D) Creme *Konservierungsstoff:* Benzylalkohol; *Wirkstoff:* Hydrocortison *Rezeptpflichtig*	Verminderte Infektionsabwehr, verzögerte Wundheilung. Auch bei länger dauernder Anwendung relativ geringes Risiko für bleibende Hautschäden	**Therapeutisch zweckmäßig** Schwach wirksamer, kortisonähnlicher Wirkstoff.
Linola Akut (D) Creme Hydrocortison *Rezeptpflichtig*	Verminderte Infektionsabwehr, verzögerte Wundheilung. Auch bei länger dauernder Anwendung relativ geringes Risiko für bleibende Hautschäden	**Therapeutisch zweckmäßig** Schwach wirksamer, kortisonähnlicher Wirkstoff.

Präparat	Wichtigste Nebenwirkungen	Empfehlung
Linola-H N (D) Creme **Linola-H-Fett N** (D) Fettcreme Prednisolon *Rezeptpflichtig*	Verminderte Infektionsabwehr, verzögerte Wundheilung. Bei länger dauernder Anwendung: bleibende Hautschäden (z. B. Hautverdünnung, Ausweitung von Blutgefäßen); bei Kindern: Hormonstörungen	**Therapeutisch zweckmäßig nur** zur kurzfristigen Anwendung (weniger als drei Wochen). Kortisonähnlicher Wirkstoff. Bei längerem Gebrauch sind Nutzen und Risiken besonders abzuwägen.
Lotricomb (D) Salbe, Creme Betamethason, Clotrimazol *Rezeptpflichtig*	Verminderte Infektionsabwehr, verzögerte Wundheilung. Bei länger dauernder Anwendung: bleibende Hautschäden (z. B. Hautverdünnung, Ausweitung von Blutgefäßen); bei Kindern: Hormonstörungen	**Nur zweckmäßig in** begründeten Ausnahmefällen, z. B. bei ekzematösen Hautentzündungen, wenn sie durch Clotrimazol-empfindliche Pilze infiziert sind. Kombination eines kortisonähnlichen Wirkstoffs (Betamethason) mit Pilzmittel (Clotrimazol).
Nystaderm comp. (D) Paste Nystatin, Hydrocortisonacetat *Rezeptpflichtig*	Verminderte Infektionsabwehr, verzögerte Wundheilung. Bei länger dauernder Anwendung: bleibende Hautschäden (z. B. Hautverdünnung, Ausweitung von Blutgefäßen); bei Kindern: Hormonstörungen	**Nur zweckmäßig in** begründeten Ausnahmefällen, z. B. bei ekzematösen Hautentzündungen, wenn sie durch Nystatin-empfindliche Keime (z. B. Soor) infiziert sind. Kombination eines kortisonähnlichen Wirkstoffs (Hydrocortison) mit Pilzmittel (Nystatin).
Nystalocal (D) Salbe Nystatin, Chlorhexidin, Dexamethason *Rezeptpflichtig*	Verminderte Infektionsabwehr, verzögerte Wundheilung. Bei länger dauernder Anwendung: bleibende Hautschäden (z. B. Hautverdünnung, Ausweitung von Blutgefäßen); bei Kindern: Hormonstörungen. Selten Allergien, Licht-Überempfindlichkeit. Nicht in der Schwangerschaft anwenden.	**Nur zweckmäßig in** begründeten Ausnahmefällen, z. B. bei ekzematösen Hautentzündungen, wenn sie durch Nystatin-empfindliche Keime (z. B. Soor) infiziert sind. Kombination eines kortisonähnlichen Wirkstoffs (Hydrocortison) mit Pilzmittel (Nystatin) und schwach wirksamem Desinfektionsmittel (Chlorhexidin).
Pelsana Med-Salbe (Ö) Salbe **Pelsana** **Med-Badeemulsion** (Ö) Emulsion Sonnenblumenöl, Dexpanthenol (Salbe), Undecylensäure (Badeemulsion)	Keine wesentlichen zu erwarten	**Therapeutisch zweckmäßig als** Hautpflegemittel bei Ekzemen.

Präparat	Wichtigste Nebenwirkungen	Empfehlung
Pevisone (Ö) Creme Triamcinolon, Econazol *Rezeptpflichtig*	Verminderte Infektionsabwehr, verzögerte Wundheilung. Bei länger dauernder Anwendung: bleibende Hautschäden (z. B. Hautverdünnung, Ausweitung von Blutgefäßen); bei Kindern: Hormonstörungen	**Nur zweckmäßig in** begründeten Ausnahmefällen, z. B. bei ekzematösen Hautentzündungen, wenn sie durch Econazol-empfindliche Pilze infiziert sind. Kombination eines kortisonähnlichen Wirkstoffs (Triamcinolon) mit Pilzmittel (Econazol).
Prednicarbat Acis (D) Creme, Salbe, Fettsalbe, Lösung *Konservierungsstoff:* Benzylalkohol (nur Creme); *Wirkstoff:* Prednicarbat *Rezeptpflichtig*	Verminderte Infektionsabwehr, verzögerte Wundheilung. Bei länger dauernder Anwendung: relativ geringes Risiko für bleibende Hautschäden (z. B. Hautverdünnung, Ausweitung von Blutgefäßen)	**Therapeutisch zweckmäßig nur** zur kurzfristigen Anwendung (weniger als drei Wochen). Kortisonähnlicher Wirkstoff. Bei längerem Gebrauch sind Nutzen und Risiken besonders abzuwägen.
Prednitop (D) Creme, Salbe, Fettsalbe *Konservierungsstoff:* Benzylalkohol (nur Creme); *Wirkstoff:* Prednicarbat *Rezeptpflichtig*	Verminderte Infektionsabwehr, verzögerte Wundheilung. Bei länger dauernder Anwendung: bleibende Hautschäden (z. B. Hautverdünnung, Ausweitung von Blutgefäßen); bei Kindern: Hormonstörungen	**Therapeutisch zweckmäßig nur zur** kurzfristigen Anwendung (weniger als drei Wochen). Kortisonähnlicher Wirkstoff. Bei längerem Gebrauch sind Nutzen und Risiken besonders abzuwägen.
Protopic (D/Ö) Salbe Tacrolimus *Rezeptpflichtig*	Häufig Hautreaktionen (z. B. Brennen, Reizungen, Juckreiz). Verminderte lokale und allgemeine Infektionsabwehr (u. a. Hautentzündung, Atemwegsinfektionen). Herz-Kreislauf-Störungen, Kopfschmerzen, Magen-Darm-Beschwerden. Verdacht auf erhöhtes Krebsrisiko	**Abzuraten** besonders von der Anwendung bei Kindern wegen des ungeklärten Sicherheitsrisikos. Vertretbar zur kurzfristigen Anwendung bei atopischem Ekzem (Neurodermitis) bei Erwachsenen, wenn kortisonähnliche Wirkstoffe nicht angewendet werden können. Bei längerem Gebrauch sind Nutzen und Risiken sehr sorgfältig abzuwägen.

Präparat	Wichtigste Nebenwirkungen	Empfehlung
Psorcutan (D/Ö) Salbe, Creme, Lösung Calcipotriol *Rezeptpflichtig*	Hautreizungen. Bei Überdosierung Erhöhung des Blutkalziums	**Therapeutisch zweckmäßig zur** kurzfristigen (maximal acht Wochen) Behandlung der Psoriasis. Enthält Vitamin-D-ähnlichen Wirkstoff.
Psorcutan beta (D/Ö) Salbe Calcipotriol, Betamethason *Rezeptpflichtig*	Hautreizungen. Bei Überdosierung Erhöhung des Blutkalziums. Bei länger dauernder Anwendung: bleibende Hautschäden (z. B. Hautverdünnung, Ausweitung von Blutgefäßen); bei Kindern: Hormonstörungen	**Therapeutisch zweckmäßig zur** kurzfristigen (maximal acht Wochen) Behandlung der Psoriasis. Enthält Vitamin-D-ähnlichen (Calcipotriol) und kortisonähnlichen Wirkstoff (Betamethason).
Soderm (D) Creme, Lotion, Salbe *Konservierungsstoff:* Chlorocresol (nur Creme); *Konservierungsstoff:* Methylhydroxybenzoat (Parastoff) (nur Lotion); *Wirkstoff:* Betamethason *Rezeptpflichtig*	Verminderte Infektionsabwehr, verzögerte Wundheilung. Allergien durch Konservierungsstoffe. Bei länger dauernder Anwendung: bleibende Hautschäden (z. B. Hautverdünnung, Ausweitung von Blutgefäßen); bei Kindern: Hormonstörungen	**Therapeutisch zweckmäßig nur zur** kurzfristigen Anwendung (weniger als drei Wochen). Kortisonähnlicher Wirkstoff. Bei längerem Gebrauch sind Nutzen und Risiken besonders abzuwägen.
Soderm plus (D) Salbe Betamethason, Salicylsäure *Rezeptpflichtig*	Verminderte Infektionsabwehr, verzögerte Wundheilung. Bei länger dauernder Anwendung: bleibende Hautschäden (z. B. Hautverdünnung, Ausweitung von Blutgefäßen); bei Kindern: Hormonstörungen	**Nur zweckmäßig in** begründeten Ausnahmefällen, z. B. bei stark schuppenden Hauterkrankungen. Kombination eines kortisonähnlichen Wirkstoffs (Betamethason) mit einem hautaufweichenden Mittel (Salicylsäure).
Solaraze (D/Ö) Gel *Konservierungsstoff:* Benzylalkohol *Wirkstoff:* Diclofenac	Allergische Erscheinungen (z. B. Juckreiz, Rötung, Bläschen an der Haut), Hauttrockenheit, Bindehautentzündung, Bluthochdruck möglich	**Möglicherweise zweckmäßig bei** Lichtschäden (aktinischen Keratosen). Enthält den entzündungshemmenden Wirkstoff Diclofenac. Die Langzeitwirkung ist nicht nachgewiesen.
Soventol (D/Ö) Gel Bamipin	Selten allergische Hauterscheinungen (z. B. Hautjucken, Hautrötung, Bläschen). Bei Anwendung auf größeren entzündeten Hautflächen: Müdigkeit; bei Kindern auch Verwirrtheitszustände möglich	**Abzuraten** Wirksamkeit des Inhaltsstoffs (Antihistaminikum) bei Anwendung auf der Haut zweifelhaft. Gel kühlt.

Präparat	Wichtigste Nebenwirkungen	Empfehlung
Soventol HC (D) Creme **Soventol Hydrocort** (D) Creme **Soventol Hydrospray** (D) Spray Hydrocortison *Rezeptpflichtig* *(nur 100-g-Packung)*	Verminderte Infektionsabwehr, verzögerte Wundheilung. Bei länger dauernder Anwendung relativ geringes Risiko für bleibende Hautschäden	**Therapeutisch zweckmäßig** Schwach wirksamer, kortisonähnlicher Wirkstoff.
Sulmycin mit Celestan-V (D) Salbe, Creme Gentamicin, Betamethasonvalerat *Rezeptpflichtig*	Verminderte Infektionsabwehr, verzögerte Wundheilung. Bei länger dauernder Anwendung: bleibende Hautschäden (z. B. Hautverdünnung, Ausweitung von Blutgefäßen); bei Kindern: Hormonstörungen; Allergisierung gegen das Antibiotikum Gentamicin möglich	**Nur zweckmäßig** in begründeten Ausnahmefällen, z. B. bei ekzematösen Hautentzündungen, wenn sie durch Gentamicin-empfindliche Erreger infiziert sind. Kombination eines kortisonähnlichen Wirkstoffs (Betamethason) mit einem Antibiotikum (Gentamicin).
Systral (D) Creme *Konservierungsstoff:* Methylhydroxybenzoat (Parastoff); *Wirkstoff:* Chlorphenoxamin	Allergische Hauterscheinungen (z. B. Hautjucken, Hautrötung, Bläschen), auch durch Parastoffe möglich. Bei Anwendung auf größeren entzündeten Hautflächen: Müdigkeit; bei Kindern auch Verwirrtheitszustände möglich	**Abzuraten** Wirksamkeit des Inhaltsstoffs (Antihistaminikum) bei Anwendung auf der Haut zweifelhaft. Gel kühlt.
Systral Hydrocort (D) Emulsion, Creme *Konservierungsstoff:* Phenoxyethanol; *Wirkstoff:* Hydrocortison *Rezeptpflichtig*	Verminderte Infektionsabwehr, verzögerte Wundheilung. Bei länger dauernder Anwendung relativ geringes Risiko für bleibende Hautschäden	**Therapeutisch zweckmäßig** Schwach wirksamer, kortisonähnlicher Wirkstoff.
Tannolact (D) Creme, Fettcreme, Lotion, Badezusatz *Konservierungsstoff:* Methylhydroxybenzoat (Parastoff) (nur Fettcreme); *Wirkstoff:* Synthetischer Gerbstoff	Reizerscheinungen möglich. Allergische Hauterscheinungen bei Zubereitungen mit Konservierungsstoffen	**Wenig zweckmäßig bei** den vom Hersteller angegebenen Anwendungsgebieten (z. B. entzündliche und juckende Hauterkrankungen). Enthält einen Stoff mit adstringierender Wirkung (Gerbstoff).

Präparat	Wichtigste Nebenwirkungen	Empfehlung
Tannosynt (D/Ö) Lotion in D zus.: Creme *Konservierungsstoff in Creme:* Phenoxyethanol *Konservierungsstoff in Lotion:* Methylhydroxybenzoat (Parastoff) **Tannosynt flüssig** (D/Ö) Badekonzentrat *Wirkstoff:* Synthetischer Gerbstoff	Reizerscheinungen möglich. Allergische Hauterscheinungen bei Zubereitungen mit Konservierungsstoffen	**Wenig zweckmäßig bei** den vom Hersteller angegebenen Anwendungsgebieten (z. B. entzündliche und juckende Hauterkrankungen). Enthält einen Stoff mit adstringierender Wirkung (Gerbstoff).
Thiobitum (D) Salbe Ammonium-bituminosulfonat	Selten allergische Hauterscheinungen (z. B. Juckreiz, Rötung, Bläschen)	**Nur zweckmäßig bei** Entzündungen wie z. B. Furunkel. Enthält Hautreizstoff (Schieferöl).
Topisolon (D) Salbe Desoximetason *Rezeptpflichtig*	Verminderte Infektionsabwehr, verzögerte Wundheilung. Bei länger dauernder Anwendung: bleibende Hautschäden (z. B. Hautverdünnung, Ausweitung von Blutgefäßen); bei Kindern: Hormonstörungen	**Therapeutisch zweckmäßig nur** zur kurzfristigen Anwendung (weniger als drei Wochen). Kortisonähnlicher Wirkstoff. Bei längerem Gebrauch sind Nutzen und Risiken besonders abzuwägen.
TriamCreme Lichtenstein (D) Creme *Konservierungsstoff:* Benzylalkohol **TriamSalbe Lichtenstein** (D) Salbe **Triamgalen** (D) Creme, Lotion, Salbe *Konservierungsstoff:* Phenoxyethanol (nur Creme, Lotion); *Wirkstoff:* Triamcinolon *Rezeptpflichtig*	Verminderte Infektionsabwehr, verzögerte Wundheilung. Bei länger dauernder Anwendung: bleibende Hautschäden (z. B. Hautverdünnung, Ausweitung von Blutgefäßen); bei Kindern: Hormonstörungen	**Therapeutisch zweckmäßig nur** zur kurzfristigen Anwendung (weniger als drei Wochen). Kortisonähnlicher Wirkstoff. Bei längerem Gebrauch sind Nutzen und Risiken besonders abzuwägen.
Ultralan (Ö) Creme, Salbe Fluocortolon *Rezeptpflichtig*	Verminderte Infektionsabwehr, verzögerte Wundheilung. Bei länger dauernder Anwendung: bleibende Hautschäden (z. B. Hautverdünnung, Ausweitung von Blutgefäßen); bei Kindern: Hormonstörungen	**Therapeutisch zweckmäßig nur** zur kurzfristigen Anwendung (weniger als drei Wochen). Kortisonähnlicher Wirkstoff. Bei längerem Gebrauch sind Nutzen und Risiken besonders abzuwägen.

Präparat	Wichtigste Nebenwirkungen	Empfehlung
Vobaderm (D/Ö) Creme Flupredniden, Miconazol *Rezeptpflichtig*	Verminderte Infektionsabwehr, verzögerte Wundheilung. Bei länger dauernder Anwendung: bleibende Hautschäden (z. B. Hautverdünnung, Ausweitung von Blutgefäßen); bei Kindern: Hormonstörungen	**Nur zweckmäßig in** begründeten Ausnahmefällen, z. B. bei ekzematösen Hautentzündungen, wenn sie durch Miconazol-empfindliche Pilze infiziert sind. Kombination eines kortisonähnlichen Wirkstoffs (Flupredniden) mit Pilzmittel (Miconazol).
Volon A Creme antibiotikafrei (D/Ö) Creme **Volon A Salbe antibiotikafrei** (D/Ö) Salbe **Volon A Haftsalbe** (D/Ö) Salbe **Volon A-Schüttelmix** (D) Schüttelmixtur *Konservierungsstoff:* Benzylalkohol; *Wirkstoff:* Triamcinolon; *Schüttelmixtur zusätzlich:* Zinkoxid *Rezeptpflichtig*	Verminderte Infektionsabwehr, verzögerte Wundheilung. Bei länger dauernder Anwendung: bleibende Hautschäden (z. B. Hautverdünnung, Ausweitung von Blutgefäßen); bei Kindern: Hormonstörungen	**Therapeutisch zweckmäßig nur** zur kurzfristigen Anwendung (weniger als drei Wochen). Kortisonähnlicher Wirkstoff. Bei längerem Gebrauch sind Nutzen und Risiken besonders abzuwägen.
Volon A Salbe antibiotikahaltig (Ö) Salbe Triamcinolon, Neomycin, Gramicidin *Rezeptpflichtig*	Verminderte Infektionsabwehr, verzögerte Wundheilung. Bei länger dauernder Anwendung: bleibende Hautschäden (z. B. Hautverdünnung, Ausweitung von Blutgefäßen); bei Kindern: Hormonstörungen. Allergisierung gegen Neomycin	**Abzuraten** Wenig sinnvolle Kombination eines kortisonähnlichen Wirkstoffs (Triamcinolon) mit zwei Antibiotika (Neomycin, Gramicidin). Die Anwendung von Neomycin auf der Haut ist nicht mehr vertretbar.
Volon A Tinktur N (D/Ö) Tinktur Triamcinolon, Salicylsäure *Rezeptpflichtig*	Verminderte Infektionsabwehr, verzögerte Wundheilung, Hautreizungen. Bei länger dauernder Anwendung: bleibende Hautschäden (z. B. Hautverdünnung, Ausweitung von Blutgefäßen); bei Kindern: Hormonstörungen	**Nur zweckmäßig in** begründeten Ausnahmefällen, z. B. bei stark schuppenden Hauterkrankungen. Kombination eines kortisonähnlichen Wirkstoffs (Triamcinolon) mit einem hautaufweichenden Stoff (Salicylsäure).

Präparat	Wichtigste Nebenwirkungen	Empfehlung
Xylocain (Ö) Salbe, Gel, Pumpspray Lidocain *Rezeptpflichtig*	Allergische Erscheinungen (z. B. Juckreiz, Rötung, Bläschen an der Haut)	**Abzuraten** bei den vom Hersteller angegebenen Anwendungsgebieten (z. B. Juckreiz). Enthält Lokalanästhetikum (Lidocain).

8.2. Mittel gegen Kopfschuppen, Seborrhoe oder Haarausfall

Kopfschuppen

Schuppenbildung ist keine Krankheit, sondern ein normaler körperlicher Vorgang wie Haar- oder Nagelwuchs. Schuppen wirken trotzdem oft störend und sind manchmal von frühen Stadien der Hautkrankheiten Seborrhoe und Psoriasis nur schwer zu unterscheiden. Schuppenbildung tritt meist in der Pubertät auf, erreicht den Höhepunkt im frühen Erwachsenenalter und bildet sich dann langsam wieder zurück. Die Ursache von verstärkter Schuppenbildung ist bis jetzt nicht genau bekannt.

Behandlung

Es gibt zwar keine Heilung, jedoch eine Behandlung, die die Schuppenbildung eindämmt. Sinnvoll sind folgende Maßnahmen:
– Regelmäßig Antischuppen-Shampoos verwenden, die man in Drogerien oder Supermärkten kaufen kann. Welches Shampoo wirksam ist, muss individuell ausprobiert werden. Die Stiftung Warentest hat im Jahr 2007 Schuppen-Shampoos getestet. Testsieger waren »head and shoulders classic clean« und »Dove Shampoo Anti-Schuppen«. Die Organisation »ökotest« stufte diese beiden Produkte im Jahr 2013 jedoch als »ungenügend« ein, weil sie nach Ansicht dieser Testorganisation schädliche Inhaltsstoffe enthalten. Tägliches Haarewaschen schadet normalerweise nicht. Zu viel Shampoo und heißes Haaretrocknen können jedoch die Kopfhaut reizen und die Schuppenbildung anregen.

– In schweren Fällen von Kopfschuppen kann eventuell auch ein Selensulfid-haltiges Shampoo (z. B. *Selsun*) verwendet werden. Eine Verringerung der Schuppenbildung sollte sich innerhalb weniger Wochen zeigen. Als Nebenwirkung kann das Haar schneller fettig werden und sich – wenn das Mittel nach dem Shampoonieren schlecht ausgespült wird – gelblich färben.

Seborrhoe

Als Seborrhoe bezeichnet man die krankhaft gesteigerte und veränderte Absonderung der Talgdrüsen. Man unterscheidet zwei Formen:
– die übermäßig fettige Haut
– und kleieförmige, fettige Schuppungen, meist am Kopf. Betroffen sind Augenbrauen, Augenlider, Nase, Gesichts- und Halsfalten. Vor allem bei Männern im Alter um die vierzig breitet sich das Ekzem manchmal auf Brust und Rücken aus.

Die Ursache von Seborrhoe ist unbekannt. Seit Langem wird ein Pilz mit dem Namen Pityrosporum ovale verdächtigt, an der Erkrankung beteiligt zu sein. Seborrhoische Ekzeme treten vor allem bei Stresssituationen, niedrigen Temperaturen oder geringer Luftfeuchtigkeit in zentralgeheizten Räumen auf.

Behandlung

Zur Behandlung der von Seborrhoe betroffenen Haut- oder Kopfhautstellen sind folgende Wirkstoffe sinnvoll:
– Selensulfid-haltige Shampoos (enthalten in *Selsun*).
– Salicylsäure-haltige Mittel wie *Lygal Kopfsalbe N*.
– Pilzmittel wie Clotrimazol (z. B. *Canesten*) oder Ketoconazol (z. B. *Terzolin*).
– Kortisonhaltige Mittel wie *Alpicort, Betnesol V crinale, Betnovate crinale, Dermovate crinale, Karison crinale*. Unter Umständen wird der Hautarzt eine spezielle Rezeptur verschreiben, die Kortison, Pilzmittel und eventuell auch Salicylsäure enthält.

Vorsicht: *Mittel mit kortisonähnlichen Wirkstoffen sollten wegen der möglichen Nebenwirkungen nur für begrenzte Zeit (4 Wochen) angewendet werden.*

Haarausfall

Bei Frauen verdünnt sich das Haar nach den Wechseljahren. Bei Männern ist Haarausfall und Entstehung einer Glatze meistens ein natürli-

cher Alterungsvorgang, dessen Ausprägung von Erbfaktoren abhängt – mütterlichen und väterlichen.
Diese natürlichen Veränderungen des Haarwuchses kommen durch die unterschiedlichen Anteile von Östrogenen und männlichen Geschlechtshormonen zustande.

Haarausfall kann auch durch andere Faktoren verursacht sein:

– Ein sehr fest gebundener Pferdeschwanz kann so fest an den Haarwurzeln ziehen, dass Haare ausfallen.
– Akute schwere Erkrankungen, Operationen, Stress, Eisenmangelanämien oder das Aufhören mit der »Pillen«-Einnahme können ebenfalls vorübergehend Haarverlust verursachen.
– Medikamente gegen Krebs, gegen Arthritis, gegen hohe Cholesterin-Werte, Vitamin A und Betablocker können ebenfalls die Ursache sein.

Haarverlust ist zwar harmlos und tut nicht weh, wirkt sich aber deutlich auf das Selbstwertgefühl aus.

Behandlung

Placebos, also Arzneimittel ohne Wirkstoff, bewirken in etwa 40 Prozent aller Fälle ein Nachwachsen der Haare.
Die Wirksamkeit von *Priorin* gegen Haarausfall ist umstritten.
Die Verwendung von Minoxidil-Lösung (*Regaine*), zweimal täglich in die Kopfhaut eingerieben, führt nur in seltenen Fällen zu einem befriedigenden Ergebnis. Das Mittel bewirkt bestenfalls eine Verlangsamung des Haarausfalls am Hinterkopf, hat jedoch keine Auswirkungen auf den Haarausfall an den sogenannten Geheimratsecken. Eine Wirkung ist außerdem nur nachgewiesen bei dunkelhaarigen Männern im Alter zwischen 18 und 49 Jahren. Nach Beendigung der Therapie beginnen die Haare jedoch wieder auszufallen.
Nebenwirkungen von Minoxidil (*Regaine*): lokale Hautreizungen und verstärkter Haarwuchs im Gesicht, an Armen, Beinen und Brust. Wenn man mit der Therapie aufhört, kann sich unter Umständen das Haar stärker lichten als vorher. In seltenen Ausnahmefällen kann die Behandlung sogar Auswirkungen auf die Herztätigkeit haben (Zunahme des Herzschlagvolumens).

Auch der Wirkstoff Finasterid (enthalten z. B. in *Propecia*) hat keine überwältigende Wirkung bei Haarausfall. Die Zahl der Haare nimmt lediglich um etwa 10 Prozent zu.

Gravierend sind jedoch die Nebenwirkungen dieses Mittels: Es können Impotenz und Vergrößerungen der männlichen Brustdrüsen auftreten. Eine besonders heimtückische Nebenwirkung kann Kinder im Mutterleib schädigen: Die Samenflüssigkeit von Männern, die Finasterid verwenden, kann beim Fötus eine Fehlbildung des Penis verursachen.

Unsere Empfehlung: Hände weg von diesem Mittel. Abzuraten.

8.2. Mittel gegen Kopfschuppen, Seborrhoe oder Haarausfall

Präparat	Wichtigste Nebenwirkungen	Empfehlung
Advantan (D/Ö) Creme, Salbe, Fettsalbe, Milch, Lösung Methylprednisolon *Rezeptpflichtig*	Verminderte Infektionsabwehr, verzögerte Wundheilung, Hautreizungen. Bei länger dauernder Anwendung mäßiges Risiko für bleibende Hautschäden	**Therapeutisch zweckmäßig** Mittelstark wirksamer, kortisonähnlicher Wirkstoff gegen Kopfhautekzeme.
Alfason Crinale (D) Lösung Hydrocortison *Rezeptpflichtig*	Verminderte Infektionsabwehr, verzögerte Wundheilung, Hautreizungen. Bei länger dauernder Anwendung relativ geringes Risiko für bleibende Hautschäden	**Therapeutisch zweckmäßig** Schwach wirksamer, kortisonähnlicher Wirkstoff gegen Kopfhautekzem.
Alpicort (D) Lösung Prednisolon, Salicylsäure *Rezeptpflichtig*	Verminderte Infektionsabwehr, verzögerte Wundheilung, Hautreizungen. Bei länger dauernder Anwendung: bleibende Hautschäden (z. B. Hautverdünnung, Ausweitung von Blutgefäßen); bei Kindern: Hormonstörungen	**Nur zweckmäßig in** begründeten Ausnahmefällen, z. B. bei stark schuppender Hauterkrankung. Kombination eines kortisonähnlichen Wirkstoffs (Prednisolon) mit einem hautaufweichenden und schuppenlösenden Mittel (Salicylsäure).
Betagalen (D) Lösung Betamethason *Rezeptpflichtig*	Verminderte Infektionsabwehr, verzögerte Wundheilung. Bei länger dauernder Anwendung: bleibende Hautschäden (z. B. Hautverdünnung, Ausweitung von Blutgefäßen); bei Kindern: Hormonstörungen	**Therapeutisch zweckmäßig nur** zur kurzfristigen Anwendung (weniger als drei Wochen) bei Kopfhautekzem. Kortisonähnlicher Wirkstoff.

Präparat	Wichtigste Nebenwirkungen	Empfehlung
Betnesol V (D) Crinale Lösung, Lotion Betamethason *Rezeptpflichtig*	Verminderte Infektionsabwehr, verzögerte Wundheilung. Bei länger dauernder Anwendung: bleibende Hautschäden (z. B. Hautverdünnung, Ausweitung von Blutgefäßen); bei Kindern: Hormonstörungen	**Therapeutisch zweckmäßig nur** zur kurzfristigen Anwendung (weniger als drei Wochen) bei Kopfhautekzem. Kortisonähnlicher Wirkstoff.
Betnovate (Ö) Crinale-Lösung Betamethason *Rezeptpflichtig*	Verminderte Infektionsabwehr, verzögerte Wundheilung. Bei länger dauernder Anwendung: bleibende Hautschäden (z. B. Hautverdünnung, Ausweitung von Blutgefäßen); bei Kindern: Hormonstörungen	**Therapeutisch zweckmäßig nur** zur kurzfristigen Anwendung (weniger als drei Wochen) bei Kopfhautekzem. Kortisonähnlicher Wirkstoff.
Crinohermal fem (D) Lösung Estradiol, Flupredniden *Rezeptpflichtig*	Verminderte Infektionsabwehr, verzögerte Wundheilung, Hautreizungen. Bei länger dauernder Anwendung: bleibende Hautschäden (z. B. Hautverdünnung, Ausweitung von Blutgefäßen); bei Kindern: Hormonstörungen	**Abzuraten** Wenig sinnvolle Kombination von Glukokortikoid (Prednisolon) mit weiblichem Geschlechtshormon (Estradiol).
Curatoderm Emulsion (D) Emulsion *Konservierungsstoff:* Phenoxyethanol; *Wirkstoff:* Tacalcitol *Rezeptpflichtig*	Hautreizungen. Bei Überdosierung Erhöhung des Blutkalziums	**Therapeutisch zweckmäßig** zur kurzfristigen (maximal acht Wochen) Behandlung der Psoriasis auf der Kopfhaut. Enthält Vitamin-D-ähnlichen Wirkstoff (Tacalcitol).
Dermovate (Ö) Crinale-Lösung Clobetasol *Rezeptpflichtig*	Verminderte Infektionsabwehr, verzögerte Wundheilung. Bei länger dauernder Anwendung: bleibende Hautschäden (z. B. Hautverdünnung, Ausweitung von Blutgefäßen); bei Kindern: Hormonstörungen	**Therapeutisch zweckmäßig nur** zur kurzfristigen Anwendung (weniger als drei Wochen) bei Kopfhautekzem. Stark wirkendes Medikament (kortisonähnlich).

Präparat	Wichtigste Nebenwirkungen	Empfehlung
Diprosalic (D/Ö) Lösung Betamethason, Salicylsäure *Rezeptpflichtig*	Verminderte Infektionsabwehr, verzögerte Wundheilung. Bei länger dauernder Anwendung: bleibende Hautschäden (z. B. Hautverdünnung, Ausweitung von Blutgefäßen); bei Kindern: Hormonstörungen	**Therapeutisch zweckmäßig nur** zur kurzfristigen Anwendung (weniger als drei Wochen) bei Kopfhautekzem. Kombination eines kortisonähnlichen Wirkstoffs (Betamethason) mit einem hautaufweichenden und schuppenlösenden Mittel (Salicylsäure).
Ecural Lösung (D) Lösung Mometason *Rezeptpflichtig*	Verminderte Infektionsabwehr, verzögerte Wundheilung. Bei länger dauernder Anwendung: bleibende Hautschäden (z. B. Hautverdünnung, Ausweitung von Blutgefäßen); bei Kindern: Hormonstörungen	**Therapeutisch zweckmäßig nur** zur kurzfristigen Anwendung (weniger als drei Wochen) bei Psoriasis der Kopfhaut. Kortisonähnlicher Wirkstoff (Mometason).
Ell-Cranell alpha (D) Lösung Alfatradiol	Hautreizungen, Hormonstörungen möglich	**Abzuraten** bei Haarausfall. Therapeutische Wirksamkeit zweifelhaft. Enthält weibliches Sexualhormon (Alpha-Estradiol = Alfatradiol).
Finasterid-ratiopharm (D/Ö) Filmtabl. Finasterid *Rezeptpflichtig*	Libidoverlust, Impotenz, Ejakulationsstörungen, Schwellung der Brustdrüsen beim Mann, allergische Reaktionen an der Haut (Juckreiz, Schwellungen)	**Abzuraten** Wirksamkeit bei Haarausfall gering. Langzeitverträglichkeit noch unzureichend belegt. Der Wirkstoff Finasterid vermindert Wirkungen des männlichen Geschlechtshormons und wird auch bei Prostatavergrößerung eingesetzt.
Karison (D) Crinale-Lösung Clobetasol *Rezeptpflichtig*	Verminderte Infektionsabwehr, verzögerte Wundheilung. Bei länger dauernder Anwendung: bleibende Hautschäden (z. B. Hautverdünnung, Ausweitung von Blutgefäßen); bei Kindern: Hormonstörungen	**Therapeutisch zweckmäßig nur** zur kurzfristigen Anwendung (weniger als drei Wochen) bei Kopfhautekzem. Stark wirkendes Medikament.
Ket med (D) Shampoo Ketoconazol	Hautreizungen, Hautbrennen, Hautrötungen und andere allergische Reaktionen. Beim Auftragen auf die Kopfhaut Farbveränderungen der Kopfhaare und selten Haarausfall möglich.	**Therapeutisch zweckmäßig bei** verschiedenen Pilzinfektionen.

Präparat	Wichtigste Nebenwirkungen	Empfehlung
Lygal Kopfsalbe N (D) Salbe Salicylsäure	Vorsicht bei Nierenschäden	**Therapeutisch zweckmäßig bei** Kopfschuppen und Schuppenflechte des Kopfes. Enthält einen hautaufweichenden und schuppenlösenden Wirkstoff (Salicylsäure).
Pantostin (D) Lösung Alfatradiol	Hautreizungen, Hormonstörungen möglich	**Abzuraten** bei Haarausfall. Therapeutische Wirksamkeit zweifelhaft. Enthält weibliches Sexualhormon (Alpha-Estradiol = Alfatradiol).
Pantovigar N (D) Kaps. Calciumpantothenat, Cystin, Keratin, Thiamin, Medizinalhefe	Selten Allergien	**Wenig zweckmäßig** Mittel zum Einnehmen. Therapeutische Wirksamkeit zweifelhaft. Vertretbar wegen geringer Schädlichkeit.
Propecia (D/Ö) Filmtabl. Finasterid *Rezeptpflichtig*	Libidoverlust, Impotenz, Ejakulationsstörungen, Schwellung der Brustdrüsen beim Mann, allergische Reaktionen an der Haut (Juckreiz, Schwellungen)	**Abzuraten** Wirksamkeit bei Haarausfall gering. Langzeitverträglichkeit noch unzureichend belegt. Der Wirkstoff Finasterid vermindert Wirkungen des männlichen Geschlechtshormons und wird auch bei Prostatavergrößerung eingesetzt.
Psorcutan (D) Lösung Calcipotriol *Rezeptpflichtig*	Hautreizungen. Bei Überdosierung Erhöhung des Blutkalziums	**Therapeutisch zweckmäßig zur** kurzfristigen (maximal acht Wochen) Behandlung der Psoriasis. Enthält Vitamin-D-ähnlichen Wirkstoff (Calcipotriol).
Regaine Frauen (D) **Regaine Männer** (D) **Regaine Lösung** (Ö) Lösung *Wirkstoff:* Minoxidil	Lokale Reizungen und allergische Erscheinungen an der Kopfhaut, Kopfschmerzen, Blutdruckabfall, Schwindel	**Wenig zweckmäßig** zur Anregung des Haarwachstums. Erfolg nicht anhaltend. Enthält blutdrucksenkend wirkende Substanz (Minoxidil).
Selsun (D/Ö) Shampoo Selensulfid	Verstärkte Fettproduktion, Licht-Überempfindlichkeit, Haarausfall	**Nur zweckmäßig zur** Behandlung der Kleienflechte. Bei trockenen Schuppen möglicherweise wirksam.

Präparat	Wichtigste Nebenwirkungen	Empfehlung
Terzolin (D) Lösung Ketoconazol	Hautreizungen, Hautbrennen, Hautrötungen und andere allergische Reaktionen. Beim Auftragen auf die Kopfhaut Farbänderungen der Kopfhaare und selten Haarausfall möglich	**Therapeutisch zweckmäßig bei** verschiedenen Pilzinfektionen der Kopfhaut. Breites Wirkspektrum wie bei dem Wirkstoff Clotrimazol, aber weniger erprobt.
Volon A Tinktur (Ö) **Volon A Tinktur N** (D) Lösung Triamcinolon, Salicylsäure *Rezeptpflichtig*	Verminderte Infektionsabwehr, verzögerte Wundheilung. Bei länger dauernder Anwendung: bleibende Hautschäden (z. B. Hautverdünnung, Ausweitung von Blutgefäßen)	**Therapeutisch zweckmäßig nur** zur kurzfristigen Anwendung (weniger als drei Wochen) bei Kopfhautekzem. Kombination eines kortisonähnlichen Wirkstoffs (Betamethason) mit einem hautaufweichenden und schuppenlösenden Mittel (Salicylsäure).

8.3. Mittel gegen Hühneraugen und Warzen

Hühneraugen

Die häufigste Ursache von Hühneraugen (= verdichtete Hornhaut) sind enge und/oder hochhackige Schuhe. Hühneraugen treten meist an der Stelle des größten Drucks auf, an der kleinen Zehe.

Behandlung

Der Erfolg einer Behandlung hängt von der Ausschaltung der Ursache ab, d. h. Vermeidung von Reibung und Druck an der betroffenen Stelle. Bequeme Schuhe sind die wirksamste Maßnahme zur Verhinderung von Hühneraugen.

Bereits bestehende Hühneraugen behandelt man am besten durch ein Salicylsäure-haltiges Pflaster (z. B. *Guttaplast*). Falls dies nichts nützt, können Hühneraugen auch chirurgisch entfernt werden.

Warzen

Warzen sind Hautinfektionen, die durch Viren verursacht sind. Zur Entstehung sind drei Bedingungen notwendig:
– ein Warzenvirus (humanes Papillomvirus),

- dieses Virus muss die Möglichkeit haben, durch eine geschädigte Stelle in die Haut einzudringen,
- ungenügende Abwehrkräfte des Körpers, um das Virus zu zerstören.

Warzen treten am häufigsten bei Kindern und Jugendlichen auf, und zwar an Fingern, Händen, Gesicht und Fußsohlen. Etwa 10 Prozent aller Jugendlichen unter 16 Jahren haben eine oder mehrere Warzen.

Warzen werden normalerweise durch direkten Hautkontakt übertragen, aber auch in Sporthallen und Schwimmbädern. Die durchschnittliche Inkubationszeit (= Zeit zwischen Ansteckung und Sichtbarwerden der Warze) beträgt 3 bis 4 Monate.

Etwa ein Drittel aller Warzen verschwindet innerhalb von 6 Monaten von selbst wieder, der Rest bis auf wenige Ausnahmen innerhalb von 2 Jahren.

Fachleute unterscheiden die verschiedenen Arten von Warzen z. B. nach der befallenen Körperstelle (Handwarzen, Sohlenwarzen etc.).

Selbsthilfe

Seit alters her werden gegen Warzen Volksmittel wie Besprechen oder diverse Kräutertinkturen verwendet. Da die meisten Warzen die Eigenschaft haben, von selbst wieder zu verschwinden, wird dieses Verschwinden dann fälschlicherweise dem angewendeten Volksmittel zugeschrieben.

Hypnose ist eine sehr wirksame Methode – wirksamer als beispielsweise eine Behandlung mit Salicylsäure-haltigen Medikamenten.

Medikamentöse Behandlung

- Bei Feig- oder Feuchtwarzen im Anal- oder Genitalbereich wird meist eine Podophyllinlösung oder eine Lösung in Benzoetinktur auf die Warze aufgetupft. Während der Schwangerschaft darf Podophyllin nicht verwendet werden. Die Heilungschancen dieser Methode betragen etwa 30 bis 50 Prozent.
- Sohlen- oder Dornwarzen und sogenannte gewöhnliche Warzen werden meist mit Salicylsäure – in Form von Lösungen oder Pflastern – behandelt (*Clabin N, Clabin plus, Duofilm, Guttaplast, Verrucid*).
- *Verrumal*, das unter anderem auch ein Zytostatikum enthält (Fluorouracil), scheint nicht wirksamer zu sein als eine Behandlung mit Medikamenten, die nur Salicylsäure enthalten.

Operative Methoden

Falls die Behandlung mit Warzenpflastern, Tinkturen und Salben nicht hilft, sind folgende Methoden möglich:
- Vereisung der Warze mit flüssigem Stickstoff (–196° C): Eine örtliche Betäubung ist nicht notwendig. Nach einigen Stunden entsteht eine Blase, die abgetragen werden muss. Dieser Vorgang ist schmerzhaft. Bei gewöhnlichen Warzen sind zur Behandlung meist mehrere Sitzungen notwendig.
- Chirurgische Entfernung der Warzen.

8.3. Mittel gegen Hühneraugen und Warzen

Präparat	Wichtigste Nebenwirkungen	Empfehlung
Aldara (D/Ö) Creme *Konservierungsstoffe:* Methyl- und Propylhydroxybenzoat (Parastoffe); *Wirkstoff:* Imiquimod	Hautreizung, Juckreiz und Schmerzen an der Auftragungsstelle, Müdigkeit, Kopfschmerzen, Grippesymptome, Muskelschmerzen, Übelkeit, Infektionen	**Therapeutisch zweckmäßig zur** Behandlung von Feigwarzen und kleinen Basalzellkarzinomen.
Clabin N (D) Lösung **Clabin plus** (D) Lösung Salicylsäure, Milchsäure	Hautreizungen, selten allergische Erscheinungen an der Haut (z. B. Jucken, Rötung, Bläschen)	**Therapeutisch zweckmäßig zur** Erweichung von Hühneraugen und Warzen. Kombination von hautaufweichenden Wirkstoffen (Salicylsäure und Milchsäure).
Collomack Topical (D) Lösung Salicylsäure	Hautreizungen, selten allergische Erscheinungen an der Haut (z. B. Jucken, Rötung, Bläschen)	**Therapeutisch zweckmäßig zur** Erweichung von Hühneraugen und Warzen. Hautaufweichender Wirkstoff.
Duofilm (D/Ö) Lösung Salicylsäure, Milchsäure	Hautreizungen, selten allergische Erscheinungen an der Haut (z. B. Jucken, Rötung, Bläschen)	**Therapeutisch zweckmäßig zur** Erweichung von Hühneraugen und Warzen. Kombination von hautaufweichenden Wirkstoffen (Salicylsäure und Milchsäure).
Guttaplast (D) Pflaster Salicylsäure	Hautreizungen, selten allergische Erscheinungen an der Haut (z. B. Jucken, Rötung, Bläschen)	**Therapeutisch zweckmäßig zur** Erweichung von Hühneraugen und Warzen. Enthält hautaufweichenden Wirkstoff (Salicylsäure).

Präparat	Wichtigste Nebenwirkungen	Empfehlung
Hansaplast Hornhaut-Pflaster (D) Pflaster **Hansaplast Hühneraugen-Pflaster** (D) Pflaster Salicylsäure	Hautreizungen, selten allergische Erscheinungen an der Haut (z. B. Jucken, Rötung, Bläschen)	**Therapeutisch zweckmäßig zur** Erweichung von Hühneraugen und Warzen. Enthält hautaufweichenden Wirkstoff (Salicylsäure).
Lebewohl Hühneraugen Pflaster (D) Pflaster Salicylsäure, Milchsäure	Hautreizungen, selten allergische Erscheinungen an der Haut (z. B. Jucken, Rötung, Bläschen)	**Therapeutisch zweckmäßig zur** Erweichung von Hühneraugen und Warzen. Kombination von hautaufweichenden Wirkstoffen (Salicylsäure und Milchsäure).
Verrucid (D) Lösung Salicylsäure, Docusat-Natrium, Essigsäure, Rizinusöl	Hautreizungen, selten allergische Erscheinungen an der Haut (z. B. Jucken, Rötung, Bläschen)	**Therapeutisch zweckmäßig zur** Behandlung von Warzen und Hühneraugen. Kombination von hautaufweichendem Wirkstoff (Salicylsäure), u. a. mit Desinfektionsmittel.
Verrukill-ratiopharm (D) Spray Dimethylether	Schmerzen an der behandelten Stelle. Vorübergehender Verlust der Hautfärbung möglich. Bei zu starker Vereisung Narbenbildung möglich	**Nur zweckmäßig zur** Vereisung von Warzen und Fußwarzen.
Verrumal (D/Ö) Lösung Fluorouracil, Salicylsäure, Dimethylsulfoxid *Rezeptpflichtig*	Hautreizungen, selten allergische Erscheinungen an der Haut (z. B. Jucken, Rötung, Bläschen). Bei Überdosierung: Licht-Überempfindlichkeit, Übelkeit, Kopfschmerzen möglich, bei Langzeitanwendung sind Hautschäden zu befürchten	**Nur zweckmäßig zur** kurzfristigen Behandlung von Warzen. Einstoffpräparate mit dem Wirkstoff Salicylsäure sind vorzuziehen. Die Wirksamkeit des Krebsmittels (Fluorouracil) ist umstritten.
Wartner gegen Warzen (D) Spray Dimethylether, Propan	Schmerzen an der behandelten Stelle, Hautreizungen, Pigmentverlust	**Nur zweckmäßig zur** Vereisung von Warzen.
Warz-ab N (D) Lösung Salicylsäure, Essigsäure, Rizinusöl	Hautreizungen, selten allergische Erscheinungen an der Haut (z. B. Jucken, Rötung, Bläschen)	**Nur zweckmäßig zur** Behandlung von Warzen. Kombination von hautaufweichender Salicylsäure mit hochprozentiger Essigsäure.

8.4. Aknemittel

Akne selbst ist eher harmlos, wirkt sich jedoch auf das Selbstwertgefühl der Betroffenen aus und kann so zum großen Problem werden. Viele Jugendliche zwischen dem 12. und 20. Lebensjahr sind betroffen. Bei Mädchen und Frauen ist die Akne in der zweiten Zyklushälfte meist stärker ausgeprägt. Im Sommer bessern sich die Beschwerden oft, weil die UV-Strahlen bakterientötende Wirkung haben.

Ursachen

Akne hat nichts zu tun mit mangelnder Hygiene oder einer bestimmten Frisur. Sie ist eine Folge der körperlichen Veränderungen während und nach der Pubertät. In dieser Zeit muss sich im Körper ein Gleichgewicht zwischen weiblichen und männlichen Hormonen einspielen. Das männliche Hormon Testosteron bewirkt eine vermehrte Talgdrüsenproduktion – die gesteigerte Hornproduktion am Talgdrüsenausgang behindert den Abfluss des Talgs.

Die Folge: Der Talgbeutel vergrößert sich, bis irgendwann der Talg unter dem verstärkten Druck nach außen tritt.

Mit bloßem Auge sieht man dann weißliche, stecknadelkopfgroße Gebilde in der Haut. Dieses Talg-Horn-Gemisch im »Beutel« kann sich infizieren. Durch die Aktivität der Bakterien werden freie Fettsäuren gebildet, die in der Lage sind, Entzündungen hervorzurufen. Die Entzündungen verändern das Bild. Es erscheinen die unter dem Namen »Pickel« bekannten Papeln und Pusteln.

Durch zu häufiges, unsachgemäßes Manipulieren, z. B. mit der Absicht, die entzündeten Knoten ausdrücken zu wollen, werden die entzündungsaktiven freien Fettsäuren in die umgebende gesunde Haut gedrückt. So verschlimmert sich die Akne.

Akne kann auch andere Ursachen als die hormonelle
Entwicklung haben:

– Sonnenschutzmittel und Kosmetika
– häufiger Kontakt mit Öl, Teer oder Pech
– Nebenwirkung von Medikamenten. Typische Merkmale sind plötzlicher Beginn, ausgedehnter Befall ungewohnter Stellen (auch am Rumpf und an Armen und Beinen) sowie das Auftreten außerhalb der Pubertät. Die Verursacher sind meistens Schlaf- und Beruhigungsmittel, aber auch Kortison sowie die Vitamine B_6, B_{12} und D_2.

Behandlung

Fast jede Akne heilt irgendwann im Erwachsenenalter. Das ist allerdings ein schwacher bzw. gar kein Trost für die betroffenen Jugendlichen. Der Blick auf das eigene Spiegelbild« kann jeden Morgen aufs Neue Bitterkeit, Verzweiflung und Depressionen auslösen. Dabei kann man durchaus etwas gegen Akne tun – auch in schweren Fällen mit gutem Erfolg. Es kann oft Wochen oder sogar Monate dauern, bis eine Behandlung zu wirken beginnt und sich ein Erfolg zeigt.

Zur Rolle von Diät: Ein Zusammenhang zwischen Nahrung und Akneverschlimmerung ist nach heutigem Kenntnisstand nicht nachgewiesen. Eine Selbstkasteiung ist daher unnötig.

Hautreinigung: Die problematischen Hautstellen morgens und abends mit einer milden Reinigungsmilch waschen. Vorsicht: Make-up kann zu verstärkter Bildung von Mitessern (*Komedonen*) führen.

Sinnvoll und die Behandlung unterstützend ist das vorsichtige Entleeren der Mitesser (sogenannte Akne-Toilette). Dies sollte entweder durch eine Kosmetikerin geschehen oder man sollte sich die fachgerechte Vorgangsweise genau zeigen lassen.

Leichte bis mittelschwere Akne

Bei leichter bis mittelschwerer Akne genügt normalerweise eine örtliche Behandlung – des ganzen Gesichts, nicht nur der direkt von Akne betroffenen Teile. Am Beginn einer Behandlung kann sich die Akne kurzfristig verschlimmern (die Akne »blüht auf«).

Zur äußerlichen Behandlung von Akne werden vor allem drei verschiedene Wirkstoffe verwendet:

1. Wenn das Problem hauptsächlich die Mitesser (*Komedonen*) sind, ist Isotretinoin (enthalten z. B. in *Isotrex Gel*) am wirksamsten, weil es die Bildung neuer Mitesser verhindert. Es kann allerdings bis zu zwei Monate dauern, bevor man einen Erfolg sieht.

Isotretinoin reizt die Haut sehr stark und sollte deshalb am Beginn der Behandlung und, sobald sich eine Wirkung zeigt, nur alle zwei Tage angewendet werden, sonst jeden Tag ein- bis zweimal. Der Erfolg tritt schneller ein, wenn die Mitesser (Komedonen) vorsichtig entleert werden.

Warnung: Schwangere dürfen dieses Mittel – auch wenn es nur auf die Haut aufgetragen wird – wegen der Gefahr der Schädigung des Ungeborenen nicht verwenden! Generell sollten Frauen im gebärfähigen Alter diese Mittel nicht verwenden.

2. Benzoylperoxid (enthalten z. B. in *Aknefug-oxid, Benzaknen, Cordes BPO*) erweicht die verhornte Haut, verringert die Talgproduktion und wirkt antibakteriell. Die Bildung neuer Mitesser wird durch Benzoylperoxid nicht so gut gehemmt wie durch Tretinoin oder Isotretinoin. Es ist deshalb vor allem bei entzündlicher Akne zweckmäßig.

Benzoylperoxid kann die Haut reizen (Brennen, Rötung, Schuppenbildung) und bleicht Haare und Kleidung. Manchmal verursacht es auch Kontaktekzeme. Um die Wirkung zu verbessern, können Benzoylperoxid und Tretinoin bzw. Isotretinoin abwechselnd verwendet werden, z. B. Benzoylperoxid am Morgen und das andere Mittel am Abend.

3. Azelainsäure (enthalten in *Skinoren*) ist ebenso wirksam wie Benzoylperoxid oder Tretinoin. Die Hautreizung soll jedoch etwas geringer sein als bei diesen Mitteln.

Antibiotika zum Auftragen auf die Haut

Wenn Benzoylperoxid wegen der Hautreizung nicht vertragen wird, können Antibiotika zum Auftragen auf die Haut verwendet werden. Sie wirken bei Pusteln etwa gleich gut wie Benzoylperoxid, bei Mitessern jedoch schlechter.

Wegen der Gefahr der Entwicklung resistenter Keime sollten solche Mittel nicht länger als acht bis zwölf Wochen verwendet werden. Üblicherweise werden folgende antibiotische Wirkstoffe verwendet: Clindamycin (enthalten in *Basocin Akne*), Erythromycin (enthalten in *Aknefug EL, Aknemycin, Inderm, Zineryt*).

Es dauert etwa vier bis sechs Wochen, bis sich eine Besserung zeigt.

Schwefelhaltige Aknemittel

Die Verwendung von Schwefelpräparaten (z. B. *Aknichthol*) gilt inzwischen als überholt, weil es wirksamere Mittel gibt. Der Nutzen von Schwefel bei Akne ist nicht belegt. Gefahr schwerer Nebenwirkungen.

Salicylsäure

(enthalten z. B. in *Aknichthol*) wirkt hautaufweichend und hat keinen nachgewiesenen Nutzen bei Akne.

Schwere Akne

Bei entzündlichen Akneerkrankungen, wenn die äußerliche Behandlung nicht ausreicht, ist das Schlucken des Antibiotikums Doxycyclin (enthalten in *Doxyderma*) in einer niedrigen Dosierung von 50 Milligramm pro Tag wirksam. Ob die Behandlung erfolgreich sein wird, kann man erst nach etwa drei Monaten beurteilen. Die Behandlung dauert drei bis sechs Monate. Eine Aknetherapie, bei der Medikamente geschluckt werden, sollte immer begleitet sein von einer äußeren Behandlung: Emulsionen oder Lotionen, die vom Arzt verschrieben oder empfohlen werden.

Wegen der Gefahr, dass sich resistente Keime entwickeln und das Antibiotikum unwirksam wird, sollte man nicht gleichzeitig verschiedene Antibiotika äußerlich und innerlich anwenden. Als Nebenwirkung der innerlichen Antibiotikatherapie können Pilzerkrankungen der Scheide und eine zusätzliche Infektion der entzündeten Talgdrüsen mit hartnäckigeren Keimen auftreten.

Neuere Berichte in Fachpublikationen warnen vor der Verwendung von Minocyclin, das als Antibiotikum gegen Akne sehr häufig empfohlen wird (enthalten in *Generika mit dem Namen Minocyclin + Firmenbezeichnung, Skid*). Bei Minocyclin besteht ein erhöhtes Risiko an immunallergischen Nebenwirkungen und in der Folge lebensgefährlichen Leberschäden.

Schwangere dürfen wegen der Gefahr für Säuglinge (Gelbwerden der Zähne des Kindes) weder Doxycyclin noch Minocyclin einnehmen. Eine Ausweichmöglichkeit für Schwangere ist der Wirkstoff Erythromycin (enthalten z. B. in *Erythrocin*, siehe Tabelle 10.1.6).

Frauen mit schwerer Akne, die mit der »Pille« verhüten, können sich ein Präparat verschreiben lassen, dessen Gestagenanteil den männlichen Hormonen entgegenwirkt und so ebenfalls die Akne wirksam bekämpft, z. B. *Cyproderm*.

Vorsicht: Manche »Pillen« enthalten Hormone, die die Akne verschlimmern können, z. B. *Microgynon*.

Isotretinoin

Bei sehr schweren Fällen von Akne oder wenn alle anderen Behandlungsmöglichkeiten versagen, ist das innerlich anzuwendende Mittel Isotretinoin (enthalten z. B. in *Aknenormin, Isotret-HEXAL*) sehr wirksam. Die Behandlung dauert etwa drei bis vier Monate, wobei die

Akne bei fast allen Patienten vollständig verschwindet. Dieser Erfolg dauert auch danach bei etwa 60 Prozent aller Patienten an.

Isotretinoin ist allerdings ein gefährliches Medikament und kann schwerwiegende Nebenwirkungen verursachen: Am häufigsten sind Lippenentzündungen, trockene Lippen und Schleimhäute sowie Bindehautentzündung und bei etwa 15 Prozent aller Patienten Muskelbeschwerden. Außerdem können Leberfunktionsstörungen, Fettstoffwechselstörungen und Störungen des Zentralnervensystems auftreten.

Isotretinoin darf nicht zusammen mit Tetrazyklin-Antibiotika (z. B. *Doxycyclin* oder *Minocyclin*) verwendet werden, da beide den Hirndruck steigern können.

Wir halten die Verwendung von Isotretinoin nur unter genauer Abwägung von Nutzen und Risiken für vertretbar. Wegen der schädigenden Wirkung auf den Embryo ist es strikt verboten, das Präparat während der Schwangerschaft zu verwenden. Wenn Frauen im gebärfähigen Alter dieses Mittel verwenden, dann ist unbedingt eine wirksame, vorbeugende Schwangerschaftsverhütung notwendig. Der Empfängnisschutz muss auch noch einen Monat nach Beendigung der Therapie fortgesetzt werden.

Manche Mediziner sind der Meinung, Isotretinoin sollte generell von Frauen im gebärfähigen Alter nicht verwendet werden.

8.4. Aknemittel

Präparat	Wichtigste Nebenwirkungen	Empfehlung
Aknefug EL (D) Lösung zur äußerlichen Anwendung Erythromycin *Rezeptpflichtig*	Hautreizungen, selten allergische Hauterscheinungen (z. B. Juckreiz, Rötung, Bläschen). Entwicklung Erythromycin-resistenter Bakterien	**Nur zweckmäßig zur** kurzzeitigen Anwendung (acht bis zwölf Wochen), wenn Benzoylperoxid-haltige Mittel nicht ausreichend wirken. Enthält das lokal und auch innerlich wirksame Antibiotikum Erythromycin.
Aknefug-oxid mild (D) Gel Benzoylperoxid	Relativ häufig allergische Hauterscheinungen (z. B. Juckreiz, Rötung, Bläschen)	**Therapeutisch zweckmäßig** Enthält antibakteriell wirkendes Hautschälmittel (Benzoylperoxid).

Präparat	Wichtigste Nebenwirkungen	Empfehlung
Aknemycin (D) Salbe, Lösung Erythromycin *Rezeptpflichtig*	Hautreizungen, selten allergische Hauterscheinungen (z. B. Juckreiz, Rötung, Bläschen). Entwicklung Erythromycin-resistenter Bakterien	**Wenig zweckmäßig** Wenig sinnvolle Kombination von lokal und auch innerlich wirksamem Antibiotikum (Erythromycin) mit Schieferöl (Ammoniumbituminosulfonat).
Aknemycin Plus (D) Lösung Tretinoin, Erythromycin *Rezeptpflichtig*	Starke Hautreizungen, Pigmentstörungen. Licht-Überempfindlichkeit. Missbildungen möglich. Selten allergische Hauterscheinungen (z. B. Juckreiz, Rötung, Bläschen). Entwicklung Erythromycin-resistenter Bakterien	**Nur zweckmäßig bei** Akne zur Schälbehandlung, wenn Mittel mit nur einem Wirkstoff nicht ausreichen. Bei Frauen nur vertretbar, wenn eine Schwangerschaft ausgeschlossen werden kann. Kombination von Retinoid (Tretinoin) und Antibiotikum (Erythromycin).
Aknenormin (D) Kaps. Isotretinoin *Rezeptpflichtig*	Schwere Störungen an Augen, Haut und inneren Organen. Große Gefahr von Missbildungen!	**Abzuraten** Wegen der schweren Nebenwirkungen ist die Einnahme der Substanz Isotretinoin nur vertretbar, wenn alle anderen Behandlungsmöglichkeiten versagt haben. Sollte wegen Missbildungsgefahr von Frauen im gebärfähigen Alter nicht angewendet werden.
Aknichthol (Ö) Lotion Ichthyol, Salicylsäure, Schwefel	Selten allergische Hauterscheinungen (z. B. Juckreiz, Rötung, Bläschen). Akne durch Schwefel möglich	**Abzuraten** Wenig sinnvolle Kombination von Hautreizstoffen (Schieferöl = Ichthyol, Salicylsäure) und Schwefel.
Basocin Akne-Gel (D) Gel *Konservierungsstoff:* Methylhydroxybenzoat (Parastoff) **Basocin Akne-Lösung** (D) Lösung *Wirkstoff:* Clindamycin *Rezeptpflichtig*	Hautreizungen, allergische Hauterscheinungen (z. B. Juckreiz, Rötung, Bläschen), auch durch Parastoffe möglich. Entwicklung Clindamycin- und Erythromycin-resistenter Bakterien	**Nur zweckmäßig zur** kurzzeitigen Anwendung (acht bis zwölf Wochen), wenn Benzoylperoxid-haltige Mittel nicht ausreichend wirken. Enthält das lokal und auch innerlich wirksame Antibiotikum Clindamycin.

Präparat	Wichtigste Nebenwirkungen	Empfehlung
Bella HEXAL 35 (D) überzogene Tabl. Ethinylestradiol, Cyproteronacetat *Rezeptpflichtig*	Schwere Leberschäden, Müdigkeit, Depressionen, Übelkeit, Kopfschmerzen, Bluthochdruck, stark erhöhtes Thromboserisiko (Blutgerinnsel)	**Wenig zweckmäßig wegen** schwerer Nebenwirkungen. Bei sehr schwerer Akne der Frau ist z. B. Gestamestrol N vorzuziehen. Hormonhaltiges Kombinationspräparat, das auch empfängnisverhütend wirksam ist.
Benzaknen (D/Ö) Gel, Susp. Benzoylperoxid *Rezeptpflichtig (Ö)*	Relativ häufig allergische Hauterscheinungen (z. B. Juckreiz, Rötung, Bläschen)	**Therapeutisch zweckmäßig** Enthält antibakteriell wirkendes Hautschälmittel (Benzoylperoxid).
Cordes BPO (D) Gel Benzoylperoxid	Relativ häufig allergische Hauterscheinungen (z. B. Juckreiz, Rötung, Bläschen)	**Therapeutisch zweckmäßig** Enthält antibakteriell wirkendes Hautschälmittel (Benzoylperoxid).
Cyproderm (D) Filmtabl. Ethinylestradiol, Cyproteronacetat *Rezeptpflichtig*	Schwere Leberschäden, Müdigkeit, Depressionen, Übelkeit, Kopfschmerzen, Bluthochdruck, stark erhöhtes Thromboserisiko (Blutgerinnsel)	**Wenig zweckmäßig wegen** schwerer Nebenwirkungen. Bei sehr schwerer Akne der Frau ist z. B. *Balanca* vorzuziehen. Hormonhaltiges Kombinationspräparat, das auch empfängnisverhütend wirksam ist.
Diane 35 (D) überzogene Tabl. **Diane mite** (Ö) Mite Drag. Ethinylestradiol, Cyproteronacetat *Rezeptpflichtig*	Schwere Leberschäden, Müdigkeit, Depressionen, Übelkeit, Kopfschmerzen, Bluthochdruck, stark erhöhtes Thromboserisiko (Blutgerinnsel)	**Wenig zweckmäßig wegen** schwerer Nebenwirkungen. Hormonhaltiges Kombinationspräparat, das auch empfängnisverhütend wirksam ist.
Differin Creme (D) Creme **Differin Gel** (D/Ö) Gel *Konservierungsstoff:* Methylhydroxybenzoat (Parastoff); *Wirkstoff:* Adapalen *Rezeptpflichtig*	Starke Hautreizungen, Pigmentstörungen. Missbildungen möglich. Allergische Hautreaktionen gegen Parastoffe möglich	**Möglicherweise zweckmäßig bei** Akne. Bei Frauen ist die Anwendung nur vertretbar, wenn eine Schwangerschaft ausgeschlossen werden kann.

Präparat	Wichtigste Nebenwirkungen	Empfehlung
Doxyderm (Ö) Filmtabl. **Doxyderma** (D) Tabl. Doxycyclin *Rezeptpflichtig*	Magen-Darm-Störungen, Erbrechen, Durchfall, Leberschädigung, Licht-Überempfindlichkeit. Darf nicht in der Schwangerschaft angewendet werden!	**Therapeutisch zweckmäßig nur** bei schwerer Akne, wenn die äußerlich anzuwendenden Mittel nicht ausreichend wirken und lokale Infektionen mit Doxycyclin-empfindlichen Krankheitserregern eine Bedeutung haben. Lange bewährtes Antibiotikum zum Einnehmen.
Duac Akne Gel (D) Gel Clindamycin, Benzoylperoxid	Relativ häufig allergische Hauterscheinungen (z. B. Juckreiz, Rötung, Bläschen), Hautreizungen. Entwicklung Clindamycin- und Erythromycin-resistenter Bakterien	**Nur zweckmäßig, wenn** Benzoylperoxid-haltige Mittel alleine nicht ausreichend wirken. Kombination von Antibiotikum (Clindamycin) mit antibakteriell wirkendem Hautschälmittel (Benzoylperoxid).
Epiduo (D/Ö) Gel Adapalen, Benzoylperoxid *Rezeptpflichtig*	Starke Hautreizungen, Pigmentstörungen. Missbildungen möglich. Relativ häufig allergische Hauterscheinungen (z. B. Juckreiz, Rötung, Bläschen)	**Möglicherweise zweckmäßig bei** Akne. Kombination aus dem Tretinoin-ähnlichen Wirkstoff Adapalen und einem antibakteriell wirkenden Hautschälmittel (Benzoylperoxid). Bei Frauen ist die Anwendung nur vertretbar, wenn eine Schwangerschaft ausgeschlossen werden kann.
Inderm (D) Lösung, Gel Erythromycin *Rezeptpflichtig*	Hautreizungen, selten allergische Hauterscheinungen (z. B. Juckreiz, Rötung, Bläschen). Entwicklung Erythromycin-resistenter Bakterien	**Nur zweckmäßig zur** kurzzeitigen Anwendung (acht bis zwölf Wochen), wenn Benzoylperoxid-haltige Mittel nicht ausreichend wirken. Enthält das lokal und auch innerlich wirksame Antibiotikum Erythromycin.
Isotret HEXAL (D) Kaps. **Isotretinoin-ratiopharm** (D) Kaps. Isotretinoin *Rezeptpflichtig*	Schwere Störungen an Augen, Haut und inneren Organen. Große Gefahr von Missbildungen!	**Abzuraten** Wegen der schweren Nebenwirkungen ist die Einnahme der Substanz Isotretinoin nur vertretbar, wenn alle anderen Behandlungsmöglichkeiten versagt haben. Sollte wegen Missbildungsgefahr von Frauen im gebärfähigen Alter nicht angewendet werden.

Präparat	Wichtigste Nebenwirkungen	Empfehlung
Isotrex Gel (D/Ö) Gel **Isotrex Creme** (D) Creme nur Creme: *Konservierungsstoff*: Benzylalkohol; *Wirkstoff*: Isotretinoin *Rezeptpflichtig*	Starke Hautreizungen, Pigment- störungen. Licht-Überempfind- lichkeit. Missbildungen möglich	**Therapeutisch zweckmäßig bei** Akne zur Schälbehandlung. Bei Frauen ist die Anwendung nur vertretbar, wenn eine Schwanger- schaft ausgeschlossen werden kann.
Isotrexin Gel (D/Ö) Gel Isotretinoin, Erythromycin *Rezeptpflichtig*	Starke Hautreizungen, Pigment- störungen. Licht-Überempfind- lichkeit. Missbildungen möglich. Selten allergische Hauterschei- nungen (z. B. Juckreiz, Rötung, Bläschen). Entwicklung Ery- thromycin-resistenter Bakterien	**Nur zweckmäßig bei** Akne zur Schälbehandlung, wenn Mittel mit nur einem Wirkstoff nicht ausreichen. Bei Frauen nur vertretbar, wenn eine Schwanger- schaft ausgeschlossen werden kann. Kombination von Retinoid (Isotretinoin) und Antibiotikum (Erythromycin).
Jennifer (D) Filmtabl. **Juliette** (D) überzogene Tabl. Ethinylestradiol, Cyproteronacetat *Rezeptpflichtig*	Schwere Leberschäden, Müdig- keit, Depressionen, Übelkeit, Kopfschmerzen, Bluthochdruck, stark erhöhtes Thromboserisiko (Blutgerinnsel)	**Wenig zweckmäßig wegen** schwerer Nebenwirkungen. Bei sehr schwerer Akne der Frau ist z. B. *Gestamestrol N* vorzuziehen. Hormonhaltiges Kombinationsprä- parat, das auch empfängnisverhü- tend wirksam ist.
Minocyclin HEXAL (D) Filmtabl. **Minocyclin-ratiopharm** (D) Kaps. Minocyclin *Rezeptpflichtig*	Magen-Darm-Störungen, Erbre- chen, Durchfall, Leberschädi- gung, Licht-Überempfindlich- keit	**Wenig zweckmäßig** Enthält das Antibiotikum Minocy- clin. Präparate mit dem bewähr- ten Doxycyclin sind vorzuziehen.
Skid (D) Filmtabl. Minocyclin *Rezeptpflichtig*	Magen-Darm-Störungen, Erbre- chen, Durchfall, Leberschädi- gung, Licht-Überempfindlich- keit	**Wenig zweckmäßig** Enthält das Antibiotikum Minocy- clin. Präparate mit dem bewähr- ten Doxycyclin sind vorzuziehen.
Skinoren (D/Ö) Creme, Gel Azelainsäure *Rezeptpflichtig*	Lokale Hautreizungen, Haut- schäden durch Lichteinwirkung möglich	**Therapeutisch zweckmäßig** Mittel wirkt ähnlich wie Benzoyl- peroxid (z. B. in *PanOxyl*).

Präparat	Wichtigste Nebenwirkungen	Empfehlung
Zineryt (D) Pulver mit Lösungsmittel Erythromycin *Rezeptpflichtig*	Hautreizungen, selten allergische Hauterscheinungen (z. B. Juckreiz, Rötung, Bläschen). Entwicklung Erythromycinresistenter Bakterien	**Nur zweckmäßig zur** kurzzeitigen Anwendung (acht bis zwölf Wochen), wenn Benzoylperoxid-haltige Mittel nicht ausreichend wirken. Enthält das lokal und auch innerlich wirksame Antibiotikum Erythromycin.

8.5. Mittel zur Wundbehandlung und gegen Hautinfektionen

Wundbehandlung

Kleinere Hautverletzungen (Schnitte, Abschürfungen, Verbrennungen, Kratz- und Bisswunden etc.) werden oft selbst behandelt, ohne einen Arzt in Anspruch zu nehmen. Grundsätzlich sollte man folgende Regeln beachten:

– Das betroffene Gewebe ist normalerweise selbst imstande, mit der lokalen Infektion fertigzuwerden. Die Zerstörung der Bakterien in der Wunde gehört nicht zu den wichtigsten Maßnahmen einer Wundbehandlung.

– Bei kleinen oder oberflächlichen Wunden genügt die Abdeckung mit sterilem Wundverband (Pflaster oder Verband) oder eine Behandlung mit Jod-Lösung (z. B. *Betaisodona*) plus Wundverband.

– Verschmutzte und krustenhaltige Wunden werden am besten durch feuchte Umschläge mit Ringer-Lösung (= isotonische Kochsalzlösung, in jeder Apotheke erhältlich) von einer halben Stunde Dauer gereinigt – ohne örtlich wirkendes Antiseptikum.

– Eiter und zugrunde gegangenes Gewebe müssen entfernt werden.

– Bei größeren Wunden ist eine chirurgische Versorgung (Reinigung, Nähen) die wichtigste Maßnahme.

– Der Nutzen einer Wundbehandlung mit Antiseptika oder Antibiotika ist im Vergleich zur normalen Wundreinigung (feuchte Umschläge, chirurgische Reinigung) laut der Fachzeitschrift »arznei-telegramm« nicht nachgewiesen. Die Wundheilung wird durch Verwendung von Antibiotika, antiseptischen Pudern und Salben nicht unterstützt. Im Gegenteil: Manche der angebotenen Mittel hemmen (!) die Wundheilung – z. B. Mittel, die Chlorhexidin enthalten (*Chlorhexidinpuder*).

– Ruhigstellung des Wundbereichs beschleunigt die Heilung, ebenso Wärme und Feuchtigkeit.

– Die Wundheilung wird verzögert durch Fremdkörper in der Wunde, aber auch durch Mangelernährungen sowie durch Allgemeinerkrankungen wie etwa Krebs, Diabetes, Blutarmut, venöse Stauungen und Minderdurchblutung.

– Auch bei kleinen Wunden besteht die Gefahr von Tetanus (Wundstarrkrampf). Zur Wundbehandlung gehört deshalb der Tetanusschutz (siehe Kapitel 10.4.1.: Impfstoffe und Immunglobuline).

Wundsein bei Säuglingen, Windelausschlag

Windelausschläge entstehen meist dadurch, dass die Windeln zu selten gewechselt werden. Dadurch bleibt die Haut längere Zeit mit Stuhl oder Urin in Kontakt und entzündet sich – sie wird gerötet, nässt und schuppt. Oft kommt noch eine Pilzinfektion hinzu.

Es gibt bis jetzt keinen Nachweis, dass bestimmte Nahrungsmittel oder Diäten häufiger Windelausschläge verursachen.

Die wichtigsten Maßnahmen bestehen im Trockenhalten der Haut und in einer guten Hautpflege. Trockenföhnen der Haut hat sich als sehr wirksam erwiesen. Nach dem Trocknen Zinkpaste dünn auf die Haut auftragen (enthalten z. B. in *Zinksalbe-CT, Zinksalbe Lichtenstein*, erhältlich in Apotheken, oder in *Penaten* und anderen Kinderhautpflegemitteln).

Windeln möglichst oft wechseln und das Baby hin und wieder stundenweise ohne Windeln mit nackter Haut frei liegen lassen.

Eine Pilzinfektion wird am besten mit einer Paste behandelt, die Nystatin enthält (z. B. in *Candio-Hermal, Mykoderm, Mykundex, Nystaderm, Nystatin Lederle*; manche dieser Mittel enthalten zusätzlich Zinkpaste). Siehe Tabelle 8.6. Pilzmittel.

Antibiotika-haltige Salben sollte man nur in begründeten Ausnahmefällen verwenden.

Wundreinigungsmittel

Bei kleineren Wunden wird das betroffene Gewebe normalerweise selbst mit der Infektion fertig – bei nicht verschmutzten Wunden ist es nicht sinnvoll, automatisch ein Antiseptikum oder Antibiotikum zu verwenden.

Antiseptika (Desinfektionsmittel) haben gegenüber Antibiotika den Vorteil, dass sie weniger häufig Allergien verursachen. Die Wundheilung selbst wird durch solche Mittel jedoch nicht unterstützt. Die wichtigsten Substanzen zur Wunddesinfektion sind: Alkohol, Polyvidon-Jod und Chlorhexidin. Wasserstoffperoxid, Kaliumpermanganat, Silbernitrat und Farbstofflösungen sind ebenfalls Mittel zur Wunddesinfektion, scheinen jedoch in der nachfolgenden Tabelle nicht auf.

Alkohol

Alkohol (z. B. *Isopropylalkohol 70 %*) wirkt vor allem gegen Bakterien und hat eine schnelle desinfizierende Wirkung. Alkohol ist deshalb besonders für die Desinfektion der Hände geeignet. Zur Not, wenn kein anderes Antiseptikum verfügbar ist, kann man Alkohol auch zur Desinfektion von infizierten Wunden verwenden. Als Nebenwirkung können Hautreizungen entstehen.

Polyvidon-Jod

(z. B. enthalten in *Betaisodona, Braunovidon, Freka-cid, Polysept, PVP-Jod-ratiopharm*) gilt als wirksames Mittel zur lokalen Desinfektion. Blut und Eiter vermindern die Wirksamkeit von Polyvidon-Jod. Als *Nebenwirkung* können allergische Kontaktekzeme auftreten. Außerdem besteht das Risiko, dass bei wiederholter Anwendung Jod vom Körper aufgenommen wird und damit Störungen der Schilddrüsenfunktion ausgelöst werden. Während der Schwangerschaft und Stillzeit sollte man Polyvidon-Jod-haltige Mittel vermeiden.

Chlorhexidin

(enthalten z. B. in *Chlorhexidinpuder*) hemmt in hohen Konzentrationen die Wundheilung und wird deshalb als »wenig zweckmäßig« eingestuft.

Ethacridin

(enthalten z. B. in *Rivanol*) gilt inzwischen als obsolet und sollte nicht mehr verwendet werden.

Wundheilmittel

Kamille

(enthalten z. B. in *Kamillan, Kamillin, Kamillosan*) ist eines der populärsten Hausmittel. Trotzdem ist der Nutzen zweifelhaft. Als Nebenwirkung können Ekzeme auftreten (Kontaktdermatitis).

Dexpanthenol

(enthalten z. B. in *Bepanthen, Generika mit dem Namen Panthenol + Firmenbezeichnung*) ist ein populäres Hausmittel – trotzdem ist der Nutzen als Wundheilmittel zweifelhaft. Außer einzelnen Erfahrungsberichten gibt es keine seriösen Untersuchungen über die Wirksamkeit. Als Nebenwirkung können Ekzeme auftreten (Kontaktdermatitis).

Hamamelis

(enthalten in *Hametum, Mirfulan*) ist ein Mittel der Naturmedizin. Es gibt keinen seriösen Beleg über den Nutzen bei Wunden. Als Nebenwirkung können Ekzeme auftreten (Kontaktdermatitis).

Ringelblume

(enthalten z. B. in *Wecesin Pulver*) ist ein beliebtes Mittel der Naturmedizin. Ringelblume enthält ätherische Öle, Carotinoide (Provitamin A) und andere Stoffe, denen eine entzündungshemmende und wundheilungsfördernde Wirkung zugeschrieben wird. Es gibt keinen seriösen Beleg über den Nutzen bei Wunden. Als Nebenwirkung können in sehr seltenen Fällen Ekzeme auftreten (Kontaktdermatitis).

Homöopathische Mittel

(z. B. *Calendumed*) – für diese Mittel gibt keinen seriösen Beleg über den Nutzen bei Wunden.

Antibiotika-haltige Hautmittel

Die Fachzeitschrift »arznei-telegramm« sagt es klar und deutlich: Antibiotika-haltige Hautmittel »eignen sich nicht für Wunden und Ulzera (Geschwüre), obwohl viele Präparate hierfür angeboten werden«. Es gibt keinen seriösen Beleg für eine Überlegenheit gegenüber der sachgerechten Wundreinigung – mit und ohne Antiseptika.

Die gängigsten Krankheitskeime bei Wundinfektionen sind gegenüber den meisten lokal anzuwendenden Antibiotika resistent – das heißt unempfindlich. Falls die Wundinfektion allgemeine Symptome verursacht (z. B. Fieber), sollten unverzüglich Antibiotika zum Schlucken verwendet werden.

Antibiotika auf der Haut bergen das Risiko, häufig Allergien zu verursachen und zur schnellen Resistenzentwicklung von Keimen beizutragen.

Als »abzuraten« werden von uns folgende Wirkstoffe eingestuft: Sulfadiazin (enthalten z. B. in *Flammazine*), Neomycin (enthalten z. B. in *Baneocin*), Framycetin (enthalten z. B. in *Leukase N*) und Gentamicin (enthalten z. B. in *Refobacin*).

Fusidinsäure (enthalten z. B. in *Fucidine*) und Tyrothricin (enthalten z. B. in *Tyrosur*) sind nur zweckmäßig als letzte Möglichkeit, wenn andere Mittel versagen oder aus anderen Gründen nicht angewendet werden können. Die Anwendung von Tyrosur ist nicht sinnvoll bei Wundinfektionen, Abszessen, kleinflächigen Verbrennungen und Verbrühungen sowie Unterschenkelgeschwüren. Die sehr häufige Verwendung – rund 1,3 Millionen verkaufte Packungen pro Jahr in Deutschland – lässt vermuten, dass *Tyrosur* häufig unsachgemäß eingesetzt wird.

Virusmittel auf der Haut

Viruserkrankungen auf der Haut sind beispielsweise Warzen (siehe Kapitel 8.3.) oder »Fieberbläschen« (= Herpesvirus Typ I) auf den Lippen.

Herpes gehört zu den am weitesten verbreiteten Krankheiten der Welt. Etwa 90 Prozent aller Mitteleuropäer tragen dieses Virus in sich. Die erste Herpesinfektion passiert meist im Kleinkindalter, ohne dass irgendwelche Krankheitszeichen zu sehen sind – das Virus nistet sich im Körper ein und schlummert.

Durch Hormonveränderungen im Körper, durch Fieber, durch psychische Belastungen, Ekelgefühle, intensive Sonneneinwirkung etc. kann es geweckt werden und dann zu den bekannten Herpes-Anzeichen führen. Die Mehrzahl aller Herpes-Träger merkt jedoch nie etwas davon. Etwa 20 bis 30 Prozent aller Menschen leiden jedoch unter immer wiederkehrenden Fieberbläschen.

Oft ist der Herpes-Ausbruch begleitet von Fieber, schmerzender Mundschleimhaut und erheblichem Krankheitsgefühl. Am ansteckendsten ist die Phase, wenn die Bläschen prall gefüllt sind.

Herpes heilt meist narbenlos innerhalb von ein bis zwei Wochen von selbst ab.

Behandlung

Zur Behandlung von Warzen siehe Kapitel 8.3.

Aciclovir (enthalten in *Generika mit dem Namen Acic oder Aciclovir + Firmenbezeichnung*) ist das am häufigsten verwendete Mittel gegen »Fieberbläschen« auf den Lippen. Eine bedeutende Überlegenheit gegenüber Wirkstoff-freien Cremen oder Gelen, die lediglich austrocknend wirken, ist nicht nachweisbar. Außerdem fehlen sichere Belege dafür, dass Aciclovir vor der Übertragung des Virus auf andere Personen schützt. Als Nebenwirkung von Aciclovir können gelegentlich Hautrötungen, Hautabschuppungen und allergische Reaktionen auftreten.

Die spezifische Wirksamkeit von Melissenblätterextrakt (enthalten z. B. in *Lomaherpan*) gegen »Fieberbläschen« ist ebenfalls zweifelhaft. Dieses Mittel wirkt durch die enthaltenen Zusatzstoffe abdeckend und austrocknend – sinnvolle Eigenschaften während der akuten Phase.

Zinksulfat (z. B. *Virudermin*) wirkt ebenfalls nicht spezifisch gegen die Viren, sondern deckt die Bläschen ab und beschleunigt damit die Austrocknung.

8.5. Mittel zur Wundbehandlung und gegen Hautinfektionen

Präparat	Wichtigste Nebenwirkungen	Empfehlung
Acic Creme (D) Creme *Rezeptpflichtig* **Acic Creme bei** **Lippenherpes** (D) Creme *Rezeptfrei* **Acic-Fieberblasen-** **creme** (Ö) Creme *Rezeptfrei* *Wirkstoff:* Aciclovir	Hautrötung, Hautschuppen, Hautbrennen	**Möglicherweise zweckmäßig zur** Behandlung von Herpes-Infektionen der Haut.

Präparat	Wichtigste Nebenwirkungen	Empfehlung
Aciclobene-ratiopharm Fieberblasencreme (Ö) Creme *Rezeptfrei* **Aciclobeta Creme** (D) Creme *Rezeptpflichtig Wirkstoff:* Aciclovir	Hautrötung, Hautschuppen, Hautbrennen	**Möglicherweise zweckmäßig zur** Behandlung von Herpes-Infektionen der Haut.
Aciclobeta Lippenherpes (D) Creme *Rezeptfrei* **Aciclo-CT** (D) Creme *Rezeptfrei* **Aciclovir-CT Creme** (D) Creme *Rezeptpflichtig* **Aciclostad gegen Lippenherpes** (D) Creme *Rezeptfrei* **Aciclovir akut – 1 A Pharma** (D) Creme *Rezeptfrei Wirkstoff* Aciclovir	Hautrötung, Hautschuppen, Hautbrennen	**Möglicherweise zweckmäßig zur** Behandlung von Herpes-Infektionen der Haut.
Aciclovir AL (D) Creme *Rezeptfrei* **Aciclovir – 1 A Pharma** (D/Ö) Creme *Rezeptpflichtig* **Aciclovir Heumann** (D) Creme *Rezeptpflichtig* Alle diese Mittel enthalten als *Wirkstoff* Aciclovir	Hautrötung, Hautschuppen, Hautbrennen	**Möglicherweise zweckmäßig zur** Behandlung von Herpes-Infektionen der Haut.
Aciclovir-ratiopharm (D) Creme *Rezeptpflichtig* **Aciclovir-ratiopharm** (D) Lippenherpescreme *Rezeptfrei Wirkstoff:* Aciclovir	Hautrötung, Hautschuppen, Hautbrennen	**Möglicherweise zweckmäßig zur** Behandlung von Herpes-Infektionen der Haut.

Präparat	Wichtigste Nebenwirkungen	Empfehlung
Bactroban (Ö) Creme Mupirocin *Rezeptpflichtig*	Häufig Hautreizungen (z. B. Brennen). Sehr selten allergische Hauterscheinungen (z. B. Jucken, Rötung, Bläschen)	**Therapeutisch zweckmäßig nur** bei Mupirocin-empfindlichen Krankheitserregern, wenn Desinfektionsmittel nicht angewendet werden können.
Baneocin (Ö) Puder, Salbe Bacitracin, Neomycin *Rezeptpflichtig*	Relativ häufig allergische Hauterscheinungen (z. B. Jucken, Rötung, Bläschen). Bei großflächiger und lang dauernder Anwendung Nieren- und Gehörschäden möglich (z. B. Taubheit)	**Abzuraten** Wenig sinnvolle Kombination von zwei Antibiotika. Die Anwendung von Neomycin auf der Haut ist wegen der möglichen schweren Nebenwirkungen nicht mehr vertretbar.
Bepanthen Creme (Ö) Creme **Bepanthen Lösung** (D) Lösung *Konservierungsstoff:* Methylhydroxybenzoat (Parastoff) **Bepanthen Schaumspray** (D) Spray **Bepanthen Wund- und Heilsalbe** (D/Ö) Salbe *Wirkstoff:* Dexpanthenol	Allergische Hautreaktionen gegen Parastoffe möglich	**Wenig zweckmäßig** Therapeutische Wirksamkeit zur Wundbehandlung zweifelhaft. Wegen geringer Schädlichkeit als Hautpflegemittel vertretbar.
Bepanthen Antiseptische Wundcreme (D) Creme **Bepanthen plus/ -Spray** (Ö) Creme, Spray Chlorhexidin, Dexpanthenol	Licht-Überempfindlichkeit. Selten Allergien. Nicht in der Schwangerschaft anwenden	**Wenig zweckmäßig zur** Hautdesinfektion. Enthält schwach wirksames Desinfektionsmittel (Chlorhexidin) und Hautpflegemittel (Dexpanthenol).
Betaisodona (D) Lösung, Salbe, Wundgaze Povidon-Jod *Rezeptpflichtig*	Sehr selten allergische Erscheinungen (z. B. Jucken), Störungen der Schilddrüsenfunktion möglich	**Therapeutisch zweckmäßig nur** zur Desinfektion der Haut, Schleimhaut und Wunden. Wegen der Gefahr eines Sekretstaus sollten Salben nicht auf offene Wunden aufgetragen werden.

Präparat	Wichtigste Nebenwirkungen	Empfehlung
Brand- und Wundgel Medice (D) Gel Benzethonium, Macrogol, Harnstoff	Hautreizungen. Selten allergische Hauterscheinungen (z. B. Jucken, Rötung, Bläschen)	**Abzuraten** bei den vom Hersteller angegebenen Anwendungsgebieten (z. B. Verbrennungen, Verätzungen, Sonnenbrand) wegen zweifelhafter therapeutischer Wirksamkeit und Nebenwirkungen von Benzethonium.
Braunovidon (D) Salbe, Salbengaze Povidon-Jod	Sehr selten allergische Erscheinungen (z. B. Jucken), Störungen der Schilddrüsenfunktion möglich	**Therapeutisch zweckmäßig nur** zur Desinfektion der Haut, Schleimhaut und Wunden. Wegen der Gefahr eines Sekretstaus sollten Salben nicht auf offene Wunden aufgetragen werden.
Calendumed (D/Ö) Salbe in D zus.: Gel, Creme Ringelblumenurtinktur	Hautreizungen. Selten allergische Hauterkrankungen	**Abzuraten** bei den vom Hersteller angegebenen Anwendungsgebieten, wie z. B. Hauteiterungen und Verbrennungen. Homöopathisches Mittel. Therapeutische Wirksamkeit zweifelhaft.
Chlorhexidin Heilpuder (D) Pulver Chlorhexidin	Licht-Überempfindlichkeit. Selten Allergien. Nicht in der Schwangerschaft anwenden	**Wenig zweckmäßig zur** Hautdesinfektion.
Combudoron (D) Gel, Flüssigkeit, Salbe Arnikaextrakt, Urtica urens ex herba recente	Allergische Erscheinungen (z. B. Juckreiz, Rötung, Bläschen an der Haut)	**Wenig zweckmäßig** Pflanzliches Mittel. Therapeutische Wirksamkeit zweifelhaft bei den vom Hersteller angegebenen Anwendungsgebieten (z. B. Verbrennungen, Sonnenbrand, Insektenstiche). Schwaches Desinfektionsmittel (enthält Alkohol). Gel kühlt.
Contractubex (D/Ö) Gel Zwiebelextrakt, Heparin, Allantoin	Selten Hautreizungen	**Wenig zweckmäßig** Zweifelhafte therapeutische Wirksamkeit bei den vom Hersteller angegebenen Anwendungsgebieten (Behandlung bestimmter Narben und Kontrakturen). Anwendung vertretbar bei leichten Störungen der Narbenbildung.

Präparat	Wichtigste Nebenwirkungen	Empfehlung
Cutasept F/ G/ med F (D) Spray, Lösung **Cutasept Desinfektions-lösung** (Ö) Lösung Propanol, Benzalkonium	Hautreizung, Hautaustrocknung und Entfettung. Selten Allergien	**Nur zweckmäßig zur** Desinfektion der Haut.
Desitin (D/Ö) Salbe in D zus.: Salbenspray Lebertran, Zinkoxid	Selten allergische Hauterscheinungen (z. B. Juckreiz, Rötung, Bläschen)	**Wenig zweckmäßig zur** Wundbehandlung. Wegen geringer Schädlichkeit zur Pflege oder zur Behandlung von Wundsein vertretbar.
Fenistil Pencivir bei Lippenherpes (D) Creme Penciclovir	Hautrötung, Hautschuppen, Hautbrennen	**Möglicherweise zweckmäßig zur** Behandlung von Herpes-Infektionen der Haut.
Flammazine (D/Ö) Creme Sulfadiazin-Silber *Rezeptpflichtig*	Relativ häufig allergische Hauterscheinungen (z. B. Jucken, Rötung, Bläschen)	**Abzuraten** Sulfonamide zum Auftragen auf die Haut sind nicht sinnvoll.
Freka-cid (D) Salbe Povidon-Jod	Sehr selten allergische Erscheinungen (z. B. Jucken), Störungen der Schilddrüsenfunktion möglich	**Therapeutisch zweckmäßig nur** zur Desinfektion der Haut, Schleimhaut und Wunden. Wegen der Gefahr eines Sekretstaus sollten Salben nicht auf offene Wunden aufgetragen werden.
Fucidin (Ö) Salbe Fusidinsäure *Rezeptpflichtig*	Hautrötung	**Therapeutisch zweckmäßig nur** bei Infektionen mit Fusidinsäure-empfindlichen Krankheitserregern, wenn Desinfektionsmittel nicht angewendet werden können.
Fucidine (D) Salbe, Creme, Wundgaze Fusidinsäure *Rezeptpflichtig*	Hautrötung	**Therapeutisch zweckmäßig nur** bei Infektionen mit Fusidinsäure-empfindlichen Krankheitserregern, wenn Desinfektionsmittel nicht angewendet werden können.
Furacin-Sol (D) Salbe Nitrofural *Rezeptpflichtig*	Hautreizung (Jucken, Rötung, Bläschen), Verdacht auf Schädigung der Spermien, Tumorverdacht bei lang dauernder Anwendung	**Abzuraten** Vertretbar nur bei Infektionen mit Nitrofural-empfindlichen Krankheitserregern, wenn andere Desinfektionsmittel nicht angewendet werden können.

Präparat	Wichtigste Nebenwirkungen	Empfehlung
Fusicutan (D) Creme Fusidinsäure *Rezeptpflichtig*	Hautrötung	**Therapeutisch zweckmäßig nur** bei Infektionen mit Fusidinsäu-re-empfindlichen Krankheitserre-gern, wenn Desinfektionsmittel nicht angewendet werden können.
Hametum Extrakt (D) Flüssigkeit Hamamelis-Destillate	Keine wesentlichen zu erwarten	**Nur zweckmäßig zur** Desinfektion der Haut (enthält Alkohol).
Hametum S Creme (D) Creme **Hametum Wund- und** **Heilsalbe** (D) Salbe Hamamelis-Destillate	Keine wesentlichen zu erwarten	**Nur zweckmäßig als** Hautpflegemittel. Pflanzliches Mittel. Wegen der Gefahr eines Sekretstaus sollten Salben nicht auf offene Wunden aufgetragen werden.
Ilon Abszess-Salbe (D/Ö) Salbe Lärchenterpentin, Terpentinöl	Hautreizungen, selten allergi-sche Hauterscheinungen (z. B. Jucken, Rötung, Bläschen)	**Nur zweckmäßig** zur Beschleunigung der »Reifung« von Abszessen der Haut (z. B. Fu-runkel). Kombination von Haut-reizmittel und Desinfektionsmit-tel.
InfectoPyoderm (D) Salbe Mupirocin *Rezeptpflichtig*	Häufig Hautreizungen (z. B. Brennen). Sehr selten allergi-sche Hauterscheinungen (z. B. Jucken, Rötung, Bläschen)	**Therapeutisch zweckmäßig nur** bei Infektionen mit Mupirocin-empfindlichen Krankheitserre-gern, wenn Desinfektionsmittel nicht angewendet werden können.
Iruxol N (D) Salbe **Iruxolum mono-Salbe** (Ö) Salbe Clostridiopeptidase *Rezeptpflichtig (Ö)*	Hautreizungen (z. B. Juckreiz, Rötung)	**Nur zweckmäßig** zur kurzfristigen Anwendung zur Wundreinigung bei alten, verkrus-teten Geschwüren.
Isopropylalkohol 70 % (D) Lösung Isopropanol	Hautreizung, Hautaustrocknung und Entfettung	**Nur zweckmäßig zur** Desinfektion der Haut.

Präparat	Wichtigste Nebenwirkungen	Empfehlung
Kamillan (D) Lösung Extrakte aus Kamille und Schafgarbe	Selten allergische Reaktionen	**Wenig zweckmäßig** zur Behandlung bakterieller Haut- und Schleimhauterkrankungen und zum Einnehmen. Pflanzliches Mittel. Als Badezusatz vertretbar.
Kamillin Extern Robugen (D) Badezusatz Alkoholischer (Propanol) Kamillenauszug	Keine nennenswerten zu erwar- ten	**Wenig zweckmäßig** zur Behandlung bakterieller Haut- erkrankungen. Pflanzliches Mittel. Als Zusatz zu Spülungen und Bä- dern vertretbar.
Kamillin Konzentrat **Robugen** (D) Badezusatz Alkoholischer (Ethanol) Kamillenauszug	Keine nennenswerten zu erwar- ten	**Wenig zweckmäßig** bei den vom Hersteller angegebe- nen Gebieten zur innerlichen Anwendung (z. B. Entzündungen im Gastrointestinaltrakt). Wenig zweckmäßig zur Behandlung bakterieller Hauterkrankungen. Pflanzliches Mittel. Als Zusatz zu Spülungen und Bädern vertretbar.
Kamillosan (D) Creme *Konservierungsstoffe:* Methyl- und Propylhydro- xybenzoat (Parastoffe) **Kamillosan** (D) Salbe **Kamillosan** (Ö) Tropfen **Kamillosan Konzentrat** (D) Lösung **Kamillosan Mund- und** **Rachenspray** (D/Ö) Lösung **Kamillosan Mundsprax** (Ö) Spray **Kamillosan Wund- und** **Heilbad** (D) Flüssigkeit **Kamillosan Wund- und** **Heilsalbe** (Ö) Salbe *Wirkstoff:* Alkoholischer (Ethanol) Kamillenauszug	Allergische Hautreaktionen ge- gen Parastoffe möglich. Konzen- trat enthält Alkohol!	**Wenig zweckmäßig** zur lokalen Behandlung bakteriel- ler Haut und Schleimhauterkran- kungen. Pflanzliches Mittel. Als Zusatz zu Spülungen und Bädern vertretbar.
Kodan (D) Tinktur Propanol, Biphenylol	Hautreizung, Hautaustrocknung und Entfettung	**Nur zweckmäßig zur** Desinfektion der Haut. Kombinati- on von Desinfektionsmitteln.

Präparat	Wichtigste Nebenwirkungen	Empfehlung
Kodan Tinktur Forte farblos (D/Ö) Tinktur farblos **Kodan Tinktur Forte gefärbt** (D/Ö) Tinktur gefärbt Isopropanol, Propanol, Biphenylol, Wasserstoffperoxid	Hautreizung, Hautaustrocknung und Entfettung	**Nur zweckmäßig zur** Desinfektion der Haut. Kombination von Desinfektionsmitteln.
Leukase N (D) Salbe, Puder Framycetin *Rezeptpflichtig*	Relativ häufig allergische Hauterscheinungen (z. B. Jucken, Rötung, Bläschen). Bei großflächiger und lang dauernder Anwendung Nieren- und Gehörschäden (z. B. Taubheit) möglich, Allergisierung gegen Framycetin	**Abzuraten** Framycetin besteht hauptsächlich aus Neomycin B, dessen Anwendung auf der Haut nicht vertretbar ist.
Leukase N Kegel (D) Kegel Framycetin, Lidocain *Rezeptpflichtig*	Relativ häufig allergische Hauterscheinungen (z. B. Jucken, Rötung, Bläschen). Bei großflächiger und lang dauernder Anwendung Nieren- und Gehörschäden (z. B. Taubheit) möglich, Allergisierung gegen Framycetin	**Abzuraten** Framycetin besteht hauptsächlich aus Neomycin B, dessen Anwendung auf der Haut nicht vertretbar ist.
Lipactin (D/Ö) Gel *Konservierungsstoff:* Phenoxyethanol; *Wirkstoff:* Zinksulfat, Heparin	Brennen, allergische Reaktionen	**Nur zweckmäßig** bei Herpes-Infektionen. Therapeutische Wirkung von Heparin zweifelhaft.
Linola-sept (D) Creme Clioquinol	Hautreizung, bei längerer Anwendung Störungen der Schilddrüsenfunktion möglich	**Nur zweckmäßig zur** Desinfektion der Haut.
Lomaherpan (D/Ö) Creme Trockenextrakt aus Melissenblättern	Keine nennenswerten zu erwarten	**Naturheilmittel** Pflanzliches Mittel zur Behandlung von Infektionen mit Herpessimplex-Viren. Therapeutische Wirksamkeit fraglich. Vertretbar wegen geringer Schädlichkeit.

Präparat	Wichtigste Nebenwirkungen	Empfehlung
Mirfulan (D/Ö) Salbe **Mirfulan Salbenspray N** (D) Spray *Hilfsstoffe Salbe:* u. a. Harnstoff, Hamamelisextrakt; *Wirkstoffe:* Lebertran (Vitamin A), Zinkoxid; *Spray zusätzlich:* Levomenol (= Wirkstoff Bisabolol aus Kamille)	Hautreizungen (z. B. Jucken) möglich	**Zweckmäßig** als Hautpflegemittel.
Mitosyl N (D) Salbe *Hilfsstoffe:* u. a. Lebertran, Geraniumöl *Wirkstoff:* Zinkoxid	Keine wesentlichen zu erwarten	**Zweckmäßig** als Hautpflegemittel z. B. bei juckenden Hauterkrankungen und Ekzemen. Zinksalbe.
Octenisept (D/Ö) Lösung **Octenisept** **Wunddesinfektion** (D) Lösung Octenidin, Phenoxyethanol	Hautreizung, Hautaustrocknung und Entfettung	**Nur zweckmäßig zur** Desinfektion der Haut. Kombination von Desinfektionsmitteln.
Pantederm N HEXAL (D) Salbe Zinkoxid	Keine wesentlichen zu erwarten	**Zweckmäßig** als Hautpflegemittel z. B. bei juckenden Hauterkrankungen und Ekzemen. Zinksalbe.
Panthenol Heumann (D) Creme **Panthenol-CT** (D) Creme Dexpanthenol	Allergische Hautreaktionen gegen Hilfsstoffe möglich	**Nur zweckmäßig** als Hautpflegemittel.
Panthenol-ratiopharm **Wundbalsam** (D) Creme **Panthenol-Salbe** **Lichtenstein** (D) Salbe **Panthenol-Lösung** **Lichtenstein** (D) Lösung **Panthenol Spray** (D) Schaum Dexpanthenol	Allergische Hautreaktionen gegen Hilfsstoffe möglich	**Nur zweckmäßig** als Hautpflegemittel.

Präparat	Wichtigste Nebenwirkungen	Empfehlung
Polysept (D) Salbe, Lösung Povidon-Jod	Sehr selten allergische Erscheinungen (z. B. Jucken), Störungen der Schilddrüsenfunktion möglich	**Therapeutisch zweckmäßig nur** zur Desinfektion der Haut, Schleimhaut und Wunden. Wegen der Gefahr eines Sekretstaus sollten Salben nicht auf offene Wunden aufgetragen werden.
PVP-Jod AL (D) Lösung, Salbe **PVP-Jod HEXAL** (D) Salbe **PVP-Jod-ratiopharm** (D) Salbe **PVP-Jod-Salbe Lichtenstein** (D) Salbe Povidon-Jod	Sehr selten allergische Erscheinungen (z. B. Jucken), Störungen der Schilddrüsenfunktion möglich	**Therapeutisch zweckmäßig nur** zur Desinfektion der Haut, Schleimhaut und Wunden. Wegen der Gefahr eines Sekretstaus sollten Salben nicht auf offene Wunden aufgetragen werden.
Pyolysin (D) Creme Salicylsäure, Pyolysin, Zinkoxid	Allergische Erscheinungen (z. B. Juckreiz, Rötung, Bläschen an der Haut). Hautreizungen	**Abzuraten** bei den vom Hersteller angegebenen Anwendungsgebieten (z. B. infizierte Wunden, Unterschenkelgeschwüre). Zinksalbe mit hautaufweichendem Stoff (Salicylsäure) und Bakterienbestandteilen (Pyolysin). Wegen der Gefahr eines Sekretstaus sollten Salben nicht auf offene Wunden aufgetragen werden.
Refobacin (D/Ö) Creme Gentamicin *Rezeptpflichtig*	Allergische Hauterscheinungen (z. B. Jucken, Rötung, Bläschen)	**Abzuraten** Vertretbar nur in begründeten Ausnahmefällen. Antibiotika wie Gentamicin sollten wegen der Gefahr von Resistenzentwicklung und Allergisierung nicht auf die Haut aufgetragen werden. Desinfektionsmittel sind vorzuziehen.
Retterspitz Äußerlich (D) Flüssigkeit *Hilfsstoff:* Bergamottöl; *Wirkstoffe:* Zitronensäure, Weinsäure, Thymol, Arnikatinktur, Rosmarinöl, Aluminiumkaliumsulfat	Allergische Erscheinungen (z. B. Juckreiz, Rötung, Bläschen an der Haut) durch Arnika und Bergamottöl	**Wenig zweckmäßig** bei den vom Hersteller angegebenen Anwendungsgebieten (z. B. bakterielle Entzündungen).

Präparat	Wichtigste Nebenwirkungen	Empfehlung
Rivanol (D) Desinfektionstabletten, Lösung, Salbe Ethacridinlactat	Hautschäden bei Lichteinwirkung möglich, selten allergische Hauterscheinungen (z. B. Jucken, Rötung, Bläschen). Nicht in der Schwangerschaft anwenden	**Abzuraten** Die Anwendung dieses Desinfektionsmittels gilt als überholt.
Sterillium (D/Ö) Lösung **Sterillium classic pure Händedesinfektion** (D) Lösung **Sterillium Desinfektionstuch** (D) Propanol, Mecetroniumetilsulfat	Hautreizung, Hautaustrocknung und Entfettung	**Zweckmäßig zur** Desinfektion der Haut. Kombination von Desinfektionsmitteln.
Tannosynt (D) Creme *Konservierungsstoff:* Phenoxyethanol **Tannosynt flüssig** (D/Ö) Badezusatz **Tannosynt Lotio** (D/Ö) Suspension *Konservierungsstoff:* Methylhydroxybenzoat (Parastoff); *Wirkstoffe:* Synthetische Gerbstoffe	Reizerscheinungen möglich. Allergische Reaktionen gegen Parastoffe bei Lotion möglich	**Wenig zweckmäßig** bei den vom Hersteller angegebenen Anwendungsgebieten (z. B. entzündliche und juckende Hauterkrankungen). Enthält einen Stoff mit adstringierender Wirkung (Gerbstoff).
Tyrosur (D) Gel, Puder Tyrothricin, Cetylpyridinium	Allergische Hauterscheinungen (z. B. Jucken, Rötung, Bläschen) möglich	**Nur zweckmäßig bei** Tyrothricin-/Cetylpyridinium-empfindlichen Erregern, wenn Desinfektionsmittel oder Lokalantibiotika als Einstoffpräparate nicht angewendet werden können. Die Anwendung von Lokalantibiotika ist bei Wundinfektionen, Abszessen, kleinflächigen Verbrühungen und Verbrennungen sowie Unterschenkelgeschwüren nicht sinnvoll.
Virudermin (D) Gel Zinksulfat	Keine wesentlichen zu erwarten	**Zweckmäßig** bei Herpes-Infektionen.

Präparat	Wichtigste Nebenwirkungen	Empfehlung
Wasserstoffperoxid-Lösung (D) Lösung Wasserstoffperoxid	Keine wesentlichen zu erwarten	**Zweckmäßig** für Spülungen von entzündeten Wunden und von Haut und Schleimhäuten.
Wecesin Pulver (D) Pulver, Salbe Arnika, Ringelblume, Echinacea (Sonnenhut), Quarz, Antimon (Stibium)	Allergische Hauterscheinungen (z. B. Jucken, Rötung, Bläschen) möglich	**Abzuraten** bei Wunden und Ekzemen und zur Nabelpflege bei Neugeborenen (Pulver). Wenig zweckmäßig zur Regeneration von Haut und Schleimhäuten (Salbe). Naturheilmittel. Wirksamkeit zweifelhaft.
Zinkoxidemulsion LAW (D) Emulsion **Zinkoxidsalbe LAW** (D) Salbe Zinkoxid	Keine wesentlichen zu erwarten	**Zweckmäßig** bei juckenden Hauterkrankungen und Ekzemen.
Zinksalbe Lichtenstein (D) Salbe Zinkoxid	Keine wesentlichen zu erwarten	**Zweckmäßig** bei juckenden Hauterkrankungen und Ekzemen.
Zinksalbe-CT (D) Salbe Zinkoxid, Lebertran, Glycerol	Keine wesentlichen zu erwarten	**Zweckmäßig** bei juckenden Hauterkrankungen und Ekzemen.
Zinksalbe Dialon (D) Salbe Zinkoxid **Zovirax** (D/Ö) Creme Aciclovir *Rezeptpflichtig*	Hautrötung, Hautschuppen, Hautbrennen	**Möglicherweise zweckmäßig** zur Behandlung von Herpes-Infektionen der Haut.
Zovirax Lippenherpescreme (D) Creme Aciclovir	Hautrötung, Hautschuppen, Hautbrennen	**Möglicherweise zweckmäßig** zur Behandlung von Herpes-Infektionen der Haut.

8.6. Pilzmittel

Pilzkrankheiten scheinen in den Industrieländern zunehmend häufiger aufzutreten. Einige Ursachen dieser »Pilzvermehrung« sind:
- Viele Medikamente schwächen die körperlichen Abwehrkräfte gegen Pilzerkrankungen – z. B. Breitspektrum-Antibiotika, Krebsmittel und bestimmte Entzündungshemmer (Glukokortikoide).
- Geänderte Essgewohnheiten: Der vermehrte Verzehr von Süßigkeiten und Kohlehydraten verringert den Schutz vor einer Pilzansteckung.
- Haustiere sind oft von Pilzen befallen, ohne dass man es ihnen ansieht. Der Mensch kann davon jedoch angesteckt werden.

Pilzinfektionen können überall am Körper auftreten. Am häufigsten sind folgende Stellen betroffen:

Fußpilz wird vor allem durch schlechtes Schuhwerk in Zusammenhang mit Schwitzen und Wärme begünstigt. Die Behandlung mit einem Pilzmittel dauert zwei bis vier Wochen, manchmal sogar länger, und sollte auf alle Fälle ein bis zwei Wochen nach Verschwinden der Symptome fortgesetzt werden.

Nagelpilze treten vermehrt in höherem Alter auf – bedingt durch krankhafte Nagelveränderungen können sich Pilze leichter festsetzen und ausbreiten. Diese Erkrankung ist schwer zu behandeln, dauert meist mehrere Monate und ist oft nicht erfolgreich, weil die Behandlung nicht konsequent genug durchgeführt wird.

Windeldermatitis (Windelsoor) entwickelt sich meist durch zu lange Einwirkung von Urin und Stuhl auf die Haut und ist die häufigste Pilzerkrankung im Säuglingsalter (siehe Kapitel 8.5.: Mittel zur Wundbehandlung und gegen Hautinfektionen).

Pilzinfektionen im Genitalbereich werden meist durch Geschlechtsverkehr übertragen (siehe dazu Kapitel 18.7.: Mittel gegen Entzündungen und Infektionen der Sexualorgane).

In den letzten Jahre ist die »*Darmsanierung*« in Mode gekommen. Die Angst vor einer Selbstvergiftung durch rückresorbierte »Darmgifte« trägt im deutschen Sprachraum geradezu neurotische Züge. Angeblich sollen »Darmgifte« die Ursache vieler chronischer Gelenk-, Gewebe- und Gefäßentzündungen sein.

Manche Naturheiler stellen auch gerne die Diagnose einer »Darmmykose« (Pilzbefall des Darms) – mit entsprechenden Behandlungsvorschlägen. Pilze im Stuhl sind jedoch nichts Krankhaftes. Die Fachpublikation »Arzneimittel-Kursbuch« weist darauf hin, dass sich bei 50 bis 75 Prozent der Bevölkerung Pilze im Stuhl befinden, ohne dass dies irgendeinen Krankheitswert hat. Nur wenn sich mehr als 1000 Hefen pro Gramm im Stuhl befinden, ist eine Behandlung möglicherweise sinnvoll.

Bei normalem Pilzbefund gibt es keinen vernünftigen Grund, sich einer *Darmreinigung* oder *Darmsanierung* zu unterziehen.

Achtung: *In Deutschland ist der Zusatz des Antipilzmittels Natamycin zur Behandlung von Hartkäse und Schnittkäse mit geschlossener Rinde oder Haut sowie als Konservierungsmittel bei getrockneten Würsten erlaubt. Natamycin ist auch ein – inzwischen allerdings nur noch selten verwendetes – Arzneimittel (enthalten z. B. in Pimafucin). Wer knapp entrindeten Käse isst, schluckt möglicherweise ein Antipilzmittel!*

Die Behandlung

von Pilzerkrankungen (Mykosen) ist aus mehreren Gründen schwierig:
- Sie sind ohne Laboruntersuchung oft nicht von bakteriellen Infektionen zu unterscheiden.
- Gleiche Pilze können verschiedene Krankheiten hervorrufen.
- Verschiedene Pilze können gleiche Krankheitserscheinungen verursachen.

Häufig werden Pilzerkrankungen ohne Aufsuchen eines Arztes selbst behandelt, da es inzwischen eine Reihe von rezeptfrei erhältlichen Mitteln gegen Pilze gibt. Im Zweifelsfall oder wenn sich kein Erfolg durch die Selbstbehandlung zeigt, sollte man besser einen Arzt aufsuchen.

Ob eine Krankheit durch einen Pilz verursacht ist, kann durch mikroskopische Untersuchungen festgestellt werden. Die genaue Art des Pilzes kann allerdings nur durch länger dauernde Laboruntersuchungen, die bis zu vier Wochen dauern können, ermittelt werden. Fachleute unterscheiden drei Pilzarten: Dermatophyten, Hefen (z. B. *Candida*) und Schimmelpilze.

Korrekterweise müsste der Arzt vor Behandlungsbeginn feststellen, um welche Pilze es sich handelt. Denn die vorhandenen Pilzmittel (Antimykotika) sind nicht gegen alle Pilzarten gleich gut wirksam. Viele Pilzmittel haben jedoch ein breites Wirkungsspektrum, sodass sie auch ohne genauere Bestimmung der Pilzart wirken können.

Bei Pilzmitteln zum Auftragen auf der Haut (Salben etc.) ist diese Vorgangsweise unter Umständen gerechtfertigt. Bei Pilzmitteln zum Einnehmen sollte jedoch unbedingt eine genaue Bestimmung der Pilzart vorgenommen werden, weil bei manchen schwerwiegende Nebenwirkungen auftreten können – vor allem Leber- oder Nierenschäden.

Wichtig: *Alle Pilzmittel, egal ob Salben, Nagellacke oder Tabletten, sollten unbedingt so lange verwendet bzw. eingenommen werden, wie es der Arzt vorschreibt, also unter Umständen mehrere Monate lang. Auch wenn die Krankheitszeichen auf der Haut nicht mehr sichtbar sind, können immer noch Pilze vorhanden sein. Bei einem vorzeitigen Abbruch der Behandlung besteht die Gefahr, dass die Pilzerkrankung wieder von Neuem beginnt.*

8.6. Pilzmittel

Präparat	Wichtigste Nebenwirkungen	Empfehlung
Amiada (D) Tabl. Terbinafin *Rezeptpflichtig*	Kopfschmerzen, Magenschmerzen, Magen-Darm-Beschwerden, selten Störungen des Geschmackssinns. In einzelnen Fällen schwere Hautausschläge. Nicht in der Schwangerschaft oder Stillzeit verwenden	**Therapeutisch zweckmäßig zur** Behandlung von Dermatophyteninfektionen von Nägeln, wenn eine äußerliche Behandlung (z. B. mit Clotrimazol-haltigen Mitteln wie *Canesten*) nicht ausreicht. Bei innerlicher Anwendung sind Wirkstoffe mit Itraconazol (z. B. in *Sempera*) vorzuziehen.
Amofin Nagellack (D) **Amorolfin AL** (D) **Amorolfin Heumann** (D) **Amorolfin-ratiopharm** (D) **Amorolfin STADA** (D) Lösung *Wirkstoff:* Amorolfin	Selten Hautreizungen, allergische Erscheinungen (z. B. Hautjucken, Hautbrennen)	**Therapeutisch zweckmäßig bei** bestimmten Pilzinfektionen (Dermatophyten, Hefen). Der Nagellack ist eine spezielle Zubereitung und Mittel der Wahl für die lokale Behandlung von Nagelpilz (3–4 Monate dauernde Anwendung).
Ampho-Moronal (D/Ö) Lutschtabl., Tabl., Susp. Amphotericin B *Rezeptpflichtig*	Selten Fieber, Kopfschmerzen, Übelkeit, Erbrechen, Magersucht, Nerven- und Blutschäden	**Therapeutisch zweckmäßig bei** verschiedenen Pilzinfektionen z. B. im Verdauungstrakt (etwa Candida = Soor).

Präparat	Wichtigste Nebenwirkungen	Empfehlung
Antifungol HEXAL (D) Lösung, Pumpspray, Creme **Antifungol HEXAL Heilpaste** (D) Paste *Hilfsstoffe:* Propylenglycol (nur Lösung, Pumpspray), Zinkoxid (nur Paste); *Wirkstoff:* Clotrimazol	Hautbrennen, selten allergische Hautreizungen (Hautabschälung, auch Blasenbildung). Lösung und Pumpspray nicht auf Schleimhäuten und in der Augengegend verwenden	**Therapeutisch zweckmäßig bei** verschiedenen Pilzinfektionen der Haut mit Dermatophyten, Hefen (z. B. Candida) und Schimmelpilzen sowie bei speziellen bakteriellen Infektionen.
Batrafen (D) Lösung, Creme, Puder, Gel Ciclopirox *Rezeptpflichtig*	Selten Hautbrennen, Juckreiz. Nicht versehentlich in die Augen bringen	**Therapeutisch zweckmäßig bei** verschiedenen Pilzinfektionen der Haut. Breites Wirkspektrum wie bei dem Wirkstoff Clotrimazol. Auch in Kombination mit Pilzmitteln zum Schlucken.
Batrafen (D/Ö) Antimykotischer Nagellack Ciclopirox	Bei Kontakt mit der Haut Rötungen und Schuppung	**Therapeutisch zweckmäßig zur** Behandlung von Nagelpilz (3–4 Monate Anwendung), auf gründlich gereinigte Nägel auftragen.
Bifon (D) Creme, Gel, Lösung Bifonazol	Selten allerische Hauterscheinungen (z. B. Hautjucken, Hautrötung, Bläschenbildung). Nicht versehentlich in die Augen bringen	**Therapeutisch zweckmäßig bei** verschiedenen Pilzinfektionen der Haut mit Dermatophyten, Hefen (z. B. Candida) und Schimmelpilzen sowie bei speziellen bakteriellen Infektionen.
Candio-Hermal (D) Drag. Nystatin	Gelegentlich Übelkeit, Erbrechen, Durchfälle	**Therapeutisch zweckmäßig nur** bei Soorinfektionen (Candida) des Magen-Darm-Trakts.
Candio-Hermal (D/Ö) Soft-Paste, nur D: Creme, Salbe, Fertigsusp., Mundgel Nystatin	Selten allergische Hauterscheinungen (z. B. Hautjucken, Hautrötung, Bläschenbildung)	**Therapeutisch zweckmäßig nur** bei ganz bestimmten Pilzinfektionen (z. B. Candida = Soor) der Haut und Mundschleimhaut.
Canesten (D) Creme, Lösung, Spray **Canesten Clotrimazol** (Ö) Creme, Lösung, *Hilfsstoff:* Propylenglycol (nur Lösung) *Wirkstoff:* Clotrimazol	Hautbrennen, selten allergische Hautreizungen (Hautabschälung, auch Blasenbildung). Lösung nicht auf Schleimhäuten und in der Augengegend verwenden	**Therapeutisch zweckmäßig bei** verschiedenen Pilzinfektionen der Haut mit Dermatophyten, Hefen (z. B. Candida) und Schimmelpilzen sowie bei speziellen bakteriellen Infektionen.

Präparat	Wichtigste Nebenwirkungen	Empfehlung
Canesten Bifonazol (Ö) Creme, Spray Bifonazol	Selten allergische Hauterscheinungen (z. B. Hautjucken, Hautrötung, Bläschenbildung). Nicht versehentlich in die Augen bringen	**Therapeutisch zweckmäßig bei** verschiedenen Pilzinfektionen der Haut mit Dermatophyten, Hefen (z. B. Candida) und Schimmelpilzen sowie bei speziellen bakteriellen Infektionen.
Canesten EXTRA Bifonazol (D) Creme, Spray Bifonazol	Selten allergische Hauterscheinungen (z. B. Hautjucken, Hautrötung, Bläschenbildung). Nicht versehentlich in die Augen bringen	**Therapeutisch zweckmäßig bei** verschiedenen Pilzinfektionen der Haut mit Dermatophyten, Hefen (z. B. Candida) und Schimmelpilzen sowie bei speziellen bakteriellen Infektionen.
Canesten EXTRA Nagelset (D) Salbe Bifonazol, Harnstoff	Selten allergische Hauterscheinungen (z. B. Hautjucken, Hautrötung, Bläschenbildung). Nicht versehentlich in die Augen bringen	**Therapeutisch zweckmäßig zur** Behandlung von Nagelpilz (3–4 Monate dauernde Anwendung). Auf gründlich gereinigte Nägel auftragen.
Canifug (D) Creme, Tropflösung *Hilfsstoff:* Propylenglycol (nur Tropflösung); *Wirkstoff:* Clotrimazol	Hautbrennen, selten allergische Hautreizungen (Hautabschälung, auch Blasenbildung). Tropflösung nicht auf Schleimhäuten und in der Augengegend verwenden	**Therapeutisch zweckmäßig bei** verschiedenen Pilzinfektionen der Haut mit Dermatophyten, Hefen (z. B. Candida) und Schimmelpilzen sowie bei speziellen bakteriellen Infektionen.
Ciclopirox HEXAL (D) Creme **Ciclopirox-ratiopharm** (D) Creme **Ciclopirox Winthrop Nagellack** (D) Lösung **Ciclopoli** (D) Creme, Lösung Ciclopirox *Rezeptpflichtig*	Bei Kontakt mit der Haut Rötungen und Schuppung	**Therapeutisch zweckmäßig zur** Behandlung von Nagelpilz (3–4 Monate Anwendung), auf gründlich gereinigte Nägel auftragen.

Präparat	Wichtigste Nebenwirkungen	Empfehlung
Cloderm (D) Lösung, Creme, Puder, Pumpspray **Clotrigalen** (D) Creme, Pumpspray **Clotrimazol – 1 A Pharma** (D) Creme **Clotrimazol AL** (D) Creme, Spray **Clotrimazol-CT** (D) Creme, Spray *Hilfsstoff:* Propylenglycol (nur Lösung, Pumpspray, Spray); *Wirkstoff:* Clotrimazol	Hautbrennen, selten allergische Hautreizungen (Hautabschälung, auch Blasenbildung). Lösung und Sprays nicht auf Schleimhäuten und in der Augengegend verwenden	**Therapeutisch zweckmäßig bei** verschiedenen Pilzinfektionen der Haut mit Dermatophyten, Hefen (z. B. Candida) und Schimmelpilzen sowie bei speziellen bakteriellen Infektionen.
Daktarin (Ö) Creme, dermatologische Lösung, orales Gel Miconazol *Rezeptpflichtig (nur Gel)*	Selten Reizungen von Haut und Schleimhäuten, allergische Reaktionen	**Wenig zweckmäßig zur** Behandlung lokaler Pilzinfektionen. Der Wirkstoff Miconazol sollte zur Vermeidung von Resistenzentwicklungen der innerlichen (systemischen) Anwendung vorbehalten bleiben. Breites Wirkspektrum wie bei dem Wirkstoff Clotrimazol. Therapeutische Wirksamkeit bei Nagelpilzen zweifelhaft.
Dermatin (D) Tabl. Terbinafin *Rezeptpflichtig*	Kopfschmerzen, Magenschmerzen, Magen-Darm-Beschwerden, selten Störungen des Geschmackssinns. In einzelnen Fällen schwere Hautausschläge. Nicht in der Schwangerschaft oder Stillzeit verwenden	**Therapeutisch zweckmäßig zur** Behandlung von Dermatophyteninfektionen von Nägeln, wenn eine äußerliche Behandlung (z. B. mit Clotrimazol-haltigen Mitteln wie Canesten) nicht ausreicht. Bei innerlicher Anwendung sind Wirkstoffe mit Itraconazol (z. B. in *Sempera*) vorzuziehen.
Epi-Pevaryl (D) Creme, Lotion, Beutel Econazol	Häufig Hautrötungen, Hautreizungen, Hautbrennen	**Therapeutisch zweckmäßig bei** verschiedenen Pilzinfektionen der Haut. Breites Wirkspektrum wie bei dem Wirkstoff Clotrimazol, aber weniger erprobt.

Präparat	Wichtigste Nebenwirkungen	Empfehlung
Exoderil (D) Creme, Gel **Exoderil** (Ö) Creme, dermatologische Lösung Naftifin *(Rezeptpflichtig nur Creme in Ö)*	Häufig Brennen und Reizzu-ständen der behandelten Haut-partien. Vereinzelt allergische Kontaktekzeme	**Therapeutisch zweckmäßig,** **wenn** Mittel mit dem Wirkstoff Clotrimazol (z. B. in Canesten) wegen Unverträglichkeit nicht an-gewendet werden können. Wirk-sam gegen Hefepilze, Dermato-phyten und Schimmelpilze. Gerin-gerer Erprobungsgrad als z. B. Clotrimazol.
Fluconazol – **1 A Pharma** (D/Ö) **Fluconazol AL** (D) **Fluconazol Basics** (D) **Fluconazol-CT** (D) Kapseln *Wirkstoff:* Fluconazol *Rezeptpflichtig*	Häufig Übelkeit, Kopfschmer-zen, Schmerzen im Bauchraum, Erbrechen und Durchfall, Haut-ausschläge (bei Bläschenbil-dung oder ähnlichen Erschei-nungen das Mittel sofort abset-zen). Häufig Leberschäden	**Therapeutisch zweckmäßig bei** Pilzinfektionen der Haut, wenn die lokale Behandlung nicht aus-reichend wirkt. Breites Wirkspek-trum gegen Dermatophyten, Hefe-pilze und andere.
Fluconazol HEXAL (D) Kaps., Infusionslösung **Fluconazol-ratiopharm** (D/Ö) Kaps., Infusionslösung *Wirkstoff:* Fluconazol *Rezeptpflichtig*	Häufig Übelkeit, Kopfschmer-zen, Schmerzen im Bauchraum, Erbrechen und Durchfall, Haut-ausschläge (bei Bläschenbil-dung oder ähnlichen Erschei-nungen das Mittel sofort abset-zen). Häufig Leberschäden	**Therapeutisch zweckmäßig bei** Pilzinfektionen der Haut, wenn die lokale Behandlung nicht aus-reichend wirkt. Breites Wirkspek-trum gegen Dermatophyten, Hefe-pilze und andere.
Fungizid-ratiopharm (D) Pumpspray, Creme Clotrimazol	Hautabschälung, auch Blasen-bildung, allergische Hautreizun-gen, Hautbrennen	**Therapeutisch zweckmäßig bei** verschiedenen Pilzinfektionen der Haut mit Dermatophyten, Hefen (z. B. Candida) und Schimmel-pilzen sowie bei speziellen bakte-riellen Infektionen.
Infectosoor (D) Zinksalbe Miconazol, Zinkoxid	Selten Reizungen der Haut, allergische Reaktionen	**Wenig zweckmäßig zur** Behandlung lokaler Pilzinfektio-nen. Der Wirkstoff Miconazol soll-te zur Vermeidung von Resistenz-entwicklungen der innerlichen (systemischen) Anwendung vor-behalten bleiben. Breites Wirk-spektrum wie bei dem Wirkstoff Clotrimazol.

Präparat	Wichtigste Nebenwirkungen	Empfehlung
Itracol HEXAL (D) **Itraconazol –** **1 A Pharma** (D) **Itraconazol AbZ** (D) **Itraconazol AL** (D) **Itraconazol-CT** (D) **Itraconazol Heumann** (D) **Itraconazol-** **ratiopharm** (D) **Itraconazol STADA** (D) Kapseln *Wirkstoff*: Itraconazol *Rezeptpflichtig*	Kopfschmerzen, Magen-Darm- und Oberbauchbeschwerden, Verdauungsstörungen und Übelkeit, Leberreaktionen. Nicht bei Patienten mit Lebererkrankungen einsetzen	**Therapeutisch zweckmäßig zur** innerlichen Behandlung von verschiedenen Haut- und Nagelpilzen, Pilzerkrankungen der Scheide oder durch Pilze verursachte Hornhautentzündung des Auges, wenn äußerliche Behandlungen erfolglos bleiben.
Lamisil (D/Ö) Spray, Creme **Lamisil Once** (D/Ö) Lösung Terbinafin	Selten allergische Hauterscheinungen (z. B. Hautjucken, Hautrötung, Bläschenbildung). Nicht im Augen- und Mundbereich anwenden	**Therapeutisch zweckmäßig zur** Behandlung verschiedener Pilzinfektionen der Haut durch Dermatophyten, Hefen (z. B. Candida) und Schimmelpilzen. Mittel mit dem Wirkstoff Clotrimazol sind vorzuziehen.
Lamisil (D) Tabl. Terbinafin *Rezeptpflichtig*	Kopfschmerzen, Magenschmerzen, Magen-Darm-Beschwerden, selten Störungen des Geschmackssinns. In einzelnen Fällen schwere Hautausschläge. Nicht in der Schwangerschaft oder Stillzeit verwenden	**Therapeutisch zweckmäßig zur** Behandlung von Dermatophyten-Infektionen von Nägeln, wenn eine äußerliche Behandlung (z. B. mit Clotrimazol-haltigen Mitteln wie Canesten) nicht ausreicht. Bei innerlicher Anwendung sind Wirkstoffe mit Itraconazol (z. B. in *Sempera*) vorzuziehen.
Loceryl (D) Creme **Loceryl** (D/Ö) Nagellack Amorolfin	Selten Hautreizungen, allergische Erscheinungen (z. B. Hautjucken, Hautbrennen)	**Therapeutisch zweckmäßig bei** bestimmten Pilzinfektionen (Dermatophyten, Hefen). Der Nagellack ist eine spezielle Zubereitung und Mittel der Wahl für die lokale Behandlung von Nagelpilz (3–4 Monate dauernde Anwendung).
Metrocreme (D) Creme **Metrogel** (D) Gel Metronidazol *Rezeptpflichtig*	Hautreizungen (Brennen, Rötung, Juckreiz)	**Zweckmäßig** bei Rosacea (Röschenflechte).

Präparat	Wichtigste Nebenwirkungen	Empfehlung
Micotar (D) Creme, dermatologische Lösung, Mundgel, Paste *Wirkstoff:* Miconazol; *Paste zusätzlich:* Zinkoxid *Rezeptpflichtig*	Selten Reizungen von Haut und Schleimhäuten, allergische Reaktionen	**Wenig zweckmäßig zur** Behandlung lokaler Pilzinfektionen. Der Wirkstoff Miconazol sollte zur Vermeidung von Resistenzentwicklungen der allgemeinen (systemischen) Anwendung vorbehalten bleiben. Breites Wirkspektrum wie bei dem Wirkstoff Clotrimazol.
Moronal (D) Filmtabl., Salbe, Susp. Nystatin	Selten allergische Hauterscheinungen (z. B. Hautjucken, Hautrötung, Bläschenbildung)	Therapeutisch zweckmäßig nur bei ganz bestimmten Pilzinfektionen (z. B. Candida = Soor) der Haut und Mundschleimhaut.
Multilind Heilsalbe mit Nytstatin (D) Paste Nystatin, Zinkoxid	Selten allergische Hauterscheinungen (z. B. Hautjucken, Hautrötung, Bläschenbildung)	**Therapeutisch zweckmäßig nur** bei ganz bestimmten Pilzinfektionen (z. B. Candida = Soor) der Haut und Mundschleimhaut.
Mycospor (D) Lösung Bifonazol	Selten allergische Hauterscheinungen (z. B. Hautjucken, Hautrötung, Bläschenbildung). Nicht versehentlich in die Augen bringen	**Therapeutisch zweckmäßig bei** verschiedenen Pilzinfektionen der Haut mit Dermatophyten, Hefen (z. B. Candida) und Schimmelpilzen sowie bei speziellen bakteriellen Infektionen.
Mycostatin (Ö) Salbe, Paste, Filmtabl., orale Susp. *Wirkstoff:* Nystatin; *Paste zusätzlich:* Zinkoxid; *Susp. zusätzlich:* Benzoesäure *Rezeptpflichtig*	Selten allergische Hauterscheinungen (z. B. Hautjucken, Hautrötung, Bläschenbildung). Gelegentlich Übelkeit, Erbrechen, Durchfälle (nur Dragees)	**Therapeutisch zweckmäßig nur** bei ganz bestimmten Pilzinfektionen (z. B. Candida = Soor) der Haut und Mundschleimhaut. Dragees: zweckmäßig nur bei Soorinfektionen (Candida) des Magen-Darm-Trakts.
Mykoderm Miconazolcreme (D) Creme Miconazol	Selten Reizungen von Haut und Schleimhäuten, allergische Reaktionen	**Wenig zweckmäßig zur** Behandlung lokaler Pilzinfektionen. Der Wirkstoff Miconazol sollte zur Vermeidung von Resistenzentwicklungen der innerlichen (systemischen) Anwendung vorbehalten bleiben. Breites Wirkspektrum wie bei dem Wirkstoff Clotrimazol.

Präparat	Wichtigste Nebenwirkungen	Empfehlung
Mykoderm Mundgel (D) Gel Miconazol *Rezeptpflichtig*	Selten Reizungen von Schleimhäuten, allergische Reaktionen	**Wenig zweckmäßig zur** Behandlung von Hefepilzinfektionen im Mund. Der Wirkstoff Miconazol sollte zur Vermeidung von Resistenzentwicklungen der allgemeinen (systemischen) Anwendung vorbehalten bleiben. Breites Wirkspektrum wie bei dem Wirkstoff Clotrimazol.
Mykoderm Heilsalbe Nystatin Zinkoxid (D) Salbe Nystatin, Zinkoxid	Selten allergische Hauterscheinungen (z. B. Hautjucken, Hautrötung, Bläschenbildung)	**Therapeutisch zweckmäßig nur** bei ganz bestimmten Pilzinfektionen (z. B. Candida = Soor) der Haut und Mundschleimhaut.
Mykohaug C (D) Creme Clotrimazol	Hautbrennen, Hautblasen, Hautablösungen, allergische Reaktionen. Nicht in der Augengegend verwenden	**Therapeutisch zweckmäßig bei** verschiedenen Pilzinfektionen der Haut mit Dermatophyten, Hefen (z. B. Candida) und Schimmelpilzen sowie bei speziellen bakteriellen Infektionen.
Mykosert (D) Creme, Spray Sertaconazol	Hautabschälung, auch Blasenbildung, allergische Hautreizungen, Hautbrennen	**Therapeutisch zweckmäßig bei** verschiedenen Pilzinfektionen, breites Spektrum (Dermatophyten, Hefen und Schimmelpilze).
Mykundex (D) Susp., Drag. Nystatin	Gelegentlich Übelkeit, Erbrechen, Durchfälle	**Therapeutisch zweckmäßig nur** bei Soorinfektionen (Candida) des Magen-Darm-Trakts.
Mykundex (D) Heilsalbe, Mono Salbe, *Wirkstoff:* Nystatin; *Heilsalbe zusätzlich:* Zinkoxid	Selten allergische Hauterscheinungen (z. B. Hautjucken, Hautrötung, Bläschenbildung)	**Therapeutisch zweckmäßig nur** bei ganz bestimmten Pilzinfektionen (z. B. Candida = Soor) der Haut und Mundschleimhaut.
Nizoral (D/Ö) Creme, nur Ö. Shampoo Ketoconazol	Hautreizungen, Hautbrennen, Hautrötungen und andere allergische Reaktionen. Beim Auftragen auf die Kopfhaut Farbänderungen der Kopfhaare und selten Haarausfall möglich	**Therapeutisch zweckmäßig bei** verschiedenen Pilzinfektionen der Haut. Breites Wirkspektrum wie bei dem Wirkstoff Clotrimazol, aber weniger erprobt.

Präparat	Wichtigste Nebenwirkungen	Empfehlung
Nystaderm (D) Filmtabl., Susp., Mundgel Nystatin	Selten allergische Hauterscheinungen (z. B. Hautjucken, Hautrötung, Bläschenbildung). Gelegentlich Übelkeit, Erbrechen, Durchfall (Suspension, Tabletten)	**Therapeutisch zweckmäßig nur** bei Soorinfektionen (Candida) des Magen-Darm-Trakts und des Mundes (Mundgel).
Nystaderm (D) Creme, Paste Nystatin	Selten allergische Hauterscheinungen (z. B. Hautjucken, Hautrötung, Bläschenbildung)	**Therapeutisch zweckmäßig nur** bei ganz bestimmten Pilzinfektionen (z. B. Candida = Soor) der Haut.
Nystatin Holsten (D) Susp., Paste **Nystatin Lederle** (D) Paste, Salbe, Creme Nystatin	Selten allergische Hauterscheinungen (z. B. Hautjucken, Hautrötung, Bläschenbildung)	**Therapeutisch zweckmäßig nur** bei ganz bestimmten Pilzinfektionen (z. B. Candida = Soor) der Haut und Mundschleimhaut.
Nystatin Holsten (D) Filmtabl. **Nystatin Lederle** (D) Filmtabl. **Nystatin STADA** (D) überzogene Tabl. Nystatin	Gelegentlich Übelkeit, Erbrechen, Durchfall	**Therapeutisch zweckmäßig nur** bei Soorinfektionen (Candida) des Magen-Darm-Trakts.
Pevaryl (Ö) Creme Econazol *Rezeptpflichtig (nur Hautmilch, Shampoo, Lösung, Paste)*	Hautreizungen, Hautbrennen, Hautrötung	**Therapeutisch zweckmäßig zur** Behandlung von Pilzerkrankungen auf Haut und Nägeln, verursacht durch Dermatophyten, Hefen und Schimmelpilze (z. B. Candida = Soor).
Rosiced (D) Creme Metronidazol *Rezeptpflichtig*	Hautreizungen (Brennen, Rötung, Juckreiz)	**Zweckmäßig** bei Rosacea (Röschenflechte).

Präparat	Wichtigste Nebenwirkungen	Empfehlung
Sebiprox (D) Shampoo Ciclopirox *Rezeptpflichtig*	Selten Hautbrennen, Juckreiz. Nicht versehentlich in die Augen bringen	**Therapeutisch zweckmäßig nur** bei verschiedenen Pilzinfektionen der Haut. Wirkspektrum wie bei dem Wirkstoff Clotrimazol. Auch in Kombination mit Pilzmitteln zum Schlucken.
Sporanox (Ö) Kaps., Derm-Kaps., orale Lösung Itraconazol *Rezeptpflichtig*	Kopfschmerzen, Magen-Darm- und Oberbauchbeschwerden, Verdauungsstörungen und Übelkeit, Leberreaktionen. Nicht bei Patienten mit Lebererkrankungen einsetzen	**Therapeutisch zweckmäßig zur** innerlichen Behandlung von verschiedenen Haut- und Nagelpilzen, Pilzerkrankungen der Scheide oder einer durch Pilze verursachten Hornhautentzündung des Auges, wenn äußerliche Behandlungen erfolglos bleiben.
Terbinafin – **1 A Pharma** (D) **Terbinafin AbZ** (D) **Terbinafin-Actavis** (D/Ö) **Terbinafin AL** (D) **Terbinafin Genericon** (Ö) **Terbinafin HEXAL** (D) **Terbinafin-** **ratiopharm** (D/Ö) Tabletten *Wirkstoff:* Terbinafin *Rezeptpflichtig*	Kopfschmerzen, Magenschmerzen, Magen-Darm-Beschwerden, selten Störungen des Geschmackssinns. In einzelnen Fällen schwere Hautausschläge. Nicht in der Schwangerschaft oder Stillzeit verwenden	**Therapeutisch zweckmäßig zur** Behandlung von Dermatophyten-Infektionen von Nägeln, wenn eine äußerliche Behandlung (z. B. mit Clotrimazol-haltigen Mitteln wie Canesten) nicht ausreicht. Bei innerlicher Anwendung sind Wirkstoffe mit Itraconazol (z. B. in *Sempera*) vorzuziehen.
Terzolin (D) Lösung, Creme Ketoconazol	Hautreizungen, Hautbrennen, Hautrötungen und andere allergische Reaktionen. Beim Auftragen auf die Kopfhaut Farbänderungen der Kopfhaare und selten Haarausfall möglich	**Therapeutisch zweckmäßig bei** verschiedenen Pilzinfektionen der Haut. Breites Wirkspektrum wie bei dem Wirkstoff Clotrimazol, aber weniger erprobt.
Vobamyk (D) Creme Miconazol	Selten Reizungen der Haut, allergische Reaktionen	**Wenig zweckmäßig zur** Behandlung lokaler Pilzinfektionen. Der Wirkstoff Miconazol sollte zur Vermeidung von Resistenzentwicklungen der innerlichen (systemischen) Anwendung vorbehalten bleiben. Breites Wirkspektrum wie bei dem Wirkstoff Clotrimazol.

8.7. Mittel gegen Läuse und Krätzmilben

Krätzmilben und Läuse sind kleine Insekten, die in bzw. auf der Haut leben können. Ekzemartige Hauterscheinungen, Juckreiz, Knötchen und Pusteln sind oft Hinweise für den Befall durch diese Tiere.

Läuse

Kopfläuse sind 2,5 bis 3 mm groß und »bewohnen« fast ausschließlich die Kopfhaut. Die Weibchen kleben ihre Eier (Nissen) dicht in der Nähe der Kopfhaut so fest ans Haar, dass sie durch einfaches Haarewaschen nicht entfernt werden können. Bei starker Verlausung werden Nissen auch am Bart, in Augenbrauen, Achselhaaren, an Kopftüchern, Schals usw. angeklebt.

Läuse stechen mehrmals am Tag mit ihrem Stechsaugrüssel in die Haut, um so an ihr »Nahrungsmittel« zu gelangen – menschliches Blut. Die Stiche verursachen Juckreiz und ekzemartige Hauterscheinungen, vorwiegend hinter und über den Ohren sowie am Hinterkopf und im Nacken. Im weiteren Verlauf können bakterielle Infektionen hinzukommen.

Kopfläuse können nicht springen oder fliegen, aber sehr schnell rennen. Die Übertragung von Kopfläusen kann durch gegenseitigen Kontakt von Kopfhaaren, durch einen ausgeliehenen Kamm, durch Hüte und Kopfbänder, aber auch durch Kontakt mit einem von Nissen belegten abgefallenen Haar zustande kommen. Auch Personen mit guter persönlicher Hygiene können von Kopfläusen befallen werden.

Kleiderläuse siedeln sich eher am Rumpf und an den Gliedmaßen an und rufen Juckreiz, Papeln, Quaddeln und Hauteiterungen hervor.

Filzläuse sitzen in Scham- und Achselhaaren, bei Kindern auch in Augenbrauen und Wimpern. Ihre Bisse erzeugen blaue Flecken.

Behandlung von Läusen

Eine chemiefreie und hundertprozentig wirksame Behandlung gegen Kopfläuse ist der radikale Kurzhaarschnitt. Für alle Personen, für die das nicht infrage kommt – wohl die meisten –, gibt es chemische Läusemittel.

Eine ungefährliche, aber unsichere Möglichkeit ist das mehrfache Spülen der Haare mit lauwarmem Essigwasser (drei Löffel Essig auf einen Liter Wasser) und anschließendes Auskämmen der feuchten Haare mit einem Nissenkamm. Manche Nissen haften jedoch so fest, dass sie nicht ausgekämmt werden können. Die betreffenden Haare müssen nahe der Wurzel abgeschnitten werden.

Als wirksam und mit relativ wenigen Risiken behaftet gilt die Kombination von natürlichen *Pyrethrinen* und *Piperonylbutoxid* (enthalten in *Goldgeist forte*). Piperonylbutoxid ist kein direkter Wirkstoff gegen Läuse, sondern erhöht nur die Wirksamkeit von Pyrethrin.

Der Vorteil von Pyrethrinen: Sie gelangen nur in geringem Ausmaß über die Haut in den Körper. Die Anwendung ist auch bei Kindern relativ sicher. Der Nachteil: Am Ort der Anwendung können Gefühle von Taubheit und Kribbeln (sogenannte Parästhesien) sowie Kontaktekzeme auftreten.

Vorsicht: Das Mittel sollte nicht ins Auge oder in den Mund gelangen.

Die Fachzeitschrift »arznei-telegramm« rät ab von der Verwendung von Sprays (z. B. *Jacutin Pedicul Spray*; der Wirkstoff in diesem Mittel ist das synthetische Pyrethroid Allethrin in Kombination mit Piperonylbutoxid), weil Pyrethroide vermutlich am ehesten über die Lunge in den Körper gelangen und bei Sprays dieses Risiko am größten ist.

Vorbeugung gegen Neuansteckung

Wenn sieben bis neun Tage nach der Behandlung noch Läuse oder Larven zu finden sind, muss die Anwendung wiederholt werden. Familienmitglieder und enge Kontaktpersonen müssen ebenfalls behandelt werden.

Außer der Behandlung der Kopfhaare ist eine gründliche Reinigung der Kämme und der Haar- und Kleiderbürsten notwendig – zehn Minuten in 60° C heißes Wasser legen tötet mit Sicherheit alle Läuse und Nissen.

Kleidung und Bettwäsche müssen bei 60° C gewaschen werden. Hitzeempfindliche Textilien werden vier Wochen lang in einen Plastiksack fest verschlossen – damit werden alle Läuse und noch schlüpfende Larven ausgehungert. Textile Kopfstützen und Spielsachen sollten ebenfalls behandelt werden.

Ein Tag im Tiefkühlschrank – bei minus 10 bis minus 15° C – tötet die Läuse ebenfalls.

Bei *Kleiderläusen* und *Filzläusen* sollten wegen der Gefahr der Übertragung außer Kontaktpersonen auch Kleidung und Bett mit entsprechenden Mitteln (Insektiziden) »behandelt« werden.

Krätze (Skabies)

Verschiedene Milbenarten rufen krankhafte Veränderungen an der Haut hervor. Die wichtigste Art ist die Skabies. Sie gräbt kleine Gänge in die Hornschicht der Haut und verursacht nach zwei bis sechs Wochen Beschwerden. Starker, meist nächtlicher Juckreiz und kleine Knötchen und Pusteln an den Fingerseitenflächen, der Beugeseite der Handgelenke, Fußknöcheln und in der Genitalregion sind Anzeichen dafür, dass sich Skabies eingenistet haben.

Tierische Milben (von Hunden, Katzen, Tauben, Hühnern, Wellensittichen) befallen ebenfalls Menschen, graben jedoch keine Gänge. Krätze wird nur durch direkten Hautkontakt übertragen und tritt vor allem in Gemeinschaftseinrichtungen (Altenheimen, Pflegeheimen) auf.

Sorgfältige Körperpflege verhindert eine Infektion nicht. Sie führt allerdings dazu, dass man die Gänge nur sehr schwer erkennen kann. Fälschlicherweise wird der heftige Juckreiz, der nur zu leichten Hautveränderungen führt, von niedergelassenen Ärzten oft als »Allergie« oder »Ekzem« gedeutet und mit kortisonähnlichen Wirkstoffen behandelt. Dadurch geht die Entzündung zwar zurück, durch die Verringerung der Abwehrkräfte des Körpers kann es jedoch zu einer massiven Vermehrung der Milben kommen.

Behandlung von Krätze

Krätzmilben werden mit Permethrin (enthalten z. B. in *Infectosab*, *Infectopedicul*) behandelt.

Für eine erfolgreiche Therapie ist es notwendig, die gesamte Körperoberfläche zu behandeln – mit Ausnahme von Gesicht und Haarboden. Wichtig ist auch die Behandlung unter den Fingernägeln. Der Juckreiz kann nach der Behandlung noch eine Zeit lang andauern.

Kontaktpersonen, Kleidung und Bett sollten ebenfalls »behandelt« werden.

8.7. Mittel gegen Läuse und Krätzmilben

Präparat	Wichtigste Nebenwirkungen	Empfehlung
Aesculo L (D) Gel Kokosöl und Derivate	Allergische Erscheinungen (z. B. Juckreiz)	**Wenig zweckmäßig** gegen Kopfläuse. Wirksamkeit nicht ausreichend belegt. Bei Kopfläusen ist *Goldgeist* vorzuziehen.

Präparat	Wichtigste Nebenwirkungen	Empfehlung
EtoPril (D) Lösung Dimeticon, Cyclomethicon	Allergische Hautreaktionen	**Wenig zweckmäßig** Es gibt bis jetzt keine ausreichenden Belege für die Wirksamkeit. Dieses Mittel enthält wie *Jacutin Pedicul Fluid* den Wirkstoff Dimeticon, aber in sehr niedriger Dosierung (nur 4 %) – es wird bis jetzt auf keiner Liste der vom Umweltbundesamt empfohlenen Mittel aufgeführt.
Goldgeist forte (D) Flüssigkeit *Konservierungsstoff:* Chlorocresol; *Hilfsstoff:* Piperonylbutoxid; *Wirkstoff:* Pyrethrumextrakt	Allergische Erscheinungen (z. B. Juckreiz), Augenreizungen	**Therapeutisch zweckmäßig** gegen Kopf-, Filz- und Kleiderläuse. Kombination von Pyrethrinen mit Piperonyloxid und Chlorocresol.
Infectopedicul (D) Lösung, Extra-Lösung Permethrin	Augenreizungen, Juckreiz, Taubheitsgefühle in der Haut, Nervenschäden	**Therapeutisch zweckmäßig** bei Krätzmilben. Wegen der Möglichkeit schwerer Nebenwirkungen sind bei Läusen Medikamente mit Pyrethrinen (z. B. in *Goldgeist forte*) vorzuziehen.
Infectopedicul (D) Lösung **Infectoscab** (D/Ö) Creme Permethrin	Augenreizungen, Juckreiz, Taubheitsgefühle in der Haut, Nervenschäden	**Therapeutisch zweckmäßig** bei Krätzmilben. Wegen der Möglichkeit schwerer Nebenwirkungen sind bei Läusen Medikamente mit Pyrethrinen (z. B. in *Goldgeist forte*) vorzuziehen.
Jacutin Pedicul Fluid (D) Lösung Dimeticon (Silikonöl)	Allergische Hautreaktionen	**Therapeutisch zweckmäßig** gegen Kopfläuse. Wegen des hohen Wirkstoffgehalts in diesem Mittel soll eine Einwirkzeit von zehn Minuten genügen. Wird vom Umweltbundesamt empfohlen.
Jacutin Pedicul Spray (D) Spray Allethrin, Piperonylbutoxid	Augenreizungen, Juckreiz, Taubheitsgefühle in der Haut. Vorsicht bei Asthma!	**Abzuraten** Die Anwendung von Sprays erhöht bei Pyrethroiden wie etwa Allethrin die Gefahr von Nebenwirkungen.

Präparat	Wichtigste Nebenwirkungen	Empfehlung
Linicin Lotion (D) Lösung Dimeticon	Allergische Hautreaktionen	**Therapeutisch zweckmäßig** gegen Kopfläuse. Wird vom Umweltbundesamt empfohlen.
Mosquito Läusewaschmittel (D) Flüssigkeit *Wirkstoff:* Kokosöl **Mosquito Läuseumgebungsspray** (D) Spray *Wirkstoffe:* Kokosöl, Rizinusöl, Ruprechtskrautöl	Allergische Erscheinungen (z. B. Juckreiz)	**Wenig zweckmäßig** gegen Kopfläuse. Wirksamkeit nicht ausreichend belegt. Bei Kopfläusen ist *Goldgeist* vorzuziehen.
Nydal (D) **Nydal L** (D) **Nydal plus** (D) Pumpspray *Wirkstoffe:* Dimeticon, Triglyzeride, Jojobawachs	Allergische Hautreaktionen	**Wenig zweckmäßig** Dieses Mittel enthält wie *Jacutin Pedicul Fluid* den Wirkstoff Dimeticon, wegen der Zubereitung als Pumpspray ist von einer Verwendung jedoch abzuraten, weil die Gefahr besteht, dass der Wirkstoff über die Lungen in den Körper aufgenommen wird. Für *Nyda sensitiv* (Lösung) fehlen bis jetzt ausreichende Erfahrungen.
Permethrin Biomo (D) Lösung Permethrin	Augenreizungen, Juckreiz, Taubheitsgefühle in der Haut, Nervenschäden	**Therapeutisch zweckmäßig** bei Krätzmilben. Wegen der Möglichkeit schwerer Nebenwirkungen sind bei Läusen Medikamente mit Pyrethrinen (z. B. in *Goldgeist forte*) vorzuziehen.

8.8. Sonstige Hautmittel

Dazu gehören Arzneien mit den unterschiedlichsten Inhaltsstoffen und Anwendungsgebieten. Die Wirksamkeit von Hautmitteln hängt oft nicht nur vom Wirkstoff, sondern auch vom Wirkstoffträger ab. Bedeutsam ist außerdem, um welche Zubereitungsform (Salbe, Creme, Emulsion usw.) es sich handelt. Viele Hautmittel enthalten überhaupt keine spezifischen Wirkstoffe (z. B. *Asche Basissalbe, Linola Creme, Linola Fett, Neribas*), sind aber trotzdem wichtige Medikamente zur Behandlung mancher Hautkrankheiten.

Diethyltoluamid

(enthalten z. B. in *Autan*) ist weltweit das am häufigsten verwendete Mittel zur Insektenabwehr. Es darf bei Säuglingen nicht angewendet werden. Bei Kindern nicht großflächig und nicht wiederholt auftragen.

Vorsicht: Wer ein Sonnenschutzmittel verwendet und danach Autan aufträgt, muss damit rechnen, dass der Lichtschutz um ein Drittel vermindert wird.

Betacarotin

(enthalten z. B. in *Carotaben; nicht in der Tabelle enthalten, weil dieses Mittel nur relativ selten verwendet wird*) wird bei bestimmten Hautkrankheiten und auch zur Hautbräunung verwendet. Die Herstellerfirma von *Carotaben* macht seriöserweise darauf aufmerksam, dass die erzielte Hautfärbung nicht vor Sonnenbrand schützt und dass unter Umständen ein Lichtschutzpräparat verwendet werden soll.

8.8. Sonstige Hautmittel

Präparat	Wichtigste Nebenwirkungen	Empfehlung
Antihydral (D) Salbe Methenamin	Hautreizungen, allergische Reaktionen durch Formaldehyd	**Wenig zweckmäßig** bei starker Schweißabsonderung. Nur kurzfristig wirksam. Methenamin setzt Formaldehyd frei.
Asche Basis Fettsalbe (D) Fettsalbe wirkstofffreies Hautmittel	Keine wesentlichen zu erwarten	**Zweckmäßig** Hautpflegemittel.
Balneum Hermal (D/Ö) Flüssiger Badezusatz Sojabohnenöl **Balneum Hermal F** (D/Ö) Flüssiger Badezusatz Erdnussöl	Keine wesentlichen zu erwarten	**Zweckmäßig zur** Hautpflege z. B. bei Neurodermitis (= endogenes Ekzem). Rückfettendes Ölbad.

Präparat	Wichtigste Nebenwirkungen	Empfehlung
Balneum Hermal plus (D/Ö) Flüssiger Badezusatz *Wirkstoff:* Sojabohnenöl; *in D zus.:* Macrogollaurylether; *in Ö zus.:* Polidocanol	Selten allergische Hauterscheinungen (z. B. Hautjucken)	**Zweckmäßig zur** Hautpflege z. B. bei Neurodermitis (= endogenes Ekzem). Rückfettendes Ölbad.
Basodexan Fettcreme (D) Fettcreme **Basodexan Salbe** (D) Salbe **Basodexan Softcreme** (D) Softcreme *Konservierungsstoff:* Phenoxyethanol; *Wirkstoff:* Harnstoff	Hautreizungen	**Therapeutisch zweckmäßig bei** trockenen und schuppenden Hautkrankheiten. Enthält hauterweichendes Mittel (Harnstoff).
Daylong actinica (D) Lotion *Konservierungsstoffe:* Methyl- und Propylhydroxybenzoat (Parastoffe); wirkstofffreies Hautmittel	Allergische Hauterscheinungen (z. B. Hautjucken) durch Parastoffe	**Zweckmäßig als** Hautpflegemittel.
Dexeryl (D) Creme *Konservierungsstoff:* Propylhydroxybenzoat (Parastoff); wirkstofffreies Hautmittel	Allergische Hauterscheinungen (z. B. Hautjucken) durch Parastoff	**Zweckmäßig** Hautpflegemittel mit relativ niedrigem Fettgehalt.
Elacutan (D) Fettcreme, Creme Harnstoff	Hautreizungen	**Therapeutisch zweckmäßig bei** trockenen und schuppenden Hautkrankheiten. Enthält hauterweichendes Mittel (Harnstoff).
Eucerin Urea Salbe (D) Salbe Harnstoff	Hautreizungen	**Therapeutisch zweckmäßig bei** trockenen und schuppenden Hautkrankheiten. Enthält hauterweichendes Mittel (Harnstoff).
Hansaplast Sprühpflaster (D) Spray u. a. Methylacrylat, Polyisobuten	Keine wesentlichen zu erwarten	**Nur zweckmäßig** als Pflasterersatz bei kleinen Schnitt- und Schürfwunden.

Präparat	Wichtigste Nebenwirkungen	Empfehlung
Linola Creme (D) Creme (Öl-in-Wasser-Emulsion) *Konservierungsstoff:* Methylhydroxybenzoat (Parastoff); *Wirkstoffe:* Ungesättigte Fettsäuren	Allergische Hauterscheinungen (z. B. Hautjucken) durch Parastoff	**Zweckmäßig** Hautpflegemittel mit relativ hohem Wasseranteil. Wirkstofffreie Salbengrundlage.
Linola-Fett (D) Creme (Wasser-in-Öl-Emulsion) Ungesättigte Fettsäuren	Keine wesentlichen zu erwarten	**Zweckmäßig als** fettreiches Hautpflegemittel.
Linola Gamma (D) Creme *Konservierungsstoffe:* Butyl-, Ethyl-, Isobutyl-, und Methylhydroxybenzoat (Parastoffe) sowie Phenoxyethanol; *Wirkstoff:* Nachtkerzensamenöl (Gamolensäure)	Hautreizungen. Allergische Hauterscheinungen (z. B. Hautjucken), auch durch Parastoffe möglich	**Therapeutisch zweckmäßig nur** zur lokalen Anwendung bei trockener Haut. Keine spezifische Wirkung von Nachtkerzensamenöl zu erwarten.
Linola Urea (D) Creme *Konservierungsstoff:* Phenoxyethanol; *Wirkstoff:* Harnstoff	Hautreizungen	**Therapeutisch zweckmäßig bei** trockenen und schuppenden Hautkrankheiten.
Neribas (D) Creme, Salbe, Fettsalbe *Konservierungsstoffe:* Methyl- und Propylhydroxybenzoat (Parastoffe) (nur Creme); wirkstofffreies Hautmittel	Allergische Hauterscheinungen (z. B. Hautjucken) durch Parastoffe	**Zweckmäßig** Hautpflegemittel mit hohem (Fettsalbe), mittlerem (Salbe) und relativ niedrigem Fettgehalt (Creme).

Präparat	Wichtigste Nebenwirkungen	Empfehlung
Neuroderm **Pflegecreme Lipo** (D) *Konservierungsstoff:* Phenoxyethanol; wirkstofffreies Hautmittel	Keine besonderen zu erwarten	**Zweckmäßig als** Hautpflegemittel.
Optiderm (D/Ö) Creme, Lotion *Konservierungsstoffe:* Benzylalkohol, Trometamol **Optiderm Fettcreme** (D/Ö) Creme *Wirkstoffe:* Harnstoff, Polidocanol	Hautreizungen	**Therapeutisch zweckmäßig bei** trockenen und schuppenden Hautkrankheiten.
Pelsana Med Kinder- und Körperpuder (Ö) Puder Zync undecylenic	Keine wesentlichen zu erwarten	**Zweckmäßig** wie andere Puder auch.
Pelsana Med-Bade-emulsion/ -Salbe (Ö) Badezusatz, Salbe *Konservierungsstoffe:* u. a. Benzoesäureverbindungen (Parastoffe); *Wirkstoff:* u. a. Sonnenblumenöl	Allergische Hauterscheinungen (z. B. Hautjucken) durch Para-stoffe	**Nur zweckmäßig** als Hautpflegemittel. Förderung der Wundheilung zweifelhaft (Salbe).
Sikapur Liquid (D) Gel Siliciumdioxid	Keine wesentlichen zu erwarten	**Zweckmäßig als** Hautpflegemittel.
Widmer Remederm Basis-Creme (D) Creme *Konservierungsstoff:* Phenoxyethanol; *Wirkstoffe:* Harnstoff, Vitamin A und E, Dexpanthenol, Fettsäuren, Paraffin, Milchsäure u. a.	Hautreizungen	**Therapeutisch zweckmäßig bei** trockenen und schuppenden Hautkrankheiten. Enthält hauter-weichendes Mittel (Harnstoff).

9. Kapitel: **Augen, Ohren**

9.1. Augenmittel

Beim Auge unterscheidet man zwischen Augenlidern, äußerem Auge und innerem Auge.

Die *Augenlider* sind bewegliche Gewebeteile, die das Auge schützen und Tränen auf der Oberfläche der Augen verteilen.

Das *äußere Auge* besteht aus den Tränendrüsen und den ableitenden Tränenwegen. Beim normalen Auge werden ständig Tränen produziert und wieder entfernt. Die Tränen halten die Hornhaut und die Bindehaut des Auges nass, schützen das Auge, schwemmen Fremdkörper aus und verhindern das Wachstum von Krankheitskeimen.

Das *innere Auge* (Augapfel) besteht aus drei Räumen: der vorderen Augenkammer, der hinteren Augenkammer und dem Glaskörperraum.

Bindehautentzündung (Konjunktivitis)

Bindehautentzündungen werden durch Bakterien, Chlamydien, Viren oder Pilze verursacht. Sie können allerdings auch durch physikalische, chemische oder mechanische Reize und allergische Reaktionen ausgelöst werden. Die Arzneimittelkommission der Deutschen Ärzteschaft empfiehlt, vor Beginn der Behandlung die Ursache der Entzündungen mit Laboruntersuchungen festzustellen.

Symptome der durch Bakterien verursachten Bindehautentzündung sind meistens verklebte, geschwollene Lider beim Aufwachen am Morgen. Die Entzündungen der Bindehaut betreffen immer beide Augen.

Behandlung der bakteriellen Bindehautentzündung

Ohne Behandlung dauert die bakterielle Entzündung normalerweise 10 bis 14 Tage, mit Behandlung etwas kürzer. Zusätzlich zu Antibiotika-haltigen Augenmitteln (z. B. *Ciloxan, Floxal, Fucithalmic, Gentamycin POS, Kanamycin-POS, Kanamytrex, Oftaquix, Polyspectran, Refobacin*) werden unter Umständen auch Mittel gegen Augenreizungen angewendet.

Mit bestimmten Antibiotika (Tetrazyklinen, Makroliden und Gyrasehemmern) lassen sich durch Chlamydien verursachte Augenentzündungen (z. B. die »Schwimmbadkonjunktivitis«) äußerlich und innerlich behandeln. Solche Infektionen können auch sehr schwer verlaufen und sind in Afrika und Indien sehr häufig.

Behandlung der durch Viren ausgelösten Bindehautentzündung

Infektionen mit sogenannten Adenoviren können sehr unangenehm sein und sich sehr schnell verbreiten. Es droht im Gegensatz zur Herpesviren-Infektion aber keine Erblindung. In einigen Fällen bleiben über Monate oder Jahre Trübungen der Hornhaut bestehen.
Eine antivirale Therapie gibt es bis jetzt nicht. Hygiene ist das oberste Gebot, um eine Ausbreitung zu verhindern.

Behandlung der durch Herpes-Viren verursachten Hornhautentzündung

Wenn sicher ist, dass die Entzündung durch Herpes- oder Zosterviren verursacht ist, sollte mit Aciclovir (enthalten z. B. in *Acic Ophtal, Virupos, Zovirax*) oder Ganciclovir (enthalten z. B. in *Virgan*) behandelt werden. Die Beschwerden bessern sich innerhalb von vier Tagen.

Achtung: Bei Herpesvirusinfektionen dürfen keine Glukokortikoidhaltigen Salben oder Tropfen verwendet werden, weil sie die Ausbreitung der Infektion beschleunigen können. Bei anderen Viren ist die Verwendung von Glukokortikoiden in Ausnahmefällen vertretbar.

Behandlung von Augenreizungen

Je nachdem, ob eine Augenreizung durch Viren, Bakterien, Allergien oder durch chemische oder physikalische Reize (z. B. Operationen, Fremdstoffe im Auge etc.) verursacht sind, werden zusätzlich zu den Wirkstoffen, die gezielt gegen die Ursache gerichtet sind – Antibiotika, Virostatika, Antiallergika –, verschiedene andere Augenmittel verwendet:

- Naphazolin (enthalten z. B. *in Coldan, Coldistan, Ophtaguttal Agepha, Proculin*)
- Tramazolin (enthalten z. B. in *Biciron*)
- Tetryzolin (enthalten z. B. in *Berberil N, Berberil EDO, Ophtalmin-N, Ophtalmin-N sine*)
- Phenylephrin (enthalten z. B. in *Visadron*)

Weiterhin die entzündungshemmenden Wirkstoffe Diclofenac (enthalten z. B. in *Voltaren Ophta*) sowie das Antiseptikum Bibrocathol (enthalten z. B. in *Posiformin*).
Zu den am häufigsten verwendeten Mittel zählen außerdem Kortison-Präparate (Glukokortikoide).

Kortisonähnliche Wirkstoffe (Glukokortikoide)

Glukokortikoide in Augenmitteln (z. B. *Dexa EDO* und andere) sind zwar sehr wirksame Substanzen gegen Entzündungen, haben jedoch beträchtliche Risiken.
Vor der Verwendung von Glukokortikoiden am Auge sollte der Arzt unbedingt abklären, ob eine Infektion durch Bakterien, Viren oder Pilze besteht. Glukokortikoide sollten bei Glaukom, bei Verletzungen der Hornhaut und bei Infektionen durch Bakterien, Viren oder Pilze nicht angewendet werden.
Wenn ein Glukokortikoid verordnet wird, sollte der Arzt den Patienten im Abstand weniger Tage zur Kontrolle bestellen. Dies ist notwendig, weil als Nebenwirkung der Augeninnendruck stark ansteigen kann – sogar bis zum Glaukomanfall.
Zwar normalisiert sich der Augeninnendruck wieder nach Absetzen des Medikaments, trotzdem kann eine Schädigung des Sehvermögens zurückbleiben.
Bei kurzfristiger Verwendung von Glukokortikoiden ist die Gefahr eines erhöhten Augeninnendrucks gering, bei längerer Verwendung ist das Risiko jedoch sehr hoch.

Vorbeugung gegen allergische Bindehautentzündung

Als Mittel zur Vorbeugung gegen allergische Bindehautentzündung hat sich Cromoglicinsäure bewährt (enthalten z. B. in *Cromoglin, CromoHEXAL, Cromo-ratiopharm, Lomusol, Vividrin*).

Grüner Star (Glaukom)

Die Krankheit Grüner Star (Glaukom) ist die häufigste Erblindungsursache in Europa. Etwa ein Prozent aller Personen über 40 leidet an einem Glaukom, einer krankhaften Erhöhung des Augeninnendrucks. Am Beginn der Erkrankung merkt man meist nichts davon. Wenn Symptome wie Sehstörungen oder Schmerzen auftreten, ist der Sehnerv im Allgemeinen schon geschädigt. Verhindern lässt sich das am besten durch systematische Früherkennungsmaßnahmen.

Bei Alterssichtigkeit, die sich in der Regel mit 40 bis 45 Jahren bemerkbar macht, wird der Augenarzt normalerweise auch den Augeninnendruck messen und kann damit ein vorhandenes Glaukom feststellen.

Behandlung

Die Behandlung des Glaukoms besteht darin, die Produktion oder den Abfluss von Augenkammerwasser zu verändern. Dadurch wird der Druck im Auge gesenkt. Die Dosierung muss individuell festgelegt werden. Die Arzneimittelkommission der Deutschen Ärzteschaft empfiehlt, als zusätzliche Maßnahme auch das Rauchen einzustellen, weil dadurch der Sehnerv wieder besser durchblutet wird. Gegen den Genuss von Kaffee, Tee oder Alkohol ist – in Maßen – jedoch nichts einzuwenden.

Chirurgische Maßnahmen zur Behandlung des Glaukoms sind inzwischen relativ sicher und in etwa 90 Prozent aller Fälle erfolgreich. Der Eingriff, der in zwei ambulanten Sitzungen durchgeführt werden kann, ist schmerzlos, dauert nur kurze Zeit und beeinträchtigt das Sehvermögen nicht. Heutzutage werden dazu auch Laserstrahlen verwendet.

Medikamente

Die Behandlung beginnt üblicherweise mit einer Pupillenverengung durch Pilocarpin (enthalten z. B. in *Pilomann*) oder mit dem Betablocker Timolol (enthalten z. B. in *Arutimol Augentropfen, Nyogel, Timocomod, TimoHEXAL, Timomann, Tim-Ophtal/ -sine, Timoptic*). Timolol wirkt im Gegensatz zu Pilocarpin nicht pupillenverengend.

Pilocarpin hat eine relativ kurze Wirkungsdauer. Wie häufig es eingeträufelt werden muss, ist individuell sehr verschieden (bis zu viermal täglich). Pilocarpin ist möglicherweise besser wirksam als Timolol, hat jedoch den Nachteil, dass es von jüngeren Menschen und Kurzsichtigen schlechter vertragen wird und dass die Pupillenverengung beim Lenken von Fahrzeugen unangenehm ist. Pilocarpin kann bei Patienten mit Weitsichtigkeit das Nahsehen verbessern.

Timolol ist ein Betablocker und hat eine andere Wirkung als Pilocarpin, ist jedoch angenehmer in der Anwendung, weil die Wirkung länger anhält und dieses Medikament nur zweimal täglich eingeträufelt werden muss.

Außer den beiden Standard-Mitteln Pilocarpin und Timolol gibt es eine Reihe von weiteren Wirkstoffen zur Behandlung des Glaukoms, die ähnlich wirken und ebenfalls sinnvoll sind, z. B. die Betablocker Betaxolol (enthalten z. B. in *Betoptic S*), Levobunolol (enthalten z. B. in *Vistagan*), Metipranolol (enthalten in *Betamann, Betamann EDO*) und der Wirkstoff Clonidin (enthalten z. B. in *Clonid-Ophtal/ -sine*). Die Wirkstoffkombination Bimatoprost plus Timolol (enthalten z. B. in *Ganfort*) kann ebenfalls sinnvoll sein.

Prostaglandine wie Latanoprost (in *Xalatan*) und Carboanhydrasehemmer wie Dorzolamid (in *Trusopt*) senken den Augeninnendruck ähnlich stark wie Betablocker. Wegen ihrer Nebenwirkungen sollten sie aber nur angewendet werden, wenn die bewährten Standardmittel versagen.

Achtung: Es gibt eine ganze Reihe von Arzneimitteln, die als Nebenwirkung den Augeninnendruck erhöhen. Das bedeutet, dass man – wenn man unter einem Glaukom leidet und Glaukommittel nimmt – Medikamente mit solchen Nebenwirkungen nicht verwenden sollte.

Nebenwirkungen

Nebenwirkungen sind bei allen Glaukommitteln wesentlich häufiger, als bis vor Kurzem angenommen wurde. Manchmal sind sie so stark, dass dadurch die Aktivitäten des täglichen Lebens stark eingeschränkt werden. Die in Augenmitteln enthaltenen Konservierungsmittel können ebenfalls relativ häufig Nebenwirkungen verursachen – besonders allergische Erscheinungen.

Nebenwirkungen bei Betablockern:

Diese Wirkstoffe können Asthmaanfälle und Herzversagen auslösen und Durchblutungsstörungen der Gliedmaßen verschlimmern. Eine mögliche Nebenwirkung ist Impotenz. Außerdem kann der Herzschlag verlangsamt werden, und es können zentralnervöse Störungen (z. B. Halluzinationen) auftreten.

Metipranolol (enthalten z. B. in *Betamann*) kann in hohen Dosierungen (z. B. 0,6-prozentige Konzentration anstatt 0,1-prozentige) Augenentzündungen verursachen. In Großbritannien wurden diese hohen Konzentrationen deshalb verboten, in Deutschland werden sie jedoch weiterhin angewendet.

Nebenwirkungen bei Pilocarpin: Häufig treten lokale Reizungen und krampfartige Verengungen der Pupillen auf – dies kann besonders beim Autolenken sehr unangenehm sein.

Nebenwirkungen bei Clonidin: Besonders bei höheren Konzentrationen können Blutdrucksenkungen auftreten sowie Benommenheit und Gedämpftheit.

Nebenwirkungen bei Latanoprost: Angina, Verfärbung der Iris.

Nebenwirkungen bei Dorzolamid: Häufig Allergien.

Grauer Star (Katarakt)

Bei dieser Krankheit, die nicht eine Folge natürlicher Alterungsprozesse ist, trübt sich die Augenlinse – sie wird grau.

Behandlung

Bei keinem einzigen Mittel, das von Firmen gegen den Grauen Star empfohlen wird, gibt es eine nachgewiesene Wirksamkeit. Deshalb lautet unsere Empfehlung zu allen diesen Mitteln (*Antikataraktikum N*): »*Wenig zweckmäßig*« oder »*Abzuraten*«.

Auch Brillen, Diät oder körperliche Übungen sind – wenn sich der Graue Star einmal gebildet hat – nutzlos.

Die einzig sinnvolle Maßnahme ist der chirurgische Austausch der Linsen, eine Operation, die in den meisten Fällen erfolgreich ist und relativ wenige Komplikationen mit sich bringt.

Makuladegeneration

Die altersabhängige Makuladegeneration ist in unseren Breitengraden eine der häufigsten Ursachen für Erblindung. Diese Erkrankung beruht auf einem allmählichen Versagen von Augenzellen, Abbauprodukte von Fotozellen zu entsorgen.

Symptome der Makuladegeneration sind Verzerrungen (gerade Linien werden zum Beispiel als Wellen wahrgenommen) und dass mit dem Auge fixierte Objekte im Zentrum des Sichtfeldes nicht mehr wahrgenommen werden können (das Sehvermögen an den Wahrnehmungsrändern bleibt erhalten).

Man unterscheidet zwischen trockener und feuchter Makuladegeneration. Bei der trockenen nimmt die Sehfähigkeit über Jahre langsam ab, bei der feuchten kann das sehr rasch passieren, innerhalb von Wochen oder Monaten.

Behandlung

Bei der trockenen Makuladegeneration kann eine hoch dosierte Behandlung mit den Vitaminen C, E, mit Betakarotin, Zink und Kupfer das Fortschreiten der Erkrankung möglicherweise geringfügig verzögern. Der Nutzen dieser Behandlung ist allerdings sehr umstritten.

Bei der feuchten Makuladegeneration gibt es zwei einander sehr ähnliche Medikamente:

– Bevacizumab (enthalten in *Avastin*) ist ein Medikament gegen Darmkrebs, bei dem ein Arzt zufällig entdeckt hat, dass es in geringerer Dosierung auch gegen feuchte Makuladegeneration wirkt. Das Medikament wird ins Auge gespritzt. Es gibt bis jetzt allerdings keine kontrollierten klinischen Studien über die Wirksamkeit. Nutzen und optimale Dosierung müssen erst geprüft werden. Der Vorteil dieses Mittels: Es ist verhältnismäßig billig. Die Marketingtricks der schweizerischen Pharmafirmen Novartis und Roche haben jedoch dazu geführt, dass das Mittel weder in Österreich noch in Deutschland offiziell zur Behandlung der feuchten Makuladegeneration zugelassen ist. Ärzte dürfen es jedoch verwenden.

– Ranibizumab (enthalten z. B. in *Lucentis*) ist chemisch sehr ähnlich wie *Avastin*. Es verhindert bei fast allen Patienten eine Sehverschlechterung und bringt bei etwa einem Drittel aller Patienten sogar eine Sehverbesserung. Der Nachteil dieses Medikaments: Eine Behandlung ist sehr viel teurer als mit dem ähnlich wirkenden *Avastin*.

Mittel zur Pupillenerweiterung (Mydriatika)

Diese Mittel (z. B. *Mydriaticum Agepha, Mydriaticum Stulln*) werden zu diagnostischen Zwecken benützt. Das bedeutet: Die Pupille wird erweitert, damit der Arzt besser ins Augeninnere sehen kann.

Sonstige Augenmittel

Bei kleineren Augenverletzungen werden häufig Augenmittel verwendet, die Dexpanthenol enthalten (z. B. *Bepanthen, Corneregel/ -EDO*). Dieser Inhaltsstoff hat keine spezifische Wirkung, ist jedoch als Mittel zur »Augenpflege« vertretbar. Dexpanthenol-Präparate werden auch gegen »trockene Augen« verwendet.

Wichtige Hinweise bei allen Augenmitteln

Wegen der Gefahr der Verunreinigung sollte man eine Berührung der Austrittsöffnung der Behälter von Augenmitteln unbedingt vermeiden. Alle Augenpräparate sollten nach Ansicht der Amerikanischen Apothekervereinigung ein Ablaufdatum haben und nicht länger als drei Monate aufbewahrt werden oder in Gebrauch sein.

Augentropfen oder -salben können schwere systemische (= im ganzen Körper wirksame) Nebenerscheinungen auslösen, denn nur etwa 3 bis 6 Prozent eines auf das Auge aufgebrachten gelösten Arzneimittels gelangen in das Auge. Der überwiegende Teil gelangt über Bindehaut und Schleimhaut der abführenden Tränenwege in den Blutkreislauf. Phenylephrin-haltige Augenmittel (z. B. *Visadron*) sollten deshalb in der Schwangerschaft nicht verwendet werden.

9.1.1. Augenmittel

Präparat	Wichtigste Nebenwirkungen	Empfehlung
Allergodil (D/Ö) Augentropfen *Konservierungsstoff:* Benzalkonium; *Wirkstoff:* Azelastin *Rezeptpflichtig*	Schleimhautreizungen, Müdigkeit, Geschmacksstörungen, selten allergische Reaktionen z. B. durch Konservierungsstoff	**Wenig zweckmäßig** Enthält Antihistaminikum (Azelastin) – zweifelhafte vorbeugende und therapeutische Wirksamkeit bei allergischen Entzündungen am Auge.
Alomide (D) Augentropfen *Konservierungsstoff:* Benzalkonium **Alomide SE** (D) Augentropfen in Einzeldosisbehältnis (ohne Konservierungsstoff) *Wirkstoff:* Lodoxamid	Häufig Augenbrennen, Sehstörungen, Augenentzündungen. Selten allergische Erscheinungen am Auge, Kopfschmerzen, Müdigkeit	**Möglicherweise zweckmäßig zur** Behandlung allergischer Erkrankungen des Auges, wenn ähnliche, aber besser verträgliche Wirkstoffe (wie z. B. Cromoglicinsäure) nicht wirksam sind. Das Mittel ohne Konservierungsstoff ist vorzuziehen.
Alphagan (D/Ö) Augentropfen *Konservierungsstoff:* Benzalkonium; *Wirkstoff:* Brimonidin *Rezeptpflichtig*	Müdigkeit, Mundtrockenheit, Blutdrucksenkung. Häufig allergische Erscheinungen am Auge (z. B. Juckreiz, Rötung), auch durch den Konservierungsstoff	**Möglicherweise zweckmäßig zur** Senkung des Augeninnendrucks (Glaukom = Grüner Star). Vertretbar, wenn bewährte Mittel mit Betablockern nicht ausreichend wirken oder nicht angewendet werden können. Wirkt ähnlich wie Clonidin.

Präparat	Wichtigste Nebenwirkungen	Empfehlung
Arutimol Augentropfen (D) Augentropfen *Konservierungsstoff*: Benzalkonium **Arutimol uno Augentropfen** (D) Augentropfen (ohne Konservierungsstoff) *Wirkstoff*: Timolol *Rezeptpflichtig*	Brennen der Augen, Kopfschmerzen, Verlangsamung des Pulses, Asthmaanfälle möglich. Selten allergische Erscheinungen am Auge (z. B. Juckreiz, Rötung) durch Konservierungsstoff	**Therapeutisch zweckmäßig zur** Behandlung des erhöhten Augeninnendrucks (Glaukom = Grüner Star). Betablocker. Das Mittel ohne Konservierungsstoff ist vorzuziehen.
Azarga (D) Augentropfen Brinzolamid, Timolol *Rezeptpflichtig*	Brennen und Stechen der Augen, Kopfschmerzen, Verlangsamung des Pulses, Asthmaanfälle möglich. Häufig allergische Erscheinungen am Auge (z. B. Juckreiz, Rötung). Geschmacksstörungen, Bindehautentzündung	**Therapeutisch zweckmäßig zur** Behandlung des erhöhten Augeninnendrucks (Glaukom = Grüner Star), wenn Mittel mit nur einem Wirkstoff nicht ausreichend wirken. Kombination von Betablocker (Timolol) mit Carboanhydrasehemmer (Brinzolamid).
Azopt Augentropfen-suspension (D/Ö) Augensuspension *Konservierungsstoff*: Benzalkonium; *Wirkstoff*: Brinzolamid *Rezeptpflichtig*	Häufig Brennen und Stechen und allergische Erscheinungen am Auge (z. B. Juckreiz, Rötung). Geschmacksstörungen, Bindehautentzündung	**Therapeutisch zweckmäßig zur** Behandlung des erhöhten Augeninnendrucks (Glaukom = Grüner Star), wenn Standardmittel wie Betablocker oder Pilocarpin nicht ausreichend wirken. Carboanhydrasehemmer (Brinzolamid).
Bepanthen (D) Augen- und Nasensalbe Dexpanthenol	Keine wesentlichen bekannt	**Nur zweckmäßig zum** Schutz und zur Pflege von Augen und Nase sowie zur Linderung bei Nasenentzündungen. Dexpanthenol hat keine spezifische Wirkung.
Berberil N Augentropfen (D) Augentropfen *Konservierungsstoff*: Benzalkonium **Berberil-EDO** (D) Einzeldosispipetten (ohne Konservierungsstoff) *Wirkstoff*: Tetryzolin	Selten allergische Erscheinungen am Auge (z. B. Juckreiz, Rötung). Bei Nachlassen der Wirkung Bindehautschwellung möglich	**Therapeutisch zweckmäßig bei** Reizzuständen des Auges (Hyperämie). Enthält gefäßverengenden Wirkstoff (Tetryzolin). Das Mittel ohne Konservierungsstoff ist vorzuziehen.

Präparat	Wichtigste Nebenwirkungen	Empfehlung
Betamann (D) Augentropfen *Konservierungsstoff:* Benzalkonium **Betamann EDO** (D) Einzeldosispipetten (ohne Konservierungsstoff) *Wirkstoff:* Metipranolol *Rezeptpflichtig*	Brennen der Augen, Kopf- schmerzen, Verlangsamung des Pulses, Asthmaanfälle möglich. Selten allergische Erscheinun- gen am Auge (z. B. Juckreiz, Rötung) durch Konservierungs- stoff	**Therapeutisch zweckmäßig bei** erhöhtem Augeninnendruck (Glaukom = Grüner Star). Beta- blocker. Das Mittel ohne Konser- vierungsstoff ist vorzuziehen. Von der Anwendung des höher konzen- trierten Mittels (0,6 %) ist wegen der Gefahr einer Augenentzün- dung abzuraten.
Betnesol (Ö) Augen-, Ohren- und Nasentropfen *Konservierungsstoff:* Benzalkonium; *Wirkstoff:* Betamethason *Rezeptpflichtig*	Verminderte Abwehrkraft, ins- besondere gegen Viren und Pil- ze, Epithelschäden am Auge, Glaukom (Erhöhung des Augen- innendrucks). Selten allergi- sche Erscheinungen am Auge (z. B. Juckreiz, Rötung) durch Konservierungsstoff	**Nur zweckmäßig, wenn** die Anwendung des Präparats un- ter genauer Beobachtung eines er- fahrenen Arztes erfolgt. Enthält einen kortisonähnlichen Wirkstoff (Betamethason).
Betnesol N (Ö) Augen-, Ohren- und Nasentropfen *Konservierungsstoff:* Benzalkonium; *Wirkstoffe:* Betamethason, Neomycin *Rezeptpflichtig*	Verminderte Abwehrkraft, ins- besondere gegen Viren und Pil- ze, Epithelschäden am Auge, Glaukom (Erhöhung des Augen- innendrucks). Relativ große Ge- fahr der Allergisierung gegen den Wirkstoff Neomycin	**Abzuraten** Kombination von kortisonähnli- chem Wirkstoff (Betamethason) mit unzweckmäßigem Antibioti- kum (Neomycin).
Betoptic S (Ö) Augensuspension *Konservierungsstoff:* Benzalkonium; *Wirkstoff:* Betaxolol *Rezeptpflichtig*	Brennen der Augen, Kopf- schmerzen, Verlangsamung des Pulses, Asthmaanfälle möglich. Selten allergische Erscheinun- gen am Auge (z. B. Juckreiz, Rötung) durch Konservierungs- stoff	**Therapeutisch zweckmäßig bei** erhöhtem Augeninnendruck (Glaukom = Grüner Star). Beta- blocker.
Biciron Augentropfen (D) Augentropfen *Konservierungsstoff:* Benzalkonium; *Wirkstoff:* Tramazolin	Erhöhung des Augeninnen- drucks (Glaukom). Selten aller- gische Erscheinungen am Auge (z. B. Juckreiz, Rötung) durch Konservierungsstoff. Bei Nach- lassen der Wirkung Bindehaut- schwellung möglich	**Therapeutisch zweckmäßig bei** Reizzuständen des Auges (Hyper- ämie). Enthält gefäßverengenden Wirkstoff (Tramazolin).

Präparat	Wichtigste Nebenwirkungen	Empfehlung
Brimonidin – **1 A Pharma** (D) **Brimonidin AL** (D) **Brimonidin Arcana** (Ö) **Brimonidin STADA** (D) **Brimonidin-** **ratiopharm** (D) Augentropfen *Konservierungsstoff:* Benzalkonium; *Wirkstoff:* Brimonidin *Rezeptpflichtig*	Müdigkeit, Mundtrockenheit, Blutdrucksenkung. Häufig allergische Erscheinungen am Auge (z. B. Juckreiz, Rötung), auch durch den Konservierungsstoff	**Möglicherweise zweckmäßig zur** Senkung des Augeninnendrucks (Glaukom = Grüner Star). Vertretbar, wenn bewährte Mittel mit Betablockern nicht ausreichend wirken oder nicht angewendet werden können. Wirkt ähnlich wie Clonidin.
Ciloxan (D/Ö) Augentropfen *Konservierungsstoff:* Benzalkonium; *Wirkstoff:* Ciprofloxacin *Rezeptpflichtig*	Allergische Erscheinung am Auge (z. B. Juckreiz, Rötungen), Augenreizungen, Übelkeit, Geschmacksstörungen	**Therapeutisch zweckmäßig nur** bei Infektionen mit Ciprofloxacinempfindlichen Problemkeimen.
Clonid-Ophtal (D) Augentropfen *Konservierungsstoff:* Benzalkonium **Clonid-Ophtal sine** (D) Augentropfen in Einzeldosispipetten (ohne Konservierungsstoff) *Wirkstoff:* Clonidin *Rezeptpflichtig*	Müdigkeit, Mundtrockenheit, Blutdrucksenkung. Selten allergische Erscheinung am Auge (z. B. Juckreiz, Rötung), auch durch Konservierungsstoff	**Möglicherweise zweckmäßig zur** Senkung des Augeninnendrucks (Glaukom = Grüner Star). Der Wirkstoff Clonidin aktiviert Alpharezeptoren. Das Mittel ohne Konservierungsstoff ist vorzuziehen.
Coldan (Ö) Augentropfen *Konservierungsstoff:* Hydroxybenzoesäure; *Wirkstoff:* Naphazolin *Rezeptpflichtig*	Selten allergische Erscheinungen am Auge (z. B. Juckreiz, Rötung) durch Konservierungsstoff. Bei Nachlassen der Wirkung Bindehautschwellung möglich	**Möglicherweise zweckmäßig bei** Reizzuständen des Auges (Hyperämie). Enthält gefäßverengenden Wirkstoff (Naphazolin).
Coldistan (Ö) Augentropfen *Konservierungsstoff:* Hydroxybenzoesäure; *Wirkstoffe:* Diphenhydramin, Naphazolin *Rezeptpflichtig*	Schleimhautreizungen, bei Nachlassen der Wirkung Bindehautschwellung möglich	**Abzuraten** Wenig sinnvolle Kombination von gefäßverengendem Mittel (Naphazolin) mit Antihistaminikum (Diphenhydramin – zweifelhafte Wirksamkeit).

Präparat	Wichtigste Nebenwirkungen	Empfehlung
Correregel (D) Augengel *Konservierungsstoff:* Cetrimid **Correregel Fluid** (D) Augentropfen *Konservierungsstoff:* Cetrimid **Correregel EDO** (D) Einzeldosispipetten (ohne Konservierungsstoff) *Wirkstoffe:* Dexpanthenol, Carbomer **Correregel Fluid EDO** (D) Einzeldosispipetten (ohne Konservierungsstoff) *Wirkstoffe:* Dexpanthenol, Hypromellose	Selten allergische Erscheinungen am Auge (z. B. Juckreiz, Rötung) durch Konservierungsstoff	**Möglicherweise zweckmäßig bei** Augenreizungen. Dexpanthenol hat keine spezifische Wirkung. Mittel ohne Konservierungsstoff sind vorzuziehen.
Cosopt (D/Ö) Augentropfen *Konservierungsstoff:* Benzalkonium **COSOPT-S/ -sine** (D/Ö) Augentropfen im Einzeldosispipetten (ohne Konservierungsstoff) *Wirkstoffe:* Timolol, Dorzolamid *Rezeptpflichtig*	Brennen und Stechen der Augen, Kopfschmerzen, Verlangsamung des Pulses, Asthmaanfälle möglich. Häufig allergische Erscheinungen am Auge (z. B. Juckreiz, Rötung). Geschmacksstörungen, Bindehautentzündung	**Therapeutisch zweckmäßig zur** Behandlung des erhöhten Augeninnendrucks (Glaukom = Grüner Star), wenn Mittel mit nur einem Wirkstoff nicht ausreichend wirken. Kombination von Betablocker (Timolol) mit Carboanhydrasehemmer (Dorzolamid).
Cromoglin **Augentropfen** (Ö) Augentropfen *Konservierungsstoff:* Benzalkonium; *Wirkstoff:* Cromoglicinsäure *Rezeptpflichtig*	Selten Augenreizungen. Selten allergische Erscheinungen am Auge (z. B. Juckreiz, Rötung) durch Konservierungsstoff	**Therapeutisch zweckmäßig zur** Vorbeugung allergischer Erkrankungen des Auges.
CromoHEXAL **Augentropfen** (D) Augentropfen *Konservierungsstoff:* Benzalkonium **CromoHEXAL** **Augentropfen UD** (D) Einzeldosispipetten (ohne Konservierungsstoff) *Wirkstoff:* Cromoglicinsäure	Selten Augenreizungen. Selten allergische Erscheinungen am Auge (z. B. Juckreiz, Rötung) durch Konservierungsstoff	**Therapeutisch zweckmäßig zur** Vorbeugung allergischer Erkrankungen des Auges. Mittel ohne Konservierungsstoff sind vorzuziehen.

Präparat	Wichtigste Nebenwirkungen	Empfehlung
Cromo-ratiopharm Augentropfen (D) Augentropfen *Konservierungsstoff:* Benzalkonium **Cromo-ratiopharm Augentropfen Einzeldosis** (D) Einzeldosispipetten (ohne Konservierungsstoff) **Cromo-ratiopharm Kombipackung** (D) Nasendosierspray/ Augentropfen *Wirkstoff:* Cromoglicinsäure	Selten Augenreizungen. Selten allergische Erscheinungen am Auge (z. B. Juckreiz, Rötung) durch Konservierungsstoff	**Therapeutisch zweckmäßig zur** Vorbeugung allergischer Erkrankungen des Auges. Mittel ohne Konservierungsstoff sind vorzuziehen.
Dexa EDO (D) Einzeldosispipetten (ohne Konservierungsstoff) *Wirkstoff:* Dexamethason *Rezeptpflichtig*	Verminderte Abwehrkraft, insbesondere gegen Viren und Pilze, Epithelschäden am Auge, Glaukom (Erhöhung des Augeninnendrucks)	**Nur zweckmäßig, wenn** die Anwendung des Präparats unter genauer Beobachtung eines erfahrenen Arztes erfolgt. Kortisonähnlicher Wirkstoff (Dexamethason).
Dexagel (D) Visköse Augentropfen *Konservierungsstoff:* Benzododeciniumchlorid *Wirkstoff:* Dexamethason *Rezeptpflichtig*	Verminderte Abwehrkraft, insbesondere gegen Viren und Pilze, Epithelschäden am Auge, Glaukom (Erhöhung des Augeninnendrucks). Selten allergische Erscheinungen am Auge (z. B. Juckreiz, Rötung) durch Konservierungsstoff möglich	**Nur zweckmäßig, wenn** die Anwendung des Präparats unter genauer Beobachtung eines erfahrenen Arztes erfolgt. Kortisonähnlicher Wirkstoff (Dexamethason).
Dexa-Gentamicin (D) Augensalbe **Dexa-Gentamicin** (D) Augentropfen *Konservierungsstoff:* Benzalkonium **Dexa-Gentamicin** (D) Kombipackung (Augentropfen und Augensalbe) *Wirkstoffe:* Dexamethason, Gentamicin *Rezeptpflichtig*	Verminderte Abwehrkraft, insbesondere gegen Viren und Pilze, Epithelschäden am Auge, Glaukom (Erhöhung des Augeninnendrucks). Gefahr der Allergisierung gegen Gentamicin und Konservierungsstoff	**Nur zweckmäßig zur** kurzfristigen Anwendung bei Gentamicin-empfindlichen Erregern, wenn die Anwendung des Präparats unter Beobachtung eines erfahrenen Arztes erfolgt. Kombination von kortisonähnlichem Wirkstoff (Dexamethason) mit Antibiotikum (Gentamicin).

Präparat	Wichtigste Nebenwirkungen	Empfehlung
Dexagent-Ophtal (D) Augensalbe *Konservierungsstoff:* Chlorobutanol **Dexagent-Ophtal** (D) Augentropfen *Konservierungsstoff:* Cetrimid; *Wirkstoffe:* Gentamicin, Dexamethason *Rezeptpflichtig*	Verminderte Abwehrkraft, insbesondere gegen Viren und Pilze, Epithelschäden am Auge, Glaukom (Erhöhung des Augeninnendrucks). Gefahr der Allergisierung gegen Gentamicin und Konservierungsstoff	**Nur zweckmäßig zur** kurzfristigen Anwendung bei Gentamicin-empfindlichen Erregern, wenn die Anwendung des Präparats unter Beobachtung eines erfahrenen Arztes erfolgt. Kombination von kortisonähnlichem Wirkstoff (Dexamethason) mit Antibiotikum (Gentamicin).
Dexagenta-POS (Ö) Augentropfen *Konservierungsstoff:* Benzalkonium **Dexagenta-POS** (Ö) Augensalbe *Wirkstoffe:* Dexamethason, Gentamicin *Rezeptpflichtig*	Verminderte Abwehrkraft, insbesondere gegen Viren und Pilze, Epithelschäden am Auge, Glaukom (Erhöhung des Augeninnendrucks). Gefahr der Allergisierung gegen Gentamicin und Konservierungsstoff	**Nur zweckmäßig zur** kurzfristigen Anwendung bei Gentamicin-empfindlichen Erregern, wenn die Anwendung des Präparats unter Beobachtung eines erfahrenen Arztes erfolgt. Kombination von kortisonähnlichem Wirkstoff (Dexamethason) mit Antibiotikum (Gentamicin).
Dexamytrex-Augensalbe (D) Augensalbe *Konservierungsstoff:* Chlorobutanol **Dexamytrex-Augentropfen** (D) Augentropfen *Konservierungsstoff:* Cetrimid; *Wirkstoffe:* Dexamethason, Gentamicin *Rezeptpflichtig*	Verminderte Abwehrkraft, insbesondere gegen Viren und Pilze, Epithelschäden am Auge, Glaukom (Erhöhung des Augeninnendrucks). Gefahr der Allergisierung gegen Gentamicin und Konservierungsstoffe	**Nur zweckmäßig zur** kurzfristigen Anwendung bei Gentamicin-empfindlichen Erregern, wenn die Anwendung des Präparats unter Beobachtung eines erfahrenen Arztes erfolgt. Kombination von kortisonähnlichem Wirkstoff (Dexamethason) mit Antibiotikum (Gentamicin).
Dexamytrex-Augensalbe und Augentropfen (D) Kombipackung *Konservierungsstoffe:* Chlorobutanol (in Augensalbe); Cetrimid (in Augentropfen) *Wirkstoffe:* Dexamethason, Gentamicin *Rezeptpflichtig*	Verminderte Abwehrkraft, insbesondere gegen Viren und Pilze, Epithelschäden am Auge, Glaukom (Erhöhung des Augeninnendrucks). Gefahr der Allergisierung gegen Gentamicin und Konservierungsstoffe	**Nur zweckmäßig zur** kurzfristigen Anwendung bei Gentamicin-empfindlichen Erregern, wenn die Anwendung des Präparats unter Beobachtung eines erfahrenen Arztes erfolgt. Kombination von kortisonähnlichem Wirkstoff (Dexamethason) mit Antibiotikum (Gentamicin).

Präparat	Wichtigste Nebenwirkungen	Empfehlung
Dexa Polyspectran (D) Augen- und Ohrentropfen Dexamethason, Polymyxin-B, Neomycin *Rezeptpflichtig*	Verminderte Abwehrkraft, insbesondere gegen Viren und Pilze, Epithelschäden am Auge, Glaukom (Erhöhung des Augeninnendrucks). Relativ große Gefahr der Allergisierung durch Neomycin	**Abzuraten** Nicht sinnvolle Kombination von entzündungshemmendem kortisonähnlichem Wirkstoff (Dexamethason) mit mehreren antibiotisch wirksamen Stoffen (Polymyxin-B, Neomycin).
Dexapos (D) Augentropfen *Konservierungsstoff:* Thiomersal; *Wirkstoff:* Dexamethason *Rezeptpflichtig*	Verminderte Abwehrkraft, insbesondere gegen Viren und Pilze, Epithelschäden am Auge, Glaukom (Erhöhung des Augeninnendrucks). Allergie gegen Quecksilberverbindung (Thiomersal) möglich	**Nur zweckmäßig, wenn** die Anwendung des Präparats unter genauer Beobachtung eines erfahrenen Arztes erfolgt. Kortisonähnlicher Wirkstoff (Dexamethason).
Dexa-sine (D) Augentropfen *Konservierungsstoff:* Benzalkonium **Dexa-sine SE** (D) Augentropfen in Einzeldosispipetten (ohne Konservierungsstoff) *Wirkstoff:* Dexamethason *Rezeptpflichtig*	Verminderte Abwehrkraft, insbesondere gegen Viren und Pilze, Epithelschäden am Auge, Glaukom (Erhöhung des Augeninnendrucks). Selten allergische Erscheinungen am Auge (z. B. Juckreiz, Rötung) durch Konservierungsstoff	**Nur zweckmäßig, wenn** die Anwendung des Präparats unter genauer Beobachtung eines erfahrenen Arztes erfolgt. Enthält einen kortisonähnlichen Wirkstoff (Dexamethason). Das Mittel ohne Konservierungsstoff ist vorzuziehen.
Dorzolamid (D) Augentropfen *Konservierungsstoff:* Benzalkonium; *Wirkstoff:* Dorzolamid *Rezeptpflichtig*	Häufig Brennen und Stechen und allergische Erscheinungen am Auge (z. B. Juckreiz, Rötung). Geschmacksstörungen, Bindehautentzündung	**Therapeutisch zweckmäßig zur** Behandlung des erhöhten Augeninnendrucks (Glaukom = Grüner Star), wenn Standardmittel wie Betablocker oder Pilocarpin nicht ausreichend wirken. Carboanhydrasehemmer.
Dorzolamid AL comp (D) Augentropfen *Konservierungsstoff:* Benzalkoniumchlorid; *Wirkstoffe:* Dorzolamid, Timolol *Rezeptpflichtig*	Häufig verstärkte Durchblutung der Bindehaut (rote Augen), Reizerscheinungen am Auge (Brennen, Rötung, Jucken), auch durch allergische Reaktionen. Verfärbung von Iris, Lidern und Wimpern. Kopfschmerzen, Bluthochdruck, Herzschmerzen, Verlangsamung des Pulses, Asthmaanfälle möglich	**Therapeutisch zweckmäßig zur** Behandlung des erhöhten Augeninnendrucks (Glaukom = Grüner Star), wenn Mittel mit nur einem Wirkstoff nicht ausreichend wirken. Kombination von Betablocker (Timolol) mit Carboanhydrasehemmer (Dorzolamid).

Präparat	Wichtigste Nebenwirkungen	Empfehlung
Duo Trav (D/Ö) Augentropfen *Konservierungsstoff:* Benzalkoniumchlorid; *Wirkstoffe:* Travoprost, Timolol *Rezeptpflichtig*	Häufig verstärkte Durchblutung der Bindehaut (rote Augen), Reizerscheinungen am Auge (Brennen, Rötung, Jucken), auch durch allergische Reaktionen. Verfärbung von Iris, Lidern und Wimpern. Kopfschmerzen, Bluthochdruck, Herzschmerzen, Verlangsamung des Pulses, Asthmaanfälle möglich	**Therapeutisch zweckmäßig zur** Behandlung des erhöhten Augeninnendrucks (Glaukom = Grüner Star), wenn Mittel mit nur einem Wirkstoff nicht ausreichend wirken. Kombination von Betablocker (Timolol) mit Prostaglandin (Travoprost).
Efflumidex (D) Augentropfen *Konservierungsstoff:* Benzalkonium; *Wirkstoff:* Fluorometholon *Rezeptpflichtig*	Verminderte Abwehrkraft, insbesondere gegen Viren und Pilze, Epithelschäden am Auge, gelegentlich Erhöhung des Augeninnendrucks (selten Glaukom). Linsentrübung	**Nur zweckmäßig, wenn** die Anwendung des Medikaments unter genauer Beobachtung eines erfahrenen Arztes erfolgt. Kortison-ähnlicher Wirkstoff (Fluorometholon).
Euphrasia D3 Augentropfen (D) Augentropfen *Hilfsstoff:* Borsäure; *Wirkstoff:* Euphrasia off. D3 (Augentrost)	Selten allergische Erscheinungen am Auge (z. B. Juckreiz, Rötungen)	**Anthroposophisches Mittel** Vertretbar, wenn die Anwendung als wirksam empfunden und eine notwendige Anwendung therapeutisch zweckmäßiger Mittel nicht unterlassen wird.
Euphrasia comp. (D) Augensalbe Euphrasia (Augentrost), Echinacea, Ringelblumenblütenöl, unverdünnt (als Urtinktur)	Selten allergische Erscheinungen am Auge (z. B. Juckreiz, Rötungen)	**Anthroposophisches Mittel** Vertretbar, wenn die Anwendung als wirksam empfunden und eine notwendige Anwendung therapeutisch zweckmäßiger Mittel nicht unterlassen wird.
Ficortril Augensalbe (D) Augensalbe Hydrocortison *Rezeptpflichtig*	Verminderte Abwehrkraft, insbesondere gegen Viren und Pilze, Epithelschäden am Auge, Glaukom (Erhöhung des Augeninnendrucks)	**Therapeutisch zweckmäßig** Relativ schwacher, kortisonähnlicher Wirkstoff (Hydrocortison) mit geringer Gefahr von unerwünschten Wirkungen.

Präparat	Wichtigste Nebenwirkungen	Empfehlung
Floxal Augensalbe (D/Ö) Augensalbe **Floxal Augentropfen** (D/Ö) Augentropfen *Konservierungsstoff*: Benzalkonium **Floxal EDO** (D) Einzeldosispipetten (ohne Konservierungsstoff) **Floxal Augensalbe und Augentropfen** (D) Kombipackung (Augensalbe und Augentropfen) *Wirkstoff*: Ofloxacin *Rezeptpflichtig*	Allergische Erscheinungen am Auge (z. B. Juckreiz, Rötungen), Augenreizungen	**Therapeutisch zweckmäßig nur** bei Infektionen mit empfindlichen Problemkeimen. Das Mittel ohne Konservierungsstoff ist vorzuziehen. Enthält als Wirkstoff das Antibiotikum Ofloxacin (Gyrasehemmer).
Fucithalmic (D) Augentropfen *Konservierungsstoff*: Benzalkonium **Fucithalmic** (Ö) Augengel *Konservierungsstoff*: Benzalkonium; *Wirkstoff*: Fusidinsäure *Rezeptpflichtig*	Augenreizungen. Selten allergische Erscheinungen am Auge (z. B. Juckreiz, Rötungen) durch Konservierungsstoff	**Therapeutisch zweckmäßig nur** bei Infektionen mit Fusidinsäureempfindlichen Keimen.
Ganfort (D) Augentropfen *Konservierungsstoff*: Benzalkonium; *Wirkstoffe*: Bimatoprost, Timolol *Rezeptpflichtig*	Reizerscheinungen am Auge (Brennen, Rötung), auch allergische Reaktionen (Juckreiz, Rötung). Verfärbung von Iris, Lidern und Wimpern. Herz-, Gelenk- und Muskelschmerzen. Verlangsamung des Pulses, Asthmaanfälle möglich. Verfärbung von Iris, Lidern und Wimpern. Kopfschmerzen, Bluthochdruck	**Therapeutisch zweckmäßig zur** Behandlung des erhöhten Augeninnendrucks (Glaukom = Grüner Star), nur wenn Standardmittel wie z. B. Betablocker oder Pilocarpin nicht ausreichend wirken. Prostaglandin. Noch relativ wenig erprobt.

Präparat	Wichtigste Nebenwirkungen	Empfehlung
Gentamicin-POS (D) Augensalbe **Gentamicin-POS** (D) Augentropfen *Konservierungsstoff:* Benzalkonium **Gentamicin-POS** (D) Kombipackung (Augentropfen und Augensalbe) *Salbe ohne Konservierungsstoff* Benzalkonium *Wirkstoff:* Gentamicin *Rezeptpflichtig*	Allergische Erscheinungen am Auge (z. B. Juckreiz, Rötungen)	**Therapeutisch zweckmäßig** bei Infektionen mit empfindlichen Problemkeimen. Enthält als Wirkstoff das Antibiotikum Gentamicin (Aminoglykosid).
Gentamycin (D) Augensalbe **Gentamycin** (D) Augentropfen *Konservierungsstoff:* Benzalkonium; *Wirkstoff:* Gentamicin *Rezeptpflichtig*	Allergische Erscheinungen am Auge (z. B. Juckreiz, Rötungen)	**Therapeutisch zweckmäßig** bei Infektionen mit empfindlichen Problemkeimen. Enthält als Wirkstoff das Antibiotikum Gentamicin (Aminoglykosid).
Gentax (Ö) Augensalbe *Konservierungsstoff:* Hydroxybenzoesäure **Gentax** (Ö) Augentropfen *Konservierungsstoff:* Benzalkonium **Gent-Ophtal** (D) Augentropfen *Konservierungsstoff:* Benzalkonium **Gent-Ophtal** (D) Salbe *Konservierungsstoff:* Chlorobutanol; *Wirkstoff:* Gentamicin *Rezeptpflichtig*	Allergische Erscheinungen am Auge (z. B. Juckreiz, Rötungen)	**Therapeutisch zweckmäßig** bei Infektionen mit empfindlichen Problemkeimen. Enthält als Wirkstoff das Antibiotikum Gentamicin (Aminoglykosid).
Hydrocortison-POS N (D) Augensalbe Hydrocortison *Rezeptpflichtig*	Verminderte Abwehrkraft, insbesondere gegen Viren und Pilze, Epithelschäden am Auge, Glaukom (Erhöhung des Augeninnendrucks)	**Therapeutisch zweckmäßig** Relativ schwacher, kortisonähnlicher Wirkstoff (Hydrocortison) mit geringerer Gefahr von unerwünschten Wirkungen.

Präparat	Wichtigste Nebenwirkungen	Empfehlung
Inflanefran (D) Forte-Augentropfen *Hilfsstoff:* Borsäure; *Konservierungsstoff:* Benzalkonium; *Wirkstoff:* Prednisolon *Rezeptpflichtig*	Verminderte Abwehrkraft, insbesondere gegen Viren und Pilze, Epithelschäden am Auge, Glaukom (Erhöhung des Augeninnendrucks). Selten allergische Erscheinungen am Auge (z. B. Juckreiz, Rötung) durch Konservierungsstoffe	**Nur zweckmäßig, wenn** die Anwendung des Präparats unter genauer Beobachtung eines erfahrenen Arztes erfolgt. Enthält kortisonähnlichen Wirkstoff (Prednisolon).
Isopto-Max (D) Augensalbe **Isopto-Max** (D) Augentropfen *Konservierungsstoff:* Benzalkonium **Isopto-Max** (D) Kombipackung (Augensalbe und Augentropfensuspension) *Wirkstoffe:* Dexamethason, Neomycin, Polymyxin-B *Rezeptpflichtig*	Verminderte Abwehrkraft, insbesondere gegen Viren und Pilze, Epithelschäden am Auge, Glaukom (Erhöhung des Augeninnendrucks). Verminderung des Sehvermögens. Relativ große Gefahr der Allergisierung durch Neomycin	**Abzuraten** Kombination von kortisonähnlichem Wirkstoff (Dexamethason) mit unzweckmäßigem Antibiotikum (Neomycin).
Kanamycin-POS (D) Augensalbe **Kanamycin-POS** (D) Augentropfen *Hilfsstoff:* Borsäure; *Wirkstoff:* Kanamycin *Rezeptpflichtig*	Allergische Erscheinungen am Auge (z. B. Juckreiz, Rötungen)	**Therapeutisch zweckmäßig** bei Infektionen mit empfindlichen Problemkeimen. Enthält als Wirkstoff das Antibiotikum Kanamycin (Aminoglykosid).
Kanamytrex (D) Augensalbe **Kanamytrex** (D) Augentropfen *Hilfsstoff:* Borsäure **Kanamytrex** (D) Kombipackung (Augensalbe und Augentropfen) (Augensalbe ohne Borsäure) *Wirkstoff:* Kanamycin *Rezeptpflichtig*	Allergische Erscheinungen am Auge (z. B. Juckreiz, Rötungen)	**Therapeutisch zweckmäßig** bei Infektionen mit empfindlichen Problemkeimen. Enthält als Wirkstoff das Antibiotikum Kanamycin (Aminoglykosid).

Präparat	Wichtigste Nebenwirkungen	Empfehlung
Latanoprost HEXAL (D) Augentropfen **Latanoprost-ratiopharm** (D) Augentropfen *Konservierungsstoff:* Benzalkonium; *Wirkstoff:* Latanoprost *Rezeptpflichtig*	Reizerscheinungen am Auge (Brennen, Rötung), auch allergische Reaktionen (Juckreiz, Rötung). Verfärbung von Iris, Lidern und Wimpern. Herz-, Gelenk- und Muskelschmerzen	**Therapeutisch zweckmäßig zur** Behandlung des erhöhten Augeninnendrucks (Glaukom = Grüner Star), nur wenn Standardmittel wie z. B. Betablocker oder Pilocarpin nicht ausreichend wirken. Prostaglandin.
Livocab direkt-Augentropfen (D) Tropfen *Konservierungsstoff:* Benzalkonium **Livocab direkt-Kombi** (D) Augentropfen und Nasenspray **Livostin** (Ö) Augentropfen *Konservierungsstoff:* Benzalkonium; *Wirkstoff:* Levocabastin	Reizerscheinungen am Auge, Müdigkeit, Kopfschmerzen. Verfärbung weicher Kontaktlinsen. Müdigkeit, Kopfschmerzen. Selten allergische Erscheinungen am Auge (z. B. Juckreiz, Rötung) durch Konservierungsstoff	**Möglicherweise zweckmäßig** bei allergischen Augenreizungen. Antihistaminikum (Levocabastin).
Lomusol (Ö) Augentropfen *Konservierungsstoff:* Benzalkonium; *Wirkstoff:* Cromoglicinsäure *Rezeptpflichtig*	Selten Augenreizungen. Selten allergische Erscheinungen am Auge (z. B. Juckreiz, Rötung) durch Konservierungsstoff	**Therapeutisch zweckmäßig zur** Vorbeugung allergischer Erkrankungen des Auges.
Lucentis Injektionslösung (D/Ö) Durchstechflaschen Ranibizumab	*Nebenwirkungen am Auge:* Augenschmerzen, Bindehautentzündung, Einblutungen in die Retina, Erhöhung des Augeninnendrucks, Augenentzündungen, Katarakt (Linsentrübung), Erblindung, Beeinträchtigung der Sehfähigkeit, trockenes Auge. *Allgemeine Nebenwirkungen:* Kopfschmerzen, erhöhter Blutdruck, arterielle Blutgerinnsel, Gefäßerkrankungen mit tödlichem Ausgang, Herzinfarkte, Vorhofflimmern, Schlaganfälle	**Möglicherweise zweckmäßig** Vertretbar bei der feuchten, altersabhängigen Makuladegeneration (AMD) nur in begründeten Ausnahmefällen. Nicht ausreichend erprobt. Enthält Antikörper (Ranibizumab) gegen einen Wachstumsfaktor.

Präparat	Wichtigste Nebenwirkungen	Empfehlung
Lumigan (D/Ö) Augentropfen *Konservierungsstoff:* Benzalkonium; **Lumigan** (D/Ö) Einzeldosispipetten *Wirkstoff:* Bimatoprost *Rezeptpflichtig*	Häufig verstärkte Durchblutung der Bindehaut (rote Augen), Reizerscheinungen am Auge (Brennen, Rötung, Jucken), auch durch allergische Reaktionen. Verfärbung von Iris, Lidern und Wimpern. Kopfschmerzen, Bluthochdruck	**Therapeutisch zweckmäßig zur** Behandlung des erhöhten Augeninnendrucks (Glaukom = Grüner Star), nur wenn Standardmittel wie z. B. Betablocker oder Pilocarpin nicht ausreichend wirken. Prostaglandin, ähnlich wie Latanoprost. Noch relativ wenig erprobt.
Mydriaticum Agepha (Ö) Augentropfen *Konservierungsstoff:* Benzalkonium; *Wirkstoff:* Tropicamid *Rezeptpflichtig*	Sehstörungen. Allergisierung gegen Quecksilberverbindung möglich	**Zweckmäßig zur** kurzfristigen Pupillenerweiterung (z. B. für die Diagnoseerstellung).
Mydriaticum Stulln (D) Augentropfen, Einzeldosispipetten (Augentropfen enthalten den Konservierungsstoff Phenylmercurinitrat) *Wirkstoff:* Tropicamid *Rezeptpflichtig*	Sehstörungen. Allergisierung gegen Quecksilberverbindung möglich	**Zweckmäßig zur** kurzfristigen Pupillenerweiterung (z. B. für die Diagnoseerstellung).
Oftaquix/ -sine (D) Augentropfen, Einzeldosispipetten (Augentropfen enthalten den Konservierungsstoff Benzalkonium) *Wirkstoff:* Levofloxacin *Rezeptpflichtig*	Allergische Erscheinung am Auge (z. B. Juckreiz, Rötungen), Augenreizungen, Übelkeit, Geschmacksstörungen	**Therapeutisch zweckmäßig nur** bei Infektionen mit Levofloxacin-empfindlichen Problemkeimen. Wirkt wie das bewährte Antibiotikum Ciprofloxacin (Gyrasehemmer).
Oleovit (O) Augensalbe *Konservierungsstoff:* Benzalkonium; *Wirkstoffe:* Vitamin A, Panthenol *Rezeptpflichtig*	Selten allergische Erscheinungen am Auge (z. B. Juckreiz, Rötung) durch Konservierungsstoff	**Möglicherweise zweckmäßig bei** Augenreizungen durch oberflächliche Binde- oder Hornhautverletzungen. Vitamin A und Panthenol haben keine spezifischen Wirkungen.

Präparat	Wichtigste Nebenwirkungen	Empfehlung
Opatanol (D) Augentropfen *Konservierungsstoff:* Benzalkonium; *Wirkstoff:* Olopatadin *Rezeptpflichtig*	Reizerscheinungen am Auge. Müdigkeit. Trockenes Auge, trockene Nase. Verfärbung weicher Kontaktlinsen. Selten allergische Erscheinungen am Auge (z. B. Juckreiz, Rötung) durch Konservierungsstoff	**Möglicherweise zweckmäßig** bei allergischen Augenreizungen. Antihistaminikum (Olopatadin). Weniger erprobtes Mittel.
Ophtaguttal Agepha (Ö) Augentropfen *Hilfsstoff:* Borsäure; *Konservierungsstoff:* Benzalkonium; *Wirkstoffe:* Zinksulfat und Naphazolin	Selten allergische Erscheinungen am Auge (z. B. Juckreiz, Rötung) durch Konservierungsstoffe. Bei Nachlassen der Wirkung Bindehautschwellung	**Möglicherweise zweckmäßig bei** Reizzuständen des Auges (Hyperämie). Kombination von gefäßverengendem Wirkstoff (Naphazolin) und einem Mittel, das andere Stoffe aufnimmt (Adsorbens).
Ophtalmin-N (D) Augentropfen *Konservierungsstoff:* Benzalkonium **Ophtalmin-N sine** (D) Augentropfen (ohne Konservierungsstoff) *Wirkstoff:* Tetryzolin	Selten allergische Erscheinungen am Auge (z. B. Juckreiz, Rötung). Bei Nachlassen der Wirkung Bindehautschwellung möglich	**Therapeutisch zweckmäßig bei** Reizzuständen des Auges (Hyperämie). Enthält gefäßverengenden Wirkstoff (Tetryzolin). Das Mittel ohne Konservierungsstoff ist vorzuziehen.
Oxytetracyclin-Augensalbe Jenapharm (D) Augensalbe Oxytetracyclin *Rezeptpflichtig*	Allergische Erscheinungen am Auge (z. B. Juckreiz, Rötung)	**Therapeutisch zweckmäßig nur** bei Infektionen mit Chlamydien. Enthält als Wirkstoff das Antibiotikum Oxytetracyclin (Tetracyclin).
Oxytetracyclin-Prednisolon-Augensalbe Jenapharm (D) Augensalbe Prednisolon, Oxytetracyclin *Rezeptpflichtig*	Verminderte Abwehrkraft, insbesondere gegen Viren und Pilze, Epithelschäden am Auge, Glaukom (Erhöhung des Augeninnendrucks)	**Abzuraten** Kombination von kortisonähnlichem Wirkstoff (Prednisolon) mit einem Antibiotikum (Oxytetracyclin). Vertretbar nur in Ausnahmefällen bei Infektionen mit empfindlichen Chlamydien, wenn die Anwendung des Präparats unter genauer Beobachtung eines erfahrenen Arztes erfolgt.

Präparat	Wichtigste Nebenwirkungen	Empfehlung
Pan-Ophtal (D) Augentropfen **Pan-Ophtal** (D) Augengel *Konservierungsstoff:* Cetrimid; *Wirkstoff:* Dexpanthenol *Rezeptpflichtig (Ö)*	Selten allergische Erscheinungen am Auge (z. B. Juckreiz, Rötung) durch Konservierungsstoff	**Möglicherweise zweckmäßig bei** Augenreizungen. Dexpanthenol hat keine spezifische Wirkung.
Pilocarpin Puroptal (Ö) Augentropfen *Konservierungsstoff:* Benzalkonium **Pilomann** (D) Augentropfen *Konservierungsstoff:* Cetrimid **Pilomann-ÖL** (D) Augentropfen *Wirkstoff:* Pilocarpin *Rezeptpflichtig*	Lokale Reizung, krampfartige Verengung der Pupillen	**Therapeutisch zweckmäßig zur** Behandlung des erhöhten Augeninnendrucks (Glaukom = Grüner Star). Enthält Wirkstoff (Cholinesterasehemmer), der den Abbau von Acetylcholin hemmt (Pilocarpin).
Polyspectran Augen- und Ohrentropfen (D) Tropfen Polymyxin-B, Neomycin, Gramicidin *Rezeptpflichtig*	Relativ häufig allergische Erscheinungen am Auge (z. B. Juckreiz, Rötung)	**Abzuraten** Vertretbar nur in Ausnahmefällen, bis der Krankheitserreger identifiziert ist. Antibiotika-Kombination mit unzweckmäßigem Neomycin.
Posiformin (D) Augensalbe Bibrocathol	Selten allergische Erscheinungen	**Therapeutisch zweckmäßig bei** Bindehautentzündung.
Predni-Ophtal Gel (D) Augengel *Konservierungsstoff:* Cetrimid; *Wirkstoff:* Prednisolon *Rezeptpflichtig*	Verminderte Abwehrkraft, insbesondere gegen Viren und Pilze, Epithelschäden am Auge, Glaukom (Erhöhung des Augeninnendrucks)	**Nur zweckmäßig, wenn** die Anwendung des Präparates unter genauer Beobachtung eines erfahrenen Arztes erfolgt. Enthält kortisonähnlichen Wirkstoff (Prednisolon).
Prednisolon-Augensalbe Jenapharm (D) Augensalbe **Predni-POS** (D) Augentropfen Prednisolon *Rezeptpflichtig*	Verminderte Abwehrkraft, insbesondere gegen Viren und Pilze, Epithelschäden am Auge, Glaukom (Erhöhung des Augeninnendrucks)	**Nur zweckmäßig, wenn** die Anwendung des Präparates unter genauer Beobachtung eines erfahrenen Arztes erfolgt. Enthält kortisonähnlichen Wirkstoff (Prednisolon).

Präparat	Wichtigste Nebenwirkungen	Empfehlung
Proculin (D) Augentropfen *Hilfsstoff:* Borsäure; *Konservierungsstoff:* Benzalkonium; *Wirkstoff:* Naphazolin	Selten allergische Erscheinungen am Auge (z. B. Juckreiz, Rötung) durch Konservierungsstoffe. Bei Nachlassen der Wirkung Bindehautschwellung möglich	**Möglicherweise zweckmäßig bei** Reizzuständen des Auges (Hyperämie). Enthält gefäßverengenden Wirkstoff (Naphazolin).
Refobacin Augentropfen (D/Ö) Augentropfen *Konservierungsstoff:* Benzalkonium **Refobacin Kombinationspackung** (D/Ö) Augensalbe und Augentropfen *Wirkstoff:* Gentamicin *Rezeptpflichtig*	Allergische Erscheinungen am Auge (z. B. Juckreiz, Rötungen)	**Therapeutisch zweckmäßig** bei Infektionen mit empfindlichen Problemkeimen. Enthält als Wirkstoff das Antibiotikum Gentamicin (Aminoglykosid).
Sophtal-POS N (D) Augentropfen, Augenbad *Hilfsstoff:* Borsäure; *Konservierungsstoff:* Chlorhexidin; *Wirkstoff:* Salicylsäure	Augenreizungen möglich. Selten allergische Erscheinungen (z. B. Juckreiz, Rötung) durch Konservierungsstoffe	**Möglicherweise zweckmäßig** bei den vom Hersteller angegebenen Anwendungsgebieten (z. B. Lidrandentzündung).
Taflotan sine (D) Augentropfen (Einzeldosispipetten ohne Konservierungsstoff) **Taflotan** (D) Augentropfen *Konservierungsstoff:* Benzalkonium; *Wirkstoff:* Tafluprost *Rezeptpflichtig*	Reizerscheinungen am Auge (Brennen, Rötung), auch allergische Reaktionen (Juckreiz, Rötung). Verfärbung von Iris, Lidern und Wimpern, Zunahme der Wimpernbehaarung, Kopfschmerzen	**Therapeutisch zweckmäßig zur** Behandlung des erhöhten Augeninnendrucks (Glaukom = Grüner Star), nur wenn Standardmittel wie z. B. Betablocker oder Pilocarpin nicht ausreichend wirken. Prostaglandin.
Timo-COMOD (D) Augentropfen (ohne Konservierungsstoff) **TimoEDO** (D) Augentropfen (ohne Konservierungsstoff) *Wirkstoff:* Timolol *Rezeptpflichtig*	Brennen der Augen, Kopfschmerzen, Verlangsamung des Pulses, Asthmaanfälle möglich	**Therapeutisch zweckmäßig zur** Behandlung des erhöhten Augeninnendrucks (Glaukom = Grüner Star). Betablocker (Timolol). Wirkstoffgleiche Mittel ohne Konservierungsstoffe sind vorzuziehen.

Präparat	Wichtigste Nebenwirkungen	Empfehlung
TimoHEXAL (D) Augentropfen *Konservierungsstoff:* Benzalkonium; *Wirkstoff:* Timolol *Rezeptpflichtig*	Brennen der Augen, Kopfschmerzen, Verlangsamung des Pulses, Asthmaanfälle möglich	**Therapeutisch zweckmäßig zur** Behandlung des erhöhten Augeninnendrucks (Glaukom = Grüner Star). Betablocker (Timolol). Wirkstoffgleiche Mittel ohne Konservierungsstoffe sind vorzuziehen.
Timolol AT – 1 A Pharma (D) Augentropfen **Timolol Santen** (Ö) Augentropfen *Konservierungsstoff:* Benzalkonium; *Wirkstoff:* Timolol *Rezeptpflichtig*	Brennen der Augen, Kopfschmerzen, Verlangsamung des Pulses, Asthmaanfälle möglich	**Therapeutisch zweckmäßig zur** Behandlung des erhöhten Augeninnendrucks (Glaukom = Grüner Star). Betablocker (Timolol). Wirkstoffgleiche Mittel ohne Konservierungsstoffe sind vorzuziehen.
Timomann (D) Augentropfen *Konservierungsstoff:* Benzalkonium **Tim-Ophtal** (D/Ö) Augentropfen *Konservierungsstoff:* Benzalkonium **Tim-Ophtal sine** (D) Einzeldosispipetten (ohne Konservierungsstoff) *Wirkstoff:* Timolol *Rezeptpflichtig*	Brennen der Augen, Kopfschmerzen, Verlangsamung des Pulses, Asthmaanfälle möglich	**Therapeutisch zweckmäßig zur** Behandlung des erhöhten Augeninnendrucks (Glaukom = Grüner Star). Betablocker (Timolol). Wirkstoffgleiche Mittel ohne Konservierungsstoffe sind vorzuziehen.
Timo-Stulln (D) Augentropfen *Konservierungsstoff:* Benzalkonium **Timo-Stulln UD** (D) Einzeldosispipetten (ohne Konservierungsstoff) **Timoptic** (Ö) Augentropfen *Konservierungsstoff:* Benzalkonium; *Wirkstoff:* Timolol *Rezeptpflichtig*	Brennen der Augen, Kopfschmerzen, Verlangsamung des Pulses, Asthmaanfälle möglich	**Therapeutisch zweckmäßig zur** Behandlung des erhöhten Augeninnendrucks (Glaukom = Grüner Star). Betablocker (Timolol). Wirkstoffgleiche Mittel ohne Konservierungsstoffe sind vorzuziehen.

Präparat	Wichtigste Nebenwirkungen	Empfehlung
Travatan (D/Ö) Augentropfen *Konservierungsstoff:* Benzalkonium; *Wirkstoff:* Travoprost *Rezeptpflichtig*	Häufig verstärkte Durchblutung der Bindehaut (rote Augen), Reizerscheinungen am Auge (Brennen, Rötung, Jucken), auch durch allergische Reaktionen. Verfärbung von Iris, Lidern und Wimpern. Kopfschmerzen, Bluthochdruck, Herzschmerzen	**Therapeutisch zweckmäßig zur** Behandlung des erhöhten Augeninnendrucks (Glaukom = Grüner Star), nur wenn Standardmittel wie z. B. Betablocker oder Pilocarpin nicht ausreichend wirken. *Travatan* wirkt ähnlich wie *Xalatan*, ist aber weniger erprobt.
Trusopt (D/Ö) Augentropfen *Konservierungsstoff:* Benzalkonium; *Wirkstoff:* Dorzolamid *Rezeptpflichtig*	Häufig Brennen und Stechen und allergische Erscheinungen am Auge (z. B. Juckreiz, Rötung). Geschmacksstörungen, Bindehautentzündung	**Therapeutisch zweckmäßig zur** Behandlung des erhöhten Augeninnendrucks (Glaukom = Grüner Star), wenn Standardmittel wie Betablocker oder Pilocarpin nicht ausreichend wirken. Carboanhydrasehemmer.
Ultracortenol (D/Ö) Augensalbe **Ultracortenol** (D/Ö) Augentropfen *Hilfsstoff:* Borsäure; *Konservierungsstoff:* Benzalkonium; *Wirkstoff:* Prednisolon *Rezeptpflichtig*	Verminderte Abwehrkraft, insbesondere gegen Viren und Pilze, Epithelschäden am Auge, Glaukom (Erhöhung des Augeninnendrucks). Selten allergische Erscheinungen (z. B. Juckreiz, Rötung) durch Konservierungsstoff	**Nur zweckmäßig, wenn** die Anwendung des Präparats unter genauer Beobachtung eines erfahrenen Arztes erfolgt. Kortisonähnlicher Wirkstoff (Prednisolon).
Vigamox (D) Augentropfen *Konservierungsstoff:* Borsäure; *Wirkstoff:* Moxifloxacin *Rezeptpflichtig*	Allergische Erscheinung am Auge (z. B. Juckreiz, Rötungen), Augenreizungen, Übelkeit, Geschmacksstörungen	**Therapeutisch zweckmäßig nur** bei Infektionen mit Moxifloxacinempfindlichen Problemkeimen.
Virgan (D) Augengel Ganciclovir *Rezeptpflichtig*	Selten leichtes Augenbrennen	**Therapeutisch zweckmäßig bei** Infektionen des Auges mit Herpessimplex-Viren.
Virupos (D) Augensalbe Aciclovir *Rezeptpflichtig*	Selten leichtes Augenbrennen	**Therapeutisch zweckmäßig bei** Infektionen des Auges mit Herpessimplex-Viren.
Visadron (D/Ö) Augentropfen *Hilfsstoff:* Borsäure; *Konservierungsstoff:* Benzalkonium; *Wirkstoff:* Phenylephrin	Selten allergische Erscheinungen (z. B. Juckreiz, Rötung) durch Konservierungsstoff. Bei Nachlassen der Wirkung Bindehautschwellung möglich	**Therapeutisch zweckmäßig bei** Reizzuständen des Auges (Hyperämie). Enthält ein gefäßverengendes Mittel (Phenylephrin).

Präparat	Wichtigste Nebenwirkungen	Empfehlung
Visine Yxin/ -ED (D) Augentropfen in Einzeldosispipetten *Konservierungsstoff:* Borsäure (Einzeldosispipetten zusätzlich Benzalkonium); *Wirkstoff:* Tetryzolin	Selten allergische Erscheinungen am Auge (z. B. Juckreiz, Rötung). Bei Nachlassen der Wirkung Bindehautschwellung möglich	**Therapeutisch zweckmäßig bei** Reizzuständen des Auges (Hyperämie). Enthält gefäßverengenden Wirkstoff (Tetryzolin). Mittel ohne Konservierungsstoffe sind vorzuziehen.
Vistagan Liquifilm (D/Ö) Augentropfen *Konservierungsstoff:* Benzalkonium **Vistagan Liquifilm O.K.** (D/Ö) Augentropfen in Einzeldosispipetten (ohne Konservierungsstoff) *Wirkstoff:* Levobunolol *Rezeptpflichtig*	Brennen der Augen, Kopfschmerzen, Verlangsamung des Pulses, Asthmaanfälle möglich. Selten allergische Erscheinungen (z. B. Juckreiz, Rötung) durch Konservierungsstoff	**Therapeutisch zweckmäßig zur** Behandlung des erhöhten Augeninnendrucks (Glaukom = Grüner Star). Betablocker. Das Mittel ohne Konservierungsstoff ist vorzuziehen.
Vitagel (D) Augengel *Konservierungsstoff:* Cetrimid; *Wirkstoff:* Retinolpalmitat (Vitamin A)	Keine wesentlichen zu erwarten	**Möglicherweise zweckmäßig bei** Augenreizungen durch oberflächliche Binde- oder Hornhautverletzungen. Vitamin A hat keine spezifische Wirkung.
Vita-POS (D) Augensalbe Retinolpalmitat (Vitamin A)	Keine wesentlichen zu erwarten	**Möglicherweise zweckmäßig bei** Augenreizungen durch oberflächliche Binde- oder Hornhautverletzungen. Vitamin A hat keine spezifische Wirkung.
Vividrin akut Azelastin (D) Augentropfen *Konservierungsstoff:* Benzalkonium; *Wirkstoff:* Azelastin	Schleimhautreizungen, Müdigkeit, Geschmacksstörungen, selten allergische Reaktionen z. B. durch Konservierungsstoff	**Wenig zweckmäßig** Enthält Antihistaminikum (Azelastin) – zweifelhafte vorbeugende und therapeutische Wirksamkeit bei allergischen Entzündungen am Auge.

Präparat	Wichtigste Nebenwirkungen	Empfehlung
Vividrin antiallergische Augentropfen (D) Augentropfen *Konservierungsstoff:* Benzalkonium **Vividrin iso EDO antiallergische Augentropfen** (D) Augentropfen in Einzeldosispipetten (ohne Konservierungsstoff) **Vividrin** (Ö) Augentropfen *Konservierungsstoff:* Benzalkonium; *Wirkstoff:* Cromoglicinsäure *Rezeptpflichtig (Ö)*	Selten allergische Erscheinungen am Auge (z. B. Juckreiz, Rötung) durch Konservierungsstoff	**Therapeutisch zweckmäßig zur** Vorbeugung allergischer Erkrankungen des Auges. Das Mittel ohne Konservierungsstoff ist vorzuziehen.
Voltaren Ophtha (D/Ö) Augentropfen *Konservierungsstoff:* Benzalkonium **Voltaren Ophtha sine** (D) Augentropfen in Einzeldosispipetten **Voltaren Ophtha Einmalaugentropfen** (Ö) *Hilfsstoff:* Borsäure; *Konservierungsstoff:* Trometamol; *Wirkstoff:* Diclofenac *Rezeptpflichtig*	Augenreizungen möglich. Selten allergische Erscheinungen am Auge (z. B. Juckreiz, Rötung) durch Konservierungsstoff	**Therapeutisch zweckmäßig zur** Behandlung von Entzündungen bei Augenoperationen.
Xalacom (D/Ö) Augentropfen *Konservierungsstoff:* Benzalkonium; *Wirkstoffe:* Latanoprost, Timolol *Rezeptpflichtig*	Reizerscheinungen am Auge (Brennen, Rötung), auch allergische Reaktionen (Juckreiz, Rötung). Verfärbung von Iris, Lidern und Wimpern. Herz-, Gelenk- und Muskelschmerzen. Verlangsamung des Pulses, Asthmaanfälle möglich	**Therapeutisch zweckmäßig zur** Behandlung des erhöhten Augeninnendrucks (Glaukom = Grüner Star), wenn das Standardmittel Timolol alleine nicht ausreichend wirkt. Kombination von Betablocker (Timolol) und Prostaglandin (Latanoprost).
Xalatan (D/Ö) Augentropfen *Konservierungsstoff:* Benzalkonium; *Wirkstoff:* Latanoprost *Rezeptpflichtig*	Reizerscheinungen am Auge (Brennen, Rötung), auch allergische Reaktionen (Juckreiz, Rötung). Verfärbung von Iris, Lidern und Wimpern. Herz-, Gelenk- und Muskelschmerzen	**Therapeutisch zweckmäßig zur** Behandlung des erhöhten Augeninnendrucks (Glaukom = Grüner Star), nur wenn Standardmittel wie z. B. Betablocker oder Pilocarpin nicht ausreichend wirken. Prostaglandin.

Präparat	Wichtigste Nebenwirkungen	Empfehlung
Zaditen ophtha Augentropfen (D/Ö) Augentropfen *Konservierungsstoff*: Benzalkonium **Zaditen ophtha sine Augentropfen** (D/Ö) Augentropfen in Einzeldosispipetten (ohne Konservierungsstoff) *Wirkstoff*: Ketotifen *Rezeptpflichtig*	Reizerscheinungen am Auge, Erhöhung des Augeninnendrucks möglich. Müdigkeit, Kopfschmerzen. Selten allergische Erscheinungen am Auge (z. B. Juckreiz, Rötung) durch Konservierungsstoff	**Möglicherweise zweckmäßig** bei allergischen Augenreizungen. Antihistaminikum. Das Mittel ohne Konservierungsstoff ist vorzuziehen.
Zovirax (D/Ö) Augensalbe Aciclovir *Rezeptpflichtig*	Selten leichtes Augenbrennen	**Therapeutisch zweckmäßig bei** Infektionen des Auges mit Herpessimplex-Viren.

9.1.2. Tränenersatzmittel (Filmbildner)

Klimaanlagen und auch Kontaktlinsen können trockene, schmerzhafte Augen verursachen. Trockene Augen sind außerdem eine häufige Alterserscheinung. Zur Linderung von Beschwerden werden Tränenersatzmittel verwendet, die alle gleichermaßen als zweckmäßig eingestuft werden (außer sie enthalten unnötige Beimengungen wie etwa Vitamin A):
Carbomer (enthalten z. B. in *Aqua Tears*), Hyaluronsäure (enthalten z. B. in *Hylo Comod*), Hypromellose (enthalten z. B. in *Artelac/ -EDO*), Povidon (enthalten z. B. in *Lac Ophtal MP*), Polyvinylalkohol (enthalten z. B. in *Lacrimal*). Kombinationen dieser Inhaltsstoffe (z. B. in *Lacrisic, Siccuprotect*) sind ebenfalls zweckmäßig.
Von diesen Tränenersatzmitteln sind jene vorzuziehen, die keine Konservierungsmittel enthalten: Sie sind meist dadurch erkennbar, dass sie zusätzlich zum Namen die Bezeichnung »EDO«, »SE« oder »sine« tragen.

9.1.2. Tränenersatzmittel

Präparat	Wichtigste Nebenwirkungen	Empfehlung
AquaTears – Augengel (Ö) Gel zum Eintropfen *Konservierungsstoff:* Benzalkonium; *Wirkstoff:* Carbomer	Selten allergische Erscheinungen am Auge (z. B. Juckreiz, Rötung) durch Konservierungsstoff	**Therapeutisch zweckmäßig als** Tränenersatzmittel. Mittel ohne Konservierungsstoffe sind vorzuziehen.
Artelac (D) Augentropfen *Konservierungsstoff:* Cetrimid **Artelac EDO** (D/Ö) Augentropfen (ohne Konservierungsstoff) *Wirkstoff:* Hypromellose	Selten allergische Erscheinungen am Auge (z. B. Juckreiz, Rötung) durch Konservierungsstoff	**Therapeutisch zweckmäßig als** Tränenersatzmittel. Das Mittel ohne Konservierungsstoff ist vorzuziehen.
Artelac Splash MDO/ Splash EDO (D) Augentropfen Hyaluronsäure	Keine wesentlichen zu erwarten	**Therapeutisch zweckmäßig als** Tränenersatzmittel.
Artelac Lipids MD (D) Augengel **Artelac Nighttime** (D) Augengel *Konservierungsstoff:* Cetrimid; *Wirkstoff:* Carbomer	Selten allergische Erscheinungen am Auge (z. B. Juckreiz, Rötung) durch Konservierungsstoff	**Therapeutisch zweckmäßig als** Tränenersatzmittel.
Bepanthen Augentropfen (D) Einzeldosispipetten (ohne Konservierungsstoff) *Wirkstoffe:* Natriumhyaluronat, Dexpanthenol	Keine wesentlichen zu erwarten	**Therapeutisch zweckmäßig als** Tränenersatzmittel.
Berberil Dry Eye Augentropfen (D) Augentropfen *Konservierungsstoff:* Cetrimid **Berberil-N EDO Augentropfen** (D) Augentropfen (ohne Konservierungsstoff) *Wirkstoff:* Hypromellose	Selten allergische Erscheinungen am Auge (z. B. Juckreiz, Rötung) durch Konservierungsstoff	**Therapeutisch zweckmäßig als** Tränenersatzmittel. Das Mittel ohne Konservierungsstoff ist vorzuziehen.

Präparat	Wichtigste Nebenwirkungen	Empfehlung
Cellufresh (D) Augentropfen *Konservierungsstoff:* Purite; *Wirkstoff:* Carboxymethyl-cellulose (Carmellose)	Allergische Erscheinungen am Auge (z. B. Juckreiz, Rötung) durch den Konservierungsstoff sind nicht auszuschließen	**Therapeutisch zweckmäßig als** Tränenersatzmittel. Mittel ohne Konservierungsstoffe sind vorzuziehen.
Dispatenol (D) Augentropfen *Konservierungsstoff:* Benzalkonium; *Wirkstoffe:* Dexpanthenol, Polyvinylalkohol	Selten allergische Erscheinungen am Auge (z. B. Juckreiz, Rötung) durch Konservierungsstoff	**Therapeutisch zweckmäßig** Tränenersatzmittel mit Zusatz von Dexpanthenol (hat keine spezifische Wirkung). Mittel ohne Konservierungsstoffe sind vorzuziehen.
GenTeal (D) Augentropfen *Hilfsstoff:* Borsäure; *Wirkstoff:* Hypromellose **GenTeal HA** (D) Augentropfen *Konservierungsstoff:* Perborat; *Wirkstoff:* Hyaluronsäure	Selten allergische Erscheinungen am Auge (z. B. Juckreiz, Rötung) durch Konservierungsstoff	**Therapeutisch zweckmäßig als** Tränenersatzmittel. Mittel ohne Konservierungsstoffe sind vorzuziehen.
Hyabak UD (D) Einzeldosispipetten (ohne Konservierungsstoff) **Hya-Ophtal system** (D) Augentropfen (ohne Konservierungsstoff) **Hya-Ophtal sine** (D) Augentropfen **Hylo-Comod** (D) Augentropfen (ohne Konservierungsstoff) *Wirkstoff:* Hyaluronsäure	Keine wesentlichen zu erwarten	**Therapeutisch zweckmäßig als** Tränenersatzmittel.
Hylo-Care (D) Augentropfen (ohne Konservierungsstoff) Hyaluronsäure, Dexpanthenol	Keine wesentlichen zu erwarten	**Therapeutisch zweckmäßig** Tränenersatzmittel mit Zusatz von Dexpanthenol (hat keine spezifische Wirkung).
HYLO-GEL (D) Augentropfen(ohne Konservierungsstoff) *Wirkstoff:* Hyaluronsäure	Selten allergische Erscheinungen am Auge (z. B. Juckreiz, Rötung) durch Konservierungsstoff	**Therapeutisch zweckmäßig als** Tränenersatzmittel. Mittel ohne Konservierungsstoffe sind vorzuziehen.

Präparat	Wichtigste Nebenwirkungen	Empfehlung
Hylo-Vision Gel multi (D) Augentropfen (ohne Konservierungsstoff) **Hylo-Vision HD** (D) Augentropfen (ohne Konservierungsstoff) **Hylo-Vision HD plus** (D) Augentropfen (ohne Konservierungsstoff) **Hylo-Vision sine/ -Gel sine** (D) Einzeldosispipetten (ohne Konservierungsstoff) *Wirkstoff:* Hyaluronsäure	Selten allergische Erscheinungen am Auge (z. B. Juckreiz, Rötung) durch Konservierungsstoff	**Therapeutisch zweckmäßig als** Tränenersatzmittel. Die Mittel ohne Konservierungsstoffe sind vorzuziehen.
Lac-Ophtal MP (D) Augentropfen *Hilfsstoff:* Borsäure; *Konservierungsstoff:* Cetrimid; *Wirkstoff:* Povidon	Selten allergische Erscheinungen am Auge (z. B. Juckreiz, Rötung) durch Konservierungsstoff	**Therapeutisch zweckmäßig als** Tränenersatzmittel. Das Mittel ohne Konservierungsstoffe ist vorzuziehen.
Lac-Ophtal sine MP (D) Augentropfen *Hilfsstoff:* Borsäure **Lac-Ophtal system** (D) Augentropfen (ohne Hilfs- und Konservierungsstoff) *Wirkstoff:* Povidon	Selten allergische Erscheinungen am Auge (z. B. Juckreiz, Rötung) durch Konservierungsstoff	**Therapeutisch zweckmäßig als** Tränenersatzmittel. Das Mittel ohne Konservierungsstoffe ist vorzuziehen.
Lacrimal O.K. (D) Augentropfen Povidon, Polyvinylalkohol	Keine wesentlichen zu erwarten	**Therapeutisch zweckmäßig als** Tränenersatzmittel.
Lacrisic Augentropfen (D) Augentropfen *Konservierungsstoff:* Benzalkonium **Lacrisic SE Augentropfen** (D) Einzeldosispipetten (ohne Konservierungsstoff) *Wirkstoffe:* Hypromellose, Povidon, Glycerol	Selten allergische Erscheinungen am Auge (z. B. Juckreiz, Rötung) durch Konservierungsstoff	**Therapeutisch zweckmäßig als** Tränenersatzmittel. Das Mittel ohne Konservierungsstoffe ist vorzuziehen.

Präparat	Wichtigste Nebenwirkungen	Empfehlung
Liquifilm benetzende Augenpflegetropfen (D) Augentropfen *Konservierungsstoff:* Benzalkonium; *Wirkstoff:* Polyvinylalkohol **Liquifilm O.K. Augentropfen** (D) Einzeldosispipetten (ohne Konservierungsstoff) *Wirkstoffe:* Polyvinylalkohol, Povidon	Selten allergische Erscheinungen am Auge (z. B. Juckreiz, Rötung) durch Konservierungsstoff	**Therapeutisch zweckmäßig als** Tränenersatzmittel. Mittel ohne Konservierungsstoffe sind vorzuziehen.
Oculotect (D) Augentropfen *Hilfsstoff:* Borsäure *Konservierungsstoff:* Chlorhexidin *Wirkstoffe:* Vitamin A, Hypromellose **Oculotect fluid PVD** (D/Ö) Augentropfen *Hilfsstoff:* Borsäure; *Konservierungsstoff:* Benzalkonium *Wirkstoff:* Povidon	Selten allergische Erscheinungen am Auge (z. B. Juckreiz, Rötung) durch Konservierungsstoff	**Therapeutisch zweckmäßig als** Tränenersatzmittel. Die Mittel ohne Konservierungsstoffe sind vorzuziehen.
Oculotect fluid sine PVD (D) Augentropfen in Einzeldosispipetten *Hilfsstoff:* Borsäure **Oculotect fluid** (Ö) Augentropfen *Hilfsstoff:* Borsäure; *Konservierungsstoff:* Benzalkonium; *Wirkstoff:* Povidon	Selten allergische Erscheinungen am Auge (z. B. Juckreiz, Rötung) durch Konservierungsstoff	**Therapeutisch zweckmäßig als** Tränenersatzmittel. Die Mittel ohne Konservierungsstoffe sind vorzuziehen.
Optive/ -plus (D) Augentropfen *Konservierungsstoff:* Purite **Optive UD/ -plus UD** (D) Einzeldosispipetten ohne Konservierungsstoff *Wirkstoff:* Carmellose	Allergische Erscheinungen am Auge (z. B. Juckreiz, Rötung) durch den Konservierungsstoff sind nicht auszuschließen	**Therapeutisch zweckmäßig als** Tränenersatzmittel. Mittel ohne Konservierungsstoffe sind vorzuziehen.

Präparat	Wichtigste Nebenwirkungen	Empfehlung
Protagent (D/Ö) Augentropfen *Hilfsstoff:* Borsäure; *Konservierungsstoff:* Benzalkonium; *Wirkstoff:* Povidon **Protagent SE** (D) Augentropfen in Einzeldosispipetten **Protagent Einmalaugentropfen** (Ö) Lösung *Hilfsstoff:* Borsäure; *Wirkstoff:* Povidon	Selten allergische Erscheinungen am Auge (z. B. Juckreiz, Rötung) durch Konservierungsstoff	**Therapeutisch zweckmäßig als** Tränenersatzmittel. Das Mittel ohne Konservierungsstoffe ist vorzuziehen.
Siccaprotect (D/Ö) Augentropfen *Konservierungsstoff:* Benzalkonium; *Wirkstoffe:* Polyvinylalkohol, Dexpanthenol	Selten allergische Erscheinungen am Auge (z. B. Juckreiz, Rötung) durch Konservierungsstoff	**Therapeutisch zweckmäßig als** Tränenersatzmittel. Wirksamkeit von Dexpanthenol ist zweifelhaft. Mittel ohne Konservierungsstoffe sind vorzuziehen.
Sic-Ophtal N (D) Augentropfen *Konservierungsstoff:* Cetrimid **Sic-Ophtal sine** (D) Augentropfen in Einzeldosispipetten (ohne Konservierungsstoff) *Wirkstoff:* Hypromellose	Selten allergische Erscheinungen am Auge (z. B. Juckreiz, Rötung) durch Konservierungsstoff	**Therapeutisch zweckmäßig als** Tränenersatzmittel. Das Mittel ohne Konservierungsstoff ist vorzuziehen.
Systane Benetzungstropfen für die Augen (D) Augentropfen **Systane UD Benetzungstropfen für die Augen** (D) Einzeldosispipetten (ohne Konservierungsstoff) *Hilfsstoff:* Borsäure; *Wirkstoff:* Macrogol 400	Keine wesentlichen zu erwarten	**Therapeutisch zweckmäßig als** Tränenersatzmittel. Das Mittel ohne Konservierungsstoff ist vorzuziehen.

Präparat	Wichtigste Nebenwirkungen	Empfehlung
Tears Again **Augenlidspray** (D) Liposomales Augenspray Sojalecithin, Retinolpalmitat (Vitamin A), Vitamin E	Selten allergische Erscheinungen am Auge (z. B. Juckreiz, Rötung)	**Möglicherweise zweckmäßig als** Tränenersatzmittel. Die Anwendung als Spray ist weniger zuverlässig als von Tropfen. Die Beimengung von Vitaminen ist überflüssig.
Thilo-Tears Gel (D) Augengel *Konservierungsstoff:* Benzalkonium **Thilo-Tears SE** (D) Augengel in Einzeldosispipetten (ohne Konservierungsstoffe) *Wirkstoff:* Carbomer	Selten allergische Erscheinungen am Auge (z. B. Juckreiz, Rötung) durch Konservierungsstoff	**Therapeutisch zweckmäßig als** Tränenersatzmittel. Das Mittel ohne Konservierungsstoff ist vorzuziehen.
Vidisan (D) Augentropfen *Konservierungsstoff:* Benzododecinium **Vidisan EDO** **Augentropfen** (D) Einzeldosispipetten (ohne Konservierungsstoff) *Wirkstoff:* Povidon	Selten allergische Erscheinungen am Auge (z. B. Juckreiz, Rötung) durch Konservierungsstoff	**Therapeutisch zweckmäßig als** Tränenersatzmittel. Das Mittel ohne Konservierungsstoff ist vorzuziehen.
Vidisept (D) Augentropfen *Konservierungsstoff:* Cetrimid **Vidisept EDO** (D) Augentropfen *Hilfsstoff:* Borsäure; *Wirkstoff:* Povidon	Selten allergische Erscheinungen am Auge (z. B. Juckreiz, Rötung) durch Konservierungsstoff	**Therapeutisch zweckmäßig als** Tränenersatzmittel. Mittel ohne Konservierungsstoffe sind vorzuziehen.
Vidisic (D) Augengel *Konservierungsstoff:* Cetrimid **Vidisic EDO** (D) Augengel in Einzeldosispipetten (ohne Konservierungsstoff) *Wirkstoff:* Carbomer	Selten allergische Erscheinungen am Auge (z. B. Juckreiz, Rötung) durch Konservierungsstoff	**Therapeutisch zweckmäßig als** Tränenersatzmittel. Mittel ohne Konservierungsstoffe sind vorzuziehen.

Präparat	Wichtigste Nebenwirkungen	Empfehlung
Visc-Ophtal (D) Augengel *Konservierungsstoff:* Cetrimid **Visc-Ophtal sine** (D) Augengel (ohne Konservierungsstoff) *Wirkstoff:* Carbomer	Selten allergische Erscheinungen am Auge (z. B. Juckreiz, Rötung) durch Konservierungsstoff	**Therapeutisch zweckmäßig als** Tränenersatzmittel. Das Mittel ohne Konservierungsstoff ist vorzuziehen.
Visine Müde Augen Geltropfen (D) Augentropfen *Konservierungsstoff:* Benzalkonium **Visine Müde Augen sensitive Gel Augentropfen** (D) Einzeldosispipetten (ohne Konservierungsstoff) *Wirkstoff:* Polysaccharid aus Tamarindensamen	Augenreizung, Verfärbung weicher Kontaktlinsen. Selten allergische Erscheinungen am Auge (z. B. Juckreiz, Rötung)	**Möglicherweise zweckmäßig als** Tränenersatzmittel. Das Mittel ohne Konservierungsstoff ist vorzuziehen.
Visine Trockene Augen Geltropfen (D) Augentropfen *Konservierungsstoff:* Benzalkonium *Wirkstoffe:* Povidon, Carbomer	Selten allergische Erscheinungen am Auge (z. B. Juckreiz, Rötung) durch Konservierungsstoff	**Therapeutisch zweckmäßig als** Tränenersatzmittel.
Vismed Gel Augentropfen (D) Einzeldosispipetten (ohne Konservierungsstoff) **Vismed light** (D) Augentropfen *Konservierungsstoff:* Polyhexanid; *Wirkstoff:* Hyaluronsäure	Selten allergische Erscheinungen am Auge (z. B. Juckreiz, Rötung) durch Konservierungsstoff	**Therapeutisch zweckmäßig als** Tränenersatzmittel. Die Mittel ohne Konservierungsstoff sind vorzuziehen.
Vismed multi Benetzungslösung (D) Augentropfen (ohne Konservierungsstoff) **Vismed wash** (D) Augentropfen *Konservierungsstoff:* Polyhexanid; *Wirkstoff:* Hyaluronsäure	Selten allergische Erscheinungen am Auge (z. B. Juckreiz, Rötung) durch Konservierungsstoff	**Therapeutisch zweckmäßig als** Tränenersatzmittel. Die Mittel ohne Konservierungsstoff sind vorzuziehen.

Präparat	Wichtigste Nebenwirkungen	Empfehlung
WET-COMOD (D) Augentropfen (ohne Konservierungsstoff) Povidon	Keine wesentlichen zu erwarten	**Therapeutisch zweckmäßig als** Tränenersatzmittel.

9.2. Ohrenmittel

Anzeichen für Ohrenleiden sind Schmerzen, teilweiser Hörverlust, eitriger Ausfluss, Fieber etc. Als Folge zunehmender und andauernder Lärmbelastung in Beruf und Freizeit nehmen bleibende Hörschäden erheblich zu.

Bei den Ohrenerkrankungen unterscheidet man zwischen Erkrankungen der äußeren Ohren, Mittelohrentzündungen und Erkrankungen des Innenohrs.

Erkrankungen des äußeren Ohres (Otitis Externa)

Zum äußeren Ohr gehören Ohrmuschel und Gehörgang.

Eine häufige Ursache von äußeren Gehörgangsentzündungen ist die Verwendung von Wattestäbchen zur Ohrreinigung, weil damit der schützende Fettfilm beseitigt wird.

Die *Behandlung* von Hautentzündungen des äußeren Ohres umfasst:
– Reinigung der Haut
– Verringerung von Schwellungen
– Behandlung der Infektion
– Verhinderung weiterer Infektionen (Verhinderung des Kratzens oder Reibens am Ohr).

Medikamente bei Erkrankungen des äußeren Gehörganges enthalten hauptsächlich Wirkstoffe zur Behandlung von Hautentzündungen (lokal anwendbare Antibiotika und Kortisone). Antibiotika-haltige Tropfen sollten nur als Einzelsubstanzen und nicht länger als maximal eine Woche angewendet werden. Bei langer Anwendung besteht die Gefahr von Pilzinfektionen. Manche Antibiotika können allergische Hautreaktionen auslösen (z. B. Mittel, die Neomycin enthalten).

Nur in Ausnahmefällen können Kombinationen von Antibiotika mit Glukokortikoiden sinnvoll sein (z. B. *Betnesol N, Otosporin*).

Wichtig: »Eine Behandlung der Otitis externa mit Ohrentropfen ist in der Regel nicht angezeigt!«, warnt das »Deutsche Ärzteblatt«.

Mittelohrentzündungen (Otitis Media)

Die Mittelohrentzündung ist eine der häufigsten Infektionen bei Kindern. Oft treten Mittelohrentzündungen zusammen mit Nasen- und Rachenerkrankungen auf. Ursachen der Mittelohrentzündung sind Infektionen mit Bakterien und Viren.

Achtung: Passivrauchen begünstigt bei Kleinkindern Infektionen der oberen Atemwege und damit das Risiko von akuten Mittelohrentzündungen.

Kinder mit körperlicher Behinderung (gespaltenem Gaumen oder Lippe), geistiger Behinderung oder Kinder aus unteren sozialen Schichten laufen nach Ansicht einer amerikanischen Fachzeitschrift große Gefahr, dass bei ihnen Mittelohrentzündungen nicht diagnostiziert und behandelt werden. Das kann schwerwiegende Folgen auf den Erwerb sprachlicher und schulischer Fähigkeiten haben und zu scheuem, zurückgezogenem Verhalten führen.

Die Therapie der verschiedenen Formen von Mittelohrentzündungen umfasst:
– Behandlung der Infektion
– Belüftung des Mittelohrs
– Wiederherstellung der normalen Funktion der Ohrtrompete.

Akute Mittelohrentzündung

Die häufigsten Symptome dieser Erkrankung sind scharfe, stechende Schmerzen, verursacht durch Druckänderung im Mittelohr bei Verschluss der Ohrtuben (= Ohrtrompeten) sowie Verlust des Hörvermögens, Fieber und Unwohlsein.

Behandlung

Die routinemäßige Verordnung von Antibiotika zum Schlucken ist umstritten. Empfehlenswert ist die Einnahme von Antibiotika jedoch bei kleinen Kindern unter zwei Jahren – wegen erhöhter Gefährdung durch Schwerhörigkeit – und bei eitrigem Trommelfell.

Allein die Einnahme von Schmerzmitteln wie Paracetamol (enthalten z. B. in *Ben-u-ron*) und abschwellenden Nasentropfen (z. B. *Nasivin*) – ohne Antibiotikatherapie – führt in 90 Prozent aller Fälle innerhalb von drei Tagen zu einem Abklingen der Ohrenschmerzen und zu einer Heilung. Die abschwellenden Nasentropfen bewirken, dass die »Tube« (Verbindungsgang zwischen Mittelohr und Nase) wieder durchgängig und das Mittelohr »belüftet« wird.

Die Beeinträchtigung des Hörvermögens kann allerdings mehrere Wochen andauern – egal ob mit oder ohne Antibiotika behandelt wird. Fachleute empfehlen als beste antibiotische Substanz Breitspektrumpenicilline.

Das Berliner »Arzneimittel-Kursbuch« bewertet Ohrentropfen mit Antibiotika (z. B. *Panotile Cipro, Polyspectran HC*), kortisonähnlichen Wirkstoffen (z. B. *Otobacid N, Otosporin, Polyspectran HC*) oder Schmerzmitteln (z. B. *Otalgan*) als nutzlos. Und das »Deutsche Ärzteblatt« warnt: »Eine Behandlung der akuten Mittelohrentzündung mit handelsüblichen Ohrentropfen ist nicht angezeigt!«

Chronische Mittelohrentzündung

Diese Erkrankung tritt am häufigsten bei Kleinkindern auf und wird verursacht durch:
– falsche Behandlung einer akuten Mittelohrentzündung,
– immer wiederkehrende Infektion der oberen Atemwege (durch Bakterien oder Viren verursacht) in Zusammenhang mit einer nicht funktionierenden Ohrtrompete (= Verbindung zwischen Ohr und Nase).

Mit zunehmendem Alter steigt die Chance, dass chronische Mittelohrentzündungen bei Kindern von selbst heilen – ab dem 6. Lebensjahr praktisch immer.

Es gibt derzeit keine anerkannte Standardbehandlung bei chronischer Mittelohrentzündung. Meist wird zunächst ein Breitspektrumpenicillin oder eine Trimethoprim-Sulfonamid-Kombination (siehe Tabelle 10.1.4) zum Schlucken verordnet.

Chronische Mittelohrentzündungen, bei denen Medikamente keine Wirkung zeigen, sollten unter Umständen operativ behandelt werden.

Sonstige Ohrenmittel

Die amerikanische Apothekervereinigung rät ab von der Anwendung mechanischer Reinigungsmittel (z. B. *Wattestäbchen*), weil dadurch die normale Reinigungstätigkeit des Ohres beeinträchtigt wird und häufig Gehörgangsentzündungen entstehen.

Örtlich wirkende Schmerzmittel (enthalten z. B. in *Otalgan, Otobacid N*) werden von der amerikanischen Gesundheitsbehörde FDA weder als wirksam noch als sicher bezeichnet. Sie können allergische Reaktionen auslösen und sollten in Ohrentropfen nicht verwendet werden.

Wenn Schmerzmittel notwendig sind, dann sollten Tabletten oder Zäpfchen genommen werden.

Mittel bei Ohrschmalzpfropfen

Zum Aufweichen von verhärteten Ohrschmalzpfropfen sind Mittel wie *Cerumenex* oder *Otowaxol* sinnvoll. Denselben Zweck erfüllt aber auch ins Ohr eingeträufeltes Olivenöl.

Homöopathische Mittel

Im deutschsprachigen Raum greifen Patienten zunehmend häufiger zu homöopathischen Mitteln gegen Ohrbeschwerden – zum Beispiel zu *Otovowen*, das gegen verschiedenste Erkrankungen empfohlen wird: Mittelohrentzündung, Mittelohreiterung, Ohrensausen etc.

Es gibt bis jetzt keinen überzeugenden Nachweis für eine therapeutische Wirksamkeit von *Otovowen*. Viele Ohrenerkrankungen heilen ohnedies spontan – egal, ob ein Antibiotikum oder ein homöopathisches Medikament verwendet wird. Der Vorteil von homöopathischen Medikamenten besteht darin, dass keine Nebenwirkungen zu erwarten sind.

Auf keinen Fall sollte man bei Säuglingen und Kindern mit Ohrenerkrankungen allein auf die Wirkung homöopathischer Mittel vertrauen, ohne dass ein Arzt vorher die Ursache der Erkrankung genau abgeklärt hat.

9.2. Ohrenmittel (mit Antibiotika und/oder Glukokortikoiden)

Präparat	Wichtigste Nebenwirkungen	Empfehlung
Audispray Ohrhygiene/ -junior Ohrhygiene/ -Adult Ohrhygiene (D) Spray Meerwasser	Keine wesentlichen zu erwarten	**Nur zweckmäßig zur** Aufweichung von verhärteten Pfropfen aus Ohrenschmalz.
Betnesol (Ö) Augen-, Ohren- und Nasentropfen *Konservierungsstoff:* Benzalkonium; *Wirkstoff:* Betamethason *Rezeptpflichtig*	Erhöhte Infektionsgefahr, insbesondere für Pilze und Bakterien. Allergisierung gegen Konservierungsstoff möglich	**Therapeutisch zweckmäßig zur** kurzfristigen Behandlung von Ekzemen des äußeren Gehörganges. Enthält kortisonähnlichen Wirkstoff (Betamethason).

Präparat	Wichtigste Nebenwirkungen	Empfehlung
Betnesol N (Ö) Augen-, Ohren- und Nasentropfen *Konservierungsstoff:* Benzalkonium; *Wirkstoffe:* Betamethason, Neomycin *Rezeptpflichtig*	Erhöhte Infektionsgefahr, insbesondere für Pilze und Bakterien. Relativ großes Risiko der Allergisierung auf Neomycin. Hör- und Gleichgewichtsstörungen möglich	**Abzuraten** Vertretbar nur in begründeten Ausnahmefällen bei bakteriellen Entzündungen des äußeren Gehörganges mit starken Schwellungen. Kombination eines kortisonähnlichen Wirkstoffs (Betamethason) mit einem bedenklichen Antibiotikum (Neomycin).
Cerumenex N (D) Ohrentropfen Ölsäure-Polypeptid-Kondensat, Propylenglycol	Keine wesentlichen zu erwarten	**Nur zweckmäßig zur** Aufweichung von verhärteten Pfropfen aus Ohrenschmalz.
Ciloxan (D) Ohrentropfen, Lösung Ciprofloxacin	Kopfschmerzen, Schwindel, allergische Reaktionen mit Juckreiz und Brennen	**Wenig zweckmäßig** Vertretbar nur in begründeten Ausnahmefällen bei bakteriellen Entzündungen des äußeren Gehörganges. Enthält (siehe *Panotile Cipro*) wirksames Antibiotikum (Ciprofloxacin).
Otalgan (D) Ohrentropfen Phenazon, Procain, Glycerol	Relativ häufig allergische Erscheinungen (z. B. Juckreiz)	**Abzuraten** bei akuter Mittelohrentzündung. Wenig sinnvolle Kombination von örtlich angewendetem Schmerzmittel (Phenazon) mit einem örtlich wirkenden Betäubungsmittel (Procain).
Otobacid N (D) Ohrentropfen Dexamethason, Cinchocain, Butandiol *Rezeptpflichtig*	Erhöhte Infektionsgefahr, insbesondere für Pilze und Bakterien. Allergisierung gegen Lokalanästhetikum möglich	**Abzuraten** bei Gehörgangekzem und akuter Mittelohrentzündung. Nicht sinnvolle Kombination von kortisonähnlichem Wirkstoff (Dexamethason) mit örtlich wirksamem Betäubungsmittel (Cinchocain).

Präparat	Wichtigste Nebenwirkungen	Empfehlung
Otosporin (Ö) Susp. Polymyxin-B, Neomycin, Hydrocortison *Rezeptpflichtig*	Erhöhte Infektionsgefahr, insbesondere für Pilze. Relativ großes Risiko der Allergisierung auf Neomycin. Hör- und Gleichgewichtsstörungen möglich	**Abzuraten** Vertretbar nur in begründeten Ausnahmefällen bei bakteriellen Entzündungen des äußeren Gehörganges mit starken Schwellungen, bis der Erreger identifiziert ist. Kombination von kortisonähnlichem Wirkstoff (Hydrocortison) mit bedenklichen Antibiotika.
Otovowen (D) Tropfen Urtinktur aus Kamille und Purpursonnenhut (Echinacea), homöopathische Verdünnungen	Allergische Hautreaktionen. Vorsicht bei Schilddrüsenerkrankungen und Jodüberempfindlichkeit. Tropfen enthalten Alkohol!	**Homöopathisches Mittel** zum Einnehmen. Abzuraten bei den vom Hersteller angegebenen Anwendungsgebieten wie z. B. Mittelohrentzündung. Seltene, aber schwere Nebenwirkungen möglich. Therapeutische Wirksamkeit zweifelhaft.
Otowaxol/ -sine (D) Lösung Docusat-Natrium, Ethanol, Glycerol	Keine wesentlichen zu erwarten	**Nur zweckmäßig zur** Aufweichung von verhärteten Pfropfen aus Ohrenschmalz.
Panotile Cipro (D) Ohrentropfen in Einzeldosispipetten Ciprofloxacin *Rezeptpflichtig*	Kopfschmerzen, Schwindel, allergische Reaktionen mit Juckreiz und Brennen	**Abzuraten** bei den vom Hersteller angegebenen Anwendungsgebieten wie z. B. Mittelohrentzündung. Vertretbar nur in begründeten Ausnahmefällen bei bakteriellen Entzündungen des äußeren Gehörganges. Enthält wirksames Antibiotikum (Ciprofloxacin).
Polyspectran HC (D) Ohrensalbe Polymyxin-B, Bacitracin, Hydrocortison *Rezeptpflichtig*	Erhöhte Infektionsgefahr, insbesondere für Pilze. Hör- und Gleichgewichtsstörungen möglich	**Abzuraten** Vertretbar nur in begründeten Ausnahmefällen bei bakteriellen Entzündungen des äußeren Gehörganges mit starken Schwellungen, bis der Erreger identifiziert ist. Kombination von kortisonähnlichem Wirkstoff (Hydrocortison) mit Antibiotikum.

10. Kapitel: **Infektionen**

Das Ansehen der Schulmedizin beruht sicherlich zu einem großen Teil auf der Entwicklung und Verwendung wirksamer Mittel gegen Infektionen mit Bakterien (Antibiotika und Chemotherapeutika) und Arzneimitteln zur Verhinderung von Virusinfektionen (Impfungen).

Häufige infektionsbedingte Todesursachen in Deutschland sind Lungenentzündung (geschätzt 4.000 bis 8.000 Tote pro Jahr), echte Grippe, Hepatitis B und C (zusammen etwa 3.800 Tote pro Jahr), Tuberkulose (etwa 1.000 Tote pro Jahr) und AIDS (etwa 600 Tote pro Jahr).

Gemessen an der Zahl der Packungen gehören Mittel gegen Infektionen nicht mehr zu den am häufigsten verschriebenen Medikamenten – in Deutschland waren es im Jahr 2012 im niedergelassenen Bereich etwa 57 Millionen.

Ursache von Infektionen

Infektionen können von folgenden Mikroorganismen ausgelöst werden:

- Viren (eine typische Viruserkrankung ist die Grippe)
- Bakterien
- Pilzen (typische Erkrankung: Fußpilz, Soor)
- Protozoen (typische Protozoen-Erkrankungen sind Malaria und Trichomonaden)
- Würmern (hauptsächlich Eingeweidewürmer)
- Prionen

Viele dieser Mikroorganismen befinden sich ständig im Körper und auf der Haut, ohne eine Infektion auszulösen.

Der Körper des Menschen verfügt über zwei besondere Mechanismen, um mit krankheitsverursachenden Erregern fertigzuwerden:

1. Unspezifische Abwehr:

Dazu gehören verschiedene Milch- und Fettsäuren in Schweiß und Talg; Tränen, Speichel und Urin, die bakterientötende Bestandteile enthalten; die Haut selbst, die fremden Organismen den Zutritt zum Körper verwehrt; und verschiedene Abwehrzellen im Körper (Granulozyten, Makrophagen und andere). Die unspezifische Abwehr richtet sich allgemein gegen Fremdstoffe und wird sehr schnell wirksam. Fieber oder Entzündung von Gewebe sind z. B. solche Abwehrmechanismen. Bei der unspezifischen Abwehr treten in vermehrtem Maße weiße Blutkörperchen aus der Blutbahn aus und fressen die eindringenden Erreger auf. In größerem Ausmaß werden diese Reaktionen als Eiter sichtbar.

2. Spezifische Abwehr:

Sie setzt langsamer ein als die unspezifische Abwehr. Der Körper beginnt Stoffe zu entwickeln, die ganz gezielt gegen Eindringlinge wirken. Wenn der Körper einmal gelernt hat, sich gegen eine bestimmte Art von Krankheitserregern zu wehren, reagiert er beim nächsten Mal wesentlich schneller. Diese spezifische Infektionsabwehr stellt oft einen lebenslangen Schutz dar (Immunität).

Von den spezifischen und unspezifischen Abwehrkräften des Körpers hängt es ab, ob die eindringenden Erreger überhaupt die Möglichkeit haben, eine Krankheit zu verursachen. Ist die Abwehrlage eines Menschen – z. B. aufgrund von schlechter Ernährung, schlechtem allgemeinen Gesundheitszustand, Einnahme bestimmter Medikamente wie Glukokortikoiden (siehe Kapitel 7) – geschwächt, dann ist der Körper relativ ungeschützt gegen Krankheitserreger.

Die medikamentöse Therapie gegen Bakterien ist am weitesten entwickelt. Gegen Viren gibt es bis jetzt nur wenige wirksame Substanzen, aussichtsreicher als eine chemische Therapie ist der vorbeugende Schutz (Impfungen).

Welche Medikamente gegen Infektionen?

Eine medikamentöse Behandlung ist nur dann zielführend, wenn die Substanz auch imstande ist, den Krankheitserreger wirksam zu bekämpfen. Mittel gegen Bakterien sind z. B. unwirksam gegen Viren. Deshalb ist es notwendig, vor Beginn einer Therapie gegen Infektionen möglichst genau die Art des Erregers festzustellen. Das kann entweder durch Laboruntersuchung (von Blut, Urin etc.) geschehen oder anhand von Erfahrungswerten vermutet werden.

Ein großes Problem bei der medikamentösen Behandlung von Infektionen besteht darin, dass es nicht nur verschiedene Erregergattungen (Pilze, Bakterien etc.) gibt, sondern innerhalb jeder Gattung wieder unzählige Arten. Kein Medikament ist jedoch gegen alle Erregerarten wirksam. Ein Antibiotikum, das gegen relativ viele verschiedene Bakterienarten wirkt, bezeichnet man als Breitspektrum-Antibiotikum.

Der Vorteil von Breitspektrum-Medikamenten besteht darin, dass der Arzt auch ohne Laboruntersuchung eine gewisse Sicherheit haben kann, den spezifischen Krankheitserreger erfolgreich zu bekämpfen. Die Auswahl eines Medikaments hängt allerdings nicht nur vom Wirkungsspektrum, sondern auch von einer Reihe weiterer Faktoren ab: von den Nebenwirkungen, wie schnell die Substanz vom Körper ausgeschieden wird, ob die Substanz in genügender Menge an den Ort der Infektion gelangt etc.

Antibiotika – Beruhigungsmittel des Arztes?

Relativ übereinstimmend wird in der medizinischen Fachliteratur die Meinung vertreten, dass Antibiotika viel zu häufig verschrieben werden, besonders bei Erkältungskrankheiten. Diese sind fast immer von Viren verursacht – und Antibiotika sind dabei vollkommen unwirksam.

Ende des Jahres 2007 wurde eine große englische Studie veröffentlicht, bei der der Verlauf von Erkältungskrankheiten an mehr als 3 Millionen Patienten untersucht wurde. Ergebnis: Die Behandlung mit Antibiotika kann das Risiko von ernsthaften medizinischen Komplikationen nur bei Infektionen der unteren Atemwege geringfügig vermindern.

Folgen der unnötigen Antibiotika-Verschreibungen

Nebenwirkungen: Mittel gegen Infektionen sind zwar sehr wirksam, jedoch nicht ungefährlich. Sie können schwerwiegende unerwünschte Wirkungen verursachen.

Etwa jeder zwölfte mit Antibiotika behandelte Patient ist davon betroffen. Am häufigsten zeigen sich Nebenwirkungen auf der Haut (allergische Reaktionen) und im Magen-Darm-Bereich (Durchfall etc.). Manche Antibiotika können jedoch auch Leber, Blut, Nieren und Gehör schädigen.

Resistenz: Krankheitserreger verfügen über erstaunliche Fähigkeiten: Sie sind imstande zu lernen und Abwehrmaßnahmen gegen Antibiotika zu entwickeln. Dadurch können sie »unverwundbar« werden.

Wenn Krankheitserreger einmal »im Kampf gegen ein Antibiotikum« diese Fähigkeit erworben haben, dann kann sie durch Zellteilung weitervererbt und sogar durch Kontakt auf andere Erreger übertragen werden.

10.1. Mittel gegen bakterielle Infektionen (Antibiotika)

Krankheitsverursachende Bakterien können durch die körpereigene Abwehr (siehe die Einleitung zu diesem Kapitel) und/oder unterstützend durch Antibiotika bekämpft werden. In der Medizin werden Dutzende von unterschiedlich wirkenden antibiotischen Substanzen verwendet – häufig jedoch ohne ausreichende medizinische Begründung. Die Folge dieser unsachgemäßen Verschreibungen sind:
– unnötige Belastungen des Patienten durch Nebenwirkungen,
– unnötige Kosten der Sozialversicherungen
– und langfristig das Unwirksamwerden von Antibiotika gegenüber krankheitsverursachenden Keimen (Resistenzentwicklung).

Die wichtigsten antibakteriell wirkenden Substanzen

Die in der Medizin verwendeten antibakteriellen Substanzen unterscheiden sich – zum Teil beträchtlich – nach Art der Wirkung, Nebenwirkungen, Dauer der Wirkung im Körper etc. Je nachdem, ob ein Antibiotikum gegen wenige oder viele verschiedene Bakterien wirksam ist, spricht man von einem Schmal- oder Breitspektrum-Antibiotikum.

Die wichtigsten antibakteriellen Substanzen sind:
– Penicilline mit schmalem Wirkungsspektrum (Penicillin G und V)
– Penicilline mit breitem Wirkungsspektrum (Amoxicillin u. a.)
– Cephalosporine
– Trimethoprim und Sulfonamid-Kombinationen
– Tetrazykline
– Makrolide
– Aminoglykoside
– Gyrasehemmer

Unbedingt beachten:
– Dosierungsvorschriften sollen genau eingehalten werden.
– Antibiotika auf alle Fälle so lange einnehmen, wie vom Arzt verschrieben. Keinesfalls Therapie absetzen, weil die Krankheitssymptome verschwinden.
– Nicht vollständig aufgebrauchte Packungen nicht an andere weitergeben oder selbst in einem »ähnlichen« Krankheitsfall wieder verwenden.

Welches Antibiotikum?

Um zu entscheiden, welches Antibiotikum für eine Therapie am sinnvollsten ist, muss der Arzt – zumindest annähernd, am besten jedoch durch Laborbefunde – die für die Infektion verantwortlichen Krankheitserreger bestimmen.

Erst dann kann – unter Abwägung der Wirkungen und Nebenwirkungen – entschieden werden, welches das geeignete Medikament ist. Die Empfehlungen dafür unterscheiden sich in der Literatur zum Teil beträchtlich. Je nach Erfahrung und medizinischer Schule werden Ärzte deshalb unter Umständen zu verschiedenen Entscheidungen kommen.

10.1.1. Penicilline mit schmalem Wirkungsspektrum

Penicilline hemmen das Wachstum der Bakterienzellwand. Penicillin, das in Form von Tabletten eingenommen werden kann, hat die Bezeichnung V (= Phenoxymethylpenicillin), Penicillin, das injiziert wird, die Bezeichnung G (= Benzylpenicillin). Ein weiteres Penicillin ist Flucloxacillin (z. B. *Floxapen*).

Penicilline sind aufgrund ihrer Wirkungsweise relativ gut verträglich für den Körper. Deshalb können sie auch Säuglingen und Schwangeren verabreicht werden. Die Anwendung von Penicillinen ist nur dann gefährlich, wenn jemand eine spezifische Abwehrreaktion (Penicillinallergie) entwickelt hat.

Wichtigste Nebenwirkungen

Überempfindlichkeit (Hautausschlag, Hautjucken). In seltenen Fällen kann es zu bedrohlichen Reaktionen mit Blutdruckabfall, Atemstörungen und Kollaps kommen. Daher sollten Patienten mit bekannter Penicillinallergie solche Mittel nicht verwenden.

10.1.1. Penicilline mit schmalem Wirkungsspektrum

Präparat	Wichtigste Nebenwirkungen	Empfehlung
Floxapen (Ö) Kaps., Trockenstechamp. Flucloxacillin *Rezeptpflichtig*	Überempfindlichkeit (Allergien, z. B. Hautausschläge), Leberschäden	**Therapeutisch zweckmäßig nur** bei leichten Infektionen mit Flucloxacillin-empfindlichen, Penicillinase bildenden Staphylokokken. Spezialpenicillin.

Präparat	Wichtigste Nebenwirkungen	Empfehlung
InfectoBicillin Saft (D) Saft Phenoxymethylpenicillin-Benzathin (Penicillin V) *Rezeptpflichtig*	Überempfindlichkeit (Allergien, z. B. Hautausschläge), auch gegen Konservierungsstoffe	**Therapeutisch zweckmäßig bei** Infektionen mit Penicillin-empfindlichen Krankheitserregern, wie z. B. bei Angina, Scharlach, Lungenentzündung, Zahninfektionen, Lues und Gonorrhoe. Enthält weniger erprobtes Benzathin-Penicillin.
Infectocillin (D) Trockensaft, Filmtabl. Phenoxymethylpenicillin (Penicillin V) *Rezeptpflichtig*	Überempfindlichkeit (Allergien, z. B. Hautausschläge), auch gegen Konservierungsstoffe im Saft	**Therapeutisch zweckmäßig bei** Infektionen mit Penicillin-empfindlichen Krankheitserregern, wie z. B. bei Angina, Scharlach, Lungenentzündung, Zahninfektionen, Lues und Gonorrhoe. Standardpenicillin zum Einnehmen.
Isocillin Mega (D) Filmtabl. **Isocillin Saft** (D) Trockensaft Phenoxymethylpenicillin (Penicillin V) *Rezeptpflichtig*	Überempfindlichkeit (Allergien, z. B. Hautausschläge), auch gegen Konservierungsstoffe im Saft	**Therapeutisch zweckmäßig bei** Infektionen mit Penicillin-empfindlichen Krankheitserregern, wie z. B. bei Angina, Scharlach, Lungenentzündung, Zahninfektionen, Lues und Gonorrhoe. Standardpenicillin zum Einnehmen.
Megacillin oral (D) Filmtabl. Phenoxymethylpenicillin (Penicillin V) *Rezeptpflichtig*	Überempfindlichkeit (Allergien, z. B. Hautausschläge), auch gegen Konservierungsstoffe im Saft	**Therapeutisch zweckmäßig bei** Infektionen mit Penicillin-empfindlichen Krankheitserregern, wie z. B. bei Angina, Scharlach, Lungenentzündung, Zahninfektionen, Lues und Gonorrhoe. Standardpenicillin zum Einnehmen.
Ospen (Ö) Filmtabl., Saft Phenoxymethylpenicillin (Penicillin V) *Rezeptpflichtig*	Überempfindlichkeit (Allergien, z. B. Hautausschläge)	**Therapeutisch zweckmäßig bei** Infektionen mit Penicillin-empfindlichen Krankheitserregern, wie z. B. bei Angina, Scharlach, Lungenentzündung, Zahninfektionen, Lues und Gonorrhoe. Standardpenicillin zum Einnehmen.

Präparat	Wichtigste Nebenwirkungen	Empfehlung
Pen – 1 A Pharma (D) Filmtabl. **PenHEXAL** (D) Filmtabl. **Penicillin Sandoz** (D) Filmtabl. Phenoxymethylpenicillin (Penicillin V) *Rezeptpflichtig*	Überempfindlichkeit (Allergien, z. B. Hautausschläge)	**Therapeutisch zweckmäßig bei** Infektionen mit Penicillin-empfindlichen Krankheitserregern, wie z. B. bei Angina, Scharlach, Lungenentzündung, Zahninfektionen, Lues und Gonorrhoe. Standardpenicillin zum Einnehmen.
Penicillin V AL (D) Filmtabl. **Penicillin V STADA** (D) Filmtabl. **Penicillin V-ratiopharm** (D) Filmtabl. **Penstad V** (Ö) Tabl. Phenoxymethylpenicillin (Penicillin V) *Rezeptpflichtig*	Überempfindlichkeit (Allergien, z. B. Hautausschläge)	**Therapeutisch zweckmäßig bei** Infektionen mit Penicillin-empfindlichen Krankheitserregern, wie z. B. bei Angina, Scharlach, Lungenentzündung, Zahninfektionen, Lues und Gonorrhoe. Standardpenicillin zum Einnehmen.
Staphylex (D) Kaps., Trockensaft **Staphylex Injektion/ Infusion** (D) Trockensubstanz Flucloxacillin *Rezeptpflichtig*	Überempfindlichkeit (Allergien, z. B. Hautausschläge), Leberschäden	**Therapeutisch zweckmäßig nur bei** leichten Infektionen mit Flucloxacillin-empfindlichen Penicillinase bildenden Staphylokokken. Spezialpenicillin.

10.1.2. Breitspektrum-Penicilline (Amoxicillin)

Breitspektrum-Penicilline haben große Ähnlichkeit mit den Schmalspektrum-Penicillinen. Sie sind jedoch gegen ein wesentlich breiteres Spektrum verschiedener Bakterien (sowohl grampositive als auch gramnegative) wirksam.

Wichtigste Nebenwirkungen

Sie werden vom Körper ähnlich gut vertragen wie die Schmalspektrum-Penicilline, verursachen jedoch häufiger Hautausschläge.

10.1.2. Breitspektrum-Penicilline

Präparat	Wichtigste Nebenwirkungen	Empfehlung
Amoclav (D) Filmtabl., Trockensaft, Forte-Trockensaft Amoxicillin, Clavulansäure *Rezeptpflichtig*	Überempfindlichkeit (Allergien, z. B. Hautausschläge), Magen-Darm-Störungen, Leberschäden, auch lebensbedrohliche Formen möglich	**Therapeutisch zweckmäßig nur** in begründeten Ausnahmefällen. Erweitertes antibakterielles Spektrum von Amoxicillin durch Kombination mit einem Hemmstoff bakterieller Enzyme (Clavulansäure), die Amoxicillin zerstören.
Amoxi – 1 A Pharma **Amoxi TS – 1 A Pharma** (D) Filmtabl., Trockensubstanz **Amoxibeta** (D) Tabl., Tabs zur Herstellung einer Susp. **Amoxi-CT** (D) Filmtabl., Trockensubstanz, Brausetabl. *Wirkstoff:* Amoxicillin *Rezeptpflichtig*	Überempfindlichkeit (Allergien, z. B. Hautausschläge), Magen-Darm-Störungen	**Therapeutisch zweckmäßig bei** Infektionen mit Amoxicillin-empfindlichen Krankheitserregern, wie z. B. bei Entzündungen von Bronchien, Nasennebenhöhlen und Harnwegen. Bewährtes Mittel zum Einnehmen.
AmoxiHEXAL (D) Filmtabl., Trockensaft, Forte-Saft **Amoxi-Sandoz** (D) Pulver, Filmtabl., Brausetabl. **Amoxi-Tablinen** (D) Tabl *Wirkstoff:* Amoxicillin *Rezeptpflichtig*	Überempfindlichkeit (Allergien, z. B. Hautausschläge), Magen-Darm-Störungen	**Therapeutisch zweckmäßig bei** Infektionen mit Amoxicillin-empfindlichen Krankheitserregern, wie z. B. bei Entzündungen von Bronchien, Nasennebenhöhlen und Harnwegen. Bewährtes Mittel zum Einnehmen.
AmoxiClav – 1 A Pharma (D) Filmtabl., Trockensaft **AmoxiClav Basics** (D) Filmtabl. **AmoxiClav beta** (D) Tabl. **AmoxiClav-CT** (D) Filmtabl., Trockensaft *Wirkstoffe:* Amoxicillin, Clavulansäure *Rezeptpflichtig*	Überempfindlichkeit (Allergien, z. B. Hautausschläge), Magen-Darm-Störungen, Leberschäden, auch lebensbedrohliche Formen möglich	**Therapeutisch zweckmäßig nur** in begründeten Ausnahmefällen. Erweitertes antibakterielles Spektrum von Amoxicillin durch Kombination mit einem Hemmstoff bakterieller Enzyme (Clavulansäure), die Amoxicillin zerstören.

Präparat	Wichtigste Nebenwirkungen	Empfehlung
AmoxiClavulan – **1 A Pharma** (Ö) Filmtabl., Trockensaft **Amoxi-Clavulan AL** (D) Trockensaft, Tabl. **Amoxi-Clavulan STADA** (D) Filmtabl., Trockensaft *Wirkstoffe:* Amoxicillin, Clavulansäure *Rezeptpflichtig*	Überempfindlichkeit (Allergien, z. B. Hautausschläge), Magen- Darm-Störungen, Leberschä- den, auch lebensbedrohliche Formen möglich	**Therapeutisch zweckmäßig nur** in begründeten Ausnahmefällen. Erweitertes antibakterielles Spek- trum von Amoxicillin durch Kom- bination mit einem Hemmstoff bakterieller Enzyme (Clavulan- säure), die Amoxicillin zerstören.
Amoxicillin AbZ (D) Filmtabl. **Amoxicillin acis** (D) Tabl., Saft **Amoxicillin AL** (D) Filmtabl., Brausetabl., Trockensubstanz *Wirkstoff:* Amoxicillin *Rezeptpflichtig*	Überempfindlichkeit (Allergien, z. B. Hautausschläge), Magen- Darm-Störungen	**Therapeutisch zweckmäßig bei** Infektionen mit Amoxicillin-emp- findlichen Krankheitserregern, wie z. B. bei Entzündungen von Bronchien, Nasennebenhöhlen und Harnwegen. Bewährtes Mittel zum Einnehmen.
Amoxicillin Heumann (D) Filmtabl. **Amoxicillin plus** **Heumann** (D) Filmtabl. **Amoxicillin-ratiopharm** (D/Ö) Filmtabl., Trockensaft, Brausetabl. **Amoxicillin STADA** (D) Filmtabl., Brausetabl., Suspension *Wirkstoff:* Amoxicillin *Rezeptpflichtig*	Überempfindlichkeit (Allergien, z. B. Hautausschläge), Magen- Darm-Störungen	**Therapeutisch zweckmäßig bei** Infektionen mit Amoxicillin-emp- findlichen Krankheitserregern, wie z. B. bei Entzündungen von Bronchien, Nasennebenhöhlen und Harnwegen. Bewährtes Mittel zum Einnehmen.
Amoxicillin-ratiopharm **comp.** (D) Filmtabl., Trockensaft Amoxicillin, Clavulansäure *Rezeptpflichtig*	Überempfindlichkeit (Allergien, z. B. Hautausschläge), Magen- Darm-Störungen, Leberschä- den, auch lebensbedrohliche Formen möglich	**Therapeutisch zweckmäßig nur** in begründeten Ausnahmefällen. Erweitertes antibakterielles Spek- trum von Amoxicillin durch Kom- bination mit einem Hemmstoff bakterieller Enzyme (Clavulan- säure), die Amoxicillin zerstören.

Präparat	Wichtigste Nebenwirkungen	Empfehlung
Augmentan (D) Filmtabl., Tropfen, Trockensaft, Forte-Trockensaft, Kindersaft Amoxicillin, Clavulansäure *Rezeptpflichtig*	Überempfindlichkeit (Allergien, z. B. Hautausschläge), Magen-Darm-Störungen, Leberschäden, auch lebensbedrohliche Formen möglich	**Therapeutisch zweckmäßig nur** in begründeten Ausnahmefällen. Erweitertes antibakterielles Spektrum von Amoxicillin durch Kombination mit einem Hemmstoff bakterieller Enzyme (Clavulansäure), die Amoxicillin zerstören.
Augmentin (Ö) Filmtabl., Pulver zur Herstellung von Injektionslösung, Pulver zur Herstellung von Suspension Amoxicillin, Clavulansäure *Rezeptpflichtig*	Überempfindlichkeit (Allergien, z. B. Hautausschläge), Magen-Darm-Störungen, Leberschäden, auch lebensbedrohliche Formen möglich	**Therapeutisch zweckmäßig nur** in begründeten Ausnahmefällen. Erweitertes antibakterielles Spektrum von Amoxicillin durch Kombination mit einem Hemmstoff bakterieller Enzyme (Clavulansäure), die Amoxicillin zerstören.
Flanamox (D) Kaps. Amoxicillin, Flucloxacillin *Rezeptpflichtig*	Überempfindlichkeit (Allergien, z. B. Hautausschlag), Magen-Darm-Störungen	**Therapeutisch zweckmäßig nur** in begründeten Ausnahmefällen. Erweitertes antibakterielles Spektrum von Amoxicillin durch Kombination mit einem speziell gegen Staphylokokken wirksamen, penicillinasefesten Penicillin (Flucloxacillin).
Infectomox (D) Filmtabl., Trockensaft **Jutamox** (D) Tabl. **Ospamox** (Ö) Filmtabl., Pulver Amoxicillin *Rezeptpflichtig*	Überempfindlichkeit (Allergien, z. B. Hautausschläge), Magen-Darm-Störungen	**Therapeutisch zweckmäßig bei** Infektionen mit Amoxicillin-empfindlichen Krankheitserregern, wie z. B. bei Entzündungen von Bronchien, Nasennebenhöhlen und Harnwegen. Bewährtes Mittel zum Einnehmen.
Unacid/ -PD oral (D) Trockensubstanz, Filmtabl., Trockensaft **Unasyn** (Ö) Filmtab., Trockenstechamp., Trockensubstanz Ampicillin, Sulbactam (= Sultamicillin) *Rezeptpflichtig*	Überempfindlichkeit (Allergien, z. B. Hautausschläge), Magen-Darm-Störungen	**Therapeutisch zweckmäßig bei** Infektionen mit Sultamicillin-empfindlichen Krankheitserregern, wie z. B. bei Infektionen des Zahnapparates oder nach einer Entbindung.

10.1.3. Cephalosporine

Cephalosporine sind den Penicillinen chemisch ähnlich. Ein Großteil dieser Mittel ist ebenfalls relativ gut verträglich. Cephalosporine haben ein breites Wirkungsspektrum und sollten nur dann verwendet werden, wenn Penicilline unzureichend wirken oder wenn eine Penicillinallergie besteht. Im Kampf um Marktanteile wurden neue Cephalosporine aggressiv als Mittel für banale Infektionen im Hals-Nasen-Ohren-Bereich beworben, obwohl diese Infektionen zumeist mit einfachen Penicillinen behandelbar wären.

Wichtigste Nebenwirkungen

Allergische Reaktionen sind selten, Cephalosporine können jedoch Durchfall und in seltenen Fällen auch lebensbedrohliche Dickdarmentzündungen verursachen.

10.1.3. Cephalosporine

Präparat	Wichtigste Nebenwirkungen	Empfehlung
Biocef (Ö) Filmtabl., Granulat Cefpodoxim-Proxetil *Rezeptpflichtig*	Überempfindlichkeit (Allergien, z. B. Hautausschläge), Magen-Darm-Störungen, Pilzinfektion der Scheide. Blutschäden. Pseudomembranöse, lebensbedrohliche Dickdarmentzündung möglich	**Nur zweckmäßig zur** oralen Behandlung (Einnahme durch den Mund) bei problematischen Infektionen besonders der Atem- und Harnwege, wenn andere Antibiotika wie z. B. Amoxicillin oder Makrolide nicht geeignet sind.
Cec (D) Filmtabl., Brausetabl., Forte-Trockensaft **Cec HEXAL** (Ö) Filmtabl., Trockensaft Cefaclor *Rezeptpflichtig*	Überempfindlichkeit (Allergien, z. B. Hautausschläge), Übelkeit, Durchfall, Blutschäden, Pilzinfektion der Scheide. Pseudomembranöse, lebensbedrohliche Dickdarmentzündung möglich	**Nur zweckmäßig zur** oralen Behandlung (Einnahme durch den Mund) bei Infektionen besonders der Atem- und Harnwege, wenn andere Antibiotika wie z. B. Amoxicillin oder Makrolide nicht geeignet sind.
Ceclor (Ö) Granulat, Filmtabl., Trockensaft Cefaclor *Rezeptpflichtig*	Überempfindlichkeit (Allergien, z. B. Hautausschläge), Magen-Darm-Störungen, Pilzinfektion der Scheide, Blutschäden. Pseudomembranöse, lebensbedrohliche Dickdarmentzündung möglich	**Nur zweckmäßig zur** oralen Behandlung (Einnahme durch den Mund) bei Infektionen besonders der Atem- und Harnwege, wenn andere Antibiotika wie z. B. Amoxicillin oder Makrolide nicht geeignet sind.

Präparat	Wichtigste Nebenwirkungen	Empfehlung
Cefaclor – 1 A Pharma (D) Filmtabl., Trockensaft **Cefaclor acis** (D) Brausetabl., Saft, Filmtabl. **Cefaclor AL** (D) Kaps., Trockensaft *Wirkstoff:* Cefaclor *Rezeptpflichtig*	Überempfindlichkeit (Allergien, z. B. Hautausschläge), Magen-Darm-Störungen, Pilzinfektion der Scheide, Blutschäden. Pseudomembranöse, lebensbedrohliche Dickdarmentzündung möglich	**Nur zweckmäßig zur** oralen Behandlung (Einnahme durch den Mund) bei problematischen Infektionen besonders der Atem- und Harnwege, wenn andere Antibiotika wie z. B. Amoxicillin oder Makrolide nicht geeignet sind.
Cefaclor Basics (D) Kaps. **Cefaclor-ratiopharm** (D) Kaps., Brausetabl., Granulat **Cefaclor-Sandoz** (D) Brausetabl., Granulat, Hartkaps. **Cefaclor STADA** (D) Hartkaps., Trockensaft *Wirkstoff:* Cefaclor *Rezeptpflichtig*	Überempfindlichkeit (Allergien, z. B. Hautausschläge), Magen-Darm-Störungen, Pilzinfektion der Scheide, Blutschäden. Pseudomembranöse, lebensbedrohliche Dickdarmentzündung möglich	**Nur zweckmäßig zur** oralen Behandlung (Einnahme durch den Mund) bei problematischen Infektionen besonders der Atem- und Harnwege, wenn andere Antibiotika wie z. B. Amoxicillin oder Makrolide nicht geeignet sind.
Cefadroxil – 1 A Pharma (D) Tabl., Trockensaft **Cefadroxil HEXAL** (D) Granulat zur Herstellung einer Suspension zum Einnehmen Cefadroxil *Rezeptpflichtig*	Überempfindlichkeit (Allergien, z. B. Hautausschläge), Magen-Darm-Störungen, Pilzinfektion der Scheide. Blutschäden. Pseudomembranöse, lebensbedrohliche Dickdarmentzündung möglich	**Wenig zweckmäßig zur** oralen Behandlung (Einnahme durch den Mund) bei Problemkeimen. Nicht stabil gegen bakterielle Enzyme, die Cefadroxil zerstören können.
Cefixdura (D) Filmtabl., Trockensaft **Cefixim – 1 A Pharma** (D) Filmtabl. **Cefixim HEXAL** (D/Ö) Filmtabl. **Cefixim-ratiopharm** (D) Filmtabl., Granulat **Cephoral** (D) Filmtabl. *Wirkstoff:* Cefixim *Rezeptpflichtig*	Überempfindlichkeit (Allergien, z. B. Hautausschläge), Magen-Darm-Störungen, Pilzinfektion der Scheide. Blutschäden. Pseudomembranöse, lebensbedrohliche Dickdarmentzündung möglich. Blutungsneigung	**Nur zweckmäßig zur** oralen Behandlung (Einnahme durch den Mund) bei problematischen Infektionen besonders der Atem- und Harnwege, wenn andere Antibiotika wie z. B. Amoxicillin oder Makrolide nicht geeignet sind.

Präparat	Wichtigste Nebenwirkungen	Empfehlung
Cefpodoxim – 1 A Pharma (D) Filmtabl., Pulver **Cefpodoxim AL** (D) Filmtabl. **Cefpodoxim-CT** (D) Filmtabl. *Wirkstoff:* Cefpodoxim *Rezeptpflichtig*	Überempfindlichkeit (Allergien, z. B. Hautausschläge), Magen-Darm-Störungen, Pilzinfektion der Scheide. Blutschäden. Pseudomembranöse, lebensbedrohliche Dickdarmentzündung möglich	**Nur zweckmäßig zur** oralen Behandlung (Einnahme durch den Mund) bei problematischen Infektionen besonders der Atem- und Harnwege, wenn andere Antibiotika wie z. B. Amoxicillin oder Makrolide nicht geeignet sind.
Cefpodoxim-dura (D) Filmtabl., Trockensaft **Cefpodoxim HEXAL** (D) Filmtabl. **Cefpodoxim-ratiopharm** (D) Filmtabl. **Cefpodoxim Sandoz** (D) Filmtabl., Trockensaft **Cefpodoxim STADA** (D) Filmtabl. *Wirkstoff:* Cefpodoxim *Rezeptpflichtig*	Überempfindlichkeit (Allergien, z. B. Hautausschläge), Magen-Darm-Störungen, Pilzinfektion der Scheide. Blutschäden. Pseudomembranöse, lebensbedrohliche Dickdarmentzündung möglich	**Nur zweckmäßig zur** oralen Behandlung (Einnahme durch den Mund) bei problematischen Infektionen besonders der Atem- und Harnwege, wenn andere Antibiotika wie z. B. Amoxicillin oder Makrolide nicht geeignet sind.
Cefudura – 1 A Pharma (D) Filmtabl. **CefuHEXAL** (D) Filmtabl., Trockensaft **Cefurax** (D) Filmtabl. **Cefurox Basics** (D) Tabl. **Cefuroxim – 1 A Pharma** (D/Ö) Drag., Pulver **Cefuroxim AL** (D) Tabl. **Cefuroxim-CT** (D) Filmtabl., Trockensaft *Wirkstoff:* Cefuroxim-Axetil *Rezeptpflichtig*	Überempfindlichkeit (Allergien, z. B. Hautausschläge), Magen-Darm-Störungen, Pilzinfektion der Scheide. Blutschäden. Pseudomembranöse, lebensbedrohliche Dickdarmentzündung möglich	**Nur zweckmäßig zur** oralen Behandlung (Einnahme durch den Mund) bei problematischen Infektionen besonders der Atem- und Harnwege, wenn andere Antibiotika wie z. B. Amoxicillin oder Makrolide versagen. Erweitertes Spektrum, aber relativ schlechte Resorption.

Präparat	Wichtigste Nebenwirkungen	Empfehlung
Cefuroxim Heumann (D) Filmtabl. **Cefuroxim HEXAL** (Ö) Filmtabl. **Cefuroxim-ratiopharm** (D) Filmtabl., Granulat, ' Durchstechflasche **Cefuroxim Sandoz** (D/Ö) Pulver, Tabl. **Cefuroxim STADA** (D) Tabl. *Wirkstoff:* Cefuroxim-Axetil *Rezeptpflichtig*	Überempfindlichkeit (Allergien, z. B. Hautausschläge), Magen-Darm-Störungen, Pilzinfektion der Scheide. Blutschäden. Pseudomembranöse, lebensbedrohliche Dickdarmentzündung möglich	**Nur zweckmäßig zur** oralen Behandlung (Einnahme durch den Mund) bei problematischen Infektionen besonders der Atem- und Harnwege, wenn andere Antibiotika wie z. B. Amoxicillin oder Makrolide versagen. Erweitertes Spektrum, aber relativ schlechte Resorption.
Cephalexin-ratiopharm (D) Filmtabl., Trockensaft **Cephalobene** (Ö) Filmtabl. Cefalexin *Rezeptpflichtig*	Überempfindlichkeit (Allergien, z. B. Hautausschläge), Magen-Darm-Störungen, Pilzinfektion der Scheide, Blutschäden. Pseudomembranöse, lebensbedrohliche Dickdarmentzündung möglich	**Wenig zweckmäßig zur** oralen Behandlung (Einnahme durch den Mund) bei Problemkeimen. Bei wichtigen Keimen nur relativ schwach wirksam. Wird durch bakterielle Enzyme (ß-Lactamasen) zerstört.
Claforan (D) Injektionslösung Cefotaxim *Rezeptpflichtig*	Überempfindlichkeit (Allergien, z. B. Hautausschläge), Magen-Darm-Störungen, Pilzinfektion der Scheide, Blutschäden. Pseudomembranöse, lebensbedrohliche Dickdarmentzündung möglich	**Therapeutisch zweckmäßig zur** Infusionsbehandlung von Infektionen mit problematischen Krankheitserregern (Problemkeimen). Bewährtes Mittel.
Grüncef (D) Tabl., Trockensaft Cefadroxil *Rezeptpflichtig*	Überempfindlichkeit (Allergien, z. B. Hautausschläge), Magen-Darm-Störungen, Pilzinfektion der Scheide. Blutschäden. Pseudomembranöse, lebensbedrohliche Dickdarmentzündung möglich	**Wenig zweckmäßig zur** oralen Behandlung (Einnahme durch den Mund) bei Problemkeimen. Nicht stabil gegen bakterielle Enzyme, die Cefadroxil zerstören können.
Infectocef (D) Trockensaft Cefaclor *Rezeptpflichtig*	Überempfindlichkeit (Allergien, z. B. Hautausschläge), Magen-Darm-Störungen, Pilzinfektion der Scheide, Blutschäden. Pseudomembranöse, lebensbedrohliche Dickdarmentzündung möglich	**Nur zweckmäßig zur** oralen Behandlung (Einnahme durch den Mund) bei Infektionen besonders der Atem- und Harnwege, wenn andere Antibiotika wie z. B. Amoxicillin oder Makrolide nicht geeignet sind.

Präparat	Wichtigste Nebenwirkungen	Empfehlung
Keflex (Ö) Filmtabl. Cefalexin *Rezeptpflichtig*	Überempfindlichkeit (Allergien, z. B. Hautausschläge), Magen-Darm-Störungen, Pilzinfektion der Scheide, Blutschäden. Pseudomembranöse, lebensbedrohliche Dickdarmentzündung möglich	**Wenig zweckmäßig zur** oralen Behandlung (Einnahme durch den Mund) bei Problemkeimen. Nicht stabil gegen bakterielle Enzyme, die Cefalexin zerstören können.
Kefzol (Ö) Injektionslösung Cefazolin *Rezeptpflichtig*	Überempfindlichkeit (Allergien, z. B. Hautausschläge), Magen-Darm-Störungen, Pilzinfektion der Scheide, Blutschäden. Pseudomembranöse, lebensbedrohliche Dickdarmentzündung möglich	**Therapeutisch zweckmäßig zur** Infusionsbehandlung von Infektionen mit problematischen Krankheitserregern, besonders von Staphylokokken. Bewährtes Mittel.
Keimax (D) Kaps., Trockensaft, Forte-Trockensaft Ceftibuten *Rezeptpflichtig*	Überempfindlichkeit (Allergien, z. B. Hautausschläge), Magen-Darm-Störungen, Pilzinfektion der Scheide, Blutschäden. Pseudomembranöse, lebensbedrohliche Dickdarmentzündung möglich	**Möglicherweise zweckmäßig bei** Infektionen der Harnwege mit Ceftibuten-empfindlichen Problemkeimen. Neueres Oral-Cephalosporin mit guter Resorption.
Maxipime (D/Ö) Trockenstechampullen Cefepim *Rezeptpflichtig*	Überempfindlichkeit (Allergien, z. B. Hautausschläge), Magen-Darm-Störungen, Pilzinfektion der Scheide, Blutschäden. Pseudomembranöse, lebensbedrohliche Dickdarmentzündung möglich	**Therapeutisch zweckmäßig zur** Infusionsbehandlung von Infektionen mit problematischen Krankheitserregern (Problemkeimen).
Orelox (D) Filmtabl., Junior-Trockensaft Cefpodoxim-Proxetil *Rezeptpflichtig*	Überempfindlichkeit (Allergien, z. B. Hautausschläge), Magen-Darm-Störungen, Pilzinfektion der Scheide. Blutschäden. Pseudomembranöse, lebensbedrohliche Dickdarmentzündung möglich	**Nur zweckmäßig zur** oralen Behandlung (Einnahme durch den Mund) bei problematischen Infektionen besonders der Atem- und Harnwege, wenn andere Antibiotika wie z. B. Amoxicillin oder Makrolide nicht geeignet sind.
Ospexin (Ö) Filmtabl., Granulat Cefalexin *Rezeptpflichtig*	Überempfindlichkeit (Allergien, z. B. Hautausschläge), Magen-Darm-Störungen, Pilzinfektion der Scheide, Blutschäden. Pseudomembranöse, lebensbedrohliche Dickdarmentzündung möglich	**Wenig zweckmäßig zur** oralen Behandlung (Einnahme durch den Mund) bei Problemkeimen. Nicht stabil gegen bakterielle Enzyme, die Cefalexin zerstören können.

Präparat	Wichtigste Nebenwirkungen	Empfehlung
Podomexef (D) Filmtabl., Trockensaft Cefpodoxim-Proxetil *Rezeptpflichtig*	Überempfindlichkeit (Allergien, z. B. Hautausschläge), Magen-Darm-Störungen, Pilzinfektion der Scheide. Blutschäden. Pseudomembranöse, lebensbedrohliche Dickdarmentzündung möglich	**Nur zweckmäßig zur** oralen Behandlung (Einnahme durch den Mund) bei problematischen Infektionen besonders der Atem- und Harnwege, wenn andere Antibiotika wie z. B. Amoxicillin oder Makrolide nicht geeignet sind.
Tricef (Ö) Filmtabl., Trockensaft Cefixim *Rezeptpflichtig*	Überempfindlichkeit (Allergien, z. B. Hautausschläge), Magen-Darm-Störungen, Pilzinfektion der Scheide. Blutschäden. Pseudomembranöse, lebensbedrohliche Dickdarmentzündung möglich	**Nur zweckmäßig zur** oralen Behandlung (Einnahme durch den Mund) bei problematischen Infektionen besonders der Atem- und Harnwege, wenn andere Antibiotika wie z. B. Amoxicillin oder Makrolide nicht geeignet sind.

10.1.4. Trimethoprim und Trimethoprim-Sulfonamid-Kombinationen

Die gemeinsame Anwendung von Trimethoprim und Sulfonamid ist eine der wenigen festen Arzneimittelkombinationen, die bei Fachleuten unumstritten ist. Beide Substanzen stören den Stoffwechsel der Bakterien. Die Kombination hat ein breites Wirkungsspektrum. Bei unkomplizierten Harnwegsinfektionen genügt es oft, nur Trimethoprim allein zu verwenden (z. B. *Infectotrimet*).

Der Vorteil: weniger Nebenwirkungen. *Der Nachteil:* erhöhtes Resistenzrisiko.

Wichtigste Nebenwirkungen

Allergische Reaktionen (Hautausschlag, Jucken), Magen-Darm-Störungen, Blutbildschäden. Bei längerer Verwendung dieser Medikamente (über 14 Tage) sind regelmäßige Kontrollen des Blutbildes notwendig.

Warnhinweis: Stillende Mütter und Säuglinge bis zum dritten Lebensmonat sollten diese Medikamente nicht einnehmen.

10.1.4. Trimethoprim und Trimethoprim-Sulfonamid-Kombinationen

Präparat	Wichtigste Nebenwirkungen	Empfehlung
Cotrim – 1 A Pharma (D) Tabl. **Cotrim HEXAL forte** (D) Tabl. **Cotrim forte/ -K-/ -E-ratiopharm** (D) Saft Trimethoprim, Sulfamethoxazol *Rezeptpflichtig*	Magen-Darm-Störungen, allergische Erscheinungen (z. B. Hauterscheinungen, Fieber), Blutschäden	**Therapeutisch zweckmäßig bei** Infektionen mit Sulfonamid-empfindlichen Krankheitserregern, insbesondere bei Harnwegsinfektionen. Sinnvolle Kombination.
Cotrimoxazol AL (D) Tabl., Fortetabl. Trimethoprim, Sulfamethoxazol *Rezeptpflichtig*	Magen-Darm-Störungen, allergische Erscheinungen (z. B. Hauterscheinungen, Fieber), Blutschäden	**Therapeutisch zweckmäßig bei** Infektionen mit Sulfonamid-empfindlichen Krankheitserregern, insbesondere bei Harnwegsinfektionen. Sinnvolle Kombination.
Infectotrimet (D) Saft, Tabl. Trimethoprim *Rezeptpflichtig*	Magen-Darm-Störungen, selten allergische Erscheinungen (z. B. Hauterscheinungen, Fieber), selten Blutschäden	**Therapeutisch zweckmäßig bei** unkomplizierten Harnwegsinfektionen.
Kepinol (D) Tabl., Fortetabl. Trimethoprim, Sulfamethoxazol *Rezeptpflichtig*	Magen-Darm-Störungen, allergische Erscheinungen (z. B. Hauterscheinungen, Fieber), Blutschäden	**Therapeutisch zweckmäßig bei** Infektionen mit Sulfonamid-empfindlichen Krankheitserregern, insbesondere bei Harnwegsinfektionen. Sinnvolle Kombination.
Lidaprim (Ö) Forte-Filmtabl. Trimethoprim, Sulfametrol *Rezeptpflichtig*	Magen-Darm-Störungen, allergische Erscheinungen (z. B. Hauterscheinungen, Fieber), Blutschäden	**Therapeutisch zweckmäßig bei** Infektionen mit Sulfonamid-empfindlichen Krankheitserregern, insbesondere bei Harnwegsinfektionen. Sinnvolle Kombination.

10.1.5. Tetrazykline

Tetrazykline, wie etwa der Wirkstoff Doxycyclin, besitzen ein breites Wirkungsspektrum und gehören zu den gut verträglichen Antibiotika. Wegen der häufigen Verwendung von Tetrazyklinen sind zahlreiche Bakterienstämme gegen dieses Antibiotikum resistent geworden.

Wichtigste Nebenwirkungen: Übelkeit, Erbrechen, Durchfall.

Warnhinweise: Tetrazykline können in der Wachstumsphase von Kindern dauerhafte Zahnschäden (Verfärbung der Zähne, erhöhte Kariesanfälligkeit) verursachen. Schwangere ab dem zweiten Drittel der Schwangerschaft und Kinder bis zum vollendeten neunten Lebensjahr sollten deshalb auf keinen Fall Tetrazykline verwenden. Tabletten sollten mit viel Flüssigkeit eingenommen werden, weil sonst schwere Speiseröhrenschäden auftreten können.

10.1.5. Tetrazykline

Präparat	Wichtigste Nebenwirkungen	Empfehlung
Doxybene (Ö) lösliche Tabl. **Doxy-CT** (D) Kaps., Tabl. **Doxycyclin – 1 A Pharma** (D) Tabl. **Doxycyclin AL** (D) Tabl. Kaps. **Doxycyclin Genericon** (Ö) lösliche Tabl. **Doxycyclin Heumann** (D) Tabl. *Wirkstoff:* Doxycyclin *Rezeptpflichtig*	Magen-Darm-Störungen, Erbrechen, Durchfall, Leberschädigung, Licht-Überempfindlichkeit, Zahn- und Knochenschäden bei Kindern	**Therapeutisch zweckmäßig bei** Infektionen mit Doxycyclin-empfindlichen Krankheitserregern, wie z. B. bei Entzündung von Lunge, Bronchien und Galle, unspezifischer Entzündung der Harnröhre und seltenen Erkrankungen wie Cholera, Pest und Brucellosen. Lange bewährtes Tetracyclin-Derivat.
Doxycyclin-ratiopharm (D) Kaps., Tabl. **Doxycyclin STADA** (D) Tabs, Tabl., Filmtabl. *Wirkstoff:* Doxycyclin *Rezeptpflichtig*	Magen-Darm-Störungen, Erbrechen, Durchfall, Leberschädigung, Licht-Überempfindlichkeit, Zahn- und Knochenschäden bei Kindern	**Therapeutisch zweckmäßig bei** Infektionen mit Doxycyclin-empfindlichen Krankheitserregern, wie z. B. bei Entzündung von Lunge, Bronchien und Galle, unspezifischer Entzündung der Harnröhre und seltenen Erkrankungen wie Cholera, Pest und Brucellosen. Lange bewährtes Tetracyclin-Derivat.
Doxydyn (Ö) Filmtabl. **DoxyHEXAL** (D) Tabl., Injektionslösung *Wirkstoff:* Doxycyclin *Rezeptpflichtig*	Magen-Darm-Störungen, Erbrechen, Durchfall, Leberschädigung, Licht-Überempfindlichkeit, Zahn- und Knochenschäden bei Kindern	**Therapeutisch zweckmäßig bei** Infektionen mit Doxycyclin-empfindlichen Krankheitserregern, wie z. B. bei Entzündung von Lunge, Bronchien und Galle, unspezifischer Entzündung der Harnröhre und seltenen Erkrankungen wie Cholera, Pest und Brucellosen. Lange bewährtes Tetracyclin-Derivat.

10.1.6. Makrolide

Makrolide haben ein relativ schmales Wirkungsspektrum und wirken vor allem gegen grampositive Keime. Sie werden meistens bei bakteriellen Infektionen der Lunge (zum Beispiel atypische Lungenentzündung, die häufig bei Kindern auftritt), bei Keuchhusten und bei der Legionärskrankheit verwendet und sind, ähnlich wie die Penicilline und Cephalosporine, gut verträglich. Makrolide werden hauptsächlich dann verwendet, wenn Penicilline oder Cephalosporine wegen Allergien oder Resistenz (Unwirksamkeit) nicht eingesetzt werden können.

Ende des Jahres 2006 empfahl ein Beratergremium der US-Gesundheitsbehörde, dass der Wirkstoff Telithromycin (enthalten z. B. in *Ketek*) nur noch zur Behandlung von ambulant erworbener Lungenentzündung verwendet werden darf.

Wichtigste Nebenwirkungen: allergische Erscheinungen und Übelkeit, Erbrechen und Durchfall. Bei vorgeschädigtem Herzen können Makrolide lebensbedrohliche Herzrhythmusstörungen verursachen.

10.1.6. Makrolide und ähnliche Wirkstoffe

Präparat	Wichtigste Nebenwirkungen	Empfehlung
Azi-Teva (D) Filmtabl., Trockensaft **Azithromycin – 1 A Pharma** (D/Ö) Filmtabl., Pulver **Azithromycin AL** (D) Filmtabl. *Wirkstoff:* Azithromycin *Rezeptpflichtig*	Magen-Darm-Störungen, Leberschäden (auch lebensbedrohliche Formen), schwere Hautausschläge möglich, psychische Veränderungen	**Therapeutisch zweckmäßig, wenn** wegen einer Penicillinallergie oder -resistenz Penicilline nicht angewendet werden können. Zweckmäßig bei bestimmten Formen der Lungenentzündung, z. B. bei sog. atypischer Pneumonie und Legionärskrankheit.
Azithromycin HEXAL (D/Ö) Filmtabl., Pulver *Wirkstoff:* Azithromycin *Rezeptpflichtig*	Magen-Darm-Störungen, Leberschäden (auch lebensbedrohliche Formen), schwere Hautausschläge möglich, psychische Veränderungen	**Therapeutisch zweckmäßig, wenn** wegen einer Penicillinallergie oder -resistenz Penicilline nicht angewendet werden konnen. Zweckmäßig bei bestimmten Formen der Lungenentzündung, z. B. bei sog. atypischer Pneumonie und Legionärskrankheit.

Präparat	Wichtigste Nebenwirkungen	Empfehlung
Azithromycin-ratiopharm (D/Ö) Filmtabl., Pulver **Azithromycin Sandoz** (D/Ö) Filmtabl., Pulver **Azithromycin STADA** (D/Ö) Filmtabl., Pulver **Azithromycin Winthrop** (D) Filmtabl. *Wirkstoff:* Azithromycin *Rezeptpflichtig*	Magen-Darm-Störungen, Leberschäden (auch lebensbedrohliche Formen), schwere Hautausschläge möglich, psychische Veränderungen	**Therapeutisch zweckmäßig, wenn** wegen einer Penicillinallergie oder -resistenz Penicilline nicht angewendet werden können. Zweckmäßig bei bestimmten Formen der Lungenentzündung, z. B. bei sog. atypischer Pneumonie und Legionärskrankheit.
Clarilind (D) Filmtabl. **Clarithrobeta** (D) Filmtabl. **Clarithromycin – 1 A Pharma** (D/Ö) Filmtabl., nur D: Trockensaft **Clarithromycin AL** (D) Filmtabl., Trockensaft *Wirkstoff:* Clarithromycin *Rezeptpflichtig*	Magen-Darm-Störungen, selten allergische Erscheinungen (z. B. Hautausschläge). Häufig Kopfschmerzen. Reversible Zahnverfärbung	**Therapeutisch zweckmäßig,** wenn wegen einer Penicillinallergie oder -resistenz Penicilline nicht angewendet werden können. Zweckmäßig zur antibiotischen Kombinationsbehandlung bei Magenulkus.
Clarithromycin Basics (D) Filmtabl., Trockensaft **Clarithromycin-CT** (D) Filmtabl., Trockensaft **Clarithromycin dura** (D) Filmtabl. *Wirkstoff:* Clarithromycin *Rezeptpflichtig*	Magen-Darm-Störungen, selten allergische Erscheinungen (z. B. Hautausschläge). Häufig Kopfschmerzen. Reversible Zahnverfärbung	**Therapeutisch zweckmäßig,** wenn wegen einer Penicillinallergie oder -resistenz Penicilline nicht angewendet werden können. Zweckmäßig zur antibiotischen Kombinationsbehandlung bei Magenulkus.
Clarithromycin Heumann (D) Filmtabl. **Clarithromycin HEXAL** (D/Ö) Filmtabl., nur D: Trockensaft **Clarithromycin-ratiopharm** (D/Ö) Filmtabl., Trockensaft *Wirkstoff:* Clarithromycin *Rezeptpflichtig*	Magen-Darm-Störungen, selten allergische Erscheinungen (z. B. Hautausschläge). Häufig Kopfschmerzen. Reversible Zahnverfärbung	**Therapeutisch zweckmäßig,** wenn wegen einer Penicillinallergie oder -resistenz Penicilline nicht angewendet werden können. Zweckmäßig zur antibiotischen Kombinationsbehandlung bei Magenulkus.

Präparat	Wichtigste Nebenwirkungen	Empfehlung
Clarithromycin STADA (D/Ö) Filmtabl., nur D: Granulat *Wirkstoff:* Clarithromycin *Rezeptpflichtig*	Magen-Darm-Störungen, selten allergische Erscheinungen (z. B. Hautausschläge). Häufig Kopfschmerzen. Reversible Zahnverfärbung	**Therapeutisch zweckmäßig,** wenn wegen einer Penicillinallergie oder -resistenz Penicilline nicht angewendet werden können. Zweckmäßig zur antibiotischen Kombinationsbehandlung bei Magenulkus.
Clindabeta (D) Hartkaps. **Clindac Sandoz** (Ö) Kaps., Filmtabl. **ClindaHEXAL** (D) Kaps., Filmtabl., Amp. *Wirkstoff:* Clindamycin *Rezeptpflichtig*	Übelkeit, Erbrechen, blutig-schleimige Durchfälle, gefährliche Dickdarmentzündung, Hautausschläge	**Therapeutisch zweckmäßig bei** problematischen Infektionen (Problemkeimen), wenn andere Antibiotika versagen. Wirkstoff mit Makrolid-ähnlicher Wirkung.
Clindamycin – **1 A Pharma** (D/Ö) Kaps., Filmtabl. **Clindamycin AL** (D) Kaps. Wirkstoff: Clindamycin *Rezeptpflichtig*	Übelkeit, Erbrechen, blutig-schleimige Durchfälle, gefährliche Dickdarmentzündung, Hautausschläge	**Therapeutisch zweckmäßig bei** problematischen Infektionen (Problemkeimen), wenn andere Antibiotika versagen. Wirkstoff mit Makrolid-ähnlicher Wirkung.
Clindamycin-ratiopharm (D/Ö) Kaps., Filmtabl., Injektionslösung *Wirkstoff:* Clindamycin *Rezeptpflichtig*	Übelkeit, Erbrechen, blutig-schleimige Durchfälle, gefährliche Dickdarmentzündung, Hautausschläge	**Therapeutisch zweckmäßig bei** problematischen Infektionen (Problemkeimen), wenn andere Antibiotika versagen. Wirkstoff mit Makrolid-ähnlicher Wirkung.
Clinda-saar (D) Filmtabl., Amp., Injektionsflaschen *Wirkstoff:* Clindamycin *Rezeptpflichtig*	Übelkeit, Erbrechen, blutig-schleimige Durchfälle, gefährliche Dickdarmentzündung, Hautausschläge	**Therapeutisch zweckmäßig bei** problematischen Infektionen (Problemkeimen), wenn andere Antibiotika versagen. Wirkstoff mit Makrolid-ähnlicher Wirkung.
Dalacin C (Ö) Granulat, Kaps., Amp. Clindamycin *Rezeptpflichtig*	Übelkeit, Erbrechen, blutig-schleimige Durchfälle, gefährliche Dickdarmentzündung, Hautausschläge	**Therapeutisch zweckmäßig bei** problematischen Infektionen (Problemkeimen), wenn andere Antibiotika versagen. Wirkstoff mit Makrolid-ähnlicher Wirkung.

Präparat	Wichtigste Nebenwirkungen	Empfehlung
EryHEXAL (D) Filmtabl., Granulat, Trockensaft **Erythrocin** (Ö) Filmtabl., Granulat, Trockensubstanz **Erythro-CT** (D) Filmtabl., Granulat *Wirkstoff:* Erythromycin *Rezeptpflichtig*	Magen-Darm-Störungen, Leberschäden, selten allergische Erscheinungen (z. B. Hautausschläge), auch durch Konservierungsstoffe	**Therapeutisch zweckmäßig, wenn** wegen einer Penicillinallergie oder -resistenz Penicilline nicht angewendet werden können. Zweckmäßig bei bestimmten Formen der Lungenentzündung, z. B. bei sog. atypischer Pneumonie und Legionärskrankheit. Zweckmäßig bei Kindern mit bakteriellen Infektionen der Atmungsorgane.
Erythromycin-ratiopharm (D) Granulat, Filmtabl. *Wirkstoff:* Erythromycin *Rezeptpflichtig*	Magen-Darm-Störungen, Leberschäden, selten allergische Erscheinungen (z. B. Hautausschläge), auch durch Konservierungsstoffe	**Therapeutisch zweckmäßig, wenn** wegen einer Penicillinallergie oder -resistenz Penicilline nicht angewendet werden können. Zweckmäßig bei bestimmten Formen der Lungenentzündung, z. B. bei sog. atypischer Pneumonie und Legionärskrankheit. Zweckmäßig bei Kindern mit bakteriellen Infektionen der Atmungsorgane.
Infectomycin (D) Trockensaft Erythromycin *Rezeptpflichtig*	Magen-Darm-Störungen, Leberschäden, selten allergische Erscheinungen (z. B. Hautausschläge)	**Therapeutisch zweckmäßig, wenn** wegen einer Penicillinallergie oder -resistenz Penicilline nicht angewendet werden können. Zweckmäßig bei bestimmten Formen der Lungenentzündung, z. B. bei sog. atypischer Pneumonie und Legionärskrankheit. Zweckmäßig bei Kindern mit bakteriellen Infektionen der Atmungsorgane.
Ketek (D) Filmtabl. Telithromycin *Rezeptpflichtig*	Magen-Darm-Störungen, schwere Leberschäden, starke Sehstörungen, selten allergische Erscheinungen (z. B. Hautausschläge), lebensbedrohliche Rhythmusstörungen bei vorgeschädigtem Herzen möglich	**Abzuraten** Vertretbar nur in begründeten Ausnahmefällen bei einer Penicillinallergie oder Resistenz gegen Penicilline, Cephalosporine und Makrolide, z. B. bei bakteriellen Infektionen der Atemwege. Höheres Nebenwirkungsrisiko als andere Antibiotika.

Präparat	Wichtigste Nebenwirkungen	Empfehlung
Klacid/ -PRO/ -uno/ -forte (D/Ö) Filmtabl., Retardtabl., Trockensaft, Trockensubstanz Clarithromycin *Rezeptpflichtig*	Magen-Darm-Störungen, Leberschäden, selten allergische Erscheinungen (z. B. Hautausschläge). Häufig Kopfschmerzen. Reversible Zahnverfärbungen	**Therapeutisch zweckmäßig, wenn** wegen einer Penicillinallergie oder -resistenz Penicilline nicht angewendet werden können. Zweckmäßig zur antibiotischen Kombinationsbehandlung bei Magenulkus.
Romyk (D) **Roxi – 1 A Pharma** (D) **Roxibeta** (D) **Roxi-CT** (D) **Roxidura** (D **RoxiHEXAL** (D) **Roxithro-Lich** (D) Filmtabletten *Wirkstoff:* Roxithromycin *Rezeptpflichtig*	Magen-Darm-Störungen, Leberschäden, selten allergische Erscheinungen (z. B. Hautausschläge), selten Kopfschmerzen	**Therapeutisch zweckmäßig, wenn** wegen einer Penicillinallergie oder -resistenz Penicilline nicht angewendet werden können. Zweckmäßig bei bestimmten Formen der Lungenentzündung, z. B. bei sog. atypischer Pneumonie und Legionärskrankheit.
Roxithromycin AbZ (D) **Roxithromycin AL** (D) **Roxithromycin Genericon** (Ö) Filmtabletten *Wirkstoff:* Roxithromycin *Rezeptpflichtig*	Magen-Darm-Störungen, Leberschäden, selten allergische Erscheinungen (z. B. Hautausschläge), selten Kopfschmerzen	**Therapeutisch zweckmäßig, wenn** wegen einer Penicillinallergie oder -resistenz Penicilline nicht angewendet werden können. Zweckmäßig bei bestimmten Formen der Lungenentzündung, z. B. bei sog. atypischer Pneumonie und Legionärskrankheit.
Roxithromycin-ratiopharm (D) **Roxithromycin STADA** (D) Filmtabletten *Wirkstoff:* Roxithromycin *Rezeptpflichtig*	Magen-Darm-Störungen, Leberschäden, selten allergische Erscheinungen (z. B. Hautausschläge), selten Kopfschmerzen	**Therapeutisch zweckmäßig, wenn** wegen einer Penicillinallergie oder -resistenz Penicilline nicht angewendet werden können. Zweckmäßig bei bestimmten Formen der Lungenentzündung, z. B. bei sog. atypischer Pneumonie und Legionärskrankheit.
Rulid (D) Filmtabl. **Rulide** (Ö) Filmtabl., lösliche Tabl. Roxithromycin *Rezeptpflichtig*	Magen-Darm-Störungen, Leberschäden, selten allergische Erscheinungen (z. B. Hautausschläge), selten Kopfschmerzen	**Therapeutisch zweckmäßig, wenn** wegen einer Penicillinallergie oder -resistenz Penicilline nicht angewendet werden können. Zweckmäßig bei bestimmten Formen der Lungenentzündung, z. B. bei sog. atypischer Pneumonie und Legionärskrankheit.

Präparat	Wichtigste Nebenwirkungen	Empfehlung
Zithromax (D/Ö) Trockensaft, Filmtabl., lösliches Pulver Azithromycin *Rezeptpflichtig*	Magen-Darm-Störungen, Leberschäden (auch lebensbedrohliche Formen), schwere Hautausschläge möglich, psychische Veränderungen	**Therapeutisch zweckmäßig, wenn** wegen einer Penicillinallergie oder -resistenz Penicilline nicht angewendet werden können. Zweckmäßig bei bestimmten Formen der Lungenentzündung, z. B. bei sog. atypischer Pneumonie und Legionärskrankheit.

10.1.7. Gyrasehemmer (Fluorchinolone)

Das Wirksamkeitsspektrum der Gyrasehemmer ist breit und entspricht etwa dem der neuen Cephalosporine oder der Aminoglykoside. Gyrasehemmer werden vorwiegend bei Harnwegsinfekten verschrieben.

Wichtigste Nebenwirkungen: Häufig treten Magen-Darm-Beschwerden (Übelkeit, Erbrechen, Durchfall) und Überempfindlichkeitserscheinungen auf. Außerdem zeigen sich relativ oft neurologische und psychiatrische Veränderungen (Unruhe, Benommenheit, Verwirrtheit, Schlafstörungen, Halluzinationen, Krampfanfälle).

In seltenen Fällen kann es zu schwerwiegenden Nebenwirkungen kommen: Sehnenrisse (bei Auftreten von Sehnenschmerzen sollte die Therapie sofort abgebrochen werden), schwerer, anhaltender Durchfall, Leberschäden, schwere Überempfindlichkeitsreaktionen (Hautausschläge, Anschwellen des Gesichts).

10.1.7. Gyrasehemmer

Präparat	Wichtigste Nebenwirkungen	Empfehlung
Avalox (D) Filmtabl., Infusionslösung **Avelox** (Ö) Filmtabl., Infusionslösung Moxifloxacin *Rezeptpflichtig*	Relativ häufig: Magen-Darm-Störungen, zentralnervöse Störungen (z. B. psychotische Erregungszustände, Schwindel, Kopfschmerzen, Verwirrtheitszustände, Krampfanfälle). Schwere Leberschäden. Allergische Hautreaktionen, Knorpel- und Sehnenschäden	**Abzuraten** Nur vertretbar, wenn andere, besser verträgliche Gyrasehemmer nicht angewendet werden können. Darf bei Kindern und Jugendlichen nicht angewendet werden.

Präparat	Wichtigste Nebenwirkungen	Empfehlung
Cipro – 1 A Pharma (D) Filmtabl. **Ciprobay** (D) Filmtabl., Saft, Infusionslösung **Ciprobay Uro** (D) Filmtabl. **Ciprobeta** (D) Filmtabl. **Ciprobeta Uro** (D) Filmtabl. *Wirkstoff:* Ciprofloxacin *Rezeptpflichtig*	Relativ häufig: Magen-Darm-Störungen, zentralnervöse Störungen (z. B. psychotische Erregungszustände, Schwindel, Kopfschmerzen, Verwirrtheitszustände, Krampfanfälle). Leberschäden. Allergische Hautreaktionen (Rötung, Juckreiz), Knorpel- und Sehnenschäden	**Therapeutisch zweckmäßig bei** Infektionen mit Ciprofloxacin-empfindlichen Problemkeimen. Nur vertretbar, wenn andere, besser verträgliche Antibiotika (z. B. Penicilline) nicht angewendet werden können. Darf bei Kindern und Jugendlichen nur bei schweren, mit anderen Mitteln nicht therapierbaren Infektionen angewendet werden. 100-mg-Tabletten nur bei unkomplizierten Harnwegsinfektionen bei Frauen. Lang bewährtes Mittel.
Ciprofloxacin – 1 A Pharma (Ö) **Ciprofloxacin AbZ** (D) **Ciprofloxacin AL** (D) **Ciprofloxacin AL Uro** (D) **Ciprofloxacin Genericon** (Ö) **Ciprofloxacin-ratiopharm** (D/Ö) Filmtabletten *Wirkstoff:* Ciprofloxacin *Rezeptpflichtig*	Relativ häufig: Magen-Darm-Störungen, zentralnervöse Störungen (z. B. psychotische Erregungszustände, Schwindel, Kopfschmerzen, Verwirrtheitszustände, Krampfanfälle). Leberschäden. Allergische Hautreaktionen (Rötung, Juckreiz), Knorpel- und Sehnenschäden	**Therapeutisch zweckmäßig bei** Infektionen mit Ciprofloxacin-empfindlichen Problemkeimen. Nur vertretbar, wenn andere, besser verträgliche Antibiotika (z. B. Penicilline) nicht angewendet werden können. Darf bei Kindern und Jugendlichen nur bei schweren, mit anderen Mitteln nicht therapierbaren Infektionen angewendet werden. 100-mg-Tabletten nur bei unkomplizierten Harnwegsinfektionen bei Frauen. Lang bewährtes Mittel.
Ciprofloxacin Sandoz (D/Ö) Filmtabl., **Ciprofloxacin STADA** (D) Filmtabl. **Cipro HEXAL** (D) Filmtabl., Infusionslösung *Wirkstoff:* Ciprofloxacin *Rezeptpflichtig*	Relativ häufig: Magen-Darm-Störungen, zentralnervöse Störungen (z. B. psychotische Erregungszustände, Schwindel, Kopfschmerzen, Verwirrtheitszustände, Krampfanfälle). Leberschäden. Allergische Hautreaktionen (Rötung, Juckreiz), Knorpel- und Sehnenschäden	**Therapeutisch zweckmäßig bei** Infektionen mit Ciprofloxacin-empfindlichen Problemkeimen. Nur vertretbar, wenn andere, besser verträgliche Antibiotika (z. B. Penicilline) nicht angewendet werden können. Darf bei Kindern und Jugendlichen nur bei schweren, mit anderen Mitteln nicht therapierbaren Infektionen angewendet werden. 100-mg-Tabletten nur bei unkomplizierten Harnwegsinfektionen bei Frauen. Lang bewährtes Mittel.

Präparat	Wichtigste Nebenwirkungen	Empfehlung
Enoxor (D) Filmtabl. Enoxacin *Rezeptpflichtig*	Häufig zentralnervöse Störungen (z. B. Schwindel, Kopfschmerzen, Verwirrtheitszustände, Krampfanfälle), Magen-Darm-Störungen, Licht-Überempfindlichkeit. Allergische Hautreaktionen (Rötung, Juckreiz), Knorpel- und Sehnenschäden	**Abzuraten** Wegen besserer Wirksamkeit und geringerer Nebenwirkungen sind Standardmittel wie z. B. Ciprofloxacin vorzuziehen. Darf bei Kindern und Jugendlichen nicht angewendet werden.
Keciflox (D) Filmtabl. Ciprofloxacin *Rezeptpflichtig*	Relativ häufig: Magen-Darm-Störungen, zentralnervöse Störungen (z. B. psychotische Erregungszustände, Schwindel, Kopfschmerzen, Verwirrtheitszustände, Krampfanfälle). Leberschäden. Allergische Hautreaktionen (Rötung, Juckreiz), Knorpel- und Sehnenschäden	**Therapeutisch zweckmäßig bei** Infektionen mit Ciprofloxacin-empfindlichen Problemkeimen. Nur vertretbar, wenn andere, besser verträgliche Antibiotika (z. B. Penicilline) nicht angewendet werden können. Darf bei Kindern und Jugendlichen nur bei schweren, mit anderen Mitteln nicht therapierbaren Infektionen angewendet werden. Lang bewährtes Mittel.
Levofloxacin – 1 A Pharma (D) **Levofloxacin AL** (D) **Levofloxacin HEXAL** (D) **Levofloxacin- ratiopharm** (D) **Levofloxacin STADA** (D) Filmtabletten *Wirkstoff:* Levofloxacin *Rezeptpflichtig*	Relativ häufig: Magen-Darm-Störungen, zentralnervöse Störungen (z. B. psychotische Erregungszustände, Schwindel, Kopfschmerzen, Verwirrtheitszustände, Krampfanfälle). Leberschäden, allergische Hautreaktionen (Rötung, Juckreiz), Knorpel- und Sehnenschäden	**Therapeutisch zweckmäßig nur bei** Infektionen mit Levofloxacin-empfindlichen Problemkeimen. Nur vertretbar, wenn andere, besser verträgliche Antibiotika (z. B. Penicilline) nicht angewendet werden können. Darf bei Kindern und Jugendlichen nicht angewendet werden.
Norflox – 1 A Pharma (D) **Norfloxacin AbZ** (D) **Norfloxacin AL** (D) Filmtabletten *Wirkstoff:* Norfloxacin *Rezeptpflichtig*	Relativ häufig: Magen-Darm-Störungen, zentralnervöse Störungen (z. B. Schwindel, Kopfschmerzen, Verwirrtheitszustände, Krampfanfälle). Allergische Hautreaktionen (Rötung, Juckreiz), Knorpel- und Sehnenschäden	**Therapeutisch zweckmäßig nur bei** Infektionen der Harnwege mit Norfloxacin-empfindlichen Problemkeimen, wenn andere, besser verträgliche Antibiotika (z. B. Penicilline) nicht angewendet werden können. Darf bei Kindern und Jugendlichen nicht angewendet werden.

Präparat	Wichtigste Nebenwirkungen	Empfehlung
Norfloxacin-ratiopharm (D/Ö) **Norfloxacin Sandoz** (Ö) **Norfloxacin STADA** (D) **Norflox-CT** (D) **Norflox Sandoz** (D) Filmtabletten *Wirkstoff:* Norfloxacin *Rezeptpflichtig*	Relativ häufig: Magen-Darm-Störungen, zentralnervöse Störungen (z. B. Schwindel, Kopfschmerzen, Verwirrtheitszustände, Krampfanfälle). Allergische Hautreaktionen (Rötung, Juckreiz), Knorpel- und Sehnenschäden	**Therapeutisch zweckmäßig nur bei** Infektionen der Harnwege mit Norfloxacin-empfindlichen Problemkeimen, wenn andere, besser verträgliche Antibiotika (z. B. Penicilline) nicht angewendet werden können. Darf bei Kindern und Jugendlichen nicht angewendet werden.
Ofloxacin – **1 A Pharma** (D) **Ofloxacin AL** (D) **Ofloxacin-ratiopharm** (D/Ö) Filmtabletten *Wirkstoff:* Ofloxacin *Rezeptpflichtig*	Relativ häufig: Magen-Darm-Störungen, zentralnervöse Störungen (z. B. psychotische Erregungszustände, Schwindel, Kopfschmerzen, Verwirrtheitszustände, Krampfanfälle). Leberschäden, allergische Hautreaktionen (Rötung, Juckreiz), Knorpel- und Sehnenschäden	**Therapeutisch zweckmäßig nur bei** Infektionen mit Ofloxacin-empfindlichen Problemkeimen. Nur vertretbar, wenn andere, besser verträgliche Antibiotika (z. B. Penicilline) nicht angewendet werden können. Darf bei Kindern und Jugendlichen nicht angewendet werden. 100-mg-Tabletten nur für unkomplizierte Harnwegsinfektionen bei Frauen.
Tavanic (D/Ö) Filmtabl., Infusionslösung Levofloxacin *Rezeptpflichtig*	Relativ häufig: Magen-Darm-Störungen, zentralnervöse Störungen (z. B. psychotische Erregungszustände, Schwindel, Kopfschmerzen, Verwirrtheitszustände, Krampfanfälle). Leberschäden, allergische Hautreaktionen (Rötung, Juckreiz), Knorpel- und Sehnenschäden	**Therapeutisch zweckmäßig nur bei** Infektionen mit Levofloxacin-empfindlichen Problemkeimen. Nur vertretbar, wenn andere, besser verträgliche Antibiotika (z. B. Penicilline) nicht angewendet werden können. Darf bei Kindern und Jugendlichen nicht angewendet werden.

10.1.8. Aminoglykoside und Metronidazol

Aminoglykoside haben ein sehr breites Wirkungsspektrum und werden vor allem bei schweren, lebensbedrohlichen Infektionen verwendet.

Wichtigste Nebenwirkungen: schwere Hör- und Nierenschäden. Die Gefahr dieser Nebenwirkungen kann durch genaue Überwachung des Blutspiegels verringert werden. Eine Therapie mit diesen Medikamenten sollte deshalb nur im Krankenhaus erfolgen, warnt der englische Antibiotika-Fachmann J. A. Gray.

Wichtigste Nebenwirkungen: Magen-Darm-Störungen, Übelkeit, Erbrechen, Appetitverlust. Selten Blutschäden, psychische Störungen, Überempfindlichkeitsreaktionen, Pilzinfektionen.

Metronidazol hat ein spezielles Wirkungsspektrum. Es wird vorwiegend bei Trichomonaden-Infektionen und in Kombination mit anderen Antibiotika zur Behandlung von Magengeschwüren verwendet.

10.1.8. Aminoglykoside und Metronidazol

Präparat	wichtigste Nebenwirkungen	Empfehlung
Anaerobex (Ö) Filmtabl., Infusionsflasche Metronidazol *Rezeptpflichtig*	Magen-Darm-Störungen, Übelkeit, Erbrechen, Appetitverlust. Selten: Blutschäden, psychische Störungen, Überempfindlichkeitsreaktionen (z. B. Hautausschläge). Vorsicht: Keinen Alkohol einnehmen, da es zu Unverträglichkeitserscheinungen (Kopfschmerzen, Hitzegefühl) kommen kann!	**Therapeutisch zweckmäßig bei** Metronidazol-empfindlichen Krankheitserregern (z. B. anaerobe Bakterien und Trichomonaden). Tabletten zur Kombinationsbehandlung bei Magenulkus geeignet.
Arilin (D) Filmtabl. Metronidazol *Rezeptpflichtig*	Magen-Darm-Störungen, Übelkeit, Erbrechen, Appetitverlust. Selten: Blutschäden, psychische Störungen, Überempfindlichkeitsreaktionen (z. B. Hautausschläge). Vorsicht: Keinen Alkohol einnehmen, da es zu Unverträglichkeitserscheinungen (Kopfschmerzen, Hitzegefühl) kommen kann!	**Therapeutisch zweckmäßig bei** Metronidazol-empfindlichen Krankheitserregern (z. B. anaerobe Bakterien und Trichomonaden). Zur Kombinationsbehandlung bei Magenulkus geeignet.
Clont (D) Filmtabl. Metronidazol *Rezeptpflichtig*	Magen-Darm-Störungen, Übelkeit, Erbrechen, Appetitverlust. Selten: Blutschäden, psychische Störungen, Überempfindlichkeitsreaktionen (z. B. Hautausschläge). Vorsicht: Keinen Alkohol einnehmen, da es zu Unverträglichkeitserscheinungen (Kopfschmerzen, Hitzegefühl) kommen kann!	**Therapeutisch zweckmäßig bei** Metronidazol-empfindlichen Krankheitserregern (z. B. anaerobe Bakterien und Trichomonaden). Zur Kombinationsbehandlung bei Magenulkus geeignet.

Präparat	Wichtigste Nebenwirkungen	Empfehlung
Flagyl (D) Filmtabl. Metronidazol *Rezeptpflichtig*	Magen-Darm-Störungen, Übelkeit, Erbrechen, Appetitverlust. Selten: Blutschäden, psychische Störungen, Überempfindlichkeitsreaktionen (z. B. Hautausschläge). Vorsicht: Keinen Alkohol einnehmen, da es zu Unverträglichkeitserscheinungen (Kopfschmerzen, Hitzegefühl) kommen kann!	**Therapeutisch zweckmäßig bei** Metronidazol-empfindlichen Krankheitserregern (z. B. anaerobe Bakterien und Trichomonaden). Zur Kombinationsbehandlung bei Magenulkus geeignet.
Gentamicin HEXAL (D) **Gentamicin- ratiopharm** (D) **Gentamicin Sandoz** (Ö) Ampullen *Wirkstoff:* Gentamicinsulfat *Rezeptpflichtig*	Schwere Nieren- und Gehörschäden	**Therapeutisch zweckmäßig zur** Infusionsbehandlung von Gentamicin-empfindlichen Problemkeimen.
Gernebcin (D) Injektionslösung Tobramycin *Rezeptpflichtig*	Schwere Nieren- und Gehörschäden	**Therapeutisch zweckmäßig zur** Infusionsbehandlung von Tobramycin-empfindlichen Problemkeimen.
Metronidazol AL (D) Tabl. **Metronidazol-CT** (D) Tabl. **Metronidazol Genericon** (Ö) Infusionsflasche **Metronidazol Heumann** (D) Tabl. **Metronidazol HEXAL** (D) Tabl. **Metronidazol-ratiopharm** (D) Tabl., Infusionslösung **Metronidazol STADA** (D) Tabl. *Wirkstoff:* Metronidazol *Rezeptpflichtig*	Magen-Darm-Störungen, Übelkeit, Erbrechen, Appetitverlust. Selten: Blutschäden, psychische Störungen, Überempfindlichkeitsreaktionen (z. B. Hautausschläge). Vorsicht: Keinen Alkohol einnehmen, da es zu Unverträglichkeitserscheinungen (Kopfschmerzen, Hitzegefühl) kommen kann!	**Therapeutisch zweckmäßig bei** Metronidazol-empfindlichen Krankheitserregern (z. B. anaerobe Bakterien und Trichomonaden). Zur Kombinationsbehandlung bei Magenulkus geeignet.
Refobacin (D/Ö) Amp. Gentamicin *Rezeptpflichtig*	Schwere Nieren- und Gehörschäden	**Therapeutisch zweckmäßig zur** Infusionsbehandlung von Gentamicin-empfindlichen Problemkeimen.

Präparat	Wichtigste Nebenwirkungen	Empfehlung
Tobrasix (Ö) Amp. Tobramycin *Rezeptpflichtig*	Schwere Nieren- und Gehörschäden	**Therapeutisch zweckmäßig zur** Infusionsbehandlung von Tobramycin-empfindlichen Problemkeimen.

10.2. Tuberkulosemittel

Um die Jahrhundertwende gehörte die Tuberkulose zu den häufigsten Todesursachen in Europa. Seit den Fünfzigerjahren sinkt die Zahl der Erkrankungen ständig – vor allem wegen verbesserter hygienischer und sozialpolitischer Maßnahmen. 2011 wurden in Deutschland offiziell mehr als 3.500 Tuberkulosefälle gemeldet.

An Tuberkulose leiden vor allem Menschen aus sozialen Randgruppen – Asylbewerber, Kriegsflüchtlinge, Obdachlose, Alkohol- und Drogenabhängige, Strafgefangene und HIV-Infizierte. Rund zehn Prozent aller neuen Tuberkulose-Erkrankungen werden wochenlang nicht als solche erkannt, sondern fälschlicherweise meist als Lungenentzündung diagnostiziert.

Ursache der Erkrankung

Tuberkulose wird verursacht durch Tuberkelbakterien. Wenn die körpereigenen Abwehrkräfte intakt sind, dann führt eine Infektion mit diesen Bakterien nicht zu einer Erkrankung. Wenn eine Erkrankung unbehandelt bleibt, können andere Personen angesteckt werden. Eine unbehandelte Tuberkulose kann tödlich enden.

Behandlung

Die einzig wirksame Behandlung dieser gefährlichen Erkrankung besteht in der Einnahme von Medikamenten. Ursprünglich war es üblich, Tuberkulose-Patienten in einem Krankenhaus zu isolieren. Heutzutage erfolgt die Behandlung jedoch häufig oder zumindest zeitweise ambulant. Eine Voraussetzung dafür ist jedoch, dass Patienten die notwendigen Medikamente verlässlich einnehmen, weil sonst die Gefahr besteht, dass die Tuberkelbakterien Resistenzen entwickeln und die Medikamente unwirksam werden.

Zur Vorbeugung einer Resistenzentwicklung erfolgt die Behandlung immer mit mehreren Medikamenten, meistens drei oder vier.

Wichtig: Der Erfolg einer Behandlung hängt von der genauen Einnahme der vorgeschriebenen Medikamente ab. Man sollte keineswegs eigenmächtig mit der Einnahme von Medikamenten aufhören, wenn man sich besser fühlt und keine Krankheitsanzeichen mehr verspürt. Das Nichteinhalten der verordneten Therapie gilt als Hauptursache dafür, dass eine Behandlung nicht wirkt.

Als Alternative zur Behandlung, bei der der Patient täglich Medikamente schluckt, gilt die »Therapie mit Unterbrechungen«. Bei dieser Therapie werden die Medikamente dreimal pro Woche gespritzt.

Medikamente

Die Auswahl der Medikamente hängt von der Empfindlichkeit der Tuberkelbakterien ab. Dies muss unter Umständen durch Laboruntersuchungen geklärt werden. Die Behandlung mehrfach resistenter Tuberkulose sollte nur von erfahrenen Lungenfachärzten durchgeführt werden.

Bei allen Medikamenten können – meistens im Zeitraum zwischen der dritten und achten Woche nach Beginn der Behandlung – Überempfindlichkeitsreaktionen auftreten. Die wichtigsten Symptome dafür sind Fieber, erhöhter Pulsschlag, Appetitlosigkeit und Unwohlsein. Alle Tuberkulose-Medikamente können auch »Vergiftungserscheinungen« verursachen.

Isoniazid

(enthalten z. B. in *INH »Agepha«, Isozid, Isozid-compositum N*). Als Nebenwirkungen treten vorwiegend zentralnervöse Störungen wie Schwindel, Kopfschmerzen und Benommenheit auf. Mögliche Nebenwirkungen sind außerdem: Nervenentzündung (periphere Neuritis), Magen-Darm-Störungen, allergische Erscheinungen, Blutschäden. In seltenen Fällen können Leberschäden und akute Psychosen auftreten.

Zur Verhinderung von Nervenentzündungen sollten Vitamin-B_6-Präparate (siehe Tabelle 14.3.) eingenommen werden. In manchen Isoniazid-Präparaten ist dieses Vitamin bereits als fester Bestandteil enthalten.

Rifampicin

(enthalten z. B. in *Eremfat, Rifa, Rifampicin Hefa, Rifoldin*). Mögliche Nebenwirkungen sind Magen-Darm-Störungen, Schwindel, Kopfschmerzen, rötliche Verfärbung von Urin, Schweiß, Speichel, Tränen und schwere Leberschäden. Rifampicin beschleunigt den Abbau von Hormonen und macht deshalb die Empfängnisverhütung durch die Pille unsicher.

Ethambutol

(enthalten z. B. in *EMB-Fatol, Etibi, Myambutol*). Als einzig bedeutsame Nebenwirkung können Sehstörungen bei Überdosierung auftreten. Bei den derzeit üblichen Dosierungen ist diese Gefahr allerdings sehr gering. Bei Auftreten von Sehstörungen sollten keine weiteren Tabletten eingenommen und sofort ein Arzt aufgesucht werden.

Pyrazinamid

(enthalten z. B. in *Pyrafat*). Diese Substanz spielt bei Kurzzeittherapien in der Anfangsphase der Behandlung eine wichtige Rolle. Das Risiko einer Leberschädigung ist wesentlich geringer, als bisher angenommen wurde. Gelbfärbung der Augen oder der Haut können ein Hinweis auf Leberschädigung sein.

Streptomycin

(enthalten z. B. in *Strepto-Fatol*). Diese Substanz kann nur i. m. (intramuskulär = in den Muskel gespritzt) gegeben werden. Die wichtigsten Nebenwirkungen sind: Schädigung des Hörvermögens und Nierenschäden.

10.2. Tuberkulosemittel

Präparat	Wichtigste Nebenwirkungen	Empfehlung
EMB-Fatol (D) Tabl., Filmtabl., Injektionslösung Ethambutol *Rezeptpflichtig*	Selten Sehstörungen, Verstopfung, sehr selten Gicht	**Therapeutisch zweckmäßig nur** in Kombination mit anderen Tuberkulosemitteln.
Eremfat (D/Ö) Filmtabl., in D zus.: Trockensaft, Trockensubstanz Rifampicin *Rezeptpflichtig*	Leberschäden (auch schwere Formen möglich), Magen-Darm-Störungen, Schwindel, Kopfschmerzen, Empfängnisverhütung durch die Pille unsicher	**Therapeutisch zweckmäßig nur** in Kombination mit anderen Tuberkulosemitteln.

Präparat	Wichtigste Nebenwirkungen	Empfehlung
Etibi (Ö) Amp., Tabl. Ethambutol *Rezeptpflichtig*	Selten Sehstörungen (Arzt aufsuchen), Verstopfung, sehr selten Gicht	**Therapeutisch zweckmäßig nur** in Kombination mit anderen Tuberkulosemitteln.
INH Agepha (Ö) Tabl. Isoniazid *Rezeptpflichtig*	Schwindel, Kopfschmerzen, Magen-Darm-Störungen, Leberschäden (vereinzelt schwere Formen möglich), Blutschäden, Nervenschäden	**Therapeutisch zweckmäßig** Lang bewährtes Mittel.
Isozid (D) Tabl., Trockensubstanz Isoniazid *Rezeptpflichtig*	Schwindel, Kopfschmerzen, Magen-Darm-Störungen, Leberschäden (vereinzelt schwere Formen möglich), Blutschäden, Nervenschäden	**Therapeutisch zweckmäßig** Lang bewährtes Mittel.
Isozid-comp N (D) Tabl., Filmtabl. Isoniazid, Vitamin B_6 *Rezeptpflichtig*	Schwindel, Kopfschmerzen, Magen-Darm-Störungen, Leberschäden (vereinzelt schwere Formen möglich), Blutschäden, Nervenschäden	**Therapeutisch zweckmäßig** Sinnvolle Kombination von Isoniazid mit Vitamin B_6.
Myambutol (D) Filmtabl. Ethambutol *Rezeptpflichtig*	Selten Sehstörungen, Verstopfung, sehr selten Gicht	**Therapeutisch zweckmäßig nur** in Kombination mit anderen Tuberkulosemitteln.
Pyrafat (D/Ö) Tabl., Filmtabl. Pyrazinamid *Rezeptpflichtig*	Leberschäden, Fieber, Appetitlosigkeit, Übelkeit, Licht-Überempfindlichkeit der Haut	**Nur zweckmäßig bei** Beginn der Kombinationsbehandlung mit anderen Tuberkulose-Mitteln. Maximal zwei Monate verwenden.
Rifa (D) überzogene Tabl. Rifampicin *Rezeptpflichtig*	Leberschäden (auch schwere Formen möglich), Magen-Darm-Störungen, Schwindel, Kopfschmerzen, Empfängnisverhütung durch die Pille unsicher	**Therapeutisch zweckmäßig** Lang bewährtes Mittel.
Rifampicin Hefa N (D) Filmtabl. Rifampicin *Rezeptpflichtig*	Leberschäden (auch schwere Formen möglich), Magen-Darm-Störungen, Schwindel, Kopfschmerzen, Empfängnisverhütung durch die Pille unsicher	**Therapeutisch zweckmäßig** Lang bewährtes Mittel.

Präparat	Wichtigste Nebenwirkungen	Empfehlung
Rifoldin (Ö) Kaps., Drag., Sirup, Trockensubstanz Rifampicin *Rezeptpflichtig*	Leberschäden (auch schwere Formen möglich), Magen-Darm-Störungen, Schwindel, Kopfschmerzen, Empfängnisverhütung durch die Pille unsicher	**Therapeutisch zweckmäßig** Lang bewährtes Mittel.
Rifoldin INH (Ö) Drag. Rifampicin, Isoniazid *Rezeptpflichtig*	Schwindel, Kopfschmerzen, Magen-Darm-Störungen, Leberschäden (vereinzelt schwere Formen möglich), Blutschäden, Nervenschäden, Empfängnisverhütung durch die Pille unsicher	**Abzuraten** Fixe Kombinationen von Mitteln gegen Tuberkulose (Rifampicin, Isoniazid) sind nicht sinnvoll. Eine individuelle Dosierung der Einzelwirkstoffe ist notwendig, hier jedoch nicht möglich.

10.3. Virusmittel

Viren werden üblicherweise danach unterteilt, ob sie Ribonucleinsäure (RNA) oder Desoxyribonucleinsäure (DNA) enthalten.

RNA-Viren können folgende typische Krankheiten verursachen: Durchfall, Erkältung, Kinderlähmung, Grippe, Röteln, Gelbfieber, Mumps, Masern, Tollwut etc.

DNA-Viren sind Verursacher folgender Krankheiten: Warzen, akute Atemwegserkrankungen, Lippenherpes, Geschlechtsherpes, Windpocken, Blattern, Gürtelrose etc.

Die meisten Viruserkrankungen sind akute Prozesse. Chronische Verläufe sind selten (z. B. Warzen). Akute Erkrankungen klingen normalerweise dann wieder ab, wenn der Körper genügend Abwehrmechanismen entwickelt hat. Bei einigen Viruserkrankungen wird durch eine einmalige Infektion ein lebenslanger Schutz geschaffen.

Einige Viren haben die Fähigkeit, sich über einen längeren Zeitraum in Körperzellen aufzuhalten, ohne aktiv zu werden und Krankheitssymptome zu verursachen. Diese latente Infektion kann plötzlich als Krankheit wieder ausbrechen.

Eine Reihe von Viruserkrankungen wird ausführlich in anderen Kapiteln behandelt (z. B. Kapitel 4: Grippe, Erkältung; Kapitel 8.5.: Mittel zur Wundbehandlung und gegen Hautinfektionen; Kapitel 10.4.: Impfstoffe und Mittel zur Stärkung der Immunabwehr).

Behandlung

Viren besitzen – im Gegensatz zu den Bakterien – keinen eigenen Stoffwechsel und können sich deshalb nur in Verbindung mit anderen lebenden Zellen (pflanzliche, tierische, menschliche) vermehren. Wegen dieser engen Verbindung ist es schwierig, das Virus gezielt abzutöten. Eine Therapie, die Viren schädigt, schädigt gleichzeitig meist auch die Körperzellen.

Mittel gegen Viren verhindern lediglich eine weitere Ausbreitung der Erkrankung. Die derzeit vorhandenen Medikamente wirken nur während des Wachstumsprozesses der Viren, nicht jedoch auf inaktive Viren. Die Viren selbst müssen von der körpereigenen Abwehr bekämpft werden.

Da bei Viruserkrankungen die Therapiemöglichkeiten mit Medikamenten nach wie vor sehr begrenzt sind, besteht die Behandlung meistens aus Bettruhe und der Einnahme von schmerzstillenden und entzündungshemmenden Mitteln.

Die wirksamste Bekämpfung einiger Viruserkrankungen besteht in einer aktiven Impfung (siehe dazu Kapitel 10.4.: Impfstoffe).

Herpes

Siehe Kapitel 8.5.: Virusmittel auf der Haut.

Herpes zoster (Gürtelrose)

Gürtelrose wird durch dasselbe Virus verursacht, das auch Windpocken auslöst – Varicella-Zoster. Gürtelrose kann an allen Teilen des Körpers auftreten und macht sich durch brennende Schmerzen, Rötung und Bläschen bemerkbar. Die Bläschen erscheinen entlang der Nerven, verkrusten und hinterlassen nach zwei bis drei Wochen kleine Narben. Die brennenden Schmerzen können monatelang andauern.

Zur Behandlung werden antivirale Mittel wie Aciclovir (enthalten z. B. in *Acic, Generika mit dem Namen Aciclovir + Firmenbezeichnung, Virzin, Zovirax*), Brivudin (enthalten z. B. in *Zostex*) oder Valaciclovir (enthalten z. B. in *Valtrex/S*) verwendet.

Diese Medikamente mindern den Schmerz während der akuten Phase, haben jedoch keinen Einfluss auf die nachfolgenden Neuralgien. Wenn das Auge von Gürtelrose betroffen ist, vermindern diese Medikamente die Komplikationen, die zu Blindheit führen können.

AIDS

AIDS wird durch das sogenannte HI-Virus (Humanes Immunschwäche-Virus) hervorgerufen, das 1984 entdeckt wurde. Als Folge der Infektion kommt es nach Jahren zu einer langsamen Verminderung einer bestimmten Art der weißen Blutkörperchen, der sog. CD4-positiven Zellen. Diese Zellen bilden einen Teil der »Wachmannschaft« des Körpers, zuständig für den Schutz gegen Krebszellen und Krankheitskeime. Durch die Ansteckung mit dem HI-Virus kann sich der Körper gegen krank machende Einflüsse nicht mehr schützen.

In Deutschland haben sich seit den Achtzigerjahren bis Ende 2012 etwa 84.000 bis 110.000 Menschen mit HIV infiziert. Davon sind nach Schätzungen etwa 27.000 an AIDS gestorben. Derzeit leben nach Schätzungen des Robert-Koch-Instituts in Deutschland etwa 78.000 HIV-Infizierte.

In Deutschland infizieren sich jedes Jahr etwa 3.500 Personen mit HIV, wobei diese Zahl relativ stabil bleibt. Im Vergleich dazu die Zahl der getöteten Straßenverkehrsteilnehmer im Jahr 2012: Etwa 3.600. Nach wie vor erfolgt die überwiegende Zahl der Neuinfektionen (etwa 3/4 aller Neuinfektionen) durch homosexuelle Kontakte bei Männern. Im Jahr 2012 infizierten sich in Deutschland lediglich etwa 600 Personen durch heterosexuellen Geschlechtsverkehr. Wie viele Frauen darunter sind, ist aus den Statistiken nicht ablesbar. Vermutlich sind es weniger als die Hälfte.

In Österreich infizierten sich 2012 insgesamt 525 Personen mit HIV, davon etwa 250 durch heterosexuellen Geschlechtsverkehr. Die Infektionsrate ist in den letzten Jahren relativ konstant geblieben.

Das Risiko, durch heterosexuellen Geschlechtsverkehr mit HIV infiziert zu werden, ist sowohl in Deutschland als auch in Österreich sehr niedrig. Einen relativ zuverlässigen Schutz bietet jedoch nur die Verwendung von Kondomen bei Geschlechtsverkehr.

Das Auftreten und der Verlauf von AIDS kann durch die Einnahme von Medikamenten zwar nicht aufgehalten, aber verzögert und gemildert werden. Meist handelt es sich um eine Kombination von zwei oder drei verschiedenen Wirkstoffen. Häufig verwendete Mittel sind: *Epivir, Famvir, Kaletra, Rebetol, Retrovir, Sustiva, Trizivir, Valtrex/ S, Videx, Viramune, Zerit.* Auf jeden Fall ist eine individuell abgestimmte Therapie notwendig, da alle Medikamente beträchtliche Nebenwirkungen und damit eine Einschränkung der Lebensqualität verursachen können.

10.3. Virusmittel

Präparat	Wichtigste Nebenwirkungen	Empfehlung
Acic (D) Tabl., Trockensubstanz zur Infusion Aciclovir *Rezeptpflichtig*	Hautausschläge, Nierenfunktionsstörungen, Venenreizungen bei Injektionen	**Therapeutisch zweckmäßig bei** schweren Infektionen mit Herpes simplex und Varizellen-Viren (z. B. Herpes genitalis, Gürtelrose) und zur Vorbeugung von Herpes-simplex-Infektionen. Injektionen auch bei Gehirnentzündung.
Aciclobeta (D) Tabl. **Aciclostad** (D/Ö) Tabl. Aciclovir *Rezeptpflichtig*	Hautausschläge, Nierenfunktionsstörungen	**Therapeutisch zweckmäßig bei** schweren Infektionen mit Herpes simplex und Varizellen-Viren (z. B. Herpes genitalis, Gürtelrose) und zur Vorbeugung von Herpes-simplex-Infektionen.
Aciclovir – 1 A Pharma (D/Ö) Tabl. **Aciclovir AL** (D) Tabl. **Aciclovir-CT** (D) Tabl. **Aciclovir Genericon** (Ö) Tabl. **Aciclovir-ratiopharm** (D) Filmtabl. *Wirkstoff:* Aciclovir *Rezeptpflichtig*	Hautausschläge, Nierenfunktionsstörungen, Venenreizungen bei Injektionen	**Therapeutisch zweckmäßig bei** schweren Infektionen mit Herpes simplex und Varizellen-Viren (z. B. Herpes genitalis, Gürtelrose) und zur Vorbeugung von Herpes-simplex-Infektionen.
Aptivus (D/Ö) Kaps. Tipranavir *Rezeptpflichtig*	Erhöhung der Blutfette, Kopfschmerzen, Magen-Darm-Störungen (Durchfall, Übelkeit, Erbrechen), Leberschäden, Blutarmut, Hautausschlag, Schlafstörungen (Schlaflosigkeit oder Müdigkeit), Veränderung der Fettverteilung, Blutzuckererhöhung, lebensbedrohliche Ansäuerung des Blutes (sehr selten), Bauchspeicheldrüsenentzündung möglich	**Therapeutisch zweckmäßig zur** Kombinationsbehandlung von HIV-Infektionen bzw. AIDS mit weiteren antiviralen Wirkstoffen.

Präparat	Wichtigste Nebenwirkungen	Empfehlung
ATRIPLA (D/Ö) Filmtabl. Efavirenz, Emtricitabin, Tenofovirdisoproxil *Rezeptpflichtig*	Schlafstörungen (abnorme Träume, Schlaflosigkeit oder Müdigkeit), Erhöhung der Blutfette, Fieber, psychische Veränderungen (z. B. Suizidgedanken), Blutarmut, Magen-Darm-Störungen (Durchfall, Übelkeit, Erbrechen), Kopfschmerzen, Schwindel, Leberschäden, Blutschäden, Blutzuckererhöhung, lebensbedrohliche Ansäuerung des Blutes, Veränderung der Fettverteilung, Bauchspeicheldrüsenentzündung möglich	**Therapeutisch zweckmäßig zur** Behandlung von HIV-Infektionen bzw. AIDS.
Celsentri (D/Ö) Filmtabl. Maraviroc *Rezeptpflichtig*	Schlaflosigkeit, Depressionen, Magen-Darm-Störungen (Bauchschmerzen, Übelkeit, Blähungen), Leberschäden, Blutarmut, Hautausschlag, Appetitlosigkeit und Gewichtsverlust, Kraftlosigkeit, lebensbedrohliche Ansäuerung des Blutes (sehr selten), Blutzuckererhöhung, Erhöhung der Blutfette, Bauchspeicheldrüsenentzündung möglich	**Therapeutisch zweckmäßig zur** Kombinationsbehandlung von HIV-Infektionen bzw. AIDS mit weiteren antiviralen Wirkstoffen.
Combivir (D/Ö) Filmtabl. Lamivudin, Zidovudin *Rezeptpflichtig*	Übelkeit, Erbrechen, Kopfschmerzen, Schwindel, Schlaflosigkeit, Husten, Hautausschlag, Blutarmut, Blutzuckererhöhung, Bauchschmerzen, auch als Anzeichen einer lebensbedrohlichen Ansäuerung des Blutes (Laktatazidose), schwere Blutbildungsstörungen, Leberschäden, Muskelbeschwerden, Fieber	**Therapeutisch zweckmäßig zur** Kombinationsbehandlung von HIV-Infektionen bzw. AIDS mit weiteren Wirkstoffen. Kombination antiretroviraler Wirkstoffe.

Präparat	Wichtigste Nebenwirkungen	Empfehlung
Crixivan (D/Ö) Hartkaps. Indinavir *Rezeptpflichtig*	Blutschäden und Blutarmut, Kopfschmerzen, Schwindel, Schlaflosigkeit, Magen-Darm-Störungen (Übelkeit, Erbrechen, Durchfall, Blähungen, Sodbrennen), Leber- und Nierenschäden, Hautausschlag, Blutzuckererhöhung, Erhöhung der Blutfette, Muskelschmerzen, Schwäche und Müdigkeit	**Therapeutisch zweckmäßig zur** Kombinationsbehandlung von HIV-Infektionen bzw. AIDS mit weiteren antiviralen Wirkstoffen.
Epivir (D/Ö) Filmtabl., Lösung Lamivudin *Rezeptpflichtig*	Übelkeit, Erbrechen, Kopfschmerzen, Schwindel, Blutzuckererhöhung, Bauchschmerzen, auch als Anzeichen einer lebensbedrohlichen Ansäuerung des Blutes (Laktatazidose), schwere Blutbildungsstörungen, Leberschäden, Fieber	**Therapeutisch zweckmäßig zur** Kombinationsbehandlung von HIV-Infektionen bzw. AIDS. Antiretroviraler Wirkstoff.
Famvir (D/Ö) Filmtabl. Famciclovir *Rezeptpflichtig*	Kopfschmerzen, Müdigkeit, Verwirrtheit, Übelkeit, Hautjucken	**Therapeutisch zweckmäßig bei** schweren Infektionen mit Herpes und Varizellen-Viren (z. B. Herpes genitalis und Zoster = Gürtelrose). Noch relativ wenig erprobt.
Hepsera (D/Ö) Tabl. Adefovirdipivoxil *Rezeptpflichtig*	Kopf- und Bauchschmerzen, Übelkeit, Durchfall, Hautjucken, Abmagerung	**Therapeutisch zweckmäßig bei** chronischer Hepatitis B.
Intelence (D/Ö) Tabl. Etravirin *Rezeptpflichtig*	Blutarmut, Blutzuckererhöhung, Erhöhung der Blutfette, Schlaflosigkeit, Angstzustände, Kopfschmerzen, erhöhtes Risiko für Herzinfarkt, Bluthochdruck, Magen-Darm-Störungen (Übelkeit, Erbrechen, Durchfall, Blähungen, Sodbrennen), Hautausschlag, Nierenschäden	**Therapeutisch zweckmäßig zur** Kombinationsbehandlung von HIV-Infektionen bzw. AIDS mit weiteren antiviralen Wirkstoffen.

Präparat	Wichtigste Nebenwirkungen	Empfehlung
INVIRASE (D/Ö) Filmtabl. Saquinavir *Rezeptpflichtig*	Übelkeit, Erbrechen, Durchfall, Kopfschmerz, Schlafstörungen, Atemnot, Verdauungsbeschwerden, Hautausschläge, vermindertes sexuelles Begehren, Missempfindungen in Armen und Beinen, verminderte Abwehrkraft gegen Krankheitserreger. Außerdem Umverteilung des Körperfetts (Lipodystrophie). Nierenversagen und Muskelzersetzung möglich	**Therapeutisch zweckmäßig zur** Kombinationsbehandlung von HIV-Infektionen bzw. AIDS mit weiteren Wirkstoffen. Antiretroviraler Wirkstoff.
Isentress (D/Ö) Filmtabl., in D zus.: Kautabl. Raltegravir *Rezeptpflichtig*	Appetitmangel und Abmagerung, Schwindel, Kopfschmerzen, Unruhe, Schwindel, Magen-Darm-Störungen (Übelkeit, Erbrechen, Durchfall, Blähungen), Hautausschlag, Blutzuckererhöhung, Erhöhung der Blutfette, Müdigkeit und Schwäche, Leber- und Nierenschäden, Hautausschlag	**Therapeutisch zweckmäßig zur** Kombinationsbehandlung von HIV-Infektionen bzw. AIDS mit weiteren antiviralen Wirkstoffen.
Kaletra (D/Ö) Lösung, Filmtabl. Lopinavir, Ritonavir *Rezeptpflichtig*	Häufig Magen-Darm-Störungen, Blutbildungsstörungen, Fettstoffwechselstörungen, Hautausschläge, Kopfschmerzen, Schlafstörungen, Veränderung der Fettverteilung, Blutzuckererhöhung, Schwindel, Bluthochdruck, Geschmacksstörungen, Abmagerung	**Therapeutisch zweckmäßig** Sinnvolle Kombination zur Behandlung von HIV-Infektionen bzw. AIDS. Proteasehemmer.
Norvir (D/Ö) Filmtabl. Ritonavir *Rezeptpflichtig*	Bauchschmerzen, Übelkeit, Erbrechen, Durchfall, Kopfschmerzen, Geschmacksstörungen, Hautausschläge, Fieber, Gewichtsverlust, Geschwürbildung im Mund. Außerdem Umverteilung des Körperfetts (Lipodystrophie). Nierenversagen, Muskelzersetzung, Leberschäden und epileptische Anfälle möglich	**Therapeutisch zweckmäßig zur** Kombinationsbehandlung von HIV-Infektionen bzw. AIDS mit weiteren Wirkstoffen. Antiretroviraler Wirkstoff.

Präparat	Wichtigste Nebenwirkungen	Empfehlung
PREZISTA (D/Ö) Filmtabl., Susp. zum Einnehmen Darunavir *Rezeptpflichtig*	Durchfall, Erbrechen, Bauchschmerzen, Schlaflosigkeit, Kopfschmerzen, Schwindel, Ausschläge, Missempfindungen in Armen und Beinen, erhöhte Leberwerte, Veränderung der Fettverteilung im Körper, Knocheninfarkt (Anzeichen dafür können Gelenksbeschwerden sein)	**Therapeutisch zweckmäßig zur** Kombinationsbehandlung von HIV-Infektionen bzw. AIDS mit weiteren Wirkstoffen. Antiretroviraler Wirkstoff.
Rebetol (D/Ö) Kaps., Lösung Ribavirin *Rezeptpflichtig*	Blutschäden (Anämie), Kopfschmerzen, Magenschmerzen, Muskel- und Gelenkschmerzen, grippeähnliche Symptome mit Fieber und Schüttelfrost, Atembeschwerden, psychische Veränderungen	**Möglicherweise zweckmäßig zur** Kombinationsbehandlung mit Interferonen bei Infektionen mit Hepatitis-C-Viren.
Relenza (D/Ö) einzeldosiertes Pulver zur Inhalation Zanamivir *Rezeptpflichtig*	Als Nebenwirkungen können Beschwerden auftreten, die auch typische Grippebeschwerden sind: Übelkeit, Erbrechen, Durchfall, Kopfschmerzen, Bronchitis, Husten. Im Einzelfall fällt die Unterscheidung schwer. Selten Atembeschwerden und Atemnot mit Bronchospasmen	**Wenig zweckmäßig** Dieses Medikament soll die Vermehrung von Grippeviren im Bereich der Atemwege hemmen, Grippebeschwerden lindern und die Krankheitsdauer um etwa 1 ½ Tage verkürzen. *Relenza* ist noch nicht ausreichend erprobt und nutzlos, wenn die Grippe nicht mit Fieber einhergeht. Wegen der möglichen schweren Nebenwirkungen ist es sinnvoller, einer Grippe durch Impfung vorzubeugen.
Retrovir (D/Ö) Kaps., nur D: Filmtabl., Lösung, nur Ö: Saft Zidovudin *Rezeptpflichtig*	Schwere Blutarmut, Magen-Darm-Störungen, Kopfschmerzen, Schwindel, Schlafstörungen, Durchfall, Erbrechen, Leberschäden, Blutschäden, Blutzuckererhöhung, lebensbedrohliche Ansäuerung des Blutes, Veränderung der Fettverteilung	**Therapeutisch zweckmäßig zur** Kombinationsbehandlung von HIV-Infektionen bzw. AIDS. Antiretroviraler Wirkstoff.

Präparat	Wichtigste Nebenwirkungen	Empfehlung
Reyataz (D/Ö) Hartkaps., Kaps. Atazanavir *Rezeptpflichtig*	Sehr häufig treten Übelkeit, Kopfschmerzen und Gelbsucht auf. Häufige Nebenwirkungen: Erbrechen, Durchfall, Bauchschmerzen, Hautausschläge, Erschöpfung. Außerdem Umverteilung des Körperfetts (Lipodystrophie), wie etwa Fettansammlungen im Nacken und Bauchbereich	**Therapeutisch zweckmäßig zur** Kombinationsbehandlung von HIV-Infektionen bzw. AIDS. Proteasehemmer. Dieses Medikament wurde vor der Zulassung nur unzureichend auf Wirksamkeit und Sicherheit geprüft.
Sustiva (D) Kaps., Filmtabl., Lösung Efavirenz *Rezeptpflichtig*	Kopfschmerzen, Übelkeit, Magen-Darm-Störungen, Müdigkeit, Fieber, Schwindel, psychische Veränderungen	**Therapeutisch zweckmäßig zur** Kombinationsbehandlung von HIV-Infektionen und AIDS. Antiretroviraler Wirkstoff.
Tamiflu (D) Kaps., Trockensaft **Tamiflu** (Ö) Hartkaps., Pulver Oseltamivir *Rezeptpflichtig*	Atembeschwerden mit Bronchospasmen, Kopfschmerzen, Müdigkeit, Übelkeit, Erbrechen, Magenschmerzen	**Abzuraten** Therapeutische Wirksamkeit bei echter Virusgrippe (Influenza) und zur Vorbeugung zweifelhaft. Vorbeugung einer Grippeinfektion durch Impfung ist vorzuziehen. Noch unzureichend erprobt. Vertretbar nur in Notfällen bei starker Gefährdung durch Influenza.
Trizivir (D/Ö) Filmtabl. Abacavir, Lamivudin, Zidovudin *Rezeptpflichtig*	Schwere Blutarmut, Magen-Darm-Störungen, Kopfschmerzen, Schwindel, Schlafstörungen, Durchfall, Erbrechen, Leberschäden, Blutschäden, Blutzuckererhöhung, lebensbedrohliche Ansäuerung des Blutes, Veränderung der Fettverteilung	**Therapeutisch zweckmäßig zur** Kombinationsbehandlung von HIV-Infektionen bzw. AIDS, wenn vorher die Wirkstoffe in entsprechender Einzeldosierung erfolgreich eingesetzt wurden. Antiretrovirale Wirkstoffe.
Truvada (D/Ö) Filmtabl. Emtricitabin, Tenofovir *Rezeptpflichtig*	Schwere Blutarmut, Magen-Darm-Störungen, Kopfschmerzen, Schwindel, Schlafstörungen, Durchfall, Erbrechen, Leberschäden, Blutschäden, Blutzuckererhöhung, lebensbedrohliche Ansäuerung des Blutes, Veränderung der Fettverteilung, Bauchspeicheldrüsenentzündung möglich	**Therapeutisch zweckmäßig zur** Behandlung von HIV-Infektionen bzw. AIDS.

Präparat	Wichtigste Nebenwirkungen	Empfehlung
Valtrex (D) Filmtabl. Valaciclovir *Rezeptpflichtig*	Kopfschmerzen, Magen-Darm-Störungen, Hautausschläge, Nierenfunktionsstörungen	**Therapeutisch zweckmäßig bei** schweren Infektionen mit Herpes und Varizellen-Viren (z. B. Herpes genitalis und Zoster = Gürtelrose). Noch relativ wenig erprobt.
Videx (D/Ö) Kaps., in D zus.: Pulver Didanosin *Rezeptpflichtig*	Entzündung der Bauchspeicheldrüse, Nervenschäden, Nierenfunktionsstörungen	**Möglicherweise zweckmäßig zur** Kombinationsbehandlung von HIV-Infektionen und AIDS, wenn andere Arzneimittel nicht angewendet werden können. Antiretroviraler Wirkstoff.
Viramune (D/Ö) Saft, Susp., Tabl., Retardtabl. Nevirapin *Rezeptpflichtig*	Häufig Hautreaktionen, Kopfschmerzen, Fieber, schwere Leberschäden, lebensbedrohliche Allergien	**Therapeutisch zweckmäßig zur** Kombinationsbehandlung von HIV-Infektionen bzw. AIDS. Antiretroviraler Wirkstoff.
Viread (D/Ö) Filmtabl., Granulat Tenofovirdisoproxilfumarat *Rezeptpflichtig*	Sehr häufig Schwindel, Übelkeit, Erbrechen, Durchfall, Phosphatmangel (Anzeichen dafür können sein: Schwächezustände, Muskelschmerzen, Herzrhythmusstörungen, Verwirrtheit). Eine häufige Nebenwirkung sind Blähungen sowie eine Umverteilung des Körperfetts (Lipodystrophie), wie etwa Fettansammlungen im Nacken und Bauchbereich	**Therapeutisch zweckmäßig zur** Kombinationsbehandlung von HIV-Infektionen bzw. AIDS. Nukleotidanaloger Transkriptasehemmer.
Virzin (D) Tabl. Aciclovir *Rezeptpflichtig*	Kopfschmerzen, Schwindel, Übelkeit, Erbrechen, Hautausschläge, Nierenfunktionsstörungen, Erschöpfung, Fieber, Venenreizungen bei Injektionen	**Therapeutisch zweckmäßig bei** schweren Infektionen mit Herpes simplex und Varizellen-Viren (z. B. Herpes genitalis, Gürtelrose) und zur Vorbeugung von Herpes-simplex-Infektionen.
Zerit (D/Ö) Kaps., in D zus.: Pulver Stavudin *Rezeptpflichtig*	Entzündung der Bauchspeicheldrüse, Nervenschäden, Durchfall, Erbrechen, Hautausschlag, Leberschäden, Blutschäden, Blutzuckererhöhung, lebensbedrohliche Ansäuerung des Blutes, Veränderung der Fettverteilung	**Möglicherweise zweckmäßig zur** Kombinationsbehandlung von HIV-Infektionen bzw. AIDS, wenn andere Arzneimittel nicht angewendet werden können. Antiretroviraler Wirkstoff.

Präparat	Wichtigste Nebenwirkungen	Empfehlung
Ziagen (D/Ö) Lösung, Filmtabl. Abacavir *Rezeptpflichtig*	Durchfall, Erbrechen, Hautausschlag, Leberschäden, Blutschäden, Blutzuckererhöhung, lebensbedrohliche Ansäuerung des Blutes, Veränderung der Fettverteilung	**Möglicherweise zweckmäßig zur** Kombinationsbehandlung von HIV-Infektionen bzw. AIDS. Antiretroviraler Wirkstoff.
Zostex (D/Ö) Tabl. Brivudin *Rezeptpflichtig*	Übelkeit, Erbrechen, Magenverstimmung, Kopfschmerz, Hautausschlag, Leberschäden, Müdigkeit	**Therapeutisch zweckmäßig bei** schweren Infektionen mit Herpes simplex und Varizellen-Zoster-Viren und zur Vorbeugung von Herpes-simplex-Infektionen.
Zovirax (D/Ö) Filmtabl., Susp., Trockensubstanz Aciclovir *Rezeptpflichtig*	Hautausschläge, Nierenfunktionsstörungen, Venenreizungen bei Injektionen	**Therapeutisch zweckmäßig bei** schweren Infektionen mit Herpes simplex und Varizellen-Viren (z. B. Herpes genitalis, Gürtelrose) und zur Vorbeugung von Herpes-simplex-Infektionen. Injektionen auch bei Gehirnentzündung.

10.4. Impfstoffe und Mittel zur Stärkung der Immunabwehr

Wenn ein Virus oder eine Bakterie in den menschlichen Körper eindringt, produziert dieser nach einiger Zeit speziell gegen den Eindringling gerichtete Abwehrstoffe, sogenannte Antikörper. Diese Antikörper machen den Krankheitserreger unschädlich. Hat der Körper diese Fähigkeit einmal erworben, dann besteht oft für einen längeren Zeitraum (in manchen Fällen sogar lebenslang) die Möglichkeit, schnell und in großen Mengen diesen Abwehrstoff zu produzieren. Falls wieder ein Krankheitserreger derselben Art in den Körper eindringt, wird er sofort von den Antikörpern vernichtet und kann keine Krankheit mehr verursachen. Das nennt man Immunität.

Immunisierung

Der Sinn einer Impfung besteht darin, dass der Körper lernt, Abwehrstoffe zu entwickeln, ohne zu erkranken. Dies geschieht, indem dem Körper ungefährlich gemachte Krankheitserreger (Impfstoffe) zugeführt werden.

Besonders bei Viruserkrankungen, gegen die es keine oder nur schlecht wirkende Medikamente gibt, sind Impfungen oft nützlich. Die meisten Impfungen werden im frühen Kindesalter durchgeführt. Die amtlichen Empfehlungen, wann welche Impfungen sinnvollerweise absolviert werden sollen, unterscheiden sich in Österreich und Deutschland nur geringfügig.

Impfempfehlungen in Deutschland und Österreich

Aufgrund neuer Forschungsergebnisse und sich ändernder Krankheitssituationen im Land ändern sich von Zeit zu Zeit auch die Impfempfehlungen für Kinder und Erwachsene. Den jeweils gültigen Impfplan können Sie von Ihrem Gesundheitsamt bekommen.

Cholera

Eine Impfung gegen Cholera wird weltweit von keinem einzigen Land mehr vorgeschrieben. Die Weltgesundheitsorganisation (WHO) hat diese Impfung aufgrund der geringen Wirksamkeit aus den internationalen Gesundheitsvorschriften herausgenommen. Selbst in Epidemiezeiten erkranken nur etwa 15 Prozent aller Personen, die sich mit Cholera infiziert haben. Gefährdet sind Menschen in schlechten sozialen und hygienischen Verhältnissen.

Die Impfung bietet keinen sicheren Schutz und ist zudem nur für kurze Zeit (zwei bis drei Monate) wirksam.

Als Nebenwirkungen können Unwohlsein, Fieber, Gewebsverhärtungen und entzündliche Hautrötungen an der Einstichstelle auftreten.

Diphtherie und Tetanus

Eine Impfung schützt nicht gegen die Ausbreitung dieser Krankheiten, sondern nur gegen die Folgen der Giftstoffe dieser Krankheitserreger.

Nach der Grundimpfung mit Tetanus- und Diphtherie-Impfstoffen (im 1., 2., 6. und 11. bis 12. Lebensjahr) sollte die Tetanus-Impfung alle 10 Jahre wieder aufgefrischt werden. Jährlich erkranken in Deutschland etwa 15 Personen an Tetanus, die Hälfte dieser Erkrankungen endet tödlich.

Zeckenimpfung (FSME: Frühsommer-Meningoencephalitis)

FSME ist eine Virusinfektion, die Erkrankungen des Gehirns und Rückenmarks verursacht. Hauptüberträger ist der »gemeine Holzbock«, die verbreitetste heimische Zeckenart. In seltenen Fällen kann FSME auch durch den Genuss nichtpasteurisierter Milch von Ziegen und Schafen übertragen werden. Die Gebiete, in denen FSME-befallene Zecken häufig vorkommen, sind meist streng umgrenzt. In Deutschland betrifft dies vor allem Gebiete in den Bundesländern Bayern und Baden-Württemberg, in Österreich die Flussniederungen entlang der Donau sowie Teile von Kärnten, Steiermark und Burgenland. Außerhalb dieser Regionen ist das Risiko gering.

In der Bundesrepublik ist in Gegenden mit FSME-Vorkommen nur etwa jede 1.000ste Zecke Trägerin des FSME-Virus. In der Donauebene östlich von Wien ist es jedoch jede 30ste bis 40ste Zecke, deshalb ist hier auch das Risiko einer Erkrankung größer.

Mit einer Impfung erreicht man einen Schutz gegen das FSME-Virus von etwa 90 Prozent über mehrere Jahre.

Als *Nebenwirkungen* der Impfung können Fieber, Kopfschmerzen, Unwohlsein, neurologische Komplikationen, wie z. B. Polyneuritis, Multiple Sklerose, sowie Gewebsverhärtungen und entzündliche Hautrötungen an der Einstichstelle auftreten.

Lyme-Borreliose

Ebenfalls durch Zecken kann die sogenannte Lyme-Borreliose übertragen werden, eine bakterielle Infektion. Dagegen gibt es keine Impfmöglichkeit, obwohl Zecken sehr viel häufiger Bakterien vom Typ Borrelien tragen als FSME-Viren. Das Risiko der Erkrankung durch Borreliose ist daher sehr viel höher als das Risiko durch FSME.

Die Durchseuchung der Zecken mit dem Bakterium, das die Lyme-Borreliose verursacht, ist im Gegensatz zu FSME nicht auf streng umgrenzte Gebiete beschränkt, sondern betrifft alle Regionen Europas.

Zur Vorbeugung sollte man den Körper regelmäßig nach Zecken absuchen, diese in Kopfnähe greifen und ohne Druck auf den Hinterleib nach oben herausziehen. *Nicht mit Öl, Lack oder Klebstoff abtöten, weil dies die Erregerübertragung fördert.*

Die Erkrankung verläuft in mehreren Stadien, verläuft meistens leicht und beginnt häufig mit einer scheibchenförmigen Entzündung an der Einstichstelle – Tage oder Wochen nach dem Zeckenbiss. Lyme-Borreliose ist mit Antibiotika gut behandelbar.

Grippe

Die echte Grippe (Influenza) ist durch Viren verursacht. Das Risiko, an einer echten Grippeinfektion zu sterben, steigt mit zunehmendem Alter. Für folgende Personen wird eine Impfung empfohlen: Menschen über 60 sowie gesundheitlich besonders gefährdete Patienten mit Herzkrankheiten, Asthma, chronischen Nierenkrankheiten und Zuckerkrankheit. Außerdem für Angehörige von grippegefährdeten Personen, die im selben Haushalt leben, und für medizinisches Personal, das mit grippegefährdeten Patienten in Kontakt kommt. Laut der firmenunabhängigen Fachzeitschrift „Arzneimittelbrief" ist die Wirksamkeit von Grippeimpfungen bei Personen über 65 Jahren deutlich geringer als bisher angenommen.

Schweinegrippe: Im September 2009 gab die unabhängige Berliner Fachzeitschrift »arznei-telegramm« folgende Impfempfehlung ab: »Angesichts des milden Verlaufs der Schweinegrippe und der offenen Sicherheitsfragen raten wir beim derzeitigen Stand des Wissens von der vorgesehenen Massenimpfung ab.«

Hepatitis

Hepatitis A (Reisehepatitis) wird durch Wasser und Nahrungsmittel übertragen. Deutsche und Österreicher stecken sich meist nicht im eigenen Land an, sondern auf Reisen in Länder, in denen Hepatitis A weit verbreitet ist (Afrika, Asien, Südamerika). Etwa 50.000 Deutsche erkranken jährlich daran. Gegen *Hepatitis A* gibt es einen wirksamen Impfstoff (*Havrix*). Nach der ersten Impfung gibt es einen Schutz von etwa 70 Prozent, nach der zweiten fast 100, nach der dritten hält der Schutz etwa zehn Jahre.

Gegen *Hepatitis B* (Infektiöse Gelbsucht; meist durch sexuellen Verkehr, verunreinigte Spritzen oder Transfusionen übertragen) steht seit einigen Jahren ein sicherer Impfstoff zur Verfügung (*Engerix B, HBVAXPRO*). Geimpft werden sollten alle Personen, die ein erhöhtes Risiko haben, an Hepatitis B zu erkranken: Ärzte, Pflegepersonal, Dialysepatienten etc. Jedes Jahr infizieren sich etwa 50.000 Deutsche mit Hepatitis B. Die Erkrankung dauert im Allgemeinen etwa 12 Wochen und heilt zwar in etwa 85 Prozent aller Fälle folgenlos ab, kann jedoch auch tödlich verlaufen.

Die Impfung verursacht keine ernsthaften Nebenwirkungen. Bei etwa jedem 10. Patienten treten Druckschmerzen an der Einstichstelle auf.

Es gibt auch einen kombinierten Impfstoff gegen Hepatitis A und B (*Twinrix*).

Gegen *Hepatitis C* gibt es derzeit keinen Impfstoff. Die Übertragung von Hepatitis C erfolgt meist durch gemeinsame Nadelbenützung bei Drogensüchtigen, durch Tätowierungen und Dialysen, selten durch sexuellen Kontakt. Hepatitis C kann mit Interferonen und antiviralen Mitteln wie dem Wirkstoff Ribavirin behandelt werden. Eine heilende Wirkung wird in etwa 50 Prozent aller Fälle erzielt.

HPV-Impfung

2007 wurde mit großem Mediengetöse und falschen Behauptungen des Herstellers Sanofi Pasteur MSD der HPV-Impfstoff *Gardasil* auf den Markt gedrückt. In Presseaussendungen behauptete die Firma, Gebärmutterhalskrebs sei die zweithäufigste krebsbedingte Todesursache bei Frauen zwischen 15 und 44 Jahren, ausgelöst durch das humane Papillomvirus (HPV), das weit verbreitet sei und leicht übertragen werden könne.

Die von Medien verbreitete Botschaft suggerierte, dass damit erstmals eine Vorbeugung gegen diesen bei jungen Frauen häufig auftretenden Krebs möglich sei.Tatsache ist: Gebärmutterhalskrebs ist in Deutschland und Österreich relativ selten und lag in Deutschland im Jahr 2009 nur an elfter Stelle aller Krebserkrankungen. In Österreich ist die Situation ähnlich.

Es gibt bis jetzt auch keinen Nachweis, dass der Impfstoff vor Gebärmutterhalskrebs schützt. Um das nachzuweisen, müssten Studien durchgeführt werden, die mindestens 20–25 Jahre dauern.

Nachgewiesen ist bis jetzt nur, dass eine 3-fache Impfung mit *Gardasil* etwa vier Jahre lang Schutz bietet vor der Entwicklung bestimmter – nicht aller! – Zellveränderungen am Gebärmutterhals, die als Vorstufen von Gebärmutterhalskrebs gelten. Immer vorausgesetzt, die Frau ist zum Zeitpunkt der Impfung noch nicht mit HP-Viren infiziert. Gegen etwa 30 Prozent der krebsverursachenden Viren wirkt der Impfstoff überhaupt nicht! *Gardasil* schützt allerdings auch vor Viren, die Genitalwarzen verursachen – das betrifft Frauen und Männer bzw. Jungen.

Wenn überhaupt, dann ist eine Impfung nur sinnvoll bei Mädchen und Frauen im Alter zwischen 9–26 Jahren, die noch keinen Geschlechtsverkehr hatten. Die Impfung bietet keinen Schutz für Frauen, die bereits mit HP-Viren infiziert sind.

Achtung: Der Großteil aller Infektionen mit HPV hat keinerlei Auswirkungen auf die Gesundheit. Bei 80 Prozent der Frauen bleibt die Infektion unauffällig. Außerdem hat die Infektion eine hohe Selbstheilungstendenz: Von 60 infizierten Frauen haben 59 nach einem Jahr die Infektion besiegt. Die Impfung ist kein Ersatz für regelmäßige PAP-Abstriche zur Früherkennung von Gebärmutterhalskrebs. Auch geimpfte Mädchen und Frauen sollten diese Früherkennung regelmäßig durchführen lassen!

Unsere Empfehlung: Gardasil ist möglicherweise vertretbar zur Vorbeugung gegen Gebärmutterhalskrebs und Genitalwarzen. Aufgrund der derzeit mangelhaften Datenlage und des unsicheren Nutzens ist es aber nicht sinnvoll, dass Krankenkassen generell die Kosten für die Impfung erstatten.

Kinderlähmung (Polio)

Seit der routinemäßigen Impfung aller Kinder gegen Polio ist diese Krankheit in den westlichen Industriestaaten praktisch ausgestorben. Das hat dazu geführt, dass die Zahl der Impfungen gegen Kinderlähmung abgenommen hat. Fachleute warnen deshalb vor der Gefahr neuer Kinderlähmungsfälle.

Keuchhusten (Pertussis)

Keuchhusten war früher eine gefährliche Krankheit. Heute verläuft sie meist wesentlich milder. Manche Komplikationen sind durch Antibiotika-Behandlung vermeidbar – jedoch nur dann, wenn gleich am Beginn der Erkrankung behandelt wird; meist wird dieser Zeitpunkt jedoch verpasst.

In den ersten drei Lebensmonaten, in denen Keuchhusten am gefährlichsten ist, darf nicht geimpft werden, und die Impfungen bieten nur kurzfristigen und unsicheren Schutz.

Keuchhustenimpfungen werden sowohl in Deutschland als auch in Österreich für alle Säuglinge und Kleinkinder empfohlen. Wegen der großen Impflücken der letzten Jahre ist die Zahl der Keuchhustenfälle gestiegen.

Die Impfung erfolgt ab dem dritten Monat dreimal im Abstand von 4 bis 8 Wochen und einmal nach ca. einem Jahr.

Masern und Mumps

Vor der Entwicklung von wirksamen Impfstoffen waren Masern und Mumps relativ häufig auftretende Kinderkrankheiten.

Der zweckmäßigste Zeitpunkt für eine Impfung ist im zweiten Lebensjahr, aber nach dem 15. Lebensmonat. Zusätzlich schlägt die deutsche Impfkommission eine zweite Masernimpfung im sechsten Lebensjahr zum Schuleintritt vor.

Als *Nebenwirkungen* können Fieber, Hautausschläge und Druckempfindlichkeit an der Einstichstelle auftreten.

Meningokokken

Die deutsche Impfkommission empfiehlt die Impfung für alle Kinder im 2. Lebensjahr. Als Nebenwirkungen können auftreten: Fieber, Reizbarkeit, Magen-Darm-Störungen, Reaktionen an der Injektionsstelle. In seltenen Fällen auch schwerwiegende Nebenwirkungen wie etwa Krampfanfälle.

Pneumokokken-Impfung

Atemwegserkrankungen, die durch Bakterien (z. B. Pneumokokken) verursacht werden, sind relativ häufig. Die deutsche Impfkommission empfiehlt die Impfung für Kinder ab dem 2. Lebensmonat.

Eine Impfung bei Jugendlichen und Erwachsenen wird lediglich bei sehr seltenen Krankheiten wie z. B. Splenektomie (operative Entfernung der Milz), bei Sichelzellanämie (Blutkrankheit), bei Immundefekten (z. B. HIV-Erkrankungen), bei chronischen Erkrankungen an Herz, Lungen, Nieren oder Stoffwechselerkrankungen wie etwa Diabetes mellitus empfohlen.

Als *Nebenwirkung* der Impfung können Fieber, Rötung und Empfindlichkeit an der Einstichstelle auftreten.

Röteln

Röteln kann man nur einmal im Leben bekommen. Durch die Erkrankung erwirbt man sich einen lebenslangen Schutz vor einer Wiedererkrankung. Bei Schwangeren können Röteln zu Missbildungen des Embryos führen. Deshalb sollten Mädchen im 13. Lebensjahr, die nicht bereits eine Röteln-Erkrankung gehabt haben, geimpft werden. Innerhalb von drei Monaten nach der Impfung sollte eine Schwangerschaft vermieden werden.

Als *Nebenwirkungen* können Fieber, Hautausschläge, Gewebsverhärtungen und Empfindlichkeit an der Einstichstelle auftreten.

Haemophilus

Seit einigen Jahren gibt es einen wirksamen und risikoarmen Impfstoff (HIB) gegen die sogenannten Haemophilus-Bakterien, welche bei Säuglingen und Kleinkindern eine schwere, eitrige Gehirnhautentzündung und lebensbedrohende Kehlkopfentzündungen hervorrufen können. Diese Impfung wird für alle Säuglinge empfohlen.

Tollwut

Die Tollwut-Schutzimpfung wird normalerweise nur dann durchgeführt, wenn eine Person durch ein tollwütiges oder tollwutverdächtiges Tier gebissen wurde oder wenn verletzte Haut mit Speichel des Tieres in Kontakt gekommen ist.
Nicht jeder Biss oder jeder Kratzer durch ein tollwütiges Tier führt beim Menschen zur Erkrankung an Tollwut. Das Risiko zu erkranken liegt bei 15 bis 20 Prozent. Eine Erkrankung ohne Behandlung endet jedoch ausnahmslos tödlich.
Bei besonders gefährdeten Personen (z. B. Jägern) ist eine vorbeugende Einnahme von Impfstoffen zweckmäßig (z. B. mit *Rabipur*).
Als *Nebenwirkung* können häufig Fieber, Kopfschmerz und Unwohlsein auftreten.

Tuberkulose (BCG)

Anfang 1998 änderte die »Ständige Impfkommission« in Deutschland ihre Empfehlung zur Tuberkuloseimpfung: Wegen des geringen Infektionsrisikos und wegen der schwerwiegenden unerwünschten Wirkungen wird die Impfung nun nicht mehr generell empfohlen.
Es gibt derzeit in Deutschland und Österreich auch gar keinen Impfstoff gegen Tuberkulose.

Typhus und Paratyphus

Diese schweren Fieberkrankheiten werden durch Nahrungsmittel übertragen und treten infolge guter hygienischer Verhältnisse in Europa nur noch selten auf. In Nord- und Zentralafrika besteht ein relativ großes Risiko einer Infektion mit Typhus, in Südostasien und Fernost mit Paratyphus.

Eine Schluckimpfung (*Typhoral L*) bietet nur unsicheren Schutz (Wirksamkeit etwa 60 Prozent). Zuverlässiger sind allgemeingültige Vorsorgeregeln beim Essen und Trinken. Bei gleichzeitiger Einnahme mit Antibiotika (z. B. Malariaprophylaxe) wird die Schluckimpfung unwirksam.

Passive Immunisierung – Immunglobuline

Außer der Möglichkeit, den Körper anzuregen, selbst Abwehrstoffe zu produzieren (Impfung), kann man dem Körper auch fertige Abwehrstoffe (Immunglobuline) zuführen. Diese »passive Immunisierung« bietet jedoch nur kurzfristigen Schutz vor Erkrankungen (höchstens einige Monate). Bei nachgewiesener Ansteckungsmöglichkeit mit manchen Erkrankungen (Masern, Leberentzündung [Hepatitis]), Tollwut, Tetanus, Zeckenencephalitis, Diphtherie und Kinderlähmung) kann die sofortige Verwendung wirksamer Immunglobuline den Ausbruch der Erkrankung verhindern. Bestimmte Immunglobuline können eine Rhesussensibilisierung verhindern.

Die Herstellerfirmen werden nicht müde, diese sehr teuren Präparate immer wieder für die verschiedensten schweren Krankheitsformen anzupreisen. Dabei können diese Präparate, die aus menschlichem Serum gewonnen werden, selbst Viruserkrankungen übertragen (wie alle Blutprodukte) und zu lebensbedrohlichen, allergischen Reaktionen führen.

Immunglobuline werden vor allem bei Patienten verwendet, deren körpereigenes Abwehrsystem krankhaft gestört ist (humorale Immundefekte).

Zunehmend häufiger werden Immunglobuline auch bei schweren bakteriellen Allgemeininfektionen verwendet. Die Fachzeitschrift »arznei-telegramm« beurteilt die Wirkung allerdings als »fraglich«. Die Internationale Vereinigung der Immunologischen Gesellschaften (IUIS) hat gemeinsam mit der Weltgesundheitsorganisation (WHO) eine Erklärung abgegeben, in der die häufige, unnötige Anwendung von Immunglobulinen kritisiert wird.

Mehrfachimpfstoffe

In letzter Zeit ist der Verdacht aufgetaucht, dass die Verwendung von Mehrfachimpfstoffen bei Kindern möglicherweise ein erhöhtes Risiko von plötzlichem Kindstod bewirkt. Dieser Verdacht ist bis jetzt aber noch nicht sicher belegt. Es werden weitere Untersuchungen durchgeführt.

10.4.1. Impfstoffe

Präparat	Wichtigste Nebenwirkungen	Empfehlung
Afluria (D) Fertigspritzen Influenza-Impfstoff *Rezeptpflichtig*	Fieber, lokale Reaktionen an der Einstichstelle, Kopfschmerzen, Muskelschmerzen, sehr selten Nervenschäden	**Therapeutisch zweckmäßig zur** Vorbeugung der echten Virusgrippe bei gefährdeten Personen. Möglicherweise geringerer Impfschutz bei älteren Personen.
Begripal (D) Fertigspritzen Influenza-Impfstoff, *Weitere Bestandteile:* Hühnereiweiß (Spuren), Neomycin, Polymyxin *Rezeptpflichtig*	Fieber, lokale Reaktionen an der Einstichstelle, Kopfschmerzen, Muskelschmerzen, sehr selten Nervenschäden	**Therapeutisch zweckmäßig zur** Vorbeugung der echten Virusgrippe bei gefährdeten Personen. Möglicherweise geringerer Impfschutz bei älteren Personen.
Boostrix (D/Ö) Fertigspritzen Diphtherie-Toxoid, Tetanus-Toxoid, Pertussis-Antigene *Rezeptpflichtig*	Fieber, Erbrechen, Kopfschmerzen, Appetitlosigkeit, Durchfall, lokale Reaktionen an der Einstichstelle, selten Krampfanfälle	**Therapeutisch zweckmäßig zur** Vorbeugung gegen Diphtherie, Tetanus und Keuchhusten. Dreifach-Impfstoff. Dauer des Impfschutzes gegen Keuchhusten bis jetzt nicht bekannt.
Covaxis (D) Durchstechflaschen Diphtherie-Toxoid, Tetanus-Toxoid, Pertussis-Antigene *Rezeptpflichtig*	Fieber, Erbrechen, Kopfschmerzen, Appetitlosigkeit, Durchfall, lokale Reaktionen an der Einstichstelle, selten Krampfanfälle	**Therapeutisch zweckmäßig zur** Vorbeugung gegen Diphtherie, Tetanus und Keuchhusten. Dreifach-Impfstoff. Dauer des Impfschutzes gegen Keuchhusten bis jetzt nicht bekannt.
Encepur/ Erwachsene/ Kinder (D/Ö) Fertigspritzen Inaktiviertes FSME-Virus; *Weitere Bestandteile:* Neomycin, Gentamicin, Chlortetracyclin *Rezeptpflichtig*	Fieber, lokale Reaktionen an der Einstichstelle, Kopfschmerzen, Übelkeit, Muskelschmerzen, grippeähnliche Symptome, allergische Reaktionen, neurologische Komplikationen, Entzündungen von Nerven und Gehirn möglich	**Therapeutisch zweckmäßig zur** Vorbeugung der Frühsommer-Meningoencephalitis (FSME) durch Zeckenbisse. Anwendung nur in Risikogebieten bei gefährdeten Personen (z. B. Jägern, Waldarbeitern) vertretbar.
Engerix-B Erwachsene (D/Ö)Fertigspritzen **Engerix-B Kinder** (D/Ö) Fertigspritzen Hepatitis B Antigen; *Weitere Bestandteile:* Thiomersal *Rezeptpflichtig*	Magen-Darm-Störungen, Fieber, lokale Reaktionen an der Einstichstelle, Übelkeit, Durchfall, Erbrechen, Kopfschmerzen, Appetitlosigkeit	**Therapeutisch zweckmäßig zur** Vorbeugung von Leberentzündung (Hepatitis B) bei gefährdeten Personen.

Präparat	Wichtigste Nebenwirkungen	Empfehlung
Fluad (D/Ö) Fertigspritzen Influenza-Virus-Antigene; *Weitere Bestandteile:* Adjuvans MF59C.1, Kanamycin, Neomycin, Hühnereiweiß (Spuren) *Rezeptpflichtig*	Fieber, lokale Reaktionen an der Einstichstelle, sehr selten Nervenschäden	**Therapeutisch zweckmäßig zur** Vorbeugung der echten Virusgrippe (Influenza) bei gefährdeten Personen. Zweifelhafte Wirksamkeit bei älteren Menschen.
FSME-IMMUN/ Junior (Ö) Susp. zur i.m. Injektion in einer Fertigspritze **FSME-IMMUN Erwachsene** (D/Ö) Susp. zur i.m. Injektion in einer Fertigspritze Inaktiviertes FSME-Virus; *Weitere Bestandteile:* Thiomersal, Humanalbumin, Gentamicin, Neomycin *Rezeptpflichtig*	Fieber, lokale Reaktionen an der Einstichstelle, Kopfschmerzen, Übelkeit, Muskelschmerzen, grippeähnliche Symptome, allergische Reaktionen, neurologische Komplikationen, Entzündungen von Nerven und Gehirn möglich	**Therapeutisch zweckmäßig zur** Vorbeugung der Frühsommer-Meningoencephalitis (FSME) durch Zeckenbisse nur in Risikogebieten bei gefährdeten Personen (z. B. Jägern, Waldarbeitern).
Gardasil (D/Ö) Fertigspritze Humaner Papillomvirus-Impfstoff (gentechnisch hergestellte L1-Protein-Partikel der Virustypen 5, 11, 16, 18) *Rezeptpflichtig*	Sehr häufig Fieber, lokale Reaktionen an der Injektionsstelle (Schmerz, Schwellung, Blutung). Übelkeit und Erbrechen. Selten Nesselsucht, krampfartige Atemnot. Allergische Schockreaktionen möglich. Injektion in Gefäße unbedingt vermeiden. Akute Todesfälle nach der Impfung sind beschrieben	**Abzuraten** zur Vorbeugung gegen Gebärmutterhalskrebs. Vertretbar zur Vorbeugung von Infektionen mit HPV-Viren (aber nur vom Typ 5, 11, 16 und 18), die Genitalwarzen und abnorme Veränderungen des Gebärmutterhalses (zervikale Dysplasien) verursachen können. Der Nachweis der Wirksamkeit gegen Krebs fehlt bislang. Nur vorbeugend wirksam gegen vorwiegend durch Sexualkontakte übertragene Infektionen mit Papillomviren, nicht bei bestehenden Infektionen.
Grippe-Impfstoff-ratiopharm (D) Fertigspritzen Hämagglutinin von Grippeviren; *Weitere Bestandteile:* Neomycin, Hühnereiweiß (Spuren) *Rezeptpflichtig*	Fieber, lokale Reaktionen an der Einstichstelle, Kopfschmerzen, Muskelschmerzen, sehr selten Nervenschäden	**Therapeutisch zweckmäßig zur** Vorbeugung der echten Virusgrippe (Influenza) bei gefährdeten Personen. Bietet keinen Schutz vor banalen, im allgemeinen Sprachgebrauch als »Grippe« bezeichneten Erkrankungen. Zweifelhafte Wirksamkeit bei älteren Menschen.

Präparat	Wichtigste Nebenwirkungen	Empfehlung
Havrix/ 1440/ 720 Kinder Hepatitis-A-Impfstoff (D/Ö) Fertigspritzen. abgeschwächte Hepatitis-A-Viren; *Weitere Bestandteile:* Framycetin *Rezeptpflichtig*	Magen-Darm-Störungen, Fieber, Übelkeit, Durchfall, Erbrechen, Kopfschmerzen, Appetitlosigkeit, lokale Reaktionen an der Einstichstelle	**Therapeutisch zweckmäßig zur** Vorbeugung von Leberentzündung (Hepatitis A) bei gefährdeten Personen.
HBVAXPRO (D/Ö) Fertigspritzen, Durchstechflaschen Hepatitis-B-Impfstoff *Rezeptpflichtig*	Magen-Darm-Störungen, Fieber, lokale Reaktionen an der Einstichstelle	**Therapeutisch zweckmäßig zur** Vorbeugung von Leberentzündung (Hepatitis B) bei gefährdeten Personen.
Infanrix Hexa (D/Ö) Fertigspritzen Diphtherie-Toxoid, Tetanus-Toxoid, Pertussis-Antigene, Hepatitis-B-Antigene, Haemophilus infl. Antigene, inaktivierte Polio-Viren *Rezeptpflichtig*	Fieber, lokale Reaktionen an der Einstichstelle, Fieber, Durchfall, anhaltendes Schreien, selten Nervenschäden. Möglicherweise erhöhtes Risiko für plötzlichen Kindstod	**Nur zweckmäßig,** wenn aus zwingenden Gründen zusätzlich zur Impfung gegen Diphtherie, Tetanus, Keuchhusten und Kinderlähmung eine gleichzeitige Impfung gegen Hepatitis B und Haemophilus-Bakterien (lösen z. B. Krupp und Hirnhautentzündung aus) notwendig ist. Sechsfach-Impfstoff.
Influsplit SSW (D) Fertigspritzen Influenza-Virus-Antigene (Hämagglutinin); *Weitere Bestandteile:* Thiomersal, Gentamicin, Hühnereiweiß (Spuren) *Rezeptpflichtig*	Fieber, lokale Reaktionen an der Einstichstelle, Kopfschmerzen, Muskelschmerzen, sehr selten Nervenschäden	**Therapeutisch zweckmäßig zur** Vorbeugung der echten Virusgrippe (Influenza) bei gefährdeten Personen. Zweifelhafte Wirksamkeit bei älteren Menschen.
Influvac (D/Ö) Susp. Influenza-Virus-Antigene; *Weitere Bestandteile:* Thiomersal, Cetrimonium, Gentamicin, Hühnereiweiß (Spuren) *Rezeptpflichtig*	Fieber, lokale Reaktionen an der Einstichstelle, Kopfschmerzen, Muskelschmerzen, sehr selten Nervenschäden	**Therapeutisch zweckmäßig zur** Vorbeugung der echten Virusgrippe (Influenza) bei gefährdeten Personen. Zweifelhafte Wirksamkeit bei älteren Menschen.

Präparat	Wichtigste Nebenwirkungen	Empfehlung
IPV Mérieux (D) Fertigspritzen. Inaktivierte Polioviren; *Weitere Bestandteile:* Neomycin, Streptomycin, Polymyxin B *Rezeptpflichtig*	Fieber, lokale Reaktionen an der Einstichstelle	**Therapeutisch zweckmäßig zur** Vorbeugung von Kinderlähmung. Empfehlenswert.
Mencevax ACWY (D) Trockensubstanz Meningokokken-Poly-saccharid-Antigen *Rezeptpflichtig*	Fieber, lokale Reaktionen an der Einstichstelle, Kopfschmerzen, Übelkeit, Erbrechen, Muskelschmerzen, Reizbarkeit und Appetitlosigkeit bei Kleinkindern	**Nur zweckmäßig zur** Vorbeugung von bakterieller Hirnhautentzündung durch bestimmte Meningokokken (Untergruppen ACWY), die vorwiegend in tropischen und subtropischen Gebieten vorkommen.
Menjugate (D/Ö) Fertigspritze Meningokokken-Impfstoff *Rezeptpflichtig*	Fieber, lokale Reaktionen an der Einstichstelle, Kopfschmerzen, Übelkeit, Erbrechen, Muskelschmerzen, Reizbarkeit und Appetitlosigkeit bei Kleinkindern	**Therapeutisch zweckmäßig nur** gegen Meningokokken der Gruppe C.
NeisVac-C (D/Ö) Fertigspritze Meningokokken-Impfstoff *Rezeptpflichtig*	Fieber, lokale Reaktionen an der Einstichstelle, Kopfschmerzen, Übelkeit, Erbrechen, Muskelschmerzen, Reizbarkeit und Appetitlosigkeit bei Kleinkindern	**Therapeutisch zweckmäßig nur** gegen Meningokokken der Gruppe C.
Optaflu (D) Fertigspritzen Influenza-Impfstoff *Rezeptpflichtig*	Fieber, lokale Reaktionen an der Einstichstelle, Kopfschmerzen, Muskelschmerzen, sehr selten Nervenschäden	Therapeutisch zweckmäßig zur Vorbeugung der echten Virusgrippe bei gefährdeten Personen. Möglicherweise geringerer Impfschutz bei älteren Personen.
Pneumo 23 Vaccine Mérieux (Ö) Fertigspritze Streptococcus pneumoniae (Pneumokokken) Antigene *Rezeptpflichtig*	Fieber, lokale Reaktionen an der Einstichstelle, Blutschäden, Nervenschäden, Übelkeit, Erbrechen, Lymphknotenschwellungen, Kopfschmerzen, Muskelschmerzen	**Nur zweckmäßig zur** Vorbeugung von bakteriellen Infektionen mit Pneumokokken (Lungenentzündung) bei verminderter Immunabwehr (z. B. nach Milzentfernung).

Präparat	Wichtigste Nebenwirkungen	Empfehlung
Pneumovax 23 (D) Injektionslösung Streptococcus pneumoniae (Pneumokokken) Antigene *Rezeptpflichtig*	Fieber, lokale Reaktionen an der Einstichstelle, Blutschäden, Nervenschäden, Übelkeit, Erbrechen, Lymphknotenschwellungen, Kopfschmerzen, Muskelschmerzen	**Nur zweckmäßig zur** Vorbeugung von bakteriellen Infektionen mit Pneumokokken (Lungenentzündung) bei verminderter Immunabwehr (z. B. nach Milzentfernung).
Polio Salk (Ö) Fertigspritzen Inaktivierte Polioviren *Rezeptpflichtig*	Fieber, lokale Reaktionen an der Einstichstelle, Blutschäden, Nervenschäden, Übelkeit, Erbrechen, Lymphknotenschwellungen, Kopfschmerzen, Muskelschmerzen	**Therapeutisch zweckmäßig zur** Vorbeugung von Kinderlähmung. Empfehlenswert.
Prevenar (D/Ö) Fertigspritze Pneumokokkenpolysaccharid *Rezeptpflichtig*	Fieber, lokale Reaktionen an der Einstichstelle, Blutschäden, Nervenschäden, Übelkeit, Erbrechen, Lymphknotenschwellungen, Kopfschmerzen, Muskelschmerzen	**Nur zweckmäßig zur** Vorbeugung von bakteriellen Infektionen mit Pneumokokken (Lungenentzündung) bei verminderter Immunabwehr (z. B. nach Milzentfernung).
Priorix Tetra (D/Ö) Trockensubstanz Abgeschwächte Viren: Masern, Mumps, Röteln; *Weitere Bestandteile:* Humanalbumin, Neomycin *Rezeptpflichtig*	Schwindel, Fieber, Kopfschmerzen, Übelkeit, Erbrechen, lokale Reaktionen an der Einstichstelle. Bei Kleinkindern auch Weinen, Gereiztheit, Benommenheit, Schlafprobleme. Selten dramatische allergische Reaktionen und Krampfanfälle	**Therapeutisch zweckmäßig zur** Vorbeugung von Masern, Mumps und Röteln.
Rabipur (D/Ö) Injektion inaktiviertes Tollwut-Virus *Rezeptpflichtig*	Grippeähnliche Beschwerden, Kopfschmerzen, Übelkeit, Unwohlsein, Muskelschmerzen, lokale Reaktionen an der Einstichstelle. Selten Nervenschäden möglich	**Therapeutisch zweckmäßig zur** Vorbeugung gegen Tollwut nur bei besonders gefährdeten Personen (Jägern, Tierärzten). Auch nach einem verdächtigen Biss ist die Impfung noch sinnvoll.
Repevax (D/Ö) Susp. Diphtherie-Toxoid, Tetanus-Toxoid, Pertussis-Antigene, inaktivierte Polio-Viren *Rezeptpflichtig*	Fieber, Erbrechen, Kopfschmerzen, Appetitlosigkeit, Durchfall, lokale Reaktionen an der Einstichstelle, selten Krampfanfälle	**Therapeutisch zweckmäßig zur** Vorbeugung von Diphtherie, Tetanus, Keuchhusten und Kinderlähmung. Empfehlenswert.

Präparat	Wichtigste Nebenwirkungen	Empfehlung
Revaxis (D) Susp. Tetanus- und Diphtherie-Toxoid, inaktivierte Polioviren; *Weitere Bestandteile:* Neomycin, Streptomycin, Polymyxin B *Rezeptpflichtig*	Fieber, Erbrechen, Kopfschmerzen, Appetitlosigkeit, Durchfall, lokale Reaktionen an der Einstichstelle, selten Krampfanfälle	**Nur zweckmäßig zur** Auffrischimpfung nach Grundimmunisierung gegen Tetanus, Diphtherie und Kinderlähmung. Empfehlenswert.
Rotarix (D/Ö) Einzeldosispipetten zum Einnehmen **RotaTeq** (D/Ö) Lösung zum Einnehmen Rotavirus-Impfstoff *Rezeptpflichtig*	Fieber, Appetitlosigkeit, Durchfall, Brechreiz, Erbrechen, Schnupfen, Magen-Darm-Beschwerden, Nervosität, Reizbarkeit, Müdigkeit, selten Krampfanfälle	**Nur zweckmäßig zur** Vorbeugung schwerer Durchfälle bei Säuglingen, bei denen eine Gefahr von Rotaviren-Infektionen besteht.
Sandovac (Ö) Fertigspritze Inaktivierte Grippeviren *Rezeptpflichtig*	Fieber, lokale Reaktionen an der Einstichstelle, Kopfschmerzen, Muskelschmerzen, sehr selten Nervenschäden	**Therapeutisch zweckmäßig zur** Vorbeugung der echten Virusgrippe (Influenza) bei gefährdeten Personen. Zweifelhafte Wirksamkeit bei älteren Menschen.
TD-Impfstoff Mérieux (D) Susp. Tetanus- und Diphtherie-Impfstoff, *Rezeptpflichtig*	Fieber, lokale Reaktionen an der Einstichstelle, Magen-Darm-Beschwerden	**Therapeutisch zweckmäßig zur** Vorbeugung von Tetanus und Diphtherie. Empfehlenswert.
Td-pur (D/Ö) Fertigspritzen Tetanus- und Diphtherie-Toxoid *Rezeptpflichtig*	Fieber, Kopfschmerzen, Magen-Darm-Störungen, lokale Reaktionen an der Einstichstelle	**Therapeutisch zweckmäßig zur** Vorbeugung von Tetanus und Diphtherie. Empfehlenswert.
Tetanol pur (D/Ö) Fertigspritzen Tetanus-Toxoid *Rezeptpflichtig*	Fieber, Kopfschmerzen, Magen-Darm-Störungen, lokale Reaktionen an der Einstichstelle	**Therapeutisch zweckmäßig zur** Vorbeugung von Tetanus. Empfehlenswert.
Twinrix Erwachsene/ Kinder (D/Ö) Fertigspritzen abgeschwächte Hepatitis-A- und -B-Viren; *Hilfsstoff:* Neomycin *Rezeptpflichtig*	Magen-Darm-Störungen, Fieber, Übelkeit, Durchfall, Erbrechen, Kopfschmerzen, Appetitlosigkeit, lokale Reaktionen an der Einstichstelle	**Therapeutisch zweckmäßig zur** Vorbeugung von Leberentzündung (Hepatitis A und B) bei gefährdeten Personen.

Präparat	Wichtigste Nebenwirkungen	Empfehlung
Typhim Vi (D/Ö) Fertigspritzen Typhus-Impfstoff *Rezeptpflichtig*	Lokale Reaktionen an der Einstichstelle, Fieber, Magen-Darm-Beschwerden, Muskelschmerzen	**Therapeutisch zweckmäßig zur** Vorbeugung von Typhus (Salmonelleninfektion). Relativ geringe Schutzwirkung.
Varilrix (D/Ö) Trockensubstanz mit Lösungsmittel Varicella-Lebendviren *Rezeptpflichtig*	Fieber, lokale Reaktionen an der Einstichstelle, Magen-Darm-Beschwerden, Muskelschmerzen	**Abzuraten** zur Vorbeugung gegen Windpocken (Varicella). Relativ geringe Schutzwirkung. Vertretbar nur bei Risikopatienten.
Xanaflu (D) Fertigspritzen Influenza-Virus-Antigene (Hämagglutinin); *Weitere Bestandteile:* Gentamicin, Hühnereiweiß (Spuren) *Rezeptpflichtig*	Fieber, lokale Reaktionen an der Einstichstelle, Kopfschmerzen, Muskelschmerzen, sehr selten Nervenschäden	**Therapeutisch zweckmäßig zur** Vorbeugung der echten Virusgrippe (Influenza) bei gefährdeten Personen. Möglicherweise geringerer Impfschutz bei älteren Personen.

10.4.2. Immunglobuline

Präparat	Wichtigste Nebenwirkungen	Empfehlung
Beriglobin (D/Ö) Fertigspritzen Immunglobulinlösung vom Menschen mit Hepatitis-A-Antikörpern *Rezeptpflichtig*	Lokale Reaktionen an der Einstichstelle, kurz dauerndes Fieber, Möglichkeit schwerer allergischer Reaktionen (Schock)	**Therapeutisch zweckmäßig** zur kurzfristigen Vorbeugung von Hepatitis A und bei Immunglobulinmangel.
Gamunex (D) Infusionsflaschen Immunglobulin G und A vom Menschen *Rezeptpflichtig*	Kurz dauerndes Fieber, Möglichkeit schwerer allergischer Reaktionen (Schock)	**Therapeutisch zweckmäßig** bei Immunglobulinmangel.
Octagam (D/Ö) Infusionslösung Immunglobulin G vom Menschen *Rezeptpflichtig*	Kurz dauerndes Fieber, Möglichkeit schwerer allergischer Reaktionen (Schock)	**Therapeutisch zweckmäßig** bei Immunglobulinmangel.

Präparat	Wichtigste Nebenwirkungen	Empfehlung
Privigen (D/Ö) Infusionslösung Immunglobulin G und A vom Menschen *Rezeptpflichtig*	Kurz dauerndes Fieber, Möglichkeit schwerer allergischer Reaktionen (Schock)	**Therapeutisch zweckmäßig** bei Immunglobulinmangel.
Rhophylac (D/Ö) Fertigspritze Anti-D-Immunglobulin vom Menschen *Rezeptpflichtig*	Lokale Reaktionen an der Einstichstelle, kurz dauerndes Fieber, Möglichkeit schwerer allergischer Reaktionen (Schock)	**Therapeutisch zweckmäßig zur** Verhinderung einer Rhesusfaktor-Unverträglichkeit bei der Mutter.
Synagis (D/Ö) Pulver zur Herstellung einer Injektionslösung Palivizumab *Rezeptpflichtig*	Lokale Reaktionen an der Einstichstelle, kurz dauerndes Fieber, Möglichkeit schwerer allergischer Reaktionen (Schock)	**Therapeutisch zweckmäßig nur** zur Vorbeugung von RS-Viren-Infektionen bei Kindern mit hohem Risiko. Der therapeutische Nutzen ist umstritten.
Tetagam P (D/Ö) Fertigspritze Tetanus-Antitoxin vom Menschen *Rezeptpflichtig*	Lokale Reaktionen an der Einstichstelle, kurzzeitige Temperaturerhöhung. Bei Sensibilisierung schwere allergische Reaktionen möglich (Schock)	**Therapeutisch zweckmäßig zur** Sofortvorbeugung des Wundstarrkrampfs (Tetanus).

10.4.3. Sonstige Mittel zur Stärkung der Immunabwehr

Ein intaktes Immunsystem wird mit vielen Gesundheitsgefahren (Infektionen, Gifte, Stress etc.) von allein fertig und sorgt auf unsichtbare Weise dafür, dass wir gesund bleiben. Wenn das Immunsystem noch nicht voll entwickelt (bei Kindern) oder geschwächt (bei alten Menschen) oder beschädigt ist (aufgrund von äußeren oder inneren Belastungen), wird der Körper anfällig für Krankheiten.

Bis hierher herrscht noch weitgehende Übereinstimmung zwischen Schulmedizin und Naturheilkunde bzw. Alternativmedizin.

Während aber in der Schulmedizin der Schwerpunkt auf der gezielten Behandlung der entstandenen Krankheiten liegt, sind die Konzepte der Alternativmedizin vorwiegend auf die Stärkung des Immunsystems ausgerichtet. Das Zauberwort heißt: Immunstimulation. Dahinter steckt die Idee, dass über die Stärkung des Immunsystems der Körper aus eigener Kraft wieder dafür sorgen soll, gesund zu werden und gesund zu bleiben. Was auf den ersten Blick einleuchtend und manchmal durchaus sinnvoll ist, gerät bei manchen Methoden der Alternativmedizin jedoch zur Quacksalberei.

Stärkung oder Schädigung?

Das menschliche Immunsystem ist ein so kompliziertes Zusammenspiel unterschiedlicher Faktoren und reagiert von Mensch zu Mensch oft so verschieden, dass ein simpler Eingriff wie etwa das Schlucken eines bestimmten Medikaments auch das Gegenteil von dem bewirken kann, was beabsichtigt war.

Unbestritten ist, auch in der Schulmedizin, dass gewisse allgemeine Stärkungsmethoden des Immunsystems sinnvoll sind, etwa Kneipptherapie, Kuren, sportliche Betätigung, Entspannung, ausgewogene Ernährung, sogenannter positiver Stress etc.

Aber auch hier gilt: Die individuelle Dosis ist von Mensch zu Mensch verschieden: Was für den einen gesund ist, schädigt den anderen.

Die Alternativmedizin arbeitet mit »immunstimulierenden Medikamenten«, die das Immunsystem stärken sollen. Häufig haben solche Mittel jedoch beträchtliche Nebenwirkungen und bewirken manchmal das Gegenteil von dem, was beabsichtigt ist: Sie machen krank anstatt gesund.

Fragwürdig: Echinacea

Ein prominentes Beispiel ist das pflanzliche Mittel *Echinacin*, das aus Sonnenhutkraut (Echinacea) hergestellt wird. Als zunehmend häufiger Berichte über lebensbedrohliche Nebenwirkungen von *Echinacin*-Injektionen bekannt wurden – darunter tödlich verlaufene Schockzustände, monströse Zungen- und Mundschwellungen mit Atemnot –, versuchte der Hersteller Madaus eine entsprechende Veröffentlichung der Arzneimittelkommission der Deutschen Ärzteschaft mit juristischen Mitteln zu unterdrücken. Ende der Neunzigerjahre wurden *Echinacin*-Ampullen endlich vom Markt genommen, nicht jedoch *Echinacin* als Mittel zum Schlucken.

Nebenwirkungen von Echinacea-haltigen Medikamenten zum Schlucken: Überempfindlichkeitsreaktionen, Hautausschlag, Juckreiz, selten Gesichtsschwellung, Atemnot, Schwindel, Blutdruckabfall.

Die Fachzeitschrift »arznei-telegramm« weist außerdem darauf hin, dass nachprüfbare Belege für eine Steigerung von Abwehrkräften fehlen. Schlussfolgerung: »Ein unnötig riskantes Arzneimittel von zweifelhaftem Nutzen«.

Dasselbe gilt für alle anderen Mittel, die Echinacea enthalten (z. B. *Echinacea-ratiopharm, Echinacea STADA, Echinacin Madaus, Esberitox mono, Esberitox, Lymphdiaral*).

Homöopathische Mittel

In einer großen Übersicht über veröffentlichte Studien zur Wirksamkeit homöopathischer Arzneimittel kam eine britisch-schweizerische Arbeitsgruppe von Medizinern im Jahr 2005 in der Fachzeitschrift *Lancet* zum Schluss, dass ein spezifischer Nutzen letztlich nicht nachgewiesen werden kann.

10.4.3. Sonstige Mittel zur Stärkung der Immunabwehr

Präparat	Wichtigste Nebenwirkungen	Empfehlung
Angocin Anti-Infekt N (D) Filmtabl. Kapuzinerkressenkraut, Meerrettichwurzel	Magen-Darm-Störungen	**Naturheilmittel** mit pflanzlichen Inhaltsstoffen. Therapeutische Wirksamkeit bei Infektionen der Harn- und Atemwege zweifelhaft.
Echinacea-ratiopharm (D) Tabl., Liquidum **Echinacea-ratiopharm** (Ö) Tabl., Tropfen Presssaft aus Purpursonnenhutkraut (Echinaceae purp.)	Fieber. Hautausschlag, Juckreiz. Schwere allgemeine allergische Reaktionen möglich. Liquid und Tropfen enthalten Alkohol!	**Abzuraten** wegen der möglichen schweren Nebenwirkungen. Naturheilmittel mit pflanzlichen Inhaltsstoffen. Therapeutische Wirksamkeit bei wiederholten Atemwegsinfekten sowie bei Harnwegsinfektionen zweifelhaft.
Echinacea STADA classic (D) Tropfen Presssaft aus Purpursonnenhutkraut (Echinaceae purp.)	Fieber. Hautausschlag, Juckreiz. Schwere allgemeine allergische Reaktionen möglich	**Abzuraten** wegen der möglichen schweren Nebenwirkungen. Naturheilmittel mit pflanzlichen Inhaltsstoffen. Therapeutische Wirksamkeit bei wiederholten Atemwegsinfekten sowie bei Harnwegsinfektionen zweifelhaft.
Echinacin Madaus (D/Ö) Capsetten, Lutschtabl., Tabl., Saft, nur D: Liquidum, nur Ö: Tropfen Presssaft aus Purpursonnenhutkraut (Echinaceae purp.)	Fieber. Hautausschlag, Juckreiz. Schwere allgemeine allergische Reaktionen möglich. Liquidum und Tropfen enthalten Alkohol!	**Abzuraten** wegen der möglichen schweren Nebenwirkungen. Naturheilmittel mit pflanzlichen Inhaltsstoffen. Therapeutische Wirksamkeit bei wiederholten Atemwegsinfekten sowie bei Harnwegsinfektionen zweifelhaft.

Präparat	Wichtigste Nebenwirkungen	Empfehlung
Engystol/ -N (D/Ö) Tabl., Amp. Homöopathische Zubereitungen: Vincetoxicum, Schwefel *Rezeptpflichtig nur Ampullen (Ö)*	Keine wesentlichen bekannt	**Homöopathisches Mittel** Therapeutische Wirksamkeit bei den vom Hersteller angegebenen Anwendungsgebieten (z. B. Erkältungskrankheiten) zweifelhaft. Von der Injektion des Mittels ist abzuraten.
Esberitox mono Tabletten/ Tropfen (D/Ö) Tabl., Tropfen Presssaft aus Purpursonnenhutkraut	Fieber. Hautausschlag, Juckreiz. Schwere allgemeine allergische Reaktionen möglich. Tropfen enthalten Alkohol!	**Abzuraten** wegen der möglichen schweren Nebenwirkungen. Naturheilmittel mit pflanzlichen Inhaltsstoffen. Therapeutische Wirksamkeit bei wiederholten Atemwegsinfekten sowie Harnwegsinfektionen zweifelhaft.
Esberitox (Ö) Tabl., Lösung Extrakt aus Herb. Thujae, Rad. Baptisiae, Rad. Echinaceae (Purpursonnenhutwurzel)	Fieber. Hautausschlag, Juckreiz. Schwere allgemeine allergische Reaktionen möglich. Lösung enthält Alkohol!	**Abzuraten** wegen der möglichen schweren Nebenwirkungen. Naturheilmittel mit pflanzlichen Inhaltsstoffen. Therapeutische Wirksamkeit zur Steigerung der Abwehrkräfte (Immunstimulation) zweifelhaft.
Imupret N (D) Drag., Tropfen Löwenzahnkraut, Eichenrinden, Schafgarben, Walnussblätter, Schachtelhalmkraut, Kamillenblüten, Eibischwurzel (als Pulver)	Allergische Reaktionen möglich	**Naturheilmittel** mit pflanzlichen Inhaltsstoffen. Therapeutische Wirksamkeit bei wiederkehrenden und chronischen Atemwegsinfekten (z. B. Tonsillitis) zweifelhaft. Zur subjektiven Linderung von Beschwerden vertretbar.
Lymphdiaral Basistropfen SL (D) Tropfen Homöopathische Zubereitungen: u. a. Sonnenhutkraut-Urtinktur, Arsen	Fieber. Hautausschlag, Juckreiz. Schwere allgemeine allergische Reaktionen möglich. Tropfen enthalten Alkohol!	**Abzuraten** wegen der möglichen schweren Nebenwirkungen. Homöopathisches Mittel. Therapeutische Wirksamkeit bei den vom Hersteller angegebenen Anwendungsgebieten (z. B. Lymphdrüsenerkrankungen) zweifelhaft.

Präparat	Wichtigste Nebenwirkungen	Empfehlung
Lymphomyosot/ -N (D/Ö) Tabl., Tropfen, Amp. Zahlreiche homöopathische Zubereitungen: u. a. Jod	Störung der Schilddrüsenfunktion. Tropfen enthalten Alkohol! Ampullen: Allergische Reaktionen möglich	**Homöopathisches Mittel** Therapeutische Wirksamkeit bei den vom Hersteller angegebenen Anwendungsgebieten für Tropfen und Ampullen (Neigung zu Ödem und Infektanfälligkeit, Mandelentzündung u. a.) zweifelhaft. Von der Injektion des Mittels ist abzuraten.
Symbioflor 1 (D) Tropfen **Symbioflor Enterococcus** (Ö) Tropfen Lebende und tote Darmbakterien (Enterococcus faecalis) *Rezeptpflichtig (Ö)*	Magen-Darm-Störungen, Kopfschmerzen, Mundtrockenheit	**Wenig zweckmäßig** Therapeutische Wirksamkeit zweifelhaft bei den vom Hersteller angegebenen Anwendungsgebieten (z. B. Regulierung körpereigener Abwehrkräfte, gastrointestinale Störungen, Infekte der oberen Atemwege).
Symbioflor 2 (D) Tropfen **Symbioflor E.coli** (Ö) Tropfen Lebende und tote Darmbakterien (Escherichia coli)	Magen-Darm-Störungen. Vorsicht bei bestehenden Erkrankungen im Magen-Darm-Bereich. Nicht bei akuten Entzündungen der Gallenblase oder der Bauchspeicheldrüse verwenden	**Abzuraten** Therapeutische Wirksamkeit zweifelhaft bei den vom Hersteller angegebenen Anwendungsgebieten (z. B. Regulierung der körpereigenen Abwehrkräfte, Magen-Darm-Störungen). Gefahr, dass Antibiotika-Resistenzen übertragen werden.
toxi-loges (D) Tropfen Sonnenhutkraut (Echinacea)-Urtinktur, Eupatorium-Urtinktur, Baptisia-Urtinktur, Chinarinde-Urtinktur, Bryonia D4, Aconitum D4, Ipecacuanha D4	Fieber. Hautausschlag, Juckreiz. Schwere allgemeine allergische Reaktionen möglich. Tropfen enthalten Alkohol!	**Abzuraten** wegen der seltenen, aber möglicherweise sehr schweren Nebenwirkungen. Homöopathisches Mittel. Therapeutische Wirksamkeit bei fieberhaften Erkältungskrankheiten zweifelhaft.
toxi-loges (D) Tabl. Eupatorium-Urtinktur, Baptisia-Urtinktur, Aconitum D4, Ipecacuanha D4	Allergische Reaktionen möglich	**Homöopathisches Mittel** Therapeutische Wirksamkeit bei fieberhaften Erkältungskrankheiten zweifelhaft.

10.5. Malaria-Mittel

Malaria wird durch den Stich der weiblichen Anophelesmücke übertragen. Die Mücke sticht einen Malaria-Infizierten und nimmt mit seinem Blut die Erreger auf. Diese entwickeln sich in der Mücke fort und wandern in die Speicheldrüsen der Mücke.

Beim nächsten Stich gelangen die Erreger in das Blut des Gestochenen, werden zu seiner Leber transportiert und vermehren sich. Schließlich dringen die Erreger in die roten Blutkörperchen des gestochenen Menschen ein und bringen sie zum Platzen – dadurch wird ein Fieberschub ausgelöst. Dies wiederholt sich in rhythmischen Abständen alle paar Tage. Die Zeit, die zwischen dem Mückenstich und dem Auftreten von Fieber vergeht, kann je nach Art des Malaria-Erregers eine bis vier Wochen dauern.

Allgemeine Vorbeugungsmaßnahmen gegen Malaria

Zur Vorbeugung gegen die in manchen Fällen lebensgefährliche Malaria-Krankheit sollte man folgende Maßnahmen beachten:

– Die meisten Anophelesmücken stechen in der Abenddämmerung oder im Morgengrauen. Besonders in dieser Zeit sollte man sich also in Räumen aufhalten, in die keine Mücken eindringen können.

– Der wichtigste Schutz gegen Anophelesmücken ist ein Moskitonetz, das in vielen Reiseländern zur Standardausrüstung von Hotelzimmern gehört. Wer in Gegenden ohne entsprechende Hotels reist, sollte ein auch bei uns im Handel erhältliches Moskitonetz mitnehmen. Sinnvoll ist es außerdem, Türen und Fenster mit entsprechenden Netzen zu sichern.

– Wer sich abends oder nachts im Freien aufhält, sollte den Mücken möglichst wenig nackte Haut bieten und sich mit einem insektenabweisenden Stoff (Repellent) schützen (z. B. *Autan, Pellit-Mücken-Gel* etc.). Diese Mittel wirken etwa sechs bis acht Stunden lang.

– Insektensprays und Elektroverdampfer zum Schutz von Schlaf- und Wohnräumen sind zwar wirksam, haben jedoch zwei Nachteile: Sie können beim Menschen Nebenwirkungen wie Atembeschwerden, Unwohlsein, Übelkeit und Kopfschmerzen verursachen. Und treibgashaltige Sprays schädigen die Umwelt.

Malaria-Vorbeugung durch Medikamente

In Deutschland werden jährlich etwa 1.500 Fälle von Malaria regis-triert. Tendenz: steigend. Die Krankheit ist immer »importiert«.

Durch die Einnahme von Medikamenten kann man das Risiko einer Malaria-Erkrankung zwar verringern, aber nicht gänzlich ausschalten. Außerdem können bei allen Malaria-Mitteln Nebenwirkungen auftre-ten, die das Wohlbefinden stark beeinträchtigen oder in seltenen Fällen sogar gefährlich sind.

Weil immer häufiger Malaria-Erreger vorkommen, die gegen die ein-genommenen Medikamente resistent sind, verändern sich die Emp-fehlungen zur Vorbeugung (Prophylaxe) ständig. Der Schutz vor Ma-laria wird damit zunehmend problematischer. Man sollte vor einer Rei-se auf alle Fälle die neuesten Empfehlungen bei einem Tropeninstitut einholen.

Welches Medikament?

Um zu entscheiden, welche Vorbeugung für Sie am besten ist, müssen Sie folgende Fragen beantworten:

– Ist Ihr Reiseland ein Malariagebiet?
– Wie groß ist das Malariarisiko? Bei der Vorbeugung mit den Medika-menten Chloroquin (*Resochin* [D/Ö]) oder Mefloquin (*Lariam* [D/Ö]) ist das Risiko, wegen einer schweren Nebenwirkung das Krankenhaus aufsuchen zu müssen, etwa 1:10.000. Das Risiko kön-nen Sie bei Tropeninstituten erfragen. Reisen Sie in ein Gebiet mit einem Malariarisiko kleiner als 1:10.000, können Sie eventuell auf die medikamentöse Vorbeugung verzichten. In diesem Fall sollten Sie jedoch eine Notfallbehandlung mit sich führen.

Wenn Sie eine Vorbeugung mit Medikamenten durchführen, sollten Sie Folgendes beachten:

Beginnen Sie ein bis zwei Wochen vor der Abreise. Erstens hat damit der Blutspiegel des Medikaments schon bei der Ankunft im Reiseland einen schützenden Pegel erreicht; und zweitens können Sie dadurch noch zu Hause die Verträglichkeit des Mittels testen.

– Halten Sie sich während des Aufenthalts an die Einnahmevorschrif-ten.
– Nehmen Sie das Medikament auch nach der Rückkehr noch vier Wochen lang weiter ein. Wenn sich Malariaerreger in der Leber be-

finden, schwärmen sie in den kommenden vier Wochen ins Blut aus. Dort kann sie das Medikament unschädlich machen.

Medikamente

1. Resochin:

Als Standardmedikament für die Malaria-Prophylaxe gilt nach wie vor *Resochin* (D/Ö). Es gibt allerdings schon viele Regionen, wo Resochin wegen Resistenzentwicklungen unwirksam geworden ist. Die Einnahme – zwei Tabletten pro Woche für Erwachsene – muss eine Woche vor dem Aufenthalt im malariaverseuchten Gebiet beginnen und noch vier Wochen nach dem Verlassen des Gebiets fortgesetzt werden.

Als *Nebenwirkungen* können Magenbeschwerden, Übelkeit, Schwindel und Kopfschmerzen auftreten. Das Medikament wird besser vertragen, wenn man es abends nach dem Essen einnimmt. Die Gefahr von Netzhautschäden besteht hauptsächlich bei lang dauernder, hoch dosierter Einnahme von *Resochin*; bei der für die Malaria-Prophylaxe üblichen Dosierung tritt diese Nebenwirkung extrem selten auf.

In Gegenden mit Resistenzen und mittelgroßem Risiko kann *Resochin* mit *Paludrine* (enthält den Wirkstoff Proguanil) kombiniert werden.

2. Mefloquin:

In Ländern mit hohem Risiko und *Resochin*-Resistenzen kann zur Vorbeugung das Mittel *Lariam* (enthält den Wirkstoff Mefloquin) eingenommen werden, und zwar in einer Dosierung von einer Tablette pro Woche über maximal acht Wochen. *Lariam* sollte nicht eingenommen werden im 1. Drittel der Schwangerschaft, von Kindern unter 15 Kilogramm Körpergewicht, Patienten mit Krampfanfällen, psychiatrischen Erkrankungen und Patienten, die gleichzeitig Betablocker oder Kalzium-Antagonisten einnehmen.

Nebenwirkungen wie Übelkeit, Erbrechen, Benommenheit und Schwindel treten häufig auf. Neuerdings gibt es viele Berichte über schwerwiegende psychische Nebenwirkungen wie Depressionen, erhöhtes Suizidrisiko, Halluzinationen und Panikattacken. Mehr als drei Viertel aller Störwirkungen zeigen sich bereits nach der dritten Tablette. Wer erstmals *Lariam* verwendet, sollte damit etwa zweieinhalb Wochen vor der Reise beginnen, damit beim Auftreten von Problemen noch Zeit bleibt, auf ein anderes Medikament zu wechseln.

3. Fixkombination Atovaquon + Proguanil:

Diese Kombination (enthalten z. B. in *Malarone*) gilt als Alternative zu Mefloquin. *Malarone* darf nur für maximal vierwöchige Reisen verwendet werden. Die Einnahme kann bereits eine Woche nach Verlassen des malariaverseuchten Gebiets beendet werden.

Malaria-Behandlung für den Notfall

Wenn Sie auf die vorbeugende Einnahme von Malaria-Medikamenten verzichten, sollten Sie folgende Notfall-Ausrüstung mitnehmen:

– Verzichten Sie auf Schnelltests wie *Mala Quick Test*, weil das Ergebnis sehr unsicher ist.

– Bei Verdacht auf Malaria – Fieber über 38,5° C ab einer Woche nach der Einreise in ein Malaria-Gebiet sowie Kopf- und Gliederschmerzen – sollten Sie als Notfall-Behandlung unbedingt ein Medikament schlucken. Sie können wählen zwischen *Lariam* oder *Malarone*. Besprechen Sie vor Ihrer Reise mit einem Arzt, was für Sie am günstigsten ist. Schreiben Sie sich genau auf, wie viele Tabletten und in welchem Abstand Sie diese im Notfall einnehmen müssen.

– Wenn Sie mit Malaria infiziert sind, sollten Sie unbedingt und in jedem Fall innerhalb von 24 Stunden einen Arzt/eine Ärztin aufsuchen – auch dann, wenn Sie die Notfall-Behandlung durchführen. Je mehr Zeit zwischen dem ersten Auftreten von Malaria-Anzeichen und einer optimalen Behandlung vergeht, umso geringer wird Ihre Überlebenschance. Malaria ist häufig eine lebensgefährliche Erkrankung!

Erkundigen Sie sich vor der Reise bei einem Tropeninstitut, welches Malaria-Risiko besteht und welches Medikament Sie zur Prophylaxe anwenden sollen.

Malaria-Anzeichen können sehr vieldeutig sein:

Fieber, Kopf-, Bauch- und Gliederschmerzen, Schweißausbrüche, Durchfall. Suchen Sie unverzüglich einen Arzt auf, wenn Sie unter unerklärlichen Beschwerden dieser Art leiden, und sagen Sie ihm, dass Sie in einem Malaria-Gebiet Urlaub gemacht haben.

Malaria-Vorbeugung durch Homöopathie?

Immer wieder liest man von homöopathischen Medikamenten, die zur Vorbeugung gegen Malaria wirksam sein sollen. Der »Deutsche Zentralverein Homöopathischer Ärzte« und die »Deutsche Homöopathische Union« stellen dazu unmissverständlich fest, dass für Malaria »keine vorbeugenden homöopathischen Medikamente existieren« und zur Vorbeugung außer den üblichen Maßnahmen die anerkannten Malaria-Mittel verwendet werden sollen.

10.5. Malaria-Mittel

Präparat	Wichtigste Nebenwirkungen	Empfehlung
Lariam (D/Ö) Tabl. Mefloquin *Rezeptpflichtig*	Schwindel, Übelkeit, Durchfall, Herzrhythmusstörungen, psychotische Reaktionen	**Therapeutisch zweckmäßig zur** Behandlung bei Chloroquin-(Resochin-)resistenten Erregern. Zur Vorbeugung nur in besonderen Fällen verwenden.
Malarone/ Junior (D/Ö) Filmtabl. Atovaquon, Proguanil *Rezeptpflichtig*	Magen-Darm-Beschwerden, Kopfschmerzen, Husten	**Therapeutisch zweckmäßig zur** Behandlung bei unkomplizierter Malaria tropica. Malariamittel der Reserve. Noch relativ wenig erprobt.
Paludrine (D) Tabl. Proguanil *Rezeptpflichtig*	Magen-Darm-Beschwerden, selten Haarausfall, Hauterscheinungen	**Therapeutisch zweckmäßig zur** Vorbeugung (insbesondere zur Langzeitvorbeugung), bei höherem Risiko nur zusammen mit Chloroquin (z. B. Resochin).
Resochin (D/Ö) Filmtabl., Injektionslösung, nur D: Junior-Tabl. Chloroquin *Rezeptpflichtig*	Übelkeit, Schwindel	**Therapeutisch zweckmäßig zur** Vorbeugung und Behandlung von Malaria, wenn die Krankheitserreger Chloroquin-empfindlich sind.

11. Kapitel: **Erkrankungen der Harnwege**

11.1. Mittel gegen Harnwegsinfektionen (siehe auch Kapitel 10. Antibiotika)

Etwa jede zweite Frau – vor allem jüngere Frauen – und jeder achte Mann erkranken im Laufe des Lebens an einem Harnwegsinfekt. Die überwiegende Zahl der Harnwegsinfektionen wird als »unkompliziert« bezeichnet – vor allem Frauen sind davon betroffen. Als »kompliziert« gelten alle Harnwegsinfektionen bei Schwangeren, Männern, Kindern unter 12 Jahren, bei Harnwegsanomalien oder chronischen Erkrankungen wie z. B. Diabetes.

Unkomplizierte Harnwegsinfektionen bei der Frau (Blasenentzündungen)

Entgegen der landläufigen Meinung entstehen Harnwegsinfektionen (Blasenentzündungen) praktisch nie durch Sitzen auf kalten Bänken oder durch das Tragen von noch feuchten Badeanzügen. Eine experimentelle Untersuchung aus Norwegen legt jedoch den Verdacht nahe, dass kalte Füße die Rückfallhäufigkeit von Harnwegsinfektionen erhöhen. Anzeichen für unkomplizierte Blasenentzündungen sind häufiger Drang zum Wasserlassen und Schmerzen beim Wasserlassen.

Bei unkomplizierten Harnwegsinfektionen (Blasenentzündungen) genügt für die Diagnose der Streifentest. Entgegen mancher Empfehlungen wird kein sogenannter Mittelstrahlharn benötigt, sondern einfach nur etwas Harn.

Behandlung

Bei Frauen unter 65 Jahren genügt meist eine Kurzzeitbehandlung (3 Tage lang) mit 2 x täglich Trimethoprim (enthalten z. B. in *Infectotrimet;* siehe Tabelle 10.1.4.) oder Cotrimoxazol (enthalten z. B. in *Generika mit dem Namen Cotrim oder Cotrimoxazol + Firmenbezeichnung;* siehe Tabelle 10.1.4.). Damit werden etwa 90 Prozent aller Erkrankungen geheilt. Eine über drei Tage verteilte Einnahme derselben Medikamente ist genauso wirkungsvoll wie die Einmaltherapie. Cotrimoxazol ist ein Kombinationspräparat, bestehend aus Trimethoprim und Sulfamethoxazol.

Eine länger dauernde Behandlung – 7 bis 14 Tage – hat keinerlei Vorteile, verursacht jedoch häufiger unerwünschte Wirkungen wie Ausfluss und Heranbildung resistenter Keime.

Falls Trimethoprim oder Cotrimoxazol nicht verwendet werden können (zum Beispiel von Schwangeren, Zuckerkranken), kommen andere Antibiotika wie Breitspektrum-Penicilline (siehe Tabelle 10.1.2.), Cephalosporine (siehe Tabelle 10.1.3.), Gyrasehemmer wie Ofloxacin (enthalten z. B. in *Generika mit dem Namen Ofloxacin + Firmenbezeichnung*) oder Ciprofloxacin (enthalten z. B. in *Generika mit den Namen Cipro oder Ciprofloxacin + Firmenbezeichnung*) in Betracht. In diesem Fall dauert die Therapie meist länger. Bei Amoxicillin zum Beispiel sieben Tage.

Nitrofurantoin (enthalten z. B. in *Furadantin retard, Nifurantin, Nifuretten, Nitrofurantoin retard-ratiopharm, Nitrofurantoin »Agepha«*) gilt wegen der schweren Nebenwirkungen als überholt, wird in Deutschland jedoch immer noch häufig verwendet – etwa 400.000 Packungen pro Jahr. Offenbar halten viele Ärzte nichts von Weiterbildung.

Nierenbeckenentzündungen

Außer bei Schwangeren beginnt die Behandlung üblicherweise mit der Einnahme des Antibiotikums Cotrimoxazol (enthalten z. B. in *Generika mit dem Namen Cotrim oder Cotrimoxazol + Firmenbezeichnung;* siehe Tabelle 10.1.4) für die Dauer von 10 bis 14 Tagen. Gleichzeitig sollte ein Antibiogramm angefertigt werden – eine Laboruntersuchung, in der genau festgestellt wird, welches Antibiotikum gegen die Krankheitskeime am besten wirkt. Falls die begonnene Therapie mit Cotrimoxazol nach zwei bis drei Tagen nicht wirkt, muss auf das als wirksam ermittelte Medikament umgestellt werden.

Immer wieder auftretende, unkomplizierte Harnwegsinfektionen bei Frauen

Bei jeder vierten Frau tritt nach einer Behandlung erneut eine Harnwegsinfektion auf. Diese Rückfälle sind in fast allen Fällen auf erneute Infektion zurückzuführen und nicht auf mangelnde Wirksamkeit der Therapie.

Folgende Faktoren können Rückfälle begünstigen:
– Scheidendiaphragmen
– spermizide Vaginalcremes

- die Verwendung von Intimsprays, desinfizierenden Lösungen und scharfen Seifen
- Ausfluss
- durch Geschlechtsverkehr können Keime in die Harnröhre gedrückt werden. Der weitverbreitete Ratschlag, Frauen mit häufig wiederkehrenden Harnwegsinfekten sollten unmittelbar nach dem Geschlechtsverkehr die Blase entleeren, hat sich als nutzlos erwiesen.

Bei mehr als drei Rückfällen im Jahr kann eine längere (etwa ein halbes Jahr dauernde), niedrig dosierte Therapie mit Cotrimoxazol (enthalten z. B. in *Generika mit dem Namen Cotrim oder Cotrimoxazol + Firmenbezeichnung;* siehe Tabelle 10.1.4) durchgeführt werden. Bei schweren Harnwegsinfektionen ist meist eine Behandlung im Krankenhaus notwendig.

Harnwegsinfektionen beim Mann

Bei Männern können Harnwegsinfektionen durch verschiedene Krankheitskeime (Chlamydien, Gonokokken etc.), aber auch durch Prostataerkrankungen verursacht sein. Dies sollte in jedem Fall vor Beginn einer Behandlung abgeklärt werden. Je nach Ursache werden unterschiedliche Antibiotika verwendet.

Häufig verwendete Medikamente sind Cotrimoxazol (enthalten z. B. in *Generika mit dem Namen Cotrim oder Cotrimoxazol + Firmenbezeichnung;* siehe Tabelle 10.1.4) oder Ofloxacin (enthalten z. B. in *Generika mit dem Namen Ofloxacin + Firmenbezeichnung*). Die Behandlung dauert meist 10 bis 14 Tage.

Harnröhrenentzündungen, die durch Chlamydien (bakterienähnliche Krankheitskeime) verursacht werden

Chlamydien sind die häufigsten sexuell übertragenen Infektionskeime. Man schätzt, dass etwa jeder zehnte bis zwanzigste sexuell aktive Erwachsene von solchen Keimen befallen ist. Frauen werden bei ungeschütztem Verkehr leichter angesteckt als Männer. Die Infektion verläuft oft schleichend und ohne Beschwerden. Bei Männern kann die Infektion in der Folge schmerzhafte Harnröhrenentzündungen, Ausfluss und Nebenhodenentzündungen verursachen, bei Frauen Entzündungen des Gebärmutterhalses, der Gebärmutterschleimhaut und der Eileiter mit nachfolgender Sterilität.

Die Diagnose erfolgt meist mithilfe von Abstrichen.

Die Behandlung besteht üblicherweise in der Einnahme des Antibiotikums Doxycyclin (enthalten z. B. in *Generika mit dem Namen Doxy + Firmenbezeichnung; siehe* Tabelle 10.1.5.). Schwangere müssen andere Antibiotika wie z. B. Erythromycin verwenden. Die Therapie dauert sieben bis zehn Tage.

Harnwegsinfektionen bei Kindern

Etwa fünf Prozent aller Mädchen und etwa ein Prozent aller Knaben erkranken während der Kindheit an einer Harnwegsinfektion. Über die Ursache des häufigeren Auftretens bei Mädchen gibt es bei Medizinern widersprüchliche Ansichten. Manchmal zeigt sich ein Harninfekt bei Kindern nur durch Bettnässen.

Eine Behandlung sollte – mit Ausnahme von heftigen akuten Erkrankungen – erst nach sorgfältigen klinischen, Labor- und eventuell Ultraschall-Untersuchungen begonnen werden, um etwa einen Harnstau auszuschließen.

Der häufigste Fehler in der Diagnostik von Harnwegsinfektionen ist die Unterlassung einer notwendigen Harnuntersuchung.

Behandlung

Bei unkomplizierten Harnwegsinfektionen sind Antibiotika wie Trimethoprim (enthalten z. B. in *Infectotrimet, Triprim*), Cotrimoxazol (enthalten z. B. in *Generika mit dem Namen Cotrim oder Cotrimoxazol + Firmenbezeichnung; siehe* Tabelle 10.1.4) oder Breitspektrum-Penicilline (siehe Tabelle 10.1.2.) sinnvoll.

Bakterien im Urin (asymptomatische Bakteriurie)

Normalerweise ist Urin keimfrei. Bei etwa 40 Prozent aller alten Menschen befinden sich jedoch Bakterien im Urin, ohne dass sich daraus irgendwelche Beschwerden ergeben. Eine Behandlung ist nur in Ausnahmefällen notwendig (z. B. bei Schwangeren).

Antibiotika bei Katheterträgern

Der vorbeugende Einsatz von Antibiotika zur Verhinderung von Harnwegsinfektionen bei Katheterträgern ist im Allgemeinen nutzlos. Im Vordergrund der Maßnahmen sollte die sorgfältige örtliche Pflege stehen.

Pflanzliche und alternativmedizinische Mittel zur Behandlung von Harnwegsinfektionen

Das Trinken größerer Mengen von Flüssigkeit bewirkt eine vermehrte Wasserausscheidung der Niere – eine sinnvolle Maßnahme bei allen Harnwegsinfektionen, von der man sich jedoch keine Heilung erwarten darf.

Gefährlich kann diese Maßnahme (sogenannte »Durchspülungstherapie«) dann werden, wenn dadurch eine notwendige Antibiotikatherapie versäumt wird. Durch Trinken und »Durchspülen« allein kann eine vorhandene Infektion nicht beseitigt werden.

Statt der angebotenen Nierentees wie *H+S Blasen- und Nierentee, Harntee 400* oder *Sidroga Nieren- und Blasentee* können problemlos Tees aus dem Lebensmittelhandel verwendet werden. Diese erfüllen denselben Zweck.

Arzneimittel, die Bärentraubenblätter enthalten (z. B. *Arctuvan, Cystinol, Uvalysat Bürger*), können Übelkeit und Brechreiz verursachen und wirken bei längerer Anwendung stopfend.

11.1. Mittel bei Harnwegsinfektionen (weitere Antibiotika siehe Kapitel 10)

Präparat	Wichtigste Nebenwirkungen	Empfehlung
Arctuvan Bärentrauben-blätter (D) Filmtabl. Bärentraubenblätter-extrakt	Übelkeit, Erbrechen	**Wenig zweckmäßig** Pflanzliches Mittel. Zweifelhafte therapeutische Wirksamkeit bei den vom Hersteller angegebenen Anwendungsgebieten (z. B. Entzündungen der Harnwege). Vertretbar wegen geringer Schädlichkeit, wenn eine notwendige Anwendung antibiotisch wirksamer Substanzen nicht verzögert oder unterlassen wird.
Blasen- und Nierentee (D) Tee Bärentraubenblätter, Birkenblätter, Queckenwurzelstock, Brennnesselkraut Ringelblumenblüten	Keine wesentlichen zu erwarten	**Zweckmäßig wie andere Tees** durch Spüleffekt.

Präparat	Wichtigste Nebenwirkungen	Empfehlung

Canephron N Dragees (D) überzogene Tabl. **Canephron N Tropfen** (D) Tropfen Pulver bzw. Extrakt (Tropfen) aus Tausendgüldenkraut, Liebstöckelwurzel, Rosmarinblätter

Selten allergische Hautreaktionen. Tropfen enthalten Alkohol!

Wenig zweckmäßig
Pflanzliches Mittel. Zweifelhafte therapeutische Wirksamkeit bei den vom Hersteller angegebenen Anwendungsgebieten (z. B. Infektionen und chronische Entzündungen der Harnwege). Vertretbar wegen geringer Schädlichkeit, wenn eine notwendige Anwendung antibiotisch wirksamer Substanzen nicht verzögert oder unterlassen wird.

Cipro – 1 A Pharma (D) Filmtabl. **Ciprobay** (D) Filmtabl., Saft, Infusionslösung **Ciprobay Uro** (D) Filmtabl. **Ciprobeta/ -Uro** (D) Filmtabl. *Wirkstoff:* Ciprofloxacin *Rezeptpflichtig*

Relativ häufig: Magen-Darm-Störungen, zentralnervöse Störungen (z. B. psychotische Erregungszustände, Schwindel, Kopfschmerzen, Verwirrtheitszustände, Krampfanfälle). Leberschäden. Allergische Hautreaktionen (Rötung, Juckreiz), Knorpel- und Sehnenschäden

Therapeutisch zweckmäßig bei Infektionen mit Ciprofloxacin-empfindlichen Problemkeimen. Nur vertretbar, wenn andere, besser verträgliche Antibiotika (z. B. Penicilline) nicht angewendet werden können. Darf bei Kindern und Jugendlichen nur bei schweren, mit anderen Mitteln nicht therapierbaren Infektionen angewendet werden. 100-mg-Tabletten nur bei unkomplizierten Harnwegsinfektionen bei Frauen. Lang bewährtes Mittel.

Ciprofloxacin – 1 A Pharma (Ö) Filmtabl. **Ciprofloxacin AbZ** (D) Filmtabl. **Ciprofloxacin AL/ -Uro** (D) Filmtabl. **Ciprofloxacin Genericon** (Ö) Filmtabl. **Ciprofloxacin-ratiopharm** (D/Ö) Filmtabl. *Wirkstoff:* Ciprofloxacin *Rezeptpflichtig*

Relativ häufig: Magen-Darm-Störungen, zentralnervöse Störungen (z. B. psychotische Erregungszustände, Schwindel, Kopfschmerzen, Verwirrtheitszustände, Krampfanfälle). Leberschäden. Allergische Hautreaktionen (Rötung, Juckreiz), Knorpel- und Sehnenschäden

Therapeutisch zweckmäßig bei Infektionen mit Ciprofloxacin-empfindlichen Problemkeimen. Nur vertretbar, wenn andere, besser verträgliche Antibiotika (z. B. Penicilline) nicht angewendet werden können. Darf bei Kindern und Jugendlichen nur bei schweren, mit anderen Mitteln nicht therapierbaren Infektionen angewendet werden. 100-mg-Tabletten nur bei unkomplizierten Harnwegsinfektionen bei Frauen. Lang bewährtes Mittel.

Präparat	Wichtigste Nebenwirkungen	Empfehlung
Ciprofloxacin Sandoz (D/Ö) Filmtabl. **Ciprofloxacin STADA** (D) Filmtabl. **Cipro HEXAL** (D) Filmtabl., Infusionslösung *Wirkstoff:* Ciprofloxacin *Rezeptpflichtig*	Relativ häufig: Magen-Darm-Störungen, zentralnervöse Störungen (z. B. psychotische Erregungszustände, Schwindel, Kopfschmerzen, Verwirrtheitszustände, Krampfanfälle). Leberschäden. Allergische Hautreaktionen (Rötung, Juckreiz), Knorpel- und Sehnenschäden	**Therapeutisch zweckmäßig bei** Infektionen mit Ciprofloxacin-empfindlichen Problemkeimen. Nur vertretbar, wenn andere, besser verträgliche Antibiotika (z. B. Penicilline) nicht angewendet werden können. Darf bei Kindern und Jugendlichen nur bei schweren, mit anderen Mitteln nicht therapierbaren Infektionen angewendet werden. 100-mg-Tabletten nur bei unkomplizierten Harnwegsinfektionen bei Frauen. Lang bewährtes Mittel.
Cystinol akut Dragees (D) überzogene Tabl. Extrakt aus Bärentraubenblättern	Magen-Darm-Beschwerden (Übelkeit, Erbrechen), allergische Hautreaktionen	**Wenig zweckmäßig** Pflanzliches Mittel. Zweifelhafte therapeutische Wirksamkeit bei den vom Hersteller angegebenen Anwendungsgebieten (z. B. entzündliche Erkrankungen der ableitenden Harnwege). Vertretbar wegen geringer Schädlichkeit, wenn eine notwendige Anwendung antibiotisch wirksamer Substanzen nicht verzögert oder unterlassen wird.
Cystinol long Kapseln (D) Kaps. Extrakt aus Goldrutenkraut	Allergische Hautreaktionen	**Wenig zweckmäßig** Pflanzliches Mittel. Zweifelhafte therapeutische Wirksamkeit bei den vom Hersteller angegebenen Anwendungsgebieten (z. B. Durchspülungstherapie). Vertretbar wegen geringer Schädlichkeit, wenn eine notwendige Anwendung antibiotisch wirksamer Substanzen nicht verzögert oder unterlassen wird.

Präparat	Wichtigste Nebenwirkungen	Empfehlung
Cystinol N (D) Lösung Extrakte aus Goldrutenkraut und Bärentraubenblättern	Magen-Darm-Beschwerden, allergische Hautreaktionen	**Wenig zweckmäßig** Pflanzliches Mittel. Zweifelhafte therapeutische Wirksamkeit bei den vom Hersteller angegebenen Anwendungsgebieten (z. B. entzündliche Erkrankungen der ableitenden Harnwege). Vertretbar wegen geringer Schädlichkeit, wenn eine notwendige Anwendung antibiotisch wirksamer Substanzen nicht verzögert oder unterlassen wird.
Furadantin retard RP (D/Ö) Kaps. Nitrofurantoin *Rezeptpflichtig*	Übelkeit, Erbrechen, Lähmungen, schwere Leberschäden, bleibende Lungenschäden (Lungenfibrose)	**Abzuraten** wegen sehr schwerer Nebenwirkungen, besonders bei Langzeittherapie. Antibakteriell wirkender Inhaltsstoff (Nitrofurantoin).
H & S Blasen- und Nierentee (D) Tee Pfefferminze, Bärentraubenblätter, Schachtelhalm, Birkenblätter, Bohnenhülsen, Süßholzwurzeln	Keine wesentlichen bekannt	**Zweckmäßig wie andere Tees** durch Spüleffekt.
Harntee 400 TAD N (D) Granulat Trockenextrakt aus Birkenblättern, Orthosiphonblättern, Goldrutenkraut	Keine wesentlichen bekannt	**Zweckmäßig wie andere Tees** durch Spüleffekt.
Heumann Blasen- und Nierentee Solubitrat uro (D) Teeaufgusspulver Extrakte aus Birkenblättern, Goldrutenkraut	Keine wesentlichen bekannt	**Zweckmäßig wie andere Tees** durch Spüleffekt.
Monuril (D/Ö) Granulat Fosfomycin *Rezeptpflichtig*	Übelkeit, Durchfall, selten allergische Erscheinungen (z. B. Hautausschläge, Juckreiz)	**Therapeutisch zweckmäßig bei** unkomplizierten Harnwegsinfektionen mit Fosfomycin-empfindlichen Krankheitserregern, wenn andere Antibiotika nicht angewendet werden können.

Präparat	Wichtigste Nebenwirkungen	Empfehlung
Nifurantin (D) überzogene Tabl., Tabl. Nitrofurantoin *Rezeptpflichtig*	Übelkeit, Erbrechen, Lähmungen, schwere Leberschäden, bleibende Lungenschäden (Lungenfibrose)	**Abzuraten** wegen besonders schwerer Nebenwirkungen, besonders bei Langzeittherapie. Antibakteriell wirkender Inhaltsstoff (Nitrofurantoin).
Nifuretten (D) Drag. Nitrofurantoin *Rezeptpflichtig*	Übelkeit, Erbrechen, Lähmungen, schwere Leberschäden, bleibende Lungenschäden (Lungenfibrose)	**Abzuraten** wegen besonders schwerer Nebenwirkungen, besonders bei Langzeittherapie. Antibakteriell wirkender Inhaltsstoff (Nitrofurantoin).
Nitrofurantoin Agepha (Ö) Tabl. **Nitrofurantoin retard-ratiopharm** (D) Kaps. Nitrofurantoin *Rezeptpflichtig*	Übelkeit, Erbrechen, Lähmungen, schwere Leberschäden, bleibende Lungenschäden (Lungenfibrose)	**Abzuraten** wegen besonders schwerer Nebenwirkungen, besonders bei Langzeittherapie. Antibakteriell wirkender Inhaltsstoff (Nitrofurantoin).
Nitroxolin forte (D) Kaps. Nitroxolin *Rezeptpflichtig*	Magen-Darm-Störungen, allergische Erscheinungen (z. B. Hauterscheinungen, Fieber), Blutschäden	**Abzuraten** Therapeutische Wirksamkeit zweifelhaft. Besser wirksame und verträgliche Antibiotika (z. B. Cotrimoxazol) sind vorzuziehen.
Ofloxacin – 1 A Pharma (D) **Ofloxacin AL** (D) **Ofloxacin-ratiopharm** (D/Ö) **Ofloxacin STADA uro** (D/Ö) Filmtabletten *Wirkstoff:* Ofloxacin *Rezeptpflichtig*	Relativ häufig: Magen-Darm-Störungen, zentralnervöse Störungen (z. B. psychotische Erregungszustände, Schwindel, Kopfschmerzen, Verwirrtheitszustände, Krampfanfälle). Leberschäden, allergische Hautreaktionen (Rötung, Juckreiz), Knorpel- und Sehnenschäden	**Therapeutisch zweckmäßig nur bei** Infektionen mit Ofloxacin-empfindlichen Problemkeimen. Nur vertretbar, wenn andere, besser verträgliche Antibiotika (z. B. Penicilline) nicht angewendet werden können. 100-mg-Tabletten nur für unkomplizierte Harnwegsinfektionen bei Frauen. Darf bei Kindern und Jugendlichen nicht angewendet werden.

Präparat	Wichtigste Nebenwirkungen	Empfehlung
Sidroga Blasen- und Nierentee (D) Tee Goldrutenkraut, Hauhechel, Pfefferminzblätter, Birkenblätter, Orthosiphonblätter	Keine wesentlichen bekannt	**Zweckmäßig wie andere Tees** durch Spüleffekt.
Solidago Steiner (D) Tabl., Saft **Solidagoren mono** (D) Hartkaps. Extrakt aus echtem Goldrutenkraut	Magen-Darm-Beschwerden, allergische Hautreaktionen	**Wenig zweckmäßig** Pflanzliches Mittel. Zweifelhafte therapeutische Wirksamkeit bei den vom Hersteller angegebenen Anwendungsgebieten (z. B. Harnwegsentzündungen, Harnsteine). Vertretbar wegen geringer Schädlichkeit, wenn eine notwendige Anwendung antibiotisch wirksamer Substanzen nicht verzögert oder unterlassen wird.
Uro-Tablinen (D) Tabl. Nitrofurantoin *Rezeptpflichtig*	Übelkeit, Erbrechen, Lähmungen, schwere Leberschäden, bleibende Lungenschäden (Lungenfibrose)	**Abzuraten** wegen besonders schwerer Nebenwirkungen, besonders bei Langzeittherapie. Antibakteriell wirkender Inhaltsstoff (Nitrofurantoin).
Uvalysat Bürger (D) überzogene Tabl., Tropfen Extrakt aus Bärentraubenblättern	Übelkeit, Erbrechen	**Wenig zweckmäßig** Pflanzliches Mittel. Therapeutische Wirksamkeit zweifelhaft bei den vom Hersteller angegebenen Anwendungsgebieten (entzündliche Erkrankungen der ableitenden Harnwege). Vertretbar wegen geringer Schädlichkeit, wenn eine notwendige Anwendung antibiotisch wirksamer Substanzen nicht verzögert oder unterlassen wird.
Vollmers präparierter grüner Hafertee N (D) Tee Haferkraut, Brennnesselkraut, Alpenfrauenmantelkraut	Keine wesentlichen zu erwarten	**Zweckmäßig wie andere Tees** durch Spüleffekt.

11.2. Sonstige Harnwegsmittel

Synthetische Mittel gegen Prostataerkrankungen

Jeder zweite Mann über 65 hat eine vergrößerte Prostata. Wenn keine Beschwerden auftreten, ist auch keine Behandlung notwendig. Bei etwa jedem zweiten Mann mit vergrößerter Prostata entwickeln sich jedoch mit der Zeit Blasenentleerungsstörungen. Der Nutzen von routinemäßigen PSA-Tests ist sehr umstritten.

Bei leichten und mittelschweren Beschwerden sind Wirkstoffe vom Typ der Alpha-Rezeptorenblocker wie Alfuzosin (enthalten z. B. in *Generika mit dem Namen Alfuzosin + Firmenbezeichnung*), Doxazosin (enthalten z. B. in *Uriduct*), Tamsulosin (enthalten z. B. in *Generika mit dem Namen Tamsulosin + Firmenbezeichnung*), Terazosin (enthalten z. B. in *Generika mit dem Namen Terazosin + Firmenbezeichnung*) oder Tolterodin (enthalten z. B. in *Detrusitol*) zweckmäßig.

Vorsicht: Einige dieser Medikamente können die Blutdruckregulation und die Standsicherheit beim Aufstehen beeinflussen.

Die neue amerikanische Leitlinie zur Behandlung von Prostatabeschwerden empfiehlt, sich am Leidensdruck der Patienten zu orientieren: Auch bei starken Beschwerden, aber geringem Leidensdruck wird kontrolliertes Abwarten empfohlen. Eine Operation mit Entfernung der Prostata lindert Beschwerden zwar besser als Arzneimittel, die Zahl der langfristigen Komplikationen (Ejakulations-, Erektions- und Potenzprobleme) ist jedoch höher.

Der Wirkstoff Finasterid (enthalten in *Proscar*) wird von der Berliner Fachpublikation »Arzneimittel-Kursbuch« kritisch beurteilt: »Umstrittenes Therapieprinzip. Bringt für weniger als die Hälfte der Anwender mit gutartiger Prostatavergrößerung mäßige, zum Teil aber auch ausgeprägte Linderung der subjektiv empfundenen Beschwerden. Die Prostatagröße nimmt mitunter ausgeprägt ab. Objektive Messgrößen wie der Harnfluss nehmen nur gering zu oder bleiben unverändert (etwa der Restharn). Wer auf Finasterid anspricht, lässt sich erst nach einigen Behandlungsmonaten abschätzen.

Ob Finasterid den Betroffenen langfristig eine Operation erspart, erscheint zweifelhaft. Damit der Effekt erhalten bleibt, müsste das Mittel lebenslang eingenommen werden. Die Langzeitverträglichkeit ist nicht gesichert. Anwender können unter Störung von Libido, Potenz und Ejakulation und an Brustvergrößerung (Gynäkomastie) leiden.«

Pflanzliche Mittel zur Prostatabehandlung

Bei allen pflanzlichen Mitteln – Brennnessel-Extrakten, Kürbiskern, Kürbissamen, Beta-Sitosterin, Pollenextrakt, Sägepalmenfruchtextrakt – ist zweifelhaft, ob sie einen therapeutischen Nutzen haben, der über den Placebo-Effekt hinausgeht. In den USA ist der freie Verkauf aller Pflanzenmittel sogar verboten. Begründung: Nicht bewiesene Wirksamkeit; die Einnahme vermittle den Patienten eine falsche Sicherheit. Eine neue amerikanische Studie aus dem Jahr 2011 belegt, dass Medikamente mit Sägepalmextrakten nicht wirksamer sind als Placebos.

Mittel bei Reizblase und Harninkontinenz

Es gibt eine ganze Reihe unterschiedlicher Wirkstoffe, die gegen Reizblase oder Harninkontinenz beworben werden: Oxybutynin (enthalten z. B. in *Generika mit dem Namen Oxybutynin + Firmenbezeichnung*), Propiverin (enthalten z. B. in *Mictonetten, Mictonorm*), Trospium (enthalten z. B. in *Spasmex, Spasmolyt, Spasmo-Urgenin*). Die therapeutische Wirksamkeit dieser Mittel gilt als zweifelhaft. Ein Therapieversuch ist jedoch vertretbar.

Der Wirkstoff Duloxetin (enthalten z. B. in *Yentreve*) wird nicht nur gegen Harninkontinenz, sondern unter dem Namen *Cymbalta* auch gegen Depressionen verwendet. Die amerikanische Arzneimittelbehörde hat wegen der möglichen Risiken (z. B. erhöhte Suizidgefahr) die Zulassung als Mittel gegen Harninkontinenz verweigert. Wir raten ab von der Verwendung.

Methionin

(enthalten z. B. in *Acimethin, Methionin AL*) wird zur Ansäuerung des Urins verwendet. Dies kann die Wirkung z. B. von Penicillinen verbessern. Es ist auch geeignet zur Vorbeugung von Nierensteinen (Phosphatsteinen). Seine eigene antibakterielle Wirkung ist unzureichend.

11.2. Sonstige Harnwegsmittel

Präparat	Wichtigste Nebenwirkungen	Empfehlung
Acimethin (D/Ö) Filmtabl. **Acimol** (D) Filmtabl. Methionin	Ansäuerung des Blutes. Magen-Darm-Störungen	**Nur zweckmäßig zur** Ansäuerung des Urins zur Vorbeugung von Phosphatsteinen. Nicht geeignet zur Behandlung von Harnwegsinfektionen. Nur geringe Wirkungsverstärkung von bewährten Antibiotika (Ampicillin, Carbenicillin).
Alfunar (D) **Alfuzosin HEXAL** (D) **Alfuzosin-ratiopharm** (D) **Alfuzosin Winthrop** (D) Retardtabletten *Wirkstoff:* Alfuzosin *Rezeptpflichtig*	Blutdruckabfall, Schwindel bei Lageveränderungen des Körpers, Herzrhythmusstörungen, Durchblutungsstörungen der Herzkranzgefäße möglich, häufig Kopfschmerzen, Atemnot, Magen-Darm-Störungen, Hautausschlag	**Möglicherweise zweckmäßig zur** Verbesserung des Urinflusses bei Prostatavergrößerung (Alphablocker).
Alna/ -Ocas (D/Ö) Retardtabl. Tamsulosin *Rezeptpflichtig*	Blutdruckabfall, Schwindel bei Lageveränderungen des Körpers, Herzrhythmusstörungen, Durchblutungsstörungen der Herzkranzgefäße möglich, häufig Kopfschmerzen, Atemnot, Magen-Darm-Störungen, Hautausschlag, abnorme Ejakulation	**Möglicherweise zweckmäßig zur** Verbesserung des Urinflusses bei Prostatavergrößerung (Alphablocker).
Avodart (D/Ö) Kaps. Dutasterid *Rezeptpflichtig*	Libidoverlust, Impotenz, Ejakulationsstörungen, Brustdrüsenschwellung, Allergien	**Möglicherweise zweckmäßig zur** Verbesserung des Urinflusses bei Prostatavergrößerung (Hemmstoff der Bildung des männlichen Sexualhormons).
Azuprostat Sandoz (D) Kaps. Phytosterol (Beta-Sitosterin)	Keine wesentlichen bekannt	**Wenig zweckmäßig** Zweifelhafte therapeutische Wirksamkeit bei vom Hersteller empfohlenem Anwendungsgebiet (vergrößerte Prostata). Vertretbar wegen geringer Schädlichkeit.

Präparat	Wichtigste Nebenwirkungen	Empfehlung
Detrusitol (D/Ö) Filmtabl., Retardkaps. Tolterodin *Rezeptpflichtig*	Häufig Bauchschmerzen, Magen-Darm-Störungen, Mundtrockenheit, Kopfschmerzen, Schwindel, Müdigkeit, Pulsbeschleunigung, Sehstörungen	**Wenig zweckmäßig** bei Störungen des Wasserlassens (z. B. häufiges Wasserlassen und verstärkter Harndrang, Dysurie). Therapeutische Wirksamkeit des krampflösend (atropinartig) wirkenden Inhaltsstoffs zweifelhaft.
Ditropan (Ö) Tabl. **Dridase** (D) Tabl. Oxybutynin *Rezeptpflichtig*	Müdigkeit, Mundtrockenheit, Pulsbeschleunigung, Sehstörungen	**Wenig zweckmäßig** bei Störungen des Wasserlassens (z. B. häufiges Wasserlassen und verstärkter Harndrang, Dysurie). Therapeutische Wirksamkeit des krampflösend (atropinartig) wirkenden Inhaltsstoffs zweifelhaft.
Duodart (D/Ö) Hartkaps. Tamsulosin, Dutasterid *Rezeptpflichtig*	Blutdruckabfall, Schwindel, Durchblutungsstörungen der Herzkranzgefäße, Kopfschmerzen, Libidoverlust, Impotenz, Ejakulationsstörungen, Brustdrüsenschwellung	**Wenig zweckmäßig zur** Verbesserung des Urinflusses bei Prostatavergrößerung. Wenig sinnvolle Kombination.
Emselex (D) Retardtabl. Darifenacin *Rezeptpflichtig*	Müdigkeit, Mundtrockenheit, Verstopfung, Übelkeit, trockene Augen, Sehstörungen	**Wenig zweckmäßig** bei Störungen des Wasserlassens (z. B. häufiges Wasserlassen und verstärkter Harndrang, Dysurie). Therapeutische Wirksamkeit des krampflösend (atropinartig) wirkenden Inhaltsstoffs zweifelhaft. Noch relativ wenig erprobt.
Finasterid-ratiopharm (D/Ö) Filmtabl. Finasterid *Rezeptpflichtig*	Libidoverlust, Impotenz, Ejakulationsstörungen, Brustdrüsenschwellung, Allergien	**Möglicherweise zweckmäßig zur** Verbesserung des Urinflusses bei Prostatavergrößerung (Hemmstoff der Bildung des männlichen Sexualhormons).
Flotrin (D) Tabl. Terazosin *Rezeptpflichtig*	Blutdruckabfall, Schwindel, Herzrhythmusstörungen, Durchblutungsstörungen der Herzkranzgefäße, häufig Kopfschmerzen, Atemnot, Magen-Darm-Störungen, Hautausschlag	**Möglicherweise zweckmäßig zur** Verbesserung des Urinflusses bei Prostatavergrößerung (Alphablocker).

Präparat	Wichtigste Nebenwirkungen	Empfehlung
Granu Fink Blase (D) Kaps. **Granu Fink Kürbiskern** (D) Kerne Kürbissamen (Kaps. *zusätzl.* Kürbisöl)	Keine wesentlichen zu erwarten	**Wenig zweckmäßig.** Pflanzliches Mittel. Zweifelhafte therapeutische Wirksamkeit bei den vom Hersteller angegebenen Anwendungsgebieten (z. B. zur Stärkung der Blasenfunktion). Vertretbar wegen geringer Schädlichkeit.
Granu Fink Femina Kapseln (D) Kaps. Kürbissamenöl, Extrakte aus Gewürzsumachrinde und Hopfenzapfen	Keine wesentlichen zu erwarten	**Wenig zweckmäßig.** Pflanzliches Mittel. Zweifelhafte therapeutische Wirksamkeit bei den vom Hersteller angegebenen Anwendungsgebieten (z. B. zur Stärkung der Blasenfunktion). Vertretbar wegen geringer Schädlichkeit.
Granu Fink Prosta (D) Kaps. Kürbissamen, -öl, Sägepalmenfrüchteextrakt	Keine wesentlichen zu erwarten	**Wenig zweckmäßig.** Pflanzliches Mittel. Zweifelhafte therapeutische Wirksamkeit bei den vom Hersteller angegebenen Anwendungsgebieten (z. B. zur Stärkung der Blasenfunktion). Vertretbar wegen geringer Schädlichkeit.
Harzol (D/Ö) Kaps. Phytosterol (Beta-Sitosterin)	Keine wesentlichen bekannt	**Wenig zweckmäßig** Zweifelhafte therapeutische Wirksamkeit bei vom Hersteller empfohlenem Anwendungsgebiet (vergrößerte Prostata). Vertretbar wegen geringer Schädlichkeit.
Methionin AL (D) **Methionin-CT** (D) **Methionin HEXAL** (D) **Methionin STADA** (D) **Methionin-ratiopharm** (D) Filmtabletten *Wirkstoff:* Methionin	Ansäuerung des Blutes. Magen-Darm-Störungen	**Nur zweckmäßig zur** Ansäuerung des Urins zur Vorbeugung von Phosphatsteinen. Nicht geeignet zur Behandlung von Harnwegsinfektionen. Nur geringe Wirkungsverstärkung von bewährten Antibiotika (Ampicillin, Carbenicillin).

Präparat	Wichtigste Nebenwirkungen	Empfehlung
Mictonetten (D) überzogene Tabl. **Mictonorm** (D) überzogene Tabl. **Mictonorm uno** (D) Retardkaps. Propiverin *Rezeptpflichtig*	Mundtrockenheit, Sehstörungen, Pulsbeschleunigung	**Wenig zweckmäßig bei** Störungen des Wasserlassens. Therapeutische Wirksamkeit des krampflösend (atropinartig) wirkenden Inhaltsstoffs (Propiverin) zweifelhaft.
Omnic Ocas (D) Retardtabl., Retard-Filmtabl. Tamsulosin *Rezeptpflichtig*	Blutdruckabfall, Schwindel bei Lageveränderungen des Körpers, Herzrhythmusstörungen, Durchblutungsstörungen der Herzkranzgefäße möglich, häufig Kopfschmerzen, Atemnot, Magen-Darm-Störungen, Hautausschlag	**Möglicherweise zweckmäßig zur** Verbesserung des Urinflusses bei Prostatavergrößerung (Alphablocker).
Oxybutynin AL (D) **Oxybutynin-CT** (D) **Oxybutynin HEXAL** (D/Ö) **Oxybutynin-ratiopharm** (D/Ö) Tabletten *Wirkstoff:* Oxybutynin *Rezeptpflichtig*	Müdigkeit, Mundtrockenheit, Pulsbeschleunigung, Sehstörungen	**Wenig zweckmäßig** bei Störungen des Wasserlassens (z. B. häufiges Wasserlassen und verstärkter Harndrang, Dysurie). Therapeutische Wirksamkeit des krampflösend (atropinartig) wirkenden Inhaltsstoffs zweifelhaft.
Proscar (D/Ö) Filmtabl. Finasterid *Rezeptpflichtig*	Libidoverlust, Impotenz, Ejakulationsstörungen, Brustdrüsenschwellung, Allergien	**Möglicherweise zweckmäßig zur** Verbesserung des Urinflusses bei Prostatavergrößerung (Hemmstoff der Bildung des männlichen Sexualhormons).
Prostacure (D) retardierte Hartkaps. **Prostadil** (D) Hartkaps. mit veränderter Wirkstofffreisetzung *Wirkstoff:* Tamsulosin *Rezeptpflichtig*	Blutdruckabfall, Schwindel bei Lageveränderungen des Körpers, Herzrhythmusstörungen, Durchblutungsstörungen der Herzkranzgefäße möglich, häufig Kopfschmerzen, Atemnot, Magen-Darm-Störungen, Hautausschlag, abnorme Ejakulation	**Möglicherweise zweckmäßig zur** Verbesserung des Urinflusses bei Prostatavergrößerung (Alphablocker).

Präparat	Wichtigste Nebenwirkungen	Empfehlung
Prostagutt Forte (D) Kaps., Tropfen Extrakt aus Sägepalmen-früchten und Brennnesselwurzeln	Magen-Darm-Störungen mög-lich.	**Wenig zweckmäßig** Pflanzliches Mittel. Zweifelhafte therapeutische Wirksamkeit bei den vom Hersteller angegebenen Anwendungsgebieten (z. B. Harn-entleerungsstörung bei Prostata-vergrößerung). Vertretbar wegen geringer Schädlichkeit.
Prostagutt mono (D) Kaps. **Prostagutt uno** (D) Kaps. Sägepalmenfruchtextrakt	Magen-Darm-Störungen mög-lich	**Wenig zweckmäßig** Pflanzliches Mittel. Zweifelhafte therapeutische Wirksamkeit bei den vom Hersteller angegebenen Anwendungsgebieten (z. B. Harn-entleerungsstörung bei Prostata-vergrößerung). Vertretbar wegen geringer Schädlichkeit.
Prostamed (D) Kautabl. Kürbisglobulin, Kürbissamenpulver, Extrakt aus Riesengoldrutenkraut und Zitterpappelblättern	Keine wesentlichen bekannt	**Wenig zweckmäßig** Pflanzliches Mittel. Zweifelhafte therapeutische Wirksamkeit bei den vom Hersteller angegebenen Anwendungsgebieten (z. B. Harn-entleerungsstörung bei Prostata-vergrößerung). Vertretbar wegen geringer Schädlichkeit.
Prostess/ -uno (D) Kaps. Sägepalmenfruchtextrakt	Magen-Darm-Störungen mög-lich	**Wenig zweckmäßig** Pflanzliches Mittel. Zweifelhafte therapeutische Wirksamkeit bei den vom Hersteller angegebenen Anwendungsgebieten (z. B. Stö-rungen beim Wasserlassen bei Prostatavergrößerung). Vertretbar wegen geringer Schädlichkeit.
Spasmex/ -TC (D) Filmtabl., Tabl., Amp. **Spasmolyt** (D) Filmtabl., überzogene Tabl. Trospium *Rezeptpflichtig*	Mundtrockenheit, Sehstörun-gen, Pulsbeschleunigung	**Wenig zweckmäßig bei** Störungen des Wasserlassens (z. B. häufiges Wasserlassen und verstärkter Harndrang, Dysurie). Therapeutische Wirksamkeit des krampflösend (atropinartig) wir-kenden Inhaltsstoffs (Trospium) zweifelhaft.

Präparat	Wichtigste Nebenwirkungen	Empfehlung
Spasmo Urgenin TC (D) Filmtabl. Trospium *Rezeptpflichtig*	Mundtrockenheit, Sehstörungen, Pulsbeschleunigung	**Wenig zweckmäßig bei** Störungen des Wasserlassens (z. B. häufiges Wasserlassen und verstärkter Harndrang, Dysurie). Therapeutische Wirksamkeit des krampflösend (atropinartig) wirkenden Inhaltsstoffs (Trospium) zweifelhaft.
Spasyt (D) Tabl. Oxybutynin *Rezeptpflichtig*	Müdigkeit, Mundtrockenheit, Pulsbeschleunigung, Sehstörungen	**Wenig zweckmäßig** Störungen des Wasserlassens (z. B. häufiges Wasserlassen und verstärkter Harndrang, Dysurie). Therapeutische Wirksamkeit des krampflösend (atropinartig) wirkenden Inhaltsstoffs zweifelhaft.
Tadin (D) Retardkaps. Tamsulosin *Rezeptpflichtig*	Blutdruckabfall, Schwindel bei Lageveränderungen des Körpers, Herzrhythmusstörungen, Durchblutungsstörungen der Herzkranzgefäße möglich, häufig Kopfschmerzen, Atemnot, Magen-Darm-Störungen, Hautausschlag, abnorme Ejakulation	**Möglicherweise zweckmäßig zur** Verbesserung des Urinflusses bei Prostatavergrößerung (Alphablocker).
Talso/ Uno N (D) Kaps. Sägepalmenfruchtextrakt	Selten Magenbeschwerden	**Wenig zweckmäßig** Pflanzliches Mittel. Therapeutische Wirksamkeit zweifelhaft bei den vom Hersteller angegebenen Anwendungsgebieten (z. B. Schwierigkeiten des Wasserlassens bei Prostataerkrankung). Vertretbar wegen geringer Schädlichkeit.
Tamsublock (D) **Tamsulosin AbZ** (D) **Tamsulosin AL** (D) **Tamsulosin Basics** (D) **Tamsulosin beta retard** (D) **Tamsulosin CT** (D) **Tamsulosin-dura** (D) **Tamsulosin HEXAL** (D/Ö) Retardkapseln *Wirkstoff:* Tamsulosin *Rezeptpflichtig*	Blutdruckabfall, Schwindel bei Lageveränderungen des Körpers, Herzrhythmusstörungen, Durchblutungsstörungen der Herzkranzgefäße möglich, häufig Kopfschmerzen, Atemnot, Magen-Darm-Störungen, Hautausschlag, abnorme Ejakulation	**Möglicherweise zweckmäßig zur** Verbesserung des Urinflusses bei Prostatavergrößerung (Alphablocker).

Präparat	Wichtigste Nebenwirkungen	Empfehlung
Tamsulosin-ratiopharm (D/Ö) **Tamsulosin-Sandoz** (D/Ö) **Tamsulosin STADA** (D/Ö) **Tamsulosin Winthrop** (D) **Tamsunar** (D) Retardkapseln *Wirkstoff:* Tamsulosin *Rezeptpflichtig*	Blutdruckabfall, Schwindel bei Lageveränderungen des Körpers, Herzrhythmusstörungen, Durchblutungsstörungen der Herzkranzgefäße möglich, häufig Kopfschmerzen, Atemnot, Magen-Darm-Störungen, Hautausschlag, abnorme Ejakulation	**Möglicherweise zweckmäßig zur** Verbesserung des Urinflusses bei Prostatavergrößerung (Alphablocker).
Terazosin HEXAL (D/Ö) Tabl. Terazosin *Rezeptpflichtig*	Blutdruckabfall, Schwindel bei Lageveränderungen des Körpers, Herzrhythmusstörungen, Durchblutungsstörungen der Herzkranzgefäße möglich, häufig Kopfschmerzen, Atemnot, Magen-Darm-Störungen, Hautausschlag	**Möglicherweise zweckmäßig zur** Verbesserung des Urinflusses bei Prostatavergrößerung (Alphablocker).
Toviaz (D) Retard-Tabl. Fesoterodin Rezeptpflichtig	Häufig Bauchschmerzen, Magen-Darm-Störungen, Mundtrockenheit, Kopfschmerzen, Schwindel, Müdigkeit, Pulsbeschleunigung, Sehstörungen	**Wenig zweckmäßig** bei Störungen des Wasserlassens (z. B. häufiges Wasserlassen und verstärkter Harndrang, Dysurie). Therapeutische Wirksamkeit des krampflösend (atropinartig) wirkenden Inhaltsstoffs zweifelhaft.
Trospi (D) Filmtabl. Trospium *Rezeptpflichtig*	Mundtrockenheit, Sehstörungen, Pulsbeschleunigung	**Wenig zweckmäßig** bei Störungen des Wasserlassens (z. B. häufiges Wasserlassen und verstärkter Harndrang, Dysurie). Therapeutische Wirksamkeit des krampflösend (atropinartig) wirkenden Inhaltsstoffs (Trospium) zweifelhaft.
Uralyt-U (D/Ö) Granulat Kalium-Natrium-Hydrogencitrat *Rezeptpflichtig (Ö)*	Wegen des Gehalts an Natrium bzw. Kaliumsalzen sind Störungen bei Hypertonie bzw. Herzerkrankungen möglich	**Therapeutisch zweckmäßig zur** Alkalisierung des Harns z. B. zur Vermeidung von Oxalat-Steinen.

Präparat	Wichtigste Nebenwirkungen	Empfehlung
Uriduct (D) Tabl. Doxazosin *Rezeptpflichtig*	Blutdruckabfall, Schwindel bei Lageveränderungen des Körpers, Herzrhythmusstörungen, Durchblutungsstörungen der Herzkranzgefäße möglich, häufig Kopfschmerzen, Atemnot, Magen-Darm-Störungen, Hautausschlag	**Möglicherweise zweckmäßig zur** Verbesserung des Urinflusses bei Prostatavergrößerung (Alphablocker, auch als blutdrucksenkendes Mittel verwendet).
Versicare (Ö) Filmtabl. **Vesikur** (D) Filmtabl. Solifenacin *Rezeptpflichtig*	Müdigkeit, Mundtrockenheit, Verstopfung, Übelkeit, trockene Augen, Sehstörungen	**Wenig zweckmäßig** bei Störungen des Wasserlassens (z. B. häufiges Wasserlassen und verstärkter Harndrang, Dysurie). Therapeutische Wirksamkeit des krampflösend (atropinartig) wirkenden Inhaltsstoffs zweifelhaft. Noch relativ wenig erprobt.
Yentreve (D/Ö) magensaftresistente Hartkaps. Duloxetin *Rezeptpflichtig*	Übelkeit, Müdigkeit, Mundtrockenheit, Verstopfung, Schwindel, Blutdrucksteigerung, Sehstörungen. Leberschäden. Eingeschränktes Reaktionsvermögen, Selbstmordgefahr. Entzugserscheinungen bei Absetzen des Medikaments	**Abzuraten** bei Belastungsinkontinenz bei Frauen wegen schwerer Nebenwirkungen und zweifelhafter Wirksamkeit. Enthält Antidepressivum (Duloxetin). Noch wenig erprobt. Das Medikament wurde in den USA für diese Indikation nicht zugelassen.

12. Kapitel: **Herz, Kreislauf**

Die Lebenserwartung in Deutschland und Österreich steigt und steigt: Männer werden im Durchschnitt 78 Jahre alt, Frauen 83. Eine Folge des steigenden Durchschnittsalters ist die Zunahme von chronischen Krankheiten, besonders im Herz-Kreislauf-Bereich.

In den vergangenen 30 Jahren gab es große Anstrengungen vonseiten der medizinischen Forschung, Ursachen von Herz-Kreislauf-Erkrankungen aufzuspüren, Vorbeugemaßnahmen zu entwickeln und neue Behandlungsmethoden zu etablieren.

Mediziner sind sich darüber einig, dass die meisten Herz-Kreislauf-Leiden nicht durch einen, sondern durch mehrere Faktoren verursacht werden – sie werden »Risikofaktoren« genannt.

Rauchen gilt als einer der wichtigsten; außerdem Bluthochdruck, hohe Blutfettwerte, Übergewicht, Bewegungsmangel, beruflicher Stress und einige weitere.

Das Konzept der Mediziner klingt einfach: Wenn man die Ursachen der Erkrankung – die Risikofaktoren – ausschaltet oder verringert, dann muss auch die Zahl der Herz-Kreislauf-Erkrankungen sinken.

Die einfachste und vor allem von Pharmafirmen propagierte Behandlungsmöglichkeit schien das Pillenschlucken zu sein: gegen zu hohen Blutdruck, gegen zu hohe Cholesterinwerte, gegen Übergewicht und so weiter. Nicht alle Medikamente sind jedoch gleichermaßen von Nutzen; bei manchen überwiegt der Schaden.

Heute herrscht in der seriösen Medizin Übereinstimmung darüber, dass nichtmedikamentöse Maßnahmen – aufhören zu rauchen, regelmäßige körperliche Aktivität, eine abwechslungsreiche, fettarme Ernährung (sogenannte Mittelmeerkost) – in den meisten Fällen das Risiko von Herz-Kreislauf-Erkrankungen viel nachhaltiger senken als Medikamente.

12.1. Mittel gegen Bluthochdruck

Der Blutdruck des Menschen ist innerhalb von 24 Stunden großen Schwankungen unterworfen – je nachdem, ob man schläft, sitzt, Sport treibt oder nervös ist. Wie ist es also möglich, von normalem oder erhöhtem Blutdruck zu sprechen?

Der Blutdruck gilt als erhöht, wenn jemand im Tagesdurchschnitt Werte hat, die höher sind als 140/90 mm Hg. Die erste Zahl ist der sogenannte systolische Wert. Er wird gemessen, wenn das vom sich zusammenziehenden Herzen ausgeworfene Blut wie eine Welle durch die Adern läuft. Die zweite Zahl ist der sogenannte diastolische Wert, wenn das Blut zwischen zwei Wellen ruhig durch die Adern weiterfließt, während das Herz erschlafft und sich wieder mit Blut füllt.

Für die Beurteilung des Bluthochdruck-Risikos werden der systolische wie der diastolische Wert herangezogen:

– leichter Hochdruck: systolische Werte 140–159 mm Hg, diastolische Werte von 90–99 mm Hg
– mittelschwerer Hochdruck: systolische Werte 160–179 mm Hg, diastolische Werte von 100–109 mm Hg
– schwerer Hochdruck: systolische Werte von 180 mm Hg und höher, diastolische Werte von 110 mm Hg und höher

In Deutschland haben nach Schätzungen etwa 15 bis 20 Millionen Menschen erhöhten Blutdruck.

Blutdruck – falsche Messergebnisse

Erhöhter Blutdruck sollte durch mehrfache Messungen an mindestens zwei verschiedenen Tagen festgestellt und begründet werden.

Üblicherweise erhöht sich der Blutdruck, wenn die Messung im Sprechzimmer des Arztes vorgenommen wird. Ursache dafür ist die erhöhte psychische Spannung und Nervosität, die bei fast allen Patienten beim Arztbesuch auftritt.

Blutdruckmessungen, die zu Beginn eines Arztbesuches gemacht werden, führen deshalb regelmäßig zu einem überhöhten Blutdruckwert. Einen annähernd richtigen Wert erhält man bei Selbstmessungen oder wenn der Arzt über einen Zeitraum von 10 Minuten drei bis vier Messungen vornimmt und davon nur der Wert der letzten Messung herangezogen wird.

Ist Bluthochdruck gefährlich?

Erhöhter Blutdruck steigert das Risiko, ein Herz-, Nieren- oder Kreislaufleiden zu bekommen. Als Patient merkt man davon nichts – außer bei sehr hohen Blutdruckwerten oder wenn die Steigerung innerhalb kurzer Zeit vor sich geht.

Erhöhter Blutdruck sinkt bei vielen Menschen ohne Behandlung (in etwa 30 Prozent der Fälle) wieder auf normale Werte. Das Risiko, dass aus einem unbehandelten, leicht erhöhten Blutdruck mit der Zeit ein schwerer Bluthochdruck wird, wird vor allem von der Pharmaindustrie übertrieben. Dies ist nur bei etwa jedem fünften Patienten der Fall. Deshalb sollte – außer bei stark erhöhten Werten – nicht gleich mit Medikamenten behandelt, sondern zunächst beobachtet und der Blutdruck regelmäßig kontrolliert werden.

Bei Werten über 160/100 mm Hg sollte man eine wirksame Behandlung innerhalb eines Monats, bei Werten über 180/110 mm Hg innerhalb einer Woche beginnen.

Wenn bereits andere Erkrankungen wie bestimmte Durchblutungsstörungen, Diabetes, Nieren-, Herz- oder bestimmte Augenerkrankungen vorliegen, ist es sinnvoll, auch schon bei leichtem Bluthochdruck sofort mit Medikamenten zu behandeln.

Ursachen von Bluthochdruck

In 90 bis 95 Prozent aller Fälle lässt sich keine spezifische Ursache für die Blutdruckerhöhung finden. Für die restliche Zahl der Fälle können Nierenleiden, bestimmte Hormonkrankheiten, Nebenwirkungen von Medikamenten, hoher Bleigehalt im Blut und anderes verantwortlich gemacht werden.

Selbsthilfe

Heutzutage empfehlen fast alle seriösen Publikationen als erste Maßnahme eine Behandlung ohne Medikamente. Falls nicht wegen der Höhe des Blutdrucks (höher als 180/110 mm Hg) eine sofortige medikamentöse Behandlung notwendig ist, sollten zunächst folgende Maßnahmen getroffen werden, wobei man sich zusammen mit dem Arzt überlegen sollte, welche davon am ehesten erfolgreich durchgeführt werden können:

– auf Rauchen verzichten
– starken Alkoholkonsum einschränken (mäßiger Alkoholkonsum ist jedoch günstig – außer Sie sind Alkoholiker)
– mehr Bewegung (Laufen, Walking, Schwimmen, Gymnastik)
– Einschränkung des Salzkonsums. Das bringt allerdings nicht allzu viel und auch nur bei salzempfindlichen Menschen – das ist nur etwa jeder sechste Hochdruckpatient. Hauptquellen von Salz sind Brot und Fertiggerichte.

Der Nutzen einer Gewichtsabnahme ist nachgewiesen und daher sehr sinnvoll. Auch wenn Medikamente genommen werden müssen, um den Blutdruck auf normale Werte zu senken, sind zusätzlich nichtmedikamentöse Maßnahmen sinnvoll.

Medikamentöse Behandlung

Wenn nichtmedikamentöse Maßnahmen nicht wirken oder wenn schwerwiegende Begleiterkrankungen vorliegen, ist es sinnvoll, bei höheren Werten als 140/90 mm Hg eine medikamentöse Behandlung zu beginnen. Das Risiko für Folgeerkrankungen wie Herzinfarkt, Schlaganfall, Nierenerkrankungen und Augenschädigungen wird dadurch nachweislich verringert.

Die Wahl des Medikaments hängt von eventuell vorhandenen anderen Krankheiten und von den möglichen Nebenwirkungen des Medikaments ab. Das Kriterium für den Nutzen eines Medikaments ist nicht allein die Blutdrucksenkung, sondern auch, ob Komplikationen bei der Behandlung vermieden werden können und ob langfristig die Lebenserwartung erhöht wird.

Üblicherweise geht man nach einem Stufenplan vor, bis die notwendige Senkung des Blutdrucks erreicht ist. Besonders gut geeignet für die Behandlung von Bluthochdruck sind Betablocker, entwässernde Mittel (Diuretika), Kalzium-Antagonisten und ACE-Hemmer. Die Auswahl des geeigneten Medikaments erfolgt individuell und hängt von der Wirksamkeit, der Verträglichkeit, von Begleiterkrankungen und weiteren Faktoren ab.

Ist der Blutdruck noch immer nicht normalisiert, kann die Dosis gesteigert oder die Therapie eventuell durch ein weiteres Medikament ergänzt werden. In diesem Fall kommen Angiotensin-II-Hemmer (Sartane), gefäßerweiternde Wirkstoffe wie Dihydralazin und Minoxidil, zentral wirksame Stoffe wie Clonidin oder Methyldopa sowie Alphablocker wie Doxazosin infrage.

Wenn der erwünschte Blutdruck erreicht ist, sollte man auf sogenannte Kombinationsmedikamente (= Medikamente mit mehreren Wirkstoffen) umsteigen, die den Inhaltsstoffen und der Dosierung der Einzelsubstanzen entsprechen.

Betablocker

Folgende Wirkstoffe sind Betablocker:
- Atenolol (enthalten z. B. in *Generika mit dem Namen Atenolol + Firmenbezeichnung*)
- Betaxolol (enthalten z. B. in *Kerlone*)

- Bisoprolol (enthalten z. B. in *Generika mit dem Namen Bisoprolol + Firmenbezeichnung*)
- Carvedilol (enthalten z. B. in *Generika mit dem Namen Carvedilol + Firmenbezeichnung*)
- Celiprolol (enthalten z. B. in *Generika mit dem Namen Celiprolol + Firmenbezeichnung*)
- Metoprolol (enthalten z. B. in *Generika mit dem Namen Metoprolol + Firmenbezeichnung*)
- Nebivolol (enthalten z. B. in *Nebilet)*
- Propranolol (enthalten z. B. in *Generika mit dem Namen Propranolol + Firmenbezeichnung*)
- Talinolol (enthalten z. B. in *Cordanum*)

Betablocker senken nachweislich die Häufigkeit von Herz-Kreislauf-Erkrankungen und die Sterblichkeit von Hochdruckpatienten. Nach Meinung internationaler Experten gelten sie deshalb bei der Behandlung des Bluthochdrucks als Standardmedikamente.

Nach neueren Erkenntnissen scheint der Betablocker Atenolol schlechter vor den Folgeerkrankungen von Bluthochdruck zu schützen als andere Betablocker.

Für die anderen Betablocker gilt: Falls einer nicht wirkt, hat es wenig Sinn, auf einen anderen umzusteigen, weil alle etwa das gleiche Wirkprinzip haben.

Unterschiede bestehen vor allem bei den *Nebenwirkungen*: Relativ häufig sind Schwindel, Benommenheit, Verlangsamung des Pulses. Weniger häufig sind Atemschwierigkeiten, Verwirrtheitszustände (besonders bei älteren Personen), Depressionen, reduzierte Aufmerksamkeit, Anschwellen der Fußknöchel, Füße oder Beine sowie kalte Hände oder Füße.

Betablocker können außerdem die Sexualität einschränken (z. B. Potenzstörungen verursachen).

Wer an Asthma, Zuckerkrankheit oder Durchblutungsstörungen der Gliedmaßen leidet, sollte Betablocker nur in speziell begründeten Fällen verwenden. In manchen Fällen ist es sinnvoll, feste Kombinationen von Betablockern mit anderen Wirkstoffen zu verwenden, zum Beispiel Betablocker + Diuretikum (*Atenolol comp-ratiopharm, Beloc Zok comp, BisoHEXAL plus, Concor Plus, Metodura comp.*) oder Betablocker + Kalzium-Antagonist (*Belnif*).

Diuretika

Thiazid-Diuretika als Einzelwirkstoffe (enthalten z. B. in *Generika mit dem Namen HCT + Firmenbezeichnung*) oder in fester Kombination mit anderen Wirkstoffen (z. B. *Beloc comp, Beloc Zok comp*) sind ähnlich wirkungsvoll wie Betablocker, jedoch wesentlich billiger. Da als Nebenwirkung dieser Substanzen der Kaliumspiegel im Blut absinkt, verordnen die Ärzte häufig zusätzlich zu Thiazid-Diuretika routinemäßig Wirkstoffe, die das Kalium im Organismus zurückhalten. Die routinemäßige Verschreibung von sogenannten kaliumsparenden Diuretika ist jedoch nicht sinnvoll und in manchen Fällen (besonders bei älteren Patienten) – wegen der Gefahr von Hyperkaliämie (zu viel Kalium im Blut) – sogar gefährlich. Der Körper hat normalerweise genügend Kalium im Gewebe gespeichert, um den erhöhten Bedarf bei einer Hochdrucktherapie mit Diuretika zu decken.

Kalium kann auch durch eine sinnvolle Ernährung dem Körper zugeführt werden. Viel Kalium ist z. B. in Walnüssen, Bananen oder Vollkornbrot enthalten.

Kalzium-Antagonisten

Folgende Wirkstoffe sind Kalzium-Antagonisten:
- Amlodipin (enthalten z. B. *in Generika mit dem Namen Amlo oder Amlodipin + Firmenbezeichnung*)
- Diltiazem (enthalten z. B. in *Generika mit dem Namen Diltiazem + Firmenbezeichnung*)
- Felodipin (enthalten z. B. *in Generika mit dem Namen Felodipin + Firmenbezeichnung*)
- Lercanidipin (enthalten z. B. in *Carmen*)
- Nifedipin (enthalten z. B. in *Adalat, in Generika mit dem Namen Nifedipin + Firmenbezeichnung*)
- Nilvadipin (enthalten z. B. in *Tensan*)
- Nisoldipin (enthalten z. B. in *Baymycard*)
- Nitrendipin (enthalten z. B. in *Bayotensin, in Generika mit dem Namen Nitrendipin + Firmenbezeichnung*)
- Verapamil (enthalten z. B. in *Generika mit dem Namen Verapamil + Firmenbezeichnung*).

Der Nutzen mancher Kalzium-Antagonisten bei Bluthochdruck ist umstritten, und die Lebenserwartung wird möglicherweise verringert anstatt gesteigert. Besonders bei Diabetikern ist von einer Therapie mit Kalzium-Antagonisten dringend abzuraten!

Solche Mittel sollten zur Behandlung des Bluthochdrucks nur dann verwendet werden, wenn andere Medikamente wie Betablocker oder Diuretika nicht wirken oder aufgrund schon bestehender Krankheit nicht eingenommen werden dürfen (Kontraindikationen).

ACE-Hemmer

Es werden immer wieder neue ACE-Hemmer auf den Markt gebracht, obwohl diese sich in Wirkung und Nebenwirkung kaum von den beiden Standardpräparaten

- Captopril (enthalten z. B. in *Generika mit dem Namen Captopril + Firmenbezeichnung*)
- und Enalapril (enthalten z. B. in *Generika mit dem Namen Capropril + Firmenbezeichnung*) unterscheiden.

Zu den neueren ACE-Wirkstoffen zählen:

- Benazepril (enthalten z. B. in *Generika mit dem Namen Benazepril + Firmenbezeichnung*)
- Cilazapril (enthalten z. B. in *Inhibace Roche*)
- Fosinopril (enthalten z. B. in *Fosinorm, Fositens*)
- Lisinopril (enthalten z. B. in *Generika mit dem Namen Lisinopril + Firmenbezeichnung*)
- Quinapril (enthalten z. B. in *Accupro, Accuzide*)
- Ramipril (enthalten z. B. in *Generika mit dem Namen Ramipril + Firmenbezeichnung*)
- Trandolapril (enthalten z. B. in *Tarka*)

ACE-Hemmer gelten inzwischen als Standardmittel zur Behandlung von Bluthochdruck. Sie können aber unangenehme Nebenwirkungen haben: unstillbarer Reizhusten bei 15 bis 33 Prozent aller Patienten (besonders bei Frauen), Kaliumüberschuss im Körper, Blutbildstörungen und selten lebensbedrohliche Überempfindlichkeitsreaktionen (angioneurotisches Ödem).

Doxazosin

Die Einnahme von Doxazosin (enthalten z. B. in *Generika mit dem Namen Doxazosin + Firmenbezeichnung*) kann zweckmäßig sein, wenn andere Standardmedikamente zur Behandlung des hohen Blutdrucks versagen. In einer neuen Untersuchung wurde der Nutzen dieser Medikamente jedoch in Zweifel gezogen.

Nach Beginn der Einnahme dieser Medikamente treten häufig (in mehr als zehn Prozent aller Fälle) Schwächezustände und Schwindel auf, besonders bei Lageveränderungen des Körpers (z. B. vom Sitzen zum Stehen). Weniger häufige Nebenwirkungen sind: Brustschmerzen, plötzliche Schwächezustände, unregelmäßige Herzschläge, Kurzatmigkeit, Anschwellen der Beine, Gewichtszunahme.

Reserpin

Dieser Wirkstoff ist enthalten in *Briserin N.* Reserpin wird wegen der möglichen schweren Nebenwirkungen zunehmend seltener verwendet.

Nebenwirkungen: Reserpin wirkt dämpfend und kann schwere Depressionen mit Selbstmordneigungen auslösen. Anzeichen dafür sind unübliche Stimmungsveränderungen, Albträume oder Schlaflosigkeit gegen Morgen. In solchen Fällen sollte man sofort den Arzt aufsuchen. Außerdem können die Nasenschleimhäute anschwellen, Magen-Darm-Störungen (Durchfall, Übelkeit, Erbrechen), Müdigkeit, Potenzstörungen und Herzrhythmusstörungen auftreten.

Clonidin

Dieser Wirkstoff ist enthalten z. B. in *Catapresan, Clonidin-ratiopharm* und sollte wegen der häufig auftretenden Nebenwirkungen – Benommenheit, eingeschränktes Reaktionsvermögen, Kopfschmerzen, Verlust von sexuellem Empfinden – nur in Ausnahmefällen verwendet werden. Schon wenn die Einnahme von Clonidin ein- oder zweimal vergessen wird, können schwere Hochdruckkrisen ausgelöst werden.

Dihydralazin und Hydralazin

Diese beiden ähnlichen Wirkstoffe werden meist mit anderen Hochdruckmitteln kombiniert und sind enthalten in Nepresol, tri-Normin.
Wegen ausgeprägter immunallergischer Nebenwirkungen sollten diese Wirkstoffe nur dann verwendet werden, wenn andere Hochdruckmittel versagen.
Bei Autofahrern oder Personen, deren berufliche Tätigkeit erhöhte Aufmerksamkeit erfordert, kann die Einnahme von (Di-)Hydralazin Probleme verursachen, weil als Nebenwirkung Schwindel und Kopfschmerzen auftreten können. Diese Nebenwirkungen treten besonders bei schnellen Lageveränderungen des Körpers (z. B. vom Sitzen zum Stehen) auf.

Angiotensin-II-Antagonisten (auch als AT-Rezeptor-Blocker oder AT-II-Blocker oder Sartane bezeichnet)

Folgende Wirkstoffe zählen zu dieser Gruppe:
- Candesartan (enthalten z. B. in *Aprovel, Blopress*)
- Eprosartan (enthalten z. B. in *Teveten*)
- Irbesartan (enthalten z. B. in *Karvea*)
- Losartan (enthalten z. B. in *Lorzaar*)
- Olmesartan (enthalten z. B. in *Olmetec*)
- Telmisartan (enthalten z. B. in *Kinzalmono, Micardis*)
- Valsartan (enthalten z. B. in *Diovan, Provas*)

Es gibt auch Arzneimittel, die feste Kombinationen von Angiotensin-II-Hemmern mit anderen blutdrucksenkenden Wirkstoffen enthalten, z. B. *Blopress plus, Candecor comp., Coaprovel, Codiovan, Karvezide, Lorzaar plus, Losarplus AL, Micardis plus, Provas comp., Twynsta.*

Angiotensin-II-Hemmer vermindern die Wirkung des körpereigenen, gefäßverengenden Stoffes Angiotensin II. Dadurch erweitern sich die Blutgefäße, sinkt der Blutdruck und das Herz wird entlastet. Angiotensin-II-Antagonisten sind im Vergleich zu den ähnlich wirkenden ACE-Hemmern (z. B. *Captobeta*) weniger erprobt. Ihr langfristiger Nutzen bei Bluthochdruck ist immer noch umstritten. Sie sollten nur dann verwendet werden, wenn ein ACE-Hemmer nicht vertragen wird oder andere Mittel nicht verwendet werden können.

Als *Nebenwirkungen* treten häufig Magen-Darm-Störungen, Kopfschmerzen, Schwindel, Müdigkeit und Atemwegsinfektionen auf. In seltenen Fällen außerdem Leberschäden, Quincke-Ödeme (massive Rötung und Schwellung des Gesichts) und Hyperkaliämie (Anzeichen dafür können sein: Unlust, Schwäche, Verwirrtheit, Herzprobleme).

Bluthochdruck – lebenslang behandeln?

Wenn durch Behandlung mit Medikamenten der Blutdruck mehr als ein Jahr lang im Normbereich bleibt, kann der Versuch einer vorsichtigen Dosisverminderung unternommen werden. Das sollte aber nur in enger Zusammenarbeit mit dem behandelnden Arzt/der behandelnden Ärztin geschehen.

Behandlung von akuten Hochdruckkrisen

Situationen, in denen der Blutdruck sehr rasch und stark ansteigt und verbunden ist mit Kopfschmerzen, Erbrechen, Verwirrtheit, Sehstö-

rungen, Unruhe, Krämpfen, Herzschwäche oder Angina-Pectoris-artigen Schmerzen, zählen zu den medizinischen Notfällen. Unter Umständen ist sogar ein Krankenhausaufenthalt mit einer intensiven medizinischen Behandlung notwendig.
Häufig verwendete Medikamente sind sogenannte Nitro-Präparate: Glycerolnitrat (enthalten z. B. in *Nitrangin, Nitrolingual*) oder Urapidil (enthalten z. B. in *Ebrantil*).

12.1. Mittel gegen Bluthochdruck

Präparat	Wichtigste Nebenwirkungen	Empfehlung
Accupro (D/Ö) Filmtabl. Quinapril *Rezeptpflichtig*	Häufig Husten. Entzündungen der Atemwege (selten lebensbedrohliche Schwellungen mit Atemnot). Magen-Darm-Störungen, Übelkeit, Kopfschmerzen, Schwindel (besonders bei Lagewechsel), Hauterscheinungen (z. B. Ausschlag), Haarausfall. Störungen des Salzhaushaltes (zu viel Kalium im Blut)	**Therapeutisch zweckmäßig zur** Behandlung von Bluthochdruck und Herzinsuffizienz.
Accuzide (D/Ö) **Accuzide diuplus** (D) **Accuzide forte** (Ö) Filmtabletten *Wirkstoffe:* Quinapril, Hydrochlorothiazid *Rezeptpflichtig*	Häufig Husten. Entzündungen der Atemwege (selten lebensbedrohliche Anschwellungen mit Atemnot). Magen-Darm-Störungen, Übelkeit, Kopfschmerzen, Schwindel (besonders bei Lagewechsel), Hauterscheinungen (z. B. Ausschlag), Haarausfall. Salz- und Wasserverlust. Vorsicht bei Gicht! Die Wirkung von harnsäuresenkenden Arzneimitteln ist vermindert!	**Therapeutisch zweckmäßig zur** Behandlung von Bluthochdruck. Sinnvolle Kombination von ACE-Hemmer (Quinapril) mit Diuretikum (Hydrochlorothiazid).
ACE Hemmer-ratiopharm (D) Tabl. Captopril *Rezeptpflichtig*	Häufig Husten. Entzündungen der Atemwege (selten lebensbedrohliche Schwellungen mit Atemnot). Magen-Darm-Störungen, Kopfschmerzen, Schwindel, Hauterscheinungen (z. B. Ausschlag), Blutschäden, Geschmacksstörungen, Haarausfall. Störungen des Salzhaushaltes (zu viel Kalium im Blut)	**Therapeutisch zweckmäßig zur** Behandlung von Bluthochdruck und Herzinsuffizienz.

Präparat	Wichtigste Nebenwirkungen	Empfehlung
ACE Hemmer-ratiopharm comp. (D) Tabl. Captopril, Hydrochlorothiazid *Rezeptpflichtig*	Häufig Husten. Entzündungen der Atemwege (selten lebensbedrohliche Schwellungen mit Atemnot). Magen-Darm-Störungen, Kopfschmerzen, Schwindel, Hauterscheinungen (z. B. Ausschlag), Blutschäden, Geschmacksstörungen, Haarausfall. Salz- und Wasserverlust. Vorsicht bei Gicht! Die Wirkung von harnsäuresenkenden Arzneimitteln ist vermindert!	**Therapeutisch zweckmäßig zur** Behandlung von Bluthochdruck. Sinnvolle Kombination von ACE-Hemmer (Captopril) mit Diuretikum (Hydrochlorothiazid).
Acemin (Ö) Tabl. Lisinopril *Rezeptpflichtig*	Häufig Husten. Entzündungen der Atemwege (selten lebensbedrohliche Schwellungen mit Atemnot). Magen-Darm-Störungen, Übelkeit, Kopfschmerzen, Schwindel (besonders bei Lagewechsel), Hauterscheinungen (z. B. Ausschlag), Haarausfall. Störungen des Salzhaushaltes (zu viel Kalium im Blut)	**Therapeutisch zweckmäßig zur** Behandlung von Bluthochdruck und Herzinsuffizienz.
Acerbon (D) Tabl. Lisinopril *Rezeptpflichtig*	Häufig Husten. Entzündungen der Atemwege (selten lebensbedrohliche Schwellungen mit Atemnot). Magen-Darm-Störungen, Übelkeit, Kopfschmerzen, Schwindel (besonders bei Lagewechsel), Hauterscheinungen (z. B. Ausschlag), Haarausfall. Störungen des Salzhaushaltes (zu viel Kalium im Blut)	**Therapeutisch zweckmäßig zur** Behandlung von Bluthochdruck und Herzinsuffizienz.
Acercomp (D) Tabl. **Acercomp mite** (D) Tabl. Lisinopril, Hydrochlorothiazid *Rezeptpflichtig*	Häufig Husten. Entzündungen der Atemwege (selten lebensbedrohliche Anschwellungen mit Atemnot). Magen-Darm-Störungen, Übelkeit, Kopfschmerzen, Schwindel (besonders bei Lagewechsel), Hauterscheinungen (z. B. Ausschlag), Haarausfall. Salz- und Wasserverlust. Vorsicht bei Gicht! Die Wirkung von harnsäuresenkenden Arzneimitteln ist vermindert!	**Therapeutisch zweckmäßig zur** Behandlung von Bluthochdruck. Sinnvolle Kombination von ACE-Hemmer (Lisinopril) mit Diuretikum (Hydrochlorothiazid).

Präparat	Wichtigste Nebenwirkungen	Empfehlung
Adalat (D) Kaps. **Adalat SL** (D) Retardtabl. **Adalat retard** (D/Ö) Retardtabl. **Adalat 2-Phasen/ Eins** (Ö) Kaps., Filmtabl., Infusionsflasche **Adalat pro infusione** (D) Infusionsflasche Nifedipin *Rezeptpflichtig*	Kopfdruck, Gesichtsrötung, Beinödeme, Übelkeit, Magen-Darm-Störungen, Herzrasen, schwere Durchblutungsstörungen der Herzkranzgefäße bis zum Herzinfarkt möglich	**Nur zweckmäßig bei** schwererem Bluthochdruck in Kombination mit anderen bewährten Mitteln (z. B. Diuretika). Kalzium-Antagonist. Therapeutische Wirksamkeit zweifelhaft bei leichtem Bluthochdruck. Nicht retardierte Kapseln und Tabletten sind zur Langzeitbehandlung des Bluthochdrucks nicht geeignet.
Amlobesilat Sandoz (D) **Amlobeta besilat** (D) **Amloclair** (D) **Amlodigamma** (D) **Amlodipin AAA** (D) Tabletten *Wirkstoff:* Amlodipin *Rezeptpflichtig*	Kopfdruck, Gesichtsrötung, Beinödeme, Übelkeit, Herzrasen, Durchblutungsstörungen des Herzens, Magen-Darm-Störungen	**Therapeutisch zweckmäßig bei** Bluthochdruck (Kalzium-Antagonist mit langer Wirkungsdauer).
Amlodipin – 1 A Pharma (D/Ö) **Amlodipin AbZ** (D) **Amlodipin AL** (D) **Amlodipin besilat Heumann** (D) **Amlodipin-CT** (D) Tabletten *Wirkstoff:* Amlodipin *Rezeptpflichtig*	Kopfdruck, Gesichtsrötung, Beinödeme, Übelkeit, Herzrasen, Durchblutungsstörungen des Herzens, Magen-Darm-Störungen	**Therapeutisch zweckmäßig bei** Bluthochdruck (Kalzium-Antagonist mit langer Wirkungsdauer).
Amlodipin Dexcel (D) **Amlodipin dura** (D) **Amlodipin HEXAL** (D/Ö) **Amlodipin-ratiopharm** (D/Ö) Tabletten *Wirkstoff:* Amlodipin *Rezeptpflichtig*	Kopfdruck, Gesichtsrötung, Beinödeme, Übelkeit, Herzrasen, Durchblutungsstörungen des Herzens, Magen-Darm-Störungen	**Therapeutisch zweckmäßig bei** Bluthochdruck (Kalzium-Antagonist mit langer Wirkungsdauer).
Amlodipin Sandoz (Ö) **Amlodipin STADA** (D) Tabletten *Wirkstoff:* Amlodipin *Rezeptpflichtig*	Kopfdruck, Gesichtsrötung, Beinödeme, Übelkeit, Herzrasen, Durchblutungsstörungen des Herzens, Magen-Darm-Störungen	**Therapeutisch zweckmäßig bei** Bluthochdruck (Kalzium-Antagonist mit langer Wirkungsdauer).

Präparat	Wichtigste Nebenwirkungen	Empfehlung
Aprovel (D) Filmtabl., Tabl. Irbesartan *Rezeptpflichtig*	Magen-Darm-Störungen, Blutdruckabfall bei Lagewechsel, Atemnot, Kopfschmerzen, Schlafstörungen, Schwindel, Durchfall, Leberschäden, Muskelschmerzen, Hauterscheinungen (z. B. Ausschlag), Haarausfall. Störungen des Salzhaushaltes (zu viel Kalium im Blut)	**Möglicherweise zweckmäßig bei** Bluthochdruck (AT-Rezeptor-Hemmer bzw. Sartan). Vertretbar nur, wenn die besser erprobten ACE-Hemmer (z. B. Enalapril) nicht eingesetzt werden können.
Arelix ACE (D) Tabl. Ramipril, Piretanid *Rezeptpflichtig*	Häufig Husten. Entzündungen der Atemwege (selten lebensbedrohliche Anschwellungen mit Atemnot). Magen-Darm-Störungen, Übelkeit, Kopfschmerzen, Schwindel (besonders bei Lagewechsel), Hauterscheinungen (z. B. Ausschlag), Haarausfall. Salz- und Wasserverlust. Vorsicht bei Gicht! Die Wirkung von harnsäuresenkenden Arzneimitteln ist vermindert!	**Therapeutisch zweckmäßig zur** Behandlung von Bluthochdruck. Sinnvolle Kombination von ACE-Hemmer (Ramipril) mit Diuretikum (Piretanid).
Atacand (D/Ö) Tabl. Candesartan *Rezeptpflichtig*	Magen-Darm-Störungen, Blutdruckabfall bei Lagewechsel, Atemnot, Kopfschmerzen, Schlafstörungen, Schwindel, Durchfall, Leberschäden, Muskelschmerzen, Hauterscheinungen (z. B. Ausschlag), Haarausfall. Störungen des Salzhaushaltes (zu viel Kalium im Blut)	**Möglicherweise zweckmäßig bei** Bluthochdruck (AT-Rezeptor-Hemmer bzw. Sartan). Vertretbar nur, wenn die besser erprobten ACE-Hemmer (z. B. Enalapril) nicht eingesetzt werden können.
Atacand plus (D/Ö) Tabl., nur Ö: Mitetabl. Candesartan, Hydrochlorothiazid *Rezeptpflichtig*	Magen-Darm-Störungen, Blutdruckabfall bei Lagewechsel, Atemnot, Kopfschmerzen, Schlafstörungen, Schwindel, Durchfall, Leberschäden, Muskelschmerzen, Hauterscheinungen (z. B. Ausschlag), Haarausfall. Salz- und Wasserverlust. Vorsicht bei Gicht! Die Wirkung von harnsäuresenkenden Arzneimitteln ist vermindert!	**Möglicherweise zweckmäßig bei** schwereren Formen des Bluthochdrucks. Sinnvolle Kombination von AT-Rezeptor-Blocker (Candesartan) mit Diuretikum (Hydrochlorothiazid).

Präparat	Wichtigste Nebenwirkungen	Empfehlung

Atebeta (D)
AteHEXAL (D)
Atenolol –
1 A Pharma (D/Ö)
Atenolol AL (D)
Filmtabletten
Wirkstoff: Atenolol
Rezeptpflichtig

Langsamer Puls, Herzschwäche, Atemnot bei körperlicher Belastung, psychische Veränderungen (z. B. Schlafstörungen), Einschränkung der Sexualität. Vorsicht bei Asthma, Zuckerkrankheit und Durchblutungsstörungen der Gliedmaßen! Erhöhtes Schlaganfallrisiko. Schwere Herzschädigungen bei plötzlichem Absetzen des Medikaments möglich

Möglicherweise zweckmäßig bei Bluthochdruck. Der Nutzen des Betablockers Atenolol ist bei einer Langzeittherapie wegen erhöhter Risiken umstritten.

Atenolol-CT (D)
Atenolol Genericon (Ö)
Atenolol Heumann (D)
Atenolol-ratiopharm (D/Ö)
Atenolol Sandoz (D)
Atenolol STADA (D)
Filmtabletten
Wirkstoff: Atenolol
Rezeptpflichtig

Langsamer Puls, Herzschwäche, Atemnot bei körperlicher Belastung, psychische Veränderungen (z. B. Schlafstörungen), Einschränkung der Sexualität. Vorsicht bei Asthma, Zuckerkrankheit und Durchblutungsstörungen der Gliedmaßen! Erhöhtes Schlaganfallrisiko. Schwere Herzschädigungen bei plötzlichem Absetzen des Medikaments möglich

Möglicherweise zweckmäßig bei Bluthochdruck. Der Nutzen des Betablockers Atenolol ist bei einer Langzeittherapie wegen erhöhter Risiken umstritten.

Atenolol comp.-ratiopharm (D) Filmtabl., Mite-Filmtabl.
Atenolol Genericon comp (Ö) Filmtabl., Mite-Filmtabl.
Atenolol, Chlortalidon
Rezeptpflichtig

Störungen des Salzhaushaltes, langsamer Puls, psychische Veränderungen (z. B. Schlafstörungen), Herzschwäche, Atemnot bei körperlicher Belastung, Einschränkung der Sexualität. Vorsicht bei Gicht (verminderte Wirksamkeit von Gichtmitteln), Zuckerkrankheit, Asthma, Durchblutungsstörungen der Gliedmaßen! Erhöhtes Schlaganfallrisiko. Schwere Herzschädigungen bei plötzlichem Absetzen des Medikaments möglich

Möglicherweise zweckmäßig bei Bluthochdruck. Kombination von Betablocker (Atenolol) und lang wirksamem Diuretikum (Chlortalidon). Der Nutzen des Betablockers Atenolol bei einer Langzeittherapie ist wegen der im Vergleich zu anderen Betablockern möglicherweise geringeren Wirksamkeit umstritten.

Präparat	Wichtigste Nebenwirkungen	Empfehlung
Baymycard/ RR (D) Retardtabl., Filmtabl. Nisoldipin *Rezeptpflichtig*	Sehr häufig Kopfschmerzen, Kopfdruck, Gesichtsrötung, Beinödeme, Übelkeit, Herzrasen, erhöhtes Herzinfarktrisiko, Magen-Darm-Störungen	**Wenig zweckmäßig bei** Bluthochdruck. Kalzium-Antagonist (Nisoldipin) ohne Vorteile gegenüber Nifedipin, aber mit stärkeren Nebenwirkungen.
Bayotensin (D) Tabl., Mitetabl. Nitrendipin *Rezeptpflichtig*	Kopfdruck, Gesichtsrötung, Beinödeme, Übelkeit, erhöhtes Herzinfarktrisiko, Herzrasen, Magen-Darm-Störungen	**Therapeutisch zweckmäßig zur** Behandlung von Bluthochdruck. Kalzium-Antagonist.
Bayotensin akut (D) Einzeldosispipetten Nitrendipin *Rezeptpflichtig*	Kopfdruck, Gesichtsrötung, Beinödeme, Übelkeit, erhöhtes Herzinfarktrisiko, Herzrasen, Magen-Darm-Störungen	**Nur zweckmäßig bei** akutem Bluthochdruck (hypertensive Krise). Kalzium-Antagonist.
Baypress (Ö) Tabl. Nitrendipin *Rezeptpflichtig*	Kopfdruck, Gesichtsrötung, Beinödeme, Übelkeit, Herzrasen, erhöhtes Herzinfarktrisiko, Magen-Darm-Störungen	**Therapeutisch zweckmäßig zur** Behandlung von Bluthochdruck. Kalzium-Antagonist.
Belnif (D) Retardkaps. Metoprolol, Nifedipin *Rezeptpflichtig*	Ödeme, langsamer Puls, Herzschwäche, Atemnot bei körperlicher Belastung, Einschränkung der Sexualität. Vorsicht bei Asthma und Zuckerkrankheit! Schwere Herzschädigungen bei plötzlichem Absetzen des Medikaments möglich	**Zweckmäßig** zur Behandlung von Bluthochdruck, wenn Einzelsubstanzen nicht ausreichend wirken. Prinzipiell sinnvolle Kombination von Kalzium-Antagonist (Nifedipin) mit Betablocker (Metoprolol). Vorzuziehen sind aber länger wirksame Kalzium-Antagonisten (z. B. der Wirkstoff Amlodipin).

Präparat	Wichtigste Nebenwirkungen	Empfehlung
Beloc (Ö) Tabl., Amp. **Beloc-Zok/ mite/ forte** (D) Retardtabl. teilbar Metoprolol *Rezeptpflichtig*	Psychische Veränderungen (z. B. Schlafstörungen), langsamer Puls, Herzschwäche, Atemnot bei körperlicher Belastung, Einschränkung der Sexualität. Vorsicht bei Asthma, Zuckerkrankheit und Durchblutungsstörungen der Gliedmaßen! Schwere Herzschädigungen bei plötzlichem Absetzen des Medikaments möglich	**Therapeutisch zweckmäßig bei** Bluthochdruck, Angina Pectoris und Herzrhythmusstörungen. *Beloc-Zok* ist auch zur Behandlung der Herzinsuffizienz zweckmäßig. Betablocker.
Beloc-Zok comp (D) Retardtabl. Metoprolol, Hydrochlorothiazid *Rezeptpflichtig*	Störungen des Salzhaushaltes, langsamer Puls, psychische Veränderungen (z. B. Schlafstörungen), Herzschwäche, Atemnot bei körperlicher Belastung, Einschränkung der Sexualität. Vorsicht bei Gicht, Zuckerkrankheit, Asthma, Durchblutungsstörungen der Gliedmaßen! Schwere Herzschädigungen bei plötzlichem Absetzen des Medikaments möglich	**Therapeutisch zweckmäßig bei** Bluthochdruck. Sinnvolle Kombination von Betablocker (Metoprolol) und Diuretikum (Hydrochlorothiazid).
Benalapril (D) Tabl. Enalapril *Rezeptpflichtig*	Häufig Husten. Entzündungen der Atemwege (selten lebensbedrohliche Schwellungen mit Atemnot). Magen-Darm-Störungen, Übelkeit, Kopfschmerzen, Schwindel (besonders bei Lagewechsel), Hauterscheinungen (z. B. Ausschlag), Haarausfall. Störungen des Salzhaushaltes (zu viel Kalium im Blut)	**Therapeutisch zweckmäßig zur** Behandlung von Bluthochdruck und Herzinsuffizienz.
Benalapril plus (D) Tabl. Enalapril, Hydrochlorothiazid *Rezeptpflichtig*	Häufig Husten. Entzündungen der Atemwege (selten lebensbedrohliche Anschwellungen mit Atemnot). Magen-Darm-Störungen, Übelkeit, Kopfschmerzen, Schwindel (besonders bei Lagewechsel), Hauterscheinungen (z. B. Ausschlag), Haarausfall. Salz- und Wasserverlust. Vorsicht bei Gicht! Die Wirkung von harnsäuresenkenden Arzneimitteln ist vermindert!	**Therapeutisch zweckmäßig nur bei** schwereren Formen des Bluthochdrucks. Sinnvolle Kombination von ACE-Hemmer (Enalapril) mit Diuretikum (Hydrochlorothiazid).

Präparat	Wichtigste Nebenwirkungen	Empfehlung
BiPreterax N (D) Filmtabl. Perindopril, Indapamid *Rezeptpflichtig*	Häufig Husten. Entzündungen der Atemwege (selten lebensbedrohliche Anschwellungen mit Atemnot). Selten Magen-Darm-Störungen (Übelkeit, Erbrechen), gelegentlich Kopfschmerzen, Schwindel (besonders bei Lagewechsel), Hauterscheinungen (z. B. Ausschlag), Haarausfall. Salz- und Wasserverlust. Vorsicht bei Gicht! Die Wirkung von harnsäuresenkenden Arzneimitteln ist vermindert!	**Therapeutisch zweckmäßig nur bei** schwereren Formen des Bluthochdrucks. Sinnvolle Kombination von ACE-Hemmer (Perindopril) mit Diuretikum (Indapamid).
Bisobeta (D) **Bisogamma** (D) **Biso-Hennig** (D) **BisoHEXAL** (D) Filmtabletten *Wirkstoff:* Bisoprolol *Rezeptpflichtig*	Verminderte Tränenproduktion, langsamer Puls, Herzschwäche, Atemnot bei körperlicher Belastung, Einschränkung der Sexualität. Vorsicht bei Gicht, Asthma, Zuckerkrankheit und Durchblutungsstörungen der Gliedmaßen! Schwere Herzschädigungen bei plötzlichem Absetzen des Medikaments möglich	**Therapeutisch zweckmäßig bei** Bluthochdruck und Angina Pectoris, niedrig dosierte Präparate auch zur Behandlung der Herzinsuffizienz. Bewährter Betablocker (Bisoprolol).
Biso Lich (D) **Bisoprolol Arcana** (Ö) **Bisoprolol-corax** (D) **Bisoprolol-CT** (D) **Bisoprolol Heumann** (D) Filmtabletten *Wirkstoff:* Bisoprolol *Rezeptpflichtig*	Verminderte Tränenproduktion, langsamer Puls, Herzschwäche, Atemnot bei körperlicher Belastung, Einschränkung der Sexualität. Vorsicht bei Gicht, Asthma, Zuckerkrankheit und Durchblutungsstörungen der Gliedmaßen! Schwere Herzschädigungen bei plötzlichem Absetzen des Medikaments möglich	**Therapeutisch zweckmäßig bei** Bluthochdruck und Angina Pectoris, niedrig dosierte Präparate auch zur Behandlung der Herzinsuffizienz. Bewährter Betablocker (Bisoprolol).
Bisoprolol-ratiopharm (D/Ö) **Bisoprolol –** **1 A Pharma** (D/Ö) **Bisoprolol AbZ** (D) **Bisoprolol AL** (D) Filmtabletten *Wirkstoff:* Bisoprolol *Rezeptpflichtig*	Verminderte Tränenproduktion, langsamer Puls, Herzschwäche, Atemnot bei körperlicher Belastung, Einschränkung der Sexualität. Vorsicht bei Gicht, Asthma, Zuckerkrankheit und Durchblutungsstörungen der Gliedmaßen! Schwere Herzschädigungen bei plötzlichem Absetzen des Medikaments möglich	**Therapeutisch zweckmäßig bei** Bluthochdruck und Angina Pectoris, niedrig dosierte Präparate auch zur Behandlung der Herzinsuffizienz. Bewährter Betablocker (Bisoprolol).

Präparat	Wichtigste Nebenwirkungen	Empfehlung
Bisoprolol dura (D) **Bisoprolol Sandoz** (D) **Bisoprolol STADA** (D) Filmtabletten *Wirkstoff:* Bisoprolol *Rezeptpflichtig*	Verminderte Tränenproduktion, langsamer Puls, Herzschwäche, Atemnot bei körperlicher Belastung, Einschränkung der Sexualität. Vorsicht bei Gicht, Asthma, Zuckerkrankheit und Durchblutungsstörungen der Gliedmaßen! Schwere Herzschädigungen bei plötzlichem Absetzen des Medikaments möglich	**Therapeutisch zweckmäßig bei** Bluthochdruck und Angina Pectoris, niedrig dosierte Präparate auch zur Behandlung der Herzinsuffizienz. Bewährter Betablocker (Bisoprolol).
BisoHEXAL plus (D) **Bisoplus AL** (D) **Bisoplus STADA** (D) **Bisoprolol comp. AbZ** (D) **Bisoprolol comp.-CT** (D) Filmtabletten *Wirkstoffe:* Bisoprolol, Hydrochlorothiazid *Rezeptpflichtig*	Verminderte Tränenproduktion, Störungen des Salzhaushaltes, langsamer Puls, psychische Veränderungen (z. B. Schlafstörungen), Herzschwäche, Atemnot bei körperlicher Belastung, Einschränkung der Sexualität. Vorsicht bei Gicht, Zuckerkrankheit, Asthma, Durchblutungsstörungen der Gliedmaßen! Schwere Herzschädigungen bei plötzlichem Absetzen des Medikaments möglich	**Therapeutisch zweckmäßig** bei Bluthochdruck. Sinnvolle Kombination von Betablocker (Bisoprolol) und Diuretikum (Hydrochlorothiazid).
Bisoprolol dura plus (D) **Bisoprolol-HCT Arcana** (Ö) **Bisoprolol HCTad** (D) **Bisoprolol HCT Sandoz** (D/Ö) **Bisoprolol plus – 1 A Pharma** (D) **Bisoprolol-ratiopharm comp** (D/Ö) **Bisoprolol TEVA comp** (D) Filmtabletten *Wirkstoffe:* Bisoprolol, Hydrochlorothiazid *Rezeptpflichtig*	Verminderte Tränenproduktion, Störungen des Salzhaushaltes, langsamer Puls, psychische Veränderungen (z. B. Schlafstörungen), Herzschwäche, Atemnot bei körperlicher Belastung, Einschränkung der Sexualität. Vorsicht bei Gicht, Zuckerkrankheit, Asthma, Durchblutungsstörungen der Gliedmaßen! Schwere Herzschädigungen bei plötzlichem Absetzen des Medikaments möglich	**Therapeutisch zweckmäßig** bei Bluthochdruck. Sinnvolle Kombination von Betablocker (Bisoprolol) und Diuretikum (Hydrochlorothiazid).

Präparat	Wichtigste Nebenwirkungen	Empfehlung
Blopress (D/Ö) Tabl. Candesartan *Rezeptpflichtig*	Magen-Darm-Störungen, Blutdruckabfall bei Lagewechsel des Körpers, Atemnot, Kopfschmerzen, Schlafstörungen, Schwindel, Durchfall, Leberschäden, Muskelschmerzen, Hauterscheinungen (z. B. Ausschlag), Haarausfall. Störungen des Salzhaushaltes (zu viel Kalium im Blut)	**Möglicherweise zweckmäßig bei** Bluthochdruck (AT-Rezeptor-Hemmer bzw. Sartan). Vertretbar nur, wenn die besser erprobten ACE-Hemmer (z. B. Enalapril) nicht eingesetzt werden können.
Blopress plus (D/Ö) Tabl. Candesartan, Hydrochlorothiazid *Rezeptpflichtig*	Magen-Darm-Störungen, Blutdruckabfall bei Lagewechsel, Atemnot, Kopfschmerzen, Schlafstörungen, Schwindel, Durchfall, Leberschäden, Muskelschmerzen, Hauterscheinungen (z. B. Ausschlag), Haarausfall. Salz- und Wasserverlust. Vorsicht bei Gicht! Die Wirkung von harnsäuresenkenden Arzneimitteln ist vermindert!	**Möglicherweise zweckmäßig zur** Behandlung von Bluthochdruck. Sinnvolle Kombination von AT-Rezeptor-Hemmer (Candesartan) mit Diuretikum (Hydrochlorothiazid).
Briserin N (D) überzogene Tabl. Reserpin, Clopamid *Rezeptpflichtig*	Müdigkeit, Depressionen, Potenzstörungen, Hauterscheinungen (z. B. Juckreiz), Magen-Darm-Störungen, Störungen des Salzhaushaltes. Vorsicht bei Gicht, Zuckerkrankheit und Asthma! Eingeschränktes Reaktionsvermögen	**Abzuraten** Die Verwendung dieses Mittels ist überholt. Kombination von Diuretikum (Clopamid) mit einem Hochdruckmittel (Reserpin).
Candecor (D) Tabl. Candesartan *Rezeptpflichtig*	Magen-Darm-Störungen, Blutdruckabfall bei Lagewechsel, Atemnot, Kopfschmerzen, Schlafstörungen, Schwindel, Durchfall, Leberschäden, Muskelschmerzen, Hauterscheinungen (z. B. Ausschlag), Haarausfall. Störungen des Salzhaushaltes (zu viel Kalium im Blut)	**Möglicherweise zweckmäßig bei** Bluthochdruck (AT-Rezeptor-Hemmer bzw. Sartan). Vertretbar nur, wenn die besser erprobten ACE-Hemmer (z. B. Enalapril) nicht eingesetzt werden können.

Präparat	Wichtigste Nebenwirkungen	Empfehlung
Candesartan (D/Ö) *Generika mit dem* *Namen Candesartan +* *Firmenbezeichnung* Tabletten *Wirkstoff:* Candesartan *Rezeptpflichtig*	Magen-Darm-Störungen, Blut-druckabfall bei Lagewechsel, Atemnot, Kopfschmerzen, Schlafstörungen, Schwindel, Durchfall, Leberschäden, Mus-kelschmerzen, Hauterscheinun-gen (z. B. Ausschlag), Haaraus-fall. Störungen des Salzhaushal-tes (zu viel Kalium im Blut)	**Möglicherweise zweckmäßig bei** Bluthochdruck (AT-Rezeptor-Blocker bzw. Sartan). Vertretbar nur, wenn die besser erprobten ACE-Hemmer (z. B. Enalapril) nicht eingesetzt werden können.
Candecor comp. (D) **Candesartan-ratiopharm comp.** (D) Candesartan, Hydrochlorothiazid *Rezeptpflichtig*	Magen-Darm-Störungen, Blut-druckabfall bei Lagewechsel, Atemnot, Kopfschmerzen, Schlafstörungen, Schwindel, Durchfall, Leberschäden, Mus-kelschmerzen, Hauterscheinun-gen (z. B. Ausschlag), Haaraus-fall. Salz- und Wasserverlust. Vorsicht bei Gicht! Die Wirkung von harnsäuresenkenden Arz-neimitteln ist vermindert!	**Möglicherweise zweckmäßig bei** schwereren Formen des Bluthoch-drucks. Sinnvolle Kombination von AT-Rezeptor-Blocker (Candes-artan) mit Diuretikum (Hydro-chlorothiazid).
Captobeta (D) **Capto-CT** (D) **Captogamma** (D) **CaptoHEXAL** (D) Tabletten *Wirkstoff:* Captopril *Rezeptpflichtig*	Häufig Husten. Entzündungen der Atemwege (selten lebensbe-drohliche Schwellungen mit Atemnot). Magen-Darm-Störun-gen, Kopfschmerzen, Schwindel, Hauterscheinungen (z. B. Aus-schlag), Blutschäden, Ge-schmacksstörungen, Haaraus-fall. Störungen des Salzhaushal-tes (zu viel Kalium im Blut)	**Therapeutisch zweckmäßig zur** Behandlung von Bluthochdruck und Herzinsuffizienz. Vorzuziehen sind aber neuere ACE-Hemmer mit besserer Wirksamkeit und län-gerer Wirkdauer (z. B. Enalapril oder Lisinopril).
Capto comp – **1 A Pharma** (D) **CaptoHEXAL comp.** (D) **Captopril HCT AL** (D) Tabletten *Wirkstoffe:* Captopril, Hydrochlorothiazid *Rezeptpflichtig*	Häufig Husten. Entzündungen der Atemwege (selten lebensbe-drohliche Schwellungen mit Atemnot). Magen-Darm-Störun-gen (Übelkeit, Erbrechen, Durchfall/Verstopfung, Bauch-schmerzen), Kopfschmerzen, Schlafstörungen, Schwindel, Hauterscheinungen (z. B. Aus-schlag), Blutschäden, häufig Geschmacksstörungen und Haarausfall. Salz- und Wasser-verlust. Vorsicht bei Gicht! Die Wirkung von harnsäuresenken-den Arzneimitteln ist vermin-dert!	**Therapeutisch zweckmäßig nur bei** schwereren Formen des Blut-hochdrucks. Sinnvolle Kombinati-on von ACE-Hemmer (Captopril) mit Diuretikum (Hydrochlorothia-zid). Vorzuziehen sind aber Kom-binationspräparate mit besser wirksamen ACE-Hemmern (z. B. Enalapril oder Lisinopril).

Präparat	Wichtigste Nebenwirkungen	Empfehlung
Captopril – **1 A Pharma** (D) **Captopril AbZ** (D) **Captopril AL** (D) **Captopril-ratiopharm** (Ö) **Captopril Sandoz** (D) **Captopril STADA** (D) Tabletten *Wirkstoff:* Captopril *Rezeptpflichtig*	Häufig Husten. Entzündungen der Atemwege (selten lebensbedrohliche Schwellungen mit Atemnot). Magen-Darm-Störungen, Kopfschmerzen, Schwindel, Hauterscheinungen (z. B. Ausschlag), Blutschäden, Geschmacksstörungen, Haarausfall. Störungen des Salzhaushaltes (zu viel Kalium im Blut)	**Therapeutisch zweckmäßig zur** Behandlung von Bluthochdruck und Herzinsuffizienz. Vorzuziehen sind aber neuere ACE-Hemmer mit besserer Wirksamkeit und längerer Wirkdauer (z. B. Enalapril oder Lisinopril).
Carmen (D) Filmtabl. Lercanidipin *Rezeptpflichtig*	Kopfschmerzen, Kopfdruck, Gesichtsrötung, Beinödeme, Übelkeit, Herzrasen, Magen-Darm-Störungen	**Möglicherweise zweckmäßig zur** Behandlung von leichtem bis mittelschwerem Bluthochdruck, vor allem in Kombination mit anderen bewährten Mitteln (Diuretika, Betablocker, ACE-Hemmer). Kalzium-Antagonist.
Carmen ACE (D) Filmtabl. Enalapril, Lercanidipin *Rezeptpflichtig*	Häufig Husten, Beinödeme, Herzschwäche, Herzrasen, Magen-Darm-Störungen, Übelkeit, Kopfschmerzen, Kopfdruck, Gesichtsrötung, Entzündungen der Atemwege (selten lebensbedrohliche Schwellungen mit Atemnot), Schwindel (besonders bei Lagewechsel), Hauterscheinungen (z. B. Ausschlag), Haarausfall. Störungen des Salzhaushaltes (zu viel Kalium im Blut)	**Therapeutisch zweckmäßig zur** Behandlung von Bluthochdruck. Kombination von Kalzium-Antagonist (Lercanidipin) mit ACE-Hemmer (Enalapril).
Carvedilol (D/Ö) *Generika mit dem Namen Carvedilol + Firmenbezeichnung* Tabletten, Filmtabletten *Wirkstoff:* Carvedilol *Rezeptpflichtig*	Müdigkeit, Schwindel bei Lagewechsel des Körpers, langsamer Puls, Herzschwäche, Atemnot bei körperlicher Belastung, Einschränkung der Sexualität. Vorsicht bei Asthma und Zuckerkrankheit! Schwere Herzschädigungen bei plötzlichem Absetzen des Medikaments möglich	**Therapeutisch zweckmäßig bei** Bluthochdruck. Betablocker (Carvedilol) mit zusätzlicher gefäßerweiternder Wirkung eines Alphablockers. Auch zur Behandlung der Herzinsuffizienz geeignet.

Präparat	Wichtigste Nebenwirkungen	Empfehlung
Catapresan (D/Ö) Tabl. Clonidin *Rezeptpflichtig*	Häufig Mundtrockenheit, Müdigkeit, langsamer Puls; seltener Verschlimmerung von Depressionen, Potenzstörungen, Magen-Darm-Beschwerden. Vorsicht: Medikament nicht plötzlich absetzen, weil dadurch schwere Hochdruckkrisen ausgelöst werden können! Eingeschränktes Reaktionsvermögen	**Abzuraten** Vertretbar nur, wenn Medikamente mit geringeren Nebenwirkungen nicht ausreichend wirksam sind.
Celipro Lich (D) **Celiprolol-CT** (D) *Wirkstoff:* Celiprolol *Rezeptpflichtig*	Schlafstörungen, Müdigkeit, Schwindel bei Lagewechsel, langsamer Puls, Herzschwäche, Atemnot bei körperlicher Belastung, Einschränkung der Sexualität. Vorsicht bei Asthma und Zuckerkrankheit! Schwere Herzschädigungen bei plötzlichem Absetzen des Medikaments möglich	**Therapeutisch zweckmäßig bei** Bluthochdruck und Angina Pectoris.
Cibacen (D) Filmtabl. Benazepril *Rezeptpflichtig*	Häufig Husten. Magen-Darm-Störungen, Atemnot, Kopfschmerzen, Schwindel, Hauterscheinungen (z. B. Ausschlag), Blutschäden, Geschmacksstörungen, Haarausfall. Störungen des Salzhaushaltes (zu viel Kalium im Blut)	**Therapeutisch zweckmäßig zur** Behandlung von Bluthochdruck.
Cibadrex (D) Filmtabl. Benazepril, Hydrochlorothiazid *Rezeptpflichtig*	Häufig Husten. Entzündungen der Atemwege (selten lebensbedrohliche Anschwellungen mit Atemnot). Magen-Darm-Störungen, Übelkeit, Kopfschmerzen, Schwindel (besonders bei Lagewechsel), Hauterscheinungen (z. B. Ausschlag), Haarausfall. Salz- und Wasserverlust. Vorsicht bei Gicht! Die Wirkung von harnsäuresenkenden Arzneimitteln ist vermindert!	**Therapeutisch zweckmäßig zur** Behandlung von Bluthochdruck. Sinnvolle Kombination von ACE-Hemmer (Benazepril) mit Diuretikum (Hydrochlorothiazid).

Präparat	Wichtigste Nebenwirkungen	Empfehlung
Clonidin-ratiopharm/ retard-ratiopharm (D) Kaps., Retardkaps., Tabl., Amp. **Clonistada** (D) Tabl., Retardkaps. Clonidin *Rezeptpflichtig*	Häufig Mundtrockenheit, Müdigkeit, langsamer Puls; seltener Verschlimmerung von Depressionen, Potenzstörungen, Magen-Darm-Beschwerden. Vorsicht: Medikament nicht plötzlich absetzen, weil dadurch schwere Hochdruckkrisen ausgelöst werden können! Einschränkung des Reaktionsvermögens möglich	**Abzuraten** Vertretbar nur, wenn Medikamente mit geringeren Nebenwirkungen nicht ausreichend wirksam sind.
Coaprovel (D) Filmtabl., Tabl. Irbesartan, Hydrochlorothiazid *Rezeptpflichtig*	Magen-Darm-Störungen, Blutdruckabfall bei Lagewechsel, Atemnot, Kopfschmerzen, Schlafstörungen, Schwindel, Durchfall, Leberschäden, Muskelschmerzen, Hauterscheinungen (z. B. Ausschlag), Haarausfall. Salz- und Wasserverlust. Vorsicht bei Gicht! Die Wirkung von harnsäuresenkenden Arzneimitteln ist vermindert	**Möglicherweise zweckmäßig zur** Behandlung von Bluthochdruck. Sinnvolle Kombination von AT-Rezeptor-Blocker (Irbesartan) mit Diuretikum (Hydrochlorothiazid). Noch unzureichende Erprobung bei Langzeitanwendung.
CoDiovan (D/Ö) Filmtabl. in Ö zus.: Forte-Filmtabl., Fortissimum-Filmtabl. Valsartan, Hydrochlorothiazid *Rezeptpflichtig*	Magen-Darm-Störungen, Blutdruckabfall bei Lagewechsel, Atemnot, Kopfschmerzen, Schlafstörungen, Schwindel, Durchfall, Leberschäden, Muskelschmerzen, Hauterscheinungen (z. B. Ausschlag), Haarausfall. Salz- und Wasserverlust. Vorsicht bei Gicht! Die Wirkung von harnsäuresenkenden Arzneimitteln ist vermindert!	**Möglicherweise zweckmäßig zur** Behandlung von Bluthochdruck. Sinnvolle Kombination von AT-Rezeptor-Blocker (Valsartan) mit Diuretikum (Hydrochlorothiazid).
Concor (D/Ö) **Concor COR** (D/Ö) Filmtabletten *Wirkstoff:* Bisoprolol *Rezeptpflichtig*	Verminderte Tränenproduktion, langsamer Puls, Herzschwäche, Atemnot bei körperlicher Belastung, Einschränkung der Sexualität. Vorsicht bei Asthma, Zuckerkrankheit und Durchblutungsstörungen der Gliedmaßen! Schwere Herzschädigungen bei plötzlichem Absetzen des Medikaments möglich	**Therapeutisch zweckmäßig bei** Bluthochdruck und Angina Pectoris (Betablocker). *Concor COR* ist auch bei Herzinsuffizienz therapeutisch zweckmäßig.

Präparat	Wichtigste Nebenwirkungen	Empfehlung
Concor plus (D/Ö) Filmtabl. Bisoprolol, Hydrochlorothiazid *Rezeptpflichtig*	Störungen des Salz- und Wasserhaushaltes. Verminderte Tränenproduktion, langsamer Puls, Herzschwäche, Atemnot bei körperlicher Belastung, Einschränkung der Sexualität. Vorsicht bei Gicht (verminderte Wirksamkeit von Gichtmitteln), Asthma, Zuckerkrankheit und Durchblutungsstörungen der Gliedmaßen! Schwere Herzschädigungen bei plötzlichem Absetzen des Medikaments möglich	**Therapeutisch zweckmäßig bei** Bluthochdruck. Sinnvolle Kombination von Betablocker (Bisoprolol) und Diuretikum (Hydrochlorothiazid).
Cordanum (D) Filmtabl. Talinolol *Rezeptpflichtig*	Langsamer Puls, Herzschwäche, Atemnot bei körperlicher Belastung, Einschränkung der Sexualität. Vorsicht bei Asthma, Zuckerkrankheit und Durchblutungsstörungen der Gliedmaßen! Schwere Herzschädigungen bei plötzlichem Absetzen des Medikaments möglich	**Therapeutisch zweckmäßig bei** Bluthochdruck, Angina Pectoris und Herzrhythmusstörungen (Betablocker). Noch wenig umfangreich erprobt.
Cordinate (D) Filmtabl. Valsartan *Rezeptpflichtig*	Magen-Darm-Störungen, Blutdruckabfall bei Lagewechsel des Körpers, Atemnot, Kopfschmerzen, Schlafstörungen, Schwindel, Durchfall, Leberschäden, Muskelschmerzen, Hauterscheinungen (z. B. Ausschlag), Haarausfall. Störungen des Salzhaushaltes (zu viel Kalium im Blut)	**Möglicherweise zweckmäßig bei** Bluthochdruck (AT-Rezeptor-Hemmer bzw. Sartan). Vertretbar nur, wenn die besser erprobten ACE-Hemmer (z. B. Enalapril) nicht eingesetzt werden können.
Cordinate plus (D) Filmtabl. Valsartan, Hydrochlorothiazid *Rezeptpflichtig*	Magen-Darm-Störungen, Blutdruckabfall bei Lagewechsel, Atemnot, Kopfschmerzen, Schlafstörungen, Schwindel, Durchfall, Leberschäden, Muskelschmerzen, Hauterscheinungen (z. B. Ausschlag), Haarausfall. Salz- und Wasserverlust. Vorsicht bei Gicht! Die Wirkung von harnsäuresenkenden Arzneimitteln ist vermindert!	**Möglicherweise zweckmäßig zur** Behandlung von Bluthochdruck. Sinnvolle Kombination von AT-Rezeptor-Blocker (Valsartan) mit Diuretikum (Hydrochlorothiazid). Noch unzureichende Erprobung bei Langzeitanwendung.

Präparat	Wichtigste Nebenwirkungen	Empfehlung
Corifeo (D) Filmtabl. Lercanidipin *Rezeptpflichtig*	Kopfschmerzen, Kopfdruck, Gesichtsrötung, Beinödeme, Übelkeit, Herzrasen, Magen-Darm-Störungen	**Möglicherweise zweckmäßig zur** Behandlung von leichtem bis mittelschwererem Bluthochdruck, vor allem in Kombination mit anderen bewährten Mitteln (Diuretika, Betablocker, ACE-Hemmer). Kalzium-Antagonist.
Corinfar/ retard (D) Retardtabl. Nifedipin *Rezeptpflichtig*	Kopfdruck, Gesichtsrötung, Beinödeme, Übelkeit, Magen-Darm-Störungen, Herzrasen, schwere Durchblutungsstörungen der Herzkranzgefäße bis zum Herzinfarkt möglich	**Nur zweckmäßig bei** schwererem Bluthochdruck in Kombination mit anderen bewährten Mitteln (z. B. Diuretika). Kalzium-Antagonist. Therapeutische Wirksamkeit zweifelhaft bei leichtem Bluthochdruck. Die Lösung ist zur Langzeitbehandlung des Bluthochdrucks nicht geeignet.
Corvo (D) Tabl. Enalapril *Rezeptpflichtig*	Häufig Husten. Entzündungen der Atemwege (selten lebensbedrohliche Schwellungen mit Atemnot). Magen-Darm-Störungen, Übelkeit, Kopfschmerzen, Schwindel (besonders bei Lagewechsel), Hauterscheinungen (z. B. Ausschlag), Haarausfall. Störungen des Salzhaushaltes (zu viel Kalium im Blut)	**Therapeutisch zweckmäßig zur** Behandlung von Bluthochdruck und Herzinsuffizienz.
Cosaar (Ö) Filmtabl. Losartan *Rezeptpflichtig*	Magen-Darm-Störungen, Blutdruckabfall bei Lagewechsel des Körpers, Atemnot, Kopfschmerzen, Schlafstörungen, Schwindel, Durchfall, Leberschäden, Muskelschmerzen, Hauterscheinungen (z. B. Ausschlag), Haarausfall. Störungen des Salzhaushaltes (zu viel Kalium im Blut)	**Möglicherweise zweckmäßig bei** Bluthochdruck (AT-Rezeptor-Hemmer bzw. Sartan). Vertretbar nur, wenn die besser erprobten ACE-Hemmer (z. B. Enalapril) nicht eingesetzt werden können.

Präparat	Wichtigste Nebenwirkungen	Empfehlung
Cosaar plus (Ö) Filmtabl. Losartan, Hydrochlorothiazid *Rezeptpflichtig*	Magen-Darm-Störungen, Blutdruckabfall bei Lagewechsel, Atemnot, Kopfschmerzen, Schlafstörungen, Schwindel, Durchfall, Leberschäden, Hauterscheinungen (z. B. Ausschlag), Haarausfall. Salz- und Wasserverlust. Vorsicht bei Gicht! Die Wirkung von harnsäuresenkenden Arzneimitteln ist vermindert!	**Möglicherweise zweckmäßig zur** Behandlung von Bluthochdruck. Sinnvolle Kombination von AT-Rezeptor-Blocker (Losartan) mit Diuretikum (Hydrochlorothiazid). Noch unzureichende Erprobung bei Langzeitanwendung.
Coversum Arginin (D/Ö) Tabl., Filmtabl. Perindopril *Rezeptpflichtig*	Häufig Husten. Entzündungen der Atemwege (selten lebensbedrohliche Schwellungen mit Atemnot). Magen-Darm-Störungen, Übelkeit, Kopfschmerzen, Schwindel (besonders bei Lagewechsel), Hauterscheinungen (z. B. Ausschlag), Haarausfall. Störungen des Salzhaushaltes (zu viel Kalium im Blut)	**Therapeutisch zweckmäßig zur** Behandlung von Bluthochdruck und Herzinsuffizienz.
Cynt (D) Filmtabl. Moxonidin *Rezeptpflichtig*	Häufig Kopfschmerzen, Mundtrockenheit, Müdigkeit; seltener Verschlimmerung von Depressionen, Potenzstörungen, Magen-Darm-Beschwerden. Einschränkung des Reaktionsvermögens möglich	**Wenig zweckmäßig** Vertretbar nur, wenn Medikamente mit geringeren Nebenwirkungen nicht ausreichend wirksam sind. Zentral wirkendes, den Sympathikus dämpfendes Mittel (Imidazolin-Rezeptor-Agonist).
Dafiro (D) Filmtabl. Valsartan *Rezeptpflichtig*	Magen-Darm-Störungen, Blutdruckabfall bei Lagewechsel des Körpers, Atemnot, Kopfschmerzen, Schlafstörungen, Schwindel, Durchfall, Leberschäden, Muskelschmerzen, Hauterscheinungen (z. B. Ausschlag), Haarausfall. Störungen des Salzhaushaltes (zu viel Kalium im Blut)	**Möglicherweise zweckmäßig bei** Bluthochdruck (AT-Rezeptor-Blocker bzw. Sartan). Vertretbar nur, wenn die besser erprobten ACE-Hemmer (z. B. Enalapril) nicht eingesetzt werden können.

Präparat	Wichtigste Nebenwirkungen	Empfehlung
Delix protect (D) Tabl. **Delix protect Startset** (D) Tabl. Ramipril *Rezeptpflichtig*	Häufig Husten. Entzündungen der Atemwege (selten lebensbedrohliche Schwellungen mit Atemnot). Magen-Darm-Störungen, Übelkeit, Kopfschmerzen, Schwindel (besonders bei Lagewechsel), Hauterscheinungen (z. B. Ausschlag), Haarausfall. Störungen des Salzhaushaltes (zu viel Kalium im Blut)	**Therapeutisch zweckmäßig zur** Behandlung von Bluthochdruck und Herzinsuffizienz.
Delix plus (D) Tabl. Ramipril, Hydrochlorothiazid *Rezeptpflichtig*	Häufig Husten. Entzündungen der Atemwege (selten lebensbedrohliche Anschwellungen mit Atemnot). Magen-Darm-Störungen, Übelkeit, Kopfschmerzen, Schwindel (besonders bei Lagewechsel), Hauterscheinungen (z. B. Ausschlag), Haarausfall. Salz- und Wasserverlust. Vorsicht bei Gicht! Die Wirkung von harnsäuresenkenden Arzneimitteln ist vermindert!	**Therapeutisch zweckmäßig zur** Behandlung von Bluthochdruck. Sinnvolle Kombination von ACE-Hemmer (Ramipril) mit Diuretikum (Hydrochlorothiazid).
Delmuno (D) Retardtabl. Felodipin, Ramipril *Rezeptpflichtig*	Häufig Husten, Beinödeme, Herzschwäche, Magen-Darm-Störungen, Übelkeit, Kopfdruck, Gesichtsrötung, Entzündungen der Atemwege (selten lebensbedrohliche Schwellungen mit Atemnot), Schwindel (besonders bei Lagewechsel), Hauterscheinungen (z. B. Ausschlag), Haarausfall. Störungen des Salzhaushaltes (zu viel Kalium im Blut)	**Möglicherweise zweckmäßig zur** Behandlung von Bluthochdruck. Kombination von Kalzium-Antagonisten (Felodipin) mit ACE-Hemmer (Ramipril).
Dilatrend (D/Ö) Tabl. Carvedilol *Rezeptpflichtig*	Müdigkeit, Schwindel bei Lagewechsel des Körpers, langsamer Puls, Herzschwäche, Atemnot bei körperlicher Belastung, Einschränkung der Sexualität. Vorsicht bei Asthma und Zuckerkrankheit! Schwere Herzschädigungen bei plötzlichem Absetzen des Medikaments möglich	**Therapeutisch zweckmäßig bei** Bluthochdruck (Betablocker mit zusätzlicher gefäßerweiternder Wirkung eines Alphablockers). Auch zur Behandlung der Herzinsuffizienz geeignet.

Präparat	Wichtigste Nebenwirkungen	Empfehlung
DiltaHEXAL (D) Filmtabl., Retardtabl., Retardkaps. **Diltiazem AL** (D) Filmtabl., Retardkaps. **Diltiazem Generican** (Ö) Retard-Filmtabl. *Wirkstoff:* Diltiazem *Rezeptpflichtig*	Gelegentlich Übelkeit, Müdigkeit, Kopfschmerzen, allergische Hauterscheinungen. Selten Magen-Darm-Störungen, Herzrhythmusstörungen. Bei hoher Dosierung Knöchelödeme	**Wenig zweckmäßig bei** Patienten mit Bluthochdruck (Kalzium-Antagonist mit besonderen Wirkungen am Herz).
Diltiazem-ratiopharm/ retard-ratiopharm (D/Ö) Tabl., Retardkaps. in Ö zus.: Retard-Filmtabl. **Diltiazem STADA** (D) **Dilzem/ retard/ uno** (D) Tabl., Retardtabl., Retardkaps. *Wirkstoff:* Diltiazem *Rezeptpflichtig*	Gelegentlich Übelkeit, Müdigkeit, Kopfschmerzen, allergische Hauterscheinungen. Selten Magen-Darm-Störungen, Herzrhythmusstörungen. Bei hoher Dosierung Knöchelödeme	**Wenig zweckmäßig bei** Patienten mit Bluthochdruck (Kalzium-Antagonist mit besonderen Wirkungen am Herz).
Diovan/ protect/ forte (D/Ö) Filmtabl. Valsartan *Rezeptpflichtig*	Magen-Darm-Störungen, Blutdruckabfall bei Lagewechsel des Körpers, Atemnot, Kopfschmerzen, Schlafstörungen, Schwindel, Durchfall, Leberschäden, Muskelschmerzen, Hauterscheinungen (z. B. Ausschlag), Haarausfall. Störungen des Salzhaushaltes (zu viel Kalium im Blut)	**Möglicherweise zweckmäßig bei** Bluthochdruck (AT-Rezeptor-Blocker bzw. Sartan). Vertretbar nur, wenn die besser erprobten ACE-Hemmer (z. B. Enalapril) nicht eingesetzt werden können.
Dociton/ retard (D) Filmtabl., Retardkaps., Injektionslösung Propranolol *Rezeptpflichtig*	Langsamer Puls, Herzschwäche, Atemnot bei körperlicher Belastung, Einschränkung der Sexualität. Vorsicht bei Asthma, Zuckerkrankheit und Durchblutungsstörungen der Gliedmaßen! Schwere Herzschädigungen bei plötzlichem Absetzen des Medikaments möglich	**Therapeutisch zweckmäßig bei** Bluthochdruck, Angina Pectoris und Herzrhythmusstörungen (Betablocker).

Präparat	Wichtigste Nebenwirkungen	Empfehlung
Doxacor (D) Tabl. **Doxagamma** (D) Tabl. **Doxazosin AL** (D) Tabl., Retardtabl. **Doxazosin Arcana** (Ö) Tabl. **Doxazosin Genericon** (Ö) Tabl. **Doxazosin dura** (D) Tabl. **Doxazosin-ratiopharm** (D/Ö) Tabl., Retardtabl. **Doxazosin STADA** (D) Tabl., Retardtabl. *Wirkstoff:* Doxazosin *Rezeptpflichtig*	Schwindel bei Lageveränderungen des Körpers, Mattigkeit, Kopfschmerzen, Übelkeit, Durchblutungsstörungen der Herzkranzgefäße möglich. Eingeschränktes Reaktionsvermögen	**Wenig zweckmäßig** Vertretbar nur bei schweren Formen des Bluthochdrucks, wenn andere, besser verträgliche Mittel nicht angewendet werden können. Alphablocker.
Ebrantil (D/Ö) Amp., Retardkaps. Urapidil *Rezeptpflichtig*	Schwindel bei Lageveränderungen des Körpers, Mattigkeit, Kopfschmerzen, Übelkeit	**Nur zweckmäßig bei** schweren Formen des Bluthochdrucks, z. B. bei Hochdruckkrisen.
Enabeta (D) **EnaHEXAL** (D) **Enalagamma** (D) **Enalapril –** **1 A Pharma** (D/Ö) Tabletten *Wirkstoff:* Enalapril *Rezeptpflichtig*	Häufig Husten. Entzündungen der Atemwege (selten lebensbedrohliche Schwellungen mit Atemnot). Magen-Darm-Störungen, Übelkeit, Kopfschmerzen, Schwindel (besonders bei Lagewechsel), Hauterscheinungen (z. B. Ausschlag), Haarausfall. Störungen des Salzhaushaltes (zu viel Kalium im Blut)	**Therapeutisch zweckmäßig zur** Behandlung von Bluthochdruck und Herzinsuffizienz.
Enalapril AbZ (D) **Enalapril AL** (D) **Enalapril dura** (D) **Enalapril Genericon** (Ö) **Enalapril-CT** (D) **Enalapril-ratiopharm** (D/Ö) **Enalapril Sandoz** (D/Ö) **Enalapril STADA** (D) Tabletten *Wirkstoff:* Enalapril *Rezeptpflichtig*	Häufig Husten. Entzündungen der Atemwege (selten lebensbedrohliche Schwellungen mit Atemnot). Magen-Darm-Störungen, Übelkeit, Kopfschmerzen, Schwindel (besonders bei Lagewechsel), Hauterscheinungen (z. B. Ausschlag), Haarausfall. Störungen des Salzhaushaltes (zu viel Kalium im Blut)	**Therapeutisch zweckmäßig zur** Behandlung von Bluthochdruck und Herzinsuffizienz.

Präparat	Wichtigste Nebenwirkungen	Empfehlung
Enabeta comp (D) **Enalapril Arcana comp.** (Ö) **Enalapril comp-CT** (D) **Enalapril HCT Sandoz** (D) **Enalapril plus – 1 A Pharma** (D) Tabletten *Wirkstoffe*: Enalapril, Hydrochlorothiazid *Rezeptpflichtig*	Häufig Husten. Entzündungen der Atemwege (selten lebensbedrohliche Anschwellungen mit Atemnot). Magen-Darm-Störungen, Übelkeit, Kopfschmerzen, Schwindel (besonders bei Lagewechsel), Hauterscheinungen (z. B. Ausschlag), Haarausfall. Salz- und Wasserverlust. Vorsicht bei Gicht! Die Wirkung von harnsäuresenkenden Arzneimitteln ist vermindert!	**Therapeutisch zweckmäßig zur** Behandlung von Bluthochdruck. Sinnvolle Kombination von ACE-Hemmer (Enalapril) mit Diuretikum (Hydrochlorothiazid).
Enalapril-ratiopharm comp. (D) **EnaHEXAL comp** (D) **Enaplus AL** (D) Tabletten *Wirkstoffe*: Enalapril, Hydrochlorothiazid *Rezeptpflichtig*	Häufig Husten. Entzündungen der Atemwege (selten lebensbedrohliche Anschwellungen mit Atemnot). Magen-Darm-Störungen, Übelkeit, Kopfschmerzen, Schwindel (besonders bei Lagewechsel), Hauterscheinungen (z. B. Ausschlag), Haarausfall. Salz- und Wasserverlust. Vorsicht bei Gicht! Die Wirkung von harnsäuresenkenden Arzneimitteln ist vermindert!	**Therapeutisch zweckmäßig zur** Behandlung von Bluthochdruck. Sinnvolle Kombination von ACE-Hemmer (Enalapril) mit Diuretikum (Hydrochlorothiazid).
Eneas (D) Tabl. Enalapril, Nitrendipin *Rezeptpflichtig*	Häufig Husten. Entzündungen der Atemwege (selten lebensbedrohliche Schwellungen mit Atemnot). Magen-Darm-Störungen, Übelkeit, Kopfschmerzen, Schwindel (besonders bei Lagewechsel), Hauterscheinungen (z. B. Ausschlag), Haarausfall. Störungen des Salzhaushaltes (zu viel Kalium im Blut)	**Möglicherweise zweckmäßig zur** Behandlung von Bluthochdruck. Kombination von Kalzium-Antagonist (Nitrendipin) mit ACE-Hemmer (Enalapril).
Eprosartan-ratiopharm (D) Filmtabl. Eprosartan *Rezeptpflichtig*	Magen-Darm-Störungen, Blutdruckabfall bei Lagewechsel des Körpers, Atemnot, Kopfschmerzen, Schlafstörungen, Schwindel, Durchfall, Leberschäden, Muskelschmerzen, Hauterscheinungen (z. B. Ausschlag), Haarausfall. Störungen des Salzhaushaltes (zu viel Kalium im Blut)	**Möglicherweise zweckmäßig bei** Bluthochdruck (AT-Rezeptor-Blocker bzw. Sartan). Vertretbar nur, wenn die besser erprobten ACE-Hemmer (z. B. Enalapril) nicht eingesetzt werden können. Noch unzureichende Erprobung bei Langzeitanwendung.

Präparat	Wichtigste Nebenwirkungen	Empfehlung
Eprosartan-ratiopharm comp. (D) Filmtabl. Eprosartan, Hydrochlorothiazid *Rezeptpflichtig*	Magen-Darm-Störungen, Blutdruckabfall bei Lagewechsel des Körpers, Atemnot, Kopfschmerzen, Schlafstörungen, Schwindel, Durchfall, Leberschäden, Muskelschmerzen, Hauterscheinungen (z. B. Ausschlag), Haarausfall. Salz- und Wasserverlust. Vorsicht bei Gicht! Die Wirkung von harnsäuresenkenden Arzneimitteln ist vermindert!	**Möglicherweise zweckmäßig bei** schweren Formen des Bluthochdrucks. Sinnvolle Kombination von AT-Rezeptor-Blocker (Eprosartan) mit Diuretikum (Hydrochlorothiazid). Noch unzureichende Erprobung bei Langzeitanwendung.
Escor (D) Retardkaps. Nilvadipin *Rezeptpflichtig*	Kopfdruck, Gesichtsrötung, Beinödeme, Übelkeit, Herzrasen, Magen-Darm-Störungen, erhöhtes Herzinfarktrisiko	**Wenig zweckmäßig bei** Bluthochdruck. Kalzium-Antagonist (Nilvadipin) ohne Vorteile gegenüber Nifedipin, aber mit stärkeren Nebenwirkungen.
Exforge (D) Filmtabl. Valsartan *Rezeptpflichtig*	Magen-Darm-Störungen, Blutdruckabfall bei Lagewechsel des Körpers, Atemnot, Kopfschmerzen, Schlafstörungen, Schwindel, Durchfall, Leberschäden, Muskelschmerzen, Hauterscheinungen (z. B. Ausschlag), Haarausfall. Störungen des Salzhaushaltes (zu viel Kalium im Blut)	**Möglicherweise zweckmäßig bei** Bluthochdruck (AT-Rezeptor-Blocker bzw. Sartan). Vertretbar nur, wenn die besser erprobten ACE-Hemmer (z. B. Enalapril) nicht eingesetzt werden können.
Falicard/ RR (D) Filmtabl., Retardtabl. Verapamil *Rezeptpflichtig*	Magen-Darm-Störungen, Übelkeit, Ödeme, Kopfdruck, Störungen des Herzrhythmus, Verstärkung einer Herzschwäche	**Wenig zweckmäßig bei** Bluthochdruck. Kalzium-Antagonist mit besonderen Wirkungen am Herz. Therapeutisch zweckmäßig bei bestimmten Herzrhythmusstörungen und Angina Pectoris.
Felodipin – 1 A Pharma (D) **Felodipin AbZ** (D) **Felodipin AL** (D) **Felodipin-CT** (D) **Felodipin dura** (D) Retardtabletten *Wirkstoff:* Felodipin *Rezeptpflichtig*	Sehr häufig Kopfschmerzen, Kopfdruck, Gesichtsrötung, Beinödeme, Übelkeit, Herzrhythmusstörungen, Herzrasen, Magen-Darm-Störungen	**Therapeutisch zweckmäßig zur** Behandlung von Bluthochdruck. Kalzium-Antagonist.

Präparat	Wichtigste Nebenwirkungen	Empfehlung
Felodipin-ratiopharm (D/Ö) **Felodipin STADA** (D) Retardtabletten *Wirkstoff:* Felodipin *Rezeptpflichtig*	Sehr häufig Kopfschmerzen, Kopfdruck, Gesichtsrötung, Beinödeme, Übelkeit, Herzrhythmusstörungen, Herzrasen, Magen-Darm-Störungen	**Therapeutisch zweckmäßig zur** Behandlung von Bluthochdruck. Kalzium-Antagonist.
Fortzaar (D) Filmtabl. Losartan, Hydrochlorothiazid *Rezeptpflichtig*	Magen-Darm-Störungen, Blutdruckabfall bei Lagewechsel, Atemnot, Kopfschmerzen, Schlafstörungen, Schwindel, Durchfall, Leberschäden, Muskelschmerzen, Hauterscheinungen (z. B. Ausschlag), Haarausfall. Salz- und Wasserverlust. Vorsicht bei Gicht! Die Wirkung von harnsäuresenkenden Arzneimitteln ist vermindert!	**Möglicherweise zweckmäßig zur** Behandlung von Bluthochdruck. Sinnvolle Kombination von AT-Rezeptor-Blocker (Losartan) mit Diuretikum (Hydrochlorothiazid). Noch unzureichende Erprobung bei Langzeitanwendung.
Fosinorm (D) Tabl. Fosinopril *Rezeptpflichtig*	Häufig Husten. Entzündungen der Atemwege (selten lebensbedrohliche Schwellungen mit Atemnot). Magen-Darm-Störungen, Übelkeit, Kopfschmerzen, Schwindel (besonders bei Lagewechsel), Hauterscheinungen (z. B. Ausschlag), Haarausfall. Störungen des Salzhaushaltes (zu viel Kalium im Blut)	**Therapeutisch zweckmäßig zur** Behandlung von Bluthochdruck und Herzinsuffizienz.
Fositens (Ö) Tabl. Fosinopril *Rezeptpflichtig*	Häufig Husten. Entzündungen der Atemwege (selten lebensbedrohliche Schwellungen mit Atemnot). Magen-Darm-Störungen, Übelkeit, Kopfschmerzen, Schwindel (besonders bei Lagewechsel), Hauterscheinungen (z. B. Ausschlag), Haarausfall. Störungen des Salzhaushaltes (zu viel Kalium im Blut)	**Therapeutisch zweckmäßig zur** Behandlung von Bluthochdruck und Herzinsuffizienz.

Präparat	Wichtigste Nebenwirkungen	Empfehlung
Hypren (Ö) Kaps., Tabl. Ramipril *Rezeptpflichtig*	Häufig Husten. Entzündungen der Atemwege (selten lebensbedrohliche Schwellungen mit Atemnot). Magen-Darm-Störungen, Übelkeit, Kopfschmerzen, Schwindel (besonders bei Lagewechsel), Hauterscheinungen (z. B. Ausschlag), Haarausfall. Störungen des Salzhaushaltes (zu viel Kalium im Blut)	**Therapeutisch zweckmäßig zur** Behandlung von Bluthochdruck.
Hypren Plus HCT (Ö) Tabl., Fortetabl. Ramipril, Hydrochlorothiazid *Rezeptpflichtig*	Häufig Husten. Entzündungen der Atemwege (selten lebensbedrohliche Anschwellungen mit Atemnot). Magen-Darm-Störungen, Übelkeit, Kopfschmerzen, Schwindel (besonders bei Lagewechsel), Hauterscheinungen (z. B. Ausschlag), Haarausfall. Salz- und Wasserverlust. Vorsicht bei Gicht! Die Wirkung von harnsäuresenkenden Arzneimitteln ist vermindert!	**Therapeutisch zweckmäßig zur** Behandlung von Bluthochdruck. Sinnvolle Kombination von ACE-Hemmer (Ramipril) mit Diuretikum (Hydrochlorothiazid).
Inderal (Ö) Filmtabl. Propranolol *Rezeptpflichtig*	Langsamer Puls, Herzschwäche, Atemnot bei körperlicher Belastung, Einschränkung der Sexualität. Vorsicht bei Asthma, Zuckerkrankheit und Durchblutungsstörungen der Gliedmaßen! Schwere Herzschädigungen bei plötzlichem Absetzen des Medikaments möglich	**Therapeutisch zweckmäßig bei** Bluthochdruck, Angina Pectoris und Herzrhythmusstörungen (Betablocker).
Inhibace Plus Roche (Ö) Filmtabl. Cilazapril, Hydrochlorothiazid *Rezeptpflichtig*	Häufig Husten. Entzündungen der Atemwege (selten lebensbedrohliche Anschwellungen mit Atemnot). Magen-Darm-Störungen, Übelkeit, Kopfschmerzen, Schwindel (besonders bei Lagewechsel), Hauterscheinungen (z. B. Ausschlag), Haarausfall. Salz- und Wasserverlust. Vorsicht bei Gicht! Die Wirkung von harnsäuresenkenden Arzneimitteln ist vermindert!	**Therapeutisch zweckmäßig zur** Behandlung von Bluthochdruck. Sinnvolle Kombination von ACE-Hemmer (Cilazapril) mit Diuretikum (Hydrochlorothiazid).

Präparat	Wichtigste Nebenwirkungen	Empfehlung
Inhibace Roche (Ö) Filmtabl. Cilazapril *Rezeptpflichtig*	Häufig Husten. Entzündungen der Atemwege (selten lebensbedrohliche Schwellungen mit Atemnot). Magen-Darm-Störungen, Übelkeit, Kopfschmerzen, Schwindel (besonders bei Lagewechsel), Hauterscheinungen (z. B. Ausschlag), Haarausfall. Störungen des Salzhaushaltes (zu viel Kalium im Blut)	**Therapeutisch zweckmäßig zur** Behandlung von Bluthochdruck.
Isoptin/ RR/ KHK/ mite (D) Filmtabl., Retardtabl. **Isoptin/ RR** (Ö) Retard-Filmtabl., Drag. Verapamil *Rezeptpflichtig*	Magen-Darm-Störungen, Übelkeit, Ödeme, Kopfdruck, Störungen des Herzrhythmus, Verstärkung einer Herzschwäche	**Wenig zweckmäßig bei** Bluthochdruck. Kalzium-Antagonist mit besonderen Wirkungen am Herz. Therapeutisch zweckmäßig bei bestimmten Herzrhythmusstörungen und Angina Pectoris.
Karvea (D) Tabl., Filmtabl. Irbesartan *Rezeptpflichtig*	Magen-Darm-Störungen, Blutdruckabfall bei Lagewechsel, Atemnot, Kopfschmerzen, Schlafstörungen, Schwindel, Durchfall, Leberschäden, Muskelschmerzen, Hauterscheinungen (z. B. Ausschlag), Haarausfall. Störungen des Salzhaushaltes (zu viel Kalium im Blut)	**Möglicherweise zweckmäßig bei** Bluthochdruck (AT-Rezeptor-Blocker bzw. Sartan). Vertretbar nur, wenn die besser erprobten ACE-Hemmer (z. B. Enalapril) nicht eingesetzt werden können.
Karvezide (D) Tabl., Filmtabl. Irbesartan, Hydrochlorothiazid *Rezeptpflichtig*	Magen-Darm-Störungen, Blutdruckabfall bei Lagewechsel, Atemnot, Kopfschmerzen, Schlafstörungen, Schwindel, Durchfall, Leberschäden, Muskelschmerzen, Hauterscheinungen (z. B. Ausschlag), Haarausfall. Salz- und Wasserverlust. Vorsicht bei Gicht! Die Wirkung von harnsäuresenkenden Arzneimitteln ist vermindert!	**Möglicherweise zweckmäßig bei** schwereren Formen des Bluthochdrucks. Sinnvolle Kombination von AT-Rezeptor-Blocker (Irbesartan) mit Diuretikum (Hydrochlorothiazid). Noch unzureichende Erprobung bei Langzeitanwendung.

Präparat	Wichtigste Nebenwirkungen	Empfehlung
Kerlone/ mite (D) Filmtabl. Betaxolol *Rezeptpflichtig*	Langsamer Puls, Herzschwäche, Atemnot bei körperlicher Belastung, Einschränkung der Sexualität. Vorsicht bei Asthma, Zuckerkrankheit und Durchblutungsstörungen der Gliedmaßen! Schwere Herzschädigungen bei plötzlichem Absetzen des Medikaments möglich	**Therapeutisch zweckmäßig bei** Bluthochdruck (Betablocker).
Kinzalkomb (D) Tabl. Telmisartan, Hydrochlorothiazid *Rezeptpflichtig*	Magen-Darm-Störungen, Blutdruckabfall bei Lagewechsel, Atemnot, Kopfschmerzen, Schlafstörungen, Schwindel, Durchfall, Leberschäden, Muskelschmerzen, Hauterscheinungen (z. B. Ausschlag), Haarausfall. Salz- und Wasserverlust. Vorsicht bei Gicht! Die Wirkung von harnsäuresenkenden Arzneimitteln ist vermindert!	**Möglicherweise zweckmäßig bei** schwereren Formen des Bluthochdrucks. Sinnvolle Kombination von AT-Rezeptor-Blocker (Telmisartan) mit Diuretikum (Hydrochlorothiazid). Noch unzureichende Erprobung bei Langzeitanwendung.
Kinzalmono (D) Tabl. Telmisartan *Rezeptpflichtig*	Magen-Darm-Störungen, Blutdruckabfall bei Lagewechsel des Körpers, Atemnot, Kopfschmerzen, Schlafstörungen, Schwindel, Durchfall, Leberschäden, Muskelschmerzen, Hauterscheinungen (z. B. Ausschlag), Haarausfall. Störungen des Salzhaushaltes (zu viel Kalium im Blut)	**Möglicherweise zweckmäßig bei** Bluthochdruck (AT-Rezeptor-Blocker bzw. Sartan). Vertretbar nur, wenn die besser erprobten ACE-Hemmer (z. B. Enalapril) nicht eingesetzt werden können.
Lercanidipin Heumann (D) Filmtabl. Lercanidipin *Rezeptpflichtig*	Kopfschmerzen, Kopfdruck, Gesichtsrötung, Beinödeme, Übelkeit, Herzrasen, Magen-Darm-Störungen	Möglicherweise zweckmäßig zur Behandlung von leichtem bis mittelschwerem Bluthochdruck, vor allem in Kombination mit anderen bewährten Mitteln (Diuretika, Betablocker, ACE-Hemmer). Kalzium-Antagonist.
Lercanidipin HCL STADA (D) Filmtabl. Lercanidipin, Hydrochlorothiazid *Rezeptpflichtig*	Kopfschmerzen, Kopfdruck, Gesichtsrötung, Beinödeme, Übelkeit, Herzrasen, Magen-Darm-Störungen, Salz- und Wasserverlust. Vorsicht bei Gicht! Die Wirkung von harnsäuresenkenden Arzneimitteln ist vermindert	Therapeutisch zweckmäßig bei schwereren Formen des Bluthochdrucks. Sinnvolle Kombination von Kalzium-Antagonist (Lercanidipin) mit Diuretikum (Hydrochlorothiazid).

Präparat	Wichtigste Nebenwirkungen	Empfehlung
Lisibeta (D) **LisiHEXAL** (D/Ö) **Lisi Lich** (D) **Lisinopril –** **1 A Pharma** (D) **Lisinopril AL** (D) **Lisinopril Arcana** (Ö) Tabletten *Wirkstoff:* Lisinopril *Rezeptpflichtig*	Häufig Husten. Entzündungen der Atemwege (selten lebensbedrohliche Schwellungen mit Atemnot). Magen-Darm-Störungen, Übelkeit, Kopfschmerzen, Schwindel (besonders bei Lagewechsel), Hauterscheinungen (z. B. Ausschlag), Haarausfall. Störungen des Salzhaushaltes (zu viel Kalium im Blut)	**Therapeutisch zweckmäßig zur** Behandlung von Bluthochdruck und Herzinsuffizienz.
Lisinopril Genericon (Ö) **Lisinopril-ratiopharm** (D/Ö) **Lisinopril Sandoz** (D/Ö) **Lisinopril STADA** (D) **Lisinopril Teva** (D) **Lisodura** (D) Tabletten *Wirkstoff:* Lisinopril *Rezeptpflichtig*	Häufig Husten. Entzündungen der Atemwege (selten lebensbedrohliche Schwellungen mit Atemnot). Magen-Darm-Störungen, Übelkeit, Kopfschmerzen, Schwindel (besonders bei Lagewechsel), Hauterscheinungen (z. B. Ausschlag), Haarausfall. Störungen des Salzhaushaltes (zu viel Kalium im Blut)	**Therapeutisch zweckmäßig zur** Behandlung von Bluthochdruck und Herzinsuffizienz.
Lisibeta comp (D) **LisiHEXAL comp** (D/Ö) **Lisilich comp.** (D) **Lisinopril –** **1 A Pharma plus** (D) **Lisinopril-ratiopharm comp.** (D) **Lisiplus AL** (D) **Lisodura plus** (D) Tabletten *Wirkstoffe:* Lisinopril, Hydrochlorothiazid *Rezeptpflichtig*	Häufig Husten. Entzündungen der Atemwege (selten lebensbedrohliche Schwellungen mit Atemnot). Magen-Darm-Störungen, Übelkeit, Kopfschmerzen, Schwindel (besonders bei Lagewechsel), Hauterscheinungen (z. B. Ausschlag), Haarausfall. Salz- und Wasserverlust. Vorsicht bei Gicht! Die Wirkung von harnsäuresenkenden Arzneimitteln ist vermindert!	**Therapeutisch zweckmäßig zur** Behandlung von Bluthochdruck. Sinnvolle Kombination von ACE-Hemmer (Lisinopril) mit Diuretikum (Hydrochlorothiazid).
Lorzaar (D) **Lorzaar Start** (D) **Lorzaar Protect** (D) Filmtabletten *Wirkstoff:* Losartan *Rezeptpflichtig*	Magen-Darm-Störungen, Blutdruckabfall bei Lagewechsel, Atemnot, Kopfschmerzen, Schlafstörungen, Schwindel, Durchfall, Leberschäden, Muskelschmerzen, Hauterscheinungen (z. B. Ausschlag), Haarausfall. Störungen des Salzhaushaltes (zu viel Kalium im Blut)	**Möglicherweise zweckmäßig bei** Bluthochdruck (AT-Rezeptor-Blocker bzw. Sartan). Vertretbar nur, wenn die besser erprobten ACE-Hemmer (z. B. Enalapril) nicht eingesetzt werden können.

Präparat	Wichtigste Nebenwirkungen	Empfehlung
Lorzaar plus (D) Filmtabl., Fortetabl. Losartan, Hydrochlorothiazid *Rezeptpflichtig*	Magen-Darm-Störungen, Blutdruckabfall bei Lagewechsel, Atemnot, Kopfschmerzen, Schlafstörungen, Schwindel, Durchfall, Leberschäden, Muskelschmerzen, Hauterscheinungen (z. B. Ausschlag), Haarausfall. Salz- und Wasserverlust. Vorsicht bei Gicht! Die Wirkung von harnsäuresenkenden Arzneimitteln ist vermindert!	**Möglicherweise zweckmäßig bei** schwereren Formen des Bluthochdrucks. Sinnvolle Kombination von AT-Rezeptor-Blocker (Losartan) mit Diuretikum (Hydrochlorothiazid). Noch unzureichende Erprobung bei Langzeitanwendung.
Losartan – **1 A Pharma** (D) **Losartan HEXAL** (D) **Losar Teva** (D) Filmtabletten *Wirkstoff:* Losartan *Rezeptpflichtig*	Magen-Darm-Störungen, Blutdruckabfall bei Lagewechsel, Atemnot, Kopfschmerzen, Schlafstörungen, Schwindel, Durchfall, Leberschäden, Muskelschmerzen, Hauterscheinungen (z. B. Ausschlag), Haarausfall. Störungen des Salzhaushaltes (zu viel Kalium im Blut)	**Möglicherweise zweckmäßig bei** Bluthochdruck (AT-Rezeptor-Blocker bzw. Sartan). Vertretbar nur, wenn die besser erprobten ACE-Hemmer (z. B. Enalapril) nicht eingesetzt werden können.
Losarplus AL (D) **Losartan comp. Heumann** (D) **Losartan HCT Atid** (D) Filmtabletten *Wirkstoff:* Losartan *Rezeptpflichtig*	Magen-Darm-Störungen, Blutdruckabfall bei Lagewechsel, Atemnot, Kopfschmerzen, Schlafstörungen, Schwindel, Durchfall, Leberschäden, Muskelschmerzen, Hauterscheinungen (z. B. Ausschlag), Haarausfall. Salz- und Wasserverlust. Vorsicht bei Gicht! Die Wirkung von harnsäuresenkenden Arzneimitteln ist vermindert!	**Möglicherweise zweckmäßig bei** schwereren Formen des Bluthochdrucks. Sinnvolle Kombination von AT-Rezeptor-Blocker (Losartan) mit Diuretikum (Hydrochlorothiazid). Noch unzureichende Erprobung bei Langzeitanwendung.
Meprolol/ retard (D) **Metobeta/ retard** (D) **metodura/ retard** (D) **Meto-Hennig/ retard** (D) Tabletten, Retardtabletten *Wirkstoff:* Metoprolol *Rezeptpflichtig*	Häufig Magen-Darm-Störungen und Übelkeit, psychische Veränderungen (z. B. Schlafstörungen), langsamer Puls, Herzschwäche, Atemnot bei körperlicher Belastung, Einschränkung der Sexualität. Vorsicht bei Asthma, Zuckerkrankheit und Durchblutungsstörungen der Gliedmaßen! Schwere Herzschädigungen bei plötzlichem Absetzen des Medikaments möglich	**Therapeutisch zweckmäßig bei** Bluthochdruck, Angina Pectoris und Herzrhythmusstörungen (Betablocker).

Präparat	Wichtigste Nebenwirkungen	Empfehlung
MetoHEXAL (D/Ö) Tabl. **MetoHEXAL** (Ö) Retard-Filmtabl. **MetoHEXAL Succ/ retard** (D) Retardtabl. **Metoprolol – 1 A Pharma** (D) Tabl., Retardtabl. **Metoprolol retard – 1 A Pharma** (D) Tabl., Retardtabl. **Metoprolol AbZ** (D) Tabl., Retardtabl. *Wirkstoff:* Metoprolol *Rezeptpflichtig*	Häufig Magen-Darm-Störungen und Übelkeit, psychische Veränderungen (z. B. Schlafstörungen), langsamer Puls, Herzschwäche, Atemnot bei körperlicher Belastung, Einschränkung der Sexualität. Vorsicht bei Asthma, Zuckerkrankheit und Durchblutungsstörungen der Gliedmaßen! Schwere Herzschädigungen bei plötzlichem Absetzen des Medikaments möglich	**Therapeutisch zweckmäßig bei** Bluthochdruck, Angina Pectoris und Herzrhythmusstörungen (Betablocker).
Metoprolol AL/ retard (D) Tabl., Retardtabl. **Metoprolol-CT** (D) Tabl., Retardtabl. **Metoprolol Genericon** (Ö) Tabl., Retardtabl. **Metoprolol Heumann** (D) Tabl., Retardtabl. *Wirkstoff:* Metoprolol *Rezeptpflichtig*	Häufig Magen-Darm-Störungen und Übelkeit, psychische Veränderungen (z. B. Schlafstörungen), langsamer Puls, Herzschwäche, Atemnot bei körperlicher Belastung, Einschränkung der Sexualität. Vorsicht bei Asthma, Zuckerkrankheit und Durchblutungsstörungen der Gliedmaßen! Schwere Herzschädigungen bei plötzlichem Absetzen des Medikaments möglich	**Therapeutisch zweckmäßig bei** Bluthochdruck, Angina Pectoris und Herzrhythmusstörungen (Betablocker).
Metoprolol-ratiopharm/ retard (D/Ö) Tabl., Retardtabl. **Metoprolol-ratiopharm NK** (D) Tabl., Retardtabl. **Metoprolol-ratiopharm Succinat** (D) Retardtabl. **Metoprolol Sandoz/ retard** (D/Ö) Tabl., Retardtabl. **Metoprolol STADA/ retard** (D/Ö) Tabl., Retardtabl. **Metoprolol Verla/ retard** (D) Tabl., Retardtabl. **Meto-Tablinen** (D) Tabl., Retardtabl. *Wirkstoff:* Metoprolol *Rezeptpflichtig*	Häufig Magen-Darm-Störungen und Übelkeit, psychische Veränderungen (z. B. Schlafstörungen), langsamer Puls, Herzschwäche, Atemnot bei körperlicher Belastung, Einschränkung der Sexualität. Vorsicht bei Asthma, Zuckerkrankheit und Durchblutungsstörungen der Gliedmaßen! Schwere Herzschädigungen bei plötzlichem Absetzen des Medikaments möglich	**Therapeutisch zweckmäßig bei** Bluthochdruck, Angina Pectoris und Herzrhythmusstörungen (Betablocker).

Präparat	Wichtigste Nebenwirkungen	Empfehlung
Metoprololsuccinat – **1 A Pharma** (D) **Metoprolol** **Succinat AL** (D) **Metoprolol** **succinat STADA** (D/Ö) Retardtabletten *Wirkstoff:* Metoprolol *Rezeptpflichtig*	Häufig Magen-Darm-Störungen und Übelkeit, psychische Veränderungen (z. B. Schlafstörungen), langsamer Puls, Herzschwäche, Atemnot bei körperlicher Belastung, Einschränkung der Sexualität. Vorsicht bei Asthma, Zuckerkrankheit und Durchblutungsstörungen der Gliedmaßen! Schwere Herzschädigungen bei plötzlichem Absetzen des Medikaments möglich	**Therapeutisch zweckmäßig bei** Bluthochdruck, Angina Pectoris und Herzrhythmusstörungen (Betablocker).
metodura comp (D) **MetoHEXAL comp** (D) **Metoprolol** **HCT Sandoz** (D) Tabletten *Wirkstoffe:* Metoprolol, Hydrochlorothiazid *Rezeptpflichtig*	Häufig Magen-Darm-Störungen und Übelkeit, psychische Veränderungen (z. B. Schlafstörungen), langsamer Puls, Herzschwäche, Atemnot bei körperlicher Belastung, Einschränkung der Sexualität, Salz- und Wasserverlust. Vorsicht bei Asthma, Gicht (verminderte Wirksamkeit von Gichtmitteln), Zuckerkrankheit und Durchblutungsstörungen der Gliedmaßen! Schwere Herzschädigungen bei plötzlichem Absetzen des Medikaments möglich	**Therapeutisch zweckmäßig bei** Bluthochdruck. Sinnvolle Kombination von Betablocker (Metoprolol) mit Diuretikum (Hydrochlorothiazid).
Metoprolol-ratiopharm **comp** (D/Ö) Tabl. **Metoprololsuccinat plus –** **1 A Pharma** (D) Retardtabl. *Wirkstoffe:* Metoprolol, Hydrochlorothiazid *Rezeptpflichtig*	Häufig Magen-Darm-Störungen und Übelkeit, psychische Veränderungen (z. B. Schlafstörungen), langsamer Puls, Herzschwäche, Atemnot bei körperlicher Belastung, Einschränkung der Sexualität, Salz- und Wasserverlust. Vorsicht bei Asthma, Gicht (verminderte Wirksamkeit von Gichtmitteln), Zuckerkrankheit und Durchblutungsstörungen der Gliedmaßen! Schwere Herzschädigungen bei plötzlichem Absetzen des Medikaments möglich	**Therapeutisch zweckmäßig bei** Bluthochdruck. Sinnvolle Kombination von Betablocker (Metoprolol) mit Diuretikum (Hydrochlorothiazid).

Präparat	Wichtigste Nebenwirkungen	Empfehlung
Micardis (D/Ö) Tabl. Telmisartan *Rezeptpflichtig*	Magen-Darm-Störungen, Blutdruckabfall bei Lagewechsel des Körpers, Atemnot, Kopfschmerzen, Schlafstörungen, Schwindel, Durchfall, Leberschäden, Muskelschmerzen, Hauterscheinungen (z. B. Ausschlag), Haarausfall. Störungen des Salzhaushaltes (zu viel Kalium im Blut)	**Möglicherweise zweckmäßig bei** Bluthochdruck (AT-Rezeptor-Blocker bzw. Sartan). Vertretbar nur, wenn die erprobten ACE-Hemmer (z. B. Enalapril) nicht eingesetzt werden können.
MicardisPlus (D/Ö) Tabl. Telmisartan, Hydrochlorothiazid *Rezeptpflichtig*	Magen-Darm-Störungen, Blutdruckabfall bei Lagewechsel, Atemnot, Kopfschmerzen, Schlafstörungen, Schwindel, Durchfall, Leberschäden, Muskelschmerzen, Hauterscheinungen (z. B. Ausschlag), Haarausfall. Salz- und Wasserverlust. Vorsicht bei Gicht! Die Wirkung von harnsäuresenkenden Arzneimitteln ist vermindert!	**Möglicherweise zweckmäßig bei** schwereren Formen des Bluthochdrucks. Sinnvolle Kombination von AT-Rezeptor-Blocker (Telmisartan) mit Diuretikum (Hydrochlorothiazid). Noch unzureichende Erprobung bei Langzeitanwendung.
Mobloc (D) Retardtabl. Metoprolol, Felodipin *Rezeptpflichtig*	Ödeme, langsamer Puls, Herzschwäche, Atemnot bei körperlicher Belastung, Einschränkung der Sexualität. Vorsicht bei Asthma, Zuckerkrankheit und Durchblutungsstörungen der Gliedmaßen! Schwere Herzschädigungen bei plötzlichem Absetzen des Medikaments möglich	**Wenig zweckmäßig** Vertretbar nur bei schweren Hochdruckformen, wenn gleichzeitig ein Diuretikum angewendet wird. Kombination von problematischem Kalzium-Antagonist (Felodipin) mit Betablocker (Metoprolol).
Moxoheta (D) **moxodura** (D) Filmtabletten *Wirkstoff:* Moxonidin *Rezeptpflichtig*	Häufig Kopfschmerzen, Mundtrockenheit, Müdigkeit, seltener Verschlimmerung von Depressionen, Potenzstörungen, Magen-Darm-Beschwerden. Einschränkung des Reaktionsvermögens möglich	**Wenig zweckmäßig** Vertretbar nur, wenn Medikamente mit geringeren Nebenwirkungen nicht ausreichend wirksam sind. Zentral wirkendes, den Sympathikus dämpfendes Mittel (Imidazolin-Rezeptor-Agonist).

Präparat	Wichtigste Nebenwirkungen	Empfehlung
Moxonidin – **1 A Pharma** (D) **Moxonidin** **AAA Pharma** (D) **Moxonidin AbZ** (D) **Moxonidin AL** (D) **Moxonidin-CT** (D) Filmtabletten *Wirkstoff:* Moxonidin *Rezeptpflichtig*	Häufig Kopfschmerzen, Mundtrockenheit, Müdigkeit; seltener Verschlimmerung von Depressionen, Potenzstörungen, Magen-Darm-Beschwerden. Einschränkung des Reaktionsvermögens möglich	**Wenig zweckmäßig** Vertretbar nur, wenn Medikamente mit geringeren Nebenwirkungen nicht ausreichend wirksam sind. Zentral wirkendes, den Sympathikus dämpfendes Mittel (Imidazolin-Rezeptor-Agonist).
Moxonidin Heumann (D) **Moxonidin HEXAL** (D) **Moxonidin-** **ratiopharm** (D) **Moxonidin Sandoz** (D) **Moxonidin STADA** (D/Ö) Filmtabletten *Wirkstoff:* Moxonidin *Rezeptpflichtig*	Häufig Kopfschmerzen, Mundtrockenheit, Müdigkeit; seltener Verschlimmerung von Depressionen, Potenzstörungen, Magen-Darm-Beschwerden. Einschränkung des Reaktionsvermögens möglich	**Wenig zweckmäßig** Vertretbar nur, wenn Medikamente mit geringeren Nebenwirkungen nicht ausreichend wirksam sind. Zentral wirkendes, den Sympathikus dämpfendes Mittel (Imidazolin-Rezeptor-Agonist).
Nebilet (D) **Nebivolol Actavis** (D/Ö) **Nebivolol AL** (D) **Nebivolol Heumann** (D) **Nebivolol-ratiopharm** (Ö) **Nebivolol STADA** (D/Ö) Tabletten *Wirkstoff:* Nebivolol *Rezeptpflichtig*	Müdigkeit, Schwindel bei Lagewechsel des Körpers, langsamer Puls, Herzschwäche, Atemnot bei körperlicher Belastung, Einschränkung der Sexualität. Vorsicht bei Asthma und Zuckerkrankheit! Schwere Herzschädigungen bei plötzlichem Absetzen des Medikaments möglich	**Therapeutisch zweckmäßig bei** Bluthochdruck (Betablocker mit zusätzlicher gefäßerweiternder Wirkung).
Nepresol/ forte (D) Tabl. Dihydralazin *Rezeptpflichtig*	Schwindel, besonders bei Lageveränderungen des Körpers. Herzklopfen, nach langer Anwendung rheumaähnliche Beschwerden	**Therapeutisch zweckmäßig zur** Langzeitanwendung nur in Kombination mit zwei anderen Mitteln, z. B. Diuretikum und Betablocker.
Nifedipin AL (D) Kaps., Retardkaps., Retardtabl. *Wirkstoff:* Nifedipin *Rezeptpflichtig*	Kopfdruck, Gesichtsrötung, Beinödeme, Übelkeit, Herzrasen, schwere Durchblutungsstörungen der Herzkranzgefäße bis zum Herzinfarkt möglich. Magen-Darm-Störungen	**Nur zweckmäßig bei** schwererem Bluthochdruck in Kombination mit anderen bewährten Mitteln (z. B. Diuretika). Therapeutische Wirksamkeit zweifelhaft bei leichtem Bluthochdruck. Kalzium-Antagonist. Nicht retardierte Tabletten und Kapseln sowie Tropfen sind zur Langzeitbehandlung des Bluthochdrucks nicht geeignet.

Präparat	Wichtigste Nebenwirkungen	Empfehlung
Nifedipin Genericon (Ö) Retard-Filmtabl. **Nifedipin-ratiopharm** (D) Kaps., Retardkaps., Tropfen, Retardtabl. *Wirkstoff:* Nifedipin *Rezeptpflichtig*	Kopfdruck, Gesichtsrötung, Beinödeme, Übelkeit, Herzrasen, schwere Durchblutungsstörungen der Herzkranzgefäße bis zum Herzinfarkt möglich. Magen-Darm-Störungen	**Nur zweckmäßig bei** schwererem Bluthochdruck in Kombination mit anderen bewährten Mitteln (z. B. Diuretika). Therapeutische Wirksamkeit zweifelhaft bei leichtem Bluthochdruck. Kalzium-Antagonist. Nicht retardierte Tabletten und Kapseln sowie Tropfen sind zur Langzeitbehandlung des Bluthochdrucks nicht geeignet.
Nifedipin STADA/ uno (D/Ö) Kaps., Retardkaps., Retardtabl. **NifeHEXAL/ uno** (D) Kaps., Retardtabl., Manteltabl., Lösung **Nifical-retard** (D) Retardtabl., Lösung *Wirkstoff:* Nifedipin *Rezeptpflichtig*	Kopfdruck, Gesichtsrötung, Beinödeme, Übelkeit, Herzrasen, schwere Durchblutungsstörungen der Herzkranzgefäße bis zum Herzinfarkt möglich. Magen-Darm-Störungen	**Nur zweckmäßig bei** schwererem Bluthochdruck in Kombination mit anderen bewährten Mitteln (z. B. Diuretika). Therapeutische Wirksamkeit zweifelhaft bei leichtem Bluthochdruck. Kalzium-Antagonist. Nicht retardierte Tabletten und Kapseln sowie Tropfen sind zur Langzeitbehandlung des Bluthochdrucks nicht geeignet.
Nitrendipin – **1 A Pharma** (D) Tabl. **Nitrendipin Apogepha** (D) Tabl. **Nitrendipin AL** (D) Filmtabl. *Wirkstoff:* Nitrendipin *Rezeptpflichtig*	Kopfschmerzen, Kopfdruck, Gesichtsrötung, Beinödeme, Übelkeit, Herzrasen, Magen-Darm-Störungen. Erhöhtes Herzinfarktrisiko	**Therapeutisch zweckmäßig zur** Behandlung von Bluthochdruck. Kalzium-Antagonist.
Nitrendipin-ratiopharm (D) **Nitrendipin Sandoz** (D) **Nitrendipin STADA** (D) **Nitrepress** (D) Tabletten *Wirkstoff:* Nitrendipin *Rezeptpflichtig*	Kopfschmerzen, Kopfdruck, Gesichtsrötung, Beinödeme, Übelkeit, Herzrasen, Magen-Darm-Störungen. Erhöhtes Herzinfarktrisiko	**Therapeutisch zweckmäßig zur** Behandlung von Bluthochdruck. Kalzium-Antagonist.
Norvasc (D/Ö) Tabl. Amlodipin *Rezeptpflichtig*	Kopfdruck, Gesichtsrötung, Beinödeme, Übelkeit, Herzrasen, Durchblutungsstörungen des Herzens, Magen-Darm-Störungen	**Therapeutisch zweckmäßig bei** Bluthochdruck (Kalzium-Antagonist mit langer Wirkungsdauer).

Präparat	Wichtigste Nebenwirkungen	Empfehlung
Obsidan (D) Tabl. Propranolol *Rezeptpflichtig*	Langsamer Puls, Herzschwäche, Atemnot bei körperlicher Belastung, Einschränkung der Sexualität. Vorsicht bei Asthma, Zuckerkrankheit und Durchblutungsstörungen der Gliedmaßen! Schwere Herzschädigungen bei plötzlichem Absetzen des Medikaments möglich	**Therapeutisch zweckmäßig bei** Bluthochdruck, Angina Pectoris und Herzrhythmusstörungen (Betablocker).
Olmetec (D/Ö) Filmtabl. Olmesartan *Rezeptpflichtig*	Magen-Darm-Störungen, Blutdruckabfall bei Lagewechsel des Körpers, Atemnot, Kopfschmerzen, Schlafstörungen, Schwindel, Durchfall, Leberschäden, Muskelschmerzen, Hauterscheinungen (z. B. Ausschlag), Haarausfall. Störungen des Salzhaushaltes (zu viel Kalium im Blut)	**Möglicherweise zweckmäßig bei** Bluthochdruck (AT-Rezeptor-Blocker). Vertretbar nur, wenn die besser erprobten ACE-Hemmer (z. B. Enalapril) nicht eingesetzt werden können.
Olmetec plus (D/Ö) Filmtabl. Olmesartan, Hydrochlorothiazid *Rezeptpflichtig*	Magen-Darm-Störungen, Blutdruckabfall bei Lagewechsel des Körpers, Atemnot, Kopfschmerzen, Schlafstörungen, Schwindel, Durchfall, Leberschäden, Muskelschmerzen, Hauterscheinungen (z. B. Ausschlag), Haarausfall. Salz- und Wasserverlust. Vorsicht bei Gicht! Die Wirkung von harnsäuresenkenden Arzneimitteln ist vermindert!	**Möglicherweise zweckmäßig bei** schwereren Formen von Bluthochdruck (AT-Rezeptor-Blocker). Sinnvolle Kombination von AT-Rezeptor-Blocker (Olmesartan) mit Diuretikum (Hydrochlorothiazid).
Plendil retard (Ö) Retard-Filmtabl. Felodipin *Rezeptpflichtig*	Sehr häufig Kopfschmerzen, Kopfdruck, Gesichtsrötung, Beinödeme, Übelkeit, Herzrhythmusstörungen, Herzrasen, Magen-Darm-Störungen, erhöhtes Herzinfarktrisiko	**Therapeutisch zweckmäßig zur** Behandlung von Bluthochdruck. Kalzium-Antagonist.
Presinol (D) Filmtabl. Methyldopa *Rezeptpflichtig*	Fieber, Leberschäden, Müdigkeit, Mundtrockenheit, Blutdruckbeschwerden bei Lageveränderung des Körpers, Blutschäden, Potenzstörungen, Einschränkung des Reaktionsvermögens möglich	**Nur zweckmäßig, wenn** andere Medikamente nicht geeignet sind (vor allem in der Schwangerschaft). Zur Langzeittherapie nur in Kombination mit anderen Medikamenten (z. B. Diuretika) geeignet.

Präparat	Wichtigste Nebenwirkungen	Empfehlung
Propra-ratiopharm/ retard-ratiopharm (D) Filmtabl., Retardkaps. **Propranolol AL** (D) Tabl. Propranolol *Rezeptpflichtig*	Langsamer Puls, Herzschwäche, Atemnot bei körperlicher Belastung, Einschränkung der Sexualität. Vorsicht bei Asthma, Zuckerkrankheit und Durchblutungsstörungen der Gliedmaßen! Schwere Herzschädigungen bei plötzlichem Absetzen des Medikaments möglich	**Therapeutisch zweckmäßig bei** Bluthochdruck, Angina Pectoris und Herzrhythmusstörungen (Betablocker).
Provas (D) Filmtabl. Valsartan *Rezeptpflichtig*	Magen-Darm-Störungen, Blutdruckabfall bei Lagewechsel des Körpers, Atemnot, Kopfschmerzen, Schlafstörungen, Schwindel, Durchfall, Leberschäden, Muskelschmerzen, Hauterscheinungen (z. B. Ausschlag), Haarausfall. Störungen des Salzhaushaltes (zu viel Kalium im Blut)	**Möglicherweise zweckmäßig bei** Bluthochdruck (AT-Rezeptor-Blocker). Vertretbar nur, wenn die besser erprobten ACE-Hemmer (z. B. Enalapril) nicht eingesetzt werden können.
Provas comp (D) Filmtabl. Valsartan, Hydrochlorothiazid *Rezeptpflichtig*	Magen-Darm-Störungen, Blutdruckabfall bei Lagewechsel, Atemnot, Kopfschmerzen, Schlafstörungen, Schwindel, Durchfall, Leberschäden, Muskelschmerzen, Hauterscheinungen (z. B. Ausschlag), Haarausfall. Salz- und Wasserverlust. Vorsicht bei Gicht! Die Wirkung von harnsäuresenkenden Arzneimitteln ist vermindert!	**Möglicherweise zweckmäßig bei** schwereren Formen des Bluthochdrucks. Sinnvolle Kombination von AT-Rezeptor-Blocker (Valsartan) mit Diuretikum (Hydrochlorothiazid). Noch unzureichende Erprobung bei Langzeitanwendung.
Querto (D) Tabl. Carvedilol *Rezeptpflichtig*	Müdigkeit, Schwindel bei Lagewechsel, langsamer Puls, Herzschwäche, Atemnot bei körperlicher Belastung, Einschränkung der Sexualität. Vorsicht bei Asthma und Zuckerkrankheit! Schwere Herzschädigungen bei plötzlichem Absetzen des Medikaments möglich	**Therapeutisch zweckmäßig bei** Bluthochdruck (Betablocker mit zusätzlicher gefäßerweiternder Wirkung eines Alphablockers). Auch zur Behandlung der Herzinsuffizienz geeignet.

Präparat	Wichtigste Nebenwirkungen	Empfehlung
Quinapril AL (D) Quinapril *Rezeptpflichtig*	Häufig Husten. Entzündungen der Atemwege (selten lebensbedrohliche Schwellungen mit Atemnot). Magen-Darm-Störungen, Übelkeit, Kopfschmerzen, Schwindel (besonders bei Lagewechsel), Hauterscheinungen (z. B. Ausschlag), Haarausfall. Störungen des Salzhaushaltes (zu viel Kalium im Blut)	**Therapeutisch zweckmäßig zur** Behandlung von Bluthochdruck und Herzinsuffizienz.
Quinapril HEXAL comp (D) Filmtabl. Quinapril, Hydrochlorothiazid *Rezeptpflichtig*	Häufig Husten. Entzündungen der Atemwege (selten lebensbedrohliche Anschwellungen mit Atemnot). Magen-Darm-Störungen, Übelkeit, Kopfschmerzen, Schwindel (besonders bei Lagewechsel), Hauterscheinungen (z. B. Ausschlag), Haarausfall. Salz- und Wasserverlust. Vorsicht bei Gicht! Die Wirkung von harnsäuresenkenden Arzneimitteln ist vermindert!	**Therapeutisch zweckmäßig zur** Behandlung von Bluthochdruck. Sinnvolle Kombination von ACE-Hemmer (Quinapril) mit Diuretikum (Hydrochlorothiazid).
Ramiclair (D) **RamiLich** (D) **Ramipril –** **1 A Pharma** (D/Ö) **Ramipril AbZ** (D) **Ramipril Actavis** (Ö) **Ramipril AL** (D) **Ramipril beta** (D) **ramipril-corax** (D) Tabletten *Wirkstoff:* Ramipril *Rezeptpflichtig*	Häufig Husten. Entzündungen der Atemwege (selten lebensbedrohliche Schwellungen mit Atemnot). Magen-Darm-Störungen, Übelkeit, Kopfschmerzen, Schwindel (besonders bei Lagewechsel), Hauterscheinungen (z. B. Ausschlag), Haarausfall. Störungen des Salzhaushaltes (zu viel Kalium im Blut)	**Therapeutisch zweckmäßig zur** Behandlung von Bluthochdruck.
Ramipril-CT (D) **Ramipril dura** (D) **Ramipril HEXAL** (D/Ö) **Ramipril-ratiopharm** (D/Ö) **Ramipril Sandoz** (D/Ö) **Ramipril STADA** (D) Tabletten *Wirkstoff:* Ramipril *Rezeptpflichtig*	Häufig Husten. Entzündungen der Atemwege (selten lebensbedrohliche Schwellungen mit Atemnot). Magen-Darm-Störungen, Übelkeit, Kopfschmerzen, Schwindel (besonders bei Lagewechsel), Hauterscheinungen (z. B. Ausschlag), Haarausfall. Störungen des Salzhaushaltes (zu viel Kalium im Blut)	**Therapeutisch zweckmäßig zur** Behandlung von Bluthochdruck.

Präparat	Wichtigste Nebenwirkungen	Empfehlung
Ramigamma HCT (D) **RamiLich comp** (D) **Ramiplus AL** (D) **Ramiplus STADA** (D) **Ramipril** – **1 A Pharma plus** (D) **Ramipril beta comp** (D) Tabletten *Wirkstoffe:* Ramipril, Hydrochlorothiazid *Rezeptpflichtig*	Häufig Husten. Entzündungen der Atemwege (selten lebensbedrohliche Schwellungen mit Atemnot). Magen-Darm-Störungen, Übelkeit, Kopfschmerzen, Schwindel (besonders bei Lagewechsel), Hauterscheinungen (z. B. Ausschlag), Haarausfall. Salz- und Wasserverlust. Vorsicht bei Gicht! Die Wirkung von harnsäuresenkenden Arzneimitteln ist vermindert!	**Therapeutisch zweckmäßig zur** Behandlung von Bluthochdruck. Sinnvolle Kombination von ACE-Hemmer (Ramipril) mit Diuretikum (Hydrochlorothiazid).
Ramipril comp. AbZ (D) **Ramipril comp. CT** (D) **Ramipril dura plus** (D) **Ramipril HCT Sandoz** (D/Ö) **Ramipril HCT HEXAL** (Ö) **Ramipril-HCT-ratiopharm** (Ö) Tabletten *Wirkstoffe:* Ramipril, Hydrochlorothiazid *Rezeptpflichtig*	Häufig Husten. Entzündungen der Atemwege (selten lebensbedrohliche Schwellungen mit Atemnot). Magen-Darm-Störungen, Übelkeit, Kopfschmerzen, Schwindel (besonders bei Lagewechsel), Hauterscheinungen (z. B. Ausschlag), Haarausfall. Salz- und Wasserverlust. Vorsicht bei Gicht! Die Wirkung von harnsäuresenkenden Arzneimitteln ist vermindert!	**Therapeutisch zweckmäßig zur** Behandlung von Bluthochdruck. Sinnvolle Kombination von ACE-Hemmer (Ramipril) mit Diuretikum (Hydrochlorothiazid).
Ramipril HEXAL comp (D) **Ramipril-ratiopharm comp.** (D) Tabletten *Wirkstoff:* Hydrochlorothiazid *Rezeptpflichtig*	Häufig Husten. Entzündungen der Atemwege (selten lebensbedrohliche Schwellungen mit Atemnot). Magen-Darm-Störungen, Übelkeit, Kopfschmerzen, Schwindel (besonders bei Lagewechsel), Hauterscheinungen (z. B. Ausschlag), Haarausfall. Salz- und Wasserverlust. Vorsicht bei Gicht! Die Wirkung von harnsäuresenkenden Arzneimitteln ist vermindert!	**Therapeutisch zweckmäßig zur** Behandlung von Bluthochdruck. Sinnvolle Kombination von ACE-Hemmer (Ramipril) mit Diuretikum (Hydrochlorothiazid).

Präparat	Wichtigste Nebenwirkungen	Empfehlung
Rasilez (D) Filmtabl. Aliskiren *Rezeptpflichtig*	Durchfall, Kopfschmerzen, Schwindel, Hautausschläge	**Abzuraten** Renin-Hemmer. Wenig erprotes Mittel zur Behandlung des Blutdrucks ohne wesentliche Vorteile gegenüber bewährten Arzneimitteln. Risiko von Nierenschäden und schweren Elektrolytstörungen bei Kombination mit ACE-Hemmern und AT-Rezeptor-Blocker. Keine Langzeitdaten zur klinischen Wirksamkeit und Sicherheit.
Rasilez HCT (D) Filmtabl. Aliskiren *Rezeptpflichtig*	Kopfschmerzen, Schwindel, Durchfall, Hautausschläge, Störungen im Flüssigkeits- und Elektrolythaushalt (vor allem Kalium-Verluste), Hautreaktionen (z. B. Juckreiz)	**Abzuraten** Renin-Hemmer in Kombination mit einem Diuretikum (Hydrochlorothiazid). Aliskren ist ein wenig erprotes Mittel zur Behandlung des Blutdrucks ohne wesentliche Vorteile gegenüber bewährten Arzneimitteln. Keine Langzeitdaten zur klinischen Wirksamkeit und Sicherheit.
Renacor (D) Tabl. Enalapril, Hydrochlorothiazid *Rezeptpflichtig*	Häufig Husten. Entzündungen der Atemwege (selten lebensbedrohliche Anschwellungen mit Atemnot). Magen-Darm-Störungen, Übelkeit, Kopfschmerzen, Schwindel (besonders bei Lagewechsel), Hauterscheinungen (z. B. Ausschlag), Haarausfall. Salz- und Wasserverlust. Vorsicht bei Gicht! Die Wirkung von harnsäuresenkenden Arzneimitteln ist vermindert!	**Therapeutisch zweckmäßig zur** Behandlung von Bluthochdruck. Sinnvolle Kombination von ACE-Hemmer (Enalapril) mit Diuretikum (Hydrochlorothiazid).
Renitec (Ö) Tabl. Enalapril *Rezeptpflichtig*	Häufig Husten. Entzündungen der Atemwege (selten lebensbedrohliche Schwellungen mit Atemnot). Magen-Darm-Störungen, Übelkeit, Kopfschmerzen, Schwindel (besonders bei Lagewechsel), Hauterscheinungen (z. B. Ausschlag), Haarausfall. Störungen des Salzhaushaltes (zu viel Kalium im Blut)	**Therapeutisch zweckmäßig zur** Behandlung von Bluthochdruck und Herzinsuffizienz.

Präparat	Wichtigste Nebenwirkungen	Empfehlung
Renitec plus (Ö) Tabl. Enalapril, Hydrochlorothiazid *Rezeptpflichtig*	Häufig Husten. Entzündungen der Atemwege (selten lebensbedrohliche Anschwellungen mit Atemnot). Magen-Darm-Störungen, Übelkeit, Kopfschmerzen, Schwindel (besonders bei Lagewechsel), Hauterscheinungen (z. B. Ausschlag), Haarausfall. Salz- und Wasserverlust. Vorsicht bei Gicht! Die Wirkung von harnsäuresenkenden Arzneimitteln ist vermindert!	**Therapeutisch zweckmäßig zur** Behandlung von Bluthochdruck. Sinnvolle Kombination von ACE-Hemmer (Enalapril) mit Diuretikum (Hydrochlorothiazid).
Selectol (D) Filmtabl. Celiprolol *Rezeptpflichtig*	Kopfschmerzen, Schlafstörungen, Müdigkeit, Schwindel bei Lagewechsel, langsamer Puls, Herzschwäche, Atemnot bei körperlicher Belastung, Einschränkung der Sexualität. Vorsicht bei Asthma und Zuckerkrankheit! Schwere Herzschädigungen bei plötzlichem Absetzen des Medikaments möglich	**Therapeutisch zweckmäßig zur** Behandlung von Bluthochdruck.
Supressin (Ö) Tabl. Doxazosin *Rezeptpflichtig*	Schwindel bei Lageveränderungen des Körpers, Mattigkeit, Kopfschmerzen, Übelkeit, Durchblutungsstörungen der Herzkranzgefäße möglich. Eingeschränktes Reaktionsvermögen	**Wenig zweckmäßig** Vertretbar nur bei schweren Formen des Bluthochdrucks, wenn andere, besser verträgliche Mittel nicht angewendet werden können. Alphablocker.
Tarka (D) Retardkaps. Verapamil, Trandolapril *Rezeptpflichtig*	Magen-Darm-Störungen, Übelkeit, Ödeme, Kopfdruck, Störungen des Herzrhythmus, Verstärkung einer Herzschwäche, häufig Husten, Atemnot, Kopfschmerzen, Schwindel, Hauterscheinungen (z. B. Ausschlag), Blutschäden, Geschmacksstörungen, Haarausfall	**Nur zweckmäßig bei** Bluthochdruck, wenn er mit Verapamil (Kalzium-Antagonist mit besonderen Wirkungen am Herz) und Trandolapril (ACE-Hemmer) als Einzelsubstanzen bereits gut eingestellt ist.

Präparat	Wichtigste Nebenwirkungen	Empfehlung
Tenormin (D/Ö) Filmtabl. Atenolol *Rezeptpflichtig*	Langsamer Puls, Herzschwäche, Atemnot bei körperlicher Belastung, psychische Veränderungen (z. B. Schlafstörungen), Einschränkung der Sexualität. Vorsicht bei Asthma, Zuckerkrankheit und Durchblutungsstörungen der Gliedmaßen! Erhöhtes Schlaganfallrisiko. Schwere Herzschädigungen bei plötzlichem Absetzen des Medikaments möglich	**Möglicherweise zweckmäßig bei** Bluthochdruck. Der Nutzen des Betablockers Atenolol ist bei einer Langzeittherapie wegen erhöhter Risiken umstritten.
Tensan retard (Ö) Retardkaps. Nilvadipin *Rezeptpflichtig*	Kopfschmerzen, Kopfdruck, Schwindel, Gesichtsrötung, Beinödeme, Übelkeit, Herzrasen, Magen-Darm-Störungen. Erhöhtes Herzinfarktrisiko	**Wenig zweckmäßig bei** Bluthochdruck. Kalzium-Antagonist (Nilvadipin) ohne Vorteile gegenüber Nifedipin, aber mit stärkeren Nebenwirkungen.
Teveten (Ö) Filmtabl. **Teveten mono** (D) Filmtabl. Eprosartan *Rezeptpflichtig*	Magen-Darm-Störungen, Blutdruckabfall bei Lagewechsel des Körpers, Atemnot, Kopfschmerzen, Schlafstörungen, Schwindel, Durchfall, Leberschäden, Muskelschmerzen, Hauterscheinungen (z. B. Ausschlag), Haarausfall. Störungen des Salzhaushaltes (zu viel Kalium im Blut)	**Möglicherweise zweckmäßig bei** Bluthochdruck (AT-Rezeptor-Blocker bzw. Sartan). Vertretbar nur, wenn die besser erprobten ACE-Hemmer (z. B. Enalapril) nicht eingesetzt werden können.
Tri-Normin (D) Filmtabl. Atenolol, Chlortalidon, Hydralazin *Rezeptpflichtig*	Langsamer Puls, Herzschwäche, Kopfschmerzen, Müdigkeit, psychische Veränderungen (z. B. Schlafstörungen), Störungen des Salzhaushaltes, Einschränkung der Sexualität. Vorsicht bei Gicht (verminderte Wirksamkeit von Gichtmitteln), Zuckerkrankheit und Asthma! Schwere Herzschädigungen bei plötzlichem Absetzen des Medikaments möglich. Selten Leber- und Nervenschäden, Gelenkschmerzen	**Therapeutisch zweckmäßig nur** zur Behandlung schwerer Hochdruckformen. Kombination von Betablocker (Atenolol), Diuretikum (Chlortalidon) und gefäßerweiterndem Mittel (Hydralazin).

Präparat	Wichtigste Nebenwirkungen	Empfehlung
Tritace (Ö) Kaps. Ramipril *Rezeptpflichtig*	Häufig Husten. Entzündungen der Atemwege (selten lebensbedrohliche Schwellungen mit Atemnot). Magen-Darm-Störungen, Übelkeit, Kopfschmerzen, Schwindel (besonders bei Lagewechsel), Hauterscheinungen (z. B. Ausschlag), Haarausfall. Störungen des Salzhaushaltes (zu viel Kalium im Blut)	**Therapeutisch zweckmäßig zur** Behandlung von Bluthochdruck.
Tritazide (Ö) Tabl. Ramipril, Hydrochlorothiazid *Rezeptpflichtig*	Häufig Husten. Entzündungen der Atemwege (selten lebensbedrohliche Anschwellungen mit Atemnot). Magen-Darm-Störungen, Übelkeit, Kopfschmerzen, Schwindel (besonders bei Lagewechsel), Hauterscheinungen (z. B. Ausschlag), Haarausfall. Salz- und Wasserverlust. Vorsicht bei Gicht! Die Wirkung von harnsäuresenkenden Arzneimitteln ist vermindert!	**Therapeutisch zweckmäßig zur** Behandlung von Bluthochdruck. Sinnvolle Kombination von ACE-Hemmer (Ramipril) mit Diuretikum (Hydrochlorothiazid).
Twynsta (D/Ö) Tabl. Telmisartan, Amlodipin *Rezeptpflichtig*	Schwindel, Kopfschmerzen, periphere Ödeme, Husten, Magen-Darm-Störungen (Übelkeit, Durchfall, Bauchschmerzen), Muskelkrämpfe, Erektionsstörungen, Müdigkeit	**Möglicherweise zweckmäßig bei** Bluthochdruck. AT-Rezeptor-Blocker in Kombination mit einem lang wirksamen Kalzium-Antagonisten. Sinnvolle Kombination, aber AT-Rezeptor-Blocker nur vertretbar, wenn die besser erprobten ACE-Hemmer (z. B. Enalapril) nicht eingesetzt werden können.
Valsartan – **1 A Pharma** (D) **Valsartan HEXAL** (D) **Valsartan dura** (D) **Valsartan-ratiopharm** (D) **Valsartan STADA** (D) Filmtabletten *Wirkstoff:* Valsartan *Rezeptpflichtig*	Magen-Darm-Störungen, Blutdruckabfall bei Lagewechsel des Körpers, Atemnot, Kopfschmerzen, Schlafstörungen, Schwindel, Durchfall, Leberschäden, Muskelschmerzen, Hauterscheinungen (z. B. Ausschlag), Haarausfall. Störungen des Salzhaushaltes (zu viel Kalium im Blut)	**Möglicherweise zweckmäßig bei** Bluthochdruck (AT-Rezeptor-Blocker). Vertretbar nur, wenn die besser erprobten ACE-Hemmer (z. B. Enalapril) nicht eingesetzt werden können.

Präparat	Wichtigste Nebenwirkungen	Empfehlung
Valsartan – **1 A Pharma plus** (D) **Valsartan actavis comp.** (D) **Valsartan HEXAL comp.** (D) **Valsartan-ratiopharm comp.** (D) Filmtabletten *Wirkstoffe:* Valsartan, Hydrochlorothiazid *Rezeptpflichtig*	Magen-Darm-Störungen, Blutdruckabfall bei Lagewechsel, Atemnot, Kopfschmerzen, Schlafstörungen, Schwindel, Durchfall, Leberschäden, Muskelschmerzen, Hauterscheinungen (z. B. Ausschlag), Haarausfall. Salz- und Wasserverlust. Vorsicht bei Gicht! Die Wirkung von harnsäuresenkenden Arzneimitteln ist vermindert!	**Möglicherweise zweckmäßig bei** schwereren Formen des Bluthochdrucks. Sinnvolle Kombination von AT-Rezeptor-Blocker (Valsartan) mit Diuretikum (Hydrochlorothiazid). Noch unzureichende Erprobung bei Langzeitanwendung.
VeraHEXAL/ retard (D) Retardkaps., Filmtabl. Verapamil *Rezeptpflichtig*	Magen-Darm-Störungen, Übelkeit, Ödeme, Kopfdruck, Störungen des Herzrhythmus, Verstärkung einer Herzschwäche	**Wenig zweckmäßig bei** Bluthochdruck. Kalzium-Antagonist mit besonderen Wirkungen am Herz. Therapeutisch zweckmäßig bei bestimmten Herzrhythmusstörungen und Angina Pectoris.
VeraHEXAL RR (D) Retardtabl. **Vera-Lich/ retard** (D) Retardtabl., Filmtabl. **Veramex** (D) Filmtabl., Retardtabl. **Verapamil – 1 A Pharma** (D) Filmtabl., Retardtabl. *Wirkstoff:* Verapamil *Rezeptpflichtig*	Magen-Darm-Störungen, Übelkeit, Ödeme, Kopfdruck, Störungen des Herzrhythmus, Verstärkung einer Herzschwäche	**Wenig zweckmäßig bei** Bluthochdruck. Kalzium-Antagonist mit besonderen Wirkungen am Herz. Therapeutisch zweckmäßig bei bestimmten Herzrhythmusstörungen und Angina Pectoris.
Verapamil AL/ retard (D) Filmtabl., Retardtabl. **Verapamil-ratiopharm N** (D) Filmtabl. **Verapabene/ retard** (Ö) Filmtabl. *Wirkstoff:* Verapamil *Rezeptpflichtig*	Magen-Darm-Störungen, Übelkeit, Ödeme, Kopfdruck, Störungen des Herzrhythmus, Verstärkung einer Herzschwäche	**Wenig zweckmäßig bei** Bluthochdruck. Kalzium-Antagonist mit besonderen Wirkungen am Herz. Therapeutisch zweckmäßig bei bestimmten Herzrhythmusstörungen und Angina Pectoris.

Präparat	Wichtigste Nebenwirkungen	Empfehlung
Vocado (D) Filmtabl. Olmesartan, Amlodipin *Rezeptpflichtig*	Schwindel, Kopfschmerzen, periphere Ödeme, Husten, Magen-Darm-Störungen (Übelkeit, Durchfall, Bauchschmerzen), Muskelkrämpfe, Erektionsstörungen, Müdigkeit	**Möglicherweise zweckmäßig bei** Bluthochdruck. AT-Rezeptor-Blocker in Kombination mit einem lang wirksamen Kalzium-Antagonisten. Sinnvolle Kombination, aber AT-Rezeptor-Blocker nur vertretbar, wenn die besser erprobten ACE-Hemmer (z. B. Enalapril) nicht eingesetzt werden können.
Vocado HCT (D) Filmtabl. Olmesartan, Amlodipin, Hydrochlorothiazid *Rezeptpflichtig*	Schwindel, Kopfschmerzen, periphere Ödeme, Husten, Magen-Darm-Störungen (Übelkeit, Durchfall, Verstopfung), Muskelkrämpfe, Atemwegs- und Harnwegsinfektionen, Entzündungen im Nasen-Rachen-Raum, verstärkter Harndrang, Störungen im Flüssigkeits- und Elektrolythaushalt (vor allem Kaliumverluste), Müdigkeit, Veränderung von Blutwerten	**Möglicherweise zweckmäßig bei** schweren Formen von Bluthochdruck, wenn Monopräparate oder Zweierkombinationen nicht ausreichend wirken. AT-Rezeptor-Blocker in Kombination mit einem lang wirksamen Kalzium-Antagonisten und einem Diuretikum. Sinnvolle Kombination, aber AT-Rezeptor-Blocker nur vertretbar, wenn die besser erprobten ACE-Hemmer (z. B. Enalapril) nicht eingesetzt werden können.
Votum (D) Filmtabl. Olmesartan *Rezeptpflichtig*	Magen-Darm-Störungen, Blutdruckabfall bei Lagewechsel des Körpers, Atemnot, Kopfschmerzen, Schlafstörungen, Schwindel, Durchfall, Leberschäden, Muskelschmerzen, Hauterscheinungen (z. B. Ausschlag), Haarausfall. Störungen des Salzhaushaltes (zu viel Kalium im Blut)	**Möglicherweise zweckmäßig bei** Bluthochdruck (AT-Rezeptor-Blocker bzw. Sartan). Vertretbar nur, wenn die besser erprobten ACE-Hemmer (z. B. Enalapril) nicht eingesetzt werden können.
Votum plus (D) Filmtabl. Olmesartan, Hydrochlorothiazid *Rezeptpflichtig*	Magen-Darm-Störungen, Blutdruckabfall bei Lagewechsel des Körpers, Atemnot, Kopfschmerzen, Schlafstörungen, Schwindel, Durchfall, Leberschäden, Muskelschmerzen, Hauterscheinungen (z. B. Ausschlag), Haarausfall. Salz- und Wasserverlust. Vorsicht bei Gicht! Die Wirkung von harnsäuresenkenden Arzneimitteln ist vermindert!	**Möglicherweise zweckmäßig bei** Bluthochdruck (AT-Rezeptor-Blocker). Sinnvolle Kombination von AT-Rezeptor-Blocker (Olmesartan) mit Diuretikum (Hydrochlorothiazid). Noch unzureichende Erprobung bei Langzeitanwendung.

Präparat	Wichtigste Nebenwirkungen	Empfehlung
Xanef (D) Tabl. **Xanef Cor** (D) Tabl. Enalapril *Rezeptpflichtig*	Häufig Husten. Entzündungen der Atemwege (selten lebensbedrohliche Schwellungen mit Atemnot). Magen-Darm-Störungen, Übelkeit, Kopfschmerzen, Schwindel (besonders bei Lagewechsel), Hauterscheinungen (z. B. Ausschlag), Haarausfall. Störungen des Salzhaushaltes (zu viel Kalium im Blut)	**Therapeutisch zweckmäßig zur** Behandlung von Bluthochdruck und Herzinsuffizienz (*Xanef Cor*).
Zaneril (D) Filmtabl. Enalapril, Lercanidipin *Rezeptpflichtig*	Häufig Husten, Beinödeme, Herzschwäche, Herzrasen, Magen-Darm-Störungen, Übelkeit, Kopfschmerzen, Kopfdruck, Gesichtsrötung, Entzündungen der Atemwege (selten lebensbedrohliche Schwellungen mit Atemnot), Schwindel (besonders bei Lagewechsel), Hauterscheinungen (z. B. Ausschlag), Haarausfall. Störungen des Salzhaushaltes (zu viel Kalium im Blut)	**Möglicherweise zweckmäßig zur** Behandlung von Bluthochdruck. Kombination von Kalzium-Antagonist (Lercanidipin) mit ACE-Hemmer (Enalapril).

12.2. Entwässernde Mittel (Diuretika)

Der Körper des Menschen besteht zu 50 bis 70 Prozent aus Wasser. Jeden Tag nimmt ein Erwachsener durchschnittlich zweieinhalb Liter Wasser zu sich. Bei Herzschwäche (Herzinsuffizienz), Venenschwäche (venöser Insuffizienz) oder wenn der Körper zu viel Flüssigkeit aufnimmt oder zu wenig Wasser ausscheidet, können Ödeme (Flüssigkeitsansammlungen im Gewebe) entstehen. Das kann von Bluthochdruck und Gewichtszunahme begleitet sein.

Diuretika sind Mittel, die die Ausscheidung von Flüssigkeit und Salzen aus dem Körper fördern. Dadurch können sie den Blutdruck senken und eine bestehende Herzschwäche verbessern.

Entwässernde Mittel werden hauptsächlich bei Bluthochdruck, Herzschwäche und zur Behandlung von Ödemen verwendet.

Ödeme können durch Störungen von Nieren, Herz und Leber, aber auch durch verschiedene Arzneimittel hervorgerufen werden, z. B. durch fast alle Rheumamittel.

»Idiopathische Ödeme«

Diese pompöse Diagnose erhalten meist Frauen im gebärfähigen Alter mit Ödemen in Gesicht und Beinen. Idiopathisches Ödem heißt nichts anderes als: Ödeme, deren Ursache unbekannt ist. Einige Ursachen sind jedoch bekannt.

Wer eine Fastendiät einhält und dann plötzlich eine große Mahlzeit zu sich nimmt, entwickelt als Reaktion darauf unter Umständen Ödeme, die aber nach kurzer Zeit von selbst wieder verschwinden.

Von vielen Frauen werden Diuretika auch missbräuchlich als Abmagerungsmittel benutzt. Wenn sie nach längerem Gebrauch plötzlich abgesetzt werden, dann hat sich der Körper schon so auf das Medikament eingespielt, dass als Reaktion darauf verstärkt Ödeme entstehen (sogenannter Rebound-Effekt). Häufig wird von Ärzten in solchen Fällen als Therapie wieder ein Diuretikum verschrieben.

Daraus entwickelt sich oft ein Teufelskreis, der zu einer jahrelangen, unnötigen Einnahme von Diuretika führt. Die einzig wirksame Maßnahme besteht in der langsamen Verringerung des Diuretikums über einen Zeitraum von drei Wochen und einer kochsalzarmen Ernährung. Eine wirksame Behandlung von idiopathischen Ödemen umfasst den völligen Verzicht auf die Einnahme von Diuretika und – wie bei jeder Art von Sucht – eine psychotherapeutische Behandlung.

Prämenstruelles Syndrom

Kurz vor der Regel treten bei fast allen Frauen Wasseransammlungen im Gewebe (und damit verbunden ein leichter Gewichtsanstieg von ein bis zwei Kilogramm) auf. In der Fachsprache heißt das prämenstruelles Syndrom. Die Wasseransammlungen äußern sich häufig in einem Spannungsgefühl in der Brust und am Bauch. In diesem Fall sollten Sie jedoch keine Diuretika einnehmen, sondern während dieser Zeit weniger Flüssigkeit zu sich nehmen und salzarm essen.

Behandlung bei Ödemen

Als erste – häufig erfolgreiche – therapeutische Maßnahme gegen Ödeme empfiehlt die Arzneimittelkommission der Deutschen Ärzteschaft die Beseitigung der Ursachen: Behandlung von eventuell vorhandener Herzschwäche, bei Eiweißmangel (Hypoproteinämie) Eiweißersatz und das Absetzen von Medikamenten, die Ödeme verursachen können.

Wenn Herzschwäche die Ursache für die Ödeme ist, kann ein wasser-
treibendes Mittel allein oder in Kombination mit herzwirksamen Mitteln verwendet werden. Unterstützend können außerdem eine Hoch-
lagerung der Beine und salzarme Nahrung wirken.

Medikamente

Die verschiedenen harntreibenden Mittel unterscheiden sich nach
Art der Wirkung, Wirkungsstärke und Dauer der Wirkung. Es hängt
vom Grundleiden ab, welches Diuretikum und welche Dosis verwendet werden.

Spironolacton

(enthalten z. B. in *Aldactone, Generika mit dem Namen Spiro oder
Spironolacton + Firmenbezeichnung*). Präparate, die diese Substanz enthalten, sollten – so empfiehlt die amerikanische Gesundheitsbehörde – wegen der möglichen Nebenwirkungen (z. B. Schwellungen der Brust bei Männern, Einschränkung des Sexualtriebs, Re-
gelstörungen etc.) nur dann verwendet werden, wenn andere Diuretika nicht verwendet werden können.
Vor der lang dauernden Einnahme von Spironolacton-haltigen Medikamenten wird abgeraten. Bei »zu viel« Aldosteron im Blut (Hyperal-
dosteronismus) ist dies aber nach wie vor notwendig und zweckmäßig.

Furosemid

(enthalten z. B. in *Generika mit dem Namen Furosemid + Firmenbezeichnung*). Furosemid ist ein stark und kurzzeitig wirkendes Diuretikum. Es wirkt auch dann noch, wenn andere Mittel (z. B. Thiazide)
versagen, weil etwa die Nieren nicht mehr ausreichend funktionieren.
Dieses stark wirkende Mittel hat viele und zum Teil schwere *Nebenwirkungen:*
Kaliumverlust, der sich in folgenden Anzeichen zeigt: trockener
Mund, Durstgefühl, unregelmäßige Herzschläge, Stimmungsschwankungen, Muskelkrämpfe oder -schmerzen, Übelkeit, Erbrechen, unübliche Müdigkeit oder Schwäche, flacher Puls. Bei hoher Dosis:
Taubheit.
Wenn Furosemid-Präparate längere Zeit eingenommen und dann
plötzlich abgesetzt werden, können Ödeme entstehen (sog. Rebound-
Effekt).

Die Diuretika Piretanid (enthalten z. B. in *Arelix*) und Torasemid (enthalten z. B. in *Generika mit dem Namen Torasemid + Firmenbezeichnung*) haben ähnliche Wirkungen und Nebenwirkungen wie Furosemid, sind jedoch weniger erprobt.

Thiazid-Diuretika und ähnliche Wirkstoffe

Das wichtigste Thiazid-Diuretikum ist der Wirkstoff Hydrochlorothiazid (enthalten z. B. in *Aquaphor sowie Generika mit dem Namen HCT + Firmenbezeichnung*).

Thiazid-Diuretika sind die am besten verträglichen Diuretika und deshalb besonders zur Langzeittherapie (z. B. bei Bluthochdruck) geeignet. Zur Verminderung des Kaliumverlustes werden Thiazid-Diuretika häufig kombiniert mit sogenannten kaliumsparenden Diuretika (z. B. *Generika mit dem Namen Triamteren comp. + Firmenbezeichnung*).

Kaliummangel, der durch Thiazid-Diuretika verursacht wird, ist jedoch selten schwerwiegend und führt nach Ansicht der Arzneimittelkommission der Deutschen Ärzteschaft normalerweise nicht zu einem klinisch bedeutsamen Kaliummangel im Körper.

Die routinemäßige Verordnung von Kaliumpräparaten ist unnötig und kann sogar (in einem von 100 Fällen) zu einem lebensbedrohlichen oder tödlichen Kaliumüberschuss führen.

Auch sogenannte »kaliumsparende« Medikamente bergen dieses Risiko, einen Kaliumüberschuss zu verursachen, in sich. Deshalb sollte der behandelnde Arzt in jedem Fall die Serumkaliumspiegel kontrollieren, besonders bei Diabetikern, Alten und Patienten, die gleichzeitig ACE-Hemmer, Angiotensin-II-Antagonisten oder Rheumamittel einnehmen.

Bei Durchfall, Erbrechen, Magersucht und bei der Einnahme bestimmter Medikamente (z. B. herzstärkender Mittel vom Typ der Glykoside) kann der Kaliumspiegel jedoch so weit fallen, dass eine Gesundheitsgefährdung auftritt. In diesem Fall muss der Kaliummangel ausgeglichen werden.

Wichtigste *Nebenwirkung* der Thiazid-Diuretika: Kaliumverlust, der sich in folgenden Anzeichen zeigt: trockener Mund, Durstgefühle, unregelmäßige Herzschläge, Stimmungsschwankungen, Muskelkrämpfe oder -schmerzen, Übelkeit, Erbrechen, unübliche Müdigkeit oder Schwäche, flacher Puls.

Vorsicht ist bei Patienten mit Gicht geboten, weil Thiazide unter Umständen einen Gichtanfall auslösen können. Bei Diabetikern kann die Anwendung zu Problemen mit der Einstellung des Blutzuckers führen.

Naturheilmittel und Arzneimittel der alternativen Heilkunde

Der Boom der alternativen Heilmittel macht auch vor den flüssigkeitsausscheidenden Mitteln nicht halt. *Biofax*, ein Medikament mit pflanzlichen Inhaltsstoffen, wird inzwischen so häufig verwendet, dass es den Sprung in unsere Tabelle schaffte.

Allen drei Inhaltsstoffen von *Biofax* (Birkenblätter, Hauhechelwurzel und Bohnenhülsen) wird eine entwässernde Wirkung zugeschrieben. Bei normaler Dosierung sind kaum Nebenwirkungen zu erwarten.

Ödeme in der Schwangerschaft

Ödeme in der Schwangerschaft sind eigentlich eine normale Reaktion des Körpers – sie treten bei vier von fünf Schwangeren auf. Die routinemäßige Verschreibung von Diuretika ist deshalb – warnt die Arzneimittelkommission der Deutschen Ärzteschaft – nicht sinnvoll und setzt Mutter und Kind unnötigen Gefahren aus.

Wegen der vermuteten Risiken für das Kind sollten Diuretika während der Schwangerschaft nur in begründeten Ausnahmefällen verwendet werden.

12.2. Entwässernde Mittel (Diuretika)

Präparat	Wichtigste Nebenwirkungen	Empfehlung
Aldactone (D) Drag., Kaps. **Aldactone** (Ö) überzogene Tabl., Hartkaps. Spironolacton *Rezeptpflichtig*	Hormonelle Veränderungen mit Potenz- und Regelstörungen, Vergrößerung der Brustdrüse bei Männern, Stimmveränderungen, Müdigkeit, Störungen des Salzhaushaltes (zu viel Kalium im Blut)	**Therapeutisch zweckmäßig zur** Wasserausschwemmung, wenn das Hormon Aldosteron im Blut erhöht ist (z. B. bei Leberzirrhose) und wenn andere Diuretika versagen. Kaliumsparendes Diuretikum (Spironolacton).
Aquaphor (D) **Aquaphoril** (Ö) Tabletten *Wirkstoff:* Xipamid *Rezeptpflichtig*	Relativ geringe Störungen des Salzhaushaltes (Kochsalz- und Kaliumsalzverlust). Vorsicht bei Gicht und Zuckerkrankheit!	**Therapeutisch zweckmäßig zur** Wasserausschwemmung und bei Bluthochdruck.

Präparat	Wichtigste Nebenwirkungen	Empfehlung
Arelix/ mite Tabletten (D) Tabl. Piretanid *Rezeptpflichtig*	Störungen des Salzhaushaltes (ausgeprägter Kochsalz- und Kaliumsalzverlust). Vorsicht bei Gicht und Zuckerkrankheit!	**Therapeutisch zweckmäßig** zur Wasserausschwemmung und bei Bluthochdruck. Stark wirkendes Diuretikum (vergleichbar mit Furosemid).
Biofax classic (D) Kaps. Birkenblätter, Hauhechelwurzel, Bohnenhülsen	Keine wesentlichen bekannt	**Naturheilmittel** mit pflanzlichen Inhaltsstoffen. Milde, entwässernde Wirkung möglich. Vertretbar, wenn eine notwendige Anwendung therapeutisch zweckmäßiger Mittel nicht unterlassen wird. Abzuraten bei dem vom Hersteller angegebenen Anwendungsgebiet »Anregung des Stoffwechsels, bei ernährungsbedingtem Übergewicht«.
dehydro sanol tri/ mite (D) überzogene Tabl. Triamteren, Bemetizid *Rezeptpflichtig*	Störungen des Salzhaushaltes, lebensbedrohliche Kaliumanreicherung bei Nierenschäden möglich. Allergien. Vorsicht bei Gicht und Zuckerkrankheit!	**Therapeutisch zweckmäßig nur bei** Gefährdung durch Kalium- und Magnesiummangel. Kombination von Entwässerungsmitteln. Triamteren wirkt kaliumsparend.
Dytide H (D/Ö) Tabl. Triamteren, Hydrochlorothiazid *Rezeptpflichtig*	Störungen des Salzhaushaltes, lebensbedrohliche Kaliumanreicherung bei Nierenschäden möglich. Allergien. Vorsicht bei Gicht und Zuckerkrankheit!	**Therapeutisch zweckmäßig nur bei** Gefährdung durch Kalium- und Magnesiummangel. Kombination von Entwässerungsmitteln. Triamteren wirkt kaliumsparend.
Fludex Retard (Ö) Filmtabl. Indapamid *Rezeptpflichtig*	Störungen des Salzhaushaltes. Allergien. Vorsicht bei Gicht und Zuckerkrankheit!	**Therapeutisch zweckmäßig zur** Wasserausschwemmung und bei Bluthochdruck.
Furanthril (D) Tabl. **Furobeta** (D) Tabl. **Furo-CT** (D) Retardkaps., Tabl. **Furogamma** (D) Tabl. **FuroHEXAL** (Ö) Tabl. **FURO-PUREN** (D) Tabl. **Furorese/ long** (D) Tabl., Retard-Hartkaps. *Wirkstoff:* Furosemid *Rezeptpflichtig*	Ausgeprägte Störungen des Salzhaushaltes (z. B. Kochsalz- und Kaliumsalzverlust). Bei Überdosierung Kreislaufbeschwerden und vorübergehende Taubheit. Vorsicht bei Gicht und Zuckerkrankheit!	**Therapeutisch zweckmäßig** Lang bewährtes Präparat für Erkrankungen, bei denen ein stark wirkendes Diuretikum notwendig ist. Relativ kurz wirksames Schleifendiuretikum.

Präparat	Wichtigste Nebenwirkungen	Empfehlung
Furosal (D) Tabl. **Furosemid – 1 A Pharma** (D/Ö) Tabl. **Furosemid AbZ** (D) Tabl., Retard-Hartkaps. **Furosemid AL** (D) Tabl. **Furosemid dura** (D) Tabl. **Furosemid Heumann** (D) Tabl. **Furosemid-ratiopharm** (D) Retard-Hartkaps., Tabl. *Wirkstoff:* Furosemid *Rezeptpflichtig*	Ausgeprägte Störungen des Salzhaushaltes (z. B. Kochsalz- und Kaliumsalzverlust). Bei Überdosierung Kreislaufbeschwerden und vorübergehende Taubheit. Vorsicht bei Gicht und Zuckerkrankheit!	**Therapeutisch zweckmäßig** Lang bewährtes Präparat für Erkrankungen, bei denen ein stark wirkendes Diuretikum notwendig ist. Relativ kurz wirksames Schleifendiuretikum.
Furosemid Sandoz (D) Tabl., Retardkaps. **Furosemid STADA/ retard** (D) Tabl., Retardkaps. *Wirkstoff:* Furosemid *Rezeptpflichtig*	Ausgeprägte Störungen des Salzhaushaltes (z. B. Kochsalz- und Kaliumsalzverlust). Bei Überdosierung Kreislaufbeschwerden und vorübergehende Taubheit. Vorsicht bei Gicht und Zuckerkrankheit!	**Therapeutisch zweckmäßig** Lang bewährtes Präparat für Erkrankungen, bei denen ein stark wirkendes Diuretikum notwendig ist. Relativ kurz wirksames Schleifendiuretikum.
HCT – 1 A Pharma (D) **HCT beta** (D) **HCT-CT** (D) **HCT Dexcel** (D) **HCT-gamma** (D) Tabletten *Wirkstoff:* Hydrochlorothiazid *Rezeptpflichtig*	Relativ geringe Störungen des Salzhaushaltes (Kochsalz- und Kaliumsalzverlust). Vorsicht bei Gicht und Zuckerkrankheit!	**Therapeutisch zweckmäßig bei** Bluthochdruck und zur Wasserausschwemmung. Bewährtes Diuretikum (Hydrochlorothiazid).
HCT G.L. (Ö) **HCT HEXAL** (D) **HCT-ISIS** (D) **HCT-ratiopharm** (D) **HCT Sandoz** (D) Tabletten *Wirkstoff:* Hydrochlorothiazid *Rezeptpflichtig*	Relativ geringe Störungen des Salzhaushaltes (Kochsalz- und Kaliumsalzverlust). Vorsicht bei Gicht und Zuckerkrankheit!	**Therapeutisch zweckmäßig bei** Bluthochdruck und zur Wasserausschwemmung. Bewährtes Diuretikum (Hydrochlorothiazid).

Präparat	Wichtigste Nebenwirkungen	Empfehlung
Inspra (D/Ö) Filmtabl. Eplerenon *Rezeptpflichtig*	Hormonelle Veränderungen mit Potenz- und Regelstörungen, bei Männern Vergrößerung der Brustdrüse, bei Frauen Ausbleiben der monatlichen Regelblutung und Zwischenblutungen, Stimmveränderungen, Magen-Darm-Störungen, Schwindel, Kopfschmerzen, grippeähnliche Beschwerden, Müdigkeit, Störungen des Salzhaushaltes (zu viel Kalium im Blut)	**Möglicherweise zweckmäßig zur** Wasserausschwemmung bei Patienten mit Herzinsuffizienz nach Herzinfarkt. Nur in Kombination mit z. B. Betablockern.
Lasix/ Tabs/ long (D/Ö) Tabl., Retardkaps., Lösung Furosemid *Rezeptpflichtig*	Ausgeprägte Störungen des Salzhaushaltes (z. B. Kochsalz- und Kaliumsalzverlust). Bei Überdosierung Kreislaufbeschwerden und vorübergehende Taubheit. Vorsicht bei Gicht und Zuckerkrankheit!	**Therapeutisch zweckmäßig** Lang bewährtes Präparat für Erkrankungen, bei denen ein stark wirkendes Diuretikum notwendig ist. Relativ kurz wirksames Schleifendiuretikum.
Moduretic (Ö) Tabl. Hydrochlorothiazid, Amilorid *Rezeptpflichtig*	Störungen des Salzhaushaltes, lebensbedrohliche Kaliumanreicherung bei Nierenschäden möglich. Allergien. Vorsicht bei Gicht und Zuckerkrankheit!	**Therapeutisch zweckmäßig nur bei** Gefährdung durch Kalium- und Magnesiummangel. Kombination von Entwässerungsmitteln. Amilorid wirkt kaliumsparend.
Natrilix/ SR (D) Filmtabl., Retardtabl. Indapamid *Rezeptpflichtig*	Störungen des Salzhaushaltes (z. B. Kochsalz- und Kaliumsalzverlust). Allergien. Vorsicht bei Gicht und Zuckerkrankheit!	**Therapeutisch zweckmäßig zur** Wasserausschwemmung und bei Bluthochdruck.
Piretanid – **1 A Pharma** (D) **Piretanid HEXAL** (D) Tabletten *Wirkstoff:* Piretanid *Rezeptpflichtig*	Störungen des Salzhaushaltes (ausgeprägter Kochsalz- und Kaliumsalzverlust). Vorsicht bei Gicht und Zuckerkrankheit!	**Therapeutisch zweckmäßig** zur Wasserausschwemmung und bei Bluthochdruck. Stark wirkendes Diuretikum (vergleichbar mit Furosemid).

Präparat	Wichtigste Nebenwirkungen	Empfehlung
Spiro comp.-ratiopharm/ comp forte (D) Filmtabl. **Spiro-D-Tablinen** (D) Tabl. Spironolacton, Furosemid *Rezeptpflichtig*	Hormonelle Veränderungen mit Potenz- und Regelstörungen, Vergrößerung der Brustdrüse bei Männern, Stimmveränderungen, Müdigkeit, ausgeprägte Störungen des Salzhaushaltes. Bei Überdosierung Kreislaufbeschwerden, Hörschäden. Vorsicht bei Gicht und Zuckerkrankheit!	**Nur zweckmäßig zur** Wasserausschwemmung, wenn das Hormon Aldosteron im Blut erhöht ist (z. B. bei Leberzirrhose). Der therapeutische Nutzen einer routinemäßig angewandten Kombination von kaliumsparendem (Spironolacton) mit stark wirksamem Diuretikum (Furosemid) ist zweifelhaft.
Spiro-CT (D) **Spirobeta** (D) **Spirogamma** (D) **SpiroHEXAL** (Ö) **Spironolacton AAA-Pharma** (D) Tabletten *Wirkstoff:* Spironolacton *Rezeptpflichtig*	Hormonelle Veränderungen mit Potenz- und Regelstörungen, Vergrößerung der Brustdrüse bei Männern, Stimmveränderungen, Müdigkeit, Störungen des Salzhaushaltes (zu viel Kalium im Blut)	**Therapeutisch zweckmäßig zur** Wasserausschwemmung, wenn das Hormon Aldosteron im Blut erhöht ist (z. B. bei Leberzirrhose) und wenn andere Diuretika versagen. Kaliumsparendes Diuretikum (Spironolacton).
Spironolacton Agepha (Ö) **Spironolacton AL** (D) **Spironolacton dura** (D) **Spironolacton Heumann** (D) **Spironolacton HEXAL** (D) **Spironolacton- ratiopharm** (D) Tabletten *Wirkstoff:* Spironolacton *Rezeptpflichtig*	Hormonelle Veränderungen mit Potenz- und Regelstörungen, Vergrößerung der Brustdrüse bei Männern, Stimmveränderungen, Müdigkeit, Störungen des Salzhaushaltes (zu viel Kalium im Blut)	**Therapeutisch zweckmäßig zur** Wasserausschwemmung, wenn das Hormon Aldosteron im Blut erhöht ist (z. B. bei Leberzirrhose) und wenn andere Diuretika versagen. Kaliumsparendes Diuretikum (Spironolacton).
Torasemid – 1 A Pharma (D) **Torasemid AAA-Pharma** (D) **Torasemid AbZ** (D) **Torasemid AL** (D) **Torasemid beta** (D) **Torasemid-CT** (D) **Torasemid dura** (D) Tabletten *Wirkstoff:* Torasemid *Rezeptpflichtig*	Ausgeprägte Störungen des Salzhaushaltes (z. B. Kochsalz- und Kaliumsalzverlust). Vorsicht bei Gicht und Zuckerkrankheit!	**Therapeutisch zweckmäßig** zur Wasserausschwemmung und bei Bluthochdruck. Stark wirkendes Entwässerungsmittel, vergleichbar mit Furosemid. Länger wirkendes Schleifendiuretikum (Torasemid).

Präparat	Wichtigste Nebenwirkungen	Empfehlung
Torasemid HEXAL (D/Ö) **Torasemid-ratiopharm** (D) **Torasemid Sandoz** (D) **Torasemid STADA** (D) **Torem** (D) **Torem Cor** (D) **Torem RR** (D) Tabletten *Wirkstoff:* Torasemid *Rezeptpflichtig*	Ausgeprägte Störungen des Salzhaushaltes (z. B. Kochsalz- und Kaliumsalzverlust). Vorsicht bei Gicht und Zuckerkrankheit!	**Therapeutisch zweckmäßig** zur Wasserausschwemmung und bei Bluthochdruck. Stark wirkendes Entwässerungsmittel, vergleichbar mit Furosemid. Länger wirkendes Schleifendiuretikum (Torasemid).
Triampur comp (D) **Triamteren comp.-CT** (D) **Triamteren comp.-ratiopharm** (D) **Triamteren HCT AL** (D) **Triamteren HCT Sandoz** (D) **Tri.-Thiazid STADA** (D) **Turfa gamma** (D) Tabletten *Wirkstoffe:* Triamteren, Hydrochlorothiazid *Rezeptpflichtig*	Störungen des Salzhaushaltes, lebensbedrohliche Kaliumanreicherung bei Nierenschäden möglich. Allergien. Vorsicht bei Gicht und Zuckerkrankheit!	**Therapeutisch zweckmäßig nur** bei Gefährdung durch Kalium- und Magnesiummangel. Kombination von bewährten Entwässerungsmitteln. Triamteren wirkt kaliumsparend.
Unat/ RR/ Cor (D) Tabl. Torasemid *Rezeptpflichtig*	Ausgeprägte Störungen des Salzhaushaltes (z. B. Kochsalz- und Kaliumsalzverlust). Vorsicht bei Gicht und Zuckerkrankheit!	**Therapeutisch zweckmäßig** zur Wasserausschwemmung und bei Bluthochdruck. Stark wirkendes Entwässerungsmittel, vergleichbar mit Furosemid. Länger wirkendes Schleifendiuretikum (Torasemid).
Verospiron (D) Tabl. Spironolacton *Rezeptpflichtig*	Hormonelle Veränderungen mit Potenz- und Regelstörungen, Vergrößerung der Brustdrüse bei Männern, Stimmveränderungen, Müdigkeit, Störungen des Salzhaushaltes (zu viel Kalium im Blut)	**Therapeutisch zweckmäßig zur** Wasserausschwemmung, wenn das Hormon Aldosteron im Blut erhöht ist (z. B. bei Leberzirrhose) und wenn andere Diuretika versagen. Kaliumsparendes Diuretikum (Spironolacton).

Präparat	Wichtigste Nebenwirkungen	Empfehlung
Xipamid – **1 A Pharma** (D) **Xipamid AbZ** (D) **Xipamid AL** (D) **Xipamid beta** (D) **Xipamid-CT** (D) Tabletten *Wirkstoff:* Xipamid *Rezeptpflichtig*	Relativ geringe Störungen des Salzhaushaltes (Kochsalz- und Kaliumsalzverlust). Vorsicht bei Gicht und Zuckerkrankheit!	**Therapeutisch zweckmäßig zur** Wasserausschwemmung und bei Bluthochdruck.
Xipamid HEXAL (D) **Xipamid-ratiopharm** (D) **Xipamid Sandoz** (D) **Xipamid STADA** (D) **Xipa TAD** (D) Tabletten *Wirkstoff:* Xipamid *Rezeptpflichtig*	Relativ geringe Störungen des Salzhaushaltes (Kochsalz- und Kaliumsalzverlust). Vorsicht bei Gicht und Zuckerkrankheit!	**Therapeutisch zweckmäßig zur** Wasserausschwemmung und bei Bluthochdruck.

12.3. Mittel gegen Angina Pectoris

Das Herz kann seine Leistung nur dann aufrechterhalten, wenn es mit dem Blut genügend Sauerstoff erhält. Sind die Herzkranzgefäße verengt, kann bei körperlicher Anstrengung – wenn der Bedarf besonders groß ist – nicht mehr genügend Sauerstoff zum Herzmuskel transportiert werden. Dadurch entstehen heftige Schmerzen – ein sogenannter »Angina-Pectoris-Anfall«.

Angina Pectoris kann der Vorbote eines Herzinfarktes durch den plötzlichen Verschluss eines Herzkranzgefäßes sein. Die Medizin unterscheidet zwischen verschiedenen Formen von Angina Pectoris:

– Stabile Angina Pectoris: Schmerzanfälle treten üblicherweise unter körperlicher Belastung auf und die Beschwerden bleiben über Monate hinweg konstant.
– Instabile Angina Pectoris ist eine Herzerkrankung, die noch nicht älter als vier Wochen ist und bei der Dauer, Häufigkeit und Intensität der Anfälle zunehmen. Auch Anfälle im Ruhezustand sind möglich.

– Prinzmetal-Angina ist eine Herzerkrankung, bei der Beschwerden im Ruhezustand auftreten und bestimmte EKG-Muster vorhanden sind.

Die Therapie der Angina Pectoris besteht in den meisten Fällen darin, durch Medikamente den Sauerstoffbedarf des Herzens zu verringern. Wenn der Herzmuskel schwerer geschädigt ist, kann durch eine Ballon-Dilatation (Ausdehnung eines engen Herzkranzgefäßes – auch PTCA oder Angioplastie genannt), Einsetzen von »Stents« oder durch eine Bypass-Operation (operative Verpflanzung von Herzkranzgefäßen) eine Verbesserung der Sauerstoffzufuhr erreicht werden. Solche Eingriffe sind inzwischen Routinebehandlungen, aber trotzdem nicht risikolos. Die Entscheidung, welches Verfahren verwendet wird, hängt vom Zustand des Herzmuskels ab.

Behandlung

Im Rahmen der Behandlung der Angina Pectoris sollte – außer der Einnahme von Medikamenten – besonderes Gewicht auf folgende Maßnahmen gelegt werden:
– Aufhören zu rauchen: Das senkt die Rate von Herz-Kreislauf-Ereignissen nach sechs Jahren um 50 Prozent!
– regelmäßiges körperliches Training
– Verringerung von Übergewicht
– Vermeiden von psychischen Stresssituationen, plötzlichen Anstrengungen und plötzlichem starken Temperaturwechsel

Patienten mit sogenannter »stabiler Angina« sollten nach einer angemessenen Zeit der Ruhe zunehmend körperlich aktiv sein. Wenn Anfälle mit schweren Angstzuständen verbunden sind, können Beruhigungsmittel helfen.
Durch eine gezielte Behandlung bei einer »stabilen Angina« bleibt etwa jeder zweite Patient fünf Jahre oder länger symptomfrei. Die Lebenserwartung hängt davon ab, in welchem Ausmaß die Herzarterien geschädigt sind. Heftigkeit und Häufigkeit von Anfällen bieten jedoch keine sicheren Hinweise auf den Schweregrad der Erkrankung.

Medikamente

Zur Vorbeugung von Herzinfarkten wird für alle Patienten die Einnahme von niedrig dosierter Acetylsalicylsäure (ASS) empfohlen. Wenn das wegen Kontraindikationen nicht möglich ist, gilt der Wirkstoff Clopidogrel als Alternative. Außerdem kann für Patienten mit koronarer Herzkrankheit zur Vorbeugung die Einnahme eines Betablockers sowie eines Statins sinnvoll sein.

Die medikamentöse Behandlung der Angina Pectoris hat zwei Ziele:
– akute Anfälle zu unterbrechen oder zu dämpfen und
– weitere Anfälle zu verhindern.

Mittel zur Unterbrechung oder kurzfristigen Vorbeugung von akuten Anfällen

Nitroglycerin – auch unter der Bezeichnung Glyceroltrinitrat bekannt (z. B. in *Corangin, Nitrolingual*) – gilt als beste Substanz.

Nitroglycerin wird schon seit etwa 100 Jahren gegen Anfälle verwendet. Zur Verhinderung von Anfällen nehmen viele Patienten Nitroglycerin vor Situationen, in denen aufgrund körperlicher Anstrengungen Anfälle auftreten können: z. B. beim Treppensteigen oder beim Geschlechtsverkehr. Diese vorbeugende Einnahme bietet für etwa 20 bis 30 Minuten Schutz.

Die häufigsten Nebenwirkungen von Nitroglycerin sind Kopfschmerzen. Manchmal treten auch Schwächegefühle, Benommenheit, Hautrötung und in seltenen Fällen extremer Blutdruckabfall auf. Nur der Patient selbst kann bestimmen, wie hoch die benötigte Dosis ist.

Vorsicht: Durch zu hohe Dosierung können Anfälle in seltenen Fällen sogar verstärkt werden.

Mittel zur Verhinderung von Anfällen

Je nach Gesamtsituation des Patienten/der Patientin werden zur Verhinderung von Anfällen unterschiedliche Substanzen verwendet: organische Nitrate (sogenannte Langzeitnitrate), Betablocker oder Kalzium-Antagonisten, in Ausnahmefällen auch der Wirkstoff Molsidomin.

Organische Nitrate

Die einfachen Präparate mit den Inhaltsstoffen Isosorbiddinitrat (z. B. *Generika mit dem Namen ISDN + Firmenbezeichnung)* und Isosorbidmononitrat (enthalten z. B. in *Corangin, Generika mit dem Namen ISMN + Firmenbezeichnung*) wirken kürzer als Präparate mit verzögerter Wirkung (sogenannte Retard-Formen).

Wichtig: Bei allen Nitraten kann es – manchmal schon nach ein bis zwei Wochen – zu einer sogenannten »Toleranzentwicklung« kommen: Das heißt, die Wirkung des Medikaments lässt nach, sodass immer höhere Dosierungen verwendet werden müssen. Aus diesem Grund sollten Nitrate so eingenommen werden, dass sie nicht ununterbrochen 24 Stunden lang wirken – die Dosierung so wählen, dass es z. B. jede Nacht nitratfreie Intervalle gibt.

Die *Nebenwirkungen* von Nitraten sind ähnlich wie bei Nitroglycerin: am häufigsten Kopfschmerzen, manchmal Schwächegefühle, Benommenheit, Hautrötung und in seltenen Fällen extremer Blutdruckabfall.

Zu den therapeutisch wirksamen organischen Nitraten zählt auch der Wirkstoff Pentaerythrityltetranitrat/PETN (enthalten z. B. in *Pentalong*).

Betablocker

gehören zur Standardbehandlung bei Angina Pectoris. In seltenen Fällen verschlimmert sich die Krankheit durch die Einnahme von Betablockern.

Der Betablocker Atenolol (enthalten z. B. in *Generika mit dem Namen Atenolol + Firmenbezeichnung*), Bisoprolol (enthalten z. B. in *Generika mit dem Namen Bisoprolol + Firmenbezeichnung*), Carvedilol (enthalten z. B. in *Dilatrend*), Celiprolol (enthalten z. B. in *Selectol*), Metoprolol (enthalten z. B. in *Generika mit dem Namen Metoprolol + Firmenbezeichnung*) und andere unterscheiden sich in ihrer Wirkung und werden unterschiedlich schnell vom Körper ausgeschieden. Davon hängt es auch ab, ob ein Betablocker öfter als einmal täglich eingenommen werden muss.

Nebenwirkungen: verlangsamter Herzschlag, Benommenheit, Magen-Darm-Störungen (Durchfall, Übelkeit), psychische Störungen (besonders bei älteren Leuten Verwirrtheitszustände, Depressionen), Durchblutungsstörungen an den Gliedmaßen, Atemschwierigkeiten, eingeschränkte Sexualität (z. B. Potenzstörungen).

Vorsicht: Mit der Einnahme von Betablockern darf man nicht plötzlich aufhören, weil sonst schwere Herzschädigungen auftreten können.

Kalzium-Antagonisten

(z. B. *Adalat, Generika mit dem Namen Amlodipin + Firmenbezeichnung, Baymycard, Corinfar, Generika mit dem Namen Diltiazem + Firmenbezeichnung, Duranifin, Falicard, Isoptin, Ge-*

nerika mit dem Namen Nifedipin + Firmenbezeichnung, Norvasc, Generika mit dem Namen Verapamil + Firmenbezeichnung) sind zweckmäßig bei stabiler Angina Pectoris, wenn Betablocker wegen vorhandener Kontraindikationen nicht verwendet werden können.

Nebenwirkungen: In manchen Fällen kann der Blutdruck abfallen, und damit zusammenhängend können Kopfschmerzen, Verwirrtheit und schneller Herzschlag auftreten. Es gibt Hinweise, dass Kalzium-Antagonisten wie Nifedipin (enthalten z. B. in *Adalat* etc.) das Risiko erhöhen, an den Folgen einer koronaren Herzkrankheit zu sterben.

Molsidomin

(enthalten z. B. in *Corvaton, Generika mit dem Namen Molsidomin + Firmenbezeichnung*). Dieser Wirkstoff sollte nur dann angewendet werden, wenn organische Nitrate nicht ausreichend wirken oder nicht angewendet werden können. Molsidomin kann auch in Kombination mit organischen Nitraten verwendet werden.

Nebenwirkungen: Kopfschmerzen, Übelkeit, allergische Hautreaktionen.

Trapidil

(enthalten in *Rocornal*) steigert zwar die Durchblutung in den gesunden Muskelteilen, aber nicht unbedingt in jenen, die geschädigt sind. Die Wirkung auf die Anfallhäufigkeit bei Angina Pectoris ist unsicherer als bei den bewährten Mitteln. Die Verwendung dieses Mittels ist höchstens in Ausnahmefällen sinnvoll.

ACE-Hemmer

(z. B. die Wirkstoffe Captopril, Enalapril und andere) sind nur dann sinnvoll, wenn auch andere Erkrankungen wie etwa Bluthochdruck oder Herzschwäche vorliegen.

12.3. Mittel gegen Angina Pectoris

Präparat	Wichtigste Nebenwirkungen	Empfehlung
Adalat (D) Kaps., Retardtabl., SL-Retardtabl. **Adalat** (Ö) Filmtabl., Infusionsflasche Nifedipin *Rezeptpflichtig*	Kopfdruck, Gesichtsrötung, Beinödeme, Übelkeit, Magen-Darm-Störungen, Herzrasen, schwere Durchblutungsstörungen der Herzkranzgefäße bis zum Herzinfarkt möglich	**Nur zweckmäßig zur** Behandlung der stabilen Angina Pectoris. Diese Empfehlung gilt nur für den Wirkstoff Nifedipin mit verzögerter Freisetzung (Retard-Form). Bei akutem Herzinfarkt oder instabiler Angina Pectoris darf Nifedipin nicht verwendet werden.
Amlobesilat Sandoz (D) **Amlobeta besilat** (D) **Amlodigamma** (D) **Amlodipin –** **1 A Pharma** (D/Ö) **Amlodipin AbZ** (D) **Amlodipin AL** (D) **Amlodipin AWD** (D) Tabletten *Wirkstoff:* Amlodipin *Rezeptpflichtig*	Kopfdruck, Gesichtsrötung, Beinödeme, Übelkeit, Herzrasen, Durchblutungsstörungen des Herzens, Magen-Darm-Störungen	**Nur zweckmäßig zur** Behandlung der stabilen und vasospastischen Angina Pectoris. Bei akutem Herzinfarkt oder instabiler Angina Pectoris darf der Kalzium-Antagonist Amlodipin nicht verwendet werden.
Amlodipin-CT (D) **Amlodipin Dexcel** (D) **Amlodipin dura** (D) **Amlodipin Heumann** (D) **Amlodipin HEXAL** (D/Ö) **Amlodipin-ratiopharm** (D/Ö) **Amlodipin STADA** (D) Tabletten *Wirkstoff:* Amlodipin *Rezeptpflichtig*	Kopfdruck, Gesichtsrötung, Beinödeme, Übelkeit, Herzrasen, Durchblutungsstörungen des Herzens, Magen-Darm-Störungen	**Nur zweckmäßig zur** Behandlung der stabilen und vasospastischen Angina Pectoris. Bei akutem Herzinfarkt oder instabiler Angina Pectoris darf der Kalzium-Antagonist Amlodipin nicht verwendet werden.
Atebeta (D) **AteHEXAL** (D) **Atenolan** (Ö) **Atenolol –** **1 A Pharma** (D/Ö) Filmtabletten *Wirkstoff:* Atenolol *Rezeptpflichtig*	Langsamer Puls, Herzschwäche, Atemnot bei körperlicher Belastung, Einschränkung der Sexualität. Vorsicht bei Asthma, Zuckerkrankheit und Durchblutungsstörungen der Gliedmaßen! Schwere Herzschädigungen bei plötzlichem Absetzen des Medikaments möglich	**Therapeutisch zweckmäßig zur** Langzeitbehandlung der Angina Pectoris (Betablocker).

Präparat	Wichtigste Nebenwirkungen	Empfehlung
Atenolol AL (D) **Atenolol-CT** (D) **Atenolol Genericon** (Ö) **Atenolol Heumann** (D) **Atenolol-ratiopharm** (D/Ö) **Atenolol Sandoz** (D) **Atenolol STADA** (D/Ö) Filmtabletten *Wirkstoff:* Atenolol *Rezeptpflichtig*	Langsamer Puls, Herzschwäche, Atemnot bei körperlicher Belastung, Einschränkung der Sexualität. Vorsicht bei Asthma, Zuckerkrankheit und Durchblutungsstörungen der Gliedmaßen! Schwere Herzschädigungen bei plötzlichem Absetzen des Medikaments möglich	**Therapeutisch zweckmäßig zur** Langzeitbehandlung der Angina Pectoris (Betablocker).
Baymycard/ -RR (D) Filmtabl., Manteltabl. Nisoldipin *Rezeptpflichtig*	Sehr häufig Kopfschmerzen, Kopfdruck, Gesichtsrötung, Beinödeme, Übelkeit, Herzrasen, erhöhtes Herzinfarktrisiko, Magen-Darm-Störungen	**Nur zweckmäßig zur** Behandlung der stabilen Angina Pectoris. Bei akutem Herzinfarkt oder instabiler Angina Pectoris darf der Kalzium-Antagonist Nisoldipin nicht verwendet werden.
Beloc (Ö) Tabl. **Beloc-Zok/ mite/ forte** (D) Retardtabl. Metoprolol *Rezeptpflichtig*	Langsamer Puls, Herzschwäche, Atemnot bei körperlicher Belastung, Übelkeit, Einschränkung der Sexualität. Vorsicht bei Asthma, Zuckerkrankheit und Durchblutungsstörungen der Gliedmaßen! Schwere Herzschädigungen bei plötzlichem Absetzen des Medikaments möglich	**Therapeutisch zweckmäßig zur** Langzeitbehandlung der Angina Pectoris (Betablocker).
Bisobeta (D) **Bisogamma** (D) **Biso-Hennig** (D) **BisoHEXAL** (D) **Biso Lich** (D) **Bisoprolol Arcana** (Ö) Filmtabletten *Wirkstoff:* Bisoprolol *Rezeptpflichtig*	Langsamer Puls, Herzschwäche, Atemnot bei körperlicher Belastung, Einschränkung der Sexualität. Vorsicht bei Asthma, Zuckerkrankheit und Durchblutungsstörungen der Gliedmaßen! Schwere Herzschädigungen bei plötzlichem Absetzen des Medikaments möglich	**Therapeutisch zweckmäßig zur** Langzeitbehandlung der Angina Pectoris (Betablocker).

Präparat	Wichtigste Nebenwirkungen	Empfehlung
Bisoprolol – **1 A Pharma** (D) **Bisoprolol AbZ** (D) **Bisoprolol AL** (D) Filmtabletten *Wirkstoff:* Bisoprolol *Rezeptpflichtig*	Langsamer Puls, Herzschwäche, Atemnot bei körperlicher Belastung, Einschränkung der Sexualität. Vorsicht bei Asthma, Zuckerkrankheit und Durchblutungsstörungen der Gliedmaßen! Schwere Herzschädigungen bei plötzlichem Absetzen des Medikaments möglich	**Therapeutisch zweckmäßig zur** Langzeitbehandlung der Angina Pectoris (Betablocker).
Bisoprolol (D) **Bisoprolol-corax** (D) **Bisoprolol-CT** (D) **Bisoprolol Heumann** (D) **Bisoprolol-ratiopharm** (D/Ö) **Bisoprolol Sandoz** (D/Ö) **Bisoprolol STADA** (D) Filmtabletten *Wirkstoff:* Bisoprolol *Rezeptpflichtig*	Langsamer Puls, Herzschwäche, Atemnot bei körperlicher Belastung, Einschränkung der Sexualität. Vorsicht bei Asthma, Zuckerkrankheit und Durchblutungsstörungen der Gliedmaßen! Schwere Herzschädigungen bei plötzlichem Absetzen des Medikaments möglich	**Therapeutisch zweckmäßig zur** Langzeitbehandlung der Angina Pectoris (Betablocker).
Concor (D/Ö) Filmtabl. Bisoprolol *Rezeptpflichtig*	Langsamer Puls, Herzschwäche, Atemnot bei körperlicher Belastung, Einschränkung der Sexualität. Vorsicht bei Asthma, Zuckerkrankheit und Durchblutungsstörungen der Gliedmaßen! Schwere Herzschädigungen bei plötzlichem Absetzen des Medikaments möglich	**Therapeutisch zweckmäßig zur** Langzeitbehandlung der Angina Pectoris (Betablocker).
Corangin (D) Retardtabl. Isosorbidmononitrat *Rezeptpflichtig*	Kopfschmerzen, Benommenheit, Magen-Darm-Störungen, Blutdruckabfall, Herzklopfen. Bei hoher Dosierung Verengung der Herzkranzgefäße möglich	**Therapeutisch zweckmäßig zur** Langzeitbehandlung (Anfallsprophylaxe), nicht beim akuten Anfall. Bei falschem Dosierschema (ohne Intervall) ist ein Wirksamkeitsverlust möglich.

Präparat	Wichtigste Nebenwirkungen	Empfehlung
Corinfar (D) Retardtabl., Uno-Retardtabl. Nifedipin *Rezeptpflichtig*	Kopfdruck, Gesichtsrötung, Beinödeme, Übelkeit, Magen-Darm-Störungen, Herzrasen, schwere Durchblutungsstörungen der Herzkranzgefäße bis zum Herzinfarkt möglich	**Nur zweckmäßig zur** Behandlung der stabilen und vasospastischen Angina Pectoris. Diese Empfehlung gilt nur für den Wirkstoff Nifedipin mit verzögerter Freisetzung (Retard-Form). Bei akutem Herzinfarkt oder instabiler Angina Pectoris darf Nifedipin nicht verwendet werden.
Corvaton (D) Tabl., Retardtabl., Fortetabl., Injektionslösung Molsidomin *Rezeptpflichtig*	Kopfschmerzen, Übelkeit, allergische Hautreaktionen	**Therapeutisch zweckmäßig** zur Behandlung der Angina Pectoris, wenn Nitrate nicht wirksam sind oder nicht vertragen werden.
Dilatrend (D/Ö) Tabl. Carvedilol *Rezeptpflichtig*	Langsamer Puls, Verstärkung einer Herzschwäche, Einschränkung der Sexualität. Vorsicht bei Asthma, Zuckerkrankheit und Durchblutungsstörungen der Gliedmaßen! Vorsicht: Medikament nicht plötzlich absetzen, weil sonst schwere Herzschädigungen auftreten können!	**Therapeutisch zweckmäßig zur** Langzeitbehandlung der Angina Pectoris (Betablocker). Weniger gezielte Wirkung (Selektivität) als andere Betablocker wie z. B. Bisoprolol, aber mit gefäßerweiternder Wirkung und daher vorteilhaft bei Patienten mit Angina Pectoris und Bluthochdruck.
DiltaHEXAL (D) Filmtabl., Retardtabl. **Diltiazem AL** (D) Filmtabl., Retardkaps. **Diltiazem Genericon** (Ö) Retard-Filmtabl. **Diltiazem-ratiopharm** (D/Ö) Tabl., nur D: Retardkaps., nur Ö: Retard-Filmtabl. **Diltiazem STADA** (D) Retardkaps. **Dilzem** (D) Retardtabl., Retardkaps., *Wirkstoff:* Diltiazem *Rezeptpflichtig*	Gelegentlich Übelkeit, Müdigkeit, Kopfschmerzen, allergische Hauterscheinungen. Selten Magen-Darm-Störungen, Herzrhythmusstörungen. Knöchelödeme (Wassereinlagerung im Körpergewebe)	**Nur zweckmäßig zur** Behandlung der Angina Pectoris, wenn therapeutisch zweckmäßige Wirkstoffe wie Betablocker nicht angewendet werden können. Kalzium-Antagonist mit besonderer Wirkung auf die Erregungsleitung am Herzen.

Präparat	Wichtigste Nebenwirkungen	Empfehlung
Duranifin (D) Retardtabl., Uno-Retardtabl. Nifedipin *Rezeptpflichtig*	Kopfdruck, Gesichtsrötung, Beinödeme, Übelkeit, Magen-Darm-Störungen, Herzrasen, schwere Durchblutungsstörungen der Herzkranzgefäße bis zum Herzinfarkt möglich	**Nur zweckmäßig zur** Behandlung der stabilen Angina Pectoris. Diese Empfehlung gilt nur für den Wirkstoff Nifedipin mit verzögerter Freisetzung (Retard-Form). Bei akutem Herzinfarkt oder instabiler Angina Pectoris darf Nifedipin nicht verwendet werden.
Falicard (D) Filmtabl., Retardtabl. Verapamil *Rezeptpflichtig*	Magen-Darm-Störungen, Übelkeit, Ödeme, Kopfdruck, Störungen des Herzrhythmus, Verstärkung einer Herzschwäche	**Nur zweckmäßig zur** Behandlung aller Formen der Angina Pectoris, wenn therapeutisch zweckmäßige Wirkstoffe wie Betablocker nicht angewendet werden können. Kalzium-Antagonist (Verapamil) mit besonderer Wirkung auf die Erregungsleitung am Herzen.
ISDN-AL retard (D) Retard-Hartkaps. **ISDN-CT** (D) Tabl., Retardkaps. **ISDN HEXAL retard** (D) Retardkaps. *Wirkstoff:* Isosorbiddinitrat *Rezeptpflichtig*	Kopfschmerzen, Benommenheit, Übelkeit, Magen-Darm-Störungen, Blutdruckabfall, Herzklopfen. Bei hoher Dosierung Verengung der Herzkranzgefäße möglich	**Therapeutisch zweckmäßig** zur Langzeitbehandlung der Angina Pectoris (Anfallsprophylaxe), nicht für den akuten Anfall. Bei falschem Dosierschema (ohne Intervall) ist ein Wirksamkeitsverlust möglich.
ISDN-ratiopharm (D) Sublingualtabl., Retardkaps. **ISDN-STADA** (D) Tabl., Retardkaps. *Wirkstoff:* Isosorbiddinitrat *Rezeptpflichtig*	Kopfschmerzen, Benommenheit, Übelkeit, Magen-Darm-Störungen, Blutdruckabfall, Herzklopfen. Bei hoher Dosierung Verengung der Herzkranzgefäße möglich	**Therapeutisch zweckmäßig** zur Langzeitbehandlung der Angina Pectoris (Anfallsprophylaxe), nicht für den akuten Anfall. Bei falschem Dosierschema (ohne Intervall) ist ein Wirksamkeitsverlust möglich.
IS 5 mono-ratiopharm (D) Tabl., Retardtabl., Retardkaps. **ISMN AL/ retard** (D) Tabl., Retardkaps., Retardtabl. **ISMN Genericon** (Ö) Tabl., Retardkaps. *Wirkstoff:* Isosorbidmononitrat *Rezeptpflichtig*	Kopfschmerzen, Benommenheit, Übelkeit, Magen-Darm-Störungen, Blutdruckabfall, Herzklopfen. Bei hoher Dosierung Verengung der Herzkranzgefäße möglich	**Therapeutisch zweckmäßig** zur Langzeitbehandlung der Angina Pectoris (Anfallsprophylaxe), nicht für den akuten Anfall. Bei falschem Dosierschema (ohne Intervall) ist ein Wirksamkeitsverlust möglich.

Präparat	Wichtigste Nebenwirkungen	Empfehlung
ISMN HEXAL (Ö) Tabl. **ISMN-ratiopharm** (Ö) Tabl., Retardkaps. **ISMN Sandoz** (D) Tabl., Retardkaps., Retardtabl. **ISMN STADA** (D) Tabl., Retardkaps., Retardtabl. **ISMN-CT** (D) Tabl., Retardtabl. *Wirkstoff:* Isosorbidmononitrat *Rezeptpflichtig*	Kopfschmerzen, Benommenheit, Übelkeit, Magen-Darm-Störungen, Blutdruckabfall, Herzklopfen. Bei hoher Dosierung Verengung der Herzkranzgefäße möglich	**Therapeutisch zweckmäßig** zur Langzeitbehandlung der Angina Pectoris (Anfallsprophylaxe), nicht für den akuten Anfall. Bei falschem Dosierschema (ohne Intervall) ist ein Wirksamkeitsverlust möglich.
Isoket (D) Sublingualtabl., Tabl., Retardtabl., Retardkaps. Isosorbiddinitrat *Rezeptpflichtig*	Kopfschmerzen, Benommenheit, Übelkeit, Magen-Darm-Störungen, Blutdruckabfall, Herzklopfen. Bei hoher Dosierung Verengung der Herzkranzgefäße möglich	**Therapeutisch zweckmäßig** zur Langzeitbehandlung der Angina Pectoris (Anfallsprophylaxe), nicht für den akuten Anfall. Bei falschem Dosierschema (ohne Intervall) ist ein Wirksamkeitsverlust möglich.
Isoket (D) Dosierspray Isosorbiddinitrat *Rezeptpflichtig*	Kopfschmerzen, Benommenheit, Übelkeit, Magen-Darm-Störungen, Blutdruckabfall, Herzklopfen. Bei zu hoher Dosierung Verengung der Herzkranzgefäße	**Therapeutisch zweckmäßig bei** akutem Anfall und für die kurzzeitige Vorbeugung.
Isomonat (Ö) Tabl., Retarddrag. **Isomonit** (D) Tabl., Retardkaps., Retardtabl. Isosorbidmononitrat *Rezeptpflichtig*	Kopfschmerzen, Benommenheit, Übelkeit, Magen-Darm-Störungen, Blutdruckabfall, Herzklopfen. Bei hoher Dosierung Verengung der Herzkranzgefäße möglich	**Therapeutisch zweckmäßig zur** Langzeitbehandlung der Angina Pectoris (Anfallsprophylaxe), nicht für den akuten Anfall. Bei falschem Dosierschema (ohne Intervall) ist ein Wirksamkeitsverlust möglich.
Isoptin/ mite (D) Filmtabl. **Isoptin KHK retard** (D) Retardtabl. **Isoptin** (Ö) Drag., Retard-Filmtabl. Verapamil *Rezeptpflichtig*	Magen-Darm-Störungen, Übelkeit, Ödeme, Kopfdruck, Störungen des Herzrhythmus, Verstärkung einer Herzschwäche	**Nur zweckmäßig zur** Behandlung aller Formen der Angina Pectoris, wenn therapeutisch zweckmäßige Wirkstoffe wie Betablocker nicht angewendet werden können. Kalzium-Antagonist (Verapamil) mit besonderer Wirkung auf die Erregungsleitung am Herzen.

Präparat	Wichtigste Nebenwirkungen	Empfehlung
Meprolol/ retard (D) **Metobeta/ retard** (D) **metodura/ retard** (D) **Meto-Hennig/ retard** (D) **MetoHEXAL/ retard** (D/Ö) Tabletten, Retardtabletten *Wirkstoff:* Metoprolol *Rezeptpflichtig*	Langsamer Puls, Verstärkung einer Herzschwäche, Einschränkung der Sexualität. Vorsicht bei Asthma, Zuckerkrankheit und Durchblutungsstörungen der Gliedmaßen! Vorsicht: Medikament nicht plötzlich absetzen, weil sonst schwere Herzschädigungen auftreten können!	**Therapeutisch zweckmäßig zur** Langzeitbehandlung der Angina Pectoris (Betablocker).
Metoprolol (D/Ö) *Generika mit dem Namen Metoprolol + Firmenbezeichnung* Tabl., Retardtabl. *Wirkstoff:* Metoprolol *Rezeptpflichtig*	Langsamer Puls, Verstärkung einer Herzschwäche, Einschränkung der Sexualität. Vorsicht bei Asthma, Zuckerkrankheit und Durchblutungsstörungen der Gliedmaßen! Vorsicht: Medikament nicht plötzlich absetzen, weil sonst schwere Herzschädigungen auftreten können!	**Therapeutisch zweckmäßig zur** Langzeitbehandlung der Angina Pectoris (Betablocker).
Molsidomin retard – 1 A Pharma (D) Retardtabl. **Molsidomin AL** (D) Retardtabl. **Molsidomin Heumann** (D) Tabl., Retardtabl. **Molsidomin STADA** (D) Retardtabl. **MolsiHEXAL** (D) Retardtabl. *Wirkstoff:* Molsidomin *Rezeptpflichtig*	Kopfschmerzen, Übelkeit, allergische Hautreaktionen	**Therapeutisch zweckmäßig zur** Behandlung der Angina Pectoris, wenn Nitrate nicht wirksam sind oder nicht vertragen werden.
Monobeta retard (D) Retardtabl. **Monoclair/ retard** (D) Tabl., Retardkaps., Retardtabl. *Wirkstoff:* Isosorbidmononitrat *Rezeptpflichtig*	Kopfschmerzen, Benommenheit, Übelkeit, Magen-Darm-Störungen, Blutdruckabfall, Herzklopfen. Bei hoher Dosierung Verengung der Herzkranzgefäße möglich	**Therapeutisch zweckmäßig zur** Langzeitbehandlung der Angina Pectoris (Anfallsprophylaxe), nicht für den akuten Anfall. Bei falschem Dosierschema (ohne Intervall) ist ein Wirksamkeitsverlust möglich.

Präparat	Wichtigste Nebenwirkungen	Empfehlung
Monolong (D) Tabl., Retardkaps. **Mono Mack** (D) Tabl. **Mono Mack Depot** (D) Retardtabl. *Wirkstoff:* Isosorbidmononitrat *Rezeptpflichtig*	Kopfschmerzen, Benommenheit, Übelkeit, Magen-Darm-Störungen, Blutdruckabfall, Herzklopfen. Bei hoher Dosierung Verengung der Herzkranzgefäße möglich	**Therapeutisch zweckmäßig zur** Langzeitbehandlung der Angina Pectoris (Anfallsprophylaxe), nicht für den akuten Anfall. Bei falschem Dosierschema (ohne Intervall) ist ein Wirksamkeitsverlust möglich.
Nifedipin AL (D) Kaps., Retardkaps., Retardtabl. *Wirkstoff:* Nifedipin *Rezeptpflichtig*	Kopfdruck, Gesichtsrötung, Beinödeme, Übelkeit, Herzrasen, schwere Durchblutungsstörungen der Herzkranzgefäße bis zum Herzinfarkt möglich. Magen-Darm-Störungen	**Nur zweckmäßig zur** Behandlung der stabilen Angina Pectoris. Diese Empfehlung gilt nur für den Wirkstoff Nifedipin mit verzögerter Freisetzung (Retard-Form). Bei akutem Herzinfarkt oder instabiler Angina Pectoris darf Nifedipin nicht verwendet werden.
Nifedipin Genericon (Ö) Retard-Filmtabl. **Nifedipin-ratiopharm** (D) Kaps., Retardkaps., Tropfen, Retardtabl. *Wirkstoff:* Nifedipin *Rezeptpflichtig*	Kopfdruck, Gesichtsrötung, Beinödeme, Übelkeit, Herzrasen, schwere Durchblutungsstörungen der Herzkranzgefäße bis zum Herzinfarkt möglich. Magen-Darm-Störungen	**Nur zweckmäßig zur** Behandlung der stabilen Angina Pectoris. Diese Empfehlung gilt nur für den Wirkstoff Nifedipin mit verzögerter Freisetzung (Retard-Form). Bei akutem Herzinfarkt oder instabiler Angina Pectoris darf Nifedipin nicht verwendet werden.
Nifedipin STADA (Ö) Retard-Filmtabl. **NifeHEXAL/ uno** (D) Kaps., Retardtabl. Tropfen **Nifical** (D) Retardtabl. *Wirkstoff:* Nifedipin *Rezeptpflichtig*	Kopfdruck, Gesichtsrötung, Beinödeme, Übelkeit, Magen-Darm-Störungen, Herzrasen, schwere Durchblutungsstörungen der Herzkranzgefäße bis zum Herzinfarkt möglich	**Nur zweckmäßig zur** Behandlung der stabilen Angina Pectoris. Diese Empfehlung gilt nur für den Wirkstoff Nifedipin mit verzögerter Freisetzung (Retard-Form). Bei akutem Herzinfarkt oder instabiler Angina Pectoris darf Nifedipin nicht verwendet werden.
Nitrangin (D) Pumpspray Glyceroltrinitrat *Rezeptpflichtig*	Kopfschmerzen, Benommenheit, Übelkeit, Magen-Darm-Störungen, Blutdruckabfall, Herzklopfen. Bei hoher Dosierung Verengung der Herzkranzgefäße	**Therapeutisch zweckmäßig nur bei** akutem Anfall und für die kurzzeitige Vorbeugung.

Präparat	Wichtigste Nebenwirkungen	Empfehlung
Nitrolingual (D/Ö) Zerbeißkaps., Pumpspray, nur D: Zerbeiß-Mitekaps., Zerbeiß-Fortekaps. Glyceroltrinitrat (Nitroglycerin) **Nitrolingual akut** (D) Pumpspray *Rezeptpflichtig*	Kopfschmerzen, Benommenheit, Übelkeit, Magen-Darm-Störungen, Blutdruckabfall, Herzklopfen. Bei hoher Dosierung Verengung der Herzkranzgefäße	**Therapeutisch zweckmäßig zur** Behandlung von akuten Anfällen und für die kurzfristige Vorbeugung.
Norvasc (D/Ö) Tabl. Amlodipin *Rezeptpflichtig*	Kopfdruck, Gesichtsrötung, Beinödeme, Übelkeit, Herzrasen, Durchblutungsstörungen des Herzens, Magen-Darm-Störungen	**Nur zweckmäßig zur** Behandlung der stabilen und vasospastischen Angina Pectoris. Bei akutem Herzinfarkt oder instabiler Angina Pectoris darf der Kalzium-Antagonist Amlodipin nicht verwendet werden.
Pentalong (D) Tabl. Pentaerythrityltetranitrat *Rezeptpflichtig*	Kopfschmerzen, Magen-Darm-Beschwerden, allergische Hauterscheinungen	**Nur zweckmäßig zur** Behandlung der Angina Pectoris (Langzeitbehandlung und Vorbeugung). Pentaerythrityltetra ist nicht zur Behandlung des akuten Angina-Pectoris-Anfalls geeignet.
Procoralan (D/Ö) Filmtabl. Ivabradin *Rezeptpflichtig*	Sehr häufig vorübergehende Sehstörungen (verstärkte Helligkeit in einem begrenzten Bereich des Gesichtsfeldes), meist am Beginn der Behandlung. Stark verlangsamter Herzschlag, Herzstolpern, Kopfschmerzen, Schwindel. Gelegentlich Durchfall, Verschlechterung der Angina pectoris, Atemnot, Muskelkrämpfe, Übelkeit, Magen-Darm-Störungen	**Abzuraten** Ivabradin ist ein Ionenkanalblocker – ein Hemmstoff, der die Ionenkanäle im Sinusknoten des Herzens blockiert und dadurch die Anzahl der Herzschläge um durchschnittlich 10 pro Minute senkt. Das entlastet das Herz. Der Nutzen dieses Medikaments ist bis jetzt nicht ausreichend durch Untersuchungen belegt. Vertretbar nur als experimentelle Therapie, wenn andere Mittel nicht ausreichend wirken.

Präparat	Wichtigste Nebenwirkungen	Empfehlung
Ranexa (D/Ö) Retardtabl. Ranolazin *Rezeptpflichtig*	Schwindel, Kopfschmerzen, Magen-Darm-Störungen (Verstopfung, Übelkeit, Erbrechen, Bauchschmerzen, Blähungen), Kraftlosigkeit	**Möglicherweise zweckmäßig** als Zusatztherapie der chronisch stabilen Angina Pectoris, wenn Standardmittel nicht ausreichend wirksam sind oder nicht vertragen werden.
Rocornal (D) Kaps. Trapidil *Rezeptpflichtig*	Magen-Darm-Beschwerden, Kopfschmerzen, Schwindel, Leberschäden	**Wenig zweckmäßig** zur Behandlung der koronaren Herzkrankheit. Gefäßerweiterndes Mittel. Vertretbar nur, wenn zweckmäßige Mittel nicht verwendet werden können. Bisher unzureichend erprobt.
Selectol (D) Filmtabl. Celiprolol *Rezeptpflichtig*	Langsamer Puls, Verstärkung einer Herzschwäche, Einschränkung der Sexualität. Vorsicht bei Asthma, Zuckerkrankheit und Durchblutungsstörungen der Gliedmaßen! Vorsicht: Medikament nicht plötzlich absetzen, weil sonst schwere Herzschädigungen auftreten können!	**Therapeutisch zweckmäßig zur** Langzeitbehandlung der stabilen Angina Pectoris (Betablocker).
Syscor (Ö) Filmtabl. Nisoldipin *Rezeptpflichtig*	Sehr häufig Kopfschmerzen, Kopfdruck, Gesichtsrötung, Beinödeme, Übelkeit, Herzrasen, erhöhtes Herzinfarktrisiko, Magen-Darm-Störungen	**Nur zweckmäßig zur** Behandlung der stabilen Angina Pectoris. Bei akutem Herzinfarkt oder instabiler Angina Pectoris darf der Kalzium-Antagonist Nisoldipin nicht verwendet werden.
Tenormin (D/Ö) Filmtabl. Atenolol *Rezeptpflichtig*	Langsamer Puls, Verstärkung einer Herzschwäche, Einschränkung der Sexualität. Vorsicht bei Asthma, Zuckerkrankheit und Durchblutungsstörungen der Gliedmaßen! Vorsicht: Medikament nicht plötzlich absetzen, weil sonst schwere Herzschädigungen auftreten können!	**Therapeutisch zweckmäßig zur** Langzeitbehandlung der stabilen Angina Pectoris (Betablocker).

Präparat	Wichtigste Nebenwirkungen	Empfehlung
VeraHEXAL (D) Filmtabl., Retardkaps. **VeraHEXAL KHK** (D) Retardtabl. **VeraHEXAL RR** (D) Retardtabl. **Vera-Lich** (D) Filmtabl., Retardtabl. *Wirkstoff:* Verapamil *Rezeptpflichtig*	Magen-Darm-Störungen, Übelkeit, Ödeme, Kopfdruck, Störungen des Herzrhythmus, Verstärkung einer Herzschwäche	**Nur zweckmäßig zur** Behandlung aller Formen der Angina Pectoris, wenn therapeutisch zweckmäßige Wirkstoffe wie Betablocker nicht angewendet werden können. Kalzium-Antagonist (Verapamil) mit besonderer Wirkung auf die Erregungsleitung am Herzen.
Veramex (D) Filmtabl., Retardtabl. **Verapamil – 1 A Pharma** (D) Filmtabl. **Verapamil retard – 1 A Pharma** (D) Retardtabl. **Verapamil AL** (D) Filmtabl., Retardtabl. **Verapamil-ratiopharm N** (D) Filmtabl. **Verapabene** (Ö) Filmtabl. *Wirkstoff:* Verapamil *Rezeptpflichtig*	Magen-Darm-Störungen, Übelkeit, Ödeme, Kopfdruck, Störungen des Herzrhythmus, Verstärkung einer Herzschwäche	**Nur zweckmäßig zur** Behandlung der Angina Pectoris, wenn therapeutisch zweckmäßige Wirkstoffe wie Betablocker nicht angewendet werden können. Kalzium-Antagonist (Verapamil) mit besonderer Wirkung auf die Erregungsleitung am Herzen.

12.4. Durchblutungsfördernde Mittel

Solche Mittel können bei anfallsweise auftretenden (= funktionell bedingten) Durchblutungsstörungen unter Umständen kurzfristig sinnvoll sein. In den meisten Fällen handelt es sich jedoch um organisch bedingte (z. B. durch Arteriosklerose = »Gefäßverkalkung«) Durchblutungsstörungen, bei denen solche Mittel in der seriösen medizinischen Fachliteratur fast einhellig als »fragwürdig«, »enttäuschend«, »nutzlos« oder »nicht überzeugend nachgewiesen« bezeichnet werden.

Die Arzneimittelkommission der Deutschen Ärzteschaft ist in ihrer Bewertung solcher Mittel sogar noch schärfer:

Gefäßerweiternde Mittel führen »bei blutdruckneutraler Dosierung zu keiner Mehrdurchblutung«. Und: »Bei höherer Dosierung kommt es ... zu einer *unerwünschten Minderdurchblutung* der durchblutungsgestörten Region ...« Vernichtendes Urteil der Kommission: Die Verabreichung solcher Mittel »ist deshalb bei organischen Durchblutungsstörungen unangebracht«.

Das Urteil ihres eigenen Fachgremiums beeindruckt die deutschen Ärzte jedoch kaum: Im Jahr 2012 verschrieben sie immer noch 4,5 Millionen Packungen (im Jahr 1997 waren es noch mehr als 19 Millionen), fast immer bei organischen Durchblutungsstörungen.

Ursachen der Gefäßverengung in Armen und Beinen

Wenn die Gefäße verengt sind, ist die lebensnotwendige Versorgung des Gewebes mit Sauerstoff gefährdet. Ursachen dafür können sein:
- Abklemmungen von außen (z. B. »eingeschlafene Füße«)
- Verdickung der Gefäßwand
- anfallsweise auftretende Blutgefäßkrämpfe, bei denen die Blutgefäße noch intakt sind (z. B. Raynaud-Syndrom)
- Einengung durch Blutgerinnsel (Thrombosen, Embolien)
- Nebenwirkungen von Suchtmitteln wie Nikotin

Behandlung bei »Arterienverkalkung«

In neun von zehn Fällen sind Durchblutungsstörungen der Gliedmaßen (periphere Durchblutungsstörungen) durch »Arterienverkalkung« verursacht.

Aufhören zu rauchen, eine sinnvolle Diät, sich nicht extremer Kälte aussetzen, gezieltes körperliches Training, wenn notwendig: Behandlung von Zuckerkrankheit und zu hohem Cholesterinspiegel – dies sind die sinnvollsten Maßnahmen.

Gefäßerweiternde Mittel verursachen nach Meinung der amerikanischen Ärzteschaft bei dieser Erkrankung mehr Schaden als Nutzen.

Auch die sogenannte »Claudicatio intermittens« (zeitweises Hinken) wird durch gefäßerweiternde Mittel nicht verbessert.

Der Claudicatio-Wirkstoff Pentoxifyllin (enthalten z. B. in *Generika mit dem Namen Pento oder Pentoxifyllin + Firmenbezeichnung, Trental*) ist in Deutschland ein häufig verwendetes Mittel. Die Fachpublikation »Arzneimittel-Kursbuch« bewertet Pentoxifyllin folgendermaßen: Wirksamkeit »nicht erwiesen« und therapeutischer Nutzen »nicht fassbar«. In Schweden erhielt dieses Mittel wegen des fragwürdigen Nutzens gar keine Zulassung. Die Fachwelt diskutiert mögliche Netzhautblutungen im Zusammenhang mit der Verwendung von Pentoxifyllin.

Auch der Wirkstoff Naftidrofuryl (enthalten in *Dusodril, Generika mit dem Namen Nafti + Firmenbezeichnung*) wird von seriösen Fachleuten als fragwürdig bezeichnet.

Dieses Mittel ist, wenn überhaupt, nur bei anfallsweise auftretenden (funktionell bedingten) Durchblutungsstörungen möglicherweise sinnvoll.

Bei Patienten im fortgeschrittenen Stadium von Arterienverkalkung kommen unter Umständen chirurgische oder angioplastische Maßnahmen infrage, etwa wie die Erweiterung der Arterien mittels Ballonkatheter.

Ginkgo-Präparate

Arzneimittel, die Extrakte aus den Blättern des Ginkgo-Baumes enthalten (z. B. *Cefavora, Craton, Gingobeta, Generika mit dem Namen Ginkgo + Firmenbezeichnung, Kaveri, Rökan, Tebonin*), sind in Deutschland Umsatzrenner und sollen gegen Hirnfunktionsstörungen und bei »Claudicatio intermittens« (zeitweises Hinken) nützen.

Sowohl die deutsche Fachpublikation »Arzneimittel-Kursbuch« als auch die österreichische Fachzeitschrift »Pharmainformation« stufen die Wirksamkeit von Ginkgo-Extrakten als fragwürdig ein. Wegen des erhöhten Risikos von Herz-Kreislauf-Erkrankungen und Schlaganfällen raten wir von der Verwendung ab. In neuen amerikanischen Studien wird sogar der Verdacht geäußert, dass Ginkgo-Extrakte krebserregend wirken.

Therapie bei anfallsweise auftretenden Durchblutungsstörungen (funktionell bedingt)

Gefäßkrämpfe treten meist in den Fingern auf. Sie werden blutleer und fühlen sich taub an. Diese Krämpfe sind oft durch psychischen Stress verursacht, können aber auch durch Kälte oder Substanzen wie Betablocker, das Kopfschmerz- und Migränemittel Ergotamin, das blutdrucksteigernde Mittel Dihydroergotamin oder das Parkinsonmittel Bromocriptin ausgelöst werden.

Anfälle von Gefäßkrämpfen können oft durch Vermeidung von Kälte und psychischem Stress verhindert werden. Beruhigung und Entspannung sind ebenfalls hilfreich.

Bei schweren Fällen, bei denen diese Maßnahmen nichts nützen, können gefäßerweiternde Mittel hilfreich sein. Sie sollten jedoch nur kurzfristig verwendet werden.

Therapie bei Durchblutungsstörungen des Gehirns

Generell gilt, dass

a) alle nichtmedikamentösen Behandlungsformen (aufhören zu rauchen, körperliche Bewegung, Ernährungsumstellung) nach übereinstimmender Meinung fast aller Fachleute Vorrang haben

b) durchblutungsfördernde Mittel, die beim akuten Schlaganfall im Krankenhaus eingesetzt werden können, nicht unbedingt zur Dauerbehandlung in Tablettenform geeignet sind. In vielen Fällen genügt eine »Ausklingphase« von drei bis sechs Monaten

c) eine Dauerbehandlung vor allem mit jenen Mitteln durchgeführt werden soll, für die ein Nutzen für die Anwendung: »Vorbeugung eines weiteren Schlaganfalls« nachgewiesen wurde (z. B. Acetylsalicylsäure, enthalten z. B. in *Thrombo ASS*).

Schmerzen bei Durchblutungsstörungen

Bei Schmerzen kann die kurzfristige Einnahme von Mitteln wie Acetylsalicylsäure (z. B. *Aspirin, Generika mit dem Namen ASS + Firmenbezeichnung*) oder Codein (siehe z. B. in *Dolviran N*) sinnvoll sein. Die bei manchen durchblutungsfördernden Mitteln beobachtete Besserung der Krankheitserscheinungen beruht möglicherweise auf einer leichten schmerzlindernden Wirkung dieser Substanzen.

12.4. Durchblutungsfördernde Mittel

Präparat	Wichtigste Nebenwirkungen	Empfehlung
Cefavora WM (D/Ö) Tropfen Urtinkturen von Mistel, Weißdorn (Crataegus)	Allergische Hautreaktionen möglich. Tropfen enthalten Alkohol!	**Homöopathisches Mittel** mit Urtinkturen. Therapeutische Wirksamkeit zweifelhaft. Undefinierte Crataegus-Zubereitungen sollten nicht verwendet werden.
Craton (D) Filmtabl. Trockenextrakt aus Ginkgo-biloba-Blättern	Kopfschmerzen, Magen-Darm-Beschwerden. Allergische Hautreaktionen möglich. Erhöhtes Risiko von Herz-Kreislauf-Erkrankungen und Schlaganfällen	**Abzuraten** Pflanzliches Mittel. Therapeutische Wirksamkeit zweifelhaft.

Präparat	Wichtigste Nebenwirkungen	Empfehlung
Dusodril/ forte/ retard (D/Ö) Kaps., Filmtabl., Drag. Naftidrofuryl *Rezeptpflichtig*	Übelkeit, Magen-Darm-Störungen, Schwindel, Schlafstörungen	**Wenig zweckmäßig** Nur bei anfallsweise (funktionell bedingten) auftretenden Durchblutungsstörungen möglicherweise kurzfristig wirksam.
Gingium (D) Filmtabl., Tropfen Trockenextrakt aus Ginkgo-biloba-Blättern	Kopfschmerzen, Magen-Darm-Beschwerden. Allergische Hautreaktionen möglich. Erhöhtes Risiko von Herz-Kreislauf-Erkrankungen und Schlaganfällen	**Abzuraten** Pflanzliches Mittel. Therapeutische Wirksamkeit zweifelhaft.
Ginkgo biloba comp.- Hevert (D) Tropfen Ginkgo biloba D3, Aurum coll. D8, Alkohol	Allergische Hautreaktionen möglich. Tropfen enthalten Alkohol!	**Wenig zweckmäßig** Homöopathisches Mittel. Therapeutische Wirksamkeit zweifelhaft.
Ginkobil-ratiopharm (D) Filmtabl., Tropfen Trockenextrakt aus Ginkgo-biloba-Blättern	Kopfschmerzen, Magen-Darm-Beschwerden. Allergische Hautreaktionen möglich. Erhöhtes Risiko von Herz-Kreislauf-Erkrankungen und Schlaganfällen	**Abzuraten** Pflanzliches Mittel. Therapeutische Wirksamkeit zweifelhaft.
Kaveri (D) Filmtabl., Tropfen Trockenextrakt aus Ginkgo biloba (Ginkgo-flavonglykoside)	Kopfschmerzen, Magen-Darm-Beschwerden. Allergische Hautreaktionen möglich. Erhöhtes Risiko von Herz-Kreislauf-Erkrankungen und Schlaganfällen	**Abzuraten** Pflanzliches Mittel. Therapeutische Wirksamkeit zweifelhaft.
Nafti-ratiopharm retard (D) Retardkaps. **Naftilong** (D) Retardkaps. Naftidrofuryl *Rezeptpflichtig*	Übelkeit, Magen-Darm-Störungen, Schwindel, Schlafstörungen	**Wenig zweckmäßig** Nur bei anfallsweise (funktionell bedingten) auftretenden Durchblutungsstörungen möglicherweise kurzfristig wirksam.
Pentomer (Ö) Amp., Retard-Filmtabl. **PentoHEXAL** (D) Amp., Retardtabl. *Wirkstoff:* Pentoxifyllin *Rezeptpflichtig*	Übelkeit, Magen-Darm-Störungen, Hautrötung, Blutdrucksenkung, periphere Ödeme	**Wenig zweckmäßig** Nur bei anfallsweise (funktionell bedingten) auftretenden Durchblutungsstörungen möglicherweise kurzfristig wirksam.

Präparat	Wichtigste Nebenwirkungen	Empfehlung
Pletal (D) Tabl. Cilostazol *Rezeptpflichtig*	Sehr häufig Kopfschmerzen, Herzklopfen, Durchfall, Schwindel. Häufig Herzrhythmusstörungen, Ödeme, Brustschmerzen. Blutungen, Lungenentzündung, Nierenversagen, Hepatitis und schwere Hauterkrankungen	**Abzuraten** bei Durchblutungsstörungen an den Beinen (Claudicatio intermittens). Nur geringfügige Verlängerung der schmerzfreien Gehstrecke. Ungünstiges Nutzen-Risiko-Verhältnis.
Rökan/ novo/ plus (D) Filmtabl., Tropfen Trockenextrakt aus Ginkgo-biloba-Blättern	Kopfschmerzen, Magen-Darm-Beschwerden. Allergische Hautreaktionen möglich. Erhöhtes Risiko von Herz-Kreislauf-Erkrankungen und Schlaganfällen	**Abzuraten** Pflanzliches Mittel. Therapeutische Wirksamkeit zweifelhaft.
Tebonin forte (D) Filmtabl., Tropfen **Tebonin intens/ -spezial** (D) Filmtabl. Trockenextrakt aus Ginkgo-biloba-Blättern *Rezeptpflichtig* (Ö)	Kopfschmerzen, Magen-Darm-Beschwerden. Allergische Hautreaktionen möglich. Erhöhtes Risiko von Herz-Kreislauf-Erkrankungen und Schlaganfällen	**Abzuraten** Pflanzliches Mittel. Therapeutische Wirksamkeit zweifelhaft.
Trental (D/Ö) Retardtabl., Infusionslösung, nur Ö: Filmtabl., Amp. Pentoxifyllin *Rezeptpflichtig*	Übelkeit, Magen-Darm-Störungen, Hautrötung, Blutdrucksenkung, periphere Ödeme	**Wenig zweckmäßig** Nur bei anfallsweise (funktionell bedingten) auftretenden Durchblutungsstörungen möglicherweise kurzfristig wirksam.

12.5. Mittel gegen Herzschwäche

Von Herzschwäche (Herzinsuffizienz) spricht man, wenn das Herz nicht mehr genügend Kraft hat, um eine ausreichende Blutzirkulation zu gewährleisten.

Die Ursachen der Herzschwäche können vielfältig sein: Bluthochdruck, Herzmuskelentzündung, Herzinfarkt, akutes rheumatisches Fieber etc.

Behandlung der Herzschwäche

Folgende Maßnahmen gelten als sinnvoll:
– Behandlung der zugrunde liegenden Krankheit – falls möglich. Damit beseitigt man die Herzschwäche oft ganz oder zumindest teilweise.

- Körperliche Schonung und salzarme Diät (eine salzarme Diät ist jedoch nur bei sogenannten salzempfindlichen Personen sinnvoll). Diese beiden Maßnahmen werden nach Ansicht der Arzneimittelkommission der Deutschen Ärzteschaft wahrscheinlich zu wenig genutzt.
- Als sinnvollste Medikamente bei Herzinsuffizienz gelten ACE-Hemmer und/oder harntreibende Mittel (Diuretika).
- Digitalis-Medikamente (z. B. *Beta-Acetyldigoxin-ratiopharm, Digimerck, Digitoxin AWD, Digostada, Lanatilin, Novodigal*) kommen dann in Betracht, wenn ACE-Hemmer und Diuretika nicht ausreichend wirksam sind.
- Patienten, die ACE-Hemmer, Diuretika oder ein Digitalis-Mittel einnehmen, sollten dieses nicht eigenmächtig absetzen, weil sich der Gesundheitszustand dadurch erheblich verschlechtern kann.

ACE-Hemmer

Folgende Wirkstoffe zählen zur Gruppe der ACE-Hemmer:
- Benazepril (enthalten z. B. in *Cibacen*)
- Captopril (enthalten z. B. in *Generika mit dem Namen Captopril + Firmenbezeichnung*)
- Cilazapril (enthalten z. B. in *Inhibace Roche*)
- Enalapril (enthalten z. B. in *Generika mit dem Namen Enalapril + Firmenbezeichnung*)
- Fosinopril (enthalten z. B. in *Fosinorm, Fositens*)
- Lisinopril (enthalten z. B. in *Generika mit dem Namen Lisinopril + Firmenbezeichnung*)
- Quinapril (enthalten z. B. in *Accupro, Accuzide*)
- Ramipril (enthalten z. B. in *Generika mit dem Namen Ramipril + Firmenbezeichnung*)

ACE-Hemmer wirken bei allen Schweregraden der chronischen Herzschwäche.

Ein Problem dieser Mittel sind die möglichen *Nebenwirkungen:* unstillbarer Reizhusten bei mehr als 10 Prozent aller Patienten, seltener auch Nierenfunktionsstörungen, lebensbedrohlicher Kaliumüberschuss im Körper sowie Blutbildungsstörungen und Leberschäden. Der Beginn einer Behandlung mit solchen Mitteln muss deshalb vorsichtig eingeleitet und vom Arzt sorgfältig überwacht werden.

Angiotensin-II-Antagonisten (Sartane)

Für solche Mittel (z. B. Losartan in *Cosaar, Lorzaar*) gibt es bei Herzschwäche bis jetzt keinen Nachweis dafür, dass sie besser wirken als die bewährten ACE-Hemmer. Auch die Sicherheit ist bis jetzt nur unzureichend belegt. Das Berliner »arznei-telegramm« kommt zu dem Schluss, dass diese Mittel bis jetzt nicht empfohlen werden können.

Entwässernde Mittel (Diuretika)

Bei chronischer Herzschwäche sind entwässernde Mittel vom Typ der Thiazide wie etwa *Esidrix* oder *Generika mit dem Namen HCT + Firmenbezeichnung* Mittel der ersten Wahl.

Digitalis (herzwirksame Glykoside)

Diese Mittel gelten seit einigen Jahren nicht mehr als erste Wahl bei der Behandlung der Herzschwäche und sollten nur dann verwendet werden, wenn ACE-Hemmer und Diuretika nicht verwendet werden können oder in ihrer Wirkung nicht ausreichen.

Es gibt folgende Digitalis-Wirkstoffe:
– Beta-Acetyldigoxin (enthalten z. B. in *Beta-Acetyldigoxin-ratiopharm, Digostada, Novodigal*)
– Digitoxin (enthalten z. B. in *Digimed, Digimerck, Digitoxin AWD*).

Da jedes Digitalis-Medikament individuell dosiert werden muss, sollte man wegen der Gefahr von Vergiftungen nur dann von einem Medikament auf ein anderes überwechseln, wenn es unbedingt notwendig ist.

Problematisch: die Dosierung bei Digitalis

Die Verwendung von Digitalis-Mitteln ist nicht ungefährlich, weil die Spannweite zwischen einer therapeutisch wirksamen Dosis und einer giftigen Dosis relativ klein ist. Die wirksame Dosierung von Digitalis-Präparaten ist nicht nur von Patient zu Patient verschieden, sondern schwankt auch beim selben Patienten. Sie muss daher individuell festgelegt werden und hängt vom Alter, vom Körpervolumen und eventuell bestehenden Schädigungen verschiedener Organe ab (Leber, Nieren).

Digitalis-Präparate zum Schlucken brauchen längere Zeit, um voll wirksam zu werden. Bei Digitoxin dauert es drei bis vier Wochen, falls nicht zu Beginn der Therapie höhere Dosierungen als bei einer Dauertherapie verabreicht werden. Die richtige Dosierung kann der Arzt nur durch genaue Beobachtung der Patienten feststellen.

Anzeichen von Vergiftungen können sein: Herzrhythmusstörungen, Sehstörungen, Erbrechen, Bauchschmerzen, psychische Störungen. Ältere Menschen haben oft andere Vergiftungssymptome als jüngere. Bei ihnen treten häufig Verwirrtheit, Depression und sogar Psychosen, bei jüngeren eher Erbrechen, Übelkeit und zu langsamer Herzrhythmus auf.

Wichtig: Bei Anzeichen von Vergiftung sollte sofort ein Arzt aufgesucht werden!

Pflanzliche Mittel

Abzuraten ist von pflanzlichen Kombinationsmitteln wie *Miroton*, weil die Wirksamkeit der Inhaltsstoffe zweifelhaft ist und diese außerdem unzureichend standardisiert sind. Zur Behandlung der Herzschwäche ist dies jedoch unbedingt notwendig.

Mittel für die kleine Herztherapie (»Altersherz«)

Die Wirksamkeit von Mitteln wie Weißdornextrakt (*Crataegutt, Diacard*) und anderen ist zwar fragwürdig, andererseits sind keine oder nur leichte Nebenwirkungen zu erwarten. Eine Verwendung von pflanzlichen oder homöopathischen Mitteln für die »kleine Herztherapie« halten wir für vertretbar, wenn damit nicht eine eventuell notwendige Behandlung mit wirksamen Mitteln unterlassen wird.

Diese Mittel werden vorzugsweise zur Unterstützung des Herzens eingesetzt. Zur Behandlung einer diagnostizierten Herzinsuffizienz sind sie dagegen ungeeignet.

12.5.1. Mittel gegen Herzschwäche

Präparat	Wichtigste Nebenwirkungen	Empfehlung
Accupro (D/Ö) Filmtabl. Quinalapril *Rezeptpflichtig*	Häufig Husten. Entzündungen der Atemwege (selten lebensbedrohliche Schwellungen mit Atemnot). Magen-Darm-Störungen, Übelkeit, Kopfschmerzen, Schwindel (besonders bei Lagewechsel), Hauterscheinungen (z. B. Ausschlag), Haarausfall. Störungen des Salzhaushaltes (zu viel Kalium im Blut)	**Therapeutisch zweckmäßig bei** Herzmuskelschwäche (Herzinsuffizienz). ACE-Hemmer.

Präparat	Wichtigste Nebenwirkungen	Empfehlung
ACE Hemmer-ratiopharm (D) Tabl. Captopril *Rezeptpflichtig*	Häufig Husten. Entzündungen der Atemwege (selten lebensbedrohliche Schwellungen mit Atemnot). Magen-Darm-Störungen, Kopfschmerzen, Schwindel, Hauterscheinungen (z. B. Ausschlag), Blutschäden, Geschmacksstörungen, Haarausfall. Störungen des Salzhaushaltes (zu viel Kalium im Blut)	**Therapeutisch zweckmäßig bei** Herzmuskelschwäche (Herzinsuffizienz). ACE-Hemmer. Vorzuziehen sind aber neuere ACE-Hemmer mit besserer Wirksamkeit und längerer Wirkdauer (z. B. Enalapril oder Lisinopril).
Acemin (Ö) Tabl. Lisinopril *Rezeptpflichtig*	Häufig Husten. Entzündungen der Atemwege (selten lebensbedrohliche Schwellungen mit Atemnot). Magen-Darm-Störungen, Übelkeit, Kopfschmerzen, Schwindel (besonders bei Lagewechsel), Hauterscheinungen (z. B. Ausschlag), Haarausfall. Störungen des Salzhaushaltes (zu viel Kalium im Blut)	**Therapeutisch zweckmäßig bei** Herzmuskelschwäche (Herzinsuffizienz). ACE-Hemmer.
Benalapril (D) Tabl. Enalapril *Rezeptpflichtig*	Häufig Husten. Entzündungen der Atemwege (selten lebensbedrohliche Schwellungen mit Atemnot). Magen-Darm-Störungen, Übelkeit, Kopfschmerzen, Schwindel (besonders bei Lagewechsel), Hauterscheinungen (z. B. Ausschlag), Haarausfall. Störungen des Salzhaushaltes (zu viel Kalium im Blut)	**Therapeutisch zweckmäßig bei** Herzmuskelschwäche (Herzinsuffizienz). ACE-Hemmer.
Beta-Acetyldigoxin-ratiopharm (D) Tabl. Beta-Acetyldigoxin *Rezeptpflichtig*	Bei Überdosierung Farbsehen, Brechreiz, Übelkeit, Herzrhythmusstörungen	**Nur zweckmäßig, wenn** ACE-Hemmer und Diuretika nicht ausreichend wirken. Dosierungs- und Einnahmevorschriften besonders genau beachten. Alte Menschen und Patienten mit Niereninsuffizienz (Nierenschwäche) sollten besser Digitoxin-Präparate (z. B. *Digimerck*) verwenden.

Präparat	Wichtigste Nebenwirkungen	Empfehlung
Captobeta (D) **CaptoHEXAL** (D) **Captopril –** **1 A Pharma** (D) Tabletten *Wirkstoff:* Captopril *Rezeptpflichtig*	Häufig Husten. Entzündungen der Atemwege (selten lebensbedrohliche Schwellungen mit Atemnot). Magen-Darm-Störungen, Kopfschmerzen, Schwindel, Hauterscheinungen (z. B. Ausschlag), Blutschäden, Geschmacksstörungen, Haarausfall. Störungen des Salzhaushaltes (zu viel Kalium im Blut)	**Therapeutisch zweckmäßig bei** Herzmuskelschwäche (Herzinsuffizienz). ACE-Hemmer. Vorzuziehen sind aber neuere ACE-Hemmer mit besserer Wirksamkeit und längerer Wirkdauer (z. B. Enalapril oder Lisinopril).
Captopril AbZ (D) **Captopril AL** (D) **Captopril-ratiopharm** (Ö) Tabletten *Wirkstoff:* Captopril *Rezeptpflichtig*	Häufig Husten. Entzündungen der Atemwege (selten lebensbedrohliche Schwellungen mit Atemnot). Magen-Darm-Störungen, Kopfschmerzen, Schwindel, Hauterscheinungen (z. B. Ausschlag), Blutschäden, Geschmacksstörungen, Haarausfall. Störungen des Salzhaushaltes (zu viel Kalium im Blut)	**Therapeutisch zweckmäßig bei** Herzmuskelschwäche (Herzinsuffizienz). ACE-Hemmer. Vorzuziehen sind aber neuere ACE-Hemmer mit besserer Wirksamkeit und längerer Wirkdauer (z. B. Enalapril oder Lisinopril).
Cibacen (D) Filmtabl. Benazepril *Rezeptpflichtig*	Häufig Husten, Magen-Darm-Störungen, Atemnot, Kopfschmerzen, Schwindel, Hauterscheinungen (z. B. Ausschlag), Blutdruckabfall. Selten Blutschäden, Geschmacksstörungen, Haarausfall. Störungen des Salzhaushaltes (zu viel Kalium im Blut)	**Therapeutisch zweckmäßig bei** Herzmuskelschwäche (Herzinsuffizienz). ACE-Hemmer.
Concor COR (D/Ö) Filmtabl. Bisoprolol *Rezeptpflichtig*	Verminderte Tränenproduktion, langsamer Puls, Herzschwäche, Atemnot bei körperlicher Belastung, Einschränkung der Sexualität. Vorsicht bei Asthma, Zuckerkrankheit und Durchblutungsstörungen der Gliedmaßen! Schwere Herzschädigungen bei plötzlichem Absetzen des Medikaments möglich	**Therapeutisch zweckmäßig bei** Herzmuskelschwäche (Herzinsuffizienz). Betablocker.

Präparat	Wichtigste Nebenwirkungen	Empfehlung
Corvo (D) Tabl. Enalapril *Rezeptpflichtig*	Häufig Husten. Entzündungen der Atemwege (selten lebensbedrohliche Schwellungen mit Atemnot). Magen-Darm-Störungen, Übelkeit, Kopfschmerzen, Schwindel (besonders bei Lagewechsel), Hauterscheinungen (z. B. Ausschlag), Haarausfall. Störungen des Salzhaushaltes (zu viel Kalium im Blut)	**Therapeutisch zweckmäßig bei** Herzmuskelschwäche (Herzinsuffizienz). ACE-Hemmer.
Cosaar (Ö) Filmtabl. Losartan *Rezeptpflichtig*	Magen-Darm-Störungen, Blutdruckabfall bei Lagewechsel, Atemnot, Kopfschmerzen, Schlafstörungen, Schwindel, Durchfall, Leberschäden, Muskelschmerzen, Hauterscheinungen (z. B. Ausschlag), Haarausfall. Störungen des Salzhaushaltes (zu viel Kalium im Blut)	**Möglicherweise zweckmäßig bei** Herzschwäche. Vertretbar nur, wenn ACE-Hemmer (z. B. Enalapril) nicht eingesetzt werden können.
Coversum Arginin (D/Ö) Filmtabl. Perindopril *Rezeptpflichtig*	Häufig Husten. Entzündungen der Atemwege (selten lebensbedrohliche Schwellungen mit Atemnot). Magen-Darm-Störungen, Übelkeit, Kopfschmerzen, Schwindel (besonders bei Lagewechsel), Hauterscheinungen (z. B. Ausschlag), Haarausfall. Störungen des Salzhaushaltes (zu viel Kalium im Blut)	**Therapeutisch zweckmäßig bei** Herzmuskelschwäche (Herzinsuffizienz). ACE-Hemmer.
Delix/ protect (D) Tabl. Ramipril *Rezeptpflichtig*	Häufig Husten. Entzündungen der Atemwege (selten lebensbedrohliche Schwellungen mit Atemnot). Magen-Darm-Störungen, Übelkeit, Kopfschmerzen, Schwindel (besonders bei Lagewechsel), Hauterscheinungen (z. B. Ausschlag), Haarausfall. Störungen des Salzhaushaltes (zu viel Kalium im Blut)	**Therapeutisch zweckmäßig bei** geringer bis mäßiger Herzmuskelschwäche (Herzinsuffizienz) nach Herzinfarkt. ACE-Hemmer.

Präparat	Wichtigste Nebenwirkungen	Empfehlung
Digimed (D) Tabl. **Digimerck** (D/Ö) Amp., Tabl. **Digitoxin AWD** (D) Tabl. Digitoxin *Rezeptpflichtig*	Bei Überdosierung Farbsehen, Brechreiz, Übelkeit, Herzrhythmusstörungen. Lösung enthält Alkohol!	**Nur zweckmäßig, wenn** ACE-Hemmer und Diuretika nicht ausreichend wirken. Auch geeignet für alte Menschen und Patienten mit Niereninsuffizienz (Nierenschwäche). Dosierungs- und Einnahmevorschriften besonders genau beachten.
Digostada (D) Tabl., Mitetabl. Beta-Acetyldigoxin *Rezeptpflichtig*	Bei Überdosierung Farbsehen, Brechreiz, Übelkeit, Herzrhythmusstörungen	**Nur zweckmäßig, wenn** ACE-Hemmer und Diuretika nicht ausreichend wirken. Dosierungs- und Einnahmevorschriften besonders genau beachten. Alte Menschen und Patienten mit Niereninsuffizienz (Nierenschwäche) sollten besser Digitoxin-Präparate (z. B. *Digimerck*) verwenden.
Dilatrend (D/Ö) Tabl. Carvedilol *Rezeptpflichtig*	Müdigkeit, Schwindel bei Lagewechsel des Körpers, langsamer Puls, Herzschwäche, Atemnot bei körperlicher Belastung, Einschränkung der Sexualität. Vorsicht bei Asthma und Zuckerkrankheit! Schwere Herzschädigungen bei plötzlichem Absetzen des Medikaments möglich	**Therapeutisch zweckmäßig bei** Herzmuskelschwäche (Herzinsuffizienz). Betablocker.
Enabeta comp (D) Tabl. Enalapril, Hydrochlorothiazid *Rezeptpflichtig*	Abfall des Blutdrucks (Vorsicht bei Einnahme anderer blutdrucksenkender Mittel!), Husten, Schwindel, Benommenheit, Kopfschmerzen, Depressionen, Übelkeit, Durchfall, Geschmacksveränderung, verschwommenes Sehen, Elektrolytstörungen (vor allem Kaliumverluste), Muskelkrämpfe, Hautausschlag, Kraftlosigkeit, Müdigkeit	**Therapeutisch zweckmäßig bei** Herzmuskelschwäche (Herzinsuffizienz). Sinnvolle Kombination von ACE-Hemmer und Diuretikum.

Präparat	Wichtigste Nebenwirkungen	Empfehlung
EnaHEXAL (D) **Enalagamma** (D) **Enalapril** – **1 A Pharma** (D/Ö) **Enalapril AbZ** (D) Tabletten *Wirkstoff:* Enalapril *Rezeptpflichtig*	Häufig Husten. Entzündungen der Atemwege (selten lebensbedrohliche Schwellungen mit Atemnot). Magen-Darm-Störungen, Übelkeit, Kopfschmerzen, Schwindel (besonders bei Lagewechsel), Hauterscheinungen (z. B. Ausschlag), Haarausfall. Störungen des Salzhaushaltes (zu viel Kalium im Blut)	**Therapeutisch zweckmäßig bei** Herzmuskelschwäche (Herzinsuffizienz). ACE-Hemmer.
Enalapril AL (D) **Enalapril dura** (D) **Enalapril Genericon** (Ö) **Enalapril-CT** (D) **Enalapril-ratiopharm** (D/Ö) Tabletten *Wirkstoff:* Enalapril *Rezeptpflichtig*	Häufig Husten. Entzündungen der Atemwege (selten lebensbedrohliche Schwellungen mit Atemnot). Magen-Darm-Störungen, Übelkeit, Kopfschmerzen, Schwindel (besonders bei Lagewechsel), Hauterscheinungen (z. B. Ausschlag), Haarausfall. Störungen des Salzhaushaltes (zu viel Kalium im Blut)	**Therapeutisch zweckmäßig bei** Herzmuskelschwäche (Herzinsuffizienz). ACE-Hemmer.
Enalapril Sandoz (D/Ö) **Enalapril STADA** (D) Tabletten *Wirkstoff:* Enalapril *Rezeptpflichtig*	Häufig Husten. Entzündungen der Atemwege (selten lebensbedrohliche Schwellungen mit Atemnot). Magen-Darm-Störungen, Übelkeit, Kopfschmerzen, Schwindel (besonders bei Lagewechsel), Hauterscheinungen (z. B. Ausschlag), Haarausfall. Störungen des Salzhaushaltes (zu viel Kalium im Blut)	**Therapeutisch zweckmäßig bei** Herzmuskelschwäche (Herzinsuffizienz). ACE-Hemmer.
Fosinorm (D) Tabl. **Fositens** (Ö) Tabl. Fosinopril *Rezeptpflichtig*	Häufig Husten. Entzündungen der Atemwege (selten lebensbedrohliche Schwellungen mit Atemnot). Magen-Darm-Störungen, Übelkeit, Kopfschmerzen, Schwindel (besonders bei Lagewechsel), Hauterscheinungen (z. B. Ausschlag), Haarausfall. Störungen des Salzhaushaltes (zu viel Kalium im Blut)	**Therapeutisch zweckmäßig bei** Herzmuskelschwäche (Herzinsuffizienz). ACE-Hemmer.

Präparat	Wichtigste Nebenwirkungen	Empfehlung
galacordin forte (D) Tabl. Kaliumchlorid, Trimagnesiumdicitrat	Durchfall, Müdigkeit, Muskelschwäche	**Therapeutisch zweckmäßig** bei Kalium- und Magnesiummangel, z. B. bei Anwendung von herzstärkenden Mitteln (Glykosiden) und Diuretika.
Hypren (Ö) Kaps., Tabl. Ramipril *Rezeptpflichtig*	Häufig Husten. Entzündungen der Atemwege (selten lebensbedrohliche Schwellungen mit Atemnot). Magen-Darm-Störungen, Übelkeit, Kopfschmerzen, Schwindel (besonders bei Lagewechsel), Hauterscheinungen (z. B. Ausschlag), Haarausfall. Störungen des Salzhaushaltes (zu viel Kalium im Blut)	**Therapeutisch zweckmäßig bei** geringer bis mäßiger Herzmuskelschwäche (Herzinsuffizienz) nach Herzinfarkt. ACE-Hemmer.
Inhibace Roche (Ö) Filmtabl. Cilazapril *Rezeptpflichtig*	Häufig Husten. Entzündungen der Atemwege (selten lebensbedrohliche Schwellungen mit Atemnot). Magen-Darm-Störungen, Übelkeit, Kopfschmerzen, Schwindel (besonders bei Lagewechsel), Hauterscheinungen (z. B. Ausschlag), Haarausfall. Störungen des Salzhaushaltes (zu viel Kalium im Blut)	**Therapeutisch zweckmäßig bei** Herzmuskelschwäche (Herzinsuffizienz). ACE-Hemmer.
Lanitop (D/Ö) Tabl., nur D: Mitetabl., E-Tabl., Tropfen nur Ö: Amp. Metildigoxin *Rezeptpflichtig*	Bei Überdosierung Farbsehen, Brechreiz, Übelkeit, Herzrhythmusstörungen. Besonders bei älteren Menschen Verwirrtheitszustände möglich	**Nur zweckmäßig, wenn** ACE-Hemmer und Diuretika nicht ausreichend wirken. Dosierungs- und Einnahmevorschriften besonders genau beachten. Alte Menschen und Patienten mit Niereninsuffizienz (Nierenschwäche) sollten besser Digitoxin-Präparate (z. B. *Digimerck*) verwenden.
Lisibeta (D) **Lisigamma** (D) **LisiHEXAL** (D/Ö) **Lisi Lich** (D) Tabletten *Wirkstoff:* Lisinopril *Rezeptpflichtig*	Häufig Husten. Entzündungen der Atemwege (selten lebensbedrohliche Schwellungen mit Atemnot). Magen-Darm-Störungen, Übelkeit, Kopfschmerzen, Schwindel (besonders bei Lagewechsel), Hauterscheinungen (z. B. Ausschlag), Haarausfall. Störungen des Salzhaushaltes (zu viel Kalium im Blut)	**Therapeutisch zweckmäßig bei** Herzmuskelschwäche (Herzinsuffizienz). ACE-Hemmer.

Präparat	Wichtigste Nebenwirkungen	Empfehlung
Lisinopril – **1 A Pharma** (D/Ö) **Lisinopril AL** (D) **Lisinopril Arcana** (Ö) **Lisinopril Teva** (D) Tabletten *Wirkstoff:* Lisinopril *Rezeptpflichtig*	Häufig Husten. Entzündungen der Atemwege (selten lebensbedrohliche Schwellungen mit Atemnot). Magen-Darm-Störungen, Übelkeit, Kopfschmerzen, Schwindel (besonders bei Lagewechsel), Hauterscheinungen (z. B. Ausschlag), Haarausfall. Störungen des Salzhaushaltes (zu viel Kalium im Blut)	**Therapeutisch zweckmäßig bei** Herzmuskelschwäche (Herzinsuffizienz). ACE-Hemmer.
Lisinopril Genericon (Ö) **Lisinopril-ratiopharm** (D/Ö) **Lisodura** (D) Tabletten *Wirkstoff:* Lisinopril *Rezeptpflichtig*	Häufig Husten. Entzündungen der Atemwege (selten lebensbedrohliche Schwellungen mit Atemnot). Magen-Darm-Störungen, Übelkeit, Kopfschmerzen, Schwindel (besonders bei Lagewechsel), Hauterscheinungen (z. B. Ausschlag), Haarausfall. Störungen des Salzhaushaltes (zu viel Kalium im Blut)	**Therapeutisch zweckmäßig bei** Herzmuskelschwäche (Herzinsuffizienz). ACE-Hemmer.
Lorzaar/ Start/ -Protect (D) Filmtabl. Losartan *Rezeptpflichtig*	Magen-Darm-Störungen, Blutdruckabfall bei Lagewechsel des Körpers, Atemnot, Kopfschmerzen, Schlafstörungen, Schwindel, Durchfall, Leberschäden, Muskelschmerzen, Hauterscheinungen (z. B. Ausschlag), Haarausfall. Störungen des Salzhaushaltes (zu viel Kalium im Blut)	**Möglicherweise zweckmäßig bei** Herzschwäche. Vertretbar nur, wenn ACE-Hemmer (z. B. Enalapril) nicht eingesetzt werden können.
Magium K (D) Brausetabl. Kalium- und Magnesiumion	Durchfall, Müdigkeit, Muskelschwäche	**Therapeutisch zweckmäßig** bei Kalium- und Magnesiummangel, z. B. bei Anwendung von herzstärkenden Mitteln (Glykosiden).

Präparat	Wichtigste Nebenwirkungen	Empfehlung
Novodigal (D/Ö) Tabl., nur D: Mitetabl. Beta-Acetyldigoxin *Rezeptpflichtig*	Bei Überdosierung Farbsehen, Brechreiz, Übelkeit, Herzrhythmusstörungen	**Nur zweckmäßig, wenn** ACE-Hemmer und Diuretika nicht ausreichend wirken. Dosierungs- und Einnahmevorschriften besonders genau beachten. Alte Menschen und Patienten mit Niereninsuffizienz (Nierenschwäche) sollten besser Digitoxin-Präparate (z. B. *Digimerck*) verwenden.
Ramiclair (D) **RamiLich** (D) **Ramipril –** **1 A Pharma** (D/Ö) **Ramipril AbZ** (D) **Ramipril AL** (D) **Ramipril beta** (D) **ramipril-corax** (D) Tabletten *Wirkstoff:* Ramipril *Wirkstoff:* Enalapril *Rezeptpflichtig*	Häufig Husten. Entzündungen der Atemwege (selten lebensbedrohliche Schwellungen mit Atemnot). Magen-Darm-Störungen, Übelkeit, Kopfschmerzen, Schwindel (besonders bei Lagewechsel), Hauterscheinungen (z. B. Ausschlag), Haarausfall. Störungen des Salzhaushaltes (zu viel Kalium im Blut)	**Therapeutisch zweckmäßig bei** Herzmuskelschwäche (Herzinsuffizienz). ACE-Hemmer.
Ramipril-CT (D) **Ramipril dura** (D) **Ramipril HEXAL** (D/Ö) **Ramipril Isis** (D) **Ramipril-ratiopharm** (D/Ö) **Ramipril Sandoz** (D/Ö) **Ramipril STADA** (D) Tabletten *Wirkstoff:* Ramipril *Wirkstoff:* Enalapril *Rezeptpflichtig*	Häufig Husten. Entzündungen der Atemwege (selten lebensbedrohliche Schwellungen mit Atemnot). Magen-Darm-Störungen, Übelkeit, Kopfschmerzen, Schwindel (besonders bei Lagewechsel), Hauterscheinungen (z. B. Ausschlag), Haarausfall. Störungen des Salzhaushaltes (zu viel Kalium im Blut)	**Therapeutisch zweckmäßig bei** Herzmuskelschwäche (Herzinsuffizienz). ACE-Hemmer.
Renitec (Ö) Tabletten *Wirkstoff:* Enalapril *Rezeptpflichtig*	Häufig Husten. Entzündungen der Atemwege (selten lebensbedrohliche Schwellungen mit Atemnot). Magen-Darm-Störungen, Übelkeit, Kopfschmerzen, Schwindel (besonders bei Lagewechsel), Hauterscheinungen (z. B. Ausschlag), Haarausfall. Störungen des Salzhaushaltes (zu viel Kalium im Blut)	**Therapeutisch zweckmäßig bei** Herzmuskelschwäche (Herzinsuffizienz). ACE-Hemmer.

Präparat	Wichtigste Nebenwirkungen	Empfehlung
Tromcardin Duo (D) Tabl. **Trommcardin** (Ö) Filmtabl., Infusion Kalium und Magnesium *Rezeptpflichtig (Ö)*	Durchfall, Müdigkeit, Muskelschwäche	**Therapeutisch zweckmäßig bei** Kalium- und Magnesiummangel, z. B. bei Anwendung von herzstärkenden Mitteln (Glykosiden) und Diuretika.
Xanef/ Cor (D) Tabl. Enalapril *Rezeptpflichtig*	Häufig Husten. Entzündungen der Atemwege (selten lebensbedrohliche Schwellungen mit Atemnot). Magen-Darm-Störungen, Übelkeit, Kopfschmerzen, Schwindel (besonders bei Lagewechsel), Hauterscheinungen (z. B. Ausschlag), Haarausfall. Störungen des Salzhaushaltes (zu viel Kalium im Blut)	**Therapeutisch zweckmäßig bei** Herzmuskelschwäche (Herzinsuffizienz). ACE-Hemmer.

12.5.2. Mittel für die »kleine Herztherapie« (z. B. »Altersherz«)

Präparat	Wichtigste Nebenwirkungen	Empfehlung
Cardiodoron (D) Tropfen, Amp. **Cardiodoron** (Ö) Tropfen Primelblüten, Bilsenkraut, Eselsdistel	Keine wesentlichen zu erwarten	**Wenig zweckmäßig** Therapeutische Wirksamkeit zweifelhaft.
Cralonin (D/Ö) Tropfen, Injektionslösung Weißdornextrakt D2 (Urtinktur in Injektionslösung) Sphigelia D2, Kalium carbonicum D3	Herzrhythmusstörungen (bei Injektionen). Tropfen enthalten Alkohol!	**Homöopathisches Mittel** Therapeutische Wirksamkeit zweifelhaft. Vertretbar wegen des geringen Risikos. Von der Injektion ist abzuraten.
Crataegan (Ö) Tropfen Weißdornextrakt (Wirkstoffe sind Flavonoide)	Selten Magen-Darm-Beschwerden, Schwäche und Hautausschlag, Herzklopfen. Tropfen enthalten Alkohol!	**Wenig zweckmäßig zur** Behandlung von leichter Herzschwäche. Pflanzliches Mittel. Vertretbar bei Herzbeschwerden, wenn die Einnahme als wirksam empfunden und eine notwendige Anwendung therapeutisch zweckmäßiger Mittel nicht unterlassen wird.

Präparat	Wichtigste Nebenwirkungen	Empfehlung
Crataegutt/ novo (D) Filmtabl., Tropfen **Crataegutt** (Ö) Tropfen Weißdornextrakt (standardisiert auf Procyanidine)	Selten Magen-Darm-Beschwerden, Schwäche und Hautausschlag, Herzklopfen. Tropfen enthalten Alkohol!	**Wenig zweckmäßig zur** Behandlung von leichter Herzschwäche. Pflanzliches Mittel. Vertretbar bei Herzbeschwerden, wenn die Einnahme als wirksam empfunden und eine notwendige Anwendung therapeutisch zweckmäßiger Mittel nicht unterlassen wird.
Diacard (D) Lösung Baldrian D1, Kampfer D2, Weißdorn D2, Cactus D2, Schwefeläther	Müdigkeit. Enthält Alkohol!	**Homöopathisches Mittel** Therapeutische Wirksamkeit bei funktionellen Herzbeschwerden zweifelhaft. Vertretbar wegen des geringen Risikos.
H & S Weißdornblätter mit Blüten (D) Filterbeutel Weißdornblüten	Keine wesentlichen zu erwarten	**Naturheilmittel** Vertretbar bei funktionellen Herzbeschwerden.
Korodin Herz-Kreislauf-Tropfen (D/Ö) Tropfen Kampfer, Weißdornbeerenextrakt	Selten Magen-Darm-Beschwerden, Schwäche und Hautausschlag, Herzklopfen	**Wenig zweckmäßig zur** Behandlung von funktionellen Herzbeschwerden und leichter Herzschwäche. Pflanzliches Mittel. Vertretbar bei Herzbeschwerden, wenn die Einnahme als wirksam empfunden und eine notwendige Anwendung therapeutisch zweckmäßiger Mittel nicht unterlassen wird. Reine Weißdornextrakte sind vorzuziehen.
Magnesiocard (D/Ö) Brausetabl. Magnesiumaspartat	Bei Überdosierung Muskelschwäche, Lähmungen und Herzfunktionsstörungen	**Nur zweckmäßig bei** Magnesiummangel, der bei Alkoholikern und einseitiger Ernährung, ansonsten aber sehr selten auftritt.
Protecor Weissdorn (D) Filmtabl. Weißdornextrakt	Selten Magen-Darm-Beschwerden, Schwäche und Hautausschlag, Herzklopfen	**Wenig zweckmäßig zur** Behandlung von leichter Herzschwäche. Pflanzliches Mittel. Vertretbar bei Herzbeschwerden, wenn die Einnahme als wirksam empfunden und eine notwendige Anwendung therapeutisch zweckmäßiger Mittel nicht unterlassen wird.

Präparat	Wichtigste Nebenwirkungen	Empfehlung
Sidroga Weißdorn Herz- und Kreislauftee (D/Ö) Teebeutel Weißdornblüten	Keine wesentlichen zu erwarten	**Naturheilmittel** Vertretbar bei funktionellen Herzbeschwerden.

12.6. Mittel gegen Herzrhythmusstörungen

Die Pumpbewegungen des Herzens, Herzschläge genannt, werden durch elektrische Impulse ausgelöst. Diese Impulse entstehen »spontan« im Herzen selbst und können von bestimmten im Blut gelösten Stoffen und vom Nervensystem beeinflusst werden. Bei Erwachsenen schlägt das Herz im Sitzen durchschnittlich 60- bis 80-mal pro Minute. Bei Aufregung oder Anstrengung erhöht sich die Schlagzahl.

Ob der Herzrhythmus gestört ist, wird meist durch ein sogenanntes EKG (Elektrokardiogramm) festgestellt. Häufigste Rhythmusstörungen sind sogenannte »Extrasystolen« (zusätzliche Herzschläge), die vom Patienten als ein Stolpern des Herzschlages empfunden werden. Fachleute schätzen, dass in Deutschland jedes Jahr etwa 100.000 Menschen an Herzrhythmusstörungen sterben.

Rhythmusstörungen durch Medikamente

Bevor eine Therapie begonnen wird, sollte auf alle Fälle nach möglichen Ursachen der Herzrhythmusstörungen (Arrhythmien) gesucht werden (z. B. Schilddrüsenüberfunktion oder Herzmuskelentzündung).

Relativ häufig treten Rhythmusstörungen aufgrund von Nebenwirkungen verschiedener Medikamente auf:
– Antidepressiva
– das Bronchitis-/Asthmamittel Theophyllin
– Betablocker
– das herzstärkende Mittel Digitalis

Auch alle gegen Rhythmusstörungen verwendeten Medikamente können selbst Rhythmusstörungen verursachen.

Behandlung

Die zwei australischen Herzspezialisten Emmanuel Manolas und Graeme Homan meinen ironisch: »Ein wichtiges Prinzip in der Behandlung von Rhythmusstörungen besteht darin, dass der Patient behandelt werden sollte und nicht der EKG-Befund.«

Es gibt verschiedene Rhythmusstörungen. Nicht jede muss jedoch behandelt werden. Manche sind »harmlos« und sollten nicht mit riskanten Medikamenten behandelt werden. Sie können auch bei völlig Herzgesunden auftreten. Bei sehr häufigen Extrasystolen oder bei ernsteren Störungen wie »Vorhofflimmern« (wenn der Vorhof des Herzens sehr schnell schlägt) ist aber eine Behandlung notwendig.

Wenn Herzschläge ausfallen, weil der elektrische Impuls zwischen »Vorhof« und »Herzkammer« stecken bleibt, kann man heute auch sogenannte Herzschrittmacher chirurgisch einsetzen.

Medikamente

Meistens werden Rhythmusstörungen medikamentös behandelt. Das Problem bei allen Präparaten besteht darin, dass nicht mit Sicherheit gesagt werden kann, ob ein bestimmtes Medikament bei einer bestimmten Rhythmusstörung im Einzelfall erfolgreich sein wird oder nicht.

Außerdem können alle zurzeit erhältlichen Arzneimittel schwerwiegende Nebenwirkungen haben, sodass in jedem Fall der therapeutische Nutzen gegenüber dem potenziellen Schaden abzuwägen ist.

Für eine Behandlung von Rhythmusstörungen benötigt der Arzt/die Ärztin ein umfangreiches Wissen über die verschiedenen Medikamente.

Deshalb ist oft die Zusammenarbeit mit Herzspezialisten notwendig. Das am besten geeignete Medikament muss oft empirisch (d. h. aufgrund von Erfahrungen) herausgefunden werden.

Sinnvoll können folgende Medikamente sein:

– Betablocker wie etwa die Wirkstoffe Atenolol (enthalten z. B. in *Generika mit dem Namen Ate oder Atenolol + Firmenbezeichnung*), Metoprolol (enthalten z. B. in *Generika mit dem Namen Meto oder Metoprolol + Firmenbezeichnung*), Propranolol (enthalten z. B. in *Dociton* oder *Generika mit dem Namen Propranolol + Firmenbezeichnung*), Sotalol (enthalten z. B. in *Generika mit dem Namen Sotalol + Firmenbezeichnung*)

- Kalzium-Antagonisten wie Verapamil (enthalten z. B. in *Isoptin oder Generika mit dem Namen Verapamil + Firmenbezeichnung*)
- Propafenon (enthalten z. B. in *Generika mit dem Namen Propafenon + Firmenbezeichnung*)
- Digitalis-Glykoside (z. B. *Beta-Acetyl-Digoxin-ratiopharm, Digotab*)
- Amiodaron (enthalten z. B. in *Generika mit dem Namen Amiodaron + Firmenbezeichnung*)
- Flecainid (enthalten z. B. in *Aristocor* oder *Generika mit dem Namen Flecainid + Firmenbezeichnung*).

Diese Mittel müssen aber zuerst während des Krankenhaus-Aufenthaltes richtig eingestellt werden.

Kombinationspräparate (z. B. Cordichin)

Die Fachzeitschrift »arznei-telegramm« bezeichnet alle Kombinationspräparate gegen Herzrhythmusstörungen als »nicht sinnvoll«, sie sollten »nicht angewendet werden«. Unsere Empfehlungen für derartige Präparate lautet: Abzuraten.

12.6. Mittel gegen Herzrhythmusstörungen

Präparat	Wichtigste Nebenwirkungen	Empfehlung
Amiodaron – **1 A Pharma** (D) **Amiodaron AL** (D) **Amiodura** (D) **Amiodaran Heumann** (D) **Amiodaron-** **ratiopharm** (D) **Amiodaron STADA** (D) **Amiodaran Winthrop** (D) **AmioHEXAL** (D) Tabletten *Wirkstoff:* Amiodaron *Rezeptpflichtig*	Lungenentzündung, Nervenerkrankungen und Schlafstörungen mit Albträumen, Sehstörungen, Herzrhythmusstörungen, Blutgerinnungsstörungen, Magen-Darm-Beschwerden und -Schmerzen, Grauverfärbung der Haut, Galle-Leber-Störungen. Wegen des hohen Jodgehaltes (36 %) Schilddrüsenunter- oder -überfunktion möglich, regelmäßige Kontrollen sind erforderlich. Sonnenlichtbestrahlung muss vermieden werden	**Therapeutisch zweckmäßig bei** Rhythmusstörungen, die auf andere Therapiemaßnahmen nicht ansprechen. Der Beginn der Therapie sollte nur in der Klinik erfolgen.

Präparat	Wichtigste Nebenwirkungen	Empfehlung

Aristocor (Ö) Tabl., Injektionslösung Flecainid *Rezeptpflichtig*

Sehstörungen (Doppeltsehen), Magen-Darm-Störungen, Übelkeit, schwere Herzrhythmusstörungen möglich, Verstärkung einer Herzschwäche, Schwindel, Kopfschmerzen

Nur zweckmäßig bei lebensbedrohlichen Rhythmusstörungen. Das Mittel kann bei Anwendung nach einem Herzinfarkt die Sterblichkeit erhöhen. Der Therapiebeginn sollte im Krankenhaus erfolgen, akutes Linksherzversagen ist möglich. Nicht zur Dauerbehandlung geeignet.

Atebeta (D) **AteHEXAL** (D/Ö) **Atenolol – 1 A Pharma** (D/Ö) **Atenolol AL** (D) **Atenolol-CT** (D) Filmtabletten *Wirkstoff:* Atenolol *Rezeptpflichtig*

Langsamer Puls, Herzschwäche, Atemnot bei körperlicher Belastung, Einschränkung der Sexualität. Vorsicht bei Asthma, Zuckerkrankheit und Durchblutungsstörungen der Gliedmaßen! Schwere Herzschädigungen bei plötzlichem Absetzen des Medikaments möglich

Therapeutisch zweckmäßig zur Behandlung von Herzrhythmusstörungen mit hoher Frequenz (tachykarde Herzrhythmusstörungen). Betablocker (Atenolol) mit belegter therapeutischer Wirksamkeit.

Atenolol Genericon (Ö) **Atenolol Heumann** (D) **Atenolol-ratiopharm** (D/Ö) **Atenolol Sandoz** (D) **Atenolol STADA** (D/Ö) Filmtabletten *Wirkstoff:* Atenolol *Rezeptpflichtig*

Langsamer Puls, Herzschwäche, Atemnot bei körperlicher Belastung, Einschränkung der Sexualität. Vorsicht bei Asthma, Zuckerkrankheit und Durchblutungsstörungen der Gliedmaßen! Schwere Herzschädigungen bei plötzlichem Absetzen des Medikaments möglich

Therapeutisch zweckmäßig zur Behandlung von Herzrhythmusstörungen mit hoher Frequenz (tachykarde Herzrhythmusstörungen). Betablocker (Atenolol) mit belegter therapeutischer Wirksamkeit.

Beloc-Zok/ mite/ forte (D) Retardtabl. **Beloc** (Ö) Tabl., Amp. Metoprolol *Rezeptpflichtig*

Langsamer Puls, Herzschwäche, Atemnot bei körperlicher Belastung, Einschränkung der Sexualität. Vorsicht bei Asthma, Zuckerkrankheit und Durchblutungsstörungen der Gliedmaßen! Schwere Herzschädigungen bei plötzlichem Absetzen des Medikaments möglich

Therapeutisch zweckmäßig zur Behandlung von Herzrhythmusstörungen mit hoher Frequenz (tachykarde Herzrhythmusstörungen). Bewährter Betablocker (Metoprolol) mit belegter therapeutischer Wirksamkeit.

Präparat	Wichtigste Nebenwirkungen	Empfehlung
Beta-Acetyldigoxin-ratiopharm (D) Tabl. Beta-Acetyldigoxin *Rezeptpflichtig*	Bei Überdosierung Farbsehen, Brechreiz, Übelkeit, Herzrhythmusstörungen	**Therapeutisch zweckmäßig zur** Behandlung von Herzrhythmusstörungen mit hoher Frequenz (Tachykardien). Herzglykosid.
Cordarex (D) Tabl., Injektionslösung Amiodaron *Rezeptpflichtig*	Lungenentzündung, Nervenerkrankungen und Schlafstörungen mit Albträumen, Sehstörungen, Herzrhythmusstörungen, Blutgerinnungsstörungen, Magen-Darm-Beschwerden und -Schmerzen, Grauverfärbung der Haut, Galle-Leber-Störungen. Wegen des hohen Jodgehaltes (36 %) Schilddrüsenunter- oder -überfunktion möglich, regelmäßige Kontrollen sind daher erforderlich. Sonnenlichtbestrahlung muss vermieden werden	**Therapeutisch zweckmäßig bei** Rhythmusstörungen, die auf andere Therapiemaßnahmen nicht ansprechen. Der Beginn der Therapie sollte nur in der Klinik erfolgen.
Cordichin (D) Filmtabl. Verapamil, Chinidin *Rezeptpflichtig*	Magen-Darm-Störungen, Übelkeit, Ödeme, Kopfdruck, Blutdrucksenkung, Störungen des Herzrhythmus, Verstärkung einer Herzschwäche	**Abzuraten** Wenig sinnvolle Kombination von Kalzium-Antagonist (Verapamil) mit Antiarrhythmikum (Chinidin). Bei Herzrhythmusstörungen muss jeder einzelne Wirkstoff individuell dosiert werden.
Dociton (D) Filmtabl., Retardkaps. Propranolol *Rezeptpflichtig*	Langsamer Puls, Herzschwäche, Atemnot bei körperlicher Belastung, Einschränkung der Sexualität. Vorsicht bei Asthma, Zuckerkrankheit und Durchblutungsstörungen der Gliedmaßen! Schwere Herzschädigungen bei plötzlichem Absetzen des Medikaments möglich	**Therapeutisch zweckmäßig zur** Behandlung von Herzrhythmusstörungen mit hoher Frequenz (tachykarde Herzrhythmusstörungen). Bewährter Betablocker (Propranolol) mit belegter therapeutischer Wirksamkeit.
Falicard (D) Filmtabl., Retardtabl. Verapamil *Rezeptpflichtig*	Magen-Darm-Störungen, Übelkeit, Ödeme, Kopfdruck, Blutdrucksenkung, Störungen des Herzrhythmus, Verstärkung einer Herzschwäche	**Therapeutisch zweckmäßig zur** Behandlung von Herzrhythmusstörungen mit hoher Frequenz (Tachykardien). Kalzium-Antagonist (Verapamil).

Präparat	Wichtigste Nebenwirkungen	Empfehlung

Flecadura (D)
Flecainid HEXAL (D)
Flecainid-ISIS (D)
Tabletten
Wirkstoff: Flecainid
Rezeptpflichtig

Sehstörungen (Doppeltsehen), Magen-Darm-Störungen, Übelkeit, schwere Herzrhythmusstörungen möglich, Verstärkung einer Herzschwäche, Schwindel, Kopfschmerzen

Nur zweckmäßig bei lebensbedrohlichen Rhythmusstörungen. Das Mittel Flecainid kann bei Anwendung nach einem Herzinfarkt die Sterblichkeit erhöhen. Der Therapiebeginn sollte im Krankenhaus erfolgen, akutes Linksherzversagen ist möglich. Nicht zur Dauerbehandlung geeignet.

Isoptin/ mite (D/Ö)
Filmtabl., Retardtabl., nur Ö: Drag.
Verapamil
Rezeptpflichtig

Magen-Darm-Störungen, Übelkeit, Ödeme, Kopfdruck, Blutdrucksenkung, Störungen des Herzrhythmus, Verstärkung einer Herzschwäche

Therapeutisch zweckmäßig zur Behandlung von Herzrhythmusstörungen mit hoher Frequenz (Tachykardien). Kalzium-Antagonist (Verapamil).

Metoprolol/ retard (D)
Metobeta/ retard (D)
metodura/ retard (D)
Meto-Hennig/ retard (D)
MetoHEXAL/ retard (D/Ö)
Tabletten, Retardtabletten
Wirkstoff: Metoprolol
Rezeptpflichtig

Langsamer Puls, Herzschwäche, Atemnot bei körperlicher Belastung, Einschränkung der Sexualität. Vorsicht bei Asthma, Zuckerkrankheit und Durchblutungsstörungen der Gliedmaßen! Schwere Herzschädigungen bei plötzlichem Absetzen des Medikaments möglich

Therapeutisch zweckmäßig zur Behandlung von Herzrhythmusstörungen mit hoher Frequenz (tachykarde Herzrhythmusstörungen). Betablocker (Metoprolol) mit belegter therapeutischer Wirksamkeit.

Metoprolol –
1 A Pharma (D/Ö)
Metoprolol retard –
1 A Pharma (D)
Metoprolol AbZ (D)
Metoprolol AL/ retard (D)
Metoprolol-CT (D)
Tabletten, Retardtabletten
Wirkstoff: Metoprolol
Rezeptpflichtig

Langsamer Puls, Herzschwäche, Atemnot bei körperlicher Belastung, Einschränkung der Sexualität. Vorsicht bei Asthma, Zuckerkrankheit und Durchblutungsstörungen der Gliedmaßen! Schwere Herzschädigungen bei plötzlichem Absetzen des Medikaments möglich

Therapeutisch zweckmäßig zur Behandlung von Herzrhythmusstörungen mit hoher Frequenz (tachykarde Herzrhythmusstörungen). Betablocker (Metoprolol) mit belegter therapeutischer Wirksamkeit.

Präparat	Wichtigste Nebenwirkungen	Empfehlung
Metoprolol Genericon (Ö) **Metoprolol Heumann** (D) **Metoprolol-ratiopharm/ retard** (D) **Metoprolol-ratiopharm NK** (D) **Metoprolol Sandoz/ retard** (D) **Metoprolol STADA/ retard** (D/Ö) Tabletten, Retardtabletten *Wirkstoff:* Metoprolol *Rezeptpflichtig*	Langsamer Puls, Herzschwäche, Atemnot bei körperlicher Belastung, Einschränkung der Sexualität. Vorsicht bei Asthma, Zuckerkrankheit und Durchblutungsstörungen der Gliedmaßen! Schwere Herzschädigungen bei plötzlichem Absetzen des Medikaments möglich	**Therapeutisch zweckmäßig zur** Behandlung von Herzrhythmusstörungen mit hoher Frequenz (tachykarde Herzrhythmusstörungen). Betablocker (Metoprolol) mit belegter therapeutischer Wirksamkeit.
Obsidan (D) Tabl. Propranolol *Rezeptpflichtig*	Langsamer Puls, Herzschwäche, Atemnot bei körperlicher Belastung, Einschränkung der Sexualität. Vorsicht bei Asthma, Zuckerkrankheit und Durchblutungsstörungen der Gliedmaßen! Schwere Herzschädigungen bei plötzlichem Absetzen des Medikaments möglich	**Therapeutisch zweckmäßig zur** Behandlung von Herzrhythmusstörungen mit hoher Frequenz (tachykarde Herzrhythmusstörungen). Betablocker (Propranolol) mit belegter therapeutischer Wirksamkeit.
Propafenon AL (D) **Propafenon Genericon** (Ö) **Propafenon HEXAL** (D) **Propafenon-ratiopharm** (D) *Wirkstoff:* Propafenon *Rezeptpflichtig*	Herzrhythmusstörungen (häufig); Leberschäden, Mundtrockenheit, Kopfschmerzen, Sehstörungen, Schwindel, Kopfschmerzen, Übelkeit, Erbrechen, Verstopfung. Verstärkung einer Herzschwäche	**Nur zweckmäßig, wenn** andere Mittel gegen Herzrhythmusstörungen (z. B. Betablocker oder Kalzium-Antagonisten) nicht angewendet werden können. Anwendung nur bei bestimmten Rhythmusstörungen (supraventrikuläre und ventrikuläre Tachykardien). Nicht zur Dauerbehandlung geeignet.
Rytmonorm (D) Filmtabl., überzogene Tabl. **Rytmonorma** (Ö) Filmtabl., Amp. Propafenon *Rezeptpflichtig*	Herzrhythmusstörungen (häufig); Leberschäden, Mundtrockenheit, Kopfschmerzen, Sehstörungen, Schwindel, Kopfschmerzen, Übelkeit, Erbrechen, Verstopfung. Verstärkung einer Herzschwäche	**Nur zweckmäßig, wenn** andere Mittel gegen Herzrhythmusstörungen (z. B. Betablocker oder Kalzium-Antagonisten) nicht angewendet werden können. Anwendung nur bei bestimmten Rhythmusstörungen (supraventrikuläre und ventrikuläre Tachykardien). Nicht zur Dauertherapie geeignet.

Präparat	Wichtigste Nebenwirkungen	Empfehlung
Sedacoron (Ö) Tabl. Amiodaron *Rezeptpflichtig*	Lungenentzündung, Nervenerkrankungen und Schlafstörungen mit Albträumen, Sehstörungen, Herzrhythmusstörungen, Blutgerinnungsstörungen, Magen-Darm-Beschwerden und -Schmerzen, Grauverfärbung der Haut, Galle-Leber-Störungen. Wegen des hohen Jodgehaltes (36 %) Schilddrüsenunter- oder -überfunktion möglich, regelmäßige Kontrollen sind daher erforderlich. Sonnenlichtbestrahlung muss vermieden werden	**Therapeutisch zweckmäßig bei** Rhythmusstörungen, die auf andere Therapiemaßnahmen nicht ansprechen. Der Beginn der Therapie sollte nur in der Klinik erfolgen.
Sotabeta (D) Tabl. **Sotacor** (Ö) Tabl., Amp. **SotaHEXAL** (D/Ö) Tabl. **Sotalex** (D) Tabl. *Wirkstoff:* Sotalol *Rezeptpflichtig*	Langsamer Puls, Herzschwäche, Atemnot bei körperlicher Belastung, Einschränkung der Sexualität. Vorsicht bei Asthma, Zuckerkrankheit und Durchblutungsstörungen der Gliedmaßen! Schwere Herzschädigungen bei plötzlichem Absetzen des Medikaments möglich	**Nur zweckmäßig, wenn** andere Betablocker gegen Herzrhythmusstörungen nicht angewendet werden können. Anwendung nur bei bestimmten Rhythmusstörungen (supraventrikuläre und ventrikuläre Tachykardien). Nicht zur Dauertherapie geeignet. Betablocker mit besonderer Wirkung am Herzen.
Sotalol AL (D) Tabl. *Wirkstoff:* Sotalol *Rezeptpflichtig*	Langsamer Puls, Herzschwäche, Atemnot bei körperlicher Belastung, Einschränkung der Sexualität. Vorsicht bei Asthma, Zuckerkrankheit und Durchblutungsstörungen der Gliedmaßen! Schwere Herzschädigungen bei plötzlichem Absetzen des Medikaments möglich	**Nur zweckmäßig, wenn** andere Betablocker gegen Herzrhythmusstörungen nicht angewendet werden können. Anwendung nur bei bestimmten Rhythmusstörungen (supraventrikuläre und ventrikuläre Tachykardien). Nicht zur Dauertherapie geeignet. Betablocker mit besonderer Wirkung am Herzen.
Sotalol-ratiopharm (D) Tabl. Sotalol *Rezeptpflichtig*	Langsamer Puls, Herzschwäche, Atemnot bei körperlicher Belastung, Einschränkung der Sexualität. Vorsicht bei Asthma, Zuckerkrankheit und Durchblutungsstörungen der Gliedmaßen! Schwere Herzschädigungen bei plötzlichem Absetzen des Medikaments möglich	**Nur zweckmäßig, wenn** andere Betablocker gegen Herzrhythmusstörungen nicht angewendet werden können. Anwendung nur bei bestimmten Rhythmusstörungen (supraventrikuläre und ventrikuläre Tachykardien). Nicht zur Dauertherapie geeignet. Betablocker mit besonderer Wirkung am Herz.

Präparat	Wichtigste Nebenwirkungen	Empfehlung
Tambocor (D) Tabl., Mitetabl., Amp. Flecainid *Rezeptpflichtig*	Sehstörungen (Doppeltsehen), Magen-Darm-Störungen, Übelkeit, schwere Herzrhythmusstörungen möglich, Verstärkung einer Herzschwäche, Schwindel, Kopfschmerzen	**Nur zweckmäßig bei** lebensbedrohlichen Rhythmusstörungen. Das Mittel kann bei Anwendung nach einem Herzinfarkt die Sterblichkeit erhöhen. Der Therapiebeginn sollte im Krankenhaus erfolgen, akutes Linksherzversagen ist möglich. Nicht zur Dauerbehandlung geeignet.
Tenormin (D/Ö) Filmtabl. Atenolol *Rezeptpflichtig*	Langsamer Puls, Herzschwäche, Atemnot bei körperlicher Belastung, Einschränkung der Sexualität. Vorsicht bei Asthma, Zuckerkrankheit und Durchblutungsstörungen der Gliedmaßen! Schwere Herzschädigungen bei plötzlichem Absetzen des Medikaments möglich	**Therapeutisch zweckmäßig** zur Behandlung von Herzrhythmusstörungen mit hoher Frequenz (tachykarde Herzrhythmusstörungen). Betablocker (Atenolol) mit belegter therapeutischer Wirksamkeit.
VeraHEXAL/ retard (D) Retardkaps. Verapamil *Rezeptpflichtig*	Magen-Darm-Störungen, Übelkeit, Ödeme, Kopfdruck, Blutdrucksenkung, Störungen des Herzrhythmus, Verstärkung einer Herzschwäche	**Therapeutisch zweckmäßig zur** Behandlung von Herzrhythmusstörungen mit hoher Frequenz (Tachykardien). Kalzium-Antagonist (Verapamil).
VeraHEXAL RR (D) Retardtabl. **Vera-Lich/ retard** (D) Retardtabl. **Veramex** (D) Filmtabl., Retardtabl. **Verapamil – 1 A Pharma** (D) Filmtabl., Retardtabl. *Wirkstoff:* Verapamil *Rezeptpflichtig*	Magen-Darm-Störungen, Übelkeit, Ödeme, Kopfdruck, Blutdrucksenkung, Störungen des Herzrhythmus, Verstärkung einer Herzschwäche	**Therapeutisch zweckmäßig zur** Behandlung von Herzrhythmusstörungen mit hoher Frequenz (Tachykardien). Kalzium-Antagonist (Verapamil).

Präparat	Wichtigste Nebenwirkungen	Empfehlung
Verapamil retard – 1 A Pharma (D) Filmtabl. **Verapamil AL/ retard** (D) Filmtabl., Retardtabl. *Wirkstoff:* Verapamil *Rezeptpflichtig*	Magen-Darm-Störungen, Übelkeit, Ödeme, Kopfdruck, Blutdrucksenkung, Störungen des Herzrhythmus, Verstärkung einer Herzschwäche	**Therapeutisch zweckmäßig zur** Behandlung von Herzrhythmusstörungen mit hoher Frequenz (Tachykardien). Kalzium-Antagonist (Verapamil).
Verapamil-ratiopharm N (D) Filmtabl. **Verapabene/ retard** (Ö) Filmtabl. *Wirkstoff:* Verapamil *Rezeptpflichtig*	Magen-Darm-Störungen, Übelkeit, Ödeme, Kopfdruck, Blutdrucksenkung, Störungen des Herzrhythmus, Verstärkung einer Herzschwäche	**Therapeutisch zweckmäßig zur** Behandlung von Herzrhythmusstörungen mit hoher Frequenz (Tachykardien). Kalzium-Antagonist (Verapamil).

12.7. Mittel gegen Fettstoffwechselstörungen

Je älter ein Mensch wird, umso »verkalkter« werden die Blutgefäße: Sie verlieren an Elastizität, verhärten und verengen sich. Der medizinische Fachbegriff dafür heißt Arteriosklerose. Dies kann zu Bluthochdruck, Schlaganfällen, Herzinfarkt und Nierenerkrankungen führen.

Als Hauptursachen gelten zu hohe Fettstoffspiegel im Blut – diese verursachen allerdings keine Beschwerden. Erhöhte Fettstoffspiegel können nur durch Laboruntersuchungen festgestellt werden.

Fettstoff ist nicht gleich Fettstoff

Was der Arzt als »Cholesterinspiegel« im Labor bestimmt, ist die Summe des Cholesterins in verschiedenen Fettteilchen.

Triglyzeride sind die »klassischen« Fette, die wir mit der Nahrung aufnehmen. Ob viel Triglyzeride im Blut zu Arteriosklerose führen können, ist in der Medizin umstritten. Erhöhte Triglyzeridwerte sind für die Gesundheit weniger gefährlich als erhöhte Cholesterinwerte. Wenn die Werte um mehr als das Zehnfache erhöht sind, besteht jedoch Gefahr für die Bauchspeicheldrüse. Und bei Menschen mit Diabetes gelten erhöhte Triglyzeridwerte als Hinweis auf ein erhöhtes Gefäßrisiko.

Die mit der Nahrung aufgenommenen Fette sind im Blut eigentlich nicht löslich. Darum gibt es einen speziellen Transportmechanismus. Die verschiedenen Fettstoffe (Cholesterin, Triglyzeride, Phospholipide, freie Fettsäuren) »klammern« sich an dafür bestimmte Eiweiße, in der Fachsprache »Lipoproteine« genannt.

Mediziner haben festgestellt, dass es ganz unterschiedliche Lipoproteine gibt, die bei der Arterienverkalkung auch eine ganz unterschiedliche Rolle spielen:

– »Gute« Lipoproteine, die wahrscheinlich einen Schutz gegen die Arteriosklerose bilden, sind die HDL (high density lipoproteins = Lipoproteine mit hoher Dichte). Mehrere Untersuchungen haben gezeigt, dass koronare Herzerkrankungen, wie z. B. Angina Pectoris, um die Hälfte weniger oft auftreten, wenn die HDL-Werte von 30 Milligramm pro Deziliter auf 60 Milligramm pro Deziliter zunehmen.

– »Schlechte«, weil vermutlich blutgefäßschädigende Lipoproteine sind die LDL (low density lipoproteins = Lipoproteine mit niedriger Dichte). Das heißt, hohe LDL-Werte erhöhen die Wahrscheinlichkeit, dass eine Arteriosklerose entsteht. Etwa zwei Drittel aller Fettstoffe im Blut werden in Form der LDL transportiert, während der Anteil der HDL nur etwa 20 bis 25 Prozent ausmacht.

Zu hohe Cholesterinwerte

Wie hoch ein »gesunder« Cholesterinspiegel sein darf, ist unter Experten ebenso umstritten wie die Tatsache, ob eine Senkung des Cholesterinspiegels in allen Fällen die Lebenserwartung steigert.

In den Achtziger- und Neunzigerjahren gab es in der herrschenden Medizin eine regelrechte Cholesterin-Hysterie. Routinemäßig wurden fast alle Menschen mit hohen Cholesterinwerten mit Medikamenten behandelt, obwohl es damals keine seriösen Untersuchungen gab, in denen ein Nutzen dieser Behandlung nachgewiesen wurde. Inzwischen weiß man, dass eine medikamentöse Behandlung von hohen Cholesterinspiegeln nur in ganz bestimmten Fällen sinnvoll ist. Die medizinischen Leitlinien sind in dieser Hinsicht international sehr unterschiedlich. Es ist nach wie vor umstritten, ab wann eine Behandlung mit Medikamenten vom Typ der Statine sinnvoll ist, wenn noch keine koronare Herzkrankheit vorliegt.

Aus dem derzeitigen Wissensstand der Medizin ergibt sich Folgendes:
1. Vorbeugung von Herz-Kreislauf-Komplikationen, wenn noch keine koronare Herzkrankheit vorliegt:
Es gibt derzeit keine gesicherte, unumstrittene Empfehlung bei erhöhten Cholesterinwerten – außer bei einer kleinen Gruppe von Pa-

tienten, die an sogenannter familiärer Hyperlipidämie leiden. Hohe Gesamtcholesterinwerte über 300 mg/dl ohne vorhandene Gefäßerkrankung (z. B. koronare Herzkrankheit oder Schlaganfall) sind oft noch kein ausreichender Grund, mit Medikamenten vom Typ der Statine zu behandeln.

Eine Behandlung ist nur bei insgesamt hohem Risiko – über 20 Prozent in zehn Jahren – empfehlenswert. Zur Ermittlung des Risikos gibt es spezielle Formeln wie PROCAM oder arriba. Man sollte sich jedoch bewusst sein, dass von mehreren Hundert Personen, die zur Vorbeugung Statine einnehmen, nur einige wenige davon profitieren; dass aber bei allen behandelten Personen Nebenwirkungen durch die Statin-Behandlung auftreten können.

2. Vorbeugung von Herz-Kreislauf-Komplikationen, wenn jemand eine schwere Begleiterkrankung wie Diabetes oder bereits eine Gefäßerkrankung hatte – z. B. eine koronare Herzkrankheit, einen Schlaganfall:

Eine Behandlung mit Medikamenten vom Typ der Statine ist sinnvoll für alle Patienten/Patientinnen – auch bei normalen Cholesterinwerten. Vor einer Cholesterinspiegel-Untersuchung sollten Sie 12 bis 16 Stunden nichts essen und am Abend vorher keinen Alkohol trinken. Während einer Abmagerungskur, nach Operationen oder im Verlauf schwerer Krankheiten schwankt der Cholesterinspiegel so stark, dass Messungen sinnlos sind.

Cholesterinwerte in der Schwangerschaft

Im letzten Drittel der Schwangerschaft erhöht sich der Cholesterinspiegel im Blutserum normalerweise um 35 Prozent – unabhängig von jeder Diät. Diese Erhöhung ist ein natürlicher körperlicher Vorgang. »Von Medikamenten zur Senkung der Fettstoffwerte während der Schwangerschaft wird abgeraten«, lautet deshalb die Empfehlung im Medikamentenhandbuch der Amerikanischen Ärzteschaft.

Ursachen von erhöhten Cholesterinwerten

Die meisten Störungen sind durch zu cholesterinreiche Nahrung (z. B. Eier, fette Milch und Milchprodukte, Fleisch und Wurstwaren) verursacht.

In manchen Fällen können aber auch eine Unterfunktion der Schilddrüse (Hypothyreose), Blutfarbstoffstörungen (Porphyrie), Lebererkrankungen, die »Pille«, Jugend-Zuckerkrankheit, Alkoholismus etc.

schuld sein. Vor Beginn einer Behandlung ist deshalb eine genaue Untersuchung notwendig, die auch Schilddrüsen-, Leber-, Nieren- und Kohlehydrattoleranztests umfasst.

Behandlung ohne Medikamente

Wenn übermäßiger Alkoholkonsum, ein schlecht eingestellter Diabetes, eine Leber- oder Nierenerkrankung die erhöhten Fettstoffwerte verursacht haben, normalisiert sich der Zustand allein durch die Behandlung dieser Krankheiten.

Bei erhöhten Cholesterinwerten, die nicht durch eine Krankheit verursacht sind, besteht die sinnvollste Maßnahme darin, die Ernährungsgewohnheiten zu verändern.

Generell hat sich gezeigt, dass eine sogenannte Mittelmeerkost – viel Brot, Gemüse, Obst, eher Fisch anstelle von Fleisch, Olivenöl – sich auf die Lebenserwartung günstig auswirkt. Und zwar auch dann, wenn die Serum-Cholesterinspiegel nicht sinken. Es ist bekannt, dass bei manchen Menschen auch eine rigorose Diät die Fettstoffwerte nicht verringert.

Behandlung mit Medikamenten

Medikamente können eine Ernährungsumstellung nicht ersetzen. Hohe Cholesterinwerte allein sind noch kein Grund, mit Medikamenten zu behandeln. Die Wirkung von Arzneimitteln auf Cholesterinspiegel zeigt sich erst nach Tagen oder Wochen.

Als Standardmedikamente zur Behandlung hoher Cholesterinwerte gelten die Statine, auch Cholesterinsynthesehemmer (CSE) genannt.

Es gibt folgende Wirkstoffe:
- Atorvastatin, enthalten z. B. in *Sortis*
- Fluvastatin, enthalten z. B. in *Locol*
- Pravastatin, enthalten z. B. in *Generika mit dem Namen Pravastatin + Firmenbezeichnung*
- Simvastatin, enthalten z. B. in *Generika mit dem Namen Simvastatin + Firmenbezeichnung*.

Pravastatin und Simvastatin gelten als die am besten untersuchten Wirkstoffe. Statine senken die Cholesterinwerte im Blut um 20 bis 40 Prozent – durch die Hemmung der Cholesterinbildung in den Zellen und eine damit verbundene schnellere Entfernung bestimmter Fette (Lipoproteine wie LDL) aus dem Blut.

Ob dadurch die Arterienverkalkung (Arteriosklerose) vorbeugend verringert wird, ist nach wie vor umstritten. Bei Patienten mit bestehenden Gefäßerkrankungen oder erhöhten Risiken wie Diabetes sind sie jedoch sinnvoll.

Als *Nebenwirkungen* können Muskel- und Gelenkbeschwerden, Kopfschmerzen, Schlafstörungen, Leber- und Nierenschäden auftreten. Lebensgefährliche Nebenwirkungen sind möglich, aber auch vermeidbar. Dazu muss die Behandlung mit niedriger Dosierung unter Kontrolle von Laborwerten beginnen (um eine eventuell beginnende Zerstörung von Leber- und Muskelzellen feststellen zu können).

Selten (bei höheren Dosen wahrscheinlich häufiger) treten Schmerzen oder Schwäche und Krämpfe in der Muskulatur von Armen und Beinen auf, die in Einzelfällen bis zur Zerstörung der Muskulatur (Rhabdomyolyse) gehen. Schon bei ersten Anzeichen solcher Beschwerden müssen Sie sich sofort mit Ihrem Arzt/Ihrer Ärztin in Verbindung setzen!

Wegen der Möglichkeit lebensbedrohlicher Muskelerkrankungen (Rhabdomyolyse) nicht gleichzeitig fettstoffsenkende Mittel aus der Gruppe der Fibrate (z. B. Bezafibrat, Fenofibrat, Gemfibrozil) einnehmen.

Bei gleichzeitiger Verwendung der Makrolid-Antibiotika Erythromycin (z. B. *EryHEXAL*) bzw. Clarithromycin (z. B. *Biaxin HP*) oder bei gleichzeitiger Verwendung von Immunsuppressiva wie Ciclosporin (z. B. *Sandimmun*) oder dem Pilzmittel Itraconazol zum Schlucken (enthalten z. B. in *Sempera*) steigt das Risiko lebensbedrohlicher Muskelschäden.

Anionenaustauscherharze

wie der Wirkstoff Colestyramin (enthalten in *Quantalan zuckerfrei*) senken die Cholesterinspiegel um bis zu 20 Prozent. Die Verwendung von Colestyramin ist aber nur in speziellen Fällen sinnvoll.

Als Nebenwirkungen treten häufig Brechreiz, Blähungen und Verstopfungen, aber auch Kopfschmerzen und Muskelschmerzen auf.

Fibrate

gelten als überholt, weil ihr Nutzen im Vergleich zu den Statinen geringer und weniger gut belegt ist.

Es gibt folgende Wirkstoffe vom Typ der Fibrate:

- Bezafibrat (enthalten z. B. in *Generika mit dem Namen Bezafibrat + Firmenbezeichnung*)
- Fenofibrat (enthalten z. B. in *Generika mit dem Namen Feno oder Fenofibrat + Firmenbezeichnung*)
- Gemfibrozil (enthalten z. B. in *Gevilon*)

Fibrate können zu Leber- und Muskelschädigungen führen und stehen im Verdacht, krebsauslösend zu sein. Sie werden von uns als *wenig zweckmäßig* eingestuft. Zur Behandlung von erhöhten Cholesterinwerten sind andere Mittel wie Statine vorzuziehen. Fibrate haben aber nach wie vor einen gewissen Nutzen bei der Behandlung von erhöhten Triglyzeridwerten.

Fischöl-Präparate (Ameu, Omacor)

Der Nutzen solcher Mittel ist umstritten. In hoher Dosierung werden Triglyzeridwerte verringert, LDL-Cholesterin nur wenig (manchmal sogar erhöht!), HDL-Cholesterinwerte bleiben unverändert. Als Alternative zu solchen Mitteln empfiehlt die Fachpublikation »Arzneimittel-Kursbuch« eine Diät mit Makrelen und anderen Hochseefischen.

Knoblauch

Laut einer Entscheidung des Europäischen Gerichtshofes vom November 2007 sind Knoblauchkapseln keine Medikamente. Mit anderen Worten: Knoblauchkapseln wie etwa *Ilja Rogoff forte* oder *Kwai/-N* dienen nicht der Verhütung oder Heilung einer Krankheit.

12.7. Mittel gegen Fettstoffwechselstörungen

Präparat	Wichtigste Nebenwirkungen	Empfehlung
Ameu (D) Weichkaps. Lachsöl	Keine wesentlichen zu erwarten	**Wenig zweckmäßig als** unterstützendes Mittel bei erhöhten Cholesterinwerten. Sinnvoller ist die Aufnahme von Fischöl über die Ernährung (z. B. Lachs, Makrele).

Präparat	Wichtigste Nebenwirkungen	Empfehlung
Atorvastatin (D/Ö) *Generika mit dem* *Namen Atorvastatin +* *Firmenbezeichnung* Filmtabletten *Wirkstoff:* Atorvastatin *Rezeptpflichtig*	Magen-Darm-Störungen (Durchfall, Blähungen, Verstopfung, Übelkeit, Sodbrennen), Brustschmerzen, Ödeme, Hautausschlag, Blutzuckererhöhung, Leberschäden, Gedächtnisstörungen, Kopfschmerzen, Schwindel, Atemwegsinfektionen (Schnupfen), Schwäche, allergische Reaktionen, Schmerzen, Schwäche und Krämpfe in der Muskulatur von Armen und Beinen, in Einzelfällen Zerstörung der Muskulatur möglich (bei höherer Dosierung häufiger)	**Therapeutisch zweckmäßig** zur Vorbeugung von Herzinfarkt (Reinfarktprophylaxe), Schlaganfall und Gefäßverschlüssen. Cholesterinsenker (CSE-Hemmstoff).
Bezafibrat – 1 A Pharma (Ö) Retard-Filmtab. **Bezafibrat AL retard** (D) Retardtabl., Filmtabl. *Wirkstoff:* Bezafibrat *Rezeptpflichtig*	Übelkeit, Magen-Darm-Störungen, Leberfunktionsstörungen, Muskelschmerzen, Muskelschwäche	**Möglicherweise zweckmäßig bei** den seltenen primären Hyperlipoproteinämien: z. B. familiärer Hypercholesterin- und Hypertriglyzeridämie und bei schweren sekundären Hypertriglyzeridämien.
Bezafibrat Genericon (Ö) Drag., Filmtabl. **Bezafibrat-ratiopharm** (D/Ö) Filmtabl., Retardtabl. **Bezafibrat STADA** (D) überzogene Tabl., Retardtabl. **Bezalip** (Ö) Retard-Filmtabl. *Wirkstoff:* Bezafibrat *Rezeptpflichtig*	Übelkeit, Magen-Darm-Störungen, Leberfunktionsstörungen, Muskelschmerzen, Muskelschwäche	**Möglicherweise zweckmäßig bei** den seltenen primären Hyperlipoproteinämien: z. B. familiärer Hypercholesterin- und Hypertriglyzeridämie und bei schweren sekundären Hypertriglyzeridämien.
Cil (D) Kaps. Fenofibrat *Rezeptpflichtig*	Hautausschlag, Kopfschmerzen, Gelenkschmerzen, Herzrhythmusstörungen, Übelkeit, Magen-Darm-Störungen, Leberfunktionsstörungen, Muskelschmerzen, Muskelschwäche	**Möglicherweise zweckmäßig bei** den seltenen primären Hyperlipoproteinämien: z. B. familiärer Hypercholesterin- und Hypertriglyzeridämie und bei schweren sekundären Hypertriglyzeridämien.

Präparat	Wichtigste Nebenwirkungen	Empfehlung
Crestor (D/Ö) Filmtabl. Rosuvastatin *Rezeptpflichtig*	Magen-Darm-Störungen (Durchfall, Blähungen, Verstopfung, Übelkeit), Ödeme, Hautausschlag, Blutzuckererhöhung, Kopfschmerzen, Schwindel, Schwäche, allergische Reaktionen, Schmerzen, Schwäche und Krämpfe in der Muskulatur von Armen und Beinen, in Einzelfällen Zerstörung der Muskulatur möglich (bei höherer Dosierung häufiger)	**Abzuraten** Es gibt bis jetzt keine Untersuchungen darüber, ob *Crestor* zur Vorbeugung von Herz-Kreislauf-Erkrankungen besser oder schlechter geeignet ist als die Standardmedikamente Simvastatin (enthalten z. B. in *Zocor*) oder Pravastatin (enthalten z. B. in *Pravasin*). *Crestor* ist ein Cholesterinsenker (CSE-Hemmstoff).
Durafenat (D) Kaps., Retardkaps. Fenofibrat *Rezeptpflichtig*	Hautausschlag, Kopfschmerzen, Gelenkschmerzen, Herzrhythmusstörungen, Übelkeit, Magen-Darm-Störungen, Leberfunktionsstörungen, Muskelschmerzen, Muskelschwäche	**Möglicherweise zweckmäßig bei** den seltenen primären Hyperlipoproteinämien: z. B. familiärer Hypercholesterin- und Hypertriglyzeridämie und bei schweren sekundären Hypertriglyzeridämien.
Ezetrol (D/Ö) Tabl. Ezetimib *Rezeptpflichtig*	Magen-Darm-Beschwerden, Durchfall, Magenschmerzen, allergische Reaktionen, Leberschäden, Muskelschmerzen, Gelenkbeschwerden, Kopfschmerzen, Schwindel. Verdacht auf erhöhtes Krebsrisiko.	**Wenig zweckmäßig,** der therapeutische Nutzen des Wirkstoffs Ezetimib ist umstritten und die Langzeitverträglichkeit bis jetzt nicht ausreichend untersucht.
Fenofibrat AL retard (D) Retardkaps. Fenofibrat *Rezeptpflichtig*	Hautausschlag, Kopfschmerzen, Gelenkschmerzen, Herzrhythmusstörungen, Übelkeit, Magen-Darm-Störungen, Leberfunktionsstörungen, Muskelschmerzen, Muskelschwäche	**Möglicherweise zweckmäßig bei** den seltenen primären Hyperlipoproteinämien: z. B. familiärer Hypercholesterin- und Hypertriglyzeridämie und bei schweren sekundären Hypertriglyzeridämien.
Fenofibrat Heumann (D) Kaps., Retardkaps. **Fenofibrat HEXAL** (D) Hartkaps. Fenofibrat *Rezeptpflichtig*	Hautausschlag, Kopfschmerzen, Gelenkschmerzen, Herzrhythmusstörungen, Übelkeit, Magen-Darm-Störungen, Leberfunktionsstörungen, Muskelschmerzen, Muskelschwäche	**Möglicherweise zweckmäßig bei** den seltenen primären Hyperlipoproteinämien: z. B. familiärer Hypercholesterin- und Hypertriglyzeridämie und bei schweren sekundären Hypertriglyzeridämien.

Präparat	Wichtigste Nebenwirkungen	Empfehlung
Fenofibrat-ratiopharm (D) Kaps, Retardkaps. Fenofibrat *Rezeptpflichtig*	Hautausschlag, Kopfschmerzen, Gelenkschmerzen, Herzrhythmusstörungen, Übelkeit, Magen-Darm-Störungen, Leberfunktionsstörungen, Muskelschmerzen, Muskelschwäche	**Möglicherweise zweckmäßig bei** den seltenen primären Hyperlipoproteinämien: z. B. familiärer Hypercholesterin- und Hypertriglyzeridämie und bei schweren sekundären Hypertriglyzeridämien.
Fluvastatin – 1 A Pharma (D) Kaps., Retard-Tabl. **Fluvastatin Actavis** (D) Kaps. **Fluvastatin HEXAL** (D) Kaps. Fluvastatin *Rezeptpflichtig*	Übelkeit, Bauchschmerzen, Sodbrennen, Hautausschlag, Gelenkschmerzen, Schlaflosigkeit, Gedächtnisstörungen, Kopfschmerzen, Schwäche. Schmerzen, Schwäche und Krämpfe in der Muskulatur von Armen und Beinen, in Einzelfällen Zerstörung der Muskulatur möglich	**Therapeutisch zweckmäßig** zur Vorbeugung von Herzinfarkt (Reinfarktprophylaxe), Schlaganfall und Gefäßverschlüssen. Cholesterinsenker (CSE-Hemmstoff).
Gemfi – 1 A Pharma (D) Filmtabl. **Gevilon** (D/Ö) Filmtabl. Gemfibrozil *Rezeptpflichtig*	Hautausschlag, Kopfschmerzen, Gelenkschmerzen, Herzrhythmusstörungen, Übelkeit, Magen-Darm-Störungen, Leberfunktionsstörungen, Muskelschmerzen, Muskelschwäche	**Therapeutisch zweckmäßig zur** Behandlung der seltenen primären Hyperlipoproteinämien: z. B. familiärer Hypercholesterin- und Hypertriglyzeridämie und bei schweren sekundären Hypertriglyzeridämien. **Möglicherweise zweckmäßig zur** Behandlung von Risikopatienten mit erhöhten Cholesterinwerten, wenn Statine wie z. B. Simvastatin nicht gegeben werden können.
Ilja Rogoff (D) überzogene Tabl. Knoblauch-Trockenpulver	Magen-Darm-Störungen	**Wenig zweckmäßig zur** unterstützenden Behandlung von leicht erhöhten Cholesterinwerten.
Inegy (D/Ö) Tabl. Ezetimib, Simvastatin *Rezeptpflichtig*	Kopfschmerzen, allgemeine Schwäche, Atemwegsinfektionen, Husten, Magen-Darm-Störungen, vermindertes sexuelles Begehren, Überempfindlichkeitsreaktionen und Gefäßentzündungen. Leberschäden (Hepatitis und Gelbsucht) und Muskelschäden möglich. Verdacht auf erhöhtes Krebsrisiko	**Abzuraten** Nicht sinnvolle Kombination von zwei verschiedenen Cholesterinsenkern. Der therapeutische Nutzen des Wirkstoffs Ezetimib ist umstritten und die Langzeitverträglichkeit bis jetzt nicht ausreichend untersucht. Simvastatin ist ein bewährtes Medikament aus der Gruppe der Statine (Cholesterinsynthesehemmer, CSE-Hemmer).

Präparat	Wichtigste Nebenwirkungen	Empfehlung
Kwai N/ forte (D) überzogene Tabl. Knoblauch-Trockenpulver	Magen-Darm-Störungen	**Wenig zweckmäßig zur** unterstützenden Behandlung von leicht erhöhten Cholesterinwerten.
Lescol (Ö) Kaps. Fluvastatin *Rezeptpflichtig*	Übelkeit, Bauchschmerzen, Sodbrennen, Hautausschlag, Gelenkschmerzen, Schlaflosigkeit, Gedächtnisstörungen, Kopfschmerzen, Schwäche. Schmerzen, Schwäche und Krämpfe in der Muskulatur von Armen und Beinen, in Einzelfällen Zerstörung der Muskulatur möglich	**Therapeutisch zweckmäßig** zur Vorbeugung von Herzinfarkt (Reinfarktprophylaxe), Schlaganfall und Gefäßverschlüssen. Cholesterinsenker (CSE-Hemmstoff).
Locol (D) Kaps., Retardtabl. Fluvastatin *Rezeptpflichtig*	Übelkeit, Bauchschmerzen, Sodbrennen, Hautausschlag, Gelenkschmerzen, Schlaflosigkeit, Gedächtnisstörungen, Kopfschmerzen, Schwäche. Schmerzen, Schwäche und Krämpfe in der Muskulatur von Armen und Beinen, in Einzelfällen Zerstörung der Muskulatur möglich	**Therapeutisch zweckmäßig** zur Vorbeugung von Herzinfarkt (Reinfarktprophylaxe), Schlaganfall und Gefäßverschlüssen. Cholesterinsenker (CSE-Hemmstoff).
Omacor (D) Kaps. Omega-3-Säurenethylester (aus Fischöl)	Magen-Darm-Störungen, Störung des Geschmacks, Schwindel, Hautreaktionen (z. B. Akne), Überempfindlichkeitsreaktionen. Verminderung der Blutgerinnung möglich	**Wenig zweckmäßig als** unterstützendes Mittel nach Herzinfarkt und bei erhöhten Triglyzeriden. Sinnvoller ist die Aufnahme von Fischöl über die Ernährung (z. B. Lachs, Makrele).
Pravasin protect (D) Tabl. Pravastatin *Rezeptpflichtig*	Angstgefühle, Nervosität, Durchfall, Blähungen, Verstopfung, Hautausschlag, Leberschäden, Gedächtnisstörungen, Kopfschmerzen, Schwindel, Atemwegsinfektionen, Schwäche. Schmerzen, Schwäche und Krämpfe in der Muskulatur von Armen und Beinen, in Einzelfällen Zerstörung der Muskulatur möglich (bei höherer Dosierung häufiger)	**Therapeutisch zweckmäßig** zur Vorbeugung von Herzinfarkt (Reinfarktprophylaxe), Schlaganfall und Gefäßverschlüssen. Cholesterinsenker (CSE-Hemmstoff).

Präparat	Wichtigste Nebenwirkungen	Empfehlung
Pravastatin (D/Ö) *Generika mit dem Namen Pravastatin + Firmenbezeichnung* Tabletten *Wirkstoff:* Pravastatin *Rezeptpflichtig*	Angstgefühle, Nervosität, Durchfall, Blähungen, Verstopfung, Hautausschlag, Leberschäden, Gedächtnisstörungen, Kopfschmerzen, Schwindel, Atemwegsinfektionen, Schwäche. Schmerzen, Schwäche und Krämpfe in der Muskulatur von Armen und Beinen, in Einzelfällen Zerstörung der Muskulatur möglich (bei höherer Dosierung häufiger)	**Therapeutisch zweckmäßig** zur Vorbeugung von Herzinfarkt (Reinfarktprophylaxe), Schlaganfall und Gefäßverschlüssen. Cholesterinsenker (CSE-Hemmstoff).
Quantalan zuckerfrei (D/Ö) Pulver Colestyramin *Rezeptpflichtig*	Gewichtsverlust, Bauchkrämpfe, Durchfall	**Therapeutisch zweckmäßig,** wenn bei schweren Fettstoffwechselstörungen eine genau eingehaltene Diät keinen Erfolg bringt.
Simva Aristo (D) **Simva Basics** (D) **Simvabeta** (D) **Simvadura** (D) **Simvagamma** (D) **Simva-Hennig** (D) **SimvaHEXAL** (D) **Simvalip** (D) **Simva TAD** (D) Filmtabletten *Wirkstoff:* Simvastatin *Rezeptpflichtig*	Magen-Darm-Störungen (Durchfall, Blähungen, Verstopfung, Übelkeit), Hautausschlag, Leberschäden, Blutzuckererhöhung, Schlafstörungen, Gedächtnisstörungen, Kopfschmerzen, Schwindel, Schwäche. Schmerzen, Schwäche und Krämpfe in der Muskulatur von Armen und Beinen, in Einzelfällen Zerstörung der Muskulatur möglich (bei höherer Dosierung häufiger)	**Therapeutisch zweckmäßig** zur Vorbeugung von Herzinfarkt (Reinfarktprophylaxe), Schlaganfall und Gefäßverschlüssen. Cholesterinsenker (CSE-Hemmstoff).
Simvastatin (D/Ö) *Generika mit dem Namen Simvastatin + Firmenbezeichnung* Filmtabletten *Wirkstoff:* Simvastatin *Rezeptpflichtig*	Magen-Darm-Störungen (Durchfall, Blähungen, Verstopfung, Übelkeit), Hautausschlag, Leberschäden, Blutzuckererhöhung, Schlafstörungen, Gedächtnisstörungen, Kopfschmerzen, Schwindel, Schwäche. Schmerzen, Schwäche und Krämpfe in der Muskulatur von Armen und Beinen, in Einzelfällen Zerstörung der Muskulatur möglich (bei höherer Dosierung häufiger)	**Therapeutisch zweckmäßig** zur Vorbeugung von Herzinfarkt (Reinfarktprophylaxe), Schlaganfall und Gefäßverschlüssen. Cholesterinsenker (CSE-Hemmstoff).

Präparat	Wichtigste Nebenwirkungen	Empfehlung
Sortis (D/Ö) Filmtabl. Atorvastatin *Rezeptpflichtig*	Magen-Darm-Störungen (Durchfall, Blähungen, Verstopfung, Übelkeit, Sodbrennen), Brustschmerzen, Ödeme, Hautausschlag, Blutzuckererhöhung, Leberschäden, Gedächtnisstörungen, Kopfschmerzen, Schwindel, Atemwegsinfektionen (Schnupfen), Schwäche, allergische Reaktionen, Schmerzen, Schwäche und Krämpfe in der Muskulatur von Armen und Beinen, in Einzelfällen Zerstörung der Muskulatur möglich (bei höherer Dosierung häufiger)	**Therapeutisch zweckmäßig** zur Vorbeugung von Herzinfarkt (Reinfarktprophylaxe), Schlaganfall und Gefäßverschlüssen. Cholesterinsenker (CSE-Hemmstoff).
Zocor/ forte (D) Filmtabl. **Zocord** (Ö) Filmtabl. Simvastatin *Rezeptpflichtig*	Magen-Darm-Störungen (Durchfall, Blähungen, Verstopfung, Übelkeit), Hautausschlag, Leberschäden, Blutzuckererhöhung, Schlafstörungen, Gedächtnisstörungen, Kopfschmerzen, Schwindel, Schwäche. Schmerzen, Schwäche und Krämpfe in der Muskulatur von Armen und Beinen, in Einzelfällen Zerstörung der Muskulatur möglich (bei höherer Dosierung häufiger)	**Therapeutisch zweckmäßig** zur Vorbeugung von Herzinfarkt (Reinfarktprophylaxe), Schlaganfall und Gefäßverschlüssen. Cholesterinsenker (CSE-Hemmstoff).

12.8. Mittel gegen niedrigen Blutdruck (Hypotonie)

In den angelsächsischen Ländern wird niedriger Blutdruck ironisch als »german disease« bezeichnet, als »deutsche Krankheit«. Rund 2,5 Millionen Deutsche sollen davon betroffen sein. 1985 wurden in deutschen Apotheken 16 Millionen Packungen Hypotoniemittel verkauft, 1997 knapp 7 Millionen, im Jahr 2012 nur noch 1 Million. Offenbar zeigt die scharfe Kritik von Fachleuten an der Verschreibung solcher Mittel Wirkung.

Wenn niedriger Blutdruck keine Beschwerden verursacht, kann er sogar von Vorteil sein, da Menschen mit niedrigem Blutdruck eine überdurchschnittlich lange Lebenserwartung haben.

Die häufigsten Beschwerden bei niedrigem Blutdruck sind Schwindel und Kollapsneigung morgens beim Aufstehen.

Allgemeine Hinweise auf zu niedrigen Blutdruck können sein: Schweißausbrüche, Kältegefühl, Wetterfühligkeit, Schlafstörungen, morgendliche Antriebsschwäche, eingeschränkte Leistungsfähigkeit, Sehstörungen, Konzentrationsschwäche, Neigung zu Schwindel und Schwarzwerden vor den Augen beim Aufstehen aus dem Sitzen oder Liegen.

Ursachen

Zu niedriger Blutdruck kann verschiedene Ursachen haben:
- Er kann konstitutionell bedingt sein: Große, schlanke Menschen haben leicht niedrigen Blutdruck
- Psychische Belastungen, die mit Erschöpfung und Resignation verbunden sind, können den Blutdruck absenken
- Langes Stehen in der Hitze
- Blut- und/oder Flüssigkeitsverlust (durch Erbrechen, innere Blutungen, Durchfall)
- Verschiedene Herz- und Kreislauferkrankungen
- Längere Bettlägerigkeit
- Infektionskrankheiten
- Nebenwirkung von Medikamenten wie entwässernde Mittel, Hochdruckmittel, Antidepressiva, Neuroleptika und Parkinsonmittel.

Behandlung ohne Medikamente

Die Arzneimittelkommission der Deutschen Ärzteschaft empfiehlt als wichtigste therapeutische Maßnahme keine Medikamente, sondern ein intensives *Trainingsprogramm*: Wassertreten, Kneippgüsse, Wechselduschen, Atemgymnastik und regelmäßige sportliche Betätigung. Schwimmen ist eine der besten Sportarten für den Kreislauf.

Sinnvoll sind außerdem folgende Maßnahmen:

- Nehmen Sie sich morgens Zeit beim Aufstehen.
- Eine Tasse Kaffee oder Schwarztee ist ein bewährtes Mittel, um den Blutdruck kurzfristig zu heben.
- Manche Ärzte empfehlen, den niedrigen Blutdruck durch eine salzreiche Nahrung zu erhöhen. Dies ist allerdings nur sinnvoll bei sogenannten salzempfindlichen Personen (das ist nur etwa jeder Vierte).

Behandlung mit Medikamenten

Der Arzt sollte zunächst nach der Ursache der Beschwerden suchen und eventuell andere Krankheiten (Infektionskrankheiten, Herzerkrankungen usw.) behandeln.

Nur wenn Selbsthilfemaßnahmen nicht ausreichen, sind zusätzlich Medikamente gegen niedrigen Blutdruck für kurze Zeit sinnvoll. Sie können die anderen Maßnahmen keinesfalls ersetzen. Unter Umständen können sie den Zustand sogar verschlechtern.

Vor der Verordnung von Medikamenten sollte der Arzt klären, um welche Art von niedrigem Blutdruck es sich handelt. Hierzu macht er den »Schellong«-Test: Nach einer Zeit des Liegens muss man aufstehen und bekommt Puls und Blutdruck während des ruhigen Stehens gemessen.

Eine Behandlung von niedrigem Blutdruck während der Schwangerschaft ist normalerweise nicht notwendig.

Je nach dem Ergebnis sind folgende Medikamente sinnvoll:

– Wenn der obere und der untere Blutdruckwert abfallen und das Herz nicht schneller schlägt, werden sogenannte Sympathomimetika verwendet. Diese Mittel verengen die Blutgefäße in Armen und Beinen. Der Wirkstoff Etilefrin (enthalten z. B. in *Effortil, Etil-CT, Etilefrin AL, Etilefrin-ratiopharm, Thomasin*) ist nur zweckmäßig zur kurzzeitigen Behandlung, nicht jedoch zur Langzeittherapie. Etilefrin wirkt etwa sechs Stunden lang.

– Wenn der obere Blutdruckwert abfällt, gleichzeitig der untere ansteigt und außerdem das Herz schneller schlägt, kann die kurzzeitige Einnahme des Wirkstoffs Dihydroergotamin (DHE, enthalten z. B. in *DET MS*, *Dihydergot*) zweckmäßig sein.

Wegen der unsicheren Aufnahme des Wirkstoffs in den Körper und wegen des geringen Abstands zwischen wirksamer und giftiger Dosis ist die Behandlung mit Dihydroergotamin nicht ungefährlich. Es gibt zahlreiche Berichte über schwere Zwischenfälle (Herzinfarkt, dramatische Gefäßkrämpfe usw.). Im Einzelfall kann es schwierig sein, die richtige, noch nicht giftige Dosis festzulegen.

Die deutsche Transparenz-Kommission beurteilt alle anderen Wirkstoffe, die bei zu niedrigem Blutdruck verwendet werden, als »ohne erkennbaren Nutzen« und rät von ihrer Verwendung ab. Dazu gehören Vitamine, Adenosin, Nikotinsäure, Aminopicolin, Sparteinsulfat, Weißdorn (Crataegus), Melisse und Salicylsäure.

Coffeinpräparate (z. B. *Coffeinum N*) haben dieselbe Wirkung wie Kaffee oder Cola-Getränke.

Warnhinweis: Mittel gegen niedrigen Blutdruck sollten Sie nicht länger als einige Wochen ohne Rücksprache mit Ihrer Ärztin oder Ihrem Arzt einnehmen.

12.8. Mittel gegen niedrigen Blutdruck (Hypotonie)

Präparat	Wichtigste Nebenwirkungen	Empfehlung
Coffeinum N (D) Tabl. Coffein	Herzklopfen, Unruhe, Schlaflosigkeit. Paradoxe Effekte (Müdigkeit) besonders im Alter möglich	**Zweckmäßig wie** Kaffee, Tee oder Cola-Getränke zur Aktivierung von Psyche und Kreislauf.
DET MS retard (D) Tropfen Dihydroergotamin *Rezeptpflichtig*	Übelkeit, Erbrechen, selten Durchblutungsstörungen. Gefahr von koronaren Durchblutungsstörungen bis zum Herzinfarkt	**Nur zweckmäßig zur** kurzzeitigen Behandlung von hypotonen Kreislaufstörungen. Nicht geeignet zur Langzeitbehandlung.
Dihydergot (Ö) Tabl. Dihydroergotamin *Rezeptpflichtig*	Übelkeit, Erbrechen, selten Durchblutungsstörungen. Gefahr von koronaren Durchblutungsstörungen bis zum Herzinfarkt	**Nur zweckmäßig zur** kurzzeitigen Behandlung von hypotonen Kreislaufstörungen. Nicht geeignet zur Langzeitbehandlung. Weiteres Anwendungsgebiet: Migräne.
Effortil (D/Ö) Tropfen Etilefrin	Herzklopfen, Herzschmerzen, Unruhe, Schlaflosigkeit, Magen-Darm-Störungen	**Wenig zweckmäßig** Therapeutische Wirksamkeit zweifelhaft. Nur kurzfristig blutdrucksteigernd wirksam.
Effortil plus (D) Tropfen Etilefrin, Dihydroergotamin *Rezeptpflichtig*	Herzklopfen, Herzschmerzen, Durchblutungsstörungen, Übelkeit. Gefahr von koronaren Durchblutungsstörungen bis zum Herzinfarkt	**Abzuraten** Wenig sinnvolle Kombination. Relativ großes Risiko von Nebenwirkungen und relativ rasche Gewöhnung.

Präparat	Wichtigste Nebenwirkungen	Empfehlung
Etilefrin AL (D) Tabl., Tropfen **Etilefrin-ratiopharm** (D) Tropfen Etilefrin	Herzklopfen, Herzschmerzen, Unruhe, Schlaflosigkeit, Magen-Darm-Störungen	**Wenig zweckmäßig** Therapeutische Wirksamkeit zweifelhaft. Nur kurzfristig blutdrucksteigernd wirksam.
Thomasin (D) Tabl., Tropfen Etilefrin	Herzklopfen, Herzschmerzen, Unruhe, Schlaflosigkeit, Magen-Darm-Störungen. Tropfen enthalten Alkohol	**Wenig zweckmäßig** Therapeutische Wirksamkeit zweifelhaft. Nur kurzfristig blutdrucksteigernd wirksam.

12.9. Mittel gegen Venenerkrankungen (Krampfadern)

Das Blut fließt nicht allein deshalb zum Herz zurück, weil das Herz pumpt und das Blut ansaugt. Das Zurückfließen des Blutes wird durch einen weiteren Mechanismus unterstützt: Muskelbewegungen drücken die Venen zusammen und schieben so das Blut in Richtung Herz. Um zu verhindern, dass das Blut in die falsche Richtung fließt, sind in allen Venen ventilartige Klappen »eingebaut«. Wenn diese Klappen defekt sind und nicht richtig funktionieren, wird ein Teil des Blutes, das zum Herz fließen soll, in die falsche Richtung gepresst – zu den Venen, die auf der Oberfläche der Muskeln direkt unter der Haut liegen. Weil die Venen im Gegensatz zu den Arterien nur eine relativ dünne Muskelschicht haben, dehnen sie sich aus und schlängeln sich:

So entstehen Krampfadern

Vermutlich spielen bei der Bildung von Krampfadern Erbfaktoren eine wichtige Rolle. Eine große Körperstatur, wenig körperliche Bewegung, Übergewicht und eine überwiegend stehende oder sitzende Haltung tragen zur Entstehung bei.

Mit zunehmendem Alter treten Krampfadern häufiger auf. Frauen leiden öfter darunter als Männer. Durch elastische Strümpfe können die unangenehmen Begleiterscheinungen von Krampfadern gemildert werden. Schwere Krampfadern werden chirurgisch, zum Beispiel durch Stripping oder durch »Verödung« (Sklerosierung), entfernt. In beiden Fällen besteht keine Gewähr, dass nicht neue Krampfadern entstehen.

Um den Blutstrom zum Herzen zu erleichtern, können Stützstrümpfe oder elastische Bandagen hilfreich sein. Sie sind bei der Behandlung von chronischen Venenleiden unverzichtbar. Allerdings sind sie bei sommerlichen Temperaturen nicht gerade beliebt.

Wichtig: Man sollte sich bei der Anschaffung die richtige Verwendung genau zeigen lassen.

Die schlechten Strömungsbedingungen in den Krampfadern führen häufig zu einer Gerinnung des Blutes in diesen Venen und infolge davon zu Venenentzündungen (Thrombophlebitis). Bei oberflächlichen Venen ist dies relativ harmlos, bei tiefen Venen kann es zu einer lebensbedrohlichen Embolie (Verschleppung der Gerinnsel in die Lunge) kommen. Auf die Haut aufgetragene gerinnungshemmende Wirkstoffe wie Heparin oder Heparinoide sind zur Vermeidung der Gerinnung wirkungslos.

Helfen Medikamente?

Die Pharmaindustrie propagiert unzählige Mittel zur Besserung von Krampfaderleiden. Die Kritik am fragwürdigen Nutzen solcher Mittel zeigte in den vergangenen Jahren Wirkung. In Deutschland sank die Zahl der verbrauchten Packungen von 25 Millionen im Jahr 1991 auf 12 Millionen im Jahr 2003 und schließlich auf 4,8 im Jahr 2012.

Viele davon werden als Salben oder Cremes auf die Haut aufgetragen. Der Großteil der Venenmittel enthält Stoffe wie Aescin, Mäusedornextrakt, Weinlaubextrakt, Rosskastanienextrakt, Rutin, Benzaron, Heparin, Heparinoid oder Hirudin (aus Blutegeln gewonnen).

Eine im anerkannten englischen Fachblatt »Lancet« veröffentlichte Untersuchung zeigte für Präparate mit Rosskastanienextrakt eine Wirkung, die den Kompressionsbehandlungen vergleichbar war. Allerdings stellte sich heraus, dass die in der Studie zum Vergleich durchgeführte Kompressionsbehandlung nicht fachgerecht war und nicht dem üblichen Standard entsprach.

Fazit: Wer sich mit schlechten Beispielen vergleicht, kann leicht zu guten Ergebnissen kommen.

Der subjektive Eindruck der Besserung nach der Nutzung vieler äußerlich aufzutragender Venenmittel beruht wohl auf dem Kühleffekt sowie der Straffung der Haut beim Eintrocknen. Insgesamt gibt es bei vielen Mitteln keine wissenschaftliche Begründung für die Verwendung, so die Arzneimittelkommission der Deutschen Ärzteschaft.

In englischsprachigen Lehrbüchern und Standardwerken werden die zahlreichen Mittel, die in Deutschland und in Österreich im Handel sind, nicht einmal erwähnt.

Selbst im »Merck Manual«, einem von der Pharmaindustrie herausgegebenen, häufig benützten Nachschlagewerk, wird bei der Therapie von Venenleiden keines dieser Mittel erwähnt oder empfohlen.

Und in der industrienahen »Medical Tribune« wird die Meinung vertreten, solche Mittel hätten »allenfalls einen psychologischen Schmiereffekt«.

Nach wie vor gilt: Medikamente, egal ob zum Schmieren oder zum Schlucken, können die Behandlung mit Kompressionsstrümpfen weder ersetzen noch verbessern. Krampfadern verschwinden durch Medikamente nicht!

Präparate zum Auftragen auf die Haut, bei denen relativ häufig Allergien oder Hautreizungen zu erwarten sind, erhalten von uns die Bewertung *Abzuraten.*

Präparate zum Auftragen auf die Haut, bei denen mit keiner therapeutischen Wirkung, aber auch nicht mit wesentlichen Nebenwirkungen zu rechnen ist, erhalten die Bewertung *Wenig zweckmäßig.*

Als Nebenwirkungen bei vielen Venenmitteln zum Schlucken treten Magen-Darm-Störungen auf. Von der Einnahme von Diuretika bei Venenleiden zur Abschwellung der Beine ist strikt abzuraten. Ebenso von der Einnahme von Venenmitteln in der Schwangerschaft.

12.9.1. Mittel gegen Venenerkrankungen (Krampfadern) zum Auftragen auf die Haut

Präparat	Wichtigste Nebenwirkungen	Empfehlung
Antistax (D) Creme Extrakt aus roten Weinlaubblättern	Selten Allergien	**Wenig zweckmäßig** Therapeutische Wirksamkeit zweifelhaft. Wegen geringer Schädlichkeit vertretbar.
Hepa-Gel Lichtenstein (D) Gel **Hepa-Salbe Lichtenstein** (D) Salbe *Wirkstoff:* Heparin	Selten Allergien, auch durch Konservierungsstoffe (Parastoffe)	**Wenig zweckmäßig** Zweifelhafte therapeutische Wirksamkeit von auf die Haut aufgetragenem Heparin. Wegen geringer Schädlichkeit vertretbar (nur Medikamente ohne Parastoffe). Die Gel-Zubereitungen kühlen.

Präparat	Wichtigste Nebenwirkungen	Empfehlung
Heparin AL (D) Gel, Salbe **Heparin-CT** (D) Gel, Salbe **Heparin Heumann** (D) Creme **Heparin-ratiopharm** (D) Salbe, Gel, Sportgel **Hepathromb** (D) Creme **Hepathrombin** (D) Gel, Salbe *Wirkstoff:* Heparin	Selten Allergien, auch durch Konservierungsstoffe (Parastoffe)	**Wenig zweckmäßig** Zweifelhafte therapeutische Wirksamkeit von auf die Haut aufgetragenem Heparin. Wegen geringer Schädlichkeit vertretbar (nur Medikamente ohne Parastoffe). Die Gel-Zubereitungen kühlen.
Hirudoid Gel/ -forte Gel (D/Ö) Gel **Hirudoid forte Creme/ Salbe** (D/Ö) Creme, Salbe *Konservierungsstoff:* Phenoxyethanol (nur Creme); *Konservierungsstoffe:* Methyl- und Propylhydroxybenzoat (nur Salbe); *Wirkstoff:* Heparinoid	Selten allergische Hauterscheinungen (z. B. Juckreiz, Rötung, Bläschen), auch durch Konservierungsstoffe	**Wenig zweckmäßig** Therapeutische Wirksamkeit zweifelhaft. Enthält Heparin-ähnlichen Wirkstoff (Heparinoid). Gel kühlt.
Kneipp Arnika Kühl- und Schmerzgel (D) Gel *Konservierungsstoff:* Trometamol; *Wirkstoff:* Arnikatinktur	Relativ häufig Allergien (besonders bei längerer Anwendung) und Hautreizungen durch Arnika möglich	**Abzuraten** Therapeutische Wirksamkeit zweifelhaft. Gel kühlt.
Reparil Gel N (D/Ö) Gel *Konservierungsstoff:* Trometamol; *Wirkstoffe:* Aescin, Diethylaminsalicylat	Selten Allergien	**Wenig zweckmäßig** Therapeutische Wirksamkeit von Aescin zweifelhaft. Enthält zusätzlich hautaufweichendes Mittel (Salicylsäureverbindung). Gel kühlt – wegen geringer Schädlichkeit vertretbar.
Thrombareduct Sandoz (D) Gel, Salbe **Thrombocutan** (D) N-Salbe, Ultrasalbe, N-Gel, Ultragel Heparin	Selten Allergien	**Wenig zweckmäßig** Zweifelhafte therapeutische Wirksamkeit von auf die Haut aufgetragenem Heparin. Wegen geringer Schädlichkeit vertretbar. Die Gel-Zubereitungen kühlen.

Präparat	Wichtigste Nebenwirkungen	Empfehlung
Venalitan (D) Salbe *Hilfsstoff:* Bergamottöl **Venoruton Emulgel** (D/Ö) Gel *Wirkstoff:* Heparin	Selten Allergien	**Wenig zweckmäßig** Zweifelhafte therapeutische Wirksamkeit von auf die Haut aufgetragenem Heparin. Wegen geringer Schädlichkeit vertretbar. Die Gel-Zubereitungen kühlen.
Venostasin Gel Aescin (D) Gel Aescin	Selten Allergien, Hautreizungen	**Wenig zweckmäßig** Therapeutische Wirksamkeit von Aescin zweifelhaft. Wegen geringer Schädlichkeit vertretbar. Gel kühlt.
Venostasin Creme (D/Ö) Creme *Konservierungsstoffe:* Methyl- und Propylhydroxybenzoat; *Wirkstoff:* Rosskastanienextrakt (Aescin)	Selten Allergien, auch durch Konservierungsmittel	**Wenig zweckmäßig** Therapeutische Wirksamkeit von Aescin zweifelhaft.
Vetren Creme (Ö) Creme **Vetren Gel** (D/Ö) Gel, in D zus.: Forte-Gel Heparin	Selten Allergien	**Wenig zweckmäßig** Zweifelhafte therapeutische Wirksamkeit von auf die Haut aufgetragenem Heparin. Wegen geringer Schädlichkeit vertretbar. Die Gel-Zubereitungen kühlen.

12.9.2. Mittel gegen Venenerkrankungen (Krampfadern) zum Einnehmen

Präparat	Wichtigste Nebenwirkungen	Empfehlung
Aescusan/ -N (D) Filmtabl., Retardtabl. Rosskastanienextrakt (Aescin)	Magen-Darm-Störungen. Selten Allergien. Nicht bei bestehenden Nierenschäden anwenden	**Wenig zweckmäßig** Therapeutische Wirksamkeit zweifelhaft bei Venenerkrankungen. Pflanzenextrakt mit möglicherweise entzündungshemmend und wasserausschwemmend wirkendem Inhaltsstoff (Aescin).
Antistax Venenkapseln/ -extra Venentabletten (D) Kaps., Filmtabl. Weinlaubextrakt, Aesculin	Magen-Darm-Störungen. Selten Allergien. Nicht bei bestehenden Nierenschäden anwenden. Lösung enthält Alkohol!	**Wenig zweckmäßig** Therapeutische Wirksamkeit bei Venenerkrankungen zweifelhaft. Wenig sinnvolle Kombination.

Präparat	Wichtigste Nebenwirkungen	Empfehlung
Fagorutin Buchweizen-Tee (D) Tee Buchweizenkraut	Selten Licht-Überempfindlichkeit der Haut	**Wenig zweckmäßig** Zweifelhafte Wirksamkeit bei Venenerkrankungen.
Troxerutin-ratiopharm (D) Kaps. Troxerutin	Magen-Darm-Störungen. Selten Allergien	**Wenig zweckmäßig** Zweifelhafte Wirksamkeit bei Venenerkrankungen.
Venen-Tabletten STADA (D) Retardtabl. **Venentabs retard-ratiopharm** (D) Retardtabl. Rosskastaniensamenextrakt (Aescin)	Magen-Darm-Störungen. Selten Allergien. Nicht bei bestehenden Nierenschäden anwenden	**Wenig zweckmäßig** Pflanzenextrakt mit möglicherweise entzündungshemmend und wasserausschwemmend wirkendem Inhaltsstoff (Aescin). Therapeutische Wirksamkeit bei Venenerkrankungen zweifelhaft.
Veno SL (D) Kaps. Troxerutin	Magen-Darm-Störungen. Selten Allergien	**Wenig zweckmäßig** Zweifelhafte Wirksamkeit bei Venenerkrankungen.
Venoruton/ Intens/ Retard/ Tropfen (D/Ö) Tropfen, Kaps., Filmtabl., Brausetabl. *Wirkstoff:* Oxerutine	Magen-Darm-Störungen. Selten Allergien. Tropfen enthalten Alkohol!	**Wenig zweckmäßig** Zweifelhafte Wirksamkeit von Rutosiden bei Venenerkrankungen.
Venostasin retard (D) Retardkaps. Rosskastaniensamenextrakt (Aescin)	Magen-Darm-Störungen. Selten Allergien. Nicht bei bestehenden Nierenschäden anwenden	**Wenig zweckmäßig** Pflanzenextrakt mit möglicherweise entzündungshemmend und wasserausschwemmend wirkendem Inhaltsstoff (Aescin). Wirksamkeit bei Venenerkrankungen zweifelhaft.

12.10. Mittel zur Beeinflussung der Blutgerinnung

Das Blut hat zwei Funktionen zu erfüllen:
1. *Transportfunktion:* Mit dem Blut werden lebensnotwendige Substanzen wie Sauerstoff, Vitamine, Kohlehydrate etc. transportiert. Um diese Funktion erfüllen zu können, muss es dünnflüssig bleiben und darf nicht verdicken.

2. *Blutgerinnung:* Bei Verletzungen soll das Blut die offene Stelle abdichten. Dazu muss es verkleben (siehe *Blutstillende Mittel*).

Zur Erfüllung dieser beiden Aufgaben sind im Blut und im Körpergewebe eine Reihe von Substanzen vorhanden, die über einen sehr komplizierten Mechanismus – eine Art von Stufenplan – wirksam werden. Dieser Mechanismus wird unter bestimmten Umständen (z. B. Operationen, schwere Verletzungen etc.) gestört. Das Blut bildet dann Klumpen (Thromben oder Emboli), die die Gefäße verstopfen. Dies kann zu lebensgefährlichen Situationen wie Schlaganfall, Lungenembolie oder Herzinfarkt führen.

Der gegenteilige Effekt – wenn das Blut nicht mehr gerinnt – kann ebenfalls lebensbedrohlich sein und unstillbare Blutungen verursachen.

Ursachen von Thrombosen

In folgenden Situationen ist das Risiko einer Thrombose erhöht: bei schweren Verletzungen, bei Operationen, Krebs- und Diabetes-Erkrankungen, Herzschwäche, Übergewicht, Krampfadern, Schwangerschaft, Herzinfarkt, Querschnittlähmung, Bettlägerigkeit nach Schlaganfall. Auch Raucher und Patienten mit starker Arterienverkalkung oder Erkrankungen der Herz- und Gehirnarterien sind einem höheren Risiko von Thrombosen ausgesetzt.

Verhinderung von Thrombosen

Zur Verhinderung von Thrombosen werden meist Medikamente verwendet – am häufigsten zur Vorbeugung bei herzinfarktgefährdeten Patienten und bei großen Operationen. Bei jedem dritten Patienten, der älter als 40 Jahre ist und einer großen Operation unterzogen wird, treten Blutgerinnsel in den tief gelegenen Beinvenen auf.

Die gerinnungshemmenden Mittel können bereits bestehende Thrombosen nicht auflösen. Dies kann jedoch der körpereigene Stoff Plasmin. Seine Bildung kann durch Arzneimittel angeregt werden (z. B. durch *Urokinase* und *Streptokinase*).

Reisethrombosen

Bei Langzeitflügen sollte man sich zur Vorbeugung von Reisethrombosen viel bewegen: aufstehen, herumgehen, mit den Beinen wippen. Sinnvoll ist außerdem das Ausziehen der Schuhe.

Trinken Sie viel – am besten Mineralwasser. Alkohol oder Kaffee sind ungünstig, weil sie entwässernd wirken.

Bei hohem Thromboserisiko ist die Injektion von Heparin über 2–4 Tage, beginnend am Tag des Fluges, oder die Injektion von *Clexane* bzw. *Clivarin* zweckmäßig.

Fachleute unterscheiden zwischen

– Thrombosen, die in Venen auftreten, und
– Thrombosen, die in Arterien entstehen.

Aus Venenthrombosen können sich Stücke losreißen und in die Lunge verschleppt werden (Lungenembolie). Zur Verhinderung von Venenthrombosen werden sogenannte »*Antikoagulantien*« (= gerinnungshemmende Substanzen), zur Verhinderung von Arterienthrombosen sogenannte »*Thrombozytenaggregationshemmer*« (= Präparate, die die Klebrigkeit der Blutplättchen hemmen) verwendet.

Medikamente zur Verhinderung von Thrombosen

Heparin

ist die wichtigste gerinnungshemmende Substanz. Heparin (enthalten z. B. in *Heparin-Natrium-ratiopharm*) wird hauptsächlich bei akuter Thrombosegefährdung (in der Klinik) verwendet und kann, da es im Magen-Darm-Bereich nicht aufgenommen wird, dem Körper nur über Injektionen oder Infusionen zugeführt werden.

Gefährlichste *Nebenwirkung* von Heparin ist – wie bei allen gerinnungshemmenden Substanzen – die Neigung zu Blutungen. Eine weitere lebensgefährliche Nebenwirkung ist eine sehr starke Verminderung der weißen Blutkörperchen.

Niedermolekulare Heparine

Zu den niedermolekularen Heparinen zählen die Wirkstoffe

– Certoparin (enthalten z. B. in *Mono Embolex*)
– Dalteparin (enthalten z. B. in *Fragmin*)
– Enoxaparin (enthalten z. B. in *Clexane, Lovenax*)
– Nadroparin (enthalten z. B. in *Fraxiparin*)
– Reviparin (enthalten z. B. in *Clivarin*)
– Tinzaparin (enthalten z. B. in *Innohep*).

Niedermolekulare Heparine haben im Vergleich zu Heparin ein wesentlich geringeres Risiko der Verminderung der weißen Blutkörperchen und sind deshalb zur Vorbeugung von Thrombosen vorzuziehen.

Cumarinderivate (z. B. *Falithrom, Marcumar*)

Im Jahr 1922 wurde in Nordamerika von einem Viehsterben berichtet, das durch rätselhafte, starke Blutungen verursacht worden war. Nach jahrelanger Forschungsarbeit stellte sich heraus, dass die Tiere verfaulenden Klee gefressen hatten. Der darin enthaltene Wirkstoff Cumarin wurde als Ursache für diese Blutungen identifiziert.

Die volle Wirkung von Cumarin und der heute verwendeten Derivate beginnt erst nach ein bis zwei Tagen.

Wichtigste *Nebenwirkungen* sind Blutungen. Gelegentlich treten auch Übelkeit, Erbrechen, Appetitlosigkeit und Haarausfall auf. Cumarin-Präparate sollten nicht plötzlich, sondern langsam ausschleichend abgesetzt werden.

Bei sorgfältiger Kontrolle der Therapiemaßnahmen ist eine gefährliche Blutung im statistischen Durchschnitt jedoch nur einmal in 23 Jahren Behandlung pro Person zu erwarten. Je länger die Behandlung dauert und je höher die Dosierung ist, umso größer ist auch das Risiko.

Bei Fieber, Durchfall, Herzschwäche oder bei der gleichzeitigen Einnahme anderer Medikamente wie dem Rheumamittel Phenylbutazon, dem Schmerzmittel Acetylsalicylsäure (ASS) oder dem Fettstoffsenker Bezafibrat erhöht sich das Risiko von Blutungen ebenfalls.

Thrombozyten-Aggregationshemmer

Acetylsalicylsäure (enthalten z. B. in *Generika mit dem Namen ASS + Firmenbezeichnung oder Thrombo-ASS*) gilt als anerkanntes Mittel zur Verhütung eines Re-Infarktes. Die Einnahme von Acetylsalicylsäure nach einem Herzinfarkt senkt das Risiko eines weiteren Infarktes um 20 Prozent. Dafür sind niedrige Dosierungen (100 mg pro Tag) ausreichend.

Der Thrombozyten-Aggregationshemmer Clopidogrel (enthalten z. B. in *Iscover, Plavix*) gilt als Reservemittel, falls Acetylsalicylsäure nicht verwendet werden kann. Bei diesem Mittel besteht neben der Blutungsgefahr das Risiko seltener, aber lebensgefährlicher Nebenwirkungen (schwere Blutschäden und schwere Allergien).

Der Nutzen einer fixen Kombination von Acetylsalicylsäure (ASS) + dem Wirkstoff Dipyridamol (enthalten z. B. in *Aggrenox*) zur Vorbeugung von Schlaganfällen ist im Vergleich zur Behandlung nur mit Acetylsalicylsäure umstritten.

Prasugrel (enthalten z. B. in *Efient*) bietet keinerlei Vorteile gegenüber Clopidogrel (enthalten z. B. in *Plavix*), hat jedoch ein höheres Nebenwirkungsrisiko, schwere Blutungen zu verursachen.

Blutstillung

Blutgerinnungsstörungen, die zu einer verminderten Gerinnungsfähigkeit des Blutes führen, können angeboren sein oder erworben werden – z. B. als Nebenwirkung von Medikamenten wie z. B. *Aspirin*. Die meisten angeborenen Formen von Gerinnungsstörungen treten nur bei Männern auf.

Eine *verminderte* Gerinnungsfähigkeit des Blutes beruht auf einem Mangel an funktionsfähigen Blutplättchen oder sogenannten Gerinnungsfaktoren.

Blutstillende Mittel

Die meisten blutstillenden Mittel werden systemisch angewendet (Infusionen, Tabletten, Injektionen), einige wenige auch örtlich, um oberflächliche Blutungen zu stoppen.

Das wichtigste Mittel zur Normalisierung der Blutgerinnung ist Vitamin K. Es ist normalerweise in ausreichenden Mengen in der Nahrung enthalten.

Ein Mangelzustand kann folgende Ursachen haben:
– Nebenwirkungen von Medikamenten (z. B. Cumarin-Präparate)
– schlechte Aufnahme von Vitamin K im Körper wegen Gelbsucht, Fisteln etc.
– länger dauernde intravenöse Ernährung
– länger dauernde orale (über den Mund zugeführte) Antibiotika-Therapie
– akuter Durchfall bei Kleinkindern.

Die Behandlung von Vitamin-K-Mangel besteht in der Einnahme von Vitamin-K-Präparaten (Tabletten). Wegen der hohen Risiken (Überempfindlichkeitsreaktionen, Schock) sollte Vitamin K nur in Ausnahmefällen intravenös gegeben werden.

12.10. Mittel zur Beeinflussung der Blutgerinnung

Präparat	Wichtigste Nebenwirkungen	Empfehlung
Acesal 250 mg (D) Tabl. Acetylsalicylsäure (ASS)	Magenbeschwerden. Kann in seltenen Fällen Asthmaanfälle auslösen. Erhöhtes Risiko für Blutungen (Nasenbluten, Zahnfleischbluten, Hautblutungen)	**Therapeutisch zweckmäßig zur** Verhinderung der Bildung von Blutgerinnseln u. a. zur Vorbeugung eines Herzinfarkts. Der Inhaltsstoff (ASS) hemmt die Klebrigkeit der Blutplättchen. Möglicherweise zweckmäßig bei bestimmten Durchblutungsstörungen des Gehirns.
Aggrenox (D) Retardkaps. Acetylsalicylsäure (ASS), Dipyridamol	Schwere Durchblutungsstörungen des Herzens möglich. Schwindel, Kopfschmerzen, Magen-Darm-Beschwerden, Hautausschlag. Kann in seltenen Fällen Asthmaanfälle auslösen. Erhöhtes Risiko für Blutungen (Nasenbluten, Zahnfleischbluten, Hautblutungen)	**Abzuraten** Wenig sinnvolle Kombination von sehr niedrig dosiertem Thrombozytenaggregationshemmer (ASS, hemmt die Klebrigkeit der Blutplättchen) und gefäßerweiternd wirkendem Mittel (Dipyridamol).
Arixtra (D) Fertigspritzen Fondaparinux *Rezeptpflichtig*	Blutungen (an verschiedenen Stellen, selten auch Gehirnblutungen). Vorsicht bei erhöhter Blutungsneigung! Gleichzeitige Einnahme von Aspirin wegen Blutungsrisiko vermeiden	**Therapeutisch zweckmäßig zur** Behandlung und Vorbeugung von Thrombosen und Lungenembolie, vorwiegend nach operativen Eingriffen oder wenn Heparin nicht vertragen wird.
Aspirin N 100 mg/ -300 mg (D) Tabl. **Aspirin protect 100 mg/ -300 mg** (D) magensaftresistente Tabl. **Aspirin Protect** (Ö) Filmtabl. **ASS 100 – 1 A Pharma** (D) Tabl. *Wirkstoff:* Acetylsalicylsäure (ASS)	Magenbeschwerden. Kann in seltenen Fällen Asthmaanfälle auslösen. Erhöhtes Risiko für Blutungen (Nasenbluten, Zahnfleischbluten, Hautblutungen)	**Therapeutisch zweckmäßig zur** Verhinderung der Bildung von Blutgerinnseln u. a. zur Vorbeugung eines Herzinfarkts. Der Inhaltsstoff (ASS) hemmt die Klebrigkeit der Blutplättchen. Möglicherweise zweckmäßig bei bestimmten Durchblutungsstörungen des Gehirns.

Präparat	Wichtigste Nebenwirkungen	Empfehlung
ASS AbZ PROTECT (D) magensaftresistente Tabl. **ASS Actavis** (D) Tabl. **ASS AL TAH** (D) Tabl. **ASS-CT 100 mg TAH** (D) Tabl. **ASS Heumann 100 mg** (D) Tabl. **ASS HEXAL 100 mg** (D/Ö) Tabl. *Wirkstoff:* Acetylsalicylsäure (ASS)	Magenbeschwerden. Kann in seltenen Fällen Asthmaanfälle auslösen. Erhöhtes Risiko für Blutungen (Nasenbluten, Zahnfleischbluten, Hautblutungen)	**Therapeutisch zweckmäßig zur** Verhinderung der Bildung von Blutgerinnseln u. a. zur Vorbeugung eines Herzinfarkts. Der Inhaltsstoff (ASS) hemmt die Klebrigkeit der Blutplättchen. Möglicherweise zweckmäßig bei bestimmten Durchblutungsstörungen des Gehirns.
ASS-ratiopharm 100 TAH (D/Ö) Tabl. **ASS Sandoz 100 mg** (D) Tabl. **ASS STADA protect 100 mg** (D) magensaftresist. Tabl. **ASS TAD 100 mg protect** (D) magensaftresist. Tabl. *Wirkstoff:* Acetylsalicylsäure (ASS)	Magenbeschwerden. Kann in seltenen Fällen Asthmaanfälle auslösen. Erhöhtes Risiko für Blutungen (Nasenbluten, Zahnfleischbluten, Hautblutungen)	**Therapeutisch zweckmäßig zur** Verhinderung der Bildung von Blutgerinnseln u. a. zur Vorbeugung eines Herzinfarkts. Der Inhaltsstoff (ASS) hemmt die Klebrigkeit der Blutplättchen. Möglicherweise zweckmäßig bei bestimmten Durchblutungsstörungen des Gehirns.
Brilique (D) Filmtabl. Ticagrelor *Rezeptpflichtig*	Blutungen (selten schwer, vor allem Nasenbluten, Blut im Stuhl und stärkere Blutung nach Verletzungen), Atemnot	**Möglicherweise zweckmäßig zur** Verhinderung von Blutgerinnseln bei Risikopatienten (in Kombination mit Acetylsalicylsäure). Vorteil gegenüber dem bewährten Arzneistoff Clopidogrel ist nicht eindeutig belegt. Höheres Blutungsrisiko als Clopidogrel.
Clexane/ Duo (D) Fertigspritzen Clexane multidose (D) Durchstechflaschen Enoxaparin *Rezeptpflichtig*	Blutungen. Bei Langzeitanwendung Knochenerweichung, Haarausfall möglich. Sehr selten allergische Erscheinungen	**Therapeutisch zweckmäßig zur** Thrombosevorbeugung. Niedermolekulares Heparin.
Clivarin (D) Fertigspritzen Reviparin *Rezeptpflichtig*	Blutungen. Bei Langzeitanwendung Knochenerweichung, Haarausfall möglich. Sehr selten allergische Erscheinungen	**Therapeutisch zweckmäßig zur** Thrombosevorbeugung. Niedermolekulares Heparin.

Präparat	Wichtigste Nebenwirkungen	Empfehlung
Clopidogrel Heumann (D) **Clopidogrel hydrochlorid – 1 A Pharma** (D) **Clopidogrel hydrochlorid HEXAL** (D) **Clopidogrel- ratiopharm** (D/Ö) **Clopidogrel TAD** (D) **Clopidogrel Zentiva** (D) Filmtabletten *Wirkstoff:* Clopidogrel *Rezeptpflichtig*	Blutungen (selten schwer, vor allem Nasenbluten, Blut im Stuhl und stärkere Blutung nach Verletzungen), Kopf- schmerzen, Schwindel, Benom- menheit, Magen-Darm-Störun- gen (z. B. Bauchschmerzen, Übelkeit, Durchfall). Schwere Blutschäden möglich, sehr selten schwere Allergien	**Therapeutisch zweckmäßig zur** Verhinderung der Bildung von Blutgerinnseln, wenn Acetylsali- cylsäure nicht angewendet werden kann. Vermindert die Klebrigkeit der Blutplättchen (Thrombozy- ten).
Coumadin (D) Tabl. Warfarin *Rezeptpflichtig*	Blutungen, Übelkeit, selten Haarausfall. Vorsicht: häufig Wechselwirkungen mit anderen Arzneimitteln!	**Therapeutisch zweckmäßig** Lang bewährtes Mittel zur Vermin- derung der Blutgerinnung, wenn der Wirkstoff Phenprocoumon (enthalten in Marcumar) nicht verwendet werden kann.
Efient (D) Filmtabl. Prasugrel *Rezeptpflichtig*	Blutungen (vor allem Nasenblu- ten, Blut im Stuhl und stärkere Blutung nach Verletzungen), Blutarmut, Hautausschlag	**Möglicherweise zweckmäßig zur** Verhinderung der Bildung von Blutgerinnseln, wenn Acetylsali- cylsäure nicht angewendet werden kann. Vermindert die Klebrigkeit der Blutplättchen (Thrombozy- ten). Blutungsrisiko etwas höher als mit Clopidogrel.
Falithrom (D) Filmtabl., Mite-Filmtabl. Phenprocoumon *Rezeptpflichtig*	Blutungen, Übelkeit, selten Haarausfall. Vorsicht: häufig Wechselwirkungen mit anderen Arzneimitteln!	**Therapeutisch zweckmäßig** Lang bewährtes Mittel zur Vermin- derung der Blutgerinnung. Zur lang dauernden Anwendung geeig- net.
Fragmin/ D/ P/ P Forte (D) Injektionslösung **Fragmin** (D/Ö) Fertigspritzen Dalteparin *Rezeptpflichtig*	Blutungen. Bei Langzeitanwen- dung Knochenerweichung, Haarausfall möglich. Sehr sel- ten allergische Erscheinungen	**Therapeutisch zweckmäßig zur** Thrombosevorbeugung. Niedermo- lekulares Heparin.

Präparat	Wichtigste Nebenwirkungen	Empfehlung
Fraxiparin (D/Ö) **Fraxiparina** (D) **Fraxiparine** (D) **Fraxodi** (D) Fertigspritzen *Wirkstoff*: Nadroparin *Rezeptpflichtig*	Blutungen. Bei Langzeitanwendung Knochenerweichung, Haarausfall möglich. Sehr selten allergische Erscheinungen	**Therapeutisch zweckmäßig zur** Thrombosevorbeugung. Niedermolekulares Heparin.
Godamed/ TAH (D) Tabl. Acetylsalicylsäure (ASS), Glycin	Magenbeschwerden, kann in seltenen Fällen Asthmaanfälle auslösen. Erhöhtes Risiko für Blutungen (Nasenbluten, Zahnfleischbluten, Hautblutungen)	**Therapeutisch zweckmäßig zur** Verhinderung der Bildung von Blutgerinnseln u. a. zur Vorbeugung eines Herzinfarkts. Der Inhaltsstoff (ASS) hemmt die Klebrigkeit der Blutplättchen. Möglicherweise zweckmäßig bei bestimmten Durchblutungsstörungen des Gehirns.
Heparin Gilvasan (Ö) Durchstechflasche Heparin *Rezeptpflichtig*	Blutungen. Bei Langzeitanwendung Knochenerweichung, Haarausfall möglich. Sehr selten allergische Erscheinungen	**Therapeutisch zweckmäßig zur** Hemmung der Blutgerinnung.
Heparin-Natrium-ratiopharm (D) Amp., Fertigspritzen, Injektionslösung Heparin *Rezeptpflichtig*	Blutungen. Bei Langzeitanwendung Knochenerweichung, Haarausfall möglich. Sehr selten allergische Erscheinungen	**Therapeutisch zweckmäßig zur** Hemmung der Blutgerinnung.
HerzASS-ratiopharm (D) **Herzschutz ASS-ratiopharm** (Ö) Tabl. Acetylsalicylsäure (ASS) *Rezeptpflichtig (Ö)*	Selten Magenbeschwerden, kann in seltenen Fällen Asthmaanfälle auslösen. Erhöhtes Risiko für Blutungen (Nasenbluten, Zahnfleischbluten, Hautblutungen)	**Therapeutisch zweckmäßig zur** Verhinderung der Bildung von Blutgerinnseln u. a. zur Vorbeugung eines Herzinfarkts. Der Inhaltsstoff (ASS) hemmt die Klebrigkeit der Blutplättchen. Möglicherweise zweckmäßig bei bestimmten Durchblutungsstörungen des Gehirns.
Innohep/ multi (D) Fertigspritzen, Durchstechflaschen Tinzaparin *Rezeptpflichtig*	Blutungen. Bei Langzeitanwendung Knochenerweichung, Haarausfall möglich. Sehr selten allergische Erscheinungen	**Therapeutisch zweckmäßig zur** Thrombosevorbeugung. Niedermolekulares Heparin.

Präparat	Wichtigste Nebenwirkungen	Empfehlung
Iscover Filmtabletten (D) Filmtabl. Clopidogrel *Rezeptpflichtig*	Blutungen (vor allem Nasenbluten, Blut im Stuhl und stärkere Blutung nach Verletzungen), Kopfschmerzen, Schwindel, Benommenheit., Magen-Darm-Störungen (z. B. Bauchschmerzen, Übelkeit, Durchfall). Schwere Blutschäden möglich, sehr selten schwere Allergien	**Therapeutisch zweckmäßig zur** Verhinderung der Bildung von Blutgerinnseln, wenn Acetylsalicylsäure nicht angewendet werden kann. Vermindert die Klebrigkeit der Blutplättchen (Thrombozyten).
Konakion MM (D/Ö) Ampullen Phytomenadion (Vitamin K1) *Rezeptpflichtig*	Bei Einnahme durch den Mund keine wesentlichen bekannt. Bei Injektion sind schwere Nebenwirkungen möglich	**Therapeutisch zweckmäßig** Bei erhöhter Blutungsneigung infolge von Vitamin-K-Mangel und blutgerinnungshemmenden Wirkstoffen wie Marcumar.
Lovenox (Ö) Amp., Spritzamp., Pen, Durchstechflasche Enoxaparin *Rezeptpflichtig*	Blutungen. Bei Langzeitanwendung Knochenerweichung, Haarausfall möglich. Sehr selten allergische Erscheinungen	**Therapeutisch zweckmäßig zur** Thrombosevorbeugung. Niedermolekulares Heparin.
Marcumar (D) **Marcoumar** (Ö) **Marcuphen-CT** (D) Tabletten *Wirkstoff:* Phenprocoumon *Rezeptpflichtig*	Blutungen, Übelkeit, selten Haarausfall. Vorsicht: häufig Wechselwirkungen mit anderen Arzneimitteln!	**Therapeutisch zweckmäßig** Lang bewährtes Mittel zur Verminderung der Blutgerinnung. Zur lang dauernden Anwendung geeignet.
Mono-Embolex Prophylaxe/ -Multi (D) Durchstechflaschen, Fertigspritzen **Mono-Embolex Therapie** (D) Fertigspritzen Durchstechflaschen, Pen Certoparin *Rezeptpflichtig*	Blutungen. Bei Langzeitanwendung Knochenerweichung, Haarausfall möglich. Sehr selten allergische Erscheinungen	**Therapeutisch zweckmäßig zur** Thrombosevorbeugung. Niedermolekulares Heparin.
Phenpro-ratiopharm (D) **Phenprogamma** (D) Tabletten *Wirkstoff:* Phenprocoumon *Rezeptpflichtig*	Blutungen, Übelkeit, selten Haarausfall. Vorsicht: häufig Wechselwirkungen mit anderen Arzneimitteln!	**Therapeutisch zweckmäßig** Lang bewährtes Mittel zur Verminderung der Blutgerinnung. Zur lang dauernden Anwendung geeignet.

Präparat	Wichtigste Nebenwirkungen	Empfehlung
Plavix (D/Ö) Filmtabl. Clopidogrel *Rezeptpflichtig*	Blutungen (vor allem Nasenbluten, Blut im Stuhl und stärkere Blutung nach Verletzungen), Kopfschmerzen, Schwindel, Benommenheit., Magen-Darm-Störungen (z. B. Bauchschmerzen, Übelkeit, Durchfall). Schwere Blutschäden möglich	**Therapeutisch zweckmäßig zur** Verhinderung der Bildung von Blutgerinnseln, wenn Acetylsalicylsäure nicht angewendet werden kann. Vermindert die Klebrigkeit der Blutplättchen (Thrombozyten).
Pletal (D) Tabl. Cilostazol *Rezeptpflichtig*	Blutungen (Haut, Nase, Augen, Darm), Ödeme, Blutzuckererhöhung, Schwindel, Herzrasen, Infektionen und Entzündungen der Atemwege, Schnupfen, Magen-Darm-Störungen (Übelkeit, Erbrechen, Blähungen, Durchfall), Hautausschlag, allgemeine Schwäche, Blutarmut, Angstzustände, Schlaflosigkeit, Atembeschwerden, Muskelschmerzen	**Wenig zweckmäßig zur** Behandlung von peripherer arterieller Verschlusskrankheit mit Gehbehinderung (Schaufensterkrankheit) bei Versagen nichtmedikamentöser Maßnahmen. Selektiver Phosphodieserase-3-Hemmer.
Pradaxa (D/Ö) Kaps., Hartkaps. Dabigatran *Rezeptpflichtig*	Blutungen, Blutarmut, Leberschäden, Magen-Darm-Störungen (Durchfall, Übelkeit, Erbrechen)	**Wenig zweckmäßig** Vertretbar zur Vorbeugung gegen Thrombosen bei Patienten mit Vorhofflimmern und nach chirurgischem Hüft- oder Kniegelenksersatz. Möglicherweise geringeres Blutungsrisiko als Marcumar. Nur bei normaler Nierenfunktion (regelmäßige Kontrolle erforderlich)
Thrombo ASS (Ö) Filmtabl. Acetylsalicylsäure (ASS) *Rezeptpflichtig*	Selten Magenbeschwerden, kann in seltenen Fällen Asthmaanfälle auslösen. Erhöhtes Risiko für Blutungen (Nasenbluten, Zahnfleischbluten, Hautblutungen)	**Therapeutisch zweckmäßig zur** Verhinderung der Bildung von Blutgerinnseln u. a. zur Vorbeugung eines Herzinfarkts. Der Inhaltsstoff (ASS) hemmt die Klebrigkeit der Blutplättchen. Möglicherweise zweckmäßig bei bestimmten Durchblutungsstörungen des Gehirns.
Xarelto (D/Ö) Filmtabl. Rivaroxaban *Rezeptpflichtig*	Blutarmut, Blutungen, Schwindel, Kopfschmerzen, Juckreiz, Schmerzen in den Extremitäten, Nieren- und Leberschäden, Fieber, Ödeme, Müdigkeit, Kraftlosigkeit	**Abzuraten** Wenig erprobtes Mittel zur Vorbeugung gegen Thrombosen bei Patienten mit Vorhofflimmern, kein Vorteil gegenüber der Standardbehandlung (Marcumar).

13. Kapitel: **Magen, Darm, Verdauung**

Wenige Erkrankungen oder Störungen des körperlichen Empfindens sind so vom persönlichen Verhalten des Menschen abhängig wie die des Verdauungstraktes. Lebensform, psychische Belastung und vor allem die Ernährung haben einen – oft erst nach Jahren sichtbar werdenden – unmittelbaren Einfluss auf die Organe der Verdauung.
Der hohe Verbrauch an Magen- und Darmmitteln zeigt, dass Beschwerden hier meist rasch mit Medikamenten »kuriert« werden. Über die Ursachen von Völlegefühl, Sodbrennen, Magenschmerzen oder Verstopfungen denkt man nicht so gerne nach.

Die Erkrankungen des Verdauungssystems

Störungen des Verdauungssystems sind meist die Folge von Ernährungs- und Trinkgewohnheiten, von psychischer Belastung oder von Infektionen.

– *Erkrankungen des Magens und Zwölffingerdarms:* Dazu zählen Gastritis, das Magengeschwür und andere Beschwerden wie Magenübersäuerung, Völlegefühl, Übelkeit, Erbrechen, Aufstoßen etc.
Erkrankungen des Darms: Durchfall und Verstopfung sind hier die häufigsten Störungen.
– *Erkrankungen der Leber, Gallenwege und Bauchspeicheldrüse:* Dazu zählen die Leberentzündung (Hepatitis), die Leberschrumpfung (Zirrhose), andere Lebererkrankungen mit Symptomen wie Gelbsucht (Ikterus), die Entzündung der Gallenwege, Gallensteine und die Entzündungen der Bauchspeicheldrüse.

Wichtige Erkrankungen sind Magen- oder Darmkrebs, auf deren vielfältige Ursachen hier nicht im Detail eingegangen werden kann. Krankheiten im Verdauungstrakt kommen bei Männern etwa dreimal so häufig vor wie bei Frauen. Als Todesursache sind sie bei den Männern rückläufig, während sie bei den Frauen zunehmen.

Medikamente

Magen-Darm-Mittel gehören zu den Umsatzrennern. Im Jahr 2012 wurden davon in deutschen Apotheken rund 155 Millionen Packungen verkauft. Davon sind viele laut Weltgesundheitsorganisation »nicht nur unnütz, sondern sogar gefährlich«.

Die Änderung der Ernährungsgewohnheiten (ballaststoffreiche Nahrung, natürliche Nahrungsmittel und vor allem Zeit zum Essen) und die aktive Auseinandersetzung mit psychischen Problemen, die zu Magenbeschwerden führen, sind oft die wichtigste Behandlung.

13.1. Mittel gegen Magen-Darm-Geschwüre, Gastritis und Sodbrennen

Die Ursachen von Magen-Darm-Geschwüren und Gastritis können vielfältig sein:
Neben einer ererbten Bereitschaft, Geschwüre zu entwickeln, ist in etwa 80 Prozent aller Fälle ein Bakterium (Helicobacter pylori) mitverantwortlich. Außerdem können psychische Belastungen, schwere Allgemeinverletzungen, Rauchen, exzessiver Alkoholkonsum, die Nebenwirkungen mancher Medikamente (vor allem Schmerz- und Rheumamittel), eine gestörte Schleimhautdurchblutung oder der Rückfluss von Gallensaft in den Magen schuld daran sein.
Hinter jedem schlecht heilenden Magengeschwür kann sich unter Umständen auch ein Krebs verbergen – dies muss mit einer endoskopischen Untersuchung abgeklärt werden.

Behandlung von Magen-Darm-Geschwüren und Gastritis

Magen-Darm-Geschwüre sowie Gastritis können spontan heilen. Eine spezielle Diät ist nicht notwendig, da man selbst beobachten kann, bei welchen Nahrungsmitteln Beschwerden entstehen. Auf jeden Fall ist es sinnvoll, häufig kleinere Mahlzeiten zu sich zu nehmen. Rauchen und Medikamente mit magenschädigenden Nebenwirkungen sollten gemieden werden.
Ein wenig Kaffee oder niedrigprozentiger Alkohol nach einer Mahlzeit schaden nach neuesten Erkenntnissen nicht. Es gibt keinen Beweis, dass Coffein die Entstehung von Magengeschwüren begünstigt.

Welches Mittel bei Magen-Darm-Geschwüren?

Ist eine Infektion mit dem Bakterium Helicobacter pylori die Ursache – dies kann mit Laboruntersuchungen festgestellt werden –, so sind mit einer Kombination von Antibiotika und säurehemmenden Medikamenten eine rasche Heilung und die Vorbeugung einer Wiedererkrankung möglich.

Die besten Ergebnisse werden durch eine Kombination von zwei verschiedenen Antibiotika (z. B. Clarithromycin und Amoxicillin oder Metronidazol) mit einem Protonenpumpenhemmer wie etwa Omeprazol erzielt. Meist genügt eine Behandlung über 7 Tage.

Sodbrennen, Völlegefühl, Refluxkrankheit, Reizmagen

Viele Menschen leiden regelmäßig an Beschwerden wie Sodbrennen, saurem Aufstoßen oder Völlegefühl. Dies sind charakteristische Merkmale der »Refluxkrankheit« – fachmedizinisch auch als »GERD« bezeichnet. Dabei strömt der Mageninhalt verstärkt in die Speiseröhre zurück und greift die Schleimhaut an.

Üppige Mahlzeiten, Alkohol, Kaffee, Rauchen, Fruchtsäfte, Gewürze, Übergewicht, flaches Liegen in Rückenlage und Pressen fördern die Beschwerden. Oft bessert sich der Zustand spontan. Je nach Schweregrad der Schleimhautschädigung wird die Erkrankung in fünf Stufen eingeteilt.

Refluxbeschwerden haben möglicherweise auch Auswirkungen auf Erkrankungen im Bereich von Hals und Nase. Es gibt Hinweise, dass z. B. Asthma dadurch mitverursacht sein kann.

Mit dem Begriff »Reizmagen« (Dyspepsie) werden Magen-Darm-Beschwerden bezeichnet, die meist folgende Symptome umfassen: Schmerzen im Oberbauch, vorzeitiges Sättigungsgefühl, Übelkeit, Aufstoßen, Brechreiz, Blähungen, Sodbrennen, Appetitlosigkeit. Die Beschwerden haben oft psychische Ursachen und können chronisch sein.

Behandlung von Sodbrennen, Völlegefühl, Refluxkrankheit, Reizmagen

Leichtere Beschwerden bessern sich bereits durch Abnehmen (bei Übergewicht), Schlafen mit leicht erhöhtem Oberkörper, Verzicht auf Rauchen und späte Mahlzeiten.

Medikamente, die die Spannung des Speiseröhrenverschlusses (Ösophagus-Sphinkter) herabsetzen, sollten vermieden werden: Beruhigungs- und Schlafmittel vom Typ der Benzodiazepine, Herz-Kreislauf-Mittel vom Typ der Kalzium-Antagonisten, Asthmamittel vom Typ der Beta-Sympathomimetika und andere.

Zur medikamentösen Behandlung von Sodbrennen und Völlegefühl werden Protonenpumpenhemmer, Antazida und H2-Blocker verwendet.

Der bei Refluxkrankheit häufig verwendete Wirkstoff Metoclopramid (enthalten z. B. in *Generika mit dem Namen MCP + Firmenbezeichnung*) wurde im April 2014 wegen zu großer Nebenwirkungen verboten.

Die Rückfallrate nach einer Reflux-Behandlung mit Medikamenten ist sehr hoch – bei vier von fünf Patienten treten dieselben Beschwerden erneut auf. Deshalb ist unter Umständen eine Dauertherapie notwendig. Als Alternative dazu kann, vor allem bei jüngeren Patienten, eine Antireflux-Operation sinnvoll sein.

Bei »Reizmagen« (Dyspepsie) scheinen Protonenpumpenhemmer wirksamer zu sein als H2-Blocker.

Antazida (Säurebindende Mittel)

Antazida binden die überschüssige Säure im Magen und sind gegen Übersäuerung des Magens und Magen- oder Zwölffingerdarm-Geschwüre wirksam. Richtig dosiert lindern sie rasch Schmerzen und Völlegefühl und beschleunigen die Abheilung von Geschwüren im Magen-Darm-Bereich. Die Wirkung nach dem Einnehmen hält etwa 2 bis 3 Stunden an.

Nebenwirkungen: Wenn Antazida nur im Bedarfsfall etwa 8 bis 10 Tage eingenommen werden, treten kaum Nebenwirkungen auf. Die meisten Mittel enthalten Magnesium- und Aluminiumverbindungen, die auch schleimhautschützend wirken.

Aluminiumverbindungen wirken stopfend und Magnesiumverbindungen abführend. Deshalb ist die feste Kombination solcher Substanzen (z. B. enthalten in *Gelusil, Maaloxan, Magaldrat-CT/ -ratiopharm, Riopan, Talcid, Talidat, Tepilta*) durchaus sinnvoll.

Die Aufnahme anderer Arzneien kann durch Antazida behindert werden. Viele Mittel enthalten auch Natriumverbindungen (z. B. *Bullrich Salz, Kompensan*). Wenn ein solches Medikament öfter als einmal täglich eingenommen wird, kann die Natriummenge im Körper für Patienten mit hohem Blutdruck, Herz- und Nierenstörungen, Leberschrumpfung oder für jene, die salzarme Diät einhalten müssen, gefährlich werden.

Knochenschmerzen, Schwierigkeiten oder Schmerzen beim Harnlassen, dauernder Harndrang, Muskelschmerzen, andauernde Kopfschmerzen oder starkes Herzklopfen können Anzeichen der relativ selten auftretenden schweren Nebenwirkungen von Antazida sein. In solchen Fällen sollte man einen Arzt aufsuchen.

Schleimhautschutzmittel Sucralfat *(Ulcogant)*

Dieses Mittel bildet an der Oberfläche der Magenschleimhaut eine Schicht, die vor aggressiven Faktoren schützt. Es ist gegen Geschwüre ebenso wirksam wie H2-Blocker (z. B. *Generika mit dem Namen Ranitidin + Firmenbezeichnung*) und wird vor allem zur Prophylaxe von Stressulkus in der Intensivmedizin und bei Verbrennungspatienten verwendet. Tabletten und Granulate werden öfter schlechter vertragen als Suspensionen. Das Mittel muss zwei- bis viermal täglich genommen werden.

Nebenwirkungen: oft Verstopfung, seltener Übelkeit und Erbrechen.

Pirenzepin *(Gastrozepin)*

Der Wirkstoff Pirenzepin (enthalten z. B. in *Gastrozepin*) wird zur Behandlung von Magen-Darm-Geschwüren verwendet, wenn Protonenpumpenhemmer, H2-Blocker oder Antazida nicht wirksam sind. Außerdem gilt Pirenzepin als Reservemittel zur Prophylaxe von Stressulkus in der Intensivmedizin, wenn Sucralfat nicht verwendet werden kann.

Nebenwirkungen: Verursacht häufig Mundtrockenheit, Sehstörungen und Müdigkeit. Seltene, aber ernste Begleiterscheinungen können Verwirrtheit, Fieber und beschleunigter Herzschlag sein. In diesen Fällen sollte ein Arzt aufgesucht werden.

Protonenpumpenhemmer

Folgende Wirkstoffe gehören zur Gruppe der Protonenpumpenhemmer:

- Esomeprazol (enthalten z. B. in *Generika mit dem Namen Esomeprazol + Firmenbezeichnung*)
- Lansoprazol (*Agopton*)
- Omeprazol (z. B. in *Generika mit dem Namen Omeprazol + Firmenbezeichnung*)
- Pantoprazol (z. B. in *Generika mit dem Namen Pantoprazol + Firmenbezeichnung*)
- Rabeprazol (enthalten z. B. in *Pariet*).

Protonenpumpenhemmer drosseln die Magensäureproduktion fast vollständig. Sie gelten als Standardmedikamente bei der Behandlung von Geschwüren des Magens und der Bauchspeicheldrüse, bei schweren Refluxbeschwerden und beim sogenannten Zollinger-Ellison-Syndrom (eine Erkrankung, die durch Bauchspeicheldrüsen-Tumore verursacht wird). Nur bei der Behandlung des sogenannten Stressulkus haben sie keine Vorteile gegenüber den H2-Blockern.

Häufige Nebenwirkungen sind Kopfschmerzen, Durchfall und Magen-Darm-Störungen. Außerdem können allergische Reaktionen, Depressionen, Knochenbrüche, möglicherweise auch Sehstörungen und in seltenen Fällen Impotenz auftreten.

H2-Blocker

Die Empfehlung zu dieser Wirkstoffgruppe hat sich in den letzten Jahren geändert. H2-Blocker gelten bei Magen-Darm-Geschwüren und bei Refluxbeschwerden nur noch als Reservemittel, falls Protonenpumpenhemmer nicht angewendet werden können oder nicht ausreichend wirksam sind.

Sie sind jedoch erste Wahl bei der Vorbeugung von Stressulkus in der Intensivmedizin. H2-Blocker wirken schmerzlindernd und fördern die Abheilung von Geschwüren.

Die Einnahme von H2-Blockern sollte abends erfolgen, weil dann die notwendige Säurebildung während des Tages nur wenig unterdrückt wird.

Die wichtigsten Wirkstoffe sind:

– Cimetidin (enthalten z. B. in *Cimetidin, Acis*)
– Famotidin (enthalten z. B. in *Fadul, Ulcusan*)
– Ranitidin (enthalten z. B. in *Generika mit dem Namen Ranitidin + Firmenbezeichnung*).

Alle diese Medikamente wirken in den üblichen Dosierungen gleich gut, Ranitidin gilt heute jedoch als das Standardmittel.

Folgende *Nebenwirkungen* können auftreten: Kopfschmerzen, Verwirrung, Halluzinationen, Depressionen und Durchfall. Gelegentlich Leberschäden und Störungen des Abwehrsystems sowie sehr selten Störungen der Blutbildung und Einschränkungen der Sexualfunktion.

13.1. Mittel gegen Magen-Darm-Geschwüre und Magenübersäuerung

Präparat	Wichtigste Nebenwirkungen	Empfehlung
Agopton (D/Ö) Kaps. Lansoprazol *Rezeptpflichtig*	Magen-Darm-Störungen, Schwindel, Kopfschmerzen, Hautausschlag. Psychische Veränderungen wie z. B. Depression, Schlafstörungen. Verdacht auf krebserregende Wirkung bei Langzeitanwendung	**Therapeutisch zweckmäßig zur** kurzfristigen Behandlung der Refluxkrankheit und bei Geschwüren des Magens und Zwölffingerdarms, wenn andere Mittel versagen. Vertretbar zur vorbeugenden Anwendung bei schwerer erosiver Ösophagitis. Protonenpumpenhemmer (Lansoprazol).
Alkala N (D) Pulver Natriumcitrat, Natrium-, Kaliumhydrogencarbonat	Alkalisierung des Blutes und Harns, Aufblähung des Magens	**Abzuraten** Kohlensaures Natron sollte wegen der möglichen Nebenwirkungen nicht mehr angewendet werden.
Antra/ -Mups (D) magensaftresistente Tabl. Omeprazol *Rezeptpflichtig*	Magen-Darm-Störungen, Schwindel, Kopfschmerzen, Hautausschlag. Psychische Veränderungen wie z. B. Depression, Schlafstörungen. Verdacht auf krebserregende Wirkung bei Langzeitanwendung	**Therapeutisch zweckmäßig zur** kurzfristigen Behandlung der Refluxkrankheit und bei Geschwüren des Magens und Zwölffingerdarms, wenn andere Mittel versagen. Vertretbar zur vorbeugenden Anwendung bei schwerer erosiver Ösophagitis (Speiseröhrenentzündung). Protonenpumpenhemmer (Omeprazol).
Bullrich Salz (D) Tabl., Pulver Natriumhydrogencarbonat	Alkalisierung des Blutes und Harns, Aufblähung des Magens, Aufstoßen	**Abzuraten** »Doppelt« kohlensaures Natron sollte wegen der möglichen Nebenwirkungen nicht mehr angewendet werden.
Esomeprazol (D/Ö) *Generika mit dem Namen* *Esomeprazol +* *Firmenbezeichnung* magensaftresistente Tabletten, Kapseln *Wirkstoff:* Esomeprazol *Rezeptpflichtig*	Häufig Kopfschmerzen, Magen-Darm-Störungen. Schwindel, Hautausschlag. Psychische Veränderungen wie z. B. Depression, Schlafstörungen. Verdacht auf krebserregende Wirkung bei Langzeitanwendung	**Therapeutisch zweckmäßig zur** kurzfristigen Behandlung der Refluxkrankheit und bei Geschwüren des Magens und Zwölffingerdarms, wenn andere Mittel versagen. Vertretbar zur vorbeugenden Anwendung bei schwerer erosiver Ösophagitis (Speiseröhrenentzündung). Protonenpumpenhemmer (Esomeprazol). Entspricht dem Wirkstoff Omeprazol (z. B. in *Antra*).

Präparat	Wichtigste Nebenwirkungen	Empfehlung
Fadul (D) **Famobeta** (D) **Famotidin-** **ratiopharm** (D) Filmtabletten *Wirkstoff:* Famotidin	Selten Hautausschlag, Kopf- schmerzen, Magen-Darm-Stö- rungen, selten Hormonstörun- gen, Müdigkeit, Verwirrtheit	**Therapeutisch zweckmäßig zur** Verminderung der Magensäure- produktion (z. B. bei Magen- bzw. Zwölffingerdarmgeschwüren). H2-Blocker (Famotidin).
Gastrozepin (D) Tabl. Pirenzepin *Rezeptpflichtig*	Sehstörungen, Mundtrockenheit	**Nur zweckmäßig zur** Verminderung der Magensäure- produktion bei Magen- bzw. Zwölf- fingerdarmgeschwüren, wenn an- dere bewährte Mittel, wie H2-Blo- cker (z. B. Ranitidin), nicht ange- wendet werden können. Nur in re- lativ hoher Dosierung wirksam. Anticholinergikum (Pirenzepin).
Gaviscon Advance (D) Susp. Natriumalginat, Kaliumhydrogencarbonat	Aufstoßen, Aufblähen des Ma- gens. Vorsicht bei Nierenschä- den und Bluthochdruck!	**Abzuraten** bei Sodbrennen und Verdauungs- störungen. Säurebindendes Mittel. Nicht geeignet bei kochsalzarmer Diät und bei Einnahme von Medi- kamenten, die den Kaliumspiegel erhöhen. Das Mittel kann selbst zu Magenbeschwerden führen.
Gaviscon Lemon/ -Dual (D) Kautabl. Natriumalginat, Natriumhydrogencarbonat, Calciumcarbonat	Alkalisierung des Blutes und Harns, Aufblähung des Magens	**Abzuraten** Kohlensaures Natron (Natrium- hydrogencarbonat) sollte wegen der möglichen Nebenwirkungen nicht mehr angewendet werden.
Gelusil Lac/ Liquid (D) Kautabl., Susp. Aluminiummagnesium- silicathydrat, Milchpulver (nur in Tabl. und Pulver)	Störungen der Knochenbildung, Verminderung der Aufnahme von anderen Arzneimitteln. Vorsicht bei Nierenschäden! Nierensteinbildung möglich	**Wenig zweckmäßig bei** Magen- bzw. Zwölffingerdarmge- schwüren. Stärker wirksame Mit- tel sind vorzuziehen. Vertretbar bei Magenreizungen.
Hydrotalcit-ratiopharm (D) Kautabl. Hydrotalcit	Durchfall, Erbrechen, Vermin- derung der Aufnahme anderer Arzneimittel. Vorsicht bei Nie- renschäden!	**Therapeutisch zweckmäßig** Säurebindendes Mittel mit Alumi- nium- und Magnesiumverbindun- gen.

Präparat	Wichtigste Nebenwirkungen	Empfehlung
Kompensan (D) Lutschtabl. Carbaldrat (Aluminium-Natriumcarbonat-dihydroxid)	Verstopfung, Störungen der Knochenbildung, Verminderung der Aufnahme von anderen Arzneimitteln. Vorsicht bei Nierenschäden und Bluthochdruck!	**Wenig zweckmäßig bei** Magen- bzw. Zwölffingerdarmgeschwüren. Stärker wirksame Mittel sind vorzuziehen. Vertretbar bei Magenreizungen. Nicht geeignet bei kochsalzarmer Diät (enthält Natriumsalz).
LansoBene (Ö) **LansoHEXAL** (Ö) **Lansoprazol –** **1 A Pharma** (D) **Lansoprazol HEXAL** (D) **Lansoprazol-ratiopharm** (D) **Lansoprazol Sandoz** (Ö) **Lansoprazol STADA** (Ö) **Lanso TAD** (D) magensaftresistente Hartkapseln *Wirkstoff:* Lansoprazol *Rezeptpflichtig*	Magen-Darm-Störungen, Schwindel, Kopfschmerzen, Hautausschlag. Psychische Veränderungen wie z. B. Depression, Schlafstörungen. Verdacht auf krebserregende Wirkung bei Langzeitanwendung	**Therapeutisch zweckmäßig zur** kurzfristigen Behandlung der Refluxkrankheit und bei Geschwüren des Magens und Zwölffingerdarms, wenn andere Mittel versagen. Vertretbar zur vorbeugenden Anwendung bei schwerer erosiver Ösophagitis. Protonenpumpenhemmer (Lansoprazol).
Losec (Ö) magensaftresistente Kaps., Amp. Omeprazol *Rezeptpflichtig*	Magen-Darm-Störungen, Schwindel, Kopfschmerzen, Hautausschlag. Psychische Veränderungen wie z. B. Depression, Schlafstörungen. Verdacht auf krebserregende Wirkung bei Langzeitanwendung	**Therapeutisch zweckmäßig zur** kurzfristigen Behandlung der Refluxkrankheit und bei Geschwüren des Magens und Zwölffingerdarms, wenn andere Mittel versagen. Vertretbar zur vorbeugenden Anwendung bei schwerer erosiver Ösophagitis (Speiseröhrenentzündung). Protonenpumpenhemmer (Omeprazol).
Maalox (Ö) Kautabl. **Maalox Kautabletten** (D) Kautabl. **Maaloxan Liquid** (D) Susp. im Beutel *Konservierungsstoff:* Chlorhexidin **Maaloxan Soft Tabs** (D) Kautabl. *Wirkstoffe:* Magnesiumhydroxid, Algeldrat (Aluminiumoxid) *Rezeptpflichtig (Ö)*	Störungen der Knochenbildung, Verminderung der Aufnahme von anderen Arzneimitteln. Vorsicht bei Nierenschäden! Allergien gegen Konservierungsstoffe (auch Parastoffe) möglich	**Therapeutisch zweckmäßig** Sinnvolle Kombination von stopfend (Aluminiumoxid) und abführend (Magnesiumhydroxid) wirkenden, säurebindenden Mitteln.

Präparat	Wichtigste Nebenwirkungen	Empfehlung
Magaldrat-CT (D) Kautabl. **Magaldrat-ratiopharm** (D) Tabl. *Wirkstoff:* Magaldrat	Störungen der Knochenbildung, Verminderung der Aufnahme von anderen Arzneimitteln. Vorsicht bei Nierenschäden! Bei Überdosierung Durchfall möglich	**Therapeutisch zweckmäßig** Säurebindendes Mittel mit Aluminium- und Magnesiumverbindungen.
Magaldrat-ratiopharm Gel-Beutel (D) Gel im Beutel *Konservierungsstoffe:* Methyl- und Propylhydroxybenzoat *Wirkstoff:* Magaldrat	Störungen der Knochenbildung, Verminderung der Aufnahme von anderen Arzneimitteln. Vorsicht bei Nierenschäden! Bei Überdosierung Durchfall möglich	**Therapeutisch zweckmäßig** Säurebindendes Mittel mit Aluminium- und Magnesiumverbindungen.
Nexium (Ö) magensaftresistente Tabl. **Nexium Pulver** (Ö) Pulver zur Herstellung einer Infusionslösung **Nexium mups magensaftresistente Tabletten** (D) Tabl. *Wirkstoff:* Esomeprazol *Rezeptpflichtig*	Häufig Kopfschmerzen, Magen-Darm-Störungen. Schwindel, Hautausschlag. Psychische Veränderungen wie z. B. Depression, Schlafstörungen. Verdacht auf krebserregende Wirkung bei Langzeitanwendung	**Therapeutisch zweckmäßig zur** kurzfristigen Behandlung der Refluxkrankheit und bei Geschwüren des Magens und Zwölffingerdarms, wenn andere Mittel versagen. Vertretbar zur vorbeugenden Anwendung bei schwerer erosiver Ösophagitis (Speiseröhrenentzündung). Protonenpumpenhemmer (Esomeprazol).
Omebeta (D) **OmeLich** (D) **Ome-nerton** (D) **Ome-Q** (D) **Omep** (D) **Ome TAD** (D) magensaftresistente Kapseln oder Hartkapseln *Wirkstoff:* Omeprazol *Rezeptpflichtig*	Magen-Darm-Störungen, Schwindel, Kopfschmerzen, Hautausschlag. Psychische Veränderungen wie z. B. Depression, Schlafstörungen. Verdacht auf krebserregende Wirkung bei Langzeitanwendung	**Therapeutisch zweckmäßig zur** kurzfristigen Behandlung der Refluxkrankheit und bei Geschwüren des Magens und Zwölffingerdarms, wenn andere Mittel versagen. Vertretbar zur vorbeugenden Anwendung bei schwerer erosiver Ösophagitis (Speiseröhrenentzündung). Protonenpumpenhemmer (Omeprazol).
Omeprazol (D/Ö) *Generika mit dem Namen Omeprazol + Firmenbezeichnung* magensaftresistente Kapseln oder Hartkapseln *Wirkstoff:* Omeprazol *Rezeptpflichtig*	Magen-Darm-Störungen, Schwindel, Kopfschmerzen, Hautausschlag. Psychische Veränderungen wie z. B. Depression, Schlafstörungen. Verdacht auf krebserregende Wirkung bei Langzeitanwendung	**Therapeutisch zweckmäßig zur** kurzfristigen Behandlung der Refluxkrankheit und bei Geschwüren des Magens und Zwölffingerdarms, wenn andere Mittel versagen. Vertretbar zur vorbeugenden Anwendung bei schwerer erosiver Ösophagitis (Speiseröhrenentzündung). Protonenpumpenhemmer (Omeprazol).

Präparat	Wichtigste Nebenwirkungen	Empfehlung
Pantoloc (Ö) Filmtabl., Trockenstechamp. **Pantopra-Q** (D) **Pantozol** (D) **Pantozol Control** (D/Ö) *Wirkstoff:* Pantoprazol *Rezeptpflichtig*	Magen-Darm-Störungen, Schwindel, Kopfschmerzen, Hautausschlag. Psychische Veränderungen wie z. B. Depression, Schlafstörungen. Verdacht auf krebserregende Wirkung bei Langzeitanwendung	**Therapeutisch zweckmäßig zur** kurzfristigen Behandlung der Refluxkrankheit und bei Geschwüren des Magens und Zwölffingerdarms, wenn andere Mittel versagen. Vertretbar zur vorbeugenden Anwendung bei schwerer erosiver Ösophagitis (Speiseröhrenentzündung). Protonenpumpenhemmer (Pantoprazol).
Pantoprazol (D/Ö) *Generika mit dem Namen Pantoprazol + Firmenbezeichnung* *Wirkstoff:* Pantoprazol *Rezeptpflichtig*	Magen-Darm-Störungen, Schwindel, Kopfschmerzen, Hautausschlag. Psychische Veränderungen wie z. B. Depression, Schlafstörungen. Verdacht auf krebserregende Wirkung bei Langzeitanwendung	**Therapeutisch zweckmäßig zur** kurzfristigen Behandlung der Refluxkrankheit und bei Geschwüren des Magens und Zwölffingerdarms, wenn andere Mittel versagen. Vertretbar zur vorbeugenden Anwendung bei schwerer erosiver Ösophagitis (Speiseröhrenentzündung). Protonenpumpenhemmer (Pantoprazol).
Pariet (D) magensaftresistente Tabl. **Pariet** (Ö) Filmtabl. Rabeprazol *Rezeptpflichtig*	Häufig Kopfschmerzen, Magen-Darm-Störungen. Schwindel, grippeähnliche Symptome, Hautausschlag. Psychische Veränderungen wie z. B. Depression, Schlafstörungen. Verdacht auf krebserregende Wirkung bei Langzeitanwendung	**Therapeutisch zweckmäßig zur** kurzfristigen Behandlung der Refluxkrankheit und bei Geschwüren des Magens und Zwölffingerdarms, wenn andere Mittel versagen. Vertretbar zur vorbeugenden Anwendung bei schwerer erosiver Ösophagitis (Speiseröhrenentzündung). Protonenpumpenhemmer (Rabeprazol). Weniger erprobt als Standardsubstanzen wie Omeprazol.
Ranibeta (D) Filmtabl. **Ranidura** (D) Filmtabl. **Ranitic akut** (D) Filmtabl. **Ranitic injekt** (D) Injektionslösung *Wirkstoff:* Ranitidin *Rezeptpflichtig (alle Medikamente über 75 mg)*	Selten Hautausschlag, Kopfschmerzen, Magen-Darm-Störungen, selten Hormonstörungen, Müdigkeit, Verwirrtheit	**Therapeutisch zweckmäßig zur** Verminderung der Magensäureproduktion (z. B. bei Magen- bzw. Zwölffingerdarmgeschwüren). H2-Blocker (Ranitidin).

Präparat	Wichtigste Nebenwirkungen	Empfehlung
Ranitidin (D/Ö) *Generika mit dem Namen Ranitidin + Firmenbezeichnung Wirkstoff:* Ranitidin *Rezeptpflichtig (alle Medikamente über 75 mg)*	Selten Hautausschlag, Kopfschmerzen, Magen-Darm-Störungen, selten Hormonstörungen, Müdigkeit, Verwirrtheit	**Therapeutisch zweckmäßig zur** Verminderung der Magensäureproduktion (z. B. bei Magen- bzw. Zwölffingerdarmgeschwüren). H2-Blocker (Ranitidin).
Rennie (D) Kautabl. **Rennie Antacidum** (Ö) Lutschtabl. Magnesiumcarbonat, Calciumcarbonat	Verminderung der Aufnahme anderer Arzneimittel. Vorsicht bei Nierenschäden! Bei lang dauernder Anwendung Störungen der Knochenbildung und Nierensteinbildung möglich	**Therapeutisch zweckmäßig bei** Magenreizungen. Kombination von stopfend und abführend wirkenden Antazida (säurebindenden Mitteln).
Rifun (D) magensaftresistente Tabl. Pantoprazol *Rezeptpflichtig*	Magen-Darm-Störungen, Schwindel, Kopfschmerzen, Hautausschlag. Psychische Veränderungen wie z. B. Depression, Schlafstörungen. Verdacht auf krebserregende Wirkung bei Langzeitanwendung	**Therapeutisch zweckmäßig zur** kurzfristigen Behandlung der Refluxkrankheit und bei Geschwüren des Magens und Zwölffingerdarms, wenn andere Mittel versagen. Vertretbar zur vorbeugenden Anwendung bei schwerer erosiver Ösophagitis (Speiseröhrenentzündung). Protonenpumpenhemmer (Pantoprazol).
Riopan (Ö) Kautabl., Magengel **Riopan Magen** (D) Gel, Kautabl. Magaldrat	Störungen der Knochenbildung, Verminderung der Aufnahme von anderen Arzneimitteln. Vorsicht bei Nierenschäden! Bei Überdosierung Durchfall möglich	**Therapeutisch zweckmäßig** Säurebindendes Mittel mit Aluminium- und Magnesiumverbindungen.
Simagel (D) Kautabl. Almasilat	Störungen der Knochenbildung, Verminderung der Aufnahme von anderen Arzneimitteln. Vorsicht bei Nierenschäden! Nierensteinbildung möglich	**Therapeutisch zweckmäßig bei** Magenreizungen. Relativ schwach wirksames säurebindendes Mittel mit Aluminium- und Magnesiumverbindungen.
Talcid Kautabletten (D/Ö) Kautabl. **Talcid Liquid** (D) Susp. Hydrotalcit	Durchfall, Erbrechen, Verminderung der Aufnahme anderer Arzneimittel. Vorsicht bei Nierenschäden!	**Therapeutisch zweckmäßig** Säurebindendes Mittel mit Aluminium- und Magnesiumverbindungen.

Präparat	Wichtigste Nebenwirkungen	Empfehlung
Talidat/ mint (D) Kaupastillen Hydrotalcit	Durchfall, Erbrechen, Verminderung der Aufnahme anderer Arzneimittel. Vorsicht bei Nierenschäden!	**Therapeutisch zweckmäßig** Säurebindendes Mittel mit Aluminium- und Magnesiumverbindungen.
Tepilta (D/Ö) Susp. Oxetacain, Aluminiumhydroxid, Magnesiumhydroxid *Rezeptpflichtig*	Störungen der Knochenbildung, Verminderung der Aufnahme von anderen Arzneimitteln. Vorsicht bei Nierenschäden!	**Abzuraten** Wenig sinnvolle Kombination von säurebindenden Mitteln (Aluminium- und Magnesiumverbindungen) mit lokal wirkendem Betäubungsmittel (Oxetacain).
Ulcogant (D/Ö) Tabl., Susp., in D zus.: Granulat Sucralfat (Aluminiumverbindung) *Rezeptpflichtig*	Relativ oft Verstopfung, selten Übelkeit, Erbrechen. Vorsicht bei Nierenschäden!	**Therapeutisch zweckmäßig zur** Behandlung von Magen- und Zwölffingerdarmgeschwüren.
Ulcusan (Ö) Amp., Filmtabl. Famotidin *Rezeptpflichtig*	Selten Hautausschlag, Kopfschmerzen, Magen-Darm-Störungen, selten Hormonstörungen, Müdigkeit, Verwirrtheit	**Therapeutisch zweckmäßig zur** Verminderung der Magensäureproduktion (z. B. bei Magen- bzw. Zwölffingerdarmgeschwüren). H2-Blocker (Famotidin).
Ulsal (Ö) Filmtabl., lösliche Tabl., Amp. Ranitidin *Rezeptpflichtig*	Selten Hautausschlag, Kopfschmerzen, Magen-Darm-Störungen, selten Hormonstörungen, Müdigkeit, Verwirrtheit	**Therapeutisch zweckmäßig zur** Verminderung der Magensäureproduktion (z. B. bei Magen- bzw. Zwölffingerdarmgeschwüren). H2-Blocker (Ranitidin).
Zacpac (D) Tabl. Pantoprazol *Rezeptpflichtig*	Magen-Darm-Störungen, Schwindel, Kopfschmerzen, Hautausschlag. Psychische Veränderungen wie z. B. Depression, Schlafstörungen. Verdacht auf krebserregende Wirkung bei Langzeitanwendung	**Therapeutisch zweckmäßig zur** kurzfristigen Behandlung der Refluxkrankheit und bei Geschwüren des Magens und Zwölffingerdarms, wenn andere Mittel versagen. Vertretbar zur vorbeugenden Anwendung bei schwerer erosiver Ösophagitis (Speiseröhrenentzündung). Protonenpumpenhemmer (Pantoprazol).
Zantac (Ö) lösliche Tabl., Filmtabl. **Zantic Magentabletten** (D) rezeptfreie Filmtabl. *Wirkstoff:* Ranitidin *Rezeptpflichtig*	Selten Hautausschlag, Kopfschmerzen, Magen-Darm-Störungen, selten Hormonstörungen, Müdigkeit, Verwirrtheit	**Therapeutisch zweckmäßig zur** Verminderung der Magensäureproduktion (z. B. bei Magen- bzw. Zwölffingerdarmgeschwüren). H2-Blocker (Ranitidin).

13.2. Abführmittel

»Der Tod liegt im Darm« – solche Werbesprüche suggerieren, dass eine verzögerte Darmentleerung schwere gesundheitliche Schäden hervorrufen kann.

Diese Firmenstrategie lohnt sich immer noch. Der Abführmittelumsatz sinkt zwar – nicht zuletzt dank konsequenter Aufklärungsarbeit –, dennoch wurden in Deutschland im Jahr 2012 immer noch rund 25 Millionen Packungen verkauft.

Diese hohen Verkaufszahlen lassen vermuten, dass der chronische Missbrauch von Abführmitteln weit verbreitet ist.

Verstopfung und deren Behandlung

Ursache des schnellen Griffs zu Abführmitteln ist oft die falsche Vorstellung vom »normalen« Stuhlgang. Zwei bis drei tägliche Entleerungen sind jedoch ebenso normal wie zwei in einer Woche. Erst bei weniger als einmal pro Woche kann von behandlungsbedürftiger Verstopfung gesprochen werden.

Die Ursachen dafür können sein:
- Ernährungsfehler (z. B. zu viele Süßigkeiten, zu wenig Ballaststoffe); Bewegungsmangel,
- psychische Faktoren. Psychisches Leid hat oft Verdauungsstörungen und Stress zur Folge,
- organische Erkrankungen (Tumore, Hämorrhoiden, siehe Kapitel 13.8.: Mittel gegen Hämorrhoiden),
- Medikamente (Psychopharmaka, aluminiumhaltige säurebindende Mittel, Schlafmittel, krampflösende Mittel).

Verdauungsstörungen können behoben werden durch:
- *Richtige Ernährung:* Schlackenreiche Kost wie Vollkornbrot, faserreiches Gemüse und Obst dehnen die Darmwände und regen so die Darmbewegung an. Weißbrot, Milch- und Süßspeisen, Fleisch- und Wurstwaren lösen den Entleerungsreflex nicht aus, weil sie den Darm kaum füllen. Verschiedene Nahrungsmittel haben eine abführende Wirkung (Pflaumen, Rhabarber). Ein Glas Fruchtsaft am Morgen auf nüchternen Magen regt die Verdauung ebenso an wie Weizenkleie und Leinsamen (dreimal 2–5 g täglich).
- *Richtigen Stuhlgang:* Man sollte sich Zeit nehmen und es regelmäßig zur gleichen Zeit versuchen – auch dann, wenn der Stuhlgang vorübergehend ausbleibt.

– *Ausreichende körperliche Bewegung.*
– *Aufklärung* über Mechanismus und Rhythmus der Entleerung und eventuell eine Psychotherapie.

Wann Abführmittel?

Kinder sollten überhaupt keine Abführmittel verwenden. Der kurzfristige oder einmalige Einsatz bei Erwachsenen ist nur in wenigen Fällen gerechtfertigt:

– bei schweren Verstopfungen,
– zur Vermeidung von Bauchpressen, z. B. nach einem Herzinfarkt, bei schwerem Bluthochdruck,
– zur Darmentleerung vor chirurgischen Eingriffen oder Röntgenuntersuchungen im Darmbereich,
– bei schmerzhaften Leiden in der Aftergegend.

Der dauernde Gebrauch von stärker wirkenden Abführmitteln ist generell abzulehnen, weil als Nebenwirkung chronische Veränderungen der Darmwände und Darmflora, Darmlähmungen sowie Verschlimmerungen von Hämorrhoiden-Beschwerden auftreten können.

Welches Abführmittel?

Bei leichten Verstopfungen

sollte man es zunächst mit einem Quellmittel versuchen, wobei es unter Umständen einige Tage dauern kann, bis sich eine Wirkung zeigt:

– Leinsamen (in vielen Lebensmittelgeschäften erhältlich, aber auch in Apotheken) oder
– Weizenkleie (in Drogeriemärkten oder in Apotheken erhältlich) oder
– indischer Flohsamen bzw. Flohsamenschalen (enthalten z. B. in *Metamucil, Mucofalk*).

Bei der Verwendung von Quellmitteln sollte man darauf achten, ausreichend Flüssigkeit zu sich zu nehmen! In diesem Fall sind keine Nebenwirkungen zu erwarten.

Wenn mit Quellmitteln keine ausreichende Wirkung erzielt wird, ist die Verwendung folgender Mittel zweckmäßig:

– Bisacodyl (enthalten in *Bekunis Bisacodyl, Dulcolax, Laxansratiopharm, Prepacol, Pyrilax, Tirgon*). Bisacodyl reizt die Darmwand und ist bei kurzzeitiger Anwendung unbedenklich. Es ist auch für stillende Mütter geeignet.

– Natriumpicosulfat (enthalten in *Agaffin, Agiolax Pico, Dulcolax NP Tropfen, Guttalax, Laxans-ratiopharm Pico, Laxoberal, Regulax Abführwürfel Picosulfat*). Natrium Picosulfat ist dem Bisacodyl chemisch und in der Wirkung verwandt.

– Lactulose (enthalten in *Bifiteral, Generika mit dem Namen Lactulose + Firmenbezeichnung*). Als Nebenwirkungen können Übelkeit, Erbrechen und Blähungen auftreten.

Bei schweren Verstopfungen

ist die kurzfristige Verwendung von Mitteln sinnvoll, die Sennesblätter oder Sennesfrüchte in standardisierter Darreichungsform enthalten (z. B. *Agiolax, Alasenn, Bad Heilbrunner Abführtee N, Bekunis Instanttee, H & S Abführtee, Midro Abführtabletten, Midro Tee, Ramend*).

Sennes-Präparate sollten abends nach dem Essen eingenommen und nicht länger als maximal zwei Wochen verwendet werden. Sennesblätter und -früchte enthalten sogenannte Anthrachinone, bei denen der Verdacht besteht, dass sie krebserregend sind und bei langfristiger Anwendung möglicherweise die Entstehung von Dickdarmkrebs begünstigen. Bei kurzfristiger Anwendung ist dieses Risiko bedeutungslos.

Zur schnellen Darmentleerung

eignen sich der Wirkstoff Glyzerin (z. B. *Babylax, Glycilax, Milax*) oder die Präparate *Lecicarbon und Microklist* in Form von Zäpfchen oder Klistieren. Glyzerin-Präparate können auch bei Kindern verwendet werden. Nebenwirkungen sind bei gesundem Enddarm nicht zu erwarten.

Bei starker Verstopfung ist die Verwendung von *Rizinusöl* zweckmäßig. Schneller Wirkungseintritt (zwei bis vier Stunden).

Abzuraten ist von folgenden Mitteln

– *Aloeextrakte* (enthalten z. B. in *Kräuterlax*). Aloe hat eine sehr drastische Wirkung und gilt wegen der schwerwiegenden Nebenwirkungen – Bauchschmerzen und -krämpfe, Hautausschläge; bei Überdosierung Koliken und Nierenentzündung – als überholt. Außerdem besteht der Verdacht, dass Aloe krebserregend wirkt.

– *Paraffinöl* (enthalten in *Obstinol M*) wirkt stuhlaufweichend und gilt als überholt. Paraffinöl wird vom Körper aufgenommen und in verschiedenen Körpergeweben eingelagert. In der Folge können geschwulstähnliche Gewebereaktionen auftreten. Wenn Paraffinöl versehentlich in die Luftröhre gelangt, kann dies eine Lungenentzündung verursachen.

Abzuraten ist außerdem von unstandardisierten pflanzlichen Inhaltsstoffen und unsinnigen oder gefährlichen Kombinationspräparaten (z. B. *Alasenn, Neda Früchte Würfel*).

13.2. Abführmittel

Präparat	Wichtigste Nebenwirkungen	Empfehlung
Abführtee St. Severin (Ö) Tee Sennesblätter und -früchte (nicht standardisiert), Pfefferminz, Herba millefolii	Gelegentlich Darmkrämpfe, bei Dauergebrauch Salzverlust, harmlose Rotfärbung des Urins und Verfärbung der Dickdarmschleimhaut	**Wenig zweckmäßig** Pflanzliches Mittel. Wenig sinnvolle Kombination von abführend wirkenden Darmreizstoffen (Sennes, Faulbaumrinde). Die Extraktion der Wirksubstanzen aus Teeblättern ist wenig zuverlässig.
Agaffin (Ö) Abführgel Natriumpicosulfat	Bei längerer Anwendung Salzverlust	**Therapeutisch zweckmäßig nur zur** kurzfristigen Anwendung.
Agiolax (D/Ö) Granulat Indische Flohsamen und Flohsamenschalen (Plantago ovata), Sennesfrüchte (standardisiert) *Hilfsstoff:* Paraffin	Gelegentlich Darmkrämpfe, bei Dauergebrauch Salzverlust, harmlose Rotfärbung des Urins und Verfärbung der Dickdarmschleimhaut	**Abzuraten** Kombination von ungefährlichen Quell- und Füllmitteln mit Darmreizstoff (in Sennesfrüchten). Pflanzliches Mittel. Der Hilfsstoff Paraffin sollte aber nicht mehr verwendet werden.
Agiolax Pico Abführ-Pastillen (D) Lutschpastillen Natriumpicosulfat	Blähungen, Bauchschmerzen. Bei längerer Anwendung Salzverlust	**Therapeutisch zweckmäßig nur zur** kurzfristigen Anwendung.
Alasenn (D) Granulat Sennesblätter und -früchte (standardisiert), *Hilfsstoffe:* Paraffin, Rizinusöl und andere Pflanzenextrakte	Gelegentlich Darmkrämpfe, bei Dauergebrauch Salzverlust, harmlose Rotfärbung des Urins und Verfärbung der Dickdarmschleimhaut	**Abzuraten** Wenig sinnvolle Kombination von Darmreizstoff (in Sennespflanze) z. B. mit Rizinusöl und entwässernd wirkenden Pflanzenextrakten. Der Hilfsstoff Paraffin sollte nicht mehr verwendet werden.

Präparat	Wichtigste Nebenwirkungen	Empfehlung
Babylax (D) Miniklistier Glycerol	Bei gesundem Enddarm keine wesentlichen zu erwarten	**Therapeutisch zweckmäßig als** mildes Mittel zur Auslösung des Stuhlgangs.
Bad Heilbrunner Abführtee N (D) Tee im Filterbeutel Sennesblätter (standardisiert)	Gelegentlich Darmkrämpfe, bei Dauergebrauch Salzverlust, harmlose Rotfärbung des Urins und Verfärbung der Dickdarmschleimhaut	**Therapeutisch zweckmäßig nur zur** kurzfristigen Anwendung. Die Extraktion der Wirksubstanzen aus Teeblättern ist wenig zuverlässig. Pflanzliches Mittel.
Bekunis Instanttee (D) Tee **Bekunis Dragees** (Ö) Drag. Extrakte aus Sennesblättern, -früchten (standardisiert)	Gelegentlich Darmkrämpfe, bei Dauergebrauch Salzverlust, harmlose Rotfärbung des Urins und Verfärbung der Dickdarmschleimhaut	**Therapeutisch zweckmäßig nur zur** kurzfristigen Anwendung. Pflanzliches Mittel.
Bekunis Bisacodyl (D) Drag. *Hilfsstoff:* Rizinusöl; *Wirkstoff:* Bisacodyl	Darmkrämpfe, bei Dauergebrauch Salzverlust	**Therapeutisch zweckmäßig nur zur** kurzfristigen Anwendung.
Bekunis Kräutertee/ -N (D/Ö) Tee Sennesblätter (standardisiert)	Gelegentlich Darmkrämpfe, bei Dauergebrauch Salzverlust, harmlose Rotfärbung des Urins und Verfärbung der Dickdarmschleimhaut	**Therapeutisch zweckmäßig nur zur** kurzfristigen Anwendung. Die Extraktion der Wirksubstanzen aus Teeblättern ist wenig zuverlässig. Pflanzliches Mittel.
Bifiteral (D) Pulver Lactulose	Übelkeit, Erbrechen, Blähungen	**Therapeutisch zweckmäßig bei** chronischer Verstopfung, möglicherweise zweckmäßig bei schwerer Leberstörung.
Dulcolax (D/Ö) Drag., Zäpfchen in D zus.: magensaftresistente Tabl. Bisacodyl	Darmkrämpfe, bei Dauergebrauch Salzverlust	**Therapeutisch zweckmäßig nur zur** kurzfristigen Anwendung.
Dulcolax M Balance (D) Pulver zur Herstellung einer Lösung zum Einnehmen Macrogol (Polyethylenglykol)	Übelkeit, Blähungen, Bauchschmerzen, selten Allergien	**Therapeutisch zweckmäßig zur** kurzfristigen Anwendung. Stuhlaufweichendes Mittel.

Präparat	Wichtigste Nebenwirkungen	Empfehlung
Dulcolax NP Tropfen (D) Tropfen Natriumpicosulfat	Blähungen, Bauchschmerzen. Bei längerer Anwendung Salzverlust	**Therapeutisch zweckmäßig nur zur** kurzfristigen Anwendung.
Endofalk (Ö) Pulver zur Herstellung einer Lösung zum Einnehmen **Endofalk Classic/ Tropic** (D) Pulver zur Herstellung einer Lösung zum Einnehmen Macrogol (Polyethylenglykol), Natriumhydrogencarbonat, Kaliumchlorid, Natriumchlorid	Übelkeit, Blähungen, Bauchschmerzen, selten Allergien	**Therapeutisch zweckmäßig zur** kurzfristigen Anwendung. Stuhlaufweichendes Mittel.
Eucarbon (Ö) Tabl. Sennesblätter (nicht standardisiert), Rhabarberextrakt, Holzkohle, Schwefel, ätherische Öle	Gelegentlich Darmkrämpfe, bei Dauergebrauch Salzverlust, harmlose Rotfärbung des Urins und Verfärbung der Dickdarmschleimhaut	**Wenig zweckmäßig** Wenig sinnvolle Kombination von abführend wirkenden Darmreizstoffen (aus Sennes und Rhabarber) mit stuhlaufweichenden Mitteln (ätherische Öle als »Karminativa«) und zweifelhaft wirksamer Kohle und Schwefel.
Fleet Phospho-soda (D) Lösung zum Einnehmen Natriummonohydrogenphosphat, Natriumdihydrogenphosphat	Darmkrämpfe, Durchfall. Übelkeit, Erbrechen, Müdigkeit, Muskelschwäche, Atmungsverlangsamung, Herzrhythmusstörungen	**Therapeutisch zweckmäßig zur** Darmreinigung, z. B. vor Operationen und Röntgenuntersuchungen.
Flohsamen Herbasana (D) Beutel Flohsamen	Bei ausreichender Flüssigkeitszufuhr keine wesentlichen zu erwarten	**Therapeutisch zweckmäßig als** Füllmittel. Pflanzliches Mittel.
Freka Clyss (D) Klistier Natriummonohydrogenphosphat, Natriumdihydrogenphosphat	Darmkrämpfe, Durchfall. Übelkeit, Erbrechen, Müdigkeit, Muskelschwäche, Atmungsverlangsamung, Herzrhythmusstörungen	**Therapeutisch zweckmäßig zur** Darmreinigung, z. B. vor Operationen und Röntgenuntersuchungen.

Präparat	Wichtigste Nebenwirkungen	Empfehlung
F.X. Passage (Ö) Sprudelsalz **F.X. Passage SL** (D) Pulver *Hilfsstoffe:* Weinsäure, Zitronensäure, Natriumhydrogencarbonat *Wirkstoff:* Magnesiumsulfat	Darmkrämpfe, Durchfall. Bei Überdosierung: Müdigkeit, Muskelschwäche, Atmungsverlangsamung, Herzrhythmusstörungen	**Therapeutisch zweckmäßig nur zur** kurzfristigen Anwendung.
Glaubersalz Natriumsulfat (D) Salz Natriumsulfat	Störungen im Wasserhaushalt des Körpers, erhöhtes Risiko von Thrombosen und Bluthochdruck, bei Dauergebrauch Verstopfung	**Abzuraten** Überholtes Therapieprinzip, allenfalls unter Kontrolle anwendbar beim Beginn einer Fastenkur.
Glycilax (D) Zäpfchen Glycerol	Keine wesentlichen zu erwarten	**Therapeutisch zweckmäßig als** mildes Mittel zur Auslösung des Stuhlgangs.
Guttalax (Ö) Tropfen Natriumpicosulfat	Blähungen, Bauchschmerzen. Bei längerer Anwendung Salzverlust	**Therapeutisch zweckmäßig zur** kurzfristigen Anwendung.
H & S Abführtee (D) Filterbeutel Sennesblätter bzw. Sennesfrüchte	Gelegentlich Darmkrämpfe, bei Dauergebrauch Salzverlust, harmlose Rotfärbung des Urins und Verfärbung der Dickdarmschleimhaut	**Therapeutisch zweckmäßig nur zur** kurzfristigen Anwendung. Die Extraktion der Wirksubstanzen aus Teeblättern ist wenig zuverlässig. Pflanzliches Mittel.
Isomol (D) Pulver Macrogol (Polyethylenglykol), Natriumhydrogencarbonat, Natriumchlorid, Kaliumchlorid	Übelkeit, Blähungen, Bauchschmerzen, selten Allergien	**Therapeutisch zweckmäßig zur** kurzfristigen Anwendung. Stuhlaufweichendes Mittel.
Jacobus-Schwedenkräuter N (D) Pulver Sennesfrüchte, gepulvert (standardisiert), Bitterorangenschale, Fenchel, Zitwerwurzelstock, Enzianwurzel, Galgantwurzelstock	Gelegentlich Darmkrämpfe, bei Dauergebrauch Salzverlust, harmlose Rotfärbung des Urins und Verfärbung der Dickdarmschleimhaut	**Therapeutisch zweckmäßig nur zur** kurzfristigen Anwendung. Pflanzliches Mittel.

Präparat	Wichtigste Nebenwirkungen	Empfehlung
Klean-Prep (D/Ö) Pulver für perorale Darmspülung Macrogol (Polyethylenglykol), Natriumsulfat, Natriumhydrogencarbonat, Kaliumchlorid, Natriumchlorid	Übelkeit, Erbrechen (schwere Schäden sind nicht auszuschließen), Darmkrämpfe	**Therapeutisch zweckmäßig zur** Darmreinigung, z. B. vor Operationen und Röntgenuntersuchungen.
Klysma 1 x salinisch (D) Klistier Natriumdihydrogen-phosphat, Dinatrium-hydrogenphosphat	Bei gesundem Enddarm keine wesentlichen zu erwarten	**Therapeutisch zweckmäßig zur** raschen Auslösung des Stuhlgangs.
Kräuterlax (D) überzogene Tabl. Aloe (standardisiert)	Nierenreizung möglich	**Abzuraten** Aloe sollte wegen ihres Gehalts an darm- und nierenreizenden Stoffen nicht angewendet werden. Pflanzliches Mittel.
Lactulose – 1 A Pharma (D) Sirup **Lactulose AL** (D) Sirup **Lactulose Arcana** (Ö) Lösung **Lactulose HEXAL** (D/Ö) Sirup **Lactulose-ratiopharm** (D) Sirup **Lactulose-saar** (D) Sirup **Lactulose Sandoz** (D) Sirup **Lactulose STADA** (D) Sirup, Granulat **Laevolac-Lactulose Konzentrat** (Ö) Orale Lösung *Wirkstoff:* Lactulose *Rezeptpflichtig (Ö)*	Übelkeit, Erbrechen, Blähungen. Bei hohen Dosierungen Durchfall möglich	**Therapeutisch zweckmäßig bei** chronischer Verstopfung. Möglicherweise zweckmäßig bei schwerer Leberstörung.
Laxans AL (D) magensaftresistente Tabl. **Laxans-ratiopharm** (D) magensaftresistente Tabl., Zäpfchen Bisacodyl	Darmkrämpfe, bei Dauergebrauch Salzverlust	**Therapeutisch zweckmäßig nur zur** kurzfristigen Anwendung.

Präparat	Wichtigste Nebenwirkungen	Empfehlung
Laxans-ratiopharm Pico (D) Tropfen Natriumpicosulfat	Blähungen, Bauchschmerzen. Bei längerer Anwendung Salzverlust	**Therapeutisch zweckmäßig nur zur** kurzfristigen Anwendung.
Laxatan M (D) Granulat Macrogol (Polyethylenglykol), Magnesiumcitrat, Kaliumcitrat, Kaliumchlorid	Übelkeit, Blähungen, Bauchschmerzen, selten Allergien	**Therapeutisch zweckmäßig zur** kurzfristigen Anwendung. Stuhlaufweichendes Mittel.
Laxoberal Abführ-Tabletten (D) Tabl. **Laxoberal Abführ-Tropfen** (D) Tropfen **Laxoberal Abführ-Perlen** (D) Weichkaps. *Wirkstoff:* Natriumpicosulfat	Blähungen, Bauchschmerzen. Bei längerer Anwendung Salzverlust	**Therapeutisch zweckmäßig nur zur** kurzfristigen Anwendung.
Lecicarbon (D) Zäpfchen Natriumhydrogencarbonat, Natriumhydrogenphosphat	Bei gesundem Enddarm keine wesentlichen zu erwarten	**Therapeutisch zweckmäßig zur** raschen Auslösung einer Darmentleerung.
Macrogol comp – 1 A Pharma (D) **Macrogol AbZ Balance** (D) **Macrogol dura** (D) **Macrogol HEXAL plus** (D) **Macrogol-ratiopharm Balance** (D) Pulver *Wirkstoffe:* Macrogol (Polyethylenglycol), Natriumhydrogencarbonat, Kaliumchlorid, Natriumchlorid	Übelkeit, Blähungen, Bauchschmerzen, selten Allergien	**Therapeutisch zweckmäßig zur** kurzfristigen Anwendung. Stuhlaufweichendes Mittel.
Metamucil (D) Pulver Indische Flohsamenschalen (Plantago ovata)	Bei ausreichender Flüssigkeitszufuhr keine wesentlichen zu erwarten	**Therapeutisch zweckmäßig als** Füllmittel. Pflanzliches Mittel.

Präparat	Wichtigste Nebenwirkungen	Empfehlung
Microklist (D) Rektallösung Natriumcitrat, Natriumlaurylsulfoacetat, Sorbitol	Bei gesundem Enddarm keine wesentlichen zu erwarten	**Therapeutisch zweckmäßig zur** raschen Auslösung einer Darmentleerung.
Midro Abführtabletten (D) Tabl. Sennesblätter (standardisiert)	Gelegentlich Darmkrämpfe, bei Dauergebrauch Salzverlust, harmlose Rotfärbung des Urins und Verfärbung der Dickdarmschleimhaut	**Therapeutisch zweckmäßig nur zur** kurzfristigen Anwendung. Pflanzliches Mittel.
Midro Tee (D/Ö) Tee *Wirkstoff:* Sennesblätter; (standardisiert in D; nicht standardisiert in Ö) *Hilfsstoffe:* Malvenblüte, Pfefferminzblätter, Süßholz, Kümmel, Erdbeerblätter (D), Rittersporn (Ö)	Gelegentlich Darmkrämpfe, bei Dauergebrauch Salzverlust, harmlose Rotfärbung des Urins und Verfärbung der Dickdarmschleimhaut	**Wenig zweckmäßig** Kombination von Darmreizstoffen (in Sennesblättern) mit anderen Pflanzenbestandteilen. Die Extraktion der Wirksubstanzen aus Teeblättern ist wenig zuverlässig. Pflanzliches Mittel.
Milax (D) Zäpfchen Glycerol	Keine wesentlichen zu erwarten	**Therapeutisch zweckmäßig als** mildes Mittel zur Auslösung des Stuhlgangs.
Movicol (D/Ö) Pulver **Movicol Junior** (D/Ö) Pulver Macrogol (Polyethylenglykol), Natriumhydrogencarbonat, Kaliumchlorid, Natriumchlorid	Übelkeit, Blähungen, Bauchschmerzen, selten Allergien	**Therapeutisch zweckmäßig zur** kurzfristigen Anwendung. Stuhlaufweichendes Mittel.
Moviprep (D/Ö) Pulver zur Herstellung einer Lösung zum Einnehmen Macrogol, Natriumsulfat, Natriumchlorid, Kaliumchlorid, Ascorbinsäure, Natriumascorbat	Übelkeit, Blähungen, Bauchschmerzen, selten Allergien	**Therapeutisch zweckmäßig zur** kurzfristigen Anwendung. Stuhlaufweichendes Mittel.

Präparat	Wichtigste Nebenwirkungen	Empfehlung
Mucofalk (D) Granulat Indische Flohsamenschalen (Plantago ovata)	Bei ausreichender Flüssigkeitszufuhr keine wesentlichen zu erwarten	**Therapeutisch zweckmäßig als** Füllmittel. Pflanzliches Mittel.
Neda Früchtewürfel (D/Ö) Sennesfrüchte und -blätter (nicht standardisiert), *Hilfsstoffe:* Paraffin, Feigen, Tamarinden	Gelegentlich Darmkrämpfe, bei Dauergebrauch Salzverlust, harmlose Rotfärbung des Urins und Verfärbung der Dickdarmschleimhaut	**Abzuraten** Wegen mangelnder Standardisierung der Sennes-Inhaltsstoffe weniger zuverlässig wirksam. Der Hilfsstoff Paraffin sollte nicht mehr verwendet werden.
Obstinol M (D) Emulsion Dickflüssiges Paraffin	Lungenentzündung, unwillkürlicher Abgang von Stuhl, Krebsgefahr. Bei alten Menschen und Kindern Gefahr durch Verschlucken	**Abzuraten,** da schwere Nebenwirkungen möglich sind.
Prepacol (D/Ö) Kombipackung mit Lösung und Tabl. Bisacodyl, Natriumdihydrogenphosphat, Natriummonohydrogenphosphat *Rezeptpflichtig (Ö)*	Darmkrämpfe	**Therapeutisch zweckmäßig zur** kurzfristigen Anwendung vor Operationen und Röntgenuntersuchungen.
Pyrilax Abführdragees (D) magensaftresistente Tabl. Bisacodyl	Darmkrämpfe, bei Dauergebrauch Salzverlust	**Therapeutisch zweckmäßig nur zur** kurzfristigen Anwendung.
Ramend Abführ-Tabletten (D) Tabl. **Ramend Abführtee Instant N** (D) Teeaufgusspulver Sennesfrüchteextrakt (standardisiert)	Gelegentlich Darmkrämpfe, bei Dauergebrauch Salzverlust, harmlose Rotfärbung des Urins und Verfärbung der Dickdarmschleimhaut	**Therapeutisch zweckmäßig nur zur** kurzfristigen Anwendung. Pflanzliches Mittel.

Präparat	Wichtigste Nebenwirkungen	Empfehlung
Regulax Abführwürfel **Picosulfat** (D) Würfel **Regulax Picosulfat** (D) Tropfen Natrium-Picosulfat	Blähungen, Bauchschmerzen. Bei längerer Anwendung Salzverlust	**Therapeutisch zweckmäßig nur** **zur** kurzfristigen Anwendung.
Tirgon (D) magensaftresistente Tabl. Bisacodyl	Darmkrämpfe, bei Dauergebrauch Salzverlust	**Therapeutisch zweckmäßig nur** **zur** kurzfristigen Anwendung.

13.3. Mittel gegen Durchfall

Durchfall ist erst dann als Erkrankung anzusehen, wenn pro Tag eine Stuhlmenge von 250 g überschritten wird. Das einmalige Auftreten von dünnem Stuhl ist weder außergewöhnlich, noch sollte es beunruhigen. Erst wenn der Stuhlgang zu oft, zu flüssig und in zu großen Mengen erfolgt, kann man von behandlungsbedürftigem Durchfall sprechen. Über 90 Prozent aller akuten Durchfälle verschwinden von allein innerhalb weniger Tage.

Beimengungen von Schleim, Eiter oder Blut sollten in jedem Fall zum Besuch eines Arztes führen.

Die häufigsten Ursachen von Durchfällen sind Infektionen mit Viren (z. B. Noro-Viren) oder Salmonellen-Bakterien. Pro Jahr werden in Deutschland etwa 100.000 Salmonellen-Erkrankungen gemeldet.

Salmonellen kommen in verdorbenen Lebensmitteln tierischen Ursprungs vor: Fleisch, Eier, Wurst.

Durchfälle können aber auch andere Ursachen haben, zum Beispiel Infektionen mit den Bakterien Campylobacter oder Escherichia coli sowie Nebenwirkungen von Arzneimitteln (Antibiotika, Herzmittel wie Digitalis, säurebindende Mittel, Krebsmittel etc.) oder psychische Belastungen.

Die Ursache für einen länger dauernden Durchfall kann auch eine organische Krankheit sein. Hier sollte in jedem Fall die Behandlung der Grundkrankheit im Vordergrund stehen.

Behandlung

Die *wichtigste Maßnahme* bei jeder Art von Durchfall ist der Ausgleich des Wasser- und Elektrolytverlustes. Das heißt: viel Flüssigkeit mit Zucker und Salz in einer ganz bestimmten Mischung trinken (Speisesoda, Kochsalz, Kaliumchlorid und Traubenzucker). Im Notfall, wenn man nichts anderes zur Hand hat, genügen gesüßter Schwarztee oder Cola (das mit abgekochtem Wasser 1:1 verdünnt werden muss) und etwas Salzgebäck.

Es gibt jedoch in Apotheken erhältliche, genau abgestimmte Elektrolyt-Fertigpräparate (*Elotrans, Normolyt, Oralpädon*), die in keimfreier Flüssigkeit aufgelöst werden müssen. Davon sollte man ein bis zwei Liter pro Tag trinken. In den meisten Fällen genügt diese Maßnahme bei Durchfallerkrankungen – gemeinsam mit einer vernünftigen Einschränkung bzw. Umstellung der Nahrungszufuhr (Tee, Zwieback, gesalzene Schleimsuppe etc.). Innerhalb weniger Tage klingen die meisten Durchfälle von selbst wieder ab.

Achtung: Die Elektrolytbehandlung beeinflusst den Durchfall als solchen nicht, sondern nur die Folgen des Durchfalls – die mögliche Austrocknung des Körpers und den Verlust der lebenswichtigen Elektrolyte.

Medikamente gegen Durchfall

Medikamente gegen Durchfall sind meist nur dann sinnvoll, wenn der Ausgleich des Salz- und Elektrolytverlustes in Verbindung mit einer Diät (Tee, Zwieback, gesalzene Schleimsuppe etc.) zu keiner Besserung führt.

Stopfmittel

Der Wirkstoff Loperamid (enthalten z. B. in *Imodium oder Generika mit dem Namen Loperamid + Firmenbezeichnung*) gilt als zweckmäßiges Stopfmittel, das bei akuten Durchfällen die Darmpassage verzögert.

Loperamid *darf nicht verwendet werden*, wenn die Temperatur 38,5° C übersteigt oder wenn der Stuhl Blut oder Schleim enthält oder wenn der Durchfall von Parasiten (Würmer, Protozoen, Arthropoden) verursacht ist. Auch bei Säuglingen und Kleinkindern darf dieses Mittel wegen der Gefahr von Atemdepression nicht verwendet werden! Die Verwendung von Loperamid bei Ruhr oder ähnlichen Infektionen kann zu schweren Gesundheitsproblemen führen, weil die meisten Durchfallmittel die Darmtätigkeit reduzieren und damit zu Darmverschluss führen können. Bei heftigem, länger dauerndem Durchfall empfiehlt sich daher eine Untersuchung des Stuhls auf mögliche Infektionsursachen.

Durchfallmittel, die Mikroorganismen enthalten (Hefen, Sporen, Bakterien)

Auch bei den Durchfallmitteln haben sich in den letzten Jahren alternativ-medizinische Behandlungsmethoden ausgebreitet. Deutlich erkennbar ist dies an der zunehmenden Zahl von Medikamenten, die verschiedenste Mikroorganismen enthalten:

- Hefezellen *(Perenterol, Perocur forte)*
- milchsäurebildende Bakterien und ihre Stoffwechselprodukt *(Antibiophilus, Hylak/-N/-plus, Lacteol, Omniflora, Omniflora N)*
- Colibakterien oder Enterokokken *(Colibiogen »oral«, Colibiogen Kinder, Mutaflor, Omniflora N, Pro Symbioflor, Symbioflor 2)*

Hinter der Verwendung all dieser Mittel steht die Annahme, dass die natürliche Darmflora wiederhergestellt wird. Der Nutzen dieser Präparate ist umstritten.

Nebenwirkungen sind normalerweise nicht zu erwarten, außer bei den angeführten Hefepräparaten, die in seltenen Fällen Allergien verursachen können.

Durchfallmittel, die Bakteriengifte binden und inaktivieren sollen

Kohlepräparate (Carbo Medicinalis, Kohle Compretten, Kohle Hevert) zählen zu den häufig verwendeten Hausmitteln bei Durchfall. Kohle soll Bakteriengifte binden und inaktivieren – dafür gibt es jedoch keinen seriösen Beleg. Gegen eine Verwendung ist nichts einzuwenden, weil keine Nebenwirkungen zu erwarten sind.

Kaolin und Pektin *(Diarrhoesan)* sowie Smektit *(Colina)* sollen ebenfalls Bakteriengifte binden und inaktivieren. Dafür gibt es jedoch, genauso wie für Kohle, keinen seriösen Beleg. Durch die Verwendung solcher Mittel kann sich der Salz- und Wasserverlust erhöhen.

Durchfallmittel, die zusammenziehend (adstringierend) wirken

Die Wirksamkeit von Tannin-haltigen Mitteln wie *Tannacomp* wird von der Fachpublikation »Arzneimittel-Kursbuch« als nicht belegt eingestuft. Tannin kann als Nebenwirkung Magenreizungen verursachen.

Antibiotika

Durchfall wird häufig von Viren oder anderen Organismen (z. B. Amöben) verursacht, gegen die übliche Antibiotika nicht wirken. Bei den meisten Salmonellen-Infektionen und auch z. B. bei Cholera ist der Ausgleich des Salz- und Wasserverlustes die wichtigste Behandlung. Antibiotika sind nur bei ganz bestimmten Durchfallerkrankungen sinnvoll und verursachen als *Nebenwirkung* selbst häufig Durchfall. Von Amöben verursachter Durchfall wird am besten mit Metronidazol (z. B. *Clont, Generika mit dem Namen Metronidazol + Firmenbezeichnung; siehe Tabelle 10.1.8*) behandelt.

Durchfall bei Kindern

Durchfall bei Kindern ist in den meisten Fällen durch Viren verursacht, manchmal auch durch Bakterien. Häufig kann der Krankheitserreger nicht identifiziert werden.

Durch Viren verursachter Durchfall tritt erst nach einer Inkubationszeit von ein bis drei Tagen auf, und zwar als ein bis drei Tage dauerndes Erbrechen und wässriger Durchfall über einen Zeitraum bis zu acht Tagen. Diese Beschwerden sind häufig begleitet von Fieber und Infektionen der oberen Atemwege.

Für junge Säuglinge können solche Erkrankungen schnell lebensbedrohlich werden, weil durch die Erkrankung die Schleimhaut des Darms geschädigt wird und Nährstoffe nur noch in begrenztem Ausmaß aufgenommen werden können.

Die wichtigste Therapiemaßnahme besteht genauso wie bei Erwachsenen zunächst in der raschen Zufuhr von Wasser und Elektrolyten (z. B. *Normolyt, Oralpädon*).

Die Fütterung sollte möglichst rasch wieder aufgenommen werden – nur durch Ernährung können sich die geschädigten Schleimhautzellen des Darms wieder aufbauen. Längeres Fasten führt zu einer weiteren Schädigung der Darmoberfläche und möglicherweise zu chronischem Durchfall.

Sogenannte »Heilnahrungen« sind nicht notwendig und auch nicht sinnvoll. Gestillte Kinder mit Durchfall sollten – neben der Fütterung mit Elektrolytlösungen (z. B. *Normolyt, Oralpädon*) – weiter gestillt werden.

Bei nicht gestillten Kindern sollte bereits etwa sechs Stunden nach Beginn des Elektrolyt- und Wasserausgleichs mit der Ernährung begonnen werden.

Antibiotika sind nur notwendig, wenn Bakterien im Stuhl nachgewiesen werden. Die bei Erwachsenen beliebten Medikamente zur Hemmung der Darmbewegungen sollten Kindern genauso wenig verordnet werden wie Mittel, die Mikroorganismen enthalten oder zusammenziehend (adstringierend) wirken. Mittel gegen das Erbrechen sind ebenfalls nicht zweckmäßig.

Reisedurchfall

Die wichtigste vorbeugende Maßnahme gegen Reisedurchfall besteht darin, kein Leitungswasser, keine Eiswürfel, keine offenen Getränke, keine Salate und keine Nahrungsmittel aus dem Straßenverkauf zu sich zu nehmen. Stattdessen nur in Flaschen abgefüllte oder gekochte Getränke, gekochte oder ausreichend erhitzte Speisen sowie Früchte, die geschält werden können, verzehren.

Wer diese Ratschläge befolgt, hat ein nur geringes Risiko, einen Durchfall zu erleiden.

Antibiotika zur Vorbeugung sind nur für solche Personen zweckmäßig, die bei Durchfall besonders gefährdet sind: Personen mit aktiven Darmerkrankungen oder Diabetes, ältere Herzkranke oder Patienten, die Magenmittel vom Typ der Protonenpumpenhemmer einnehmen.

Als sinnvolle Medikamente zur Vorbeugung gelten die Antibiotika Ciprofloxacin (enthalten z. B. in *Ciprobay*) oder Cotrimoxazol (enthalten z. B. in *Cotrim-ratiopharm*).

Vorbeugende Medikamente sollten vom ersten Reisetag an bis zwei Tage nach der Rückkehr eingenommen werden, jedoch insgesamt nicht länger als drei Wochen, weil sonst das Risiko beträchtlicher Nebenwirkungen besteht.

Schwangere und Kinder sollten keine vorbeugenden Medikamente einnehmen.

Bei länger anhaltenden Temperaturen über 38,5° C, blutigem Durchfall und schweren allgemeinen Krankheitszuständen handelt es sich möglicherweise um eine sogenannte invasive bakterielle Erkrankung. In diesem Fall sollte man entweder einen Arzt aufsuchen oder im Notfall ein Antibiotikum mit dem Wirkstoff Cotrimoxazol (z. B. *Cotrim-ratiopharm*) oder Doxycyclin (z. B. *Doxybene*) oder Ciprofloxacin (z. B. *Ciprobay*) einnehmen.

Chronische Durchfälle

treten bei chronischen Entzündungen des Darms auf. Ursache und Entstehung der in Schüben verlaufenden Colitis ulcerosa, die den Dickdarm betrifft und geschwürig verläuft, und des Morbus Crohn, der, vom Dünndarm ausgehend, den ganzen Verdauungstrakt schubweise befallen kann, sind nach wie vor ungeklärt.

Zur Behandlung der mäßig bis ausgeprägten Entzündungen eignen sich Sulfasalazin (z. B. in *Azulfidine, Salazopyrin*) und Mesalazin (z. B. in *Claversal, Pentasa, Salofalk*). Diese Mittel werden in Form von Zäpfchen besser vertragen.

Die *Nebenwirkungen* können beträchtlich sein: häufig allergische Reaktionen wie Hautausschläge und Juckreiz, Kopfschmerzen, Bauchschmerzen und Schwächegefühl. Außerdem kann es in seltenen Fällen zu lebensbedrohlichen Blutschäden, zu Bauchspeicheldrüsenentzündung und Nierenschäden kommen.

Budesonid (enthalten z. B. in *Budenofalk, Entocort*) ist zweckmäßig bei Morbus Crohn.

13.3. Mittel gegen Durchfall

Präparat	Wichtigste Nebenwirkungen	Empfehlung
Antibiophilus (Ö) Beutel, Kaps. Getrocknete Milchsäurebakterien	Keine wesentlichen zu erwarten	**Wenig zweckmäßig bei** den vom Hersteller angegebenen Anwendungsgebieten (Antibiotikaschäden, Mundentzündungen, Parodontose). Therapeutische Wirksamkeit zweifelhaft.
Azulfidine (D) magensaftresistente Tabl., Tabl. Sulfasalazin *Rezeptpflichtig*	Lebensbedrohliche Blutschäden möglich. Allergische Erscheinungen: Hautausschläge, Juckreiz, auch sehr schwere Formen möglich; Leberschäden, Nierenschäden	**Therapeutisch zweckmäßig** bei bestimmten entzündlichen Veränderungen im Magen-Darm-Kanal, wie z. B. Colitis ulcerosa, Morbus Crohn. Zäpfchen: zweckmäßig bei bestimmten entzündlichen Veränderungen im Dickdarm.
Budenofalk (D) magensaftresistente Kaps.. Budesonid *Rezeptpflichtig*	Unruhe, Schlaflosigkeit, allergische Reaktionen mit Hauterscheinungen, psychische Veränderungen, verminderte Infektionsabwehr möglich	**Therapeutisch zweckmäßig** bei bestimmten entzündlichen Veränderungen im unteren Magen-Darm-Kanal, wie z. B. Morbus Crohn, zur Schubtherapie.

Präparat	Wichtigste Nebenwirkungen	Empfehlung
Carbo Medicinalis Sanova (Ö) Tabl. Medizinische Kohle	Verminderung der Aufnahme anderer Arzneimittel	**Wenig zweckmäßig zur** Behandlung von Durchfall. Adsorptionsmittel z. B. für Giftstoffe. Therapeutische Wirksamkeit bei Durchfall zweifelhaft. Vertretbar wegen geringer Schädlichkeit.
Claversal (D) magensaftresistente Tabl., Zäpfchen, Klistiere, Micropellets, Rektalschaum **Claversal** (Ö) Filmtabl., Zäpfchen Mesalazin *Rezeptpflichtig*	Allergische Reaktionen (Hauterscheinungen, Fieber, Bronchospasmen). Blutschäden	**Therapeutisch zweckmäßig bei** bestimmten entzündlichen Veränderungen im Magen-Darm-Kanal, wie z. B. Colitis ulcerosa, Morbus Crohn. Zäpfchen: zweckmäßig bei bestimmten entzündlichen Veränderungen im Dickdarm.
Colibiogen oral/ Kinder N (D) Lösung Extrakt aus Escherichia coli (zellfrei)	Keine wesentlichen zu erwarten. Enthält Alkohol!	**Wenig zweckmäßig bei** den vom Hersteller angegebenen Anwendungsgebieten (z. B. Enteritis, Colitis, Morbus Crohn). Die therapeutische Wirksamkeit ist zweifelhaft.
Colina (D) Pulver Smektit, Aluminiumhydroxid, Magnesiumcarbonat	Störungen der Knochenbildung, Verminderung der Aufnahme von anderen Arzneimitteln. Vorsicht bei Nierenschäden!	**Möglicherweise zweckmäßig bei** den vom Hersteller angegebenen Anwendungsgebieten (z. B. funktionelle Störungen im Magen-Darm-Bereich, akute Durchfälle).
Diarrhoesan (D/Ö) Saft, Lösung zum Einnehmen Extr. Chamomillae *Rezeptpflichtig (Ö)*	Vermehrter Salz- und Wasserverlust möglich	**Wenig zweckmäßig** Pflanzliches Mittel. Therapeutische Wirksamkeit zweifelhaft. Kombination von Quellmittel (Pektin) mit Kamillenextrakt. Ausreichende Salz- und Wasserzufuhr ist erforderlich.
Elotrans (D) Pulver Glukose, Natriumchlorid, Kaliumchlorid, Natriumcitrat	Keine wesentlichen zu erwarten, aber Vorsicht bei Nierenschäden!	**Therapeutisch zweckmäßig zur** Ergänzung des Salz- und Flüssigkeitsverlustes bei Durchfallerkrankungen.

Präparat	Wichtigste Nebenwirkungen	Empfehlung
Entocort Kapseln/ rektal (D/Ö) Kaps., Klistiertabl. Budesonid *Rezeptpflichtig*	Unruhe, Schlaflosigkeit, allergische Reaktionen mit Hauterscheinungen, psychische Veränderungen, verminderte Infektionsabwehr möglich (vorwiegend bei Kapseln zum Einnehmen)	**Therapeutisch zweckmäßig** bei bestimmten entzündlichen Veränderungen im unteren Magen-Darm-Kanal, wie z. B. Morbus Crohn, zur Schubtherapie.
Eubiol (D) Kaps Saccharomyces boulardii (Trockenhefe)	Selten Allergien	**Möglicherweise zweckmäßig bei** akuten Durchfallerkrankungen. Wegen geringer Schädlichkeit vertretbar bei chronischen Durchfällen zur Beeinflussung der Darmflora.
Hylak forte (Ö) Tropfen **Hylak N** (D) Lösung zum Einnehmen **Hylak Plus** (D) Lösung zum Einnehmen Stoffwechselprodukte von Lactobacillus helveticus inkl. Milchsäure und -zucker (Lactose)	Keine wesentlichen bekannt	**Möglicherweise zweckmäßig bei** akuten Durchfallerkrankungen. Wegen geringer Schädlichkeit vertretbar bei chronischen Durchfällen zur Beeinflussung der Darmflora durch Milchsäure und Milchzucker (Lactose).
Imodium (Ö) Kaps. *Rezeptfrei* **Imodium akut** (Ö Schmelztabl. **Imodium lingual** (D) Täfelchen **Imodium akut/ akut lingual** (D) Kaps., Schmelztabl. **Imodium N** (D) Lösung und Saft *Konservierungsstoffe*: Methyl- und Propylhydroxybenzoat *Wirkstoff*: Loperamid *Rezeptpflichtig*	Mundtrockenheit, Verstopfung. Allergien durch Konservierungsstoffe (Parastoffe) möglich	**Therapeutisch zweckmäßig nur bei** schweren, akuten Durchfallerkrankungen, wenn eine ausreichende Flüssigkeitszufuhr nicht gewährleistet ist und eine schwere Infektion ausgeschlossen werden kann. In Ausnahmefällen bei chronischen Durchfallerkrankungen vertretbar.

Präparat	Wichtigste Nebenwirkungen	Empfehlung
Imodium akut N duo (D) Tabl. Loperamid, Dimeticon	Mundtrockenheit, Verstopfung	**Therapeutisch zweckmäßig nur bei** schweren, akuten Durchfallerkrankungen, wenn eine ausreichende Flüssigkeitszufuhr nicht gewährleistet ist und eine schwere Infektion ausgeschlossen werden kann. In Ausnahmefällen bei chronischen Durchfallerkrankungen vertretbar. Der therapeutische Nutzen des Entschäumungsmittels Dimeticon ist zweifelhaft.
InfectoDiarrstop (D) Pulver Milchsäurebakterien (Lactobacillus rhamnosus), Glucose, Kaliumchlorid, Natriumchlorid, Natriumcitrat *Rezeptpflichtig*	Keine wesentlichen zu erwarten, aber Vorsicht bei Nierenschäden!	**Therapeutisch zweckmäßig zur** Ergänzung des Salz- und Flüssigkeitsverlustes bei Durchfallerkrankungen. Wie *Normolyt* plus Milchsäurebakterien.
Kohle Compretten (D) Tabl. Medizinische Kohle	Verminderung der Aufnahme anderer Arzneimittel	**Wenig zweckmäßig zur** Behandlung von Durchfall. Adsorptionsmittel z. B. für Giftstoffe. Therapeutische Wirksamkeit bei Durchfall zweifelhaft. Vertretbar wegen geringer Schädlichkeit.
Kohle Hevert (D) Tabl. Medizinische Kohle	Verminderung der Aufnahme anderer Arzneimittel	**Wenig zweckmäßig zur** Behandlung von Durchfall. Adsorptionsmittel z. B. für Giftstoffe. Therapeutische Wirksamkeit bei Durchfall zweifelhaft. Vertretbar wegen geringer Schädlichkeit.
Lacteol (D) Kaps., Pulver Gefriergetrocknete, inaktivierte Milchsäurebakterien (Lactobacillus acidophilus) inkl. Milchsäure und -zucker (Lactose)	Keine wesentlichen bekannt	**Möglicherweise zweckmäßig bei** akuten Durchfallerkrankungen. Wegen geringer Schädlichkeit vertretbar bei chronischen Durchfällen zur Beeinflussung der Darmflora durch Milchsäure und Milchzucker (Lactose).

Präparat	Wichtigste Nebenwirkungen	Empfehlung
Lopedium akut bei akutem Durchfall (D) Kaps. **Lopedium akut ISO bei akutem Durchfall** (D) Brausetabl. **Lopedium T akut bei akutem Durchfall** (D) Tabl. *Wirkstoff:* Loperamid	Mundtrockenheit, Verstopfung	**Therapeutisch zweckmäßig nur bei** schweren, akuten Durchfallerkrankungen, wenn eine ausreichende Flüssigkeitszufuhr nicht gewährleistet ist und eine schwere Infektion ausgeschlossen werden kann. In Ausnahmefällen bei chronischen Durchfallerkrankungen vertretbar.
Lopedium/ ISO/ T (D) Kaps., Brausetabl., Tabl., Lösung *Konservierungsstoff:* Methylhydroxybenzoat (nur in Lösung); *Wirkstoff:* Loperamid *Rezeptpflichtig*	Mundtrockenheit, Verstopfung. Allergien bei Medikamenten mit Parastoffen als Konservierungsstoff	**Therapeutisch zweckmäßig nur bei** schweren, akuten Durchfallerkrankungen, wenn eine ausreichende Flüssigkeitszufuhr nicht gewährleistet ist und eine schwere Infektion ausgeschlossen werden kann. In Ausnahmefällen bei chronischen Durchfallerkrankungen vertretbar.
Loperamid – 1 A Pharma (D) Kaps. **Loperamid AL 2** (D) Kaps. **Loperamid-CT 2 mg** (D) Kaps. (*Rezeptfrei: nur Packung zu 10 Stück*) **Loperamid dura akut** (D) Kaps. **Loperamid 2 Heumann/ -akut Heumann** (D) Tabl. *Wirkstoff:* Loperamid *Rezeptpflichtig*	Mundtrockenheit, Verstopfung	**Therapeutisch zweckmäßig nur bei** schweren, akuten Durchfallerkrankungen, wenn eine ausreichende Flüssigkeitszufuhr nicht gewährleistet ist und eine schwere Infektion ausgeschlossen werden kann. In Ausnahmefällen bei chronischen Durchfallerkrankungen vertretbar.
Loperamid akut – 1 A Pharma (D) Kaps. **Loperamid AL akut** (D) Kaps. **Loperamid-ratiopharm akut** (D/Ö) Filmtabl. **Loperamid STADA akut** (D) Kaps. *Wirkstoff:* Loperamid	Mundtrockenheit, Verstopfung	**Therapeutisch zweckmäßig nur bei** schweren, akuten Durchfallerkrankungen, wenn eine ausreichende Flüssigkeitszufuhr nicht gewährleistet ist und eine schwere Infektion ausgeschlossen werden kann. In Ausnahmefällen bei chronischen Durchfallerkrankungen vertretbar.

Präparat	Wichtigste Nebenwirkungen	Empfehlung
Loperamid-ratiopharm (D) Filmtabl., Lösung *Konservierungsstoffe:* Methyl- und Propylhydroxybenzoat (nur in Lösung) **Loperamid STADA** (D) Kaps., Tropfen *Konservierungsstoff:* Methylhydroxybenzoat (nur in Tropfen) *Wirkstoff:* Loperamid *Rezeptpflichtig*	Mundtrockenheit, Verstopfung. Allergien bei Medikamenten mit Parastoffen als Konservierungsstoff	**Therapeutisch zweckmäßig nur bei** schweren, akuten Durchfallerkrankungen, wenn eine ausreichende Flüssigkeitszufuhr nicht gewährleistet ist und eine schwere Infektion ausgeschlossen werden kann. In Ausnahmefällen bei chronischen Durchfallerkrankungen vertretbar.
Mutaflor (D/Ö) Kaps., Mitekaps., nur D: Susp. Escherichia coli (lebensfähig) *Rezeptfrei (D)* *Rezeptpflichtig (Ö)*	Magen-Darm-Störungen (z. B. Blähungen bei Überdosierung). Bei Überempfindlichkeitsreaktionen ist das Präparat abzusetzen	**Wenig zweckmäßig** Die therapeutische Wirksamkeit bei dem vom Hersteller angegebenen Anwendungsgebiet Diarrhöe (Durchfall) ist umstritten.
Myrrhinil-Intest (D) Tabl. Myrrhe, Kaffeekohle, Extr. Chamomillae	Keine wesentlichen bekannt	**Wenig zweckmäßig** Pflanzliches Mittel. Therapeutische Wirksamkeit zweifelhaft. Kombination von medizinischer Kohle mit entzündungshemmendem Kamillenextrakt und Myrrhe.
Normolyt für Kinder (Ö) Pulver Glukose, Natriumchlorid, Kaliumchlorid, Natriumcitrat *Rezeptpflichtig*	Keine wesentlichen zu erwarten, aber Vorsicht bei Nierenschäden!	**Therapeutisch zweckmäßig zur** Ergänzung des Salz- und Flüssigkeitsverlustes bei Durchfallerkrankungen.
Omniflora (D/Ö) Kaps. Gefriergetrocknete Reinkulturen von Bakterien (Lactobacillus acidophilus, Lactobacillus bifidus, Escherichia coli)	Magen-Darm-Störungen (z. B. Blähungen). Allergien. Vorsicht bei bestehenden Erkrankungen im Magen-Darm-Bereich	**Wenig zweckmäßig** Die therapeutische Wirksamkeit bei akuten Durchfallerkrankungen ist umstritten.

Präparat	Wichtigste Nebenwirkungen	Empfehlung
Omniflora akut/ N (D) Kaps. **Omniflora** (Ö) Kaps. Gefriergetrocknete Reinkulturen von Milchsäurebakterien (Lactobacillus gasseri, Bifidobacterium longum)	Keine wesentlichen zu erwarten	**Möglicherweise zweckmäßig bei** akuten Durchfallerkrankungen. Wegen geringer Schädlichkeit vertretbar bei chronischen Durchfällen zur Beeinflussung der Darmflora.
Oralpädon (D) Pulver Glukose, Natriumchlorid, Kaliumchlorid, Natriumhydrogencitrat	Keine wesentlichen zu erwarten, aber Vorsicht bei Nierenschäden!	**Therapeutisch zweckmäßig zur** Ergänzung des Salz- und Flüssigkeitsverlustes bei Durchfallerkrankungen.
Pentasa/ Sachet/ Klysma/ Suppositorien (D/Ö) Retardtabl., Retardgranulat, Zäpfchen, Klistiere Mesalazin *Rezeptpflichtig*	Allergische Reaktionen (Hauterscheinungen, Fieber, Bronchospasmen). Blutschäden	**Therapeutisch zweckmäßig bei** bestimmten entzündlichen Veränderungen im Magen-Darm-Kanal wie z. B. Colitis ulcerosa, Morbus Crohn. Zäpfchen, Klysma: zweckmäßig bei bestimmten entzündlichen Veränderungen im Dickdarm.
Pentofuryl (D) Kaps., Saft Nifuroxazid	Allergische Reaktionen, Bauchschmerzen, Magen-Darm-Störungen	**Abzuraten** Vertretbar nur bei behandlungsbedürftigen Durchfällen, wenn gesichert ist, dass sie durch Nifuroxazid-empfindliche Keime hervorgerufen werden. Unzureichend erprobtes Mittel. Risiko bislang nicht beurteilbar.
Perenterol/ forte (D) Kaps., Pulver Saccharomyces boulardii (Trockenhefe)	Selten Allergien	**Möglicherweise zweckmäßig bei** akuten Durchfallerkrankungen. Wegen geringer Schädlichkeit vertretbar bei chronischen Durchfällen zur Beeinflussung der Darmflora.

Präparat	Wichtigste Nebenwirkungen	Empfehlung
Perocur forte (D) Kaps. Saccharomyces cerevisiae (Trockenhefe)	Selten Allergien	**Möglicherweise zweckmäßig bei** akuten Durchfallerkrankungen. Wegen geringer Schädlichkeit vertretbar bei chronischen Durchfällen zur Beeinflussung der Darmflora.
Pro-Symbioflor (D) Tropfen Autolysat von Darmbakterien (Escherichia coli und Enterococcus faecalis)	Flatulenz, Bauchschmerzen, selten Allergien	**Wenig zweckmäßig** Wegen geringer Schädlichkeit vertretbar bei Darmbeschwerden. Therapeutische Wirksamkeit zweifelhaft bei dem vom Hersteller angegebenen Anwendungsgebiet (zur Regulierung körpereigener Abwehrkräfte).
Salazopyrin (Ö) Filmtabl., Tabl., Zäpfchen **Salazopyrine** (D) Tabl., magensaftresistente Tabl. Sulfasalazin *Rezeptpflichtig*	Lebensbedrohliche Blutschäden möglich. Allergische Erscheinungen: Hautausschläge, Juckreiz, auch sehr schwere Formen möglich; Leberschäden, Nierenschäden	**Therapeutisch zweckmäßig bei** bestimmten entzündlichen Veränderungen im Magen-Darm-Kanal, wie z. B. Colitis ulcerosa, Morbus Crohn. Zäpfchen: zweckmäßig bei bestimmten entzündlichen Veränderungen im Dickdarm.
Salofalk (D/Ö) Zäpfchen, Klistiere, Rektalschaum, nur D: Tabl., nur Ö: Filmtabl. **Salofalk Granu-Stix** (D) magensaftresistentes Retardgranulat im Beutel Mesalazin *Rezeptpflichtig*	Allergische Reaktionen (Hauterscheinungen, Fieber, Bronchospasmen). Blutschäden	**Therapeutisch zweckmäßig bei** bestimmten entzündlichen Veränderungen im Magen-Darm-Kanal wie z. B. Colitis ulcerosa, Morbus Crohn. Zäpfchen, Klysma: zweckmäßig bei bestimmten entzündlichen Veränderungen im Dickdarm.
Symbioflor 2 (D) Tropfen **Symbioflor e. coli** (Ö) Tropfen Lebende und tote Bakterien (Escherichia coli)	Magen-Darm-Störungen. Vorsicht bei bestehenden Erkrankungen im Magen-Darm-Bereich!	**Abzuraten** Die therapeutische Wirksamkeit bei Durchfallerkrankungen ist umstritten.

Präparat	Wichtigste Nebenwirkungen	Empfehlung
Tannacomp (D) Filmtabl. Tanninalbuminat, Ethacridinlactat	Magenreizung, selten allergische Erscheinungen	**Abzuraten** Wenig sinnvolle Kombination von zusammenziehend (adstringierend) wirkendem Tannin (Gerbsäureverbindung) mit Desinfektionsmittel (Ethacridinlactat). Therapeutische Wirksamkeit zweifelhaft.
Tiorfan (D) Kaps., Granulat Racecadotril *Rezeptpflichtig*	Erbrechen, Fieber, Hautausschläge, Kaliummangel (Anzeichen dafür sind Muskelschwäche und Müdigkeit). In seltenen Fällen Darmverschluss (Ileus) und Bronchospasmen	**Abzuraten** Der Nutzen als ergänzende Behandlung von akuten Durchfällen bei Kindern ist umstritten. In seltenen Fällen schwere Nebenwirkungen möglich.
Uzara (D) überzogene Tabl., Saft, Lösung Extrakt aus Uzarawurzel (standardisiert), Johannisbrotkernmehl (nur Drag.)	Bei Einhaltung der Dosierungsvorschrift keine wesentlichen zu erwarten. Lösung enthält Alkohol! Gefährliche Wechselwirkungen mit herzwirksamen Mitteln möglich	**Wenig zweckmäßig** Enthält Inhaltsstoff, der hemmend auf die Darmbewegungen, aber verengend auf Blutgefäße wirkt.
Yomogi (D) Kaps. Saccharomyces boulardii (Trockenhefe)	Selten Allergien	**Möglicherweise zweckmäßig bei** akuten Durchfallerkrankungen. Wegen geringer Schädlichkeit vertretbar bei chronischen Durchfällen zur Beeinflussung der Darmflora.

13.4. Mittel gegen Übelkeit, Schwindel, Erbrechen, Reisekrankheiten

Übelkeit, Schwindel und Erbrechen sind von ihrem Mechanismus und Ursprung her keine eigenen Krankheiten. Sie können durch passive Bewegungen des Körpers (Seekrankheit, Reisekrankheit), durch Erkrankungen (z. B. Migräne), durch Vergiftungen (z. B. verdorbene Nahrungsmittel), aber auch durch Medikamente (z. B. Krebsmittel) hervorgerufen werden. Auch bei Schwangerschaft oder durch Aufenthalt in großen Höhen (Bergkrankheit) können diese Beschwerden auftreten.

Erbrechen kann ein schützender Reflex sein, um unverdauliche oder giftige Stoffe auszuscheiden, bevor größere Mengen davon in den Magen, den Darm und die Blutbahn gelangen. In diesem Fall ist die Unterdrückung des Brechreizes durch Medikamente möglicherweise sogar gefährlich.

Erbrechen ist aber auch oft eine typische Nebenwirkung bestimmter Arzneimittel (z. B. Krebsmittel), bestimmter Behandlungsmethoden (z. B. Strahlentherapie) oder kann eine Folge von Gehirnerkrankungen sein.

Übelkeit und Erbrechen als Nebenwirkung medizinischer Behandlungen

Durch *Strahlentherapie* oder *Krebsmittel* verursachte typische Nebenwirkungen wie Übelkeit und Brechreiz können meist wirksam mit dem Wirkstoff Domperidon (enthalten z. B. in *Generika mit dem Namen Domperidon + Firmenbezeichnung*) behandelt werden.

Der Wirkstoff Metoclopramid (enthalten z. B. in *Generika mit dem Namen MCP + Firmenbezeichnung*) wurde im April 2014 wegen der Nebenwirkungen verboten.

Allerdings können diese Mittel selbst wieder schwere Nebenwirkungen verursachen, vor allem Muskelverkrampfungen im Kopf-, Hals- und Schulterbereich. Bei Kindern und jungen Erwachsenen sollten diese Mittel wegen des erhöhten Risikos deshalb nicht oder nur in Ausnahmefällen verwendet werden.

Zweckmäßig ist auch der Wirkstoff Ondansetron (enthalten z. B. in *Generika mit dem Namen Ondansetron + Firmenbezeichnung, Zofran*), weil er in bestimmten Fällen wirksamer ist als Metoclopramid. Nachteile von Ondansetron: Dieses Mittel kann selbst sehr viele unterschiedliche Nebenwirkungen verursachen und ist extrem teuer – es sollte deshalb nur in der Krebsbehandlung eingesetzt werden.

Bei anderen Ursachen von Übelkeit und Erbrechen – z. B. bei Migräne – hat Ondansetron keine Vorteile gegenüber anderen Medikamenten.

Übelkeit und Erbrechen bei Migräne

Bei Migräneanfällen sind sogenannte Antihistaminika – z. B. die Wirkstoffe Dimenhydrinat (enthalten in *Reisegold, Reisetabletten STADA/ -ratiopharm, Superpep, Travel-Gum, Vertigo Vomex, Vertirosan, Vomacur, Vomex A*) oder Diphenhydramin (enthalten in *Emesan*) – meist nicht ausreichend wirksam.

Zweckmäßig ist der Wirkstoff Domperidon (enthalten z. B. in *Motilium*). Der häufig verwendete Wirkstoff Metoclopramid (enthalten z. B. in *Generika mit dem Namen MCP + Firmenbezeichnung*) wurde im April 2014 wegen zu großer Nebenwirkungen verboten.

Schwangerschaftserbrechen

Übelkeit und Erbrechen können erste Anzeichen einer Schwangerschaft sein. Oft wirken schon Hausmittel wie Essen von trockenem Brot oder gekochte kalte Kartoffeln. Die Einnahme von Arzneimitteln ist nur gerechtfertigt, wenn durch das Erbrechen der Verlust an Mineralsalzen, Magensäure und Wasser zu groß wird. Der häufig verwendete Wirkstoff Metoclopramid (z. B. in *Gastronerton, Gastrosil*) wurde im April 2014 wegen zu großer Nebenwirkungen verboten.

Erbrechen bei Säuglingen sollte nur in begründeten Fällen behandelt werden. Das Ausspeien von bis zu 20 Millilitern nach dem Trinken ist normal und gilt nicht als behandlungsbedürftig.

Reisekrankheit

Manche Menschen leiden beim Reisen unter Übelkeit, Schwindel und Erbrechen – das sind die Auswirkungen schneller, unkontrollierbarer Bewegungsveränderungen auf das Gleichgewichtsorgan im Ohr.

Eine oft gute Wirkung bei Reisekrankheiten haben Hausmittel wie das In-der-Hand-Halten einer rohen Kartoffel oder das Essen von trockenem Brot oder die Konzentration der Aufmerksamkeit auf die Horizontlinie.

Als Medikamente gegen die Reisekrankheit werden meist sogenannte Antihistaminika verwendet, und zwar die Wirkstoffe Cyclizin (enthalten in *Echnatol*), Dimenhydrinat (enthalten in *Reisegold, Reisetabletten STADA/ -ratiopharm, Superpep, Travel-Gum, Vertigo Vomex, Vertirosan, Vomacur, Vomex A*) oder Diphenhydramin (enthalten in *Emesan*).

Alle diese Mittel haben einen dämpfenden Effekt und sollten auf keinen Fall eingenommen werden, wenn man selbst Auto fährt. Der Wirkstoff Cyclizin (enthalten in *Echnatol*) wirkt im Vergleich zu den anderen Wirkstoffen weniger dämpfend, ist jedoch nur in Österreich erhältlich, nicht in Deutschland.

Weitere Nebenwirkungen von Antihistaminika können sein: Störungen des Magen-Darm-Trakts, Kopfschmerzen, Mundtrockenheit, Albträume, Schwierigkeiten beim Wasserlassen. Bei Kindern kann eine Überdosierung zu Krämpfen führen.

Kombinationspräparate (z. B. *Arlevert, Echnatol B6, Vertirosan B6*), welche außer Antihistaminika noch andere Inhaltsstoffe wie Cinnarizin oder Vitamin B$_6$ enthalten, sind nicht sinnvoll.

Schwindel (z. B. Menière'sche Krankheit)

Gleichgewichtsstörungen können entweder durch Störungen des Nervensystems, des Labyrinths im Innenohr oder durch Durchblutungsstörungen verursacht werden. Auch Medikamente (z. B. Aminoglykosid-Antibiotika, Mittel gegen hohen Blutdruck und Neuroleptika) können zu Schwindelzuständen führen.

Die *Menière'sche Krankheit* geht meist mit Schwindel, Ohrenklingen und Schwerhörigkeit einher und wird von einem Druckanstieg in der Gehörschnecke verursacht.

Zur Behandlung wird der Wirkstoff Betahistin (z. B. *Aequamen, Generika mit dem Namen Betahistin + Firmenbezeichnung*) verwendet, der sich zur Kurzzeitbehandlung von Schwindelzuständen bewährt hat. Ein Nachweis der Wirksamkeit zur Dauerbehandlung der Menière'schen Krankheit steht jedoch noch aus.

Schwindelzustände können mit Antihistaminika (z. B. *Echnatol*) und in bestimmten Fällen mit dem Beruhigungsmittel Diazepam (z. B. in *Generika mit dem Namen Diazepam + Firmenbezeichnung*) behandelt werden.

Sulpirid (enthalten z. B. in *vertigo-neogama*), ein Neuroleptikum, ist wegen der Nebenwirkungen nicht geeignet zur Behandlung der Menière'schen Krankheit. Es können Zyklusstörungen, Störungen der Milchdrüsen und Brustbildung beim Mann auftreten.

Ein häufig verwendetes Mittel gegen Schwindelzustände ist auch das Homöopathikum *Vertigoheel*. Da gerade bei Schwindelzuständen Placebos (Scheinmedikamente ohne Wirkstoff) oder auch manche Hausmittel häufig eine verblüffende Besserung der Beschwerden bewirken, ist es nicht verwunderlich, dass *Vertigoheel* eine Wirksamkeit gegen Schwindel zugeschrieben wird.

Die Belege dafür sind zwar sehr umstritten, aber wenn eine positive Wirkung verspürt wird, ist gegen eine Verwendung nichts einzuwenden. Nebenwirkungen sind nicht zu erwarten – dies ist vermutlich der wichtigste Grund für die Beliebtheit von *Vertigoheel* und anderen homöopathischen Medikamenten.

13.4. Mittel gegen Übelkeit, Schwindel, Erbrechen, Reisekrankheiten

Präparat	Wichtigste Nebenwirkungen	Empfehlung
Aequamen (D) Tabl., Fortetabl. Betahistin *Rezeptpflichtig*	Kopfschmerzen, Wiederauftreten von Magengeschwüren möglich	**Wenig zweckmäßig bei** bestimmten Formen von Schwindelzuständen (Menière'sche Krankheit). Nicht gleichzeitig Antihistaminika einnehmen!
Arlevert (D) Tabl. Dimenhydrinat, Cinnarizin *Rezeptpflichtig*	Müdigkeit, Verwirrtheitszustände, Magen-Darm-Störungen, Kopfschmerzen, Mundtrockenheit, Albträume, Schwierigkeiten beim Wasserlassen. Bei Kindern kann eine Überdosierung Erregungszustände und Krämpfe auslösen. Blutdruckabfall möglich	**Wenig zweckmäßig** zur Behandlung der Menière'schen Krankheit, möglicherweise zweckmäßig bei anderen Formen von Schwindel.
Betahistin AL (D) **Betahistin-ratiopharm** (D/Ö) **Betahistin STADA** (D) **Betaserc** (Ö) **Betavert** (D) Tabletten *Wirkstoff:* Betahistin *Rezeptpflichtig*	Kopfschmerzen, Wiederauftreten von Magengeschwüren möglich	**Wenig zweckmäßig bei** bestimmten Formen von Schwindelzuständen (Menière'sche Krankheit). Nicht gleichzeitig Antihistaminika einnehmen!
Domperidon – 1 A Pharma (D) **Domperidon AL** (D) **Domperidon HEXAL** (D) **Domperidon-ratiopharm** (D) Tabletten Domperidonmaleat *Rezeptpflichtig*	Bewegungsstörungen (Dyskinesien), Hormonstörungen (erhöhter Prolaktinspiegel), Hitzegefühl im Gesicht	**Therapeutisch zweckmäßig zur** Behandlung von Übelkeit und Erbrechen, auch verursacht durch Chemotherapien bei Krebserkrankungen. Wegen häufigeren Auftretens von Bewegungsstörungen nicht bei Kindern anwenden.
Echnatol (Ö) Drag. Cyclizin *Rezeptpflichtig*	Müdigkeit, Magen-Darm-Störungen, Kopfschmerzen, Mundtrockenheit, Albträume, Schwierigkeiten beim Wasserlassen. Bei Kindern kann eine Überdosierung Erregungszustände und Krämpfe auslösen	**Therapeutisch zweckmäßig bei** Übelkeit, Erbrechen oder anderen Symptomen von Bewegungskrankheiten. Cyclizin macht im Vergleich zu anderen Inhaltsstoffen relativ wenig schläfrig.

Präparat	Wichtigste Nebenwirkungen	Empfehlung
Echnatol B6 (Ö) Drag. Cyclizin, Vitamin B_6 *Rezeptpflichtig*	Müdigkeit, Magen-Darm-Störungen, Kopfschmerzen, Mundtrockenheit, Albträume, Schwierigkeiten beim Wasserlassen. Bei Kindern kann eine Überdosierung Erregungszustände und Krämpfe auslösen	**Wenig zweckmäßig** Wenig sinnvolle Kombination von Antihistaminikum (Cyclizin) mit einem Vitamin. Vitamin B_6 trägt in dieser Dosierung wenig zur therapeutischen Wirksamkeit bei und ist daher überflüssig.
Emend (D/Ö) Kaps. Aprepitant *Rezeptpflichtig*	Schluckauf, Müdigkeit, Verstopfung oder Durchfall, Kopfschmerz, Husten, Appetitlosigkeit, Schwindel. Gelegentlich Blutbildungsstörungen, Geschmacksstörungen, Sehstörungen, Muskelkrämpfe	**Therapeutisch zweckmäßig zur** Vorbeugung von Übelkeit und Erbrechen, meist bei Krebs-Behandlungen, aber auch nach Operationen.
Emesan (D) Tabl., Erwachsenen-Zäpfchen, Kinder-Zäpfchen Diphenhydramin	Müdigkeit, Magen-Darm-Störungen, Kopfschmerzen, Mundtrockenheit, Albträume, Schwierigkeiten beim Wasserlassen. Bei Kindern kann eine Überdosierung Erregungszustände und Krämpfe auslösen	**Zweckmäßig bei** Übelkeit und Erbrechen. Macht relativ stark schläfrig.
Gastronerton (D) Tropfen, Tabl. Metoclopramid *Rezeptpflichtig*	Müdigkeit, Bewegungsstörungen (Dyskinesien), Hormonstörungen	**Der häufig verwendete Wirkstoff Metoclopramid wurde im April 2014 wegen zu großer Nebenwirkungen europaweit verboten.**
Gastrosil (D) Amp., Retardkaps., akut-Tropfen, Metoclopramid *Rezeptpflichtig*	Müdigkeit, Bewegungsstörungen (Dyskinesien), Hormonstörungen	**Der häufig verwendete Wirkstoff Metoclopramid wurde im April 2014 wegen zu großer Nebenwirkungen europaweit verboten.**
Kevatril (D) Filmtabl., Ampullen Granisetron *Rezeptpflichtig*	Blutbildungsstörungen (Anämie), Bluthochdruck, Herzrhythmusstörungen, Angst, Kopfschmerzen, Fieber, Magen-Darm-Beschwerden	**Therapeutisch zweckmäßig nur zur** Behandlung von Übelkeit und Erbrechen, besonders als Nebenwirkung von Zytostatika.

Präparat	Wichtigste Nebenwirkungen	Empfehlung
MCP – 1 A Pharma (D) Tropfen **MCP AbZ** (D) Tropfen **MCP AL** (D) Retardkaps., Tropfen **MCP beta** (D) Tropfen **MCP HEXAL** (D) Tabl., Tropfen, Ampullen **MCP Sandoz** (D) Tabl., Tropfen **MCP STADA** (D) Tabl., Tropfen **MCP-CT** (D) Retardkaps., Tropfen, Ampullen **MCP-ratiopharm** (D) Tabl., Tropfen, Retardkaps., Zäpfchen *Wirkstoff:* Metoclopramid *Rezeptpflichtig*	Müdigkeit, Bewegungsstörungen (Dyskinesien), Hormonstörungen	**Der häufig verwendete Wirkstoff Metoclopramid wurde im April 2014 wegen zu großer Nebenwirkungen europaweit verboten.**
Motilium (D/Ö) Filmtabl., Susp., nur D: Tropfen nur Ö: Zäpfchen Domperidon *Rezeptpflichtig*	Bewegungsstörungen (Dyskinesien), Hormonstörungen (erhöhter Prolaktinspiegel), Hitzegefühl im Gesicht	**Therapeutisch zweckmäßig zur** Behandlung von Übelkeit und Erbrechen, auch verursacht durch Chemotherapien bei Krebserkrankungen. Wegen häufigeren Auftretens von Bewegungsstörungen nicht bei Kindern anwenden.
Ondansetron – 1 A Pharma (D) Ampullen in D zus.: Filmtabl. **Ondansetron HEXAL** (D/Ö) Ampullen, Filmtabl. **Ondansetron-ratiopharm** (D/Ö) Filmtabl., Schmelztabl., Ampullen **Ondansetron STADA** (D/Ö) Filmtabl. *Wirkstoff:* Ondansetron *Rezeptpflichtig*	Kopfschmerzen, Verstopfung, Herzrhythmusstörungen, Angina Pectoris	**Therapeutisch zweckmäßig zur** Behandlung von Übelkeit und Erbrechen, besonders bei Auslösung durch Zytostatika.
Paspertin (D/Ö) Amp., Filmtabl., Tropfen, Metoclopramid *Rezeptpflichtig*	Müdigkeit, Bewegungsstörungen (Dyskinesien), Hormonstörungen	**Der häufig verwendete Wirkstoff Metoclopramid wurde im April 2014 wegen zu großer Nebenwirkungen europaweit verboten.**

Präparat	Wichtigste Nebenwirkungen	Empfehlung
Reisegold (D) Tabs Dimenhydrinat	Müdigkeit, Magen-Darm-Störungen, Kopfschmerzen, Mundtrockenheit, Albträume, Schwierigkeiten beim Wasserlassen. Bei Kindern kann eine Überdosierung Erregungszustände und Krämpfe auslösen. Blutdruckabfall möglich	**Möglicherweise zweckmäßig** Dimenhydrinat ist ein Wirkstoff, der aus zwei Substanzen zusammengesetzt ist (Diphenhydramin und 8-Chlortheophyllin). Mittel, die nur Diphenhydramin enthalten, sind vorzuziehen. Macht relativ stark schläfrig.
Reisetabletten-ratiopharm (D) Tabl. **Reisetabletten STADA** (D) Tabl. Dimenhydrinat	Müdigkeit, Magen-Darm-Störungen, Kopfschmerzen, Mundtrockenheit, Albträume, Schwierigkeiten beim Wasserlassen. Bei Kindern können durch eine Überdosierung Erregungszustände ausgelöst werden. Blutdruckabfall möglich	**Möglicherweise zweckmäßig** Dimenhydrinat ist ein Wirkstoff, der aus zwei Substanzen zusammengesetzt ist (Diphenhydramin und 8-Chlortheophyllin). Mittel, die nur Diphenhydramin enthalten, sind vorzuziehen. Macht relativ stark schläfrig.
Superpep (D) Tabl., Kaugummi-Drag. Dimenhydrinat	Müdigkeit, Magen-Darm-Störungen, Kopfschmerzen, Mundtrockenheit, Albträume, Schwierigkeiten beim Wasserlassen. Bei Kindern kann eine Überdosierung Erregungszustände und Krämpfe auslösen. Blutdruckabfall möglich	**Möglicherweise zweckmäßig** Dimenhydrinat ist ein Wirkstoff, der aus zwei Substanzen zusammengesetzt ist (Diphenhydramin und 8-Chlortheophyllin). Mittel, die nur Diphenhydramin enthalten, sind vorzuziehen. Macht relativ stark schläfrig.
Travel-Gum (Ö) Kaugummi-Drag. Dimenhydrinat, Aspartame, Sorbit, Saccharin, Glucose, Rohrzucker	Müdigkeit, Magen-Darm-Störungen, Kopfschmerzen, Mundtrockenheit, Albträume, Schwierigkeiten beim Wasserlassen. Bei Kindern kann eine Überdosierung Erregungszustände und Krämpfe auslösen. Blutdruckabfall möglich	**Möglicherweise zweckmäßig** Dimenhydrinat ist ein Wirkstoff, der aus zwei Substanzen zusammengesetzt ist (Diphenhydramin und 8-Chlortheophyllin). Mittel, die nur Diphenhydramin enthalten, sind vorzuziehen. Macht relativ stark schläfrig.
Vasomotal (D) Tabl., Tropfen Betahistin *Rezeptpflichtig*	Kopfschmerzen, Wiederauftreten von Magengeschwüren möglich	**Wenig zweckmäßig bei** bestimmten Formen von Schwindelzuständen (Menière'sche Krankheit). Nicht gleichzeitig Antihistaminika einnehmen!

Präparat	Wichtigste Nebenwirkungen	Empfehlung
Vertigoheel (D/Ö) Tropfen, Tabl., nur D: Amp. Cocculus, Conium, Ambra, Petroleum in homöopathischer Verdünnung	Keine wesentlichen zu erwarten. Achtung: Tropfen enthalten Alkohol!	**Homöopathisches Mittel** Therapeutische Wirksamkeit zweifelhaft, aber vertretbar, wenn die Einnahme als wirksam empfunden wird.
Vertigo-neogama (D) Tabl., Fortetabl. Sulpirid *Rezeptpflichtig*	Einschränkung des Reaktionsvermögens, Zittern, Unruhe, Krämpfe, Impotenz, Regelstörungen, Störungen der Milchdrüsen, Brustbildung beim Mann. Auch: Erregungszustände, Leberschäden	**Abzuraten** Dieses Medikament wird auch zur Behandlung schwerer psychischer Störungen verwendet. Bei Schwindel umstrittener Nutzen. Schwere Nebenwirkungen möglich.
Vertigo Vomex / S / SR (D) Retardkaps., Zäpfchen Dimenhydrinat	Müdigkeit, Magen-Darm-Störungen, Kopfschmerzen, Mundtrockenheit, Albträume, Schwierigkeiten beim Wasserlassen. Bei Kindern kann eine Überdosierung Erregungszustände und Krämpfe auslösen. Blutdruckabfall möglich	**Möglicherweise zweckmäßig** Dimenhydrinat ist ein Wirkstoff, der aus zwei Substanzen zusammengesetzt ist (Diphenhydramin und 8-Chlortheophyllin). Mittel, die nur Diphenhydramin enthalten, sind vorzuziehen. Macht relativ stark schläfrig.
Vertirosan (Ö) Amp., Drag., Tropfen, Zäpfchen, Kinderzäpfchen Dimenhydrinat *Rezeptpflichtig*	Müdigkeit, Magen-Darm-Störungen, Kopfschmerzen, Mundtrockenheit, Albträume, Schwierigkeiten beim Wasserlassen. Bei Kindern kann eine Überdosierung Erregungszustände und Krämpfe auslösen. Blutdruckabfall möglich	**Möglicherweise zweckmäßig** Dimenhydrinat ist ein Wirkstoff, der aus zwei Substanzen zusammengesetzt ist (Diphenhydramin und 8-Chlortheophyllin). Mittel, die nur Diphenhydramin enthalten, sind vorzuziehen. Macht relativ stark schläfrig.
Vertirosan B6 (Ö) Manteldrag., Zäpfchen Dimenhydrinat, Vitamin B_6 *Rezeptpflichtig*	Müdigkeit, Magen-Darm-Störungen, Kopfschmerzen, Mundtrockenheit, Albträume, Schwierigkeiten beim Wasserlassen. Bei Kindern kann eine Überdosierung Erregungszustände und Krämpfe auslösen. Blutdruckabfall möglich	**Wenig zweckmäßig** Wenig sinnvolle Kombination von beruhigend wirkendem Antihistaminikum (Dimenhydrinat) mit Vitamin B_6. Macht relativ stark schläfrig.

Präparat	Wichtigste Nebenwirkungen	Empfehlung
Vomacur (D) Tabl., Zäpfchen Dimenhydrinat	Müdigkeit, Magen-Darm-Störungen, Kopfschmerzen, Mundtrockenheit, Albträume, Schwierigkeiten beim Wasserlassen. Bei Kindern kann eine Überdosierung Erregungszustände und Krämpfe auslösen. Blutdruckabfall möglich	**Möglicherweise zweckmäßig** Dimenhydrinat ist ein Wirkstoff, der aus zwei Substanzen zusammengesetzt ist (Diphenhydramin und 8-Chlortheophyllin). Mittel, die nur Diphenhydramin enthalten, sind vorzuziehen. Macht relativ stark schläfrig.
Vomex A (D) Zäpfchen, Kinderzäpfchen, Fortezäpfchen für Kinder, Retardkaps., überzogene Tabl., Sirup, Amp. Dimenhydrinat *(Rezeptpflicht nur Ampullen)*	Müdigkeit, Magen-Darm-Störungen, Kopfschmerzen, Mundtrockenheit, Albträume, Schwierigkeiten beim Wasserlassen. Bei Kindern kann eine Überdosierung Erregungszustände und Krämpfe auslösen. Blutdruckabfall möglich	**Möglicherweise zweckmäßig**. Dimenhydrinat ist ein Wirkstoff, der aus zwei Substanzen zusammengesetzt ist (Diphenhydramin und 8-Chlortheophyllin). Mittel, die nur Diphenhydramin enthalten, sind vorzuziehen. Macht relativ stark schläfrig.
Zofran (D/Ö) Filmtabl., Lösung, Amp., nur Ö: Zäpfchen **Zofran Zydis** (Ö) Tabl. **Zofran Zydis Lingual** (D) Schmelztabl. *Wirkstoff:* Ondansetron *Rezeptpflichtig*	Kopfschmerzen, Verstopfung, Herzrhythmusstörungen, Angina Pectoris	**Therapeutisch zweckmäßig zur** Behandlung von Übelkeit und Erbrechen, besonders bei Auslösung durch Zytostatika.

13.5. Mittel gegen sonstige Magen-Darm-Beschwerden

Viele – nach einzelnen Studien fast die Hälfte der Patienten –, die wegen Magen-Darm-Beschwerden einen Arzt aufsuchen, haben keine eindeutigen organischen Leiden. Falsche Ernährung und psychischer Stress begünstigen das Entstehen solcher Beschwerden. Medikamente helfen in solchen Fällen meist nicht.

Eine sinnvolle Behandlung sollte sich auf eine Änderung der Ernährungsgewohnheiten, ausreichende Bewegung und eventuell Entspannungsübungen (z. B. autogenes Training) beschränken.

Gegen Völlegefühl, Blähungen, Verdauungsstörungen oder ganz einfach Appetitlosigkeit wird eine Fülle von Arzneimitteln angepriesen. Meist handelt es sich um problematische Kombinationsmittel aus verschiedensten Stoffen.

Mittel gegen Blähungen

Beschwerden wie Blähungen, Druck- oder Völlegefühl sind oft Zeichen eines vermehrten Gasgehalts im Magen-Darm-Trakt, können aber auch seelische Ursachen haben.

Die meisten dagegen angebotenen Mittel enthalten die Wirkstoffe Dimeticon oder Simeticon (z. B. *Enzym Lefax, Enzym Lefax Forte, Espumisan, Helopanflat, Lefax, Lefaxin, Meteozym, sab simplex*). Diese sollen die Oberflächenspannung herabsetzen und dadurch gasmindernd wirken. Die amerikanische Arzneimittelbehörde bezweifelt den Nutzen dieser Präparate.

In klinischen Untersuchungen stellte sich heraus, dass Simeticon (enthalten z. B. in *Enzym Lefax, Helopanflat, Lefax, Lefaxin, Meteozym, sab simplex*) bei Kindern nicht besser wirkt als ein Placebo (= Scheinarzneimittel ohne Wirkstoff).

Zur Anwendung vor diagnostischen Maßnahmen sind nur hohe Dosen der entschäumenden Wirkstoffe geeignet.

Andere Präparate enthalten verschiedene Geschmacks- und Geruchsstoffe, pflanzliche Inhaltsstoffe und ätherische Öle mit möglicherweise krampflösender Wirkung – sogenannte Karminativa (z. B. *Carminativum-Hetterich N, Carvomin, Dreierlei Tropfen, Enteroplant, Gastritol, Gastrovegetalin, Montana*). Bei manchen dieser Mittel handelt es sich im Grunde genommen um Kräuterschnäpse.

Vorsicht: Säuglingen und Kleinkindern sollte man gegen Blähungen keine Tropfen geben, die Alkohol enthalten.

Die verschiedenen *Teemischungen* gegen Verdauungsbeschwerden enthalten meist Fenchel, Salbei, Schafgarbe, Melisse, Kamille, Pfefferminze und andere Kräuter – es handelt sich dabei um traditionelle, sinnvolle Hausmittel gegen leichte Verdauungsbeschwerden.

Bei Flaschenkindern, die an Säuglingskoliken leiden, ist ein Verzicht auf Kuhmilch-Eiweiß meist wirksam. Da Proteine der Kuhmilch auch in die Muttermilch übergehen können, lohnt sich ein Verzicht auf Kuhmilch unter Umständen auch bei stillenden Müttern. Statt der potenziell allergisierenden Sojaprodukte sind hypoallergene Eiweißersatzstoffe vorzuziehen.

Mittel mit Verdauungsenzymen

Den von den Herstellern behaupteten Nutzen von Enzymprodukten bei Magen-Darm-Störungen beschreibt die Arzneimittelkommission der Deutschen Ärzteschaft so:

»Die Häufigkeit der Einnahme von Enzympräparaten steht im umgekehrten Verhältnis zur medizinischen Indikation. Sie werden bei Verdauungsbeschwerden gegeben, obwohl nur bei Enzymmangel der Einsatz gerechtfertigt ist.«

Sie seien nahezu ideale Placebos – wirken nicht, werden vom Körper nicht aufgenommen und haben keine Nebenwirkungen. Es gibt ein einziges sinnvolles Anwendungsgebiet für solche Mittel und auch nur für solche Produkte, die Enzyme der Bauchspeicheldrüse enthalten (z. B. *Helopanflat, Kreon, Ozym, Pangrol, Panzytrat*): bei Ausfall von mehr als achtzig Prozent der von der Bauchspeicheldrüse abgesonderten Verdauungssäfte (z. B. bei chronischer Bauchspeicheldrüsenentzündung).

Diese Mittel sind ungeeignet zum Ausgleich für überreiche oder zu fette Mahlzeiten, weil sie notwendige Lipaseaktivität kaum steigern.

Wenn viele Konsumenten dennoch eine Wirkung verspüren, ist das auf den sogenannten Placebo-Effekt zurückzuführen – aus vielen Untersuchungen weiß man, dass sich bei etwa jedem zweiten Patienten die Verdauungsbeschwerden durch die Einnahme eines beliebigen Mittels bessern, und zwar auch dann, wenn überhaupt kein Wirkstoff enthalten ist.

13.5. Mittel gegen sonstige Magen-Darm-Beschwerden

Präparat	Wichtigste Nebenwirkungen	Empfehlung
Carminativum-Hetterich (D) Tropfen Alkoholischer Auszug aus Kamille, Pfefferminze, Kümmel, Fenchel, Pomeranzenschale	Licht-Überempfindlichkeit. Enthält Alkohol!	**Wenig zweckmäßig bei** den vom Hersteller angegebenen Anwendungsgebieten (Blähungen, Verstopfung). Enthält Stoffe (ätherische Öle) mit stuhlerweichender Wirkung. Therapeutische Wirksamkeit zweifelhaft.
Carvomin Verdauungstropfen (D) Lösung Alkoholischer Auszug aus Angelikawurzeln, Benediktenkraut, Pfefferminze	Allergien, Licht-Überempfindlichkeit. Enthält Alkohol!	**Wenig zweckmäßig bei** dem vom Hersteller angegebenen Anwendungsgebiet (Unterstützung der Verdauungsfunktion). Pflanzliches Mittel. Enthält Bitterstoffe und ätherische Öle mit stuhlerweichender Wirkung. Therapeutische Wirksamkeit zweifelhaft.

Präparat	Wichtigste Nebenwirkungen	Empfehlung
Carum carvi Kinderzäpfchen/ Zäpfchen (D) Kinderzäpfchen, Zäpfchen, Lösung Kümmelextrakt, Kamille, Belladonna, Tabak	Allergien möglich. Mundtrockenheit und Kreislaufreaktionen sind nicht auszuschließen	**Abzuraten bei** dem vom Hersteller angegebenen Anwendungsgebiet (Verdauungsschwäche mit Blähungen und Neigung zu Bauchkrämpfen sowie damit zusammenhängende Unruhezustände und Schlafstörungen), besonders bei Kindern. Enthält toxische Stoffe (Atropin und Nikotin). Therapeutische Wirksamkeit zweifelhaft.
Dreierlei-Tropfen (D) Tropfen Alkoholischer Auszug aus Baldrian, Minzöl	Müdigkeit. Tropfen enthalten Alkohol!	**Wenig zweckmäßig bei** den vom Hersteller angegebenen Anwendungsgebieten (Völlegefühl, Blähungen). Enthält Stoffe (ätherische Öle) mit beruhigender Wirkung. Therapeutische Wirksamkeit zweifelhaft.
Enteroplant (D) Kaps. Kümmelöl, Pfefferminzöl	Magenbeschwerden, Allergien möglich	**Naturheilmittel** Vertretbar bei leichten Magen-Darm-Beschwerden.
Enzym Lefax (D) Kautabl. Pankreatin (Lipase, Amylase, Protease), Simeticon	Allergien möglich	**Wenig zweckmäßig bei** den vom Hersteller angegebenen Anwendungsgebieten (Blähungen, Völlegefühl bei Enzymmangel). Wenig sinnvolle Kombination mit Entschäumungsmittel (Simeticon).
Enzym Lefax Forte Pankreatin Kapseln (D) magensaftresistente Kaps. Pankreatin (Lipase, Amylase, Protease)	Allergien möglich. Bei hohen Dosierungen Schleimhautreizungen möglich	**Therapeutisch zweckmäßig zur** ergänzenden Behandlung bei verminderter Funktion der Bauchspeicheldrüse (Substitution bei Pankreasinsuffizienz).
Enzynorm f (D) überzogene Tabl. *Wirkstoffe:* Proteinasen (Pepsin) aus Magenschleimhaut vom Schwein, Salzsäure, Aminosäuren aus Rinderblut	Magen-Darm-Störungen	**Abzuraten** bei dem vom Hersteller angegebenen Anwendungsgebiet (Unterstützung der Magenfunktion). Enthält unter anderem eiweißspaltendes Verdauungsenzym (Pepsin), dessen Wirkung für eine normale Verdauung nicht notwendig ist.

Präparat	Wichtigste Nebenwirkungen	Empfehlung
Espumisan (D) Emulsion, Kautabl., Kaps. *Konservierungsstoff:* Methylhydroxybenzoat (nur Kaps.); *Wirkstoff:* Simeticon	Allergien durch Konservierungsstoff	**Wenig zweckmäßig bei** den vom Hersteller angegebenen Anwendungsgebieten (Blähungen). Vertretbar zur Verminderung störender Darmgase bei Röntgenuntersuchungen. Therapeutischer Nutzen von Simeticon ist zweifelhaft. Wenn überhaupt eine Wirkung erzielt werden soll, müssen hohe Dosierungen eingenommen werden.
Gastritol Liquid (D) Tropfen Alkoholischer Auszug aus Gänsefingerkraut, Johanniskraut, Angelikawurzel, Benediktenkraut, Wermutkraut, Kamillenblüten, Süßholzwurzel	Licht-Überempfindlichkeit. Problematische Wechselwirkungen mit bestimmten Arzneimitteln wie z. B. Calciumantagonisten. Enthält Alkohol!	**Abzuraten** Therapeutische Wirksamkeit zweifelhaft bei den vom Hersteller angegebenen Anwendungsgebieten (Gastritis, Blähungen, Krämpfe). Pflanzliches Mittel.
Gastrovegetalin (D) Kaps., Lösung Extrakt aus Melissenblättern	Keine wesentlichen zu erwarten	**Naturheilmittel** Pflanzliches Mittel. Therapeutische Wirksamkeit bei dem vom Hersteller angegebenen Anwendungsgebiet (funktionelle Magen-Darm-Beschwerden). Vertretbar wegen geringer Schädlichkeit.
Helopanflat (Ö) Drag. Pankreatin (Protease, Amylase, Lipase), Simeticon	Allergien möglich	**Wenig zweckmäßig bei** den vom Hersteller angegebenen Anwendungsgebieten (Blähungen). Wirksamkeit zweifelhaft. Wenig sinnvolle Kombination mit Entschäumungsmittel (Simeticon).
Heumann Magentee Solu-Vetan (D) Tee, tassenfertig Trockenextrakt aus Süßholzwurzel und Pfefferminzblättern, Pfefferminzöl	Störungen des Salz- und Wasserhaushaltes. Vorsicht bei Nierenschäden! Nicht in der Schwangerschaft anwenden	**Wenig zweckmäßig bei** den vom Hersteller angegebenen Anwendungsgebieten wie z. B. Magen-Darm-Geschwüren.

Präparat	Wichtigste Nebenwirkungen	Empfehlung
H & S Fenchel-Anis-Kümmeltee (D) **H & S Kamillen-blütentee** (D) **H & S Melissen-blättertee** (D) **H & S Pfefferminz-blättertee** (D) **H & S Salbei-blättertee** (D) **H & S Schafgarben-krauttee** (D) Filterbeutel	Keine wesentlichen zu erwarten	**Naturheilmittel** Vertretbar bei leichten Magen-Darm-Beschwerden.
H & S Magen- und Darmtee mild (D) Tee im Filterbeutel Kamille, Schafgarbe, Fenchel, Kümmel, Anis	Keine wesentlichen zu erwarten	**Naturheilmittel** Vertretbar bei leichten Magen-Darm-Beschwerden.
Iberogast (D/Ö) Tropfen, Flüssigkeit zum Einnehmen Alkoholische Pflanzenauszüge aus Schleifenblume, Kamillenblüte, Pfefferminzblätter, Schöllkraut, Mariendistel, Melissenblätter, Kümmel, Süßholzwurzel, Angelikawurzel	Keine wesentlichen zu erwarten. Enthält Alkohol!	**Wenig zweckmäßig** Pflanzliches Mittel. Therapeutische Wirksamkeit bei den vom Hersteller angegebenen Anwendungsgebieten (z. B. funktionelle Magen-Darm-Erkrankungen) zweifelhaft. Das Mittel enthält Schöllkraut, das leberschädigend wirken kann. Unübersichtliche Kombination verschiedener Inhaltsstoffe.
Imogas Weichkapseln/ -forte Weichkapseln (D) Kaps. Simeticon	Keine wesentlichen zu erwarten	**Wenig zweckmäßig bei** den vom Hersteller angegebenen Anwendungsgebieten (z. B. Blähungen). Vertretbar zur Verminderung störender Darmgase bei endoskopischen und Röntgenuntersuchungen. Therapeutischer Nutzen von Simeticon ist zweifelhaft. Wenn überhaupt eine Wirkung erzielt werden soll, müssen hohe Dosierungen eingenommen werden.

Präparat	Wichtigste Nebenwirkungen	Empfehlung
Kreon (D/Ö) magensaft-resistente Kaps., Granulat **Kreon für Kinder** (D) Granulat Pankreatin (Lipase, Protease, Amylase) *Rezeptpflichtig (Ö)*	Allergien möglich. Bei hohen Dosierungen Schleimhautreizungen möglich	**Therapeutisch zweckmäßig zur** ergänzenden Behandlung bei verminderter Funktion der Bauchspeicheldrüse (Substitution bei Pankreasinsuffizienz).
Lefax Kautabletten/ -extra Kautabletten/ -Pump-Liquid (D) Kautabl., Susp. Simeticon	Keine wesentlichen zu erwarten	**Wenig zweckmäßig bei** den vom Hersteller angegebenen Anwendungsgebieten (Blähungen). Vertretbar zur Verminderung störender Darmgase bei Sonografie und Röntgenuntersuchungen. Therapeutischer Nutzen von Simeticon ist zweifelhaft. Wenn überhaupt eine Wirkung erzielt werden soll, müssen hohe Dosierungen eingenommen werden.
Lefaxin (Ö) Kautabl., Tropfen Simeticon, Glukose, Saccharose	Keine wesentlichen zu erwarten	**Wenig zweckmäßig** Vertretbar zur Verminderung störender Darmgase bei Röntgenuntersuchungen. Therapeutischer Nutzen von Simeticon ist zweifelhaft.
Luvos Heilerde (D) Kaps., Pulver Löß (Heilerde)	Verminderung der Aufnahme anderer Arzneimittel	**Wenig zweckmäßig bei** den vom Hersteller angegebenen Anwendungsgebieten (Magen-Darm-Katarrh). Enthält adsorbierende Inhaltsstoffe.
Meteozym (D) magensaftresistente Tabl. Pankreatin (Lipase, Amylase, Protease), Simeticon	Allergien möglich. Bei hohen Dosierungen Schleimhautreizungen möglich	**Wenig zweckmäßig zur** ergänzenden Behandlung bei verminderter Funktion der Bauchspeicheldrüse (Substitution bei Pankreasinsuffizienz.). Die Kombination mit dem zweifelhaft wirksamen Entschäumungsmittel Simeticon erscheint nicht sinnvoll.
Montana (Ö) Haustropfen Alkoholischer Auszug aus z. B. Zimt, Kümmel, Pfefferminze, Hopfen, Pomeranzenschale	Licht-Überempfindlichkeit. Tropfen enthalten Alkohol!	**Wenig zweckmäßig bei** Magen-Darm-Erkrankungen.

Präparat	Wichtigste Nebenwirkungen	Empfehlung
Ozym (D) magensaft-resistente Kaps. Pankreatin (Lipase, Amylase, Protease)	Allergien. Bei hohen Dosierungen Schleimhautreizungen möglich	**Therapeutisch zweckmäßig zur** ergänzenden Behandlung bei verminderter Funktion der Bauchspeicheldrüse (Substitution bei Pankreasinsuffizienz).
Pangrol (D) magensaft-resistente Kaps. und Tabl. Pankreaspulver vom Schwein (Lipase, Amylase, Protease)	Allergien. Bei hohen Dosierungen Schleimhautreizungen möglich	**Therapeutisch zweckmäßig zur** ergänzenden Behandlung bei verminderter Funktion der Bauchspeicheldrüse (Substitution bei Pankreasinsuffizienz).
Panzytrat/ ok (D) Kaps., Mikrotabl. (Granulat) Pankreatin (Lipase, Protease, Amylase)	Bei hohen Dosierungen Schleimhautreizungen möglich	**Therapeutisch zweckmäßig zur** ergänzenden Behandlung bei verminderter Funktion der Bauchspeicheldrüse (Substitution bei Pankreasinsuffizienz).
Pepsin-Wein Blücher Schering (D) Süß-Wein Alkohol, Pepsin	Bei Überdosierung Wirkung des Alkohols	**Abzuraten** Enthält unter anderem eiweißspaltendes Verdauungsenzym (Pepsin), dessen Wirkung für eine normale Verdauung nicht notwendig ist.
Retterspitz Innerlich (D) Flüssigkeit Zitronensäure, Weinsäure, Aluminiumkaliumsulfat, Thymianöl, Apfelsinenschalenöl, Zitronenöl, Hühnerei	Allergien. Vorsicht bei Nierenschäden! Enthält Alkohol!	**Abzuraten** Therapeutische Wirkung bei den vom Hersteller angegebenen Magenbeschwerden zweifelhaft. Enthält organische Säuren, Aluminiumverbindung sowie ätherische Öle.
sab simplex (D/Ö) Tropfen, Kautabl. Simeticon	Keine wesentlichen bekannt	**Wenig zweckmäßig bei** den vom Hersteller angegebenen Anwendungsgebieten (Blähungen). Vertretbar zur Verminderung störender Darmgase bei Sonografie und Röntgenuntersuchungen. Therapeutischer Nutzen von Simeticon ist zweifelhaft. Wenn überhaupt eine Wirkung erzielt werden soll, müssen hohe Dosierungen eingenommen werden.

Präparat	Wichtigste Nebenwirkungen	Empfehlung
Sidroga Fenchel Anis Kümmel (D/Ö) **Sidroga Bio Kinder-Fencheltee** (D) **Sidroga Melissenblätter** (D/Ö) **Sidroga Pfefferminzblätter** (D/Ö) **Sidroga Salbeiblätter** (D/Ö) **Sidroga Schafgarbe** (D/Ö) Tee in Filterbeuteln	Keine wesentlichen zu erwarten	**Naturheilmittel** Die Tees sind vertretbar bei leichten Magen-Darm-Beschwerden.
Sidroga Magen-Darm-Beruhigungstee N (D) Teebeutel Kamillenblüten, Pfefferminzblätter, Schafgarbe, Zimtrinde	Keine wesentlichen zu erwarten	**Naturheilmittel** Vertretbar bei leichten Magen-Darm-Beschwerden.
Sidroga Magen-Darm-Anregungstee (D) Filterbeutel Löwenzahn, Tausendgüldenkraut, Enzianwurzel, Basilikumkraut, Fenchel, Koriander, Anis	Keine wesentlichen zu erwarten	**Naturheilmittel** Vertretbar bei leichten Magen-Darm-Beschwerden.
Simethicon-ratiopharm Kautabletten (D) Kautabl. Simeticon	Keine wesentlichen bekannt	**Wenig zweckmäßig bei** den vom Hersteller angegebenen Anwendungsgebieten (Blähungen). Vertretbar zur Verminderung störender Darmgase bei Sonografie und Röntgenuntersuchungen. Therapeutischer Nutzen von Simeticon ist zweifelhaft. Wenn überhaupt eine Wirkung erzielt werden soll, müssen hohe Dosierungen eingenommen werden.
Windsalbe (D) Salbe Kümmelöl, Vaselin	Keine wesentlichen zu erwarten	**Naturheilmittel** Zweifelhafte Wirksamkeit gegen Blähungen. Anwendung wegen geringer Risiken vertretbar.

13.6. Lebermittel, Gallenmittel

Die Leber als größte Drüse des Körpers hat mehrere Funktionen:
- *Für die Verdauung:* Sie produziert die Gallenflüssigkeit, die wiederum für die Fettverdauung notwendig ist; die grünliche Flüssigkeit fließt durch den Gallengang, wird in der Gallenblase konzentriert und bei Bedarf in den Darm abgegeben.
- *Für den Blutkreislauf:* Rote und weiße Blutkörperchen werden hier (in der Zeit vor der Geburt) gebildet; alte werden zerstört; Eisen wird gespeichert etc.
- *Für den Stoffwechsel:* Hier wird körpereigenes Eiweiß aufgebaut und Zucker gespeichert. Die Leber ist außerdem das wichtigste Entgiftungsorgan des Körpers.

Aufgrund der zahlreichen Funktionen der Leber können auch ihre Erkrankungen verschiedene Ursachen haben. Besonders häufig sind Vergiftungen der Leber – vor allem durch Alkohol und durch Medikamente.

Unter anderem können folgende Medikamente leberschädigende Wirkungen haben:
Schmerzmittel (Paracetamol), Rheuma-Mittel, die z. B. Phenylbutazon enthalten, Antibiotika (Tetrazykline, Isoniazid), Neuroleptika (Phenothiazine), Mittel gegen Bluthochdruck (Betablocker) etc.

Erkrankungen der Leber und der Gallenwege
- *Gelbsucht* (Ikterus)
  Die hell- bis dunkelgelbe Färbung der Haut ist keine selbstständige Krankheit, sondern zeigt an, dass ein Abbauprodukt des Blutfarbstoffes (Bilirubin) in der Haut abgelagert ist, weil die Leber Bilirubin nur unzureichend ausscheidet.
- *Entzündung der Leber* (Hepatitis)
  Sie kann durch Viren, Bakterien, Parasiten und auch Medikamente ausgelöst werden. Oft ist die Ursache unbekannt.
- *Leberschrumpfung* (Zirrhose)
  Hier kommt es zu einer narbigen Veränderung des Gewebes der Leber. Im Laufe der Zeit – oft sind es Jahre – verhärtet die Leber und wird kleiner. Die Leberschrumpfung ist bei Alkoholikern sechs- bis achtmal so häufig wie bei der Durchschnittsbevölkerung.

- *Fettleber*
  Die Ursachen für den erhöhten Fettgehalt der Leber können Alkoholismus, Zuckerkrankheit, Sauerstoffmangel, Medikamente und andere Gifte sein.
- *Gallenblase und Gallenwege*
  Gallensteine in der Gallenblase und die Entzündung der Gallenwege und -blase kommen am häufigsten vor.

Behandlung von Gallensteinen

Gallenwegsentzündungen sind meist verbunden mit Gallensteinen. Als zweckmäßigste Behandlungsmethoden gelten chirurgische und endoskopische Verfahren. Bestimmte Gallensteine können durch eine sogenannte Stoßwellentherapie (Lithotripsie) zerkleinert werden. Dazu ist keine Operation notwendig. Die zerkleinerten Gallensteinteile werden mit der Gallenflüssigkeit über den Darm ausgeschieden.

Gegen Gallensteine gibt es auch Medikamente, die Steine auflösen können (z. B. *UDC HEXAL, Ursofalk*). Damit kann man sich unter Umständen eine Operation ersparen. Die Behandlung dauert allerdings ein bis zwei Jahre, und die Erfolgsrate beträgt nur 30 bis 75 Prozent.

Die Verwendung dieser Mittel ist nur bei kleinen und kalkfreien Steinen (bis zu 1 cm Durchmesser) und bei Patienten ohne starke Beschwerden sinnvoll. Nach Ende der Behandlung bilden sich innerhalb von fünf Jahren bei jedem zweiten Patienten erneut Gallensteine. Als *Nebenwirkung* kann manchmal Durchfall auftreten.

Patienten mit Leberschäden und Störungen der abführenden Gallenwege dürfen solche Mittel nicht verwenden.

Behandlung von Lebererkrankungen

Die wichtigste Maßnahme bei allen Lebererkrankungen besteht darin, starke körperliche Anstrengungen zu vermeiden und die Leber nicht weiter durch Gifte wie Alkohol und einseitige Ernährung zu belasten. Übergewichtige sollten abnehmen. Da auch Arzneimittel die Leber belasten, sollte man keine Medikamente nehmen, deren Nutzen nicht bewiesen ist.

Für die meisten Lebererkrankungen gibt es keine wirksame medikamentöse Therapie. Ausnahmen sind lediglich Immunmodulatoren wie Interferon (z. B. *Intron A, Roferon A*; siehe Kapitel 7.2.) bei chronischer, virusbedingter Hepatitis.

Häufige, dosisabhängige Nebenwirkungen sind grippeähnliche Beschwerden und Gelenkschmerzen. Selten sind Blutveränderungen, Störungen des Sehens und der Bewegungsabläufe, Verwirrtheit, Depression, Schlaflosigkeit, Potenzstörungen.

Leberschutzpräparate

Gängige Leberschutzpräparate enthalten Pflanzenextrakte, Phospholipide, Fettsäuren und Vitamine. Ihre Wirksamkeit gilt als nicht bewiesen. Die Gefahr solcher Mittel liegt darin, dass sie zu dem Irrglauben verleiten, die notwendige *Alkoholabstinenz* nicht einhalten zu müssen.

Die Fachpublikation »Arzneimittel-Kursbuch« weist mit Nachdruck darauf hin, dass bei Lebererkrankungen jede zusätzliche Belastung der Leber – auch durch Medikamente mit unbewiesener Wirksamkeit – unbedingt vermieden werden sollte.

Langsam scheinen solche Warnungen zu wirken, denn in den letzten Jahren ist die Zahl der verbrauchten Packungen an Leberschutzmitteln in Deutschland beträchtlich gesunken: von 4,3 Millionen Packungen im Jahr 1991 auf rund 780.000 im Jahr 2012.

Leber-Gallen-Mittel

Die mehr als 100 angebotenen Leber-Gallen-Mittel enthalten meistens Pflanzen oder Pflanzenextrakte, die den Gallenfluss steigern sollen. Diese Wirkung lässt sich jedoch bereits durch Nahrungszufuhr erreichen. Laut Fachpublikation »Arzneimittel-Kursbuch« gilt die Verwendung von gallenflusssteigernden Mitteln inzwischen als überholt, weil Störungen, die auf einer Hemmung des Gallenflusses beruhen, keinen Krankheitswert haben.

Leber-Gallen-Mittel können eingeteilt werden in:
– *Tees.* Tees bewirken eine vermehrte Ausscheidung von Flüssigkeit. Bei keinem der angebotenen Tees gibt es jedoch einen seriösen Nachweis, dass sich dadurch die Gallensäurekonzentration erhöht. Bei akuten entzündlichen Erkrankungen der Gallenwege sollten Tees nicht verwendet werden.
– Rein pflanzliche Produkte (*Choleodoron, Hepar SL forte, Heparstad, Hepatodoron*).
  Ihre Inhaltsstoffe sind meist weder genau chemisch definiert noch ausreichend standardisiert.
  Schöllkraut (enthalten z. B. in *Choleodoron, H+S Galle- und*

Lebertee) soll leberschädigende Nebenwirkungen wie Hepatitis und akute Gelbsucht auslösen können! Unsere Bewertung: »*Wenig zweckmäßig*« für Tees und »*Abzuraten*« für Kapseln und Tropfen.

– *Chemische Mittel (Cholspasmin, Galle Donau)*
  Der Wirkstoff Hymecromon (in *Cholspasmin*) regt die Gallensäure-Absonderung an. Der therapeutische Nutzen dieses Effekts ist umstritten. Fragwürdig ist auch der therapeutische Nutzen des Präparats *Galle Donau*.

13.6.1. »Leberschutzmittel«

Präparat	Wichtigste Nebenwirkungen	Empfehlung
Apihepar (Ö) Kaps., lösliches Granulat Silymarin *Rezeptpflichtig*	Durchfall und verstärkte Harnausscheidung möglich	**Wenig zweckmäßig** Therapeutische Wirksamkeit als Leberschutzmittel zweifelhaft. *Aber:* Bei Behandlung der Vergiftung durch Knollenblätterpilze wahrscheinlich wirksam.
Hepabesch (D) Kaps. Mariendistelextrakt (standardisiert auf Silymarin)	Durchfall und verstärkte Harnausscheidung möglich	**Wenig zweckmäßig** Therapeutische Wirksamkeit als Leberschutzmittel zweifelhaft. *Aber:* Bei Behandlung der Vergiftung durch Knollenblätterpilze wahrscheinlich wirksam.
hepa-loges (D) Kaps. Mariendistelextrakt (standardisiert auf Silymarin)	Durchfall und verstärkte Harnausscheidung möglich	**Wenig zweckmäßig** Therapeutische Wirksamkeit als Leberschutzmittel zweifelhaft. *Aber:* Bei Behandlung der Vergiftung durch Knollenblätterpilze wahrscheinlich wirksam.
Hepa-Merz (D/Ö) Granulat, Infusionslösung, Ornithinaspartat *Rezeptpflichtig (Ö)*	Brechreiz, Magen- und Darm-Störungen, Übelkeit	**Nur zweckmäßig bei** Leberversagen zur Senkung des Ammoniakspiegels im Blut. Ob damit die Lebererkrankung selbst gebessert wird, ist allerdings nicht ausreichend nachgewiesen. Mittel mit Lactulose sind vorzuziehen.

Präparat	Wichtigste Nebenwirkungen	Empfehlung
Hepeel N (D) Tabl., Amp. Homöopathische Verdünnungen (D2 bis D6) von Lycopodium clavatum bis Phosphor	Kombination unterschiedlicher homöopathischer Stoffe. Keine wesentlichen zu erwarten	**Homöopathisches Mittel** Therapeutische Wirksamkeit zweifelhaft. Unübersichtliche Kombination unterschiedlicher homöopathischer Inhaltsstoffe. Zur subjektiven Linderung der Beschwerden vertretbar.
Legalon (D/Ö) Kaps., Silymarin standardisiert in Mariendistelfrüchteextrakt *Rezeptpflichtig (Ö)*	Durchfall und verstärkte Harnausscheidung möglich	**Wenig zweckmäßig** Therapeutische Wirksamkeit als Leberschutzmittel zweifelhaft. *Aber:* Bei Behandlung der Vergiftung durch Knollenblätterpilze wahrscheinlich wirksam.
Phönix Silybum spag. (D) Tropfen Mischung aus unzähligen unverdünnten und homöopathisch verdünnten Stoffen, Alkohol	Kombination unterschiedlicher homöopathischer Tinkturen. Keine wesentlichen zu erwarten. Enthält Alkohol!	**Abzuraten** Therapeutische Wirksamkeit zweifelhaft. Unübersichtliche Kombination von mehr als 20 verschiedenen Inhaltsstoffen – unverdünnt oder in homöopathischer Verdünnung.
Silymarin-CT/ forte-CT (D) **Silymarin AL** (D) **Silymarin STADA** (D) Kapseln *Wirkstoff:* Mariendistelextrakt (standardisiert auf Silibinin)	Durchfall und verstärkte Harnausscheidung möglich	**Wenig zweckmäßig** Therapeutische Wirksamkeit als Leberschutzmittel zweifelhaft. *Aber:* Bei Behandlung der Vergiftung durch Knollenblätterpilze wahrscheinlich wirksam.

13.6.2. Leber-Gallen-Mittel

Präparat	Wichtigste Nebenwirkungen	Empfehlung
Choleodoron (Ö) Tropfen Extrakte aus Schöllkraut und Kurkuma *Rezeptpflichtig*	Einzelne Fälle von Leberschädigung sind bekannt geworden. Enthält Alkohol!	**Abzuraten** Zweifelhafter therapeutischer Nutzen.
Cholspasmin forte (D) überzogene Tabl. Hymecromon	Magen-Darm-Störungen	**Möglicherweise zweckmäßig** Regt die Gallensäure-Absonderung an.

Präparat	Wichtigste Nebenwirkungen	Empfehlung
Divalol Galle (D) Tropfen Pfefferminzöl	Keine wesentlichen bekannt	**Wenig zweckmäßig** Es sind weitere Untersuchungen notwendig, um den Nutzen von Pfefferminzöl bei Magen-Darm- und Gallenbeschwerden bestimmen zu können.
Galle Donau (Ö) Drag. p-Tolylmethylcarbinol-Nikotinsäureester, Alpha-Naphthylessigsäure	Hautrötungen (»Blutwallungen«)	**Wenig zweckmäßig** Zweifelhafte therapeutische Wirksamkeit der Kombination.
Hepar SL/ -forte (D) Kaps., überzogene Tabl. **Heparstad** (D) Artischockenkaps., Hartkaps. Artischocken-blätterextrakt	Allergien sind möglich. Nicht einnehmen bei einem Verschluss der Gallenwege	**Möglicherweise zweckmäßig als** Mittel zur Steigerung des Gallenflusses, um Verdauungsbeschwerden zu lindern.
Hepatodoron (D) Tabl. Erdbeerblätter- und Weinblätterpulver	Keine wesentlichen bekannt	**Anthroposophisches Arzneimittel**, dessen Wirksamkeit im Rahmen der Anthroposophischen Medizin bestimmt wird. Nach gängigen Bewertungskriterien wenig zweckmäßig.
H & S Galle- und Lebertee (D) Filterbeutel Pfefferminze, Schöllkraut, javanische Gelbwurz, Kümmel	Einzelne Fälle von Leberschädigung sind bekannt geworden	**Abzuraten** Teemischungen aus Pflanzen, die bei Erkrankungen der Gallenwege und der Leber angewendet werden.
Sidroga Leber-Gallen-Tee (D) Filterbeutel Löwenzahn, Pfefferminze, Gelbwurz, Kümmel, Süßholzwurzel, Schafgarbenkraut	Keine wesentlichen bekannt	**Naturheilmittel** Teemischungen aus Pflanzen, die bei Erkrankungen der Gallenwege und der Leber angewendet werden.

Präparat	Wichtigste Nebenwirkungen	Empfehlung
UDC HEXAL (D) Filmtabl. Ursodeoxycholsäure *Rezeptpflichtig*	Selten Durchfall	**Therapeutisch zweckmäßig nur** **zur** Auflösung von Cholesterin- Gallensteinen, die nicht größer als ein Zentimeter im Durchmesser sind. Einnahmedauer ca. ein Jahr.
Ursofalk (D/Ö) Kaps., Susp., Filmtabl. Ursodeoxycholsäure *Rezeptpflichtig*	Selten Durchfall	**Therapeutisch zweckmäßig nur** **zur** Auflösung von Cholesterin- Gallensteinen, die nicht größer als zwei cm im Durchmesser sind. Einnahmedauer ca. ein Jahr.

13.7. Schlankheitsmittel

»Auf leckere Sahnetorten und gutes Essen müssen Sie nicht verzichten«, »Schnell schlank ohne Diät«, »Natürlich schlank ohne Hunger« – mit solchen Werbesprüchen versuchen Pharmafirmen, ihre Schlankheitsmittel an die Frau oder an den Mann zu bringen. Jedes Jahr werden neue »Wundermittel« zum Abnehmen angepriesen. Und jedes Jahr folgt kurz darauf die Ernüchterung: Es gibt keine Wundermittel zum Abnehmen! In den vergangenen Jahren mussten zahlreiche Medikamente wegen ihrer Nebenwirkungen wieder vom Markt gezogen werden.

Immerhin scheint die Aufklärungsarbeit über den fragwürdigen Nutzen und die eindeutigen Gefahren von Appetitzüglern in den letzten Jahren Wirkung zu zeigen: 1991 wurden noch 5,5 Millionen Packungen verkauft, im Jahr 2000 nur noch 2,6 Millionen und im Jahr 2012 sogar nur noch 670.000.

Das bedeutet allerdings nicht, dass inzwischen weniger schlank machende oder angeblich schlank machende Mittel geschluckt werden: Viele Übergewichtige wenden statt gefährlicher Appetitzügler andere Methoden an, die riskant sind:

– Entwässernde Mittel wie *Biofax* (siehe Tabelle 12.2.), nach dem Motto: »Weniger Wasser, weniger wiegen«. Diese Werbung ist irreführend, weil Übergewicht immer durch zu viel Fett und nicht durch zu viel Wasser bedingt ist – es sei denn, man leidet wirklich unter Wasseransammlungen im Körpergewebe (Ödemen). In die Kategorie entwässernde Mittel fallen auch die zahlreichen »Blutreinigungstees«, »Frühjahrskuren« oder »Schlankheitstees«, mit denen Blut und Darm »gereinigt« und überflüssige Pfunde abgebaut werden sollen. Die regelmäßige Verwendung solcher Mittel kann gesundheitsgefährdend sein.

– *Abführmittel:* Meist werden dafür Präparate mit pflanzlichen Inhaltsstoffen wie Aloe und Sennes verwendet. Die Wirkung ist ähnlich wie bei den entwässernden Mitteln: Wasserverlust anstatt Fettverlust. Die regelmäßige Verwendung von Abführmitteln kann gesundheitsgefährdend sein.

– *Schilddrüsenmittel:* Die auffallend hohen Verkaufszahlen des Schilddrüsenmedikaments *L-Thyroxin Henning* (8,4 Millionen Packungen im Jahr 2012 in Deutschland) legen den Verdacht nahe, dass dieses Mittel auch missbräuchlich als Abmagerungsmittel verwendet wird. Die Gefahr bei diesen Schilddrüsenmitteln besteht darin, dass sie Überfunktionen der Schilddrüse verursachen können.

– *Enzyme:* Es gibt viele Präparate, die Extrakte aus Früchten wie Ananas, Mango, Papaya oder die darin enthaltenen eiweißspaltenden Enzyme Papain und Bromelain enthalten. Diese Enzyme können die Eiweißverdauung im Magen bestenfalls unterstützen – vorausgesetzt, sie werden nicht bereits im Magen zerstört. Dadurch werden dem Körper Nährstoffe jedoch schneller zugeführt – eine Wirkung, die einer Diät entgegensteht. Die gesundheitlichen Risiken bei der Verwendung von Enzym-haltigen Mitteln sind jedoch gering.

Die Legende vom Idealgewicht

Längst sind sich Fachleute nicht mehr sicher, ob das einst gepriesene »Idealgewicht« wirklich so erstrebenswert und gesundheitlich notwendig ist. Nach einer genauen Überprüfung der Studien über Vorteile des Idealgewichts – vor allem in den USA – wurde für einige Personengruppen mit leichtem Übergewicht sogar eine Verlängerung der Lebenserwartung festgestellt.

Erst bei einem Übergewicht von mehr als 25 Prozent erhöht sich das Risiko, an Zuckerkrankheit, Herz-Kreislauf-Erkrankungen, Erhöhung des Blutfettgehalts, Gelenkerkrankungen, Gicht, Gallensteinen etc. zu erkranken.

Um festzustellen, ob man übergewichtig ist, muss man den sogenannten Body-Mass-Index (BMI) bestimmen:

Dabei wird das Gewicht in Kilogramm dividiert durch die Körpergröße in Meter zum Quadrat.

Ein Beispiel: Eine Frau ist 75 kg schwer und 1,70 m groß. Dann gilt die Formel: 75 dividiert durch 1,70 x 1,70 ist gleich 25,95.

– Ein BMI von 20 bis 25 gilt als Normalgewicht.
– Ein BMI von 25 bis 29,9 gilt als leichtes Übergewicht.
– Ein BMI von 30 bis 39,9 gilt als mittleres Übergewicht.
– Ein BMI von über 40 gilt als extremes Übergewicht.

Die Frau in unserem Beispiel hat also ein leichtes Übergewicht.

Laut Statistik sind in Deutschland etwa 40 Prozent aller Menschen übergewichtig, etwa 1 Prozent ist extrem übergewichtig.

Möglichkeiten der Gewichtsverminderung

Entscheidend für den Wert einer Methode ist der Langzeiterfolg. Deshalb sind Werbeaussagen wie »Zwölf Pfund in einem Monat« völlig irreführend.

Folgende »Abspeck«-Maßnahmen bringen *überhaupt keinen* oder *keinen dauerhaften Erfolg*:

– Appetithemmer
– Sport ohne Diät
– Formuladiäten
– einseitige Modediäten wie etwa Dr. Atkins
– Cremes
– Geistheiler
– Psychoakustik
– Schlankheitsmittel zum Kleben, Riechen oder Hören (z. B. Duo-Beauty-Gel, Vital-Schlank-Chip)
– Bio-Schlank-Chips
– Gewürze und Gewürzpulver
– Lapacho-Tee

Bei den meisten angebotenen Methoden der Gewichtsreduktion wird das Ausgangsgewicht im Lauf eines Jahres wieder erreicht. Erfolg versprechend ist lediglich eine Ernährungsumstellung auf eine vernünftige kalorienreduzierte Mischkost, zum Beispiel nach Weight-Watchers-Programmen, zusammen mit sportlicher Betätigung. Damit verliert man im Durchschnitt dauerhaft 15 Kilogramm Gewicht in 32 Wochen.

Es ist wichtig, sich vor jeder Art der Gewichtsverminderung untersuchen zu lassen: Herz und Kreislauf, Leber- und Nierenfunktion sollten überprüft werden. Auch ist zu bedenken, dass jede Form von verminderter Nahrungsaufnahme – das betrifft fast alle Diäten – auch die Zufuhr von Vitaminen und Spurenelementen verringert. Ein Ausgleich mit vitaminreichen Nahrungsmitteln und/oder die gezielte Behandlung mit einzelnen Vitaminen können oft notwendig sein.

Viele »Wunderdiäten« (Punkte-Diät, Atkins-Diät etc.) beruhen weniger auf verminderter als auf einseitiger Nahrungsaufnahme (kohlenhydratfrei, eiweißreich etc.). Eine dauerhafte Gewichtsreduktion lässt sich damit schwerlich erreichen.

Auch die einseitige Bevorzugung fettreicher tierischer Nahrungsmittel ist nicht risikolos: Es besteht die Gefahr der unzureichenden Versorgung mit anderen lebensnotwendigen Nährstoffen und einer hohen Zufuhr von Cholesterin – was ein zusätzliches Risiko bei Herz-Kreislauf-Erkrankungen bedeutet.

Totales Fasten (Nulldiät) sollte nur im Krankenhaus durchgeführt werden.

Hinweis: In Deutschland bieten alle Verbraucherzentralen das Faltblatt »Betrug bei Diätprodukten« an.

Die beste Diät zielt auf eine Gewichtsverminderung durch Verringerung von schnell verfügbaren Kohlenhydraten. Die Gewichtsabnahme erfolgt langsam, aber anhaltend, um einen Jo-Jo-Effekt zu vermeiden.

Selbsthilfegruppen und Verhaltenstherapie am erfolgreichsten

Selbsthilfegruppen und Verhaltenstherapie zeigen langfristig die besten Resultate. In einem Vergleich dreier Gruppen, wo eine nur Verhaltenstherapie, die zweite nur Medikamente und die dritte eine kombinierte Pharmako-Verhaltenstherapie betrieb, schnitt die Verhaltenstherapie-Gruppe am besten ab.

Nach einem Jahr hatten Personen dieser Gruppe nur etwa zehn Prozent des verlorenen Gewichts wieder zugenommen. Die anderen beiden Gruppen jedoch 60 bis 70 Prozent, obwohl sie zu Beginn die größeren Erfolge hatten.

Welche Diät?

Das aus dem Griechischen stammende Wort »diaita« (Diät) bezieht sich nicht nur auf die Ernährung, sondern umfasst die gesamte Lebenseinstellung, sowohl physisch als auch psychisch.

In diesem Sinn sollte eine Diät zum Abnehmen nicht nur eine Änderung der Ernährungsgewohnheiten, sondern auch eine vernünftige körperliche Aktivität und das Vermeiden schädlicher Verhaltensweisen (kein exzessiver Alkoholkonsum, Aufgeben oder Einschränken von Rauchen) umfassen.

Empfehlenswerte Schlankheitskonzepte bzw. -bücher:

– Herbert Jost: Wege zum Wunschgewicht, Rowohlt-Taschenbuch. Optimales, leicht verständliches Kombinations-Konzept von Ernährung, Körpertraining und Verhaltensänderung.

– Die Montignac-Methode – essen und dabei abnehmen, Artulen Verlag. Bewährte Methode der Ernährungsumstellung (mediterrane Kost).

– Helga Haseltine/Marlies Klosterfelde-Wentzel: Die neue Brigitte-Diät, Mosaik-Verlag München. Dies ist ein Klassiker: ein reines Diät-Buch, ideal zum Abspecken.

Fertigdiäten (Formuladiäten)

Formuladiäten wie *BioNorm, DEM, Modifast* oder *Slim Fast* sind Verkaufsschlager. Das Rezept klingt verlockend: Man rührt Pulver in Milch oder Wasser, und schon hat man eine Mahlzeit, die einerseits alle notwendigen Nährstoffe enthält, andererseits schlank macht.

Wer nur diese Pulvernahrung isst und keine zusätzlichen Mahlzeiten zu sich nimmt, macht damit eine radikale Abmagerungskur durch. Sowohl aus psychologischen als auch aus medizinischen Gründen ist dies jedoch abzulehnen, weil dies zum berüchtigten Jo-Jo-Effekt führen kann:

Wenn der Körper sehr schnell an Gewicht verliert, stellt er sich auf eine vermeintliche Hungersnot ein und senkt den sogenannten Grundumsatz um bis zu 50 Prozent. Das heißt: Er verwertet die eingenommene Ernährung einfach besser und kommt auch mit weniger Kalorien gut zurecht. Wenn anschließend dann wieder normal gegessen wird, läuft dieser Mechanismus noch eine Zeit lang ungebremst weiter.

Die Folge davon ist, dass man vermehrt zunimmt. Dies führt dann oft zu dem Teufelskreis einer erneuten Kur mit Formuladiäten und endet im Extremfall mit Mager- oder Brechsucht.

Jedenfalls bleiben aus Erfahrung 97 Prozent aller eigenständig durchgeführten Diätversuche auf Dauer erfolglos.

Selbst dann, wenn man Formuladiät immer wieder nur kurzzeitig – ein bis drei Tage – verwendet und zwischendurch normal isst, verliert man möglicherweise keine Fettpolster. Denn bei einer Ernährung mit niedriger Kalorienzahl wie bei Fertigdiäten oder Fasten kann es zu einer erhöhten Verbrennung von Stärke und Eiweiß kommen. Dies führt am Beginn zu einer erhöhten Wasserausscheidung und zu Muskelabbau – aber nicht zu Fettabbau.

Vor allem bei Normal- und leicht Übergewichtigen kann der Eiweißverlust auch die Funktion von Herz und Leber beeinträchtigen.

Unsere Empfehlung: Formuladiäten können bei extrem Übergewichtigen (BMI deutlich über 30) sinnvoll sein – nach vorheriger ärztlicher Untersuchung und unter ständiger Betreuung als Auftakt für eine langfristige Ernährungsumstellung. Der langfristige Nutzen bei leicht Übergewichtigen ist sehr fraglich und außerdem mit gesundheitlichen Risiken verbunden.

Die »Stiftung Warentest« warnt vor der Verwendung von Formuladiäten, die im Direktvertrieb, von Tür zu Tür angeboten werden, weil hier oft unhaltbare Werbeversprechungen abgegeben werden.

Medikamente zur Gewichtsverminderung

Ausnahmsweise sind sich sämtliche Wissenschaftler und Lehrbücher bei der Bewertung von Appetitzüglern einig: Sie reduzieren zwar kurzzeitig das Gewicht, nach Beendigung der Therapie wird das Ausgangsgewicht fast immer wieder erreicht. Deshalb warnte das ehemalige Bundesgesundheitsamt auch vor irreführenden Versprechungen in den Medien wie »Sie werden nicht mehr rückfällig«. Aus diesen Gründen und wegen der großen Gesundheitsrisiken dieser Mittel wird von der Einnahme *abgeraten*.

Amphetamin-ähnliche Wirkstoffe

Der Amphetamin-ähnliche Wirkstoff D-Norpseudoephedrin (enthalten z. B. in *Antiadipositum X-112 S*) kann folgende Beschwerden verursachen:
Herzklopfen, Herzrhythmusstörungen, Erregungszustände; bei langfristiger Einnahme Psychosen und möglicherweise tödlichen Lungenhochdruck. Man kann von diesen Mitteln abhängig werden und nach Beendigung der Einnahme schwere Entzugserscheinungen bekommen.

Orlistat

(enthalten z. B. in *Alli, Xenical*), soll im Darm das fettabbauende Enzym Lipase blockieren und dafür sorgen, dass etwa 30 Prozent des Fettes unverdaut wieder ausgeschieden wird. Wer zu viel Fett isst, muss damit rechnen, dass das wortwörtlich »in die Hose« geht.

Nebenwirkungen: Stuhldrang, flüssige Stühle, Blähungen, ungewollter Stuhlgang, Kopfschmerzen. Wenn überhaupt, sollten *Alli* oder *Xenical* nur bei einem BMI von über 30 verwendet werden. Nach dem Absetzen von *Xenical* steigt das Gewicht bei den meisten Menschen schnell wieder an (Jo-Jo-Effekt). Abzuraten.

Fettfresser

»Haben Sie sich schon einmal überlegt, warum Meerestiere nie dick werden?« Mit dieser Frage wirbt eine Pharma-Firma für sogenannte »Fettfresser« oder »Fettblocker«. Die Antwort: »Weil in ihren Körpern jener Stoff eingelagert ist, der jetzt als Diät-Kapsel in die Apotheken kommt.«

Dieser Stoff ist ein Abkömmling des Chitins aus dem Panzer von Meereskrebsen, der auch als Bindemittel für Kosmetika dient. Er soll das Fett in der Nahrung binden, selbst aber unverdaulich sein und mit Stuhl wieder ausgeschieden werden. Eine überzeugend klingende Sache, nur leider gibt es keine nachvollziehbaren, seriösen Belege dafür. Aus Tierversuchen weiß man, dass Fettblocker Glucose-, Cholesterin-, Triglyzerid-, Vitamin E- und Mineralstoffwerte absenken. Wegen des unbelegten Nutzens und der möglichen Risiken für Vitaminhaushalt und Knochenstoffwechsel ist von einer Verwendung von »Fettblockern« abzuraten. Sie sind übrigens nur als »Nahrungsergänzung« deklariert und nicht als Arzneimittel zugelassen.

Homöopathische Schlankheitsmittel

Neuerdings werden auch homöopathische Arzneimittel gegen »Fettleibigkeit« beworben, und zwar mit großem Erfolg (zum Beispiel *Cefamadar*). Bei diesen Mitteln sind zwar keine Nebenwirkungen zu erwarten, wer jedoch glaubt, allein damit Gewicht verlieren zu können, glaubt an Wunder. Wer abnehmen will, muss seine Ernährung langfristig umstellen – an diesem Grundsatz führt leider kein Weg vorbei.

Ballaststoffe (Schlankheitsmittel mit Quelleffekt)

Solche Präparate (z. B. *bioNorm, Guar Verlan Beutel, Recatol Algin*) quellen im Magen auf und füllen ihn. Dadurch wird das Hungergefühl kurzfristig etwas eingedämmt. Ohne Umstellung der Essgewohnheiten wird man davon jedoch nicht schlank werden.

Quellmittel können auch gefährlich sein: Wenn Sie vor und während der Einnahme nicht genügend trinken, besteht die Gefahr, dass Ihnen das Mittel im Hals stecken bleibt oder den Darm verschließt. In diesem Fall besteht Lebensgefahr!

13.7. Schlankheitsmittel

Präparat	Wichtigste Nebenwirkungen	Empfehlung
alli (D/Ö) Kaps. in Ö zus.: Kautabl. Orlistat	Flüssige Stühle, Stuhldrang, ungewollter Stuhlabgang, Blähungen, Kopfschmerzen, sehr häufig Atemwegsinfektionen, häufig Knochenschäden und Unterzuckerung	**Abzuraten** Zweifelhaftes Therapieprinzip: Übergewichtige mit einem BMI über 30 sollen durch ungewollten Stuhlabgang bei fettreicher Nahrung dazu gebracht werden, den Fettanteil zu verringern. Zweifelhafter Langzeitnutzen.
Alvalin (D) Tropfen Cathin (= D-Norpseudo-ephedrin) *Rezeptpflichtig*	Kurzfristig: Herzklopfen, Herzstolpern, Erregung, Abhängigkeit und Sucht. Langfristig: Psychosen, selten Lungenhochdruck (kann tödlich sein)	**Abzuraten** Zweifelhafter therapeutischer Nutzen. Hohes Risiko an Nebenwirkungen.
Antiadipositum X-112 T (D) Kaps. Phenylpropalonamin (= DL-Norephedrin) *Rezeptpflichtig*	Kurzfristig: Herzklopfen, Herzstolpern, Erregung, Abhängigkeit und Sucht. Langfristig: Psychosen, selten Lungenhochdruck (kann tödlich sein)	**Abzuraten** Zweifelhafter therapeutischer Nutzen. Hohes Risiko an Nebenwirkungen.
Cefamadar (D/Ö) Tabl., in D zus.: Tropfen Madar in homöopathischer Verdünnung (D4)	Enthält Alkohol!	**Homöopathisches Mittel** Eine Wirksamkeit als Mittel gegen »Fettleibigkeit« ist zweifelhaft, kann aber nur individuell festgestellt werden.

Präparat	Wichtigste Nebenwirkungen	Empfehlung
Tenuate Retard (D) Retardtabl. Amfepramon *Rezeptpflichtig*	Kurzfristig: Herzklopfen, Herz- stolpern, Erregung, Abhängig- keit und Sucht. Langfristig: Psy- chosen, selten Lungenhoch- druck (kann tödlich sein)	**Abzuraten** Zweifelhafter therapeutischer Nutzen. Hohes Risiko an Neben- wirkungen.
Xenical (D/Ö) Kaps. Orlistat *Rezeptpflichtig*	Flüssige Stühle, Stuhldrang, un- gewollter Stuhlabgang, Blähun- gen, Kopfschmerzen, sehr häu- fig Atemwegsinfektionen, häufig Knochenschäden und Unterzu- ckerung	**Abzuraten** Zweifelhaftes Therapieprinzip: Übergewichtige mit einem BMI über 30 sollen durch ungewollten Stuhlabgang bei fettreicher Nah- rung dazu gebracht werden, den Fettanteil zu verringern. Zweifel- hafter Langzeitnutzen.

13.8. Mittel gegen Hämorrhoiden

An der Übergangszone vom Mastdarm zum After gibt es einen Bereich, der sehr stark von Blutgefäßen durchzogen ist. Bei übermäßiger Vergrößerung dieser Gefäße kann es zu inneren oder äußeren Hämorrhoiden kommen.
Als Beschwerden können Juckreiz, Brennen, dumpfes Druckgefühl,
Blutungen, Ekzeme, lokale Geschwüre und schleimige Sekretion auftreten.

Ursachen dieses Leidens können sein:

– Chronische Verstopfung und harter Stuhl.
– Abführmittel. Diese beugen Hämorrhoiden nicht vor – im Gegenteil: Sie erzwingen die Entleerung des Darms gegen den noch ver-
  schlossenen Anus.
  Mangel an Bewegung, Übergewicht.

Schmerzhafte Blutergüsse durch geplatzte Blutgefäße in der Aftergegend (perianale Hämatome) werden oft mit Hämorrhoiden verwech-
selt. Sie entstehen hauptsächlich bei Menschen mit sitzender Arbeit

(z. B. Fernfahrer) und können durch einen kleinen chirurgischen Eingriff beseitigt werden.

Falls der Arzt innere Hämorrhoiden vermutet, können diese nur mit einem speziellen Untersuchungsgerät (Blond-Proktoskop) nachgewiesen werden. Abtasten allein genügt nicht. Wenn die üblichen Beschwerden wie Juckreiz, Schmerzen beim Stuhlgang und Säubern des Afters von Blutungen begleitet werden, ist wegen der Möglichkeit einer Krebserkrankung eine solche Untersuchung zur Abklärung der Blutungsursache notwendig.

Behandlung

Hygienische Maßnahmen (z. B. Waschen nach dem Stuhlgang) und Stuhlregulierung (Umstellung auf ballaststoffreiche Kost) sind die wichtigsten Maßnahmen bei Hämorrhoiden.

Einfache Salben ohne Wirkstoffe und Zusätze (z. B. *Asche Basissalbe*) lindern meist wirkungsvoll die Beschwerden.

Falls echte Hämorrhoiden höheren Grades vorliegen (man unterscheidet Schweregrade 1 bis 3), ist die einzig sinnvolle Therapie die Verödung der Venen durch Injektionen. Jede Art von Medikamenten kann in diesem Fall höchstens die Beschwerden lindern, eine Heilung ist damit nicht zu erreichen.

Medikamente

Spezielle Medikamente gegen Hämorrhoidenbeschwerden enthalten meist lokal schmerzlindernde, desinfizierende oder entzündungshemmende Wirkstoffe, einzeln oder in Kombination.

Falls bei unkomplizierten, leichten Beschwerden wirkstofffreie Salben nicht helfen, können Medikamente mit lokal schmerzlindernder Wirkung zweckmäßig sein. Zu bevorzugen sind solche mit nur einem Wirkstoff, z. B. *Dolo Posterine N.*

Von Kombinationsmitteln, die Glukokortikoide und andere Wirkstoffe enthalten (z. B. *Delta-Hädensa, Jelliproct*), raten wir wegen der möglichen Nebenwirkungen – Hautschäden, verzögerte Wundheilung, verminderte Infektionsabwehr – ab.

13.8. Mittel gegen Hämorrhoiden

Präparat	Wichtigste Nebenwirkungen	Empfehlung
Delta-Hädensa (Ö) Salbe, Zäpfchen *Wirkstoffe:* Prednisolon, Monochlorcarvacrol, Ammonium-sulfobituminosum, Menthol; *in Zäpfchen zusätzlich:* Kamille, Pflanzenöle *Rezeptpflichtig*	Hautschäden, verzögerte Wundheilung, verminderte Infektionsabwehr	**Abzuraten** Nicht sinnvolle Kombination eines Glukokortikoids (Prednisolon) mit anderen Wirkstoffen.
DoloPosterine N (D) Zäpfchen, Salbe Cinchocain *Rezeptpflichtig*	Allergische Erscheinungen, Hautreizungen	**Therapeutisch zweckmäßig zur** kurzfristigen Linderung von schmerzhaften Beschwerden.
Doloproct (D/Ö) Creme, Zäpfchen Fluocortolon, Lidocain *Rezeptpflichtig*	Eventuell Hautschäden, allergische Reizungen	**Nur zweckmäßig bei** juckenden und entzündeten Hämorrhoiden. Nur über kurze Zeit.
Faktu lind Salbe mit Hamamelis (D) Salbe, Zäpfchen Destillat aus frischen Hamamelisblättern und -zweigen	Keine wesentlichen bekannt	**Wenig zweckmäßig** Zur kurzfristigen Linderung von schmerzhaften Beschwerden vertretbar.
Hädensa (Ö) Salbe, Zäpfchen *Wirkstoffe:* Menthol, Monochlorcarvacrol, Ammonium-sulfobituminosum *in Zäpfchen zusätzlich:* Kamillenöl, Schieferöl	Starke Schleimhautreizungen möglich	**Abzuraten** wegen der möglichen Nebenwirkungen von Menthol.
Hametum Hämorrhoidenzäpfchen (D) Zäpfchen **Hametum Hämorrhoidensalbe** (D) Salbe Destillat aus Hamamelis	Keine wesentlichen bekannt	**Wenig zweckmäßig** Zur kurzfristigen Linderung von schmerzhaften Beschwerden vertretbar.

Präparat	Wichtigste Nebenwirkungen	Empfehlung
Haenal akut (D) Creme Quinisocain	Allergische Erscheinungen und Reizungen an der Darmschleimhaut	**Therapeutisch zweckmäßig zur** kurzfristigen Linderung von schmerzhaften Beschwerden.
Jelliproct (D) Salbe, Zäpfchen, Kombipackung Fluocinolon, Lidocain *Rezeptpflichtig*	Hautschäden, verzögerte Wundheilung, verminderte Infektionsabwehr	**Abzuraten** Nicht sinnvolle Kombination eines stark wirkenden Glukokortikoids (Fluocinolonacetonid) mit örtlich wirkendem Betäubungsmittel (Lidocain).
Posterisan akut mit Lidocain (D) Salbe, Zäpfchen Lidocain	Allergische Erscheinungen und Reizungen auf der Darmschleimhaut möglich	**Therapeutisch zweckmäßig zur** kurzfristigen Linderung von schmerzhaften Beschwerden.
Posterisan corte (D) Salbe, Zäpfchen Hydrocortison *Rezeptpflichtig*	Eventuell Hautschäden, allergische Reizungen	**Nur zweckmäßig bei** juckenden und entzündeten Hämorrhoiden. Nur über kurze Zeit.
Scheriproct (Ö) Salbe, Zäpfchen, Prednisolon, Cinchocain *Rezeptpflichtig*	Hautschäden, verzögerte Wundheilung, verminderte Infektionsabwehr	**Abzuraten** Nicht sinnvolle Kombination eines Glukokortikoids (Prednisolon) und örtlich wirkendem Betäubungsmittel (Cinchocain).
Sperti Präparation H (Ö) Salbe, Zäpfchen Bierhefe-Dickextrakt, Haifischleberöl, Chlorhexidin	Allergische Erscheinungen	**Wenig zweckmäßig** Zur kurzfristigen Linderung von schmerzhaften Beschwerden vertretbar.

13.9. Wurmmittel

Die Häufigkeit der Infektionen mit Spulwürmern wird auf 30 Prozent, die mit Hakenwürmern auf 25 Prozent der Weltbevölkerung geschätzt.

Verbesserte Lebensbedingungen und Hygiene in den Industriestaaten haben die Situation verbessert – einen absoluten Schutz gegen solche Infektionen gibt es jedoch nicht. Immer wieder kommt es auch vor, dass Touristen bei ihrer Rückkehr aus südlichen Ländern mit Würmern infiziert sind.

Oft merken Betroffene lange nichts vom Befall mit Würmern, da vor allem bei den Würmern, die bei uns verbreitet sind, meist nur unspezifische Beschwerden wie Bauchschmerzen, Jucken am After und Blutarmut auftreten. Wer längere Zeit ohne andere Erklärung an derartigen Beschwerden leidet, sollte einen Arzt aufsuchen und eine Stuhluntersuchung durchführen lassen.

Die häufigsten Wurmarten sind:
- Fadenwürmer (Spul-*, Maden-*, Peitschen-*, Hakenwurm, Filarien)
- Bandwürmer* (Rinder-*, Schweine-*, Hundebandwurm*)
- Saugwürmer (z. B. Bilharzien)

Die mit * gekennzeichneten kommen auch in Mitteleuropa vor.

Behandlung

Die Beseitigung der Infektionsquelle – des Wurmes – mit Medikamenten ist der wichtigste Bestandteil der Therapie.
Der Wirkstoff Mebendazol (enthalten in *Pantelmin, Vermox*) kann gegen fast alle Wurmarten verwendet werden. Gegen Bandwürmer benötigt man allerdings sehr hohe Dosierungen.

13.9. Wurmmittel

Präparat	Wichtigste Nebenwirkungen	Empfehlung
Combantrin (Ö) Susp., Kautabl. Pyrantel *Rezeptpflichtig*	Häufig Kopfschmerzen, Magen-Darm-Störungen	**Therapeutisch zweckmäßig** Wirksam gegen Spul-, Maden- und Hakenwürmer.
Helmex (D) Kautabl., Saft Pyrantel *Rezeptpflichtig*	Häufig Kopfschmerzen, Magen-Darm-Störungen	**Therapeutisch zweckmäßig** Wirksam gegen Spul-, Maden- und Hakenwürmer.
Molevac (D) Drag., Susp. Pyrvinium	Magen-Darm-Störungen, Stuhl wird rot gefärbt, nicht auswaschbare Farbveränderung der Wäsche	**Wenig zweckmäßig** Wirksam gegen Madenwürmer. Mittel mit dem Wirkstoff Mebendazol sind vorzuziehen.

Präparat	Wichtigste Nebenwirkungen	Empfehlung
Pantelmin (Ö) Tabl. Mebendazol *Rezeptpflichtig*	Magen-Darm-Störungen. Wegen möglicher Auslösung von Miss- bildungen ist eine sichere Emp- fängnisverhütung nötig. Nicht in der Schwangerschaft geben	**Therapeutisch zweckmäßig** Wirksam gegen Spul-, Maden-, Peitschen- und Hakenwürmer so- wie gegen Bandwürmer und Trichinen.
Pyrcon (D) Susp. Pyrvinium	Magen-Darm-Störungen, Stuhl wird rot gefärbt, nicht aus- waschbare Farbveränderung der Wäsche	**Wenig zweckmäßig** Wirksam gegen Madenwürmer. Mittel mit dem Wirkstoff Mebend- azol sind vorzuziehen.
Vermox (D) Tabl., Fortetabl. Mebendazol *Rezeptpflichtig*	Magen-Darm-Störungen. Wegen möglicher Auslösung von Miss- bildungen ist eine sichere Emp- fängnisverhütung nötig. Nicht in der Schwangerschaft geben	**Therapeutisch zweckmäßig** Wirksam gegen Spul-, Maden-, Peitschen- und Hakenwürmer so- wie gegen Bandwürmer und Trichinen.

14. Kapitel: **Mangelerscheinungen**

»Vita« ist ein lateinisches Wort und heißt »Leben«. »Vitamine« sind lebensnotwendige Stoffe für den Körper, genauso wie Mineralien und Spurenelemente. Bei normaler, im europäischen Raum üblicher Ernährung sind sie in ausreichender Menge in den Nahrungsmitteln enthalten.

Dennoch zählen Arzneimittel, die diese Stoffe enthalten, zu den profitabelsten »Rennern« im Pharmageschäft. Die ständigen Werbekampagnen der Vitaminhersteller haben ihre Wirkung nicht verfehlt. Inzwischen glauben viele Menschen, dass ohne zusätzliche Einnahme von Vitaminpräparaten ihre Gesundheit gefährdet ist.

Laut Statistiken des deutschen Gesundheitsministeriums konsumieren Deutsche eher zu viel als zu wenig Vitamine. Vitamine sind in fast allen Nahrungsmitteln enthalten. Wer ausreichend und ausgewogen isst, braucht sich um seinen Vitaminhaushalt keine Sorgen zu machen – egal wie alt er ist.

Zwei große neue US-Studien mit insgesamt rund 7.700 Personen im Alter von über 50 beziehungsweise 65, die über viele Jahre hinweg entweder regelmäßig Multivitaminpräparate oder Placebos einnahmen, haben Folgendes gezeigt: Es gab zwischen den beiden Gruppen keinen Unterschied in Bezug auf die mentale Leistungsfähigkeit und die Gedächtnisleistungen. Mit anderen Worten: Die Einnahme von Multivitamin-Präparaten im Alter ist hinausgeworfenes Geld.

Ausnahme: Risikogruppen

Vitaminmangel tritt, wenn überhaupt, nur bei bestimmten Risikogruppen auf. Das sind vor allem Alkoholiker und Personen, die schon länger erkrankt sind und deren Nahrungsaufnahme durch den Darm gestört ist.

Bei schwangeren und stillenden Frauen ist ebenfalls ein erhöhter Vitaminbedarf zu erwarten. Die routinemäßige Einnahme von Vitaminpräparaten ist bei gesunden, ausreichend ernährten Frauen während der Schwangerschaft aber nicht erforderlich.

Bei *Säuglingen und Kleinkindern* kann die Einnahme von Vitamin D zur Rachitis-Vorbeugung wegen des erhöhten Bedarfs zweckmäßig sein.

Zu viele Vitamine können riskant sein

Die Werbung von Vitamin- und Mineralstoff-Herstellern zielt meistens gar nicht auf Risikogruppen, sondern auf die mit Vitaminen und Mineralstoffen ohnedies gut versorgte Mittelschicht.

Dabei können Überdosierungen von einigen Vitaminen zu Gesundheitsschäden führen. Das gilt vor allem für die Vitamine A und D. Und die Einnahme von Betacarotin-Präparaten kann bei bestimmten Risikogruppen sogar zu einer erhöhten Sterblichkeit führen.

In Zusammenarbeit mit Medien werden von Pharmafirmen richtige Modetrends erzeugt: In einem Jahr liegt der Schwerpunkt bei Vitamin C, im nächsten vielleicht bei Vitamin E, und ein Jahr später ist es wieder Betacarotin, dem eine umfassende gesunderhaltende Wirkung zugeschrieben wird.

Der Großteil der Vitamin- und Mineralstoff-Präparate wird inzwischen nicht mehr in Apotheken verkauft, sondern in Drogeriemärkten und Supermärkten als Nahrungsergänzungsmittel. Mehr und mehr industriell hergestellte Nahrungsmittel werden außerdem mit synthetischen Vitaminen angereichert.

Tagesbedarf an Vitaminen

Über den täglichen Vitaminbedarf gibt die folgende Tabelle Aufschluss.

Empfohlene Tageszufuhr an Vitaminen (in mg):

Vitamin	Säuglinge und Kleinkinder	Kinder	Erwachsene Männer	Frauen	Schwangere, stillende Mütter
A	0,4–0,42	0,4–0,7	1,0	0,8	1,02–1,2
D	0,01*	0,01	0,05–0,10	0,05–0,10	0,01–0,0125
E	3–4	5–7	10–15	10–15	10–15
B_1	0,3–0,5	0,7–1,2	1,2–1,5	1,0–1,1	1,4–1,6
B_2	0,4–0,6	0,8–1,4	1,3–1,7	1,2–1,3	1,5–1,8
B_6	0,3–0,6	0,9–1,6	1,8–2,2	1,8–2,0	2,3–2,6
Nikotinsäure	6–8	9–16	16–18	13–15	15–20
Folsäure	0,03–0,045	0,1–0,3	0,4	0,4	0,5–0,8
B_{12}	0,0005–0,0015	0,002–0,003	0,006	0,006	0,006
C	35	45	75	75	100–125

*: Bei diesen Angaben wird davon ausgegangen, dass der Säugling vorbeugend Vitamin D erhält.

14.1. Multivitaminpräparate

Das beste »Multivitaminpräparat« ist eine ausgewogene Ernährung. Wenn es aber zu einer Unterversorgung an Vitaminen kommt, ist keine breit gestreute Vitaminzufuhr angebracht, sondern nur eine gezielte Verordnung der fehlenden Stoffe.

Das hat vor allem medizinische Gründe: Bei einigen Vitaminen können Überdosierungen zu Gesundheitsschäden führen – z. B. trägt zu viel Vitamin D zur Ablagerung von Kalk in der Niere und in den Gefäßen bei. Zuverlässige Anzeichen eines unterschwelligen Vitaminmangels gibt es nicht.

Bei Menschen ohne Vitaminmangel hat die Zufuhr von Vitaminen keine stärkende Wirkung.

Vitamine verbessern auch nicht die Schulleistung von Kindern und führen bei Sportlern mit normaler Ernährung nicht zu einer Leistungssteigerung.

Schon vor Jahren stellte das ehemalige deutsche Bundesgesundheitsamt fest: Die Einnahme von Vitaminpräparaten zusätzlich zu einer ausgewogenen Ernährung ist in der Regel überflüssig und kann unter Umständen sogar schaden.

Auch sogenannte »Nahrungsergänzungsmittel«, die seit einigen Jahren stark beworben werden, sind nach Ansicht des Bundesinstituts für gesundheitlichen Verbraucherschutz bei ausgewogener Ernährung »völlig überflüssig«.

In der Schwangerschaft und in der Stillzeit kann es aber sinnvoll sein, Multivitaminpräparate einzunehmen.

Namenswirrwarr

Bei den meisten Vitaminen ist zwar die Kennzeichnung mit Buchstaben gebräuchlich (z. B. Vitamine A, C), viele Pharmafirmen verwenden in den Packungsbeilagen aber nur die Substanznamen.

Wir haben deshalb eine Übersichtstabelle über die verschiedenen Bezeichnungen zusammengestellt, um die Inhaltsstoffe eines Medikaments leichter zu identifizieren.

Soweit die Kennzeichnung mit Buchstaben auch in der wissenschaftlichen Literatur unüblich ist, wird sie nur in Klammern wiedergegeben.

Vitamin A_1	– Retinol
Provitamin A	– Betacarotin

Vitamin B_1	– Thiamin, Aneurin
Vitamin B_2	– Riboflavin
(Vitamin B_5)	– Pantothensäure
Vitamin B_6	– Pyridoxin
(Vitamin B_9)	– Folsäure
Vitamin B_{12}	– Cyanocobalamin, Hydroxocobalamin
Vitamin B_{15}	– Pangaminsäure
(Vitamin B_{17})	– Amygdalin
Vitamin C	– Ascorbinsäure
Vitamin D_2	– Ergocalciferol
Vitamin D_3	– Cholecalciferol
Vitamin E	– Tocopherolacetat
(Vitamin F)	– wie Vitamin B_1
(Vitamin G)	– wie Vitamin B_2 oder B_6
Vitamin H	– Biotin
Vitamin H_1	– Para-Aminobenzoesäure (PARA)
Vitamin K_1	– Phytomenadion, Phyllochinon
Vitamin K_2	– Menachinon
Vitamin K_3	– Menadion
(Vitamin P)	– Hesperidin, Rutin, Rutosid, Troxerutin
(Vitamin PP)	– Niacin

14.1. Multivitaminpräparate

Präparat	Wichtigste Nebenwirkungen	Empfehlung
Multi-Sanostol (D) Saft, Zuckerfrei-Saft Vitamin A, B_1, B_2, B_6, C, D_3, E, Nikotinamid, Panthenol, Kalziumsalze	Bei normaler Dosierung keine wesentlichen zu erwarten	**Wenig zweckmäßig** Kombinationspräparat mit Vitaminen und Kalziumsalzen. Bei Vitaminmangel (tritt selten auf!) ist die gezielte Einnahme von Vitaminen vorzuziehen. Enthält Inhaltsstoffe mit zweifelhaftem therapeutischem Nutzen (Panthenol, Vitamin E).

Präparat	Wichtigste Nebenwirkungen	Empfehlung
Pharmaton Vital-kapseln N (D) Kaps. Ginsengwurzeltrocken-extrakt, Vitamin A, B_1, B_2, B_6, B_{12}, C, D_2, E, Folsäure Nikotinamid, Kalzium- und Eisensalze, Zinkoxid	Bei normaler Dosierung keine wesentlichen zu erwarten	**Wenig zweckmäßig** bei dem vom Hersteller angegebenen Anwendungsgebiet (Besserung des Allgemeinbefindens). Kombinationspräparat mit Vitaminen, Kalziumsalzen und Eisen. Bei Vitaminmangel (tritt selten auf!) und Eisenmangel ist die gezielte Einnahme vorzuziehen. Enthält Inhaltsstoffe mit zweifelhaftem therapeutischem Nutzen (Ginsengwurzel und Vitamin E). Die Beimischung von Folsäure kann die rechtzeitige Diagnose einer perniziösen Anämie (die mit Vitamin B_{12} behandelt werden muss) erschweren.
Summavit Plus (D) magensaftresistente Tabl. Vitamin A, B_1, B_2, B_6, B_{12}, C, D_3, E, K, Biotin, Folsäure, Nikotinamid, Pantothenat	Verminderung der Wirkung von Mitteln zur Hemmung der Blutgerinnung (Phenprocoumon z. B. in *Marcumar*) durch Vitamin K	**Abzuraten** Bei Vitaminmangel (tritt selten auf!) ist die gezielte Einnahme von Vitaminen vorzuziehen. Enthält Inhaltsstoffe mit zweifelhaftem therapeutischem Nutzen (z. B. Pantothenat, Vitamin E). Die Beimengung von Vitamin B_{12} ist nicht zweckmäßig, die von Vitamin K möglicherweise gefährlich. Die Beimischung von Folsäure kann die rechtzeitige Diagnose einer perniziösen Anämie (die mit Vitamin B_{12} behandelt werden muss) erschweren.
Supradyn Junior (Ö) Kindersaft, Vitamin A, B_1, B_2, B_6, C, D_3, E, Nikotinamid, Biotin, Panthenol	Bei normaler Dosierung keine wesentlichen zu erwarten	**Wenig zweckmäßig** Bei Vitaminmangel (tritt selten auf!) ist die gezielte Einnahme von Vitaminen vorzuziehen. Enthält Inhaltsstoffe von zweifelhaftem therapeutischem Nutzen (Vitamin E und Panthenol).

Präparat	Wichtigste Nebenwirkungen	Empfehlung
Supradyn Plus (Ö) Filmtabl., Brausetabl. Vitamin A, B_1, B_2, B_6, B_{12}, C, D_3, E, Pantothenat, Nikotinamid, Kalzium-, Eisen-, Magnesium-, Mangansalze, Biotin, Folsäure, Phosphor, Chrom, Zink, Kupfer	Bei normaler Dosierung keine wesentlichen zu erwarten	**Wenig zweckmäßig** Kombinationspräparat mit Vitaminen, Spurenelementen und Mineralsalzen. Bei Vitaminmangel (tritt selten auf!) ist die gezielte Einnahme von Vitaminen vorzuziehen. Enthält Inhaltsstoffe mit zweifelhaftem therapeutischem Nutzen (Pantothenat und Vitamin E). Die Beimengung von Vitamin B_{12} ist nicht zweckmäßig.
Vita-Gerin (D) Kaps. Vitamin A, B_1, B_2, B_6, B_{12}, C, E, Nikotinamid, Kalzium- und Eisensalze, Deanolorotat (DMAE), Magnesiumorotat, Cholin	Kopfschmerzen, Schlaflosigkeit. Bei Überdosierung Nebenwirkungen durch Vitamin A möglich (z. B. Erbrechen, Leberschäden). In der Schwangerschaft Gefahr von Missbildungen des Kindes!	**Wenig zweckmäßig** bei dem vom Hersteller angegebenen Anwendungsgebiet (Besserung des Allgemeinbefindens). Kombinationspräparat mit Vitaminen, Mineralsalzen und Eisen. Von ungezielter Verwendung ist abzuraten. Relativ hoher Vitamin-A-Gehalt. Inhaltsstoffe von zweifelhaftem therapeutischem Nutzen sind Deanol (soll anregend wirken), Cholin und Vitamin E. Die Beimengung von Vitamin B_{12} ist nicht zweckmäßig.

14.2. Vitamin-A- und -D-Präparate und Kombinationen

Vitamin A_1 (Retinol) und Provitamin A (Betacarotin)

Vitamin A_1 stärkt die Fähigkeit des Auges, in der Dämmerung zu sehen. Außerdem spielt es beim Wachstum vor und nach der Geburt und bei der Fortpflanzung eine Rolle.

Vitamin A_1 (Retinol) ist in der Leber, im Reis, in Eiern, Fisch und Milchprodukten enthalten, es kann jedoch auch im Darm aus Provitamin A (Betacarotin) produziert werden. Provitamin A findet sich in Möhren, Blattgemüse, Tomaten, Kohl, einigen Obstsorten wie Mandarinen, in Butter und Eiern. Im Körper wird ein Vitamin-A-Vorrat angelegt.

Bei einem Vitamin-A-Mangel kann es zu Nachtblindheit, Augenentzündungen, Wachstums- und Entwicklungsstörungen, Nierensteinen,
Erkrankungen der Atemwege, Störungen der Samenbildung und des
Knochenstoffwechsels und zu Geschmacks- und Geruchsstörungen
kommen.

Vitamin-A-Mangel tritt beispielsweise auf, wenn die Fettaufnahme
durch Erkrankungen des Darms gestört ist oder schwangere bzw. stillende Frauen zu wenig Nahrungsmittel zu sich nehmen, die Vitamin A
enthalten.

Zu große Mengen an Vitamin A (Überdosierung) können Erbrechen,
Appetitlosigkeit, Hautabschuppungen, Lebervergrößerungen und
Schwellungen von Lymphdrüsen und Gelenken verursachen.

Zu viel Vitamin A in der Schwangerschaft kann schädlich für das Kind
sein. Es können zum Beispiel Missbildungen im Bereich der Niere auftreten oder vermindertes Wachstum.

Schwangere sollten daher nicht mehr als ca. 5.000 IE (= 1.000 Mikrogramm Retinol) pro Tag zu sich nehmen. Sie sollten auch auf den Verzehr von Leber verzichten, da eine Mahlzeit bis zu 100.000 IE enthalten kann. Eine zu große Vitamin-A-Menge in der Stillzeit wirkt möglicherweise giftig (toxisch) auf das Kind.

Nach dem derzeitigen Kenntnisstand *erhöht* (!) sich bei Rauchern
durch die Einnahme von Vitamin A oder Betacarotin das Risiko, an
Lungenkrebs zu erkranken und zu sterben. Deshalb lautet unsere
Empfehlung:

Raucher sollten keine Vitamin-A- oder Betacarotin-Präparate
einnehmen!

Vitamin D (D$_2$ = Ergocalciferol, D$_3$ = Cholecalciferol)

Vitamin D spielt eine wichtige Rolle im Kalzium- und Phosphathaus-
halt des Körpers und ist vor allem für die Bildung und Stabilität des
Skeletts wichtig. Im Sommer wird durch Sonnenbestrahlung genügend Vitamin D aus Vorstufen in der Haut gebildet und ein Vorrat
aufgebaut.

Nach sonnenarmen Sommern ist der Vorrat für Kleinkinder, schwangere und stillende Frauen und alte Menschen zu klein. Vor allem Säuglinge und Kleinkinder müssen genügend Vitamin D zu sich nehmen.

Vitamin D und seine Vorstufen kommen vor allem in Lebertran und
Hefe sowie in Milchprodukten und Eiern vor. Der Margarine wird es
manchmal zugesetzt.

Ein Mangel an Vitamin D führt zum klassischen Krankheitsbild der Rachitis: Zuerst Appetitlosigkeit und Reizbarkeit, dann mangelnde Verknöcherung des Skeletts, Knochenverkrümmungen, Auftreibungen an den Gelenken, Schäden an den Zähnen.

Bei zu viel Vitamin D kann es zu gefährlichen Symptomen kommen: Erbrechen, Appetitmangel, Magen- und Darmstörungen, Kalkablagerungen in den Gefäßen und in der Niere.

Bei Überdosierung in der Schwangerschaft können Missbildungen wie Herzfehler und Störungen der Nebenschilddrüse beim Kind auftreten. Schwangere sollten daher von Vitamin D_3 nicht mehr als 500 IE (Internationale Einheiten) pro Tag zu sich nehmen.

Auch in der Stillzeit ist Vorsicht geboten: Wenn die Mutter zu viel Vitamin D einnimmt, bekommt auch der Säugling über die Milch zu viel Vitamin D – und als Folge einen erhöhten Blut-Kalzium-Spiegel.

Der Nutzen einer Vitamin-D-Behandlung bei rheumatischen Gelenkentzündungen und Schuppenflechte sowie zur Vorbeugung von Kurzsichtigkeit oder Nervosität ist – trotz gegenteiliger Behauptungen von Pharmafirmen – *nicht bewiesen.*

14.2. Vitamin-A- und -D-Präparate und Kombinationen

Präparat	Wichtigste Nebenwirkungen	Empfehlung
Alfacalcidol (D) Kaps. Alfacalcidol *Rezeptpflichtig*	Bei Überdosierung von Vitamin D: Appetitmangel, Erbrechen, Magen-Darm-Störungen, Kalkablagerungen in Gefäßen und Niere. In der Schwangerschaft Fehlbildungen beim Embryo möglich!	**Therapeutisch zweckmäßig zur** Vorbeugung und Behandlung von Rachitis und Osteoporose. Enthält eine Vorstufe von Vitamin D (Alfacalcidol). Vorsicht: Nicht mehrere Medikamente mit Vitamin D gleichzeitig einnehmen! Dosierungsvorschriften genau beachten.
Bondiol (D) Kaps. Alfacalcidol *Rezeptpflichtig*	Bei Überdosierung von Vitamin D: Appetitmangel, Erbrechen, Magen-Darm-Störungen, Kalkablagerungen in Gefäßen und Niere. In der Schwangerschaft Fehlbildungen beim Embryo möglich!	**Therapeutisch zweckmäßig zur** Vorbeugung und Behandlung von Rachitis und Osteoporose. Enthält eine Vorstufe von Vitamin D (Alfacalcidol). Vorsicht: Nicht mehrere Medikamente mit Vitamin D gleichzeitig einnehmen! Dosierungsvorschriften genau beachten.

Präparat	Wichtigste Nebenwirkungen	Empfehlung
Decostriol (D) Kaps., Amp. Calcitriol (aktive Form von Vitamin D_3) *Rezeptpflichtig*	Bei Überdosierung von Vitamin D: Appetitmangel, Erbrechen, Magen-Darm-Störungen, Kalkablagerungen in Gefäßen und Niere. In der Schwangerschaft Fehlbildungen beim Embryo möglich!	**Therapeutisch zweckmäßig zur** Vorbeugung und Behandlung von Rachitis und Osteoporose. Vorsicht: Nicht mehrere Medikamente, die Vitamin D enthalten, gleichzeitig einnehmen! Dosierungsvorschriften genau beachten.
Dedrei vital (D) Tabl. Colecalciferol (Vitamin D_3) *Rezeptpflichtig*	Bei Überdosierung von Vitamin D: Appetitmangel, Erbrechen, Magen-Darm-Störungen, Kalkablagerung in den Gefäßen und Niere. In der Schwangerschaft Fehlbildungen beim Embryo möglich!	**Therapeutisch zweckmäßig zur** Vorbeugung und Behandlung von Rachitis. Vorsicht: Nicht mehrere Medikamente, die Vitamin D enthalten, gleichzeitig einnehmen! Dosierungsvorschriften genau beachten.
D-Fluoretten (D) Tabl. Colecalciferol (Vitamin D_3), Fluorid	Bei Überdosierung von Vitamin D: Appetitmangel, Erbrechen, Magen-Darm-Störungen, Kalkablagerung in Gefäßen und Niere. Bei Überdosierung von Fluor: Schädigung der Zähne!	**Abzuraten** Mittel zur Kariesvorbeugung (Fluoride) sollten nur bei nachgewiesenem Fluormangel und nicht in fester Kombination mit Mitteln zur Rachitis-Vorbeugung (Vitamin D) verwendet werden. Keinesfalls mehrere Präparate gleichzeitig einnehmen, die Vitamin D oder Fluor enthalten!
Dekristol (D) Tabl., Kaps. Colecalciferol (Vitamin D_3)	Bei Überdosierung von Vitamin D: Appetitmangel, Erbrechen, Magen-Darm-Störungen, Kalkablagerung in den Gefäßen und Niere. In der Schwangerschaft Fehlbildungen beim Embryo möglich!	**Therapeutisch zweckmäßig nur** zur Vorbeugung und Behandlung von Rachitis und Osteoporose. Vorsicht: Nicht mehrere Medikamente, die Vitamin D enthalten, gleichzeitig einnehmen! Dosierungsvorschriften genau beachten.
Doss (D) Kaps. Alfacalcidol *Rezeptpflichtig*	Bei Überdosierung von Vitamin D: Appetitmangel, Erbrechen, Magen-Darm-Störungen, Kalkablagerungen in Gefäßen und Niere. In der Schwangerschaft Fehlbildungen beim Embryo möglich!	**Therapeutisch zweckmäßig zur** Vorbeugung und Behandlung von Rachitis und Osteoporose. Enthält eine Vorstufe von Vitamin D (Alfacalcidol). Vorsicht: Nicht mehrere Medikamente mit Vitamin D gleichzeitig einnehmen! Dosierungsvorschriften genau beachten.

Präparat	Wichtigste Nebenwirkungen	Empfehlung
EinsAlpha (D) Kaps., Tropfen, Injektionslösung Alfacalcidol *Rezeptpflichtig*	Bei Überdosierung von Vitamin D: Appetitmangel, Erbrechen, Magen-Darm-Störungen, Kalkablagerungen in Gefäßen und Niere. In der Schwangerschaft Fehlbildungen beim Embryo möglich!	**Therapeutisch zweckmäßig zur** Vorbeugung und Behandlung von Rachitis und Osteoporose. Enthält eine Vorstufe von Vitamin D (Alfacalcidol). Vorsicht: Nicht mehrere Medikamente mit Vitamin D gleichzeitig einnehmen! Dosierungsvorschriften genau beachten.
Fluor-Vigantoletten (D) Tabl. Vitamin D$_3$, Fluorid	Bei Überdosierung von Vitamin D: Appetitmangel, Erbrechen, Magen-Darm-Störungen, Kalkablagerung in Gefäßen und Niere. Bei Überdosierung von Fluor: Schädigung der Zähne!	**Abzuraten** Mittel zur Kariesvorbeugung (Fluoride) sollten nur bei nachgewiesenem Fluormangel und nicht in fester Kombination mit Mitteln zur Rachitis-Vorbeugung (Vitamin D) verwendet werden. Keinesfalls mehrere Präparate gleichzeitig einnehmen, die Vitamin D oder Fluor enthalten!
Gelovital Lebertrankapseln (D) Kaps. Lebertran	Bei normaler Dosierung keine wesentlichen zu erwarten	**Wenig zweckmäßig** Zweifelhafte therapeutische Wirksamkeit bei den vom Hersteller angegebenen Anwendungsbereichen (z. B. Arteriosklerose, Stärkung und Kräftigung). Lebertran enthält u. a. die Vitamine A und D in variabler Menge. Die Anwendung von Vitaminen ist nur bei Vitaminmangel sinnvoll.
Mimpara (D/Ö) Filmtabl. Cinacalcet *Rezeptpflichtig*	Übelkeit, Erbrechen, Appetitlosigkeit, Schwindel, Hautausschläge, Muskelschmerzen, Krampfanfälle, Hormonstörungen	**Nur zweckmäßig** zur Senkung der Kalziumspiegel bei Nebenschilddrüsenkrebs und bei Dialysepatienten mit Überfunktion der Nebenschilddrüse (Hyperparathyreoidismus). Der Nutzen dieses Medikaments ist sehr begrenzt.
Oleovit D$_3$ (Ö) Tropfen Vitamin D$_3$ *Rezeptpflichtig*	Bei Überdosierung von Vitamin D: Appetitmangel, Erbrechen, Magen-Darm-Störungen, Kalkablagerungen in Gefäßen und Niere. In der Schwangerschaft Fehlbildungen beim Embryo möglich!	**Therapeutisch zweckmäßig nur zur** Vorbeugung und Behandlung von Rachitis. Vorsicht: Nicht mehrere Medikamente, die Vitamin D enthalten, gleichzeitig einnehmen! Dosierungsvorschriften besonders genau beachten.

Präparat	Wichtigste Nebenwirkungen	Empfehlung
Rocaltrol (D/Ö) Kaps. Calcitriol (aktive Form von Vitamin D_3) *Rezeptpflichtig*	Bei Überdosierung von Vitamin D: Appetitmangel, Erbrechen, Magen-Darm-Störungen, Kalkablagerungen in Gefäßen und Niere. In der Schwangerschaft Fehlbildungen beim Embryo möglich!	**Therapeutisch zweckmäßig zur** Vorbeugung und Behandlung von Rachitis und Osteoporose. Vorsicht: Nicht mehrere Medikamente, die Vitamin D enthalten, gleichzeitig einnehmen! Dosierungsvorschriften genau beachten.
Sandocal-D AZU (D) Granulat Kalziumsalz, Vitamin D_3	Bei Überdosierung von Vitamin D: Appetitmangel, Erbrechen, Magen-Darm-Störungen, Kalkablagerung in Gefäßen und Niere. Bei längerer Anwendung Nierensteinbildung möglich	**Therapeutisch zweckmäßig** bei Vitamin-D- und -Kalziummangel. Vorsicht: Nicht mehrere Medikamente, die Vitamin D enthalten, gleichzeitig einnehmen! Dosierungsvorschriften besonders genau beachten.
Tevacidol (D) Kaps. Alfacalcidol *Rezeptpflichtig*	Bei Überdosierung von Vitamin D: Appetitmangel, Erbrechen, Magen-Darm-Störungen, Kalkablagerungen in Gefäßen und Niere. In der Schwangerschaft Fehlbildungen beim Embryo möglich!	**Therapeutisch zweckmäßig zur** Vorbeugung und Behandlung von Rachitis und Osteoporose. Enthält eine Vorstufe von Vitamin D (Alfacalcidol). Vorsicht: Nicht mehrere Medikamente mit Vitamin D gleichzeitig einnehmen! Dosierungsvorschriften genau beachten.
Vigantol (D) Oel Colecalciferol (Vitamin D_3) *Rezeptpflichtig*	Bei Überdosierung von Vitamin D: Appetitmangel, Erbrechen, Magen-Darm-Störungen, Kalkablagerungen in Gefäßen und Niere. In der Schwangerschaft Fehlbildungen beim Embryo möglich!	**Therapeutisch zweckmäßig zur** Vorbeugung und Behandlung von Rachitis und Osteoporose. Vorsicht: Nicht mehrere Medikamente, die Vitamin D enthalten, gleichzeitig einnehmen! Dosierungsvorschriften genau beachten.

Präparat	Wichtigste Nebenwirkungen	Empfehlung
Vigantoletten (D) Tabl. Colecalciferol (Vitamin D_3)	Bei Überdosierung von Vitamin D: Appetitmangel, Erbrechen, Magen-Darm-Störungen, Kalkablagerung in den Gefäßen und Niere. In der Schwangerschaft Fehlbildungen beim Embryo möglich!	**Therapeutisch zweckmäßig nur zur** Vorbeugung und Behandlung von Rachitis und Osteoporose. Vorsicht: Nicht mehrere Medikamente, die Vitamin D enthalten, gleichzeitig einnehmen! Dosierungsvorschriften genau beachten.
Vitadral (D) Tropfen Retinol (Vitamin A) *Rezeptpflichtig*	Bei längerer Verwendung Gefahr von Nebenwirkungen durch Überdosierung: Erbrechen, Appetitlosigkeit, Hautschuppung, Lebervergrößerung, Gelenk- und Lymphdrüsenschwellungen. Bei Schwangeren Fehlbildungen beim Embryo möglich!	**Therapeutisch zweckmäßig nur zur** kurz dauernden Behandlung von Vitamin-A-Mangel, der aber sehr selten auftritt.
Vitamin D3-Hevert (D) Tabl. Colecalciferol (Vitamin D_3)	Bei Überdosierung von Vitamin D: Appetitmangel, Erbrechen, Magen-Darm-Störungen, Kalkablagerung in den Gefäßen und Niere. In der Schwangerschaft Fehlbildungen beim Embryo möglich!	**Therapeutisch zweckmäßig nur zur** Vorbeugung und Behandlung von Rachitis und Osteoporose. Vorsicht: Nicht mehrere Medikamente, die Vitamin D enthalten, gleichzeitig einnehmen! Dosierungsvorschriften genau beachten.
Zemplar (D/Ö) Kaps., Injektionslösung Paricalcitol *Rezeptpflichtig*	Übelkeit, Unwohlsein, Erbrechen, Fieber, Schüttelfrost, Störungen des Geschmackssinns, Kopfschmerzen, Magen-Darm-Blutungen, grippeähnliche Beschwerden, Ödeme (Wasseransammlungen im Gewebe), Hautausschläge, Hormonstörungen, Herz-Kreislauf-Probleme	**Nur zweckmäßig** zur Vorbeugung und Behandlung von Patienten mit chronischem Nierenversagen bei Überfunktion der Nebenschilddrüse (Hyperparathyreoidismus). Der Nutzen dieses Medikaments ist umstritten.
Zymafluor (D/Ö) Tabl. in D zus.: Lutschtabl. Vitamin D_3, Fluorid	Bei Überdosierung von Vitamin D: Appetitmangel, Erbrechen, Magen-Darm-Störungen, Kalkablagerung in den Gefäßen und in der Niere. Bei Überdosierung von Fluor: Schädigung der Zähne	**Abzuraten** Mittel zur Kariesvorbeugung (Fluoride) sollten nur bei nachgewiesenem Fluormangel und nicht in fester Kombination mit Mitteln zur Rachitis-Vorbeugung (Vitamin D) verwendet werden. Keinesfalls mehrere Präparate gleichzeitig einnehmen, die Vitamin D oder Fluor enthalten!

14.3. Vitamin-B-Präparate

Vitamin B₁ (Thiamin, Aneurin)

ist für den Stoffwechsel von Zucker und anderen Kohlehydraten wichtig. Es ist vor allem in der Schale von Reiskörnern, Brot, frischen Erbsen, Bohnen und Fleisch enthalten. Da sich der Körper keinen Vitamin-B_1-Vorrat anlegt, ist die tägliche Aufnahme dieses Vitamins mit der Nahrung notwendig. Überschüssiges Vitamin B_1 wird mit dem Harn ausgeschieden.

Ein Vitamin-B_1-Mangel kann vor allem bei Alkoholikern auftreten. Es kann dabei zu Muskelschwäche, niedrigem Blutdruck, Herzversagen, niedriger Körpertemperatur, Ödemen (z. B. »geschwollene Beine«), Appetitlosigkeit und zu einem seltsamen Gefühl in Armen und Beinen kommen (»als ob einem Ameisen über die Haut laufen würden«).

Schwerer Vitamin-B_1-Mangel führt zur gefürchteten Beri-Beri-Krankheit, die vor allem in ostasiatischen Ländern auftritt, wo geschälter Reis das fast ausschließliche Volksnahrungsmittel ist.

Bei der Injektion von Vitamin-B_1-Präparaten kann es zu einem allergischen Schock mit Schweißausbruch, Blutdruckabfall und Atmungsstörungen kommen. Dieser Schock kann auch zum Tod führen.

Der Nutzen einer Behandlung mit Vitamin-B_1-Präparaten bei bestimmten Hautentzündungen (Dermatitis), bei chronischem Durchfall, Multipler Sklerose, Nervenentzündungen, bei Dickdarmentzündungen mit Geschwüren, zur Appetitanregung oder als Mittel zur Insektenvertreibung ist – trotz gegenteiliger Behauptungen der Pharmafirmen – *nicht bewiesen*.

Vitamin B₂ (Riboflavin)

spielt im Stoffwechsel eine wichtige Rolle und ist erforderlich für die Sehfähigkeit. Auch von diesem Vitamin kann der Körper keinen Vorrat aufbauen, sodass eine regelmäßige Aufnahme mit der Nahrung notwendig ist.

Vitamin B_2 kommt in Hefe, Fleisch, Fisch, Milch, Eiern und Leber vor. Kinder, die sehr wenig oder keine Milch trinken, haben manchmal einen Vitamin-B_2-Mangel, der aber bei ausgewogener Ernährung selten ist. Bei Vitamin-B_2-Mangel können Entzündungen der Mundecken, Halsschmerzen und Hautabschuppungen auftreten.

Zu große Mengen Vitamin B_2 (Überdosierung) können den Harn gelb verfärben. Der Nutzen einer Behandlung mit Vitamin-B_2-Präparaten bei Akne, Fußbrennen, Migräne und Muskelkrämpfen ist – trotz gegenteiliger Behauptungen von Pharmafirmen – nicht bewiesen.

Vitamin B$_6$ (Pyridoxin)

spielt bei vielen Stoffwechselvorgängen eine wichtige Rolle. Einen Vitamin-B$_6$-Vorrat kann der Körper nicht aufbauen, weshalb eine regelmäßige Aufnahme über die Nahrung notwendig ist.

Vitamin B$_6$ ist reichlich in Kartoffeln, Linsen, Nüssen, Avocados, Getreide (Vollkornbrot), Fleisch und Bananen enthalten.

Der Vitamin-B$_6$-Bedarf erhöht sich durch die Antibabypille, ist aber bei normaler Ernährung gedeckt.

Bei der Behandlung von Tuberkulose mit Isoniazid (z. B. *Neoteben, Isoprodian*) nimmt der Bedarf zu, und eine zusätzliche Vitamineinnahme ist zweckmäßig.

Unter Vitamin-B$_6$-Mangel leiden oft Alkoholiker. Auch wer nur Dosengemüse isst, kann an Mangelerscheinungen erkranken (Hautabschuppung um Nase, Mund und Augen, Nervenentzündungen und Müdigkeit).

Der Nutzen einer Behandlung mit Vitamin-B$_6$-Präparaten ist bei Akne und anderen Hautkrankheiten, bei Nervenleiden, Alkoholvergiftung, Asthma, Hämorrhoiden, Nierensteinen, Migräne, Strahlenschäden, Spannungszuständen vor der Menstruation und zur Anregung der Milchabsonderung bei stillenden Müttern bzw. zur Appetitanregung – trotz gegenteiliger Behauptungen der Pharmafirmen – *nicht bewiesen*.

Folsäure

ist kein Vitamin B, wird jedoch häufig Vitamin-B-Präparaten beigemischt. Folsäure ist für ein normales Zellenwachstum und eine normale Zellteilung erforderlich. Der Körper legt sich von diesem Vitamin einen Vorrat an.

Relativ viel Folsäure ist enthalten in Vollkornbrot, Sojabohnen, Spinat, Tomaten, Fenchel, Grünkohl, Spargel und Schweineleber. Zu einem Folsäuremangel kommt es bei normaler Ernährung selten. Jedoch können Alkoholiker, Personen mit Darmerkrankungen, schwangere und stillende Frauen sowie Patienten mit Epilepsie, die mit Phenytoin (z. B. in *Epanutin, Phenhydan, Zentropil*) behandelt werden, unter einer durch Folsäuremangel bedingten Blutarmut leiden.

Durch zusätzliche Einnahme von täglich 0,4 mg Folsäure einen Monat vor der Empfängnis bis zum dritten Schwangerschaftsmonat kann das seltene Risiko von Neuralrohrdefekten (Fehlbildung des Nervensystems) bei Neugeborenen um 50 bis 70 Prozent gesenkt werden.

Frauen, die schon einmal mit einem Kind mit Neuralrohrdefekten schwanger waren, haben ein erhöhtes Risiko und sollten einen Monat vor der Empfängnis bis zum dritten Schwangerschaftsmonat täglich 4 mg Folsäure einnehmen. Dies senkt das Risiko erneuter Neuralrohrdefekte um 70 Prozent.

Vitamin B_{12} (Cyanocobalamin, Hydroxocobalamin)

spielt eine wichtige Rolle bei der Bildung der roten Blutkörperchen. Von diesem Vitamin legt der Körper einen großen Vorrat an, der oftmals für viele Jahre ausreicht.

Vitamin B_{12}, das täglich nur in minimalen Mengen benötigt wird, findet sich reichlich in Milch, Leber und Fleisch.

Bei strengen Vegetariern kann es im Laufe der Zeit zu einem Vitamin-B_{12}-Mangel kommen, wenn sie keine Milch trinken und keine Eier essen. Wenn sich schwangere Frauen streng vegetarisch ernähren, kann der Vitamin-B_{12}-Mangel beim Kind zu Fehlbildungen des Gehirns führen. Auch bei Säuglingen von stillenden Müttern, die sich streng vegetarisch ernähren, können Mangelerscheinungen auftreten.

Ein Vitamin-B_{12}-Mangel kann außerdem die Folge einer Erkrankung des Magen-Darm-Kanals oder einer Magenoperation sein.

Manche Menschen sind nicht in der Lage, den Stoff zu produzieren (»intrinsic factor«), der für die Aufnahme von Vitamin B_{12} aus der Nahrung erforderlich ist.

In all diesen Fällen sind Vitamin-B_{12}-Injektionen vertretbar bzw. notwendig.

Als Vitamin-B_{12}-Mangelerscheinungen können eine bestimmte Form von Blutarmut (perniziöse Anämie) und Nervenschäden auftreten.

Manche Hersteller empfehlen Vitamin-B_{12}-Präparate zur Behandlung von Krankheiten, ohne dass es dafür Wirksamkeitsbelege gibt: zum Beispiel bei Hepatitis, Allergien, Sehschwäche, Wachstumsverzögerungen, Appetitmangel, Müdigkeit, Geistesstörungen, Multipler Sklerose und Unfruchtbarkeit.

14.3. Vitamin-B-Präparate und Kombinationen

Präparat	Wichtigste Nebenwirkungen	Empfehlung
B$_{12}$ Ankermann (D) Amp., überzogene Tabl. **B12- Steigerwald** (D) Amp. Vitamin B$_{12}$	In sehr seltenen Fällen Akne sowie allergische Erscheinungen (Juckreiz, Ausschläge)	**Therapeutisch zweckmäßig nur** bei Vitamin-B$_{12}$-Mangel, insbesondere bei einer bestimmten Form von Blutarmut (perniziöse Anämie).
Medivitan Neuro (D) Filmtabl. Vitamin B$_1$, B$_6$	Bei lang dauernder Anwendung Nervenerkrankungen (sensorische Neuropathie) durch Vitamin B$_6$	**Therapeutisch zweckmäßig nur** bei Vitamin-B-Mangel, der bei Alkoholikern öfters, sonst aber sehr selten auftritt. Nicht in Schwangerschaft und Stillzeit anwenden.
Medyn (D) Filmtabl. Vitamin B$_6$, B$_{12}$, Folsäure	Bei lang dauernder Anwendung Nervenerkrankungen (sensorische Neuropathie) durch Vitamin B$_6$	**Therapeutisch zweckmäßig nur** bei Vitamin-B-Mangel, der bei Alkoholikern öfters, sonst aber sehr selten auftritt. In anderen vom Hersteller angegebenen Anwendungsbereichen (Vorbeugung eines zu hohen Homocysteinspiegels) ist der therapeutische Nutzen zweifelhaft. Die Beimengung von Vitamin B$_{12}$ ist nicht zweckmäßig.
Milgamma mono/ protekt (D) überzogene Tabl., Filmtabl. Benfotiamin (entspricht Vitamin B$_1$), Vitamin B$_6$	In sehr seltenen Fällen allergische Erscheinungen (Juckreiz, Ausschläge) und lebensgefährliche Schockformen möglich	**Therapeutisch zweckmäßig nur** bei schweren Vitamin-B-Mangelkrankheiten (z. B. Wernicke-Enzephalopathie durch Alkohol, Beri-Beri).
Multivit B (Ö) Amp., Forte-Amp., Vitamin B$_1$, B$_2$, B$_6$, Nikotinamid, Pantothensäure *Rezeptpflichtig*	Bei lang dauernder Anwendung Nervenerkrankungen durch Vitamin B$_6$. Bei Injektion sehr selten, dann aber lebensgefährliche Schockformen möglich	**Therapeutisch zweckmäßig nur** bei Vitamin-B-Mangel, der bei Alkoholikern öfters, sonst aber sehr selten auftritt. In anderen vom Hersteller angegebenen Anwendungsbereichen ist der therapeutische Nutzen zweifelhaft. Enthält Inhaltsstoff (Pantothensäure) mit zweifelhaftem therapeutischem Nutzen. Von einer intravenösen Injektion ist abzuraten.

Präparat	Wichtigste Nebenwirkungen	Empfehlung
Neurobion N forte (D/Ö) überzogene Tabl. Vitamin B_1, B_6	Bei lang dauernder Anwendung Nervenerkrankungen (sensorische Neuropathie) durch Vitamin B_6. Bei Injektion des Medikaments: sehr selten, dann aber lebensgefährliche Schockformen möglich	**Therapeutisch zweckmäßig nur** bei Vitamin-B-Mangel, der bei Alkoholikern öfters, sonst aber sehr selten auftritt. In anderen vom Hersteller angegebenen Anwendungsbereichen (u. a. Nervenschmerzen und -entzündungen) ist der therapeutische Nutzen zweifelhaft.
Neurobion (D/Ö) Amp., Forte-Drag. Vitamin B_1, B_6, B_{12} Amp. (D) zus.: Benzylalkohol *Rezeptpflichtig nur in Ö*	Bei lang dauernder Anwendung Nervenerkrankungen (sensorische Neuropathie) durch Vitamin B_6. Bei Injektion des Medikaments sehr selten, aber lebensgefährliche Schockformen möglich	**Therapeutisch zweckmäßig nur** bei Vitamin-B-Mangel, der bei Alkoholikern öfters, sonst aber sehr selten auftritt. In anderen vom Hersteller angegebenen Anwendungsbereichen ist der therapeutische Nutzen zweifelhaft. Von einer intravenösen Injektion ist abzuraten. Die Beimengung von Vitamin B_{12} (Forte-Dragees) ist nicht zweckmäßig.
Neuro-ratiopharm N (D) Filmtabl. Vitamin B_1, B_6	In sehr seltenen Fällen allergische Erscheinungen (Juckreiz, Ausschläge). Bei lang dauernder Anwendung Nervenerkrankungen (sensorische Neuropathie) durch Vitamin B_6	**Therapeutisch zweckmäßig nur** bei Vitamin-B-Mangel, der bei Alkoholikern öfters, sonst aber sehr selten auftritt.
Neuro STADA (D) Tabl., Filmtabl. Vitamin B_1, B_6	In sehr seltenen Fällen allergische Erscheinungen (Juckreiz, Ausschläge). Bei lang dauernder Anwendung Nervenerkrankungen (sensorische Neuropathie) durch Vitamin B_6	**Therapeutisch zweckmäßig nur** bei Vitamin-B-Mangel, der bei Alkoholikern öfters, sonst aber sehr selten auftritt.
Neurotrat S forte (D) Filmtabl. Vitamin B_1, B_6	In sehr seltenen Fällen allergische Erscheinungen (Juckreiz, Ausschläge). Bei lang dauernder Anwendung Nervenerkrankungen (sensorische Neuropathie) durch Vitamin B_6	**Therapeutisch zweckmäßig nur** bei Vitamin-B-Mangel, der bei Alkoholikern öfters, sonst aber sehr selten auftritt.

Präparat	Wichtigste Nebenwirkungen	Empfehlung
Pronerv (Ö) Kaps., Amp. Vitamin B$_1$, B$_6$, B$_{12}$ *Rezeptpflichtig*	Bei lang dauernder Anwendung Nervenerkrankungen (sensorische Neuropathie) durch Vitamin B$_6$. Bei Injektion des Medikaments sehr selten, aber lebensgefährliche Schockformen möglich	**Therapeutisch zweckmäßig nur** bei Vitamin-B-Mangel, der bei Alkoholikern öfters, sonst aber sehr selten auftritt. In anderen vom Hersteller angegebenen Anwendungsbereichen ist der therapeutische Nutzen zweifelhaft. Von einer intravenösen Injektion ist abzuraten. Die Beimengung von Vitamin B$_{12}$ in Kapseln ist nicht zweckmäßig.
Vitamin B duo (D) Filmtabl. Vitamin B$_1$, B$_6$	In sehr seltenen Fällen allergische Erscheinungen (Juckreiz, Ausschläge). Bei lang dauernder Anwendung Nervenerkrankungen (sensorische Neuropathie) durch Vitamin B$_6$	**Therapeutisch zweckmäßig nur** bei Vitamin-B-Mangel, der bei Alkoholikern öfters, sonst aber sehr selten auftritt.
Vitamin B Komplex (D) Kaps. Vitamin B$_1$, B$_6$, B$_{12}$, Nicotinamid, Pantothensäure, Folsäure, Biotin	Bei lang dauernder Anwendung Nervenerkrankungen (sensorische Neuropathie) durch Vitamin B$_6$. Bei Injektion des Medikaments sehr selten, aber lebensgefährliche Schockformen möglich	**Therapeutisch zweckmäßig nur** bei Vitamin-B-Mangel, der bei Alkoholikern öfters, sonst aber sehr selten auftritt. In anderen vom Hersteller angegebenen Anwendungsbereichen ist der therapeutische Nutzen zweifelhaft. Die Beimengung von Vitamin B$_{12}$ in Kapseln ist nicht zweckmäßig. Das Medikament enthält Wirkstoffe mit zweifelhafter Wirksamkeit.
Vitamin B$_1$-ratiopharm Tabletten (D) Tabl. **Vitamin B$_1$-ratiopharm Injektionslösung** (D) Amp. *Wirkstoff:* Vitamin B$_1$	In sehr seltenen Fällen allergische Erscheinungen (Juckreiz, Ausschläge) und lebensgefährliche Schockformen möglich	**Therapeutisch zweckmäßig nur** bei schweren Vitamin-B-Mangelkrankheiten (z. B. Wernicke-Enzephalopathie durch Alkohol, Beri-Beri).
Vitamin B$_6$-Hevert (D) Tabl., Injektionslösung **Vitamin B$_6$-ratiopharm Tabletten** (D) Filmtabl. **Vitamin B$_6$-ratiopharm Injektionslösung** (D) Amp. *Wirkstoff:* Vitamin B$_6$	In sehr seltenen Fällen allergische Erscheinungen (Juckreiz, Ausschläge). Bei lang dauernder Anwendung Nervenerkrankungen (sensorische Neuropathie) durch Vitamin B$_6$ möglich	**Therapeutisch zweckmäßig nur** bei Vitamin-B$_6$-Mangel, der bei Alkoholikern öfter, sonst aber sehr selten auftritt.

Präparat	Wichtigste Nebenwirkungen	Empfehlung
Vitamin B$_{12}$ Lichtenstein (D) Amp. **Vitamin B$_{12}$-ratiopharm** (D) Amp., Tabl. *Wirkstoff:* Vitamin B$_{12}$ *Rezeptpflichtig*	In sehr seltenen Fällen allergische Erscheinungen (Juckreiz, Ausschläge)	**Therapeutisch zweckmäßig nur** bei Vitamin-B$_{12}$-Mangel, insbesondere bei bestimmter Form von Blutarmut (perniziöse Anämie). Von der Anwendung von Tabletten (*Vitamin B$_{12}$-ratiopharm*) ist wegen zweifelhafter Wirksamkeit abzuraten.

14.4. Vitamin-C-Präparate (Ascorbinsäure)

Vitamin C spielt eine bedeutsame Rolle bei vielen Stoffwechselreaktionen und ist wichtig für die Bildung des Bindegewebes, des Knorpels, der Knochen und der Zähne.

Lang dauernder Vitamin-C-Mangel kann unter anderem folgende Probleme verursachen: schlechte Wundheilung, Blutungen, Zahnfleischwucherungen, schlechte Bindegewebebildung und schließlich Skorbut.

Der Körper legt keinen größeren Vitamin-C-Vorrat an. Deswegen ist eine regelmäßige Zufuhr von Vitamin C erforderlich.

Vitamin C kommt in ausreichenden Mengen in frischem Obst (Orangen, Äpfel, Zitronen) und Gemüse (Tomaten, Paprika, Kohl, Kartoffeln) vor. Bei langem Erwärmen des Essens wird Vitamin C zerstört.

Fertignahrung enthält wenig Vitamin C, doch *schon eine Orange (Apfelsine) pro Tag deckt den täglichen Vitamin-C-Bedarf.* Im Allgemeinen wird durch das Essen genügend Vitamin C aufgenommen. Während der Schwangerschaft, beim Stillen, aber auch bei längeren Krankheiten kann der Bedarf an Vitamin C erhöht sein. Die Vitaminzufuhr bei einer normalen Ernährung reicht normalerweise auch für diesen Bedarf. Das Essen von mehr Vitamin-C-haltigem Obst ist aber in solchen Fällen sicherlich sinnvoll.

Vitamin C wird, wie die meisten Vitamine, von den Pharmafirmen als Wundermittel beworben. Es soll für und gegen unzählige Beschwerden wirksam sein.

Es hat aber keinen Sinn, mehr als den Tagesbedarf an Vitamin C (40–150 Milligramm) zu sich zu nehmen.

Es gibt keinen seriösen Beweis dafür, dass größere Mengen von Vitamin C die Gefahr einer Erkältung oder Grippe verringern oder den Ablauf beeinflussen. Trotzdem greifen viele Menschen bei den ersten Anzeichen von Schnupfen oder Erkältung zu Vitamin-C-Präparaten.

Die Pharmakologen-Vereinigung der USA hat eine Liste von Erkrankungen zusammengestellt, bei denen der Nutzen einer Behandlung mit Vitamin-C-Präparaten – trotz gegenteiliger Behauptungen der Pharmafirmen – *nicht bewiesen* ist:

Dazu zählen neben der bereits erwähnten *Vorbeugung von Erkältungen* die Behandlung von Zahnfleischentzündungen, Zahnkaries, Blutarmut, Akne, Unfruchtbarkeit, Altern, Arterienverkalkung, Magengeschwüren, Tuberkulose, Ruhr, Kollagenstörungen, Knochenbrüchen, Hautgeschwüren, Heufieber, Medikamentenvergiftung sowie die Vorbeugung von Krebs und Gefäßthrombosen.

Für Mittel, die hohe Mengen (z. B. 1000 mg) an Vitamin C enthalten, gibt es daher keine überzeugende Existenzberechtigung.

Ein Großteil der aufgenommenen Vitaminmenge wird umgehend im Harn wieder ausgeschieden.

Bei Menschen, die unter Stoffwechselstörungen leiden, kann ein Überschuss an Vitamin C zu Durchfall, Erbrechen, Hautausschlägen, Nierensteinen und verstärktem Wasserlassen führen.

Nach längerer Einnahme hoher Dosen kann es nach plötzlichem Absetzen zu Skorbut-ähnlichen Erscheinungen (z. B. Zahnfleischschwellungen, Blutungen) kommen. Solche Symptome können auch bei Neugeborenen auftreten, deren Mütter in der Schwangerschaft länger große Mengen Vitamin C eingenommen haben.

14.4. Vitamin-C-Präparate (Ascorbinsäure)

Präparat	Wichtigste Nebenwirkungen	Empfehlung
Additiva Vitamin C Zitrone/ -Blutorange (D) Brausetabl. Vitamin C	Bei starker Überdosierung Durchfälle und Gefahr von Nierensteinen	**Therapeutisch zweckmäßig nur** bei Vitamin-C-Mangel, der aber sehr selten auftritt. Therapeutische Wirksamkeit bei Erkältungs- und Infektionskrankheiten zweifelhaft. Von längerer Einnahme der Brausetablette ist abzuraten, da sie mindestens 7-mal mehr als den erforderlichen Tagesbedarf enthält.

Präparat	Wichtigste Nebenwirkungen	Empfehlung
Ascorvit 200 mg/ 500 mg (D) überzogene Tabl. Vitamin C	Bei starker Überdosierung Durchfälle und Gefahr von Nierensteinen	**Therapeutisch zweckmäßig nur** bei Vitamin-C-Mangel, der aber sehr selten auftritt. Von längerer Einnahme der Tablette (500 mg) ist abzuraten, da sie den mindestens 3-fachen Tagesbedarf enthält.
Ce-Limo Zitrone (Ö) **Ce-Limo Orange** (Ö) Brausetabl. Vitamin C	Bei starker Überdosierung Durchfälle und Gefahr von Nierensteinen	**Therapeutisch zweckmäßig nur** bei Vitamin-C-Mangel, der aber sehr selten auftritt. Von längerer Einnahme der Brausetablette ist abzuraten, da sie mindestens 7-mal mehr als den erforderlichen Tagesbedarf enthält.
Cetebe Vitamin C Retard 500 (D/Ö) Kaps. Vitamin C	Bei starker Überdosierung Durchfälle und Gefahr von Nierensteinen	**Therapeutisch zweckmäßig nur** bei Vitamin-C-Mangel, der aber sehr selten auftritt. Von längerer Einnahme ist abzuraten, da eine einzige Tablette mindestens 3-mal mehr als den erforderlichen Tagesbedarf enthält.
Cevitol (Ö) Amp. Vitamin C *Rezeptpflichtig*	Bei starker Überdosierung Durchfälle und Gefahr von Nierensteinen	**Nur zweckmäßig** in Ausnahmefällen, wenn durch Einnahme von Vitamin-C-Präparaten ein Mangel nicht behoben werden kann. Zweckmäßig bei Methämoglobinämie.
Cevitol (Ö) Kautabl. Vitamin C, Süßstoff	Bei starker Überdosierung Durchfälle und Gefahr von Nierensteinen	**Therapeutisch zweckmäßig nur** bei Vitamin-C-Mangel, der aber sehr selten auftritt. Von längerer Einnahme ist abzuraten, da eine einzige Tablette (Einzeldosis) mindestens 3-mal mehr als den erforderlichen Tagesbedarf enthält.
Hermes Cevitt Zitrone/ -Orange (D) Brausetabl. Vitamin C	Bei starker Überdosierung Durchfälle und Gefahr von Nierensteinen	**Therapeutisch zweckmäßig nur** bei Vitamin-C-Mangel, der aber sehr selten auftritt. Von längerer Einnahme der Brausetablette ist abzuraten, da sie mindestens 7-mal mehr als den erforderlichen Tagesbedarf enthält.

Präparat	Wichtigste Nebenwirkungen	Empfehlung
Pascorbin (D) Amp. **Vitamin C-Rotex-media** (D) Amp. Vitamin C	Bei starker Überdosierung Durchfälle und Gefahr von Nierensteinen	**Nur zweckmäßig** in Ausnahmefällen, wenn durch Einnahme von Vitamin-C-Präpara- ten ein Mangel nicht behoben werden kann. Zweckmäßig bei Methämoglobinämie.
Vitamin C-ratiopharm (D) Retardkaps. *Wirkstoff:* Vitamin C	Bei starker Überdosierung Durchfälle und Gefahr von Nierensteinen	**Therapeutisch zweckmäßig nur** bei Vitamin-C-Mangel, der aber sehr selten auftritt. Von längerer Einnahme ist abzuraten, wenn mehr als 500 mg (ca. 3-mal mehr als der erforderliche Tagesbedarf) enthalten ist.
Xitix (D) Lutschtabl. Nahrungsergänzungs- mittel mit Vitamin C	Bei starker Überdosierung Durchfälle und Gefahr von Nierensteinen	**Therapeutisch zweckmäßig nur** bei Vitamin-C-Mangel, der aber sehr selten auftritt. Therapeuti- sche Wirksamkeit bei Erkältungs- und Infektionskrankheiten zwei- felhaft. Von längerer Einnahme ist abzuraten, da eine einzige Tablet- te ca. 3-mal mehr als den erfor- derlichen Tagesbedarf enthält.

14.5. Vitamin-E- und andere Vitamin-Präparate

Vitamin E (Tocopherol)

gilt als wichtiges Antioxidans (verhindert die Anlagerung von Sauerstoff) und festigt die Zellwände der roten Blutkörperchen bzw. dürfte
bei der Blutbildung eine Rolle spielen.

Es kommt in vielen Nahrungsmitteln in ausreichenden Mengen vor –
hauptsächlich in grünem Gemüse, Eiern, Margarine aus Pflanzenölen
und in Weizenkeimlingen.

Jahrelang liefen in fast allen Illustrierten aufwendige Werbekampagnen, bei denen Vitamin E mit »Leistungssteigerung« in Verbindung
gebracht wurde. Vitamin E schützt auch nicht vor Schlaganfall!

Was dem Verbraucher weisgemacht wird, glauben Pharmafirmen
nicht einmal selbst. Die Firma Hoffmann-La Roche – weltweit führend
in der Vitaminherstellung – teilte vor Jahren schon auf internen Kon-
gressen mit, dass »der so oft zitierte leistungssteigernde Effekt von
Vitamin E *nicht bestätigt* werden kann«.

Die Verwendung von Vitamin E ist bei Weitem nicht so ungefährlich, wie es die Hersteller glauben machen wollen:
Untersuchungen in den USA haben gezeigt, dass schon bei der Einnahme von 400 bis 800 Internationalen Einheiten (IE) von Vitamin E pro Tag schwerwiegende Nebenwirkungen wie Entzündungen der Venenwände (Thrombophlebitis) auftreten können.

Es gibt derzeit nur drei vertretbare Anwendungsgebiete von Vitamin E:
1. Bei Frühgeburten kann durch den Einsatz von Vitamin E möglicherweise das Auftreten von Blutungen und Augenschäden verhindert werden.
2. Bei einer seltenen Form einer Stoffwechselstörung (Abetalipoproteinämie) kann die Verwendung von Vitamin E Symptome an der Haut und am Auge positiv beeinflussen.
3. Nach einer operativen Entfernung des Darms.

Vitamin H (Biotin)

Biotin spielt beim Stoffwechsel eine wichtige Rolle. Ein Biotinmangel ist praktisch unmöglich, da dieses Vitamin in sehr vielen pflanzlichen und tierischen Nahrungsmitteln enthalten ist. Nur nach Entfernung des Dünndarms, extremer Fehlernährung oder Ernährung durch Infusionen sind Mangelerscheinungen wie z. B. Entzündungen der Haut und der Zunge möglich.
Manche Hersteller vermarkten Biotin mit der Werbeaussage »neue Kraft für Haare und Nägel«. Es gibt bis jetzt aber keinen seriösen Beleg, dass die Einnahme von Biotin schönere oder gesündere Haare und Nägel bewirkt.

»Vitamin H$_1$« (Para-Aminobenzoesäure)

ist in einer Reihe von Vitaminpräparaten enthalten. Es erfüllt aber im Körper keine sinnvolle Funktion und kann deshalb nicht als »Vitamin« bezeichnet werden. Einige Mittel enthalten Procain (z. B. *K. H. 3*), einen Stoff, der vom Körper in Vitamin H$_1$ umgewandelt wird. Entgegen manchen Firmenbehauptungen gibt es jedoch keinen seriös belegten Nutzen bei der Behandlung alter Menschen.

Vitamin K (Phytomenadion, Phyllochinon = K$_1$, Menachinon = K$_2$, Menadion = K$_3$)

ist wichtig für die Produktion jener Stoffe, die die Blutgerinnung beeinflussen. Der Bedarf des Körpers an diesem Vitamin ist nicht genau bekannt, dürfte aber sehr gering sein. Ein Mangel kommt unter normalen Umständen nicht vor. Ziemlich viel Vitamin K_1 befindet sich in frischem Gemüse, Obst und Eigelb.

Mittel zur Hemmung der Blutgerinnung, die eingenommen werden (z. B. mit dem Wirkstoff Phenprocoumon in *Marcumar*), hemmen die Wirkung von Vitamin K und dadurch die Bildung von Gerinnungsfaktoren. Patienten, die solche Medikamente einnehmen müssen, dürfen auf keinen Fall Vitaminpräparate mit Vitamin K einnehmen, auch keine Multivitaminpräparate.

Die Einnahme von Vitamin K ist am Ende der Schwangerschaft und beim Kind nach der Geburt vertretbar, um einen Mangel beim Neugeborenen und damit Blutungen zu verhindern.

Pantothensäure (Pantothenat, Panthenol, Dexpanthenol)

spielt im Stoffwechsel eine wichtige Rolle. Soweit bekannt, kommen in Mitteleuropa Mangelerkrankungen nicht vor, weil Pantothensäure praktisch in allen Nahrungsmitteln enthalten ist. Pantothensäure-Präparate sind darum nicht notwendig.

Nikotinsäure, Nikotinamid (= Vitamin PP)

spielt ebenfalls im Stoffwechsel eine wichtige Rolle. Die Nikotinsäure und ein Stoff, aus dem sie im Körper hergestellt werden kann – die Aminosäure Tryptophan –, sind in ausreichender Menge in der Nahrung enthalten (hauptsächlich in Rindfleisch, Milch und Eiern, auch in Leber, Fisch, Getreide, Bohnen, Erbsen, Gemüse).

Mangelerscheinungen können bei Störungen der Nahrungsaufnahme im Darm und bei Alkoholikern, denen es zumeist auch an anderen Vitaminen mangelt, auftreten.

Bei einem Mangel an Nikotinsäure wird die Haut rau, es kommt zu Schleimhautentzündungen und Störungen im Nervensystem (Pellagra). Wenn zu große Nikotinsäuremengen aufgenommen werden, erweitern sich die Blutgefäße (Erröten), und der Blutzuckerspiegel steigt.

Vitamin P (Rutosid)

Bei Rutosid ist nicht nachgewiesen, dass seine Einnahme irgendeinen Nutzen hat. Trotzdem wird es einer Vielzahl von Präparaten beigemischt.

14.5. Vitamin-E- und andere Vitamin-Präparate

Präparat	Wichtigste Nebenwirkungen	Empfehlung
Bio-H-Tin **Vitamin H** (D/Ö) **Biotin beta** (D) **Biotin-ratiopharm** (D) Tabletten *Wirkstoff:* Biotin	Sehr selten allergische Reaktionen der Haut	**Nur zweckmäßig bei** Biotin-Mangel. Bei normaler Ernährung treten keine Mangelzustände auf.
Deacura (D) Tabl. *Wirkstoff:* Biotin	Sehr selten allergische Reaktionen der Haut	**Nur zweckmäßig bei** Biotin-Mangel. Bei normaler Ernährung treten keine Mangelzustände auf.
E-Vitamin-ratiopharm **400/ 600** (D) Kaps. Vitamin E	Magen-Darm-Störungen, Muskelschwäche. Bei hoher Dosierung (bereits ab 400 mg bzw. 600 IE pro Tag) Schilddrüsenhormonmangel. Bei lang dauernder Anwendung Brustschwellung und Sehstörungen möglich. Erhöhtes Risiko von Herz-Kreislauf-Problemen	**Wenig zweckmäßig** Zweifelhafte therapeutische Wirksamkeit.
Optovit/ forte/ **fortissimum 500/ select** (D) Kaps. (100, 200, 500 IE) Vitamin E	Magen-Darm-Störungen, Muskelschwäche. Bei hoher Dosierung (bereits ab 400 mg bzw. 600 IE pro Tag) Schilddrüsenhormonmangel. Bei lang dauernder Anwendung Brustschwellung und Sehstörungen möglich. Erhöhtes Risiko von Herz-Kreislauf-Problemen	**Wenig zweckmäßig** Zweifelhafte therapeutische Wirksamkeit.
Panthenol Jenapharm (D) Tabl. Dexpanthenol (Vorstufe von Pantothensäure)	Selten Allergien	**Wenig zweckmäßig** Zweifelhafte therapeutische Wirksamkeit. Bei normaler Ernährung treten keine Mangelzustände des Vitamins Pantothensäure auf. Zweifelhafte therapeutische Wirksamkeit bei vom Hersteller angegebenen Anwendungsbereichen (z. B. Entzündungen der Mund- und Rachenschleimhaut).

Präparat	Wichtigste Nebenwirkungen	Empfehlung
Spondyvit (D) Kaps. Vitamin E	Magen-Darm-Störungen, Muskelschwäche. Bei hoher Dosierung (bereits ab 400 mg bzw. 600 IE pro Tag) Schilddrüsenhormonmangel. Bei lang dauernder Anwendung Brustschwellung und Sehstörungen möglich. Erhöhtes Risiko von Herz-Kreislauf-Problemen	**Wenig zweckmäßig** Zweifelhafte therapeutische Wirksamkeit.

14.6. Mineralstoffpräparate

Kalzium (Kalziumsalz)

ist unter anderem für den Knochenaufbau, die Herz-, Nerven- und Muskeltätigkeit, die Blutgerinnung und den Transport von Stoffen in und aus den Körperzellen von Bedeutung.

Der tägliche Kalziumbedarf wird je nach Alter auf 0,4 bis 1,5 Gramm geschätzt. Besonders viel (1,5 Gramm) benötigen Jugendliche, Schwangere, stillende Mütter und Frauen in den Wechseljahren sowie Menschen über 65 Jahren.

Kalzium ist vor allem in der Milch (pro Liter 1,1 bis 1,3 Gramm), in Milchprodukten und in manchem Gemüse enthalten.

Zu einem Kalziummangel kann es durch schwere Nierenstörungen oder durch mangelnde Aufnahme von Kalzium bei Darmkrankheiten, Alkoholismus bzw. bei Änderungen des Vitamin-D-Stoffwechsels (z. B. durch gewisse Medikamente) kommen.

Im Fall eines starken Kalziummangels können sogar Krampfzustände und epilepsieartige Anfälle (Tetanie) auftreten, die mit einer sofortigen Kalziumgluconat-Injektion behandelt werden sollten.

Kalziummangel entsteht jedoch vor allem, wenn über die Nahrung zu wenig Kalzium oder Vitamin D aufgenommen wird. Ist Letzteres der Fall, so kommt es bei Säuglingen und Kleinkindern zur Rachitis (»Englische Krankheit«), für die eine verzögerte Zahnbildung, weiche Knochen, Verformung des Brustkorbs, ein großer Kopf, Auftreibungen auf den Rippen, verdickte Knochenenden und ein vorspringendes Brustbein typisch sind.

Zum Ausgleich von Kalziummangel ist die Einnahme von Kalziumtabletten sinnvoll. In der Fachzeitschrift »tägliche Praxis« beklagen sich allerdings Ärzte darüber, in welchen Mengen vor allem Frauen mit funktionellen (psychisch bedingten) Beschwerden Kalziumpräparate konsumieren.

Ein etwaiger Vitamin-D-Mangel ist durch die Einnahme einer geringen Menge von Vitamin D behebbar.

Kalziummangel in der Nahrung kann auch zu einem Schwund von Knochenmasse – zur sogenannten »Osteoporose« – beitragen.

Magnesium

In den letzten Jahren ist die Verschreibung von Magnesium zur Mode geworden. Magnesium soll angeblich gegen Arteriosklerose, psychosomatische Beschwerden, vegetative Dystonie, Stress, Durchblutungsstörungen, Lärmempfindlichkeit, Alkoholmissbrauch, Thrombosen und viele andere Beschwerden helfen. Dafür gibt es jedoch keine seriösen Belege.

Die Einnahme von Magnesiumpräparaten ist nur bei entsprechenden Mangelzuständen sinnvoll: zum Beispiel als Folge einseitiger Ernährung, bei Alkoholismus oder als Nebenwirkung von entwässernd wirkenden Medikamenten.

Sinnvoll ist Magnesium auch bei bestimmten Herzrhythmusstörungen, bei bestimmten Krampfzuständen in der Schwangerschaft, bei vorzeitigen Wehen und möglicherweise zur Akutbehandlung eines Herzinfarktes. Dabei muss jedoch Magnesium in hoher Dosierung gespritzt werden.

Es gibt keinen sicheren Beleg für die Wirksamkeit gegen Muskelkrämpfe (chronisches Tetanie-Syndrom). Ebenso fehlen ausreichend Nachweise für den Nutzen bei Zuckerkrankheit und zur Vorbeugung bestimmter Nierensteine.

Ein Magnesiumüberschuss (z. B. bei Magnesiumeinnahme durch Nierenkranke) kann bis zu Lähmung und Bewusstlosigkeit führen.

Kalium

Kaliumpräparate (z. B. *Kalinor, Kalioral*) sind sinnvoll bei Kaliummangel. Dieser kann als Folge der Einnahme bestimmter entwässernder Mittel und bei lang andauerndem Gebrauch von Abführmitteln entstehen.

Es treten dann Störungen der Herzfunktion wie etwa zusätzliche Herzschläge auf. Wenn entwässernde Mittel nicht abgesetzt werden können oder ein Kaliummangel auf andere Ursachen zurückzuführen ist, kann die Einnahme von Kaliumpräparaten zweckmäßig sein.

Die Fachzeitschrift »American Journal of Medicine« warnt in einem Leitartikel jedoch eindringlich vor der »Kalium-Besessenheit«, die sich im Zusammenhang mit der Einnahme von entwässernden Mitteln ausgebreitet habe.

Spurenelemente (Zink, Kupfer, Kobalt, Molybdän, Selen)

Spurenelemente wie Zink, Kupfer, Kobalt, Molybdän und Selen sind in ausreichender Menge in der Nahrung von Mitteleuropäern enthalten, und Mangelerscheinungen treten nur bei seltenen Erkrankungen auf.

So heißt es z. B. in einem amerikanischen Standardwerk über Kupfer: Es gibt keinen Beweis, dass Kupfer zusätzlich zu einer normalen Nahrung gegeben werden sollte, weder vorbeugend noch therapeutisch.

14.6. Mineralstoffpräparate

Präparat	Wichtigste Nebenwirkungen	Empfehlung
Biolectra Magnesium/ forte/ fortissimum/ 300/ direct (D) Brausetabl., Granulat, Pellets, Kaps. Magnesium	Bei Überdosierung z. B. bei Patienten mit Nierenschäden: Muskelschwäche, Lähmungen und Störungen der Herzfunktion	**Nur zweckmäßig bei** Magnesiummangel, z. B. bei Alkoholikern, einseitiger Ernährung und Einnahme von bestimmten Medikamenten wie z. B. Diuretika.
Calcicare-D3/ Forte (D) Kautabl., Brausetabl. **Calcigen D** (D) Kautabl., Brausetabl. **Calcilac BT** (D) Brausetabl. Kalziumsalze, Vitamin D_3 **Calcium D_3 Rat** (D) Brausetabl. **Calcium D_3 STADA** (D) Kautabl. **Calcium-D-Sandoz** (Ö) **Calcium-dura Vitamin D_3** (D) Brausetabl. Kalziumsalze, Vitamin D_3	Bei Überdosierung Appetitmangel, Erbrechen, Magen-Darm-Störungen, Kalkablagerung in Gefäßen und Niere	**Nur zweckmäßig zur** Vorbeugung und Behandlung von Rachitis und Osteoporose. Vorsicht: Nicht gleichzeitig mehrere Medikamente einnehmen, die Vitamin D enthalten!

Präparat	Wichtigste Nebenwirkungen	Empfehlung
Calcium dura (D) Filmtabl. **Calcium HEXAL** (D) Brausetabl. **Calcium-Sandoz** (Ö) Brausetabl. **Calcium Verla** (D) Brausetabl. Kalziumsalze	Bei normaler Dosierung keine wesentlichen zu erwarten	**Nur zweckmäßig bei** Kalziummangel, der aber selten auftritt. Zur Osteoporose-Behandlung sind Medikamente vorzuziehen, die auch Vitamin D enthalten (z. B. *Calcilac KT*).
Calcivit D (D) Kautabl., Brausetabl., Forte-Brausetabl. Kalziumsalze, Vitamin D$_3$	Bei Überdosierung Appetitmangel, Erbrechen, Magen-Darm-Störungen, Kalkablagerung in Gefäßen und Niere	**Nur zweckmäßig zur** Vorbeugung und Behandlung von Rachitis und Osteoporose. Vorsicht: Nicht mehrere Medikamente, die Vitamin D enthalten, gleichzeitig einnehmen!
Cefasel (D) Tabl., Tropfen, Amp. Natriumselenit *Rezeptpflichtig (außer Tabl. 50 μg)*	Bei normaler Dosierung keine wesentlichen zu erwarten	**Nur zweckmäßig bei** Selenmangel, der aber bei normaler Ernährung kaum auftritt.
Curazink (D) Kaps. Zinkhistidinat	Kopfschmerzen, Übelkeit, metallischer Geschmack	**Nur zweckmäßig bei** Zinkmangel, der aber bei normaler Ernährung kaum auftritt.
Frubiase Calcium forte (D) Trinkamp., Lösung Kalziumsalze, Vitamin D$_2$ *Rezeptpflichtig*	Bei Überdosierung Appetitmangel, Erbrechen, Magen-Darm-Störungen, Kalkablagerung in Gefäßen und Niere	**Nur zweckmäßig zur** Vorbeugung und Behandlung von Rachitis und Osteoporose. Vorsicht: Nicht gleichzeitig mehrere Medikamente einnehmen, die Vitamin D enthalten!
Ideos (D) Kautabl. Kalziumcarbonat, Vitamin D$_3$	Bei Überdosierung Appetitmangel, Erbrechen, Magen-Darm-Störungen, Kalkablagerung in Gefäßen und Niere	**Nur zweckmäßig zur** Vorbeugung und Behandlung von Rachitis und Osteoporose. Vorsicht: Nicht gleichzeitig mehrere Medikamente einnehmen, die Vitamin D enthalten!
Kalinor (D) Brausetabl. Kaliumcitrat, Kaliumhydrogencarbonat, Zitronensäure	Erbrechen, Durchfälle. Bei Überdosierung: Schwäche, Störungen der Herzfunktion. Vor stärkung einer metabolischen Alkalose (z. B. bei Diuretika)	**Nur zweckmäßig bei** Kaliummangel, der durch Medikamente, z. B. Entwässerungsmittel (Diuretika) oder Herzmittel (Digitalis), ausgelöst werden kann, und zur Vorbeugung von Kalzium- und Harnsäuresteinen.

Präparat	Wichtigste Nebenwirkungen	Empfehlung
Kalinor retard P (D) Retardkaps. Kaliumchlorid in Retardform	Erbrechen, Durchfälle. Bei Überdosierung: Schwäche, Störungen der Herzfunktion. Das Auftreten von Magengeschwüren und Darmdurchbrüchen ist nicht ganz auszuschließen	**Nur zweckmäßig bei** Kaliummangel, der durch Medikamente, z. B. Entwässerungsmittel (Diuretika) oder Herzmittel (Digitalis), ausgelöst werden kann.
Kalioral (Ö) Pulver Kaliumsalze, Zitronensäure *Rezeptpflichtig*	Erbrechen, Durchfälle. Bei Überdosierung: Schwäche, Störungen der Herzfunktion	**Nur zweckmäßig bei** Kaliummangel, der durch Medikamente, z. B. Entwässerungsmittel (Diuretika) oder Herzmittel (Digitalis), ausgelöst werden kann.
Kalitrans (D) Brausetabl. Kaliumhydrogencarbonat, Zitronensäure	Erbrechen, Durchfälle. Bei Überdosierung: Schwäche, Herzfunktionsstörungen. Verstärkung einer metabolischen Alkalose (z. B. bei Diuretika)	**Nur zweckmäßig bei** Kaliummangel, der durch Medikamente, z. B. Entwässerungsmittel (Diuretika) oder Herzmittel (Digitalis), ausgelöst werden kann.
Kalium Verla (D) Granulat zur Herstellung einer Lösung zum Einnehmen Kaliumcitrat	Erbrechen, Durchfälle. Bei Überdosierung: Schwäche, Herzfunktionsstörungen. Verstärkung einer metabolischen Alkalose (z. B. bei Diuretika)	**Nur zweckmäßig bei** Kaliummangel, der durch Medikamente, z. B. Entwässerungsmittel (Diuretika) oder Herzmittel (Digitalis), ausgelöst werden kann.
Magnerot A 500 Granulat/ Injekt (D) Granulat im Beutel, Injektionslösung **Magnerot Kautabletten** (D) Kautabl. **Magnerot Classic N Tabletten** (D) Tabl. **Magnerot N-Magnesiumtabletten** (D) Tabl. Magnesiumsalze	Durch Überdosierung z. B. bei Patienten mit Nierenschäden: Muskelschwäche, Lähmungen und Störungen der Herzfunktion	**Nur zweckmäßig bei** Magnesiummangel, z. B. bei Alkoholikern, einseitiger Ernährung und Einnahme von bestimmten Medikamenten wie z. B. Diuretika. Bei vom Hersteller für Classic-Tabletten angegebenen Anwendungsgebieten wie z. B. Arteriosklerose ist der therapeutische Nutzen zweifelhaft.
Magnesium-Diasporal (D) Kaps., Granulat, Lutschtabl., Amp. **Magnesium-Diasporal** (Ö) Lutschtabl. Magnesiumsalz	Durch Überdosierung z. B. bei Patienten mit Nierenschäden: Muskelschwäche, Lähmungen und Störungen der Herzfunktion	**Nur zweckmäßig bei** Magnesiummangel, z. B. bei Alkoholikern, einseitiger Ernährung und Einnahme von bestimmten Medikamenten wie z. B. Diuretika. Injektionen zweckmäßig bei bestimmten Herzrhythmusstörungen und Eklampsie, fragliche Wirksamkeit bei Schwangerschaftskomplikationen.

Präparat	Wichtigste Nebenwirkungen	Empfehlung
Magnesium-CT (D) Filmtabl. **Magnesium-ratiopharm** (D) Granulat **Magnesium Sandoz/ forte** (D) Brausetabl. *Wirkstoff:* Magnesium	Durch Überdosierung z. B. bei Patienten mit Nierenschäden: Muskelschwäche, Lähmungen und Störungen der Herzfunktion	**Nur zweckmäßig bei** Magnesiummangel, z. B. bei Alkoholikern, einseitiger Ernährung und Einnahme von bestimmten Medikamenten wie z. B. Diuretika.
Magnesium Verla (D) Brausetabl., Kautabl. **Magnesium Verla N Dragees/ Konzentrat** (D) magensaftresistente Tabl., Pulver zur Herstellung einer Lösung zum Einnehmen **Magnetrans forte/ extra** (D) Kaps. **Magno Sanol/ uno** (D) Kaps. **Mg 5-Longoral** (D) Kautabl. *Wirkstoff:* Magnesium	Durch Überdosierung z. B. bei Patienten mit Nierenschäden: Muskelschwäche, Lähmungen und Störungen der Herzfunktion	**Nur zweckmäßig bei** Magnesiummangel, z. B. bei Alkoholikern, einseitiger Ernährung und Einnahme von bestimmten Medikamenten wie z. B. Diuretika.
Ossofortin forte (D) Kautabl., Brausetabl. **Osteoplus** (D) Brausetabl. Kalziumcarbonat, Vitamin D_3	Bei Überdosierung Appetitmangel, Erbrechen, Magen-Darm-Störungen, Kalkablagerung in Gefäßen und Niere	**Nur zweckmäßig zur** Vorbeugung und Behandlung von Rachitis und Osteoporose. Vorsicht: Nicht mehrere Medikamente, die Vitamin D enthalten, gleichzeitig einnehmen!
Rekawan (D) Retardkaps., Filmtabl. Kaliumchlorid	Erbrechen, Durchfälle. Bei Überdosierung: Schwäche, Herzfunktionsstörungen. Das Auftreten von Magengeschwüren und Darmdurchbrüchen ist nicht ganz auszuschließen	**Nur zweckmäßig bei** Kaliummangel, der durch Medikamente, z. B. Entwässerungsmittel (Diuretika) oder Herzmittel (Digitalis), ausgelöst werden kann.

Präparat	Wichtigste Nebenwirkungen	Empfehlung
Selenaase 50/ -100 (Ö) Injektionslösung **Selenase 50 peroral** (D) Lösung in Trinkamp. *Rezeptfrei* **Selenase 100 peroral** (D/Ö) Lösung in Trinkamp. **Selenase T peroral** (D) Lösung zum Einnehmen **Selenase T pro injectione** (D) Durchstechflasche *Wirkstoff:* Selen *Rezeptpflichtig*	Bei normaler Dosierung keine wesentlichen zu erwarten	**Nur zweckmäßig bei** Selenmangel, der aber bei normaler Ernährung kaum auftritt.
Unizink (D) Injektionslösung Zinksalz *Rezeptpflichtig*	Kopfschmerzen, Übelkeit, metallischer Geschmack	**Nur zweckmäßig bei** Zinkmangel, der aber bei normaler Ernährung kaum auftritt. Die Wirkung der *Unizink* Injektionslösung bei Prostatitis, Prostatavergrößerung und Leberzirrhose ist nicht belegt.
Unizink 50 (D) magensaftresistente Tabl. *Wirkstoff:* Zinksalz	Kopfschmerzen, Übelkeit, metallischer Geschmack	**Nur zweckmäßig bei** Zinkmangel, der aber bei normaler Ernährung kaum auftritt. Die Wirkung der *Unizink* Injektionslösung bei Prostatitis, Prostatavergrößerung und Leberzirrhose ist nicht belegt.
Zinkamin-Falk (D) Kaps. **Zink HEXAL** (D) Brausetabl. **Zinkorot** (D) Tabl. **Zinkorotat 20/ -POS** (D/Ö) Tabl. **Zink-ratiopharm** (D) Brausetabl. **Zink-Sandoz** (D) Brausetabl., Filmtabl. *Wirkstoff:* Zinksalz	Kopfschmerzen, Übelkeit, metallischer Geschmack	**Nur zweckmäßig bei** Zinkmangel, der aber bei normaler Ernährung kaum auftritt. Die Wirkung der *Unizink* Injektionslösung bei Prostatitis, Prostatavergrößerung und Leberzirrhose ist nicht belegt.
Zymafluor (D/Ö) Lutschtabl., Tabl. Natriumfluorid	Selten Allergien. Zahnschäden bei Überdosierung von Fluor möglich	**Therapeutisch zweckmäßig zur** Vorbeugung gegen Karies. Der Wirkstoff Natriumfluorid sollte aber nur bei nachgewiesenem Fluormangel angewendet werden.

14.7. Mittel gegen Osteoporose (Knochenschwund)

Osteoporose ist eine altersabhängige Verminderung der Knochendichte und Stabilität. Sie betrifft Frauen und Männer und ist von vererbbaren Anlagen mitbestimmt. Ihre direkte Ursache ist unbekannt. Wahrscheinlich sind Geschlechtshormone und der Kalziumstoffwechsel daran beteiligt.

Geschlechtshormone schützen vor Knochenabbau. Deshalb können Frauen nach den Wechseljahren innerhalb weniger Jahre so viel Knochenmasse verlieren, dass sie akut durch Knochenbrüche am Schenkelhals oder an der Wirbelsäule gefährdet sind. Außerdem kommt es bei Osteoporose häufig zu erheblichen Knochenschmerzen. Etwa jede dritte Frau über 60 Jahre ist betroffen.

Auch Männer sind osteoporosegefährdet, wenn der Sexualhormonspiegel sinkt. Dies wird besonders deutlich, wenn die Wirkung ihrer Geschlechtshormone z. B. durch Medikamente gegen Prostatakrebs ausgeschaltet wird.

Solche »sekundäre Osteoporose« tritt auch nach Behandlung mit Kortisonen (Glukokortikoiden), bei krankhaften Störungen des Kalziumstoffwechsels, bei Schilddrüsenüberfunktion und nach Entfernung der Eierstöcke bei jungen Frauen auf.

Vorbeugen kann man einer Osteoporose durch ausreichend Bewegung (z. B. regelmäßiges Krafttraining nach Kieser oder Walking) und eine kalziumreiche Ernährung (z. B. 100 Gramm Hartkäse oder ein Liter Milch täglich decken den Bedarf).

Auch die Einwirkung von Sonnenlicht ist wichtig, weil erst dadurch ein aktives Vitamin D gebildet wird, das den Knochenstoffwechsel beeinflusst.

Notwendiger Bestandteil jeder Osteoporose-Therapie ist die ausreichende Zufuhr von Kalzium und Vitamin D. Falls dies nicht durch die Ernährung geschieht, müssen zusätzlich Kalzium- bzw. Vitamin-D-Präparate eingenommen werden.

Mit Kalzium allein kann jedoch bei bereits bestehender Osteoporose keine Zunahme der Knochenmasse erreicht werden. Kombinationspräparate mit Kalzium und Vitamin D sind z. B. *Ossofortin* und *Osteoplus.*

Hormone gegen Osteoporose?

Die vorbeugende Einnahme von Sexualhormonen (Östrogene allein oder in Kombination mit Gestagenen) ist nach dem derzeitigen medizinischen Wissensstand abzulehnen, seit eine große Studie gezeigt hat, dass sie keinen Nutzen zur Osteoporose-Vorbeugung haben und als Nebenwirkungen das Brustkrebsrisiko und das Risiko von schwerwiegenden Herz-Kreislauf-Problemen stark ansteigen (z. B. Thrombosen und Embolien).

Calcitonin

(enthalten z. B. in *Generika mit dem Namen Calcitonin + Firmenbezeichnung*) eignet sich nur zur Behandlung von schweren Knochenschmerzen bei Knochenkrebs oder bestehender Osteoporose. Die Wirksamkeit von Calcitonin zur Vorbeugung von Osteoporose oder zum Knochenaufbau und zur Verhinderung von Knochenbrüchen ist unzureichend belegt.

Fluoride

werden nicht mehr verwendet, weil sie keinen Nutzen haben und schwerwiegende Nebenwirkungen aufgetreten sind – zum Beispiel gehäuftes Auftreten von Knochenbrüchen und rheumatische Beschwerden.

Bisphosphonate

Dazu zählen folgende Wirkstoffe:
- Alendronat (enthalten z. B. in *Generika mit dem Namen Alendron und Alendronsäure + Firmenbezeichnung, Fosamax*)
- Etidronat (enthalten z. B. in *Etidronat Jenapharm*)
- Risedronat (enthalten z. B. in *Actonel*)

Diese Wirkstoffe sind mit einer natürlich im Körper vorkommenden Substanz verwandt, die den Knochenstoffwechsel beeinflusst. Sie werden in den Knochen eingelagert und bewirken eine Stabilisierung und Zunahme der Knochensubstanz. Bei Frauen, die bereits Wirbelbrüche erlitten haben, können sie möglicherweise das weitere Risiko von Wirbelbrüchen senken. Eine derartige Behandlung sollte jedoch zeitlich begrenzt werden.

Möglicherweise sinnvoll ist die vorbeugende Behandlung mit Bisphosphonaten auch für Patienten, die eine Langzeittherapie mit Kortison (Glukokortikoiden) erhalten – dadurch verringert sich das Risiko von Wirbelbrüchen.

Es dauert mehrere Wochen, bis Bisphosphonate wirken. Nach etwa drei Monaten kann eine Erhöhung der Knochendichte festgestellt werden.

Alle Bisphosphonate haben ein beträchtliches Risiko schwerer Nebenwirkungen wie Geschwüre im Magen-Darm-Bereich und Knochenschäden im Kieferbereich. Die Behandlung sollte bei Frauen in den Wechseljahren auf maximal drei bis vier Jahre begrenzt werden.

14.7. Mittel gegen Osteoporose (Knochenschwund)

Präparat	Wichtigste Nebenwirkungen	Empfehlung
Actonel (D) Filmtabl. **Actonel einmal wöchentlich** (D/Ö) Filmtabl. Bisphosphonat (Risedronsäure) *Rezeptpflichtig*	Häufig Übelkeit und Erbrechen, Bauchschmerzen, allergische Hauterscheinungen, Gelenkschmerzen, Störungen der Nierenfunktion. Kiefernekrosen (Zerstörung des Kieferknochens) können bei langer Anwendung auftreten	**Zweckmäßig zur** Behandlung der Osteoporose bei stark gefährdeten Patienten und bei Morbus Paget. Zweckmäßig zur Vorbeugung bei Langzeittherapie mit Kortisonen. Enthält ein Bisphosphonat (Risedronsäure).
Actonel 35 mg plus Calcium (D) Filmtabl. Risedronsäure (in Filmtabl. hellorange); Kalziumcarbonat (in Filmtabl. blau) *Rezeptpflichtig*	Häufig Übelkeit und Erbrechen, Bauchschmerzen, allergische Hauterscheinungen, Gelenkschmerzen, Störungen der Nierenfunktion. Kiefernekrosen (Zerstörung des Kieferknochens) können bei langer Anwendung auftreten	**Zweckmäßig zur** Behandlung der Osteoporose bei stark gefährdeten Patienten und bei Morbus Paget. Zweckmäßig zur Vorbeugung bei Langzeittherapie mit Kortisonen. Die zusätzliche Einnahme von Kalzium ist sinnvoll. Enthält ein Bisphosphonat (Risedronsäure).
Actonel 35 mg plus Calcium D (D) Kombipackung Risedronsäure, Kalzium, Vitamin D3 *Rezeptpflichtig*	Häufig Übelkeit und Erbrechen, Bauchschmerzen, allergische Hauterscheinungen, Gelenkschmerzen, Störungen der Nierenfunktion. Bei Überdosierung von Vitamin D: Appetitmangel, Erbrechen, Magen-Darm-Störungen, Kalkablagerungen in Gefäßen und Niere. Kiefernekrosen (Zerstörung des Kieferknochens) können bei langer Anwendung auftreten	**Zweckmäßig zur** Behandlung der Osteoporose bei stark gefährdeten Patienten und bei Morbus Paget. Die zusätzliche Einnahme von Kalzium und Vitamin D kann sinnvoll sein. Enthält ein Bisphosphonat (Risedronsäure). Vorsicht: Nicht mehrere Medikamente, die Vitamin D enthalten, gleichzeitig einnehmen! Dosierungsvorschriften genau beachten.

Präparat	Wichtigste Nebenwirkungen	Empfehlung
Alendron beta einmal wöchentlich (D) **Alendron-HEXAL Tabletten/ einmal wöchentlich** (D) **Alendronsäure AbZ** (D) **Alendronsäure AL** (D) Tabletten *Wirkstoff:* Alendronat *Rezeptpflichtig*	Häufig Magen-Darm-Störungen, Bauchschmerzen, Übelkeit und Erbrechen, Gelenk- und Knochenschmerzen, allergische Hauterscheinungen, Störungen der Nierenfunktion. Schluckbeschwerden, Geschwür der Speiseröhre. Kiefernekrosen (Zerstörung des Kieferknochens) können bei langer Anwendung auftreten	**Zweckmäßig zur** Behandlung der Osteoporose bei stark gefährdeten Patienten. Zweckmäßig zur Vorbeugung bei Langzeittherapie mit Kortisonen. Enthält ein Bisphosphonat (Alendronsäure).
Alendronsäure-ratiopharm (D/Ö) **Alendron-ratiopharm einmal wöchentlich** (D/Ö) **Alendronsäure STADA** (D) Tabletten *Wirkstoff:* Alendronat *Rezeptpflichtig*	Häufig Magen-Darm-Störungen, Bauchschmerzen, Übelkeit und Erbrechen, Gelenk- und Knochenschmerzen, allergische Hauterscheinungen, Störungen der Nierenfunktion. Schluckbeschwerden, Geschwür der Speiseröhre. Kiefernekrosen (Zerstörung des Kieferknochens) können bei langer Anwendung auftreten	**Zweckmäßig zur** Behandlung der Osteoporose bei stark gefährdeten Patienten. Zweckmäßig zur Vorbeugung bei Langzeittherapie mit Kortisonen. Enthält ein Bisphosphonat (Alendronsäure).
Calcitonin Novartis (Ö) Amp. **Calcitonin-ratiopharm** (D) Amp., Nasenspray *Wirkstoff:* Calcitonin *Rezeptpflichtig*	Übelkeit, Erbrechen, Schwindel, Gesichtsrötung. Schwere Schockreaktionen insbesondere bei wiederholter Anwendung möglich	**Therapeutisch zweckmäßig bei** schweren Knochenschmerzen, z. B. bei Osteoporose, Paget-Krankheit und Knochenmetastasen. Der nur kurzfristig anhaltende schmerzhemmende Effekt muss sorgfältig gegen die möglichen schweren Nebenwirkungen abgewogen werden.
Didronel (D/Ö) Tabl. Etidronsäure *Rezeptpflichtig*	Häufig Magen-Darm-Störungen, Übelkeit und Erbrechen, Knochenschmerzen, allergische Hauterscheinungen, Störungen der Nierenfunktion. Selten schwere Blutschäden und schwere Allergien. Kiefernekrosen (Zerstörung des Kieferknochens) können bei langer Anwendung auftreten	**Zweckmäßig zur** Behandlung der Osteoporose bei stark gefährdeten Patienten und bei Morbus Paget. Zweckmäßig zur Vorbeugung bei Langzeittherapie mit Kortisonen. Enthält ein Bisphosphonat (Etidronsäure).

Präparat	Wichtigste Nebenwirkungen	Empfehlung
Doss (D) Kaps. Alfacalcidol *Rezeptpflichtig*	Bei Überdosierung von Vitamin D: Appetitmangel, Erbrechen, Magen-Darm-Störungen, Kalkablagerungen in Gefäßen und Niere. In der Schwangerschaft Fehlbildungen beim Embryo möglich!	**Therapeutisch zweckmäßig zur** Vorbeugung und Behandlung von Rachitis und Osteoporose. Enthält eine Vorstufe von Vitamin D (Alfacalcidol). Vorsicht: Nicht mehrere Medikamente mit Vitamin D gleichzeitig einnehmen! Dosierungsvorschriften genau beachten.
EinsAlpha (D) Kaps., Tropfen Alfacalcidol *Rezeptpflichtig*	Bei Überdosierung von Vitamin D: Appetitmangel, Erbrechen, Magen-Darm-Störungen, Kalkablagerungen in Gefäßen und Niere. In der Schwangerschaft Fehlbildungen beim Embryo möglich!	**Therapeutisch zweckmäßig zur** Vorbeugung und Behandlung von Rachitis und Osteoporose. Enthält eine Vorstufe von Vitamin D (Alfacalcidol). Vorsicht: Nicht mehrere Medikamente mit Vitamin D gleichzeitig einnehmen! Dosierungsvorschriften genau beachten.
Etidronat Jenapharm (D) Tabl. Etidronsäure *Rezeptpflichtig*	Häufig Magen-Darm-Störungen, Übelkeit und Erbrechen, Knochenschmerzen, allergische Hauterscheinungen, Störungen der Nierenfunktion. Selten schwere Blutschäden und schwere Allergien. Kiefernekrosen (Zerstörung des Kieferknochens) können bei langer Anwendung auftreten	**Zweckmäßig zur** Behandlung der Osteoporose bei stark gefährdeten Patienten und bei Morbus Paget. Zweckmäßig zur Vorbeugung bei Langzeittherapie mit Kortisonen. Enthält ein Bisphosphonat (Etidronsäure).
Fosamax (D/Ö) **Fosamax einmal wöchentlich** (D/Ö) **Fosavance** (D) Tabletten *Wirkstoff:* Alendronat; *zusätzlich:* Vitamin D_3 in Fosavance *Rezeptpflichtig*	Häufig Magen-Darm-Störungen, Bauchschmerzen, Übelkeit und Erbrechen, Gelenk- und Knochenschmerzen, allergische Hauterscheinungen, Störungen der Nierenfunktion. Schluckbeschwerden, Geschwür der Speiseröhre. Kiefernekrosen (Zerstörung des Kieferknochens) können bei langer Anwendung auftreten	**Zweckmäßig zur** Behandlung der Osteoporose bei stark gefährdeten Patienten. Zweckmäßig zur Vorbeugung bei Langzeittherapie mit Kortisonen.

Präparat	Wichtigste Nebenwirkungen	Empfehlung
Ossofortin forte (D) Kautabl., Brausetabl. Kalziumcarbonat, Vitamin D$_3$	Bei Überdosierung von Vitamin D: Appetitmangel, Erbrechen, Magen-Darm-Störungen, Kalkablagerungen in den Gefäßen und in der Niere. Bei längerer Anwendung Nierensteinbildung möglich	**Therapeutisch zweckmäßig zur** Vorbeugung und Behandlung der Osteoporose (Schwund des festen Knochengewebes). Vorsicht: Nicht mehrere Medikamente, die Vitamin D enthalten, gleichzeitig einnehmen! Dosierungsvorschriften besonders genau beachten.
Osteoplus (D) Brausetabl., Kautabl. Kalziumcarbonat, Vitamin D$_3$	Bei Überdosierung von Vitamin D: Appetitmangel, Erbrechen, Magen-Darm-Störungen, Kalkablagerungen in den Gefäßen und in der Niere. Bei längerer Anwendung Nierensteinbildung möglich	**Therapeutisch zweckmäßig zur** Vorbeugung und Behandlung von Osteoporose (Schwund des festen Knochengewebes). Vorsicht: Nicht mehrere Medikamente, die Vitamin D enthalten, gleichzeitig einnehmen! Dosierungsvorschriften besonders genau beachten.
Prolia (D/Ö) Fertigspritzen Denosumab	Erniedrigter Kalziumspiegel als besonders gravierendes Risiko bei Patienten mit schwerer Niereninsuffizienz, unter Umständen lebensbedrohlich, Haut-, Ohr- und Harnwegsinfektionen, erhöhtes Risiko für Kiefernekrosen (Zerstörung des Kiefernknochens), atypische Brüche am Oberschenkel	**Wenig zweckmäßig,** das Mittel ist erst seit 2010 im Handel, der Langzeitnutzen ist noch nicht ausreichend untersucht, die Risiken bei der Anwendung noch unklar. Wegen dieser noch nicht abschätzbaren Risiken (und den gegenüber zweckmäßigen Mitteln wie Alendronat auffällig hohen Kosten) sollte das Mittel nur bei Unverträglichkeitsreaktionen oder Therapieversagen der Standardtherapie mit Bisphosphonaten eingetzt werden.

Präparat	Wichtigste Nebenwirkungen	Empfehlung

Protelos (D/Ö) Granulat
Strontiumranelat
Rezeptpflichtig

Magen-Darm-Störungen, Übelkeit, Bewusstseinstörungen, Gedächtnisstörungen, Krampfanfälle, Hautreaktionen, Thrombosen, Haarausfall, Herzinfarkt und Herzkrankheiten

Abzuraten
Strontiumranelat ist ein Metall, das den Knochenstoffwechsel beeinflusst. Es wird in den Knochen eingelagert und bewirkt eine Stabilisierung und Zunahme der Knochensubstanz. Wegen der schwerwiegenden, potenziell lebensbedrohlichen Nebenwirkungen (häufiges Auftreten von Thrombosen) ist der therapeutische Nutzen dieses Medikaments, insbesondere bei der Verringerung der Oberschenkelhalsbrüche, noch nicht ausreichend sicher. Außerdem ist die Langzeitverträglichkeit noch unklar. Achtung: Die Europäische Arzneimittelagentur hat im Februar 2014 entschieden, dass *Protelos* wegen der Nebenwirkungen vom Markt genommen werden muss.

Risedronat AL (D)
Risedronat STADA (D)
Filmtabletten
Wirkstoff: Risedronsäure
Rezeptpflichtig

Häufig Übelkeit und Erbrechen, Bauchschmerzen, allergische Hauterscheinungen, Gelenkschmerzen, Störungen der Nierenfunktion. Kiefernekrosen (Zerstörung des Kieferknochens) können bei langer Anwendung auftreten

Zweckmäßig zur
Behandlung der Osteoporose bei stark gefährdeten Patienten und bei Morbus Paget. Zweckmäßig zur Vorbeugung bei Langzeittherapie mit Kortisonen. Risedron ist ein Bisphosphonat.

Rocaltrol (D/Ö) Kaps.
Calcitriol
(aktive Form von Vitamin D_3)
Rezeptpflichtig

Bei Überdosierung von Vitamin D: Appetitmangel, Erbrechen, Magen-Darm-Störungen, Kalkablagerungen in Gefäßen und Niere. In der Schwangerschaft Fehlbildungen beim Embryo möglich!

Therapeutisch zweckmäßig als
Zusatztherapie bei Osteoporose (Schwund des festen Knochengewebes). Vorsicht: Nicht mehrere Medikamente, die Vitamin D enthalten, gleichzeitig einnehmen! Dosierungsvorschriften genau beachten.

Sandocal-D (D) Granulat
Kalziumsalz,
Vitamin D_3

Bei Überdosierung von Vitamin D: Appetitmangel, Erbrechen, Magen-Darm-Störungen, Kalkablagerung in Gefäßen und Niere. Bei längerer Anwendung Nierensteinbildung möglich

Therapeutisch zweckmäßig zur Vorbeugung und Behandlung von Osteoporose (Schwund des festen Knochengewebes). Vorsicht: Nicht mehrere Medikamente, die Vitamin D enthalten, gleichzeitig einnehmen! Dosierungsvorschriften besonders genau beachten.

Präparat	Wichtigste Nebenwirkungen	Empfehlung
Tevanate (D) Tabl. Alendronsäure *Rezeptpflichtig*	Häufig Magen-Darm-Störungen, Bauchschmerzen, Übelkeit und Erbrechen, Gelenk- und Knochenschmerzen, allergische Hauterscheinungen, Störungen der Nierenfunktion. Schluckbeschwerden, Geschwür der Speiseröhre. Kiefernekrosen (Zerstörung des Kieferknochens) können bei langer Anwendung auftreten	**Zweckmäßig zur** Behandlung der Osteoporose bei stark gefährdeten Patienten. Zweckmäßig zur Vorbeugung bei Langzeittherapie mit Kortisonen. Enthält ein Bisphosphonat (Alendronsäure).
Vigantol (D) Oel Colecalciferol (Vitamin D_3) *Rezeptpflichtig*	Bei Überdosierung von Vitamin D: Appetitmangel, Erbrechen, Magen-Darm-Störungen, Kalkablagerungen in Gefäßen und Niere. In der Schwangerschaft Fehlbildungen beim Embryo möglich!	**Therapeutisch zweckmäßig zur** Zusatztherapie bei Osteoporose (Schwund des festen Knochengewebes). Vorsicht: Nicht mehrere Medikamente, die Vitamin D enthalten, gleichzeitig einnehmen! Dosierungsvorschriften genau beachten.
Vitamin D3-Hevert (D) Tabl. Colecalciferol (Vitamin D_3) *Rezeptpflichtig*	Bei Überdosierung von Vitamin D: Appetitmangel, Erbrechen, Magen-Darm-Störungen, Kalkablagerung in den Gefäßen und Niere. In der Schwangerschaft Fehlbildungen beim Embryo möglich	**Therapeutisch zweckmäßig** als Zusatztherapie bei Osteoporose. Vorsicht: Nicht mehrere Medikamente, die Vitamin D enthalten, gleichzeitig einnehmen! Dosierungsvorschriften genau beachten.

14.8. Mittel gegen Blutarmut

Blutarmut ist in den meisten Fällen durch Eisenmangel, seltener durch Folsäure- oder Vitamin-B_{12}-Mangel verursacht. In den Industrieländern leiden etwa drei Prozent der Kinder und zehn Prozent der Frauen unter Eisenmangel.

Normalerweise wird der Eisenbedarf des Menschen aus der Nahrung gedeckt. Eisen aus tierischer Nahrung wird vom Körper 10- bis 20-mal besser aufgenommen als Eisen aus pflanzlicher Nahrung. Gute Eisenlieferanten sind Fleisch, Fisch und Leber.

Die Auswirkungen von Eisenmangel sind: Rückgang der Leistungsfähigkeit, innere Unruhe, blasse Gesichts- und Schleimhautfarbe, Kopfschmerzen, Zungenbrennen, Haarausfall.

Auch zu viel Eisen im Blut kann schwerwiegende Auswirkungen auf die Gesundheit haben. Vergiftungen mit Eisentabletten sind vor allem bei Kleinkindern beobachtet worden. Die Einnahme von mehr als zwei Gramm Eisen kann tödlich sein.

Ursache von Eisenmangel

Die häufigste Ursache von Eisenmangel ist schwerer Blutverlust aufgrund von Blutungen im Magen-Darm-Kanal, zu starker Regelblutung, Bandwürmern etc.

Blutverlust kann auch durch verschiedene Medikamente verursacht werden, z. B.:

– Schmerz- und Grippemittel, die den Wirkstoff Acetylsalicylsäure enthalten (ASS)
– Rheumamittel mit Wirkstoffen wie Indometacin und Phenylbutazon
– Sexualhormone und Kortisone (Glukokortikoide)
– Krebsmittel.

Eisenmangel, der durch schlechte Ernährung oder mangelnde Aufnahme von Eisen im Körper verursacht wird, entwickelt sich nur langsam und ist oft erst nach Jahren erkennbar.

Muss jeder Eisenmangel behandelt werden?

Der Körper verfügt über einen besonderen Mechanismus, um Eisenverlust oder erhöhten Eisenbedarf auszugleichen. Bei einem normalen Eisenspiegel im Blut nimmt der Körper etwa 10 Prozent des in der Nahrung enthaltenen Eisens auf. Bei Eisenmangel wird etwa doppelt so viel aufgenommen.

Der gesunde Körper stellt damit selbst das Gleichgewicht wieder her. Nicht jeder Eisenmangel ist deshalb behandlungsbedürftig. »Blässe, Schwäche und andere subjektive Symptome« – heißt es in einem Ratschlag der Arzneimittelkommission der Deutschen Ärzteschaft – »sind keine Indikation für Vitamin- oder Eisentherapie.«

Aber nach größeren Blutverlusten oder bei älteren Menschen, die ihre Essgewohnheiten nur schwer umstellen und die häufiger an Eisenmangel leiden, kann eine vorübergehende Einnahme von Eisenpräparaten sinnvoll sein.

Behandlung

Die Therapie hat zwei Ziele:

1. Beseitigung der Ursache des Eisenmangels (z. B. Beseitigung der Blutung)
2. Wiederauffüllung des Eisenbestandes in Blut- und Körpergewebe.

Bei Einnahme von Eisentabletten dauert es etwa zwei Monate, bis die Blutwerte wieder normalisiert sind. Die Wiederauffüllung der Eisenspeicher im Gewebe dauert mindestens sechs Monate.

Welches Medikament?

Am besten geeignet sind Präparate mit »zweiwertigen« Eisensalzen (Eisen II) zum Schlucken.

Präparate mit »dreiwertigen« Eisensalzen (Eisen III) zum Schlucken sind praktisch wirkungslos. Sie werden deshalb in fast allen Ländern nicht mehr hergestellt und propagiert. Deutschland bildet eine unrühmliche Ausnahme.

Kombinationspräparate von Eisen und Folsäure können unter Umständen problematisch sein, weil bei einer bestimmten Form von Blutarmut – bei der sogenannten »perniziösen Anämie« – diese zwar gebessert wird, nicht jedoch die Nervenschäden verhindert werden. Die »perniziöse Anämie« kann nur durch Vitamin B_{12} geheilt werden.

Und bei dem sehr selten auftretenden Folsäuremangel sollte man gezielt Folsäurepräparate einnehmen.

Vielfach wird behauptet, die Beimengung von *Vitamin C* zu Eisenpräparaten verbessere die Aufnahmefähigkeit im Körper. Die Fachzeitschrift »arznei-telegramm« weist darauf hin, dass die Bioverfügbarkeit – das ist das Ausmaß, in dem ein Stoff vom Körper aufgenommen und verfügbar gemacht wird – von Eisen durch Vitamin C nicht gesteigert werden kann.

Im Gegensatz zu Werbebehauptungen von Pharmafirmen verbessern auch andere Zusätze wie *Bernsteinsäure, Fructose, Serin, Histidin, Fumarsäure, Milchsäure, Vitamine, Spurenelemente* und *Asparaginsäure* die Aufnahme von Eisen im Körper nicht, schreibt die Arzneimittelkommission der deutschen Ärzteschaft.

Nebenwirkungen

Alle Eisenpräparate können Magen-Darm-Störungen verursachen: Übelkeit, Erbrechen, Darmkrämpfe, Durchfall, Verstopfung. Schwarzer Stuhl ist normal.

Bei der gleichzeitigen Einnahme von Eisen mit Mahlzeiten wird 2- bis 8-mal weniger Eisen vom Körper aufgenommen als bei nüchternem Magen. Eisenpräparate sollten deshalb vor den Mahlzeiten eingenommen werden.

Wenn Nebenwirkungen auftreten, sollte die Therapie nicht abgebrochen, sondern die notwendige Tagesdosis von etwa 100–200 mg Eisen auf möglichst viele kleine Einzeldosen verteilt werden. Eisenpräparate können den Stuhl schwarz färben und bei Stuhluntersuchungen auf Blut fälschlicherweise zu einem positiven Ergebnis führen.

Die Injektion von Eisen sollte wegen der Gefahr schwerer Nebenwirkungen (Schock mit tödlichem Ausgang) nur in begründeten Ausnahmefällen durchgeführt werden.

Eisenpräparate in Form von Sirup oder Tropfen (z. B. *Ferro Sanol, Ferrum Hausmann*) können die Zähne auf Dauer schwärzen.

Vorsicht: Bei länger dauernder Einnahme von Eisen in hoher Dosierung kann es zu einer gefährlichen Anreicherung in Leber, Niere, Herz und anderen Organen kommen. Deshalb sollte die Notwendigkeit der Weiterbehandlung regelmäßig überprüft werden.

Wechselwirkungen mit anderen Medikamenten

Eisen, das zusammen mit Medikamenten zur Neutralisierung der Magensäure eingenommen wird, bleibt wirkungslos. Wenn Eisen zusammen mit dem Antibiotikum Doxycyclin eingenommen wird, verringert sich die Wirksamkeit beider Medikamente.

Eisenbehandlung in der Schwangerschaft

Schwangere Frauen haben – besonders im letzten Drittel vor der Geburt – meist einen niedrigen Eisenspiegel im Blut. Die meisten Mediziner empfehlen deshalb die routinemäßige Einnahme von Eisentabletten während dieser Zeit. Der Nutzen dieser Maßnahme ist umstritten.

Aus der Abnahme der Konzentration des roten Blutfarbstoffes (Hämoglobin), der roten Blutkörperchen (Erythrozyten) und des Hämatokrits (Verhältnis zwischen festem und flüssigem Bestandteil des Blutes) kann nicht ohne Weiteres auf einen Eisenmangel geschlossen werden.

Der Eisenbedarf während einer Schwangerschaft kann normalerweise unschwer aus den Körperdepots und der Nahrung gedeckt werden. Es ist deshalb nicht sinnvoll, allen Schwangeren automatisch Eisenmedikamente zu verschreiben.

14.8. Mittel gegen Blutarmut

Präparat	Wichtigste Nebenwirkungen	Empfehlung
Aranesp (D/Ö) Fertigspritze Darbepoetin *Rezeptpflichtig*	Dosisabhängiger Blutdruckanstieg bis zur Blutdruckkrise. Bildung von Blutgerinnseln. Grippeähnliche Symptome wie Kopfschmerzen, Gelenkschmerzen, Benommenheit, Müdigkeit, vor allem zu Beginn der Behandlung. Schmerzen an der Einstichstelle	**Therapeutisch zweckmäßig nur** bei Patienten mit schwerer Blutarmut, die durch Nierenversagen verursacht wurde (z. B. Dialysepatienten). Auch sinnvoll bei Krebspatienten mit Blutarmut, z. B. nach Behandlung mit platinhaltigen Chemotherapeutika. Enthält Erythropoietin-ähnlichen Wirkstoff.
Eisentabletten- ratiopharm (D) Drag. Eisen II	Übelkeit, Durchfall, Verstopfung, Schwarzfärbung des Stuhls, Appetitverlust	**Therapeutisch zweckmäßig, wenn** Eisenmangel nachgewiesen ist.
Epoetin alfa HEXAL (D) Fertigspritzen **Erypo/ FS** (D/Ö) Injektionslösung Epoetin alfa *Rezeptpflichtig*	Am häufigsten dosisabhängiger Blutdruckanstieg bis zur Blutdruckkrise. Grippeähnliche Symptome wie Kopfschmerzen, Gelenkschmerzen, Benommenheit, Müdigkeit, vor allem zu Beginn der Behandlung	**Therapeutisch zweckmäßig nur** bei Patienten mit schwerer Blutarmut, die durch Nierenversagen verursacht wurde (z. B. Dialysepatienten). Auch sinnvoll bei Krebspatienten mit Blutarmut, z. B. nach Behandlung mit platinhaltigen Chemotherapeutika.
Ferretab (Ö) Kaps. Eisen II, Vitamin C *Rezeptpflichtig*	Übelkeit, Durchfall, Verstopfung, Schwarzfärbung des Stuhls, Appetitverlust	**Therapeutisch zweckmäßig, wenn** Eisenmangel nachgewiesen ist. Ob Vitamin C die Aufnahme von Eisen im Körper verbessert, ist zweifelhaft.
Ferretab comp. (Ö) Kaps. Eisen II, Folsäure *Rezeptpflichtig*	Übelkeit, Durchfall, Verstopfung, Schwarzfärbung des Stuhls, Appetitverlust	**Therapeutisch zweckmäßig nur** bei gleichzeitig bestehendem Eisen- und Folsäuremangel. Eine perniziöse Anämie (bestimmte Form der Blutarmut) muss ausgeschlossen werden oder zusätzlich mit Injektionen von Vitamin B_{12} behandelt werden.

Präparat	Wichtigste Nebenwirkungen	Empfehlung
Ferrlecit (D) Amp. Eisen(III)-gluconat- Komplex *Rezeptpflichtig*	Übelkeit, Durchfall, Verstopfung, Schwarzfärbung des Stuhls, Appetitverlust. Bei Injektionen Venenentzündung, Fieber, Gelenk- und Muskelschmerzen. *Gelegentlich:* Lymphknotenschwellung, Übelkeit, Erbrechen, Blutdruckabfall. Selten: Herzrhythmusstörungen, Krämpfe. Möglichkeit lebensbedrohlicher Schockformen	**Therapeutisch zweckmäßig, wenn** ein Eisenmangel nachgewiesen ist. Die Injektion ist nur zweckmäßig in seltenen begründeten Ausnahmefällen. Die Injektion ist sehr riskant.
Ferro-Folsan (D) überzogene Tabl. Eisen II, Folsäure	Übelkeit, Durchfall, Verstopfung, Schwarzfärbung des Stuhls, Appetitverlust	**Therapeutisch zweckmäßig nur** bei gleichzeitig bestehendem Eisen- und Folsäuremangel. Eine perniziöse Anämie (bestimmte Form der Blutarmut) muss ausgeschlossen werden oder zusätzlich mit Injektionen von Vitamin B_{12} behandelt werden.
Ferro-Gradumet (Ö) Filmtabl. Eisen II *Rezeptpflichtig*	Übelkeit, Durchfall, Verstopfung, Schwarzfärbung des Stuhls, Appetitverlust. Schwere Magen-Darm-Schäden durch Retardpräparate möglich	**Wenig zweckmäßig** Eisenpräparate mit verzögerter Freisetzung werden vom Körper schlecht aufgenommen.
Ferro Sanol (D) Drag., Tropfen Eisen II	Übelkeit, Durchfall, Verstopfung, Schwarzfärbung des Stuhls, Appetitverlust, Schwarzfärbung der Zähne (nur Tropfen). Tropfen enthalten Alkohol!	**Therapeutisch zweckmäßig, wenn** Eisenmangel nachgewiesen ist.
Ferro sanol comp (D) magensaftresistente Kaps. Eisen II, Folsäure, Vitamin B_{12}	Übelkeit, Durchfall, Verstopfung, Schwarzfärbung des Stuhls, Appetitverlust	**Therapeutisch zweckmäßig nur** bei gleichzeitig bestehendem Eisen- und Folsäuremangel. Die Beimengung von Vitamin B_{12} ist sinnvoll bei gesichertem Vitamin-B_{12}-Mangel, insbesondere bei perniziöser Anämie (bestimmte Form der Blutarmut).

Präparat	Wichtigste Nebenwirkungen	Empfehlung
Ferro Sanol-duodenal/ mite (D) magensaftresistente Kaps. Eisen II *Hilfsstoff:* Methacrylat	Übelkeit, Durchfall, Verstopfung, Schwarzfärbung des Stuhls, Appetitverlust. Schwere Magen-Darm-Schäden durch Retardpräparate möglich	**Wenig zweckmäßig** Eisenpräparate mit verzögerter Freisetzung werden vom Körper schlecht aufgenommen.
Ferro sanol gyn (D) magensaftresistente Kaps. Eisen II, Folsäure	Übelkeit, Durchfall, Verstopfung, Schwarzfärbung des Stuhls, Appetitverlust	**Therapeutisch zweckmäßig nur** bei gleichzeitig bestehendem Eisen- und Folsäuremangel. Eine perniziöse Anämie (bestimmte Form der Blutarmut) muss ausgeschlossen werden oder zusätzlich mit Injektionen von Vitamin B_{12} behandelt werden.
Ferrum Hausmann (D) Saft, Tropfen *Konservierungsstoff:* Propylhydroxybenzoat; *Wirkstoff:* Eisen-III-Dextrin	Übelkeit, Durchfall, Verstopfung, Schwarzfärbung des Stuhls, Appetitverlust, Schwarzfärbung der Zähne (nur Tropfen), Allergie durch Konservierungsstoff möglich. Tropfen enthalten Alkohol!	**Wenig zweckmäßig** Eisen-III-Präparate werden vom Körper schlechter aufgenommen als Zubereitungen mit Eisen-II-Salzen.
Ferrum Hausmann Retardkapseln (D) Retardkaps. Eisen-II-fumarat	Übelkeit, Durchfall, Verstopfung, Schwarzfärbung des Stuhls, Appetitverlust. Schwere Magen-Darm-Schäden durch Retardpräparate möglich	**Wenig zweckmäßig** Eisenpräparate mit verzögerter Freisetzung werden vom Körper schlecht aufgenommen.
Floradix Eisen-Folsäure-Dragees (D) überzogene Tabl. Eisen-II-gluconat, Vitamin B_1, B_2, Folsäure, Nicotinamid	Übelkeit, Durchfall, Verstopfung, Schwarzfärbung des Stuhls, Schwarzfärbung der Zähne, in Einzelfällen allergische Reaktionen der Haut und der Atemwege	**Abzuraten** Die Kombination von Eisen-II-Salzen mit Folsäure kann sinnvoll sein, die Beimischung von B-Vitaminen und Nicotinamid ist nicht sinnvoll.

Präparat	Wichtigste Nebenwirkungen	Empfehlung
Floradix mit Eisen (D) Sirup Eisen-II-gluconat, Vitamin C *Hilfsstoffe:* u. a. zahlreiche Pflanzenextrakte	Übelkeit, Durchfall, Verstopfung, Schwarzfärbung des Stuhls, Schwarzfärbung der Zähne, in Einzelfällen allergische Reaktionen der Haut und der Atemwege	**Abzuraten** Nicht sinnvolle Kombination von Eisen-II-Salzen mit C-Vitamin und Pflanzenextrakten.
Folcur (D) Tabl. Folsäure	Sehr selten allergische Reaktionen (Ausschlag, Juckreiz)	**Therapeutisch zweckmäßig nur** bei festgestelltem Folsäuremangel und zur Einnahme in der Schwangerschaft, um schwere Fehlbildungen (Neuralrohrdefekten) des Kindes vorzubeugen. Eine perniziöse Anämie (bestimmte Form der Blutarmut) muss ausgeschlossen werden oder zusätzlich mit Injektionen von Vitamin B_{12} behandelt werden.
Folsan (D/Ö) Tabl. Folsäure *Rezeptpflichtig:* *5 mg Tabl. (Ö)*	Sehr selten allergische Reaktionen (Ausschlag, Juckreiz)	**Therapeutisch zweckmäßig nur** bei festgestelltem Folsäuremangel und zur Einnahme in der Schwangerschaft, um schwere Fehlbildungen (Neuralrohrdefekten) des Kindes vorzubeugen. Eine perniziöse Anämie (bestimmte Form der Blutarmut) muss ausgeschlossen werden oder zusätzlich mit Injektionen von Vitamin B_{12} behandelt werden.
Folsäure-ct (D) Tabl. **Folsäure Hevert** (D) Tabl., Injektionslösung **Folsäure-ratiopharm** (D) Tabl. **Folsäure STADA** (D) Tabl. *Wirkstoff:* Folsäure	Sehr selten allergische Reaktionen (Ausschlag, Juckreiz)	**Therapeutisch zweckmäßig nur** bei festgestelltem Folsäuremangel und zur Einnahme in der Schwangerschaft, um schwere Fehlbildungen (Neuralrohrdefekten) des Kindes vorzubeugen. Eine perniziöse Anämie (bestimmte Form der Blutarmut) muss ausgeschlossen werden oder zusätzlich mit Injektionen von Vitamin B_{12} behandelt werden.
Haemoprotect (D) Kaps. Eisen II	Übelkeit, Durchfall, Verstopfung, Schwarzfärbung des Stuhls, Appetitverlust	**Therapeutisch zweckmäßig,** **wenn** ein Eisenmangel nachgewiesen ist.

Präparat	Wichtigste Nebenwirkungen	Empfehlung
Lösferron (D/Ö) Brausetabl., nur Ö: Forte-Brausetabl. Eisen II, Vitamin C *Rezeptpflichtig (Ö)*	Übelkeit, Durchfall, Verstopfung, Schwarzfärbung des Stuhls, Schwarzfärbung der Zähne, Appetitverlust	**Therapeutisch zweckmäßig, wenn** Eisenmangel nachgewiesen ist. Ob Vitamin C die Aufnahme im Körper verbessert, ist zweifelhaft.
Mircera (D/Ö) Fertigspritzen **NeoRecormon** (D/Ö) Fertigspritzen **NeoRecormon Multidose** (D/Ö) Trockensubstanz mit Lösungsmittel *Konservierungsstoff:* Benzalkonium; *Wirkstoff:* Epoetin beta (Erythropoietin) *Rezeptpflichtig*	Dosisabhängiger Blutdruckanstieg bis zur Blutdruckkrise. Bildung von Blutgerinnseln. Grippeähnliche Symptome wie Kopfschmerzen, Gelenkschmerzen, Benommenheit, Müdigkeit, vor allem zu Beginn der Behandlung. Schmerzen an der Einstichstelle	**Therapeutisch zweckmäßig nur** bei Patienten mit schwerer Blutarmut, die durch Nierenversagen verursacht wurde (z. B. Dialysepatienten). Auch sinnvoll bei Krebspatienten mit Blutarmut, z. B. nach Behandlung mit platinhaltigen Chemotherapeutika. Enthält Erythropoietin.
Plastulen Duo (D) Kaps. Eisen II, Folsäure	Übelkeit, Durchfall, Verstopfung, Schwarzfärbung des Stuhls, Appetitverlust	**Therapeutisch zweckmäßig nur** bei gleichzeitig bestehendem Eisen- und Folsäuremangel. Eine perniziöse Anämie (bestimmte Form der Blutarmut) muss ausgeschlossen werden oder zusätzlich mit Injektionen von Vitamin B_{12} behandelt werden.
Silapo Injektionslsösung (D) Fertigspritzen Epoetin zeta *Rezeptpflichtig*	Am häufigsten dosisabhängiger Blutdruckanstieg bis zur Blutdruckkrise. Grippeähnliche Symptome wie Kopfschmerzen, Gelenkschmerzen, Benommenheit, Müdigkeit, vor allem zu Beginn der Behandlung	**Therapeutisch zweckmäßig nur** bei Patienten mit schwerer Blutarmut, die durch Nierenversagen verursacht wurde (z. B. Dialysepatienten). Auch sinnvoll bei Krebspatienten mit Blutarmut, z. B. nach Behandlung mit platinhaltigen Chemotherapeutika.
Tardyferon Depot Eisen(II)-sulfat (D) **Tardyferon** (Ö) Retardtabl. Eisen-II-sulfat *Rezeptpflichtig (Ö)*	Übelkeit, Durchfall, Verstopfung, Schwarzfärbung des Stuhls, Appetitverlust. Magen-Darm-Schäden durch Retardpräparate möglich	**Wenig zweckmäßig** Eisenpräparate mit verzögerter Freisetzung werden vom Körper schlecht aufgenommen.

Präparat	Wichtigste Nebenwirkungen	Empfehlung
Tardyferon Fol (D) Filmtabl., überzogene Tabl. **Tardyferon Fol** (Ö) Retardtabl. Eisen II, Folsäure	Übelkeit, Durchfall, Verstopfung, Schwarzfärbung des Stuhls, Appetitverlust	**Therapeutisch zweckmäßig nur** bei gleichzeitig bestehendem Eisen- und Folsäuremangel. Eine perniziöse Anämie (bestimmte Form der Blutarmut) muss ausgeschlossen werden oder zusätzlich mit Injektionen von Vitamin B_{12} behandelt werden.
Vitaferro Brause (D) Brausetabl. Eisen II	Übelkeit, Durchfall, Verstopfung, Schwarzfärbung des Stuhls, Appetitverlust, Verfärbung der Zähne möglich	**Therapeutisch zweckmäßig, wenn** Eisenmangel nachgewiesen ist.
Vitamin B_{12} inject Jenapharm (D) Injektionslösung **Vitamin B_{12} Lichtenstein** (D) Amp. **Vitamin B_{12}-ratiopharm** (D) Amp., Filmtabl. *Wirkstoff:* Vitamin B_{12}	Sehr selten allergische Reaktionen (Juckreiz, Ausschläge, Schockformen)	**Therapeutisch zweckmäßig nur** bei gesichertem Vitamin-B_{12}-Mangel, insbesondere bei perniziöser Anämie (bestimmte Form der Blutarmut). Von der Anwendung von Filmtabletten (*Vitamin B_{12}-ratiopharm*) ist wegen zweifelhafter Wirksamkeit abzuraten.

15. Kapitel: **Alter**

Der Anteil der älteren Menschen an der Gesamtbevölkerung nimmt in Deutschland und Österreich ständig zu. Waren 1970 noch 13,2 Prozent der Deutschen über 65 Jahre alt und 1999 21 Prozent, so werden es im Jahr 2030 bereits 33 Prozent sein.

Das »Altwerden« ist im Arbeitsleben eindeutig festgelegt: Zwischen 60 und 67 Jahren erreicht man »die Altersgrenze«, geht in den Ruhestand oder Rente oder Pension.

In der Medizin gibt es jedoch keine allgemein anerkannte und brauchbare Definition des biologischen Alterns. Organe wie das Gehirn, die Nieren oder das Herz altern möglicherweise sehr viel schneller als solche Gewebe, bei denen zerstörte Zellen bis ins hohe Alter ergänzt und wiederhergestellt werden (z. B. Knochenmark und Darm).

15.1. Mittel gegen das Altern

Das Urteil der seriösen Medizin über die zahlreichen »Wundermittel« gegen das Älterwerden ist vernichtend. In den für Vertragsärzte und Krankenkassen verbindlichen »Arzneimittel-Richtlinien« wird die Ablehnung der Kassen, für diese Präparate zu zahlen, damit begründet, dass sie »entweder keine Arzneimittel« oder »für die Erzielung des Heilerfolges nicht notwendig oder unwirtschaftlich sind«.

Den Behauptungen der Hersteller, dass durch Medikamente der Prozess des Altwerdens verlangsamt oder bereits bestehende Veränderungen sogar zurückgebildet werden könnten, halten Fachleute entgegen, dass es bislang keine seriösen Beweise dafür gibt.

Unmissverständlich urteilt auch die Arzneimittelkommission der Deutschen Ärzteschaft: »Medikamente, die den Alterungsvorgang bremsen können, gibt es nicht.«

Einen Nutzen können sie dennoch haben. Wer an die Heilwirkung der Geriatrika glaubt, fühlt sich nach der Einnahme unter Umständen tatsächlich besser als vorher. Die Wirkung beruht dann aber auf einem Placebo-Effekt, der auch mit Pillen ohne Inhaltsstoff erreicht werden kann.

Die Legende vom Vitaminmangel im Alter

Die Annahme, dass das Altern auf einen Vitaminmangel zurückzuführen sei und dementsprechend mit Vitaminen »behandelt« werden könne, ist falsch. *Einen alterstypischen Vitaminmangel gibt es nicht.*

Lediglich bei Bewohnern von Alten- und Pflegeheimen lassen sich gelegentlich bei Fehlernährungen oder schlechter Aufnahme von Nahrungsbestandteilen geringere Vitamin-Konzentrationen feststellen. Fachleute raten daher: »Vernünftiger als eine unkritische Gabe von Vitaminen wäre es, die Fehl- oder Mangelernährung zu beseitigen.«

Bestimmte Vitaminmangelerscheinungen können im Alter jedoch gehäuft auftreten – z. B. Vitamin-D- und Folsäure-Mangel. Die Einnahme von entsprechenden Medikamenten ist jedoch nur dann notwendig und sinnvoll, wenn vom Arzt tatsächlich ein Mangel festgestellt wird.

Das routinemäßige Schlucken von Vitaminpräparaten im Alter ist unnötig, denn bei normaler Ernährung tritt Vitaminmangel hierzulande kaum auf.

Stärkungsmittel – Allheilmittel gegen das Altern?

Viele allgemeine Stärkungsmittel, oft auch »Tonika« genannt, werden ebenfalls gegen klassische Altersbeschwerden angepriesen. Dementsprechend werden sie hauptsächlich von älteren Menschen eingenommen.

Keiner der in den Tonika enthaltenen Inhaltsstoffe vermag jedoch den Alterungsprozess zu beeinflussen. Auch andere Wirkungen, die die Hersteller den Tonika zuschreiben – etwa eine allgemeine Kräftigung bei Erschöpfungszuständen –, beruhen vielfach auf Suggestion. Ganz abgesehen davon, dass es bei Erschöpfungszuständen nicht zweckmäßig ist, Schläfrigkeit und Müdigkeit durch anregende Mittel zu beseitigen, weil dann normale Erholungsvorgänge beeinträchtigt werden.

Wenn Stärkungsmittel tatsächlich »beleben«, ist diese Wirkung auf banale Inhaltsstoffe zurückzuführen: z. B. auf Coffein, das unter anderem in *Aktivanad-N* enthalten ist.

Ginseng

Einer der beliebtesten Inhaltsstoffe in den Tonika ist die angebliche »Wunderwurzel« Ginseng (etwa in *Geriatric Pharmaton*). Die Fachzeitschrift »The Medical Letter« kommt zu dem Schluss, dass »es keinen überzeugenden Nachweis gibt, dass Ginseng irgendeinen positiven Effekt hervorruft«.

Wohl aber sind eine Reihe von unerwünschten Wirkungen bekannt geworden: Bluthochdruck, Hautausschläge, Nervosität, Ödeme (Flüssigkeitsansammlungen) und Durchfall.

Alkohol

Viele Tonika beziehen ihre »anregende« Wirkung auch aus dem Inhaltsstoff Alkohol (in *Aktivanad N*).

Wegen des hohen Alkoholgehalts (79 Volumenprozent!) wird das »Naturheilmittel« *Klosterfrau Melissengeist* in der »Roten Liste«, dem offiziellen Medikamentenverzeichnis der Pharmaindustrie in Deutschland, unter »Hypnotika/Sedativa« eingereiht – also bei den Schlaf- und Beruhigungsmitteln.

Andere Inhaltsstoffe

Tonika, die Vitamine und Mineralien enthalten, sind nicht sinnvoll. Wenn ein entsprechender Mangel besteht, so muss er gezielt behandelt werden.

Für Propolis, Pollen, Weißdornextrakt, Herzgespannkraut, Hagebuttenextrakt, Leberextrakt und andere Inhaltsstoffe, die als »Hausmittel« gegen das Altern gelten, gibt es bis jetzt keinen seriösen Beleg für eine Wirksamkeit gegen allgemeine Altersbeschwerden.

Sexualhormone im Alter

Die Theorie, dass Altern eine Folge der Keimdrüsenrückbildung sei und deshalb durch die Zufuhr von Hormonen wie etwa Melatonin oder DHEA aufgehalten werden könne, ist zwar längst widerlegt, taucht jedoch immer wieder in unterschiedlichen Varianten in den Medien auf. Seriöse Beweise dafür fehlen ebenso wie Erfahrungen über die Langzeitverträglichkeit.

Melatonin wurde von den Arzneimittel-Behörden in Österreich und Deutschland nur als Schlafmittel zugelassen, aber nicht als Mittel gegen das Altern. Manche Hersteller versuchen deshalb, diese Einschränkungen über Direktvertrieb oder über das Internet zu umgehen. Der Wirkstoff DHEA ist nur in Deutschland zugelassen, und zwar nur in homöopathischen Dosierungen.

Weil eine chemische Vorstufe des DHEA in der Yamswurzel enthalten ist, wird ein entsprechender Extrakt über Bio-Versandhäuser nicht als Arzneimittel, sondern als Nahrungsmittel vertrieben.

Mittel gegen »Verkalkung« (Demenz, Arteriosklerose)

Mit dem Alter nehmen Anzeichen und Leiden zu, die auf eine verminderte Leistungsfähigkeit des Gehirns schließen lassen. Dazu gehören schnelle geistige Erschöpfbarkeit, Schwindel und Gangunsicherheit, Gedächtnisstörungen, Störungen des Schlaf-Wach-Rhythmus, Verwirrtheit und depressive Reaktionen.

Mediziner bezeichnen dies als Demenz, Laien sprechen von »Verkalkung«. Etwa jeder vierte 80-Jährige ist davon betroffen.

Was landläufig als »Verkalkung« bezeichnet wird, ist nur in 15 Prozent der Fälle tatsächlich auf eine Verkalkung im Gehirn zurückzuführen. Bei 70 Prozent der Fälle ist eine besondere Degenerationskrankheit mit Großhirnschwund die Ursache. Für die restlichen 15 Prozent sind andere Nervenerkrankungen und Alkoholmissbrauch verantwortlich.

Eine Unmenge von Arzneimitteln, die zur Linderung altersbedingter Beschwerden angeboten werden, soll die Hirndurchblutung bzw. den Stoffwechsel im Gehirn verbessern. Dabei handelt es sich vor allem um gefäßerweiternde oder die Psyche anregende Medikamente.

Ihr Wert als »Geriatrika« ist sehr umstritten: Der Abbau von Hirnleistungen kann nicht mit einer verminderten Durchblutung des Gehirns erklärt werden, da es keine altersbedingte Abnahme der Hirndurchblutung gibt. Darum kann eine verminderte Durchblutung nur die Folge von krankhaften Veränderungen der Hirngefäße oder des Herz-Kreislauf-Systems sein.

Die Steigerung der Durchblutung kann dann nur durch die Behandlung der Grundkrankheit behandelt werden, eine Anwendung von Mitteln zur Steigerung der Hirndurchblutung ist wertlos.

Alzheimer-Mittel

Etwa 500.000 Deutsche leiden unter Alzheimer-Demenz – der rätselhaften Krankheit des Vergessens. Das Risiko steigt mit zunehmendem Alter. Das Endstadium bedeutet geistiger Verfall und vollkommene Hilflosigkeit. Jeder achte 80-Jährige soll davon betroffen sein.

Meist verordnen die Ärzte sogenannte Nootropika (z. B. *Nootrop oder Generika mit dem Namen Piracetam + Firmenbezeichnung*). Dadurch können in manchen Fällen vielleicht einzelne Beschwerden gelindert werden, aber eine wirksame Behandlung existiert bis jetzt leider nicht.

Cholinesterasehemmer

Zu dieser Wirkstoffgruppe gehören:
- Donepezil (enthalten in *Aricept*)
- Galantamin (enthalten in *Reminyl*)
- Memantin (enthalten in *Axura, Ebixa*)
- Rivastigmin (enthalten in *Exelon*)

Für alle diese Mittel ist der Nutzen sehr begrenzt. Wenn überhaupt, haben solche Mittel nur eine geringfügige Wirkung. Ein Langzeitnutzen ist bisher nicht ausreichend belegt.

Zahlreiche, teilweise schwerwiegende Nebenwirkungen – Kopfschmerzen, Übelkeit, Erbrechen, Hautausschläge, Leberveränderungen – sprechen gegen eine routinemäßige Verschreibung. Unsere Empfehlung lautet daher: Möglicherweise zweckmäßig zur zeitlich begrenzten Symptomverbesserung bei Alzheimer-Demenz.

Knoblauch gegen das Altern?

Laut einer Entscheidung des Europäischen Gerichtshofes vom November 2007 sind Knoblauchkapseln keine Medikamente und können damit auch nicht der Verhütung oder Heilung einer Krankheit dienen.

Falls Sie trotzdem auf Knoblauch gegen das Altern schwören, sollten Sie frische Knoblauchzehen verwenden – es ist ein gutes, vor allem in der südländischen Küche häufig verwendetes Gewürz. Zwei bis vier kleine Knoblauchzehen pro Tag sind ausreichend. Knoblauch schadet nicht, auch wenn er in größeren Mengen verzehrt wird.

15.1. Stärkungsmittel und Mittel gegen Altersbeschwerden

Präparat	Wichtigste Nebenwirkungen	Empfehlung
Aktivanad N (D) Saft Leberextrakt (Rinderleber), Hefeextrakt, Hagebuttenextrakt, Coffein, Benzoesäure, Alkohol	Schlafstörungen. Vorsicht: Enthält Alkohol!	**Abzuraten** Nicht sinnvolles Kombinationspräparat. Die therapeutische Wirksamkeit von vitaminhaltigen Leberextrakten ist zweifelhaft.

Präparat	Wichtigste Nebenwirkungen	Empfehlung
Aricept (D/Ö) Filmtabl. Donepezil *Rezeptpflichtig*	Appetitlosigkeit, Durchfall, Erbrechen, Übelkeit, Magen-Darm-Beschwerden, schwere Leberschäden, Muskelkrämpfe, Kopfschmerzen, evtl. Müdigkeit. Es können sich Bläschen auf der Haut bilden. Schwindel, Halluzinationen und verlangsamter Herzschlag sind möglich	**Möglicherweise zweckmäßig zur** zeitlich begrenzten Symptomverbesserung bei Alzheimer-Demenz. In einer großen industrieunabhängigen Untersuchung konnte keine überzeugende positive Wirkung auf die Lebensqualität nachgewiesen werden. In klinischen Studien zeigte sich, dass mit diesem Medikament die Alzheimer-Demenz höchstens kurzfristig (6–12 Monate) und geringfügig aufgehalten werden kann. Ein Langzeitnutzen ist bisher nicht ausreichend belegt.
Axura (D/Ö) Filmtabl., Pumplösung Memantin *Rezeptpflichtig*	Verwirrtheit, Blasenentzündung, Halluzinationen, Schwindel, Muskelverspannungen	**Möglicherweise zweckmäßig zur** zeitlich begrenzten Symptomverbesserung bei Alzheimer-Demenz. In einer großen industrieunabhängigen Untersuchung konnte keine überzeugende positive Wirkung auf die Lebensqualität nachgewiesen werden. Es gibt keinen Beleg für einen langfristigen Nutzen bei Patienten mit Alzheimer-Demenz.
Deseo (D) Tropfen Turnera Diffusa (Damiana-Pflanze) D4	Keine wesentlichen bekannt	**Homöopathisches Mittel** Therapeutische Wirksamkeit zweifelhaft. Zur subjektiven Linderung von Beschwerden vertretbar.
Doppelherz Vital Tonikum (D) Saft (alkohol- und zuckerfrei) Extrakte aus Weißdornblättern und -blüten, Rosmarinblätter, Baldrianwurzel, Thiamin (Vitamin B$_1$)	In sehr hohen Dosierungen Blutdruckabfall und Herzrhythmusstörungen möglich	**Wenig zweckmäßig** Kombination aus beruhigenden angeblich herzstärkenden und vitalisierenden pflanzlichen Extrakten. Der Nutzen als Mittel zur Unterstützung der Herz-Kreislauf-Funktion oder zur Förderung des Allgemeinbefindens ist zweifelhaft.

Präparat	Wichtigste Nebenwirkungen	Empfehlung
Doppelherz-Energie-Tonikum (D) Flüssigkeit Weißdornbeeren-, Baldrianwurzel-, Rosmarinblätter- und Melissenblätter-Fluidextrakt, Honig, Invertzucker	In sehr hohen Dosierungen Blutdruckabfall und Herzrhythmusstörungen. Vorsicht: enthält Alkohol!	**Abzuraten** Nicht sinnvolles Kombinationspräparat von beruhigenden und herzstärkenden Pflanzentinkturen mit Vitaminen. Zweifelhafter Nutzen. Bei einem Vitaminmangel, der aber sehr selten auftritt, ist die gezielte Einnahme einzelner Vitamine vorzuziehen.
Ebixa (D/Ö) Filmtabl., Pumplösung Memantin *Rezeptpflichtig*	Verwirrtheit, Blasenentzündung, Halluzinationen, Schwindel, Muskelverspannungen	**Möglicherweise zweckmäßig zur** zeitlich begrenzten Symptomverbesserung bei Alzheimer-Demenz. In einer großen industrieunabhängigen Untersuchung konnte keine überzeugende positive Wirkung auf die Lebensqualität nachgewiesen werden. Es gibt keinen Beleg für einen langfristigen Nutzen bei Patienten mit Alzheimer-Demenz.
Exelon (D/Ö) Kaps., Tropfen, transdermales Pflaster nur D: Lösung zum Einnehmen Rivastigmin *Rezeptpflichtig*	Appetitlosigkeit, Durchfall, Erbrechen, Übelkeit, Magen-Darm-Beschwerden, Schwitzen, Kopfschmerzen, evtl. Müdigkeit. Es können sich Bläschen auf der Haut bilden. Schwindel, Halluzinationen und verlangsamter Herzschlag sind möglich, evtl. Angina-Pectoris-Anfälle	**Möglicherweise zweckmäßig zur** zeitlich begrenzten Symptomverbesserung bei Alzheimer-Demenz. In einer großen industrieunabhängigen Untersuchung konnte keine überzeugende positive Wirkung auf die Lebensqualität nachgewiesen werden. In klinischen Studien zeigte sich, dass mit diesem Medikament die Alzheimer-Demenz höchstens kurzfristig (6–12 Monate) und geringfügig aufgehalten werden kann. Ein Langzeitnutzen ist bisher nicht ausreichend belegt.

Präparat	Wichtigste Nebenwirkungen	Empfehlung
Galantamin HEXAL (D) Retard-Kaps., Lösung zum Einnehmen **Galnora** (D) Retard-Kaps. Galantamin *Rezeptpflichtig*	Appetitlosigkeit, u. U. mit Gewichtsabnahme, Durchfall, Erbrechen, Übelkeit, Magen-Darm-Beschwerden, Kopfschmerzen, evtl. Müdigkeit. Es können sich Bläschen auf der Haut bilden. Schwindel, Halluzinationen und verlangsamter Herzschlag sind möglich	**Möglicherweise zweckmäßig zur** zeitlich begrenzten Symptomverbesserung bei Alzheimer-Demenz. In einer großen industrieunabhängigen Untersuchung konnten nur begrenzte positive Wirkungen auf die Lebensqualität nachgewiesen werden. In klinischen Studien zeigte sich, dass mit diesem Medikament die Alzheimer-Demenz höchstens kurzfristig (6–12 Monate) und geringfügig aufgehalten werden kann. Ein Langzeitnutzen ist bisher nicht ausreichend belegt.
Geriatric Pharmaton (Ö) Kaps. Ginsengextrakt, Vitamin A, B_1, B_2, B_6, B_{12}, C, D_3, E, Nikotinamid, Biotin, Folsäure, Rutin, Eisen-II, Kalzium, Selen, Kupfer, Mangan, Zink, Lecithin, Magnesium	Kopfschmerzen, Schlaflosigkeit	**Abzuraten** als Mittel gegen Altersbeschwerden. Bei einem Vitaminmangel, der aber sehr selten auftritt, ist die gezielte Einnahme eines einzelnen Vitamins oder einer bestimmten Vitamingruppe vorzuziehen. Dieses Präparat enthält Inhaltsstoffe mit zweifelhafter therapeutischer Wirksamkeit (Ginsengextrakt, Rutin). Der Zusatz von Foläsure kann die rechtzeitige Diagnostik einer behandlungsbedürftigen perniziösen Anämie (»Blutarmut«) erschweren.
Manuia (D) Tabl. Damianakraut (unverdünnt), Ginseng (unverdünnt), Acidum phosphoricum (Phosphorsäure, D2), Ambra (ein Stoff aus dem Verdauungstrakt von Pottwalen, D3)	Übelkeit, Magenbeschwerden, Durchfall	**Homöopathisches Mittel** Fragwürdige Wirksamkeit. Damianakraut soll eine sexuell anregende Wirkung haben.

Präparat	Wichtigste Nebenwirkungen	Empfehlung
Memantine Merz (D) Filmtabl., Pumplösung Memantin *Rezeptpflichtig*	Verwirrtheit, Blasenentzündung, Halluzinationen, Schwindel, Muskelverspannungen	**Möglicherweise zweckmäßig zur** zeitlich begrenzten Symptomverbesserung bei Alzheimer-Demenz. In einer großen industrieunabhängigen Untersuchung konnte keine überzeugende positive Wirkung auf die Lebensqualität nachgewiesen werden. Es gibt keinen Beleg für einen langfristigen Nutzen bei Patienten mit Alzheimer-Demenz.
Nootrop (D) Amp., Filmtabl., Infusionsflaschen, Infusionslösung Piracetam *Rezeptpflichtig*	Ängstlichkeit, Schlaflosigkeit, Nervosität, verstärktes Schwitzen, verstärkte Depression, Magenschmerzen, Übelkeit	**Wenig zweckmäßig zur** Behandlung von Hirnleistungsstörungen im Alter.
Piracetam AbZ (D) **Piracetam AL** (D) **Piracetam-CT** (D) Filmtabletten *Wirkstoff:* Piracetam *Rezeptpflichtig*	Ängstlichkeit, Schlaflosigkeit, Nervosität, verstärktes Schwitzen, verstärkte Depression, Magenschmerzen, Übelkeit	**Wenig zweckmäßig zur** Behandlung von Hirnleistungsstörungen im Alter.
Piracetam-neuraxpharm (D) Filmtabl., Granulat, Lösung, Infusionslösung **Piracetam-ratiopharm** (D) Kaps., Filmtabl., Liquid, Injektionslösung **Piracetam STADA** (D) Filmtabl. *Wirkstoff:* Piracetam *Rezeptpflichtig*	Ängstlichkeit, Schlaflosigkeit, Nervosität, verstärktes Schwitzen, verstärkte Depression, Magenschmerzen, Übelkeit	**Wenig zweckmäßig zur** Behandlung von Hirnleistungsstörungen im Alter.

Präparat	Wichtigste Nebenwirkungen	Empfehlung
Reminyl (D/Ö) Retard-Kaps., in D zus.: Lösung zum Einnehmen Galantamin *Rezeptpflichtig*	Appetitlosigkeit, u. U. mit Gewichtsabnahme, Durchfall, Erbrechen, Übelkeit, Magen-Darm-Beschwerden, Kopfschmerzen, evtl. Müdigkeit. Es können sich Bläschen auf der Haut bilden. Schwindel, Halluzinationen und verlangsamter Herzschlag sind möglich	**Möglicherweise zweckmäßig zur** zeitlich begrenzten Symptomverbesserung bei Alzheimer-Demenz. In einer großen industrieunabhängigen Untersuchung konnte keine überzeugende positive Wirkung auf die Lebensqualität nachgewiesen werden. In klinischen Studien zeigte sich, dass mit diesem Medikament die Alzheimer-Demenz höchstens kurzfristig (6–12 Monate) und geringfügig aufgehalten werden kann. Ein Langzeitnutzen ist bisher nicht ausreichend belegt.
Sangenor (Ö) Trinkamp. Mono-Arginin-Aspartat	Keine wesentlichen bekannt, allergische Reaktionen auf die Konservierungsmittel (Parabene) möglich	**Abzuraten** Für die vom Hersteller angegebenen Anwendungsbereiche wie Erschöpfung, Ermüdbarkeit und Nachlassen der Konzentrationsfähigkeit im Alter ist eine Wirksamkeit nicht belegt. In Deutschland vom ehemaligen Bundesgesundheitsamt negativ bewertet.
Vita-Gerin (D) Kaps. *Wirkstoffe:* Dimethylaminoethanolorotat (= Deanolorotat), Magnesiumorotat, Vitamine A, B_1, B_2, B_6, C, Nikotinamid, Vitamin E, Eisen II, Cholin, Calciumhydrogenphosphat; *Rezeptpflichtig (Ö)*	Kopfschmerzen, Schlaflosigkeit	**Abzuraten** als Mittel gegen Altersbeschwerden. Bei einem Vitaminmangel, der auch im Alter sehr selten auftritt, ist die gezielte Einnahme eines einzelnen Vitamins oder einer bestimmten Vitamingruppe vorzuziehen. Die therapeutische Wirksamkeit mancher Inhaltsstoffe (z. B. Magnesiumorotat, Vitamin E, Panthenol) ist zweifelhaft. Dimethylaminoethanol ist ein Spaltprodukt des Procain (siehe dazu Seite 763).
Vitasprint B_{12} (D) Trinkfläschchen, Kaps. Glutamin, Phosphoserin, Vitamin B_{12}	Keine wesentlichen bekannt	**Abzuraten** Die Verwendung von Vitamin B_{12} ist nur bei einer bestimmten Form von Blutarmut (perniziöse Anämie) zweckmäßig. Hierfür erscheint dieses völlig überdosierte Kombinationspräparat aber ungeeignet.

15.2. Medikamente im Alter

Altern ist keine Krankheit. Wohl aber bringt es oft Krankheiten mit sich. Und die müssen gezielt behandelt werden, oft auch mit Medikamenten. Häufig zeigt es sich dann, dass eine konsequente Behandlung der tatsächlichen Krankheit die allgemeinen und diffusen »Altersbeschwerden« zum Verschwinden bringt.

Der ärztliche Reflex, halt etwas zu verschreiben, wenn ein älterer Patient über Beschwerden klagt, ist leider weit verbreitet. Doch gerade in der Geriatrie (Medizin im Alter) ist es wichtig, durch eine sorgfältige Untersuchung das Grundübel der Beschwerden ausfindig zu machen und gezielt zu behandeln.

So sind beispielsweise Schlaflosigkeit und nächtliche Unruhe, aber auch Gedächtnisstörungen und Verwirrtheit nicht selten auf Hirndurchblutungsstörungen zurückzuführen, die durch eine verminderte Leistung des Herzmuskels verursacht werden. Wird die Pumpleistung durch eine regelmäßige und genau dosierte Einnahme von Herzmitteln gesteigert, kann es wieder zu einer völlig normalen Hirndurchblutung kommen.

Schlafmittel würden in diesem Fall nur eine kurzfristige Linderung mit sich bringen. Längst ist bekannt, dass es auch Medikamente gibt, die, wenn man sie weglässt, die Hirntätigkeit steigern: z. B. Beruhigungsmittel und Psychopharmaka, die vor allem alten Menschen viel zu häufig verordnet werden.

Und oft sind es nicht Medikamente, welche die Beschwerden tatsächlich beheben: Eine sinnvolle Arbeit, soziale Kontakte oder Tanzen übertreffen jedes angeblich gehirnleistungssteigernde Medikament. 1 ½ Liter Flüssigkeit pro Tag sind oft besser als jedes durchblutungsfördernde Mittel.

Mit besonderer Vorsicht

Da im Alter naturgemäß mehr chronische Erkrankungen (z. B. Herzleiden) auftreten, ist für viele ältere Menschen die dauerhafte Einnahme von Medikamenten notwendig.

Der Berliner Pharmakologe Helmut Kewitz hat über die Arzneimittelbehandlung bei älteren Menschen folgenden Ratschlag gegeben: »Die erste Aufgabe bei Arzneiverordnungen in der Geriatrie lautet, das Entbehrliche wegzulassen und die Verschreibung auf das unbedingt Notwendige zu beschränken. Entbehrlich sind vor allem die Arzneimittel, deren therapeutische Wirksamkeit nicht nachgewiesen ist, insbesondere dann, wenn mit ihrer Anwendung ein Risiko verbunden ist.«

Pillenflut im Alter

Leider sieht die Wirklichkeit anders aus. Mehr als die Hälfte der über 65-Jährigen nimmt in Deutschland regelmäßig vier bis sechs verschiedene Medikamente ein: hauptsächlich Mittel gegen Durchblutungsstörungen, Mittel gegen Angina Pectoris, blutgerinnungshemmende Mittel, Rheumamittel und Mittel gegen Zuckerkrankheit. Dazu kommen zahlreiche nicht rezeptfreie Präparate wie Abführmittel, Schmerzmittel und Vitamine.

Nebenwirkungen

Ältere Menschen nehmen nicht nur viel mehr Medikamente zu sich, sie leiden auch viel mehr darunter. Die Arzneimittelkommission der Deutschen Ärzteschaft hat festgestellt, dass bei *alten Menschen Nebenwirkungen siebenmal häufiger auftreten als bei jungen.*

Wenn die Leistung der Nieren im Alter zurückgeht, was häufig der Fall ist, bleiben Arzneistoffe, die durch die Nieren ausgeschieden werden (wie Digoxin, Aminoglykosid-Antibiotika, Sulfonamide, Kalium), unter Umständen doppelt so lange im Körper.

Hauptursache für die häufiger auftretenden Nebenwirkungen bei älteren Menschen sind jedoch nicht solche organischen Gründe, sondern:

1. die oft ungenauen oder unzureichenden Diagnosen durch die Ärzte,

2. die unkritische Einschätzung der Notwendigkeit einer Behandlung mit Medikamenten,

3. Routineverschreibungen, die mit einer Tendenz verbunden sind, immer wiederholt zu werden, anstatt dass der Patient neuerlich untersucht wird.

Paradoxe Erscheinungen

Obwohl die Wirkung der Arzneimittel grundsätzlich vom Lebensalter unabhängig ist, also qualitativ gleich bleibt, kann es bei älteren Menschen häufig zu paradoxen Reaktionen kommen: Beruhigungsmittel und Tranquilizer können statt Beruhigung Verwirrungszustände, Unruhe, Ängstlichkeit und Depressionen auslösen, Schlafmittel können eine starke Erregung hervorrufen. Das hat mit der unterschiedlichen

Medikamenten-Empfindlichkeit älterer Menschen zu tun. In einigen Fällen ist sie vermindert, häufig jedoch deutlich erhöht.

Wechselwirkungen

Durch die gleichzeitige Verwendung mehrerer Präparate kann es zu bedrohlichen Arzneimittel-Wechselwirkungen kommen. Diese können besonders im Zusammenhang mit folgenden Medikamenten-Gruppen auftreten: blutgerinnungshemmende Mittel, Mittel gegen Depressionen, Krampfmittel, blutdrucksenkende Mittel, Tabletten gegen Zuckerkrankheit, herzstärkende Mittel, Krebsmittel.

16. Kapitel: **Zuckerkrankheit**

Von Zuckerkrankheit (Diabetes mellitus) spricht man, wenn das Hormon Insulin fehlt oder nur unzureichend wirkt und dadurch der Blutzuckerspiegel erhöht ist. Zuckerkrankheit ist heute sehr viel häufiger als noch vor 25 Jahren: Etwa sechs Millionen Deutsche sind davon betroffen. Das Risiko, an Diabetes zu erkranken, erhöht sich mit dem Alter: Von den 70-Jährigen ist mindestens jeder Fünfte zuckerkrank.

Es gibt zwei verschiedene Formen von Zuckerkrankheit

Die Jugendzuckerkrankheit (Diabetes-Typ 1)

Sie tritt vorwiegend vor dem 30. Lebensjahr auf. Beim Diabetes Typ 1 sind die insulinbildenden Teile der Bauchspeicheldrüse zerstört. Die Folge ist ein fast totaler Insulinmangel. Die Ursache für Diabetes Typ 1 ist bis jetzt nicht genau bekannt.

Die Alterszuckerkrankheit (Diabetes-Typ 2)

kann in fast jedem Lebensalter auftreten, die meisten Erkrankungen beginnen jedoch nach dem 40. Lebensjahr. Bei dieser weit häufigeren Art des Diabetes spielt die Vererbung eine noch wichtigere Rolle.
Bei bestimmten Menschen ist die Kapazität der Bauchspeicheldrüse eingeschränkt – was noch nicht bedeutet, dass sie von vornherein zu wenig Insulin produziert. Das passiert erst, wenn weitere Einflüsse dazukommen – Alter, bestimmte Formen von Stress, Bewegungsmangel und vor allem Übergewicht.
Übergewicht ist die häufigste Ursache von Diabetes Typ 2. Rund 80 Prozent dieser Kranken sind übergewichtig. Die Insulinproduktion der Bauchspeicheldrüse – die bei Normalgewicht vielleicht noch genügt hätte – kann den gesteigerten Bedarf nicht mehr decken. Im Unterschied zum Diabetes Typ 1 wird jedoch zumindest am Anfang noch ziemlich viel Insulin produziert.

Was passiert bei Insulinmangel?

Normalerweise beträgt der Blutzuckerwert am Morgen vor dem Essen (nüchtern) nicht über 110 und steigt auch nach einer Mahlzeit nicht über 160 mg/dl an.

Das Insulin – ein Hormon, das in der Bauchspeicheldrüse gebildet wird – ist notwendig für die Einschleusung des Zuckers in Körperzellen. Insulin bildet sich nach Bedarf und hält den Zuckerspiegel im Blut konstant. Wenn diese Regulierung nicht funktioniert, steigt der Zucker im Blut über die kritische Höhe an.

Von Zuckerkrankheit spricht man bei Nüchternwerten über 120 mg/dl und bei Werten zwei Stunden nach dem Essen von über 200 mg/dl.

Die Zuckerkrankheit spürt man nur bei akutem Beginn und hohen Blutzuckerwerten von > 200 mg/dl. Sie äußert sich dann in starkem Durst, häufigem Wasserlassen, trockener Haut und Schleimhaut. Die Auswirkungen können beträchtlich sein:

– Ab einer gewissen Schwelle von etwa 160–200 mg/dl können die Nieren den Harn nicht mehr zuckerfrei halten – Zucker wird im Harn ausgeschieden. Mit dem Zucker werden dann große Mengen Wasser ausgeschieden. Un- oder schlecht behandelte Diabetiker müssen oft auf die Toilette und haben großen Durst.

– Oft kommt es durch rasche Blutzuckeranstiege zu vorübergehenden Sehstörungen.

– Fett- und Eiweißspeicher in den Muskeln werden abgebaut – man fühlt sich müde, abgespannt, kann auch an Gewicht verlieren.

– Die Abwehrkraft des Körpers wird geschwächt, Erkältungen, Hautinfektionen, Pilzbefall der Schleimhäute werden häufiger.

– Bei vermehrtem Fettabbau entstehen auch Aceton und Acetessigsäure. Das kann zu einer Übersäuerung des Blutes führen, die lebensgefährlich wird, wenn nicht rechtzeitig Insulin zugeführt wird. Das diabetische Koma (ein Stadium, in dem aus Müdigkeit Bewusstlosigkeit wird) kann tödlich enden.

Schon eine geringe Erhöhung des Blutzuckers über einen längeren Zeitraum kann Nerven und Blutgefäße schädigen und zu folgenden Krankheitsbildern führen:

Veränderungen der Netzhaut der Augen, Herzinfarkt, Schlaganfall, Nierenschäden, Brand an Zehen und Füßen. Auch Verdauungsstörungen, gestörte Tätigkeit der Schweißdrüsen und Sexualstörungen sind möglich. Die Störung der sensiblen Nerven kann zu Kribbeln, Taubheitsgefühlen, aber auch zu Schmerzen vor allem in den Beinen führen.

Behandlung

Zuckerkrankheit ist bis jetzt nicht heilbar. Es ist jedoch oft möglich, die Einstellung des Stoffwechsels so zu beeinflussen, dass die Behinderungen des Tagesablaufes auf ein erträgliches Maß reduziert werden.

Auch die Lebenserwartung muss bei guter Einstellung nicht geringer sein als bei Nichtdiabetikern. Die Behandlung des Jugenddiabetes (Typ 1) beruht auf der täglich mehrfachen subkutanen Injektion von Insulin.

Bei Altersdiabetikern (Typ 2) ist sich die Fachwelt einig, dass die primäre Behandlung dieser Erkrankung darin besteht, eine Diät einzuhalten – vor allem zur Normalisierung des Gewichts – und die körperliche Aktivität zu steigern.

Mit diesen nichtmedikamentösen Maßnahmen allein kann bei sehr vielen Altersdiabetikern in den ersten Jahren der Erkrankung ein fast normaler Blutzuckerwert erreicht werden. Später wird häufig eine zusätzliche Behandlung mit Insulin oder Tabletten erforderlich.

Diät

Wenn der Körper mit dem zugeführten Zucker nicht mehr richtig umgehen kann, muss die Zuckerzufuhr reguliert werden.

Dabei geht es nicht nur um den offensichtlichen Zucker. Darüber hinaus werden auch alle Kohlenhydrate im Körper in Zucker umgewandelt, und auf diese bezieht sich die Berechnung der Diabetes-Diäten.

Es geht darum, die zugeführte Menge zu kontrollieren und zu dosieren. Sie muss den Möglichkeiten des Zuckerabbaus im Blut – sei es durch doch noch vorhandenes eigenes Insulin, sei es durch die Dosierung der Injektionen – angepasst sein, sodass der Blutzuckerspiegel die Obergrenzen möglichst nie überschreitet.

Dabei kommt es darauf an, ob Zuckerkranke übergewichtig sind oder nicht. Wer zu viel wiegt, muss schlicht und einfach eine Abmagerungsdiät einhalten. Es kommt oft vor, dass nach einer Gewichtsabnahme der Blutzuckerspiegel wieder normal ist. Die Bauchspeicheldrüse hat nur das Zuviel an Nahrung und den Mehrbedarf durch Übergewicht nicht verkraftet.

Normalgewichtige kontrollieren ihre Kohlenhydratzufuhr mithilfe von sogenannten Austauschtabellen, die sie bei ihrem Arzt, in Krankenhäusern, Ambulanzen oder auch im Buchhandel besorgen können. Sie helfen, die Kohlenhydrate als Teil der Mahlzeiten abzuschätzen.

Nach einigen Wochen strikter Einhaltung der Diät sollten die Stoffwechseluntersuchungen wiederholt werden. Dazu gehört neben den Blutzuckerwerten besonders der HbA1c-Wert, ein Laborwert, der die Schwankungen des Blutzuckers über die letzten zwei bis drei Monate mit einbezieht und als eine Zahl ausdrückt.

Wenn sich der Stoffwechsel noch immer nicht normalisiert hat, mag jetzt die Entscheidung für ein Medikament fallen.

Entweder wird Insulin gespritzt, also dem Körper von außen zugeführt. Wichtig sind dabei genaue Kontrollen und eine gute Schulung. Die Spritztechnik ist leicht zu erlernen. Mehrere Insulingaben am Tag sind einer einmaligen Gabe vorzuziehen.

Achtung: Wer Insulin spritzt, muss auch den Blut- und Harnzucker selbst kontrollieren lernen. Es gibt dazu Streifentests, die eine Kontrolle zu Hause ohne Weiteres möglich machen.

Oder es werden Tabletten eingenommen. Tabletten können dem Körper kein Insulin zuführen. Sie sollen die Bauchspeicheldrüse anregen, mehr Insulin zu produzieren (Sulfonylharnstoffe). Oder sie sollen die Insulinempfindlichkeit des Körpers steigern (z. B. Metformin und Glitazone). Andere Tabletten sollen über eine Hemmung der Kohlenhydratverdauung wirken (Acarbose).

Die Wirksamkeit und Sicherheit dieser Tabletten ist in Langzeitstudien nur für den Sulfonylharnstoff Glibenclamid und – bei Übergewichtigen – als Monotherapie auch für das Metformin bewiesen. Für Patienten, die zusätzlich eine koronare Herzkrankheit haben, und für alle anderen Diabetes-Tabletten gilt dies nicht.

Achtung: Auch wenn Sie Tabletten gegen die Zuckerkrankheit einnehmen, müssen Sie unter ärztlicher Kontrolle bleiben und Ihren Stoffwechsel regelmäßig selbst kontrollieren (z. B. mit Urinzuckerstreifentests).

Aktive Mitarbeit von Diabetikerinnen/Diabetikern notwendig

Aufhören zu rauchen und bei Übergewicht abnehmen sind zwei der wichtigsten Maßnahmen für Menschen, die an Diabetes leiden.

Ziel jeder Diabetes-Behandlung ist das Erreichen von Blutzuckerwerten unter 160–180 mg/dl. Das ist allerdings ohne aktive Mitarbeit der Betroffenen nicht zu erreichen, da der Blutzucker vielen unterschiedlichen Einflüssen unterliegt: Kohlehydrataufnahme, Stress, Krankheit, körperliche Aktivität und der Genuss von Alkohol sind die wichtigsten.

Damit der Blutzucker wirklich im gewünschten Bereich bleibt, müssen Diabetikerinnen und Diabetiker wissen, wie sie diese Einflüsse mit ihrer Behandlung abstimmen können.

Diabetikerschulung

Zur Behandlung von Diabetes gehört unbedingt eine Schulung, bei der Zuckerkranke lernen, ihre Ernährung mit der Behandlung abzustimmen, den Zuckergehalt von Harn oder Blut selbst zu kontrollieren, mit blutzuckersenkenden Tabletten richtig umzugehen, wenn notwendig Insulin zu spritzen und Diabetes-bedingte Beschwerden und Folgeschäden (Erblinden, Nierenversagen, Neuropathie) zu vermeiden.

Derartige Schulungen sind unverzichtbarer Teil jeglicher Therapie, sowohl im Krankenhaus wie auch in der Arztpraxis. Die entsprechenden Kosten werden von den Krankenkassen übernommen. In Deutschland und in Österreich werden Therapie- und Schulungsprogramme für alle Formen des Diabetes flächendeckend in Krankenhäusern, Ambulanzen, Tageskliniken und Arztpraxen angeboten.

Diabetische Neuropathie

Die diabetische Nervenschädigung macht sich zunächst in Taubheits- und Kribbelgefühlen in den Füßen bemerkbar. Später kommt es zum Verlust der Sensibilität und der Schmerzempfindung.

Spätstadien der diabetischen Neuropathie sind oft sehr schmerzhaft. Durch eine verbesserte Blutzuckereinstellung können sie sich möglicherweise sogar zurückbilden.

Durch eine Behandlung können jedoch meistens nur Beschwerden gemildert werden, zum Beispiel durch Carbamazepin (enthalten z. B. in *Tegretal*), trizyklische Antidepressiva wie etwa Generika mit dem Namen *Amitriptylin + Firmenbezeichnung*, den antidepressiven Wirkstoff Duloxetin (enthalten z. B. in *Ariclaim*) oder auch durch Mittel zum Auftragen auf die Haut, die Cayennepfeffer bzw. Capsaicin enthalten (z. B. *Capsamol*).

Der häufig verwendete Wirkstoff Liponsäure (enthalten z. B. in Generika mit dem Namen *Alpha-Lipon + Firmenbezeichnung*) scheint keinen über die Placebowirkung (= Arzneimittel ohne Wirkstoff) hinausgehenden Nutzen zu haben.

Wichtig bei diabetischer Neuropathie sind eine sorgfältige Fußpflege, das Tragen druckentlastender Schutzschuhe und eventuelle Wundbehandlung.

16.1. Tabletten gegen Zuckerkrankheit und deren Folgeerscheinungen

Blutzuckersenkende Tabletten können nur wirken, wenn die Bauchspeicheldrüse noch imstande ist, Insulin zu produzieren. »Diätsünden« können durch die Tabletten nicht ausgeglichen werden.

Tabletten gegen Zuckerkrankheit sind laut amerikanischer Ärztevereinigung nur bei einer Minderheit von Altersdiabetikern sinnvoll. Und zwar dann, wenn

- bei Übergewichtigen durch eine Diät mindestens 3 bis 5 Kilogramm abgenommen oder das Normalgewicht erreicht wurde,
- eine adäquate Diät zur Einstellung des Blutzuckerspiegels nicht ausreicht und noch eine Restmenge Insulin produziert wird,
- alte Menschen nicht in der Lage sind, sich selbst Insulin-Injektionen zu geben.

Bei vollständigem Insulinmangel muss ohnehin Insulin gespritzt werden. Die Gruppe, bei der die Diät nicht mehr reicht und Insulin noch nicht nötig ist, macht höchstens ein Drittel der Altersdiabetiker aus. In Deutschland ist es jedoch so, dass die überwiegende Anzahl der Altersdiabetiker mit derartigen Tabletten »versorgt« wird.

Es gibt sechs Gruppen von Tabletten:

1. DPP-IV-Hemmer

- Saxagliptin (enthalten z. B. in *Onglyza*)
- Sitagliptin (enthalten z. B. in *Janumet, Januvia, Velmetia, Xelevia*)
- Vildagliptin (enthalten z. B. in *Eucreas, Galvus, Icandra, Jalta*)

Diese neuen Mittel hemmen den Abbau von körpereigenen Inkretin-Hormonen und werden nur in Kombination mit anderen Diabetes-Mitteln verwendet. Unsere Empfehlung: Wenig zweckmäßig!

2. Sulfonylharnstoffe

- Glibenclamid (enthalten z. B. in *Euglucon N, Generika mit dem Namen Glib oder Glibenclamid + Firmenbezeichnung*)
- Gliclazid (*Diamicron*)
- Glimepirid (enthalten z. B. in *Generika mit dem Namen Glimepirid + Firmenbezeichnung*)

Diese Substanzen regen die körpereigene Insulinproduktion an, wirken also nur dann, wenn die Bauchspeicheldrüse noch Insulin produziert. Allerdings nicht immer: Bei jedem fünften Patienten wirken sie von Anfang an überhaupt nicht, bei mindestens jedem zweiten setzt die Wirkung später aus.

Darin unterscheiden sich die einzelnen Produkte kaum. Es ist deshalb sinnlos, bei fehlender Wirkung ein anderes Medikament auszuprobieren. Unterschiede liegen im unterschiedlich schnellen Wirkungseintritt.

Es gibt schnell wirkende, langsam wirkende und verzögert wirkende Mittel, wobei es im Prinzip keine Rolle spielt, wofür man sich entscheidet. Wichtig ist in jedem Fall die Beachtung des richtigen Abstands zwischen Einnahme der Tabletten und Nahrungsaufnahme.

Tabletten mit schneller Wirkstofffreisetzung können unmittelbar vor dem Frühstück eingenommen werden, während Tabletten mit verzögerter Freisetzung 20 bis 30 Minuten vor dem Frühstück eingenommen werden müssen.

Komplikationen

Am gravierendsten ist die Unterzuckerungsreaktion (Hypoglykämie). Sie kann verursacht werden durch ein Zuviel an Tabletten, durch die gleichzeitige Einnahme anderer Medikamente (z. B. das Antibiotikum Sulfonamid), mangelnde Zufuhr von Kohlenhydraten, außergewöhnliche körperliche Aktivität oder Genuss von »harten« Getränken.

Zur Vorbeugung solcher Zwischenfälle wird daher empfohlen:
– Behandlungsbeginn mit niedrigen Dosierungen, da Unterzuckerungsreaktionen vor allem zu Beginn der Therapie vorkommen, bei Nüchternwerten unter 120 mg/dl soll unter ärztlicher Aufsicht versucht werden, die Tabletten abzusetzen,
– bei eingeschränkter Nierenfunktion soll die Dosis reduziert werden.

Allergische Reaktionen können sich durch Übelkeit, Erbrechen, Störung des Blutbildes, der Schilddrüsenfunktion, der Leber und durch Metallgeschmack im Mund äußern. Vorsicht bei Alkohol! Während der Schwangerschaft dürfen Sulfonylharnstoffe nicht verwendet werden.

Achtung: Sulfonylharnstoffe sollten Sie nicht verwenden, wenn Sie an einer koronaren Herzkrankheit leiden. Dies betrifft in Deutschland etwa jeden zweiten Diabetiker/jede zweite Diabetikerin!

Verschiedene Untersuchungen haben darauf hingewiesen, dass die Sterblichkeit von Patienten, die solche Tabletten einnehmen, gegenüber Insulin-Patienten erhöht ist. Offenbar wirken sich Sulfonylharnstoffe bei koronarer Herzkrankheit negativ auf die Herzmuskeldurchblutung aus.

3. Metformin

Dieser Wirkstoff ist z. B. enthalten in *Generika mit dem Namen Metformin + Firmenbezeichnung*. Er steigert nicht die Insulinproduktion der Bauchspeicheldrüse, sondern verzögert die Glukoseresorption und erhöht die Insulinempfindlichkeit.

Metformin soll laut Arzneimittelkommission der Deutschen Ärzteschaft unter »strenger Beachtung der Kontraindikationen und unter fortlaufender Überwachung« verwendet werden. Schon Übelkeit, Erbrechen und Durchfall können erste Anzeichen einer zwar seltenen, aber lebensbedrohlichen Nebenwirkung sein – der Milchsäureüberladung des Blutes.

Achtung: Viele Patienten, die dringend Insulin brauchen, wird von manchen Ärzten nur Metformin verschrieben. Dies kann schwerwiegende gesundheitliche Folgen haben.

4. Glitazone (Pioglitazon z. B. in *Actos*)

Glitazone steigern nicht die Insulinproduktion der Bauchspeicheldrüse, sondern erhöhen die Insulinempfindlichkeit von Fett- und Muskelzellen.

Actos wird von der Fachpublikation »Arzneimittel-Kursbuch« als »eine bedenkliche Pseudoinnovation« eingestuft.

Als Nebenwirkungen können auftreten: lebensbedrohliche Herzschwäche, Herzinfarkte, Ödeme (Wasseransammlungen im Gewebe), Gewichtszunahme, mögliche Leber- und Augenschäden. Außerdem fehlen Langzeiterfahrungen mit diesem Mittel. Bewertung: »*Abzuraten*«.

5. Acarbose (*Glucobay*)

Glucobay, ein in Deutschland auffallend häufig verschriebenes Mittel, hat laut Fachzeitschrift »arznei-telegramm« nicht einmal als Begleittherapie eine Berechtigung.

Das Verspeisen eines Müslis hat dieselbe Wirkung – eine Verlangsamung der Zuckerabgabe aus dem Darm ins Blut. Der Nutzen ist zweifelhaft, und außerdem treten als Nebenwirkung sehr häufig – bei bis zur Hälfte aller Patienten – Magen-Darm-Störungen auf. Unsere eindeutige Empfehlung: Abzuraten.

6. Glinide (Nateglinid z. B. in *Starlix* und Repaglinid z. B. in *NovoNorm*)

Diese relativ neuen Mittel steigern die Insulinausscheidung aus der Bauchspeicheldrüse sehr schnell nach der Einnahme. Sie haben ein hohes Risiko für eine gefährliche Unterzuckerreaktion. Diese Wirkstoffe dürfen von Patienten mit koronarer Herzkrankheit nicht verwendet werden.

Es gibt bis jetzt keine Langzeituntersuchungen in Bezug auf Wirksamkeit und Sicherheit. Sie sind nur zur gleichzeitigen Behandlung mit Metformin zugelassen. Unsere Bewertung: Wenig zweckmäßig. Vertretbar nur in begründeten Ausnahmefällen – als Zusatztherapie, wenn Metformin als Einzelsubstanz nicht ausreichend wirkt.

16.1. Tabletten gegen Zuckerkrankheit

Präparat	Wichtigste Nebenwirkungen	Empfehlung
Acarbose Dura (D) **Acarbose STADA** (D) Tabletten *Wirkstoff:* Acarbose *Rezeptpflichtig*	Häufig Blähungen, Darmgeräusche, Durchfall, Gewichtsabnahme, auch Magen-Darm-Schmerzen, Leberschäden	**Abzuraten** Wenig sinnvolles Therapieprinzip. Die blutzuckersenkende Wirkung durch dieses Mittel ist gering, unerwünschte Wirkungen treten häufig auf. Durch das Mittel wird eine Enzymmangelkrankheit mit Störung der Verdauung von Mehrfachzucker (Kohlehydraten wie z. B. Stärke) ausgelöst und dadurch die Aufnahme von Traubenzucker (Glucose) ins Blut verlangsamt. Die Auswirkungen bei Langzeitanwendung auf die Folgeerkrankungen von Diabetes sind unzureichend untersucht.

Präparat	Wichtigste Nebenwirkungen	Empfehlung
Actos (D/Ö) Tabl. Pioglitazon *Rezeptpflichtig*	Leberschädigungen möglich. Gewichtszunahme, Herzschwäche, Anstieg des Gesamtcholesterins. Blutarmut möglich	**Abzuraten** Der Nutzen dieses Mittels, das zusätzlich zu Sulfonylharnstoffen (z. B. Glibenclamid) oder Metformin verwendet wird, ist zweifelhaft. Ungünstiges Nutzen-Risiko-Verhältnis.
Amaryl (D/Ö) Tabl. Glimepirid *Rezeptpflichtig*	Akut: Unterzuckerung (kann auch durch gleichzeitige Einnahme anderer Medikamente ausgelöst werden). Bei Patienten mit Typ-2-Diabetes, die an einer Durchblutungsstörung am Herzen (Angina Pectoris) leiden, sollte Glimepirid – wie andere Sulfonylharnstoffe auch – nicht eingesetzt werden. Bei Auftreten eines Herzinfarkts sollte eine Umstellung auf Insulin erfolgen	**Nur zweckmäßig, wenn** bei Typ-2-Diabetikern (Altersdiabetes) durch Bewegung, Gewichtsreduktion und konsequente Ernährungsumstellung keine ausreichende Wirkung auf den Blutzuckerspiegel erreicht wird und noch eine Restinsulinproduktion vorhanden ist.
biomo-Lipon (D) Filmtabl., Infusionslösung Alpha-Liponsäure	Allergische Reaktionen. Nach zu schneller Injektion Atembeschwerden. In Einzelfällen wurde über Krämpfe, Doppeltsehen, Blutungsneigung und Schockreaktionen berichtet. Es kann zu einem Absinken des Blutzuckerspiegels kommen	**Abzuraten** Zweifelhafte therapeutische Wirksamkeit bei diabetischen Neuropathien.
Competact (D/Ö) Filmtabl. Pioglitazon, Metformin	Akut: Übelkeit, Magenschmerzen, Erbrechen. Kann zu Milchsäure-Überzuckerung des Blutes führen, die tödlich enden kann. Leberschäden möglich. Gewichtszunahme, Herzschwäche, Anstieg des Gesamtcholesterins. Blutarmut möglich	**Abzuraten** Kombination aus dem bewährten Wirkstoff Metformin und dem Wirkstoff Pioglitazon, dessen therapeutischer Nutzen zweifelhaft ist. Ungünstiges Nutzen-Risiko-Verhältnis.

Präparat	Wichtigste Nebenwirkungen	Empfehlung
Diabesin (D) Filmtabl. Metformin *Rezeptpflichtig*	Akut: Übelkeit, Magenschmerzen, Erbrechen. Kann zu Milchsäure-Überzuckerung des Blutes führen, die tödlich enden kann	**Nur zweckmäßig bei** Typ-2-Diabetikern mit erheblichem Übergewicht, bei denen eine konsequente Ernährungsumstellung allein nicht ausreicht, bei denen aber noch körpereigenes Insulin produziert wird. Nur unter ständiger Kontrolle der Nierenfunktion und nicht bei Patienten über 65 Jahren anwenden. Patienten, die Insulin brauchen würden, bekommen oft nur Metformin-Präparate verschrieben.
Diabetex (Ö) Filmtabl. Metformin *Rezeptpflichtig*	Akut: Übelkeit, Magenschmerzen, Erbrechen. Kann zu Milchsäure-Überzuckerung des Blutes führen, die tödlich enden kann	**Nur zweckmäßig bei** Typ-2-Diabetikern mit erheblichem Übergewicht, bei denen eine Ernährungsumstellung allein nicht ausreicht, bei denen aber noch körpereigenes Insulin produziert wird. Nur unter ständiger Kontrolle der Nierenfunktion und nicht bei Patienten über 65 Jahren anwenden. Patienten, die Insulin brauchen würden, bekommen oft nur Metformin-Präparate verschrieben.
Diamicron (Ö) Tabl. Gliclazid *Rezeptpflichtig*	Akut: Unterzuckerung (kann auch durch gleichzeitige Einnahme anderer Medikamente ausgelöst werden). Bei Patienten mit Typ-2-Diabetes, die an einer Durchblutungsstörung am Herzen (Angina Pectoris) leiden, sollten Mittel mit Sulfonylharnstoffen wie Gliclazid nicht eingesetzt werden. Bei Auftreten eines Herzinfarkts sollte eine Umstellung auf Insulin erfolgen	**Möglicherweise zweckmäßig bei** Typ-2-Diabetikern (Altersdiabetes), wenn durch Bewegung, Gewichtsreduktion und konsequente Ernährungsumstellung keine ausreichende Wirkung auf den Blutzuckerspiegel erreicht wird und noch eine Restinsulinproduktion vorhanden ist. Für Gliclazid existieren keine Langzeitstudien in Bezug auf Wirksamkeit und Sicherheit.

Präparat	Wichtigste Nebenwirkungen	Empfehlung
Eucreas (D/Ö) Filmtabl. Metformin, Vildagliptin *Rezeptpflichtig*	Häufig Unterzuckerung, Schwindel, Kopfschmerzen, Muskelzittern, Übelkeit. Akute Pankreatitis (Bauchspeicheldrüsenentzündung), potenziell leberschädigend	**Wenig zweckmäßig** Kombination aus dem bewährten Wirkstoff Metformin und dem nur schwach wirkenden Wirkstoff Vildagliptin, dessen langfristige Risiken bis jetzt nicht geklärt sind. Der therapeutische Stellenwert von *Eucreas* ist bis jetzt nicht erkennbar, es kann allenfalls versucht werden, wenn mit Metformin allein keine ausreichend wirksame Therapie erreicht wird.
Euglucon N (D) Tabl. Glibenclamid *Rezeptpflichtig*	Akut: Unterzuckerung (kann auch durch gleichzeitige Einnahme anderer Medikamente ausgelöst werden). Bei Patienten mit Typ-2-Diabetes, die an einer Durchblutungsstörung am Herzen (Angina Pectoris) leiden, sollten Mittel mit Sulfonylharnstoffen wie Glibenclamid nicht eingesetzt werden. Bei Auftreten eines Herzinfarkts sollte eine Umstellung auf Insulin erfolgen	**Nur zweckmäßig, wenn bei** Typ-2-Diabetikern (Altersdiabetes) durch Bewegung, Gewichtsreduktion und konsequente Ernährungsumstellung keine ausreichende Wirkung auf den Blutzuckerspiegel erreicht wird und noch eine Restinsulinproduktion vorhanden ist.
Galvus (D/Ö) Tabl. Vildagliptin *Rezeptpflichtig*	Akut: Unterzuckerung (kann auch durch gleichzeitige Einnahme anderer Medikamente ausgelöst werden). Häufig Schwindel, Kopfschmerzen. Potenziell leberschädigend. Akute Pankreatitis (Bauchspeicheldrüsenentzündung)	**Wenig zweckmäßig** Darf nur in Kombination mit dem Diabetes-Mittel Metformin oder einem Glitazon (z. B. dem Wirkstoff Pioglitazon, enthalten z. B. in *Actos*) oder einem Sulfonylharnstoff (enthalten z. B. in *Euglucon N*) verwendet werden. Vildagliptin hat nur eine schwache Wirkung auf den Zuckerstoffwechsel und die langfristigen Risiken sind nicht geklärt. Der therapeutische Stellenwert dieses Mittels ist bis jetzt nicht erkennbar; ob das Mittel die Folgeerkrankungen von Diabetes verhindert, ist bisher nicht ausreichend untersucht.

Präparat	Wichtigste Nebenwirkungen	Empfehlung
Glib-ratiopharm (D) **Gliben-CT** (D) **Glibenclamid AbZ** (D) **Glibenclamid AL** (D) **Glibenclamid dura** (D) **Glibenclamid Heumann** (D) **GlibenHEXAL** (D) Tabletten *Wirkstoff:* Glibenclamid *Rezeptpflichtig*	Akut: Unterzuckerung (kann auch durch gleichzeitige Einnahme anderer Medikamente ausgelöst werden). Bei Patienten mit Typ-2-Diabetes, die an einer Durchblutungsstörung am Herzen (Angina Pectoris) leiden, sollten Mittel mit Sulfonylharnstoffen wie Glibenclamid nicht eingesetzt werden. Bei Auftreten eines Herzinfarkts sollte eine Umstellung auf Insulin erfolgen	**Nur zweckmäßig, wenn bei** Typ-2-Diabetikern (Altersdiabetes) durch Bewegung, Gewichtsreduktion und konsequente Ernährungsumstellung keine ausreichende Wirkung auf den Blutzuckerspiegel erreicht wird und noch eine Restinsulinproduktion vorhanden ist.
Glimepirid – 1 A Pharma (D/Ö) **Glimepirid AbZ** (D) **Glimepirid AL** (D) **Glimepirid beta** (D) **Glimepirid-CT** (D) **Glimepirid dura** (D) *Wirkstoff:* Glimepirid *Rezeptpflichtig*	Akut: Unterzuckerung (kann auch durch gleichzeitige Einnahme anderer Medikamente ausgelöst werden). Bei Patienten mit Typ-2-Diabetes, die an einer Durchblutungsstörung am Herzen (Angina Pectoris) leiden, sollte Glimepirid – wie andere Sulfonylharnstoffe auch – nicht eingesetzt werden. Bei Auftreten eines Herzinfarkts sollte eine Umstellung auf Insulin erfolgen	**Nur zweckmäßig, wenn** bei Typ-2-Diabetikern (Altersdiabetes) durch Bewegung, Gewichtsreduktion und konsequente Ernährungsumstellung keine ausreichende Wirkung auf den Blutzuckerspiegel erreicht wird und noch eine Restinsulinproduktion vorhanden ist.
Glimepirid Heumann (D) **Glimepirid HEXAL** (D/Ö) **Glimepirid-ratiopharm** (D/Ö) **Glimepirid Sandoz** (D/Ö) **Glimepirid STADA** (D) **Glimepirid Teva** (D) **Glimepirid Winthrop** (D) Tabletten *Wirkstoff:* Glimepirid *Rezeptpflichtig*	Akut: Unterzuckerung (kann auch durch gleichzeitige Einnahme anderer Medikamente ausgelöst werden). Bei Patienten mit Typ-2-Diabetes, die an einer Durchblutungsstörung am Herzen (Angina Pectoris) leiden, sollte Glimepirid – wie andere Sulfonylharnstoffe auch – nicht eingesetzt werden. Bei Auftreten eines Herzinfarkts sollte eine Umstellung auf Insulin erfolgen	**Nur zweckmäßig, wenn** bei Typ-2-Diabetikern (Altersdiabetes) durch Bewegung, Gewichtsreduktion und konsequente Ernährungsumstellung keine ausreichende Wirkung auf den Blutzuckerspiegel erreicht wird und noch eine Restinsulinproduktion vorhanden ist.

Präparat	Wichtigste Nebenwirkungen	Empfehlung
Glucobay (D/Ö) Tabl. Acarbose *Rezeptpflichtig*	Häufig Blähungen, Darmgeräusche, Durchfall, Gewichtsabnahme, auch Magen-Darm-Schmerzen, Leberschäden	**Abzuraten** Wenig sinnvolles Therapieprinzip. Die blutzuckersenkende Wirkung durch dieses Mittel ist gering, unerwünschte Wirkungen treten häufig auf. Durch das Mittel wird eine Enzymmangelkrankheit mit Störung der Verdauung von Mehrfachzucker (Kohlehydraten wie z. B. Stärke) ausgelöst und dadurch die Aufnahme von Traubenzucker (Glucose) ins Blut verlangsamt. Die Auswirkungen bei Langzeitanwendung auf die Folgeerkrankungen von Diabetes sind unzureichend erprobt.
Glucobene (Ö) Tabl. Glibenclamid *Rezeptpflichtig*	Akut: Unterzuckerung (kann auch durch gleichzeitige Einnahme anderer Medikamente ausgelöst werden). Bei Patienten mit Typ-2-Diabetes, die an einer Durchblutungsstörung am Herzen (Angina Pectoris) leiden, sollten Mittel mit Sulfonylharnstoffen wie Glibenclamid nicht eingesetzt werden. Bei Auftreten eines Herzinfarkts sollte eine Umstellung auf Insulin erfolgen	**Nur zweckmäßig, wenn bei** Typ-2-Diabetikern (Altersdiabetes) durch Bewegung, Gewichtsreduktion und konsequente Ernährungsumstellung keine ausreichende Wirkung auf den Blutzuckerspiegel erreicht wird und noch eine Restinsulinproduktion vorhanden ist.
glucobon biomo (D) Filmtabl. Metformin *Rezeptpflichtig*	Akut: Übelkeit, Magenschmerzen, Erbrechen. Kann zu Milchsäure-Überzuckerung des Blutes führen, die tödlich enden kann	**Nur zweckmäßig bei** Typ-2-Diabetikern mit erheblichem Übergewicht, bei denen eine Ernährungsumstellung allein nicht ausreicht, bei denen aber noch körpereigenes Insulin produziert wird. Nur unter ständiger Kontrolle der Nierenfunktion und nicht bei Patienten über 65 Jahren anwenden. Patienten, die Insulin brauchen, bekommen oft nur Metformin-Präparate verschrieben.

Präparat	Wichtigste Nebenwirkungen	Empfehlung
Glucophage (D/Ö) Filmtabl. Metformin *Rezeptpflichtig*	Akut: Übelkeit, Magenschmerzen, Erbrechen. Kann zu Milchsäure-Überzuckerung des Blutes führen, die tödlich enden kann	**Nur zweckmäßig bei** Typ-2-Diabetikern mit erheblichem Übergewicht, bei denen eine Ernährungsumstellung allein nicht ausreicht, bei denen aber noch körpereigenes Insulin produziert wird. Nur unter ständiger Kontrolle der Nierenfunktion und nicht bei Patienten über 65 Jahren anwenden. Patienten, die Insulin brauchen, bekommen oft nur Metformin-Präparate verschrieben.
Icandra (D) Filmtabl. Vildagliptin *Rezeptpflichtig*	Akut: Unterzuckerung (kann auch durch gleichzeitige Einnahme anderer Medikamente ausgelöst werden). Häufig Schwindel, Kopfschmerzen, akute Pankreatitis (Bauchspeicheldrüsenentzündung), potenziell leberschädigend	**Wenig zweckmäßig** Darf nur in Kombination mit dem Diabetes-Mittel Metformin oder einem Glitazon (z. B. dem Wirkstoff Pioglitazon, enthalten z. B. in *Actos*) oder einem Sulfonylharnstoff (enthalten z. B. in *Euglucon N*) verwendet werden. Vildagliptin hat nur eine schwache Wirkung auf den Zuckerstoffwechsel, und die langfristigen Risiken sind nicht geklärt. Der therapeutische Stellenwert dieses Mittels ist bis jetzt nicht erkennbar; ob das Mittel die Folgeerkrankungen von Diabetes verhindert, ist bisher nicht ausreichend untersucht.
Jalra (D) Filmtabl. Vildagliptin *Rezeptpflichtig*	Akut: Unterzuckerung (kann auch durch gleichzeitige Einnahme anderer Medikamente ausgelöst werden). Häufig Schwindel, Kopfschmerzen. Potenziell leberschädigend, akute Pankreatitis (Bauchspeicheldrüsenentzündung)	**Wenig zweckmäßig** Darf nur in Kombination mit dem Diabetes-Mittel Metformin oder einem Glitazon (z. B. dem Wirkstoff Pioglitazon, enthalten z. B. in *Actos*) oder einem Sulfonylharnstoff (enthalten z. B. in *Euglucon N*) verwendet werden. Vildagliptin hat nur eine schwache Wirkung auf den Zuckerstoffwechsel und die langfristigen Risiken sind nicht geklärt. Der therapeutische Stellenwert dieses Mittels ist bis jetzt nicht erkennbar; ob das Mittel die Folgeerkrankungen von Diabetes verhindert, ist bisher nicht ausreichend untersucht.

Präparat	Wichtigste Nebenwirkungen	Empfehlung
Janumet (D/Ö) Filmtabl. Metformin, Sitagliptin *Rezeptpflichtig*	Übelkeit, Erbrechen, Unterzuckerung. Überempfindlichkeitsreaktionen mit Ausschlägen und Juckreiz. Potenziell leberschädigend, akute Pankreatitis (Bauchspeicheldrüsenentzündung)	**Wenig zweckmäßig** Kombination aus dem bewährten Wirkstoff Metformin und dem nur schwach wirkenden Stoff Sitagliptin, dessen langfristige Risiken bis jetzt nicht geklärt sind. Der therapeutische Stellenwert von *Janumet* ist bis jetzt nicht erkennbar. Das Mittel sollte nur dann eingesetzt werden, wenn Metformin allein keine ausreichende Wirksamkeit zeigt. Zudem ist bisher nicht ausreichend untersucht, wie sich die Risiken des Sitagliptin in der Langzeitanwendung auswirken.
Januvia (D/Ö) Filmtabl. Sitagliptin *Rezeptpflichtig*	Übelkeit, Erbrechen. Überempfindlichkeitsreaktionen mit Ausschlägen und Juckreiz. Potenziell leberschädigend, akute Pankreatitis (Bauchspeicheldrüsenentzündung)	**Wenig zweckmäßig** Darf nur in Kombination mit dem Diabetes-Mittel Metformin oder einem Glitazon (z. B. dem Wirkstoff Pioglitazon, enthalten z. B. in *Actos*) oder einem Sulfonylharnstoff (enthalten z. B. in *Euglucon N*) verwendet werden. Sitagliptin hat nur eine schwache Wirkung auf den Zuckerstoffwechsel und die langfristigen Risiken sind nicht geklärt. Der therapeutische Stellenwert dieses Mittels ist bis jetzt nicht erkennbar; ob das Mittel die Folgeerkrankungen von Diabetes verhindert, ist bisher nicht ausreichend untersucht.
Liponsäure-ratiopharm (D) Filmtabl., Infusionslösung Alpha-Liponsäure	Allergische Reaktionen. Nach zu schneller Injektion Atembeschwerden. In Einzelfällen wurde über Krämpfe, Doppeltsehen, Blutungsneigung und Schockreaktionen berichtet. Es kann zu einem Absinken des Blutzuckerspiegels kommen	**Abzuraten** Zweifelhafte therapeutische Wirksamkeit bei diabetischen Neuropathien.

Präparat	Wichtigste Nebenwirkungen	Empfehlung
Maninil (D) Tabl. Glibenclamid *Rezeptpflichtig*	Akut: Unterzuckerung (kann auch durch gleichzeitige Einnahme anderer Medikamente ausgelöst werden). Bei Patienten mit Typ-2-Diabetes, die an einer Durchblutungsstörung am Herzen (Angina Pectoris) leiden, sollten Mittel mit Sulfonylharnstoffen wie Glibenclamid nicht eingesetzt werden. Bei Auftreten eines Herzinfarkts sollte eine Umstellung auf Insulin erfolgen	**Nur zweckmäßig, wenn bei** Typ-2-Diabetikern (Altersdiabetes) durch Bewegung, Gewichtsreduktion und konsequente Ernährungsumstellung keine ausreichende Wirkung auf den Blutzuckerspiegel erreicht wird und noch eine Restinsulinproduktion vorhanden ist.
Meglucon (Ö) Filmtabl. Metformin *Rezeptpflichtig*	Akut: Übelkeit, Magenschmerzen, Erbrechen. Kann zu Milchsäure-Überzuckerung des Blutes führen, die tödlich enden kann	**Nur zweckmäßig bei** Typ-2-Diabetikern mit erheblichem Übergewicht, bei denen eine Ernährungsumstellung allein nicht ausreicht, bei denen aber noch körpereigenes Insulin produziert wird. Nur unter ständiger Kontrolle der Nierenfunktion und nicht bei Patienten über 65 Jahren anwenden. Patienten, die Insulin brauchen, bekommen oft nur Metformin-Präparate verschrieben.
Met (D) **Metfogamma** (D) **Metformin –** **1 A Pharma** (D/Ö) **Metformin AbZ** (D) **Metformin AL** (D) **Metformin Arcana** (Ö) **Metformin Atid** (D) **Metformin Axcount** (D) **Metformin Basics** (D) **metformin-biomo** (D) Filmtabletten *Wirkstoff:* Metformin *Rezeptpflichtig*	Akut: Übelkeit, Magenschmerzen, Erbrechen. Kann zu Milchsäure-Überzuckerung des Blutes führen, die tödlich enden kann	**Nur zweckmäßig bei** Typ-2-Diabetikern mit erheblichem Übergewicht, bei denen eine Ernährungsumstellung allein nicht ausreicht, bei denen aber noch körpereigenes Insulin produziert wird. Nur unter ständiger Kontrolle der Nierenfunktion und nicht bei Patienten über 65 Jahren anwenden. Patienten, die Insulin brauchen, bekommen oft nur Metformin-Präparate verschrieben.

Präparat	Wichtigste Nebenwirkungen	Empfehlung
Metformin-CT (D) **Metformin dura** (D) **Metformin Heumann** (D) **Metformin HEXAL** (D/Ö) **Metformin Lich** (D) **Metformin Puren** (D) **Metformin-ratiopharm** (D/Ö) **Metformin Sandoz** (D) **Metformin STADA** (D/Ö) Filmtabletten *Wirkstoff:* Metformin *Rezeptpflichtig*	Akut: Übelkeit, Magenschmerzen, Erbrechen. Kann zu Milchsäure-Überzuckerung des Blutes führen, die tödlich enden kann	**Nur zweckmäßig bei** Typ-2-Diabetikern mit erheblichem Übergewicht, bei denen eine Ernährungsumstellung allein nicht ausreicht, bei denen aber noch körpereigenes Insulin produziert wird. Nur unter ständiger Kontrolle der Nierenfunktion und nicht bei Patienten über 65 Jahren anwenden. Patienten, die Insulin brauchen, bekommen oft nur Metformin-Präparate verschrieben.
Neurium HEXAL (D) Filmtabl., Injektionslösung Alpha-Liponsäure	Allergische Reaktionen. Nach zu schneller Injektion Atembeschwerden. In Einzelfällen wurde über Krämpfe, Doppeltsehen, Blutungsneigung und Schockreaktionen berichtet. Es kann zu einem Absinken des Blutzuckerspiegels kommen	**Abzuraten** Zweifelhafte therapeutische Wirksamkeit bei diabetischen Neuropathien.
NovoNorm (D/Ö) Tabl. Repaglinid *Rezeptpflichtig*	Häufig Atemwegs- und Harnwegsinfektionen, häufig Unterzucker, Kopfschmerzen, Gelenkschmerzen, Brechreiz und Durchfall. Es wurden im Zusammenhang mit der Einnahme Angina Pectoris, Herzrhythmusstörungen und Herzinfarkte beobachtet	**Wenig zweckmäßig** Vertretbar für Typ-2-Diabetiker mit einer Restinsulinproduktion nur in begründeten Ausnahmefällen und als Zusatztherapie, wenn Metformin als Einzelsubstanz nicht ausreichend wirkt. Der therapeutische Nutzen ist noch nicht zu bestimmen. Daher sind ähnlich wirkende Stoffe wie z. B. Glibenclamid vorzuziehen.
Onglyza (D) Filmtabl. Saxagliptin *Rezeptpflichtig*	Übelkeit, Erbrechen. Überempfindlichkeitsreaktionen mit Ausschlägen und Juckreiz. Potenziell leberschädigend. Akute Pankreatitis (Bauchspeicheldrüsenentzündung)	**Wenig zweckmäßig** Saxagliptin wird nicht allein verwendet, sondern nur in Kombination mit Metformin, Sulfonylharnstoffen (z. B. Glimeperid) oder Insulin, wenn diese nicht ausreichend wirken. Die langfristigen Risiken sind noch unklar. Ob mit dem Mittel Folgeerkrankungen von Diabetes verringert werden, ist noch nicht ausreichend untersucht.

Präparat	Wichtigste Nebenwirkungen	Empfehlung
Repaglinid – **1 A Pharma** (D) **Repaglinid Aactavis** (Ö) **Repaglinid AL** (D) **Repaglinid HEXAL**(D) **Repaglinid Sandoz** (Ö) **Repaglinid STADA** (D/Ö) Tabletten *Wirkstoff:* Repaglinid *Rezeptpflichtig*	Häufig Atemwegs- und Harnwegsinfektionen, häufig Unterzucker, Kopfschmerzen, Gelenkschmerzen, Brechreiz und Durchfall. Es wurden im Zusammenhang mit der Einnahme Angina Pectoris, Herzrhythmusstörungen und Herzinfarkte beobachtet	**Wenig zweckmäßig** Vertretbar für Typ-2-Diabetiker mit einer Restinsulinproduktion nur in begründeten Ausnahmefällen und als Zusatztherapie, wenn Metformin als Einzelsubstanz nicht ausreichend wirkt. Der therapeutische Nutzen ist noch nicht zu bestimmen; ob mit dem Mittel Folgeerscheinung von Diabetes verringert werden, ist noch nicht ausreichend untersucht. Daher sind ähnlich wirkende Stoffe wie z. B. Glibenclamid vorzuziehen.
Siofor (D) Filmtabl. Metformin *Rezeptpflichtig*	Akut: Übelkeit, Magenschmerzen, Erbrechen. Kann zu Milchsäure-Überzuckerung des Blutes führen, die tödlich enden kann	**Nur zweckmäßig bei** Typ-2-Diabetikern mit erheblichem Übergewicht, bei denen eine Ernährungsumstellung allein nicht ausreicht, bei denen aber noch körpereigenes Insulin produziert wird. Nur unter ständiger Kontrolle der Nierenfunktion und nicht bei Patienten über 65 Jahren anwenden. Patienten, die Insulin brauchen, bekommen oft nur Metformin-Präparate verschrieben.
Starlix (D) Filmtabl. Nateglinid *Rezeptpflichtig*	Häufig Atemwegsinfektionen, häufig Unterzucker, Müdigkeit, Kopfschmerzen, Gelenkschmerzen, Brechreiz und Durchfall	**Wenig zweckmäßig** Vertretbar für Typ-2-Diabetiker mit einer Restinsulinproduktion als Zusatztherapie, wenn Metformin als Einzelsubstanz nicht ausreichend wirkt. Relativ schwach wirksam. Der therapeutische Nutzen ist noch nicht zu bestimmen. Ähnlich wirkende Stoffe wie z. B. Glibenclamid sind vorzuziehen.
Thioctacid (D/Ö) Filmtabl., Injektionslösung Alpha-Liponsäure *Rezeptpflichtig (Ö)*	Allergische Reaktionen. Nach zu schneller Injektion Atembeschwerden. In Einzelfällen wurde über Krämpfe, Doppeltsehen, Blutungsneigung und Schockreaktionen berichtet. Es kann zu einem Absinken des Blutzuckerspiegels kommen	**Abzuraten** Zweifelhafte therapeutische Wirksamkeit bei diabetischen Neuropathien.

Präparat	Wichtigste Nebenwirkungen	Empfehlung
Velmetia (D/Ö) Filmtabl. Metformin, Sitagliptin *Rezeptpflichtig*	Übelkeit, Erbrechen, Unterzuckerung. Überempfindlichkeitsreaktionen mit Ausschlägen und Juckreiz. Potenziell leberschädigend	**Wenig zweckmäßig** Kombination aus dem bewährten Wirkstoff Metformin und dem nur schwach wirkenden Stoff Sitagliptin, dessen langfristige Risiken bis jetzt nicht geklärt sind. Der therapeutische Stellenwert von *Velmetia* ist bis jetzt nicht erkennbar. Ob durch Sitagliptin die Folgeerkrankungen von Diabetes verringert werden, ist noch nicht ausreichend untersucht. Das Mittel kann allenfalls dann versucht werden, wenn Metformin allein nicht ausreichend wirkt.
Xelevia (D) Filmtabl. Sitagliptin *Rezeptpflichtig*	Übelkeit, Erbrechen. Überempfindlichkeitsreaktionen mit Ausschlägen und Juckreiz. Potenziell leberschädigend. Akute Pankreatitis (Bauchspeicheldrüsenentzündung)	**Wenig zweckmäßig** Darf nur in Kombination mit dem Diabetes-Mittel Metformin oder einem Glitazon (z. B. dem Wirkstoff Pioglitazon, enthalten z. B. in *Actos*) oder einem Sulfonylharnstoff (enthalten z. B. in *Euglucon N*) verwendet werden. Sitagliptin hat nur eine schwache Wirkung auf den Zuckerstoffwechsel und die langfristigen Risiken sind nicht geklärt. Der therapeutische Stellenwert dieses Mittels ist bis jetzt nicht erkennbar. Ob durch Sitagliptin die Folgeerkrankungen des Diabetes verringert werden, ist noch nicht ausreichend untersucht.

16.2. Insuline und andere Diabetes-Mittel zum Spritzen

Insuline sind bei allen Jugenddiabetikern (Typ 1) lebensnotwendig, bei Altersdiabetikern (Typ 2) jedoch erst dann, wenn konsequente Ernährungsumstellung (und eventuell Tabletten) nicht ausreicht, um den Blutzuckerspiegel befriedigend einzustellen. Etwa ein Drittel aller Diabetiker müssen Insuline spritzen.

Auch hier ist die genaue Abstimmung von körperlicher Aktivität und Nahrungsaufnahme mit der Dosierung des Medikaments Voraussetzung für den Erfolg.

Welches Insulin?

Prinzipiell kann man mit den meisten Präparaten gut eingestellt sein, ein oftmaliger Wechsel ist meist nicht sinnvoll. Bei einer Neueinstellung sind jedoch folgende Kriterien zu beachten:

– In Bezug auf Qualität sind heutzutage alle Humaninsuline vergleich- und austauschbar. Weil die Firmen verschiedene Konservierungsmittel verwenden, sollten grundsätzlich nur Insuline der gleichen Firma gemischt werden. In sehr seltenen Fällen können allergische Reaktionen auftreten – unter Umständen sogar lebensbedrohliche wie z. B. Schockzustand.

– Typ-1-Diabetiker benötigen nur ein Normalinsulin und ein Verzögerungsinsulin, aus denen sie selbst die nötigen Mischungen herstellen können – unter Berechnung des Kalorien- und Insulinbedarfs und unter Berücksichtigung von Blutzucker, Tageszeit und körperlicher Belastung.

– Die intensivierte Insulinbehandlung mit Blutzuckerselbstkontrolle hat gegenüber der konventionellen Behandlung den Vorteil, dass sich dadurch das Risiko von Diabetes-Spätschäden auf ein Drittel oder Viertel absenken lässt. Ein Verzögerungsinsulin ist z. B. *Protaphane*, ein Normalinsulin ist z. B. *Berlinsulin H Normal*.

– Typ-2-Diabetiker benötigen normalerweise morgens und abends eine Kombination von ca. einem Drittel Normalinsulin und zwei Dritteln Verzögerungsinsulin. Abends genügt oft ein Verzögerungsinsulin allein. Mischinsuline sind z. B. *Huminsulin Profil III*, *Insuman Comb*.

– Normalinsuline und NPH-Verzögerungsinsuline sind stabil mischbar.

– Kunstinsuline (z. B. Insulin aspart, enthalten in *Novo rapid*; Insulin glulisin, enthalten in *Apidra*; Insulin lispro, enthalten in *Humalog*) sollen gegenüber den herkömmlichen Insulin-Präparaten den Vorteil haben, dass sie rascher in den Körper aufgenommen werden und deshalb kein zeitlicher Abstand zwischen Spritzen und Essen eingehalten werden muss. Bisherige Untersuchungsergebnisse lassen jedoch keinen klinisch relevanten Vorteil gegenüber den herkömmlichen Humaninsulinen erkennen, schreibt die Fachzeitschrift »arznei-telegramm« und kritisiert, dass sich einige Vorstandsmitglieder der Deutschen Diabetes Gesellschaft als Werbetrommler für den Humalog-Hersteller einspannen lassen.

- Gegen die neuen Verzögerungskunstinsuline Insulin detemir (enthalten z. B. in *Levemir*) und Insulin glargine (enthalten z. B. in
Lantus) äußern Fachleute erhebliche Sicherheitsbedenken. Es
gibt bis jetzt keinen Nachweis, dass sie den herkömmlichen NPH-
Verzögerungsinsulinen überlegen sind.

Eine gründliche Patienten-Schulung zur Einstellung des Blutzuckers
ist wichtiger als eine raschere Insulin-Aufnahme in den Körper.

Unterzuckerungsreaktionen (Hypoglykämie)

Bei außergewöhnlicher körperlicher Aktivität, mangelnder Einnahme
von Kohlenhydraten, zu hohen Dosen von Insulin oder auch von Tabletten kann es zu Unterzuckerungsreaktionen kommen.

Besonders gefährlich sind solche Reaktionen in der Nacht, weil sie
dann unbemerkt ablaufen und zu schweren Hirnleistungsstörungen
führen können.

Symptome dafür sind: Heißhunger, Schwitzen, Zittern, Sehstörungen,
Herzklopfen, Verwirrtheit bis zu krampfartigen Muskelzuckungen
und Bewusstlosigkeit. Alkohol kann das Auftreten solcher Reaktionen
begünstigen.

Bei leichten Unterzuckerungen können Traubenzucker, Milch, Obst-
säfte oder Obst helfen. Bei Unterzuckerungsreaktionen mit Bewusstlosigkeit gilt: Geschulte Angehörige können ein blutzuckerstei-
gerndes Medikament (Glucagon) injizieren. Ein Arzt sollte verstän-
digt werden.

Injektionshilfen (Pens)

Die meisten Diabetikerinnen und Diabetiker verwenden heutzutage
Injektionshilfen (Pens). Fachleute bemängeln, dass es bei diesen Injektionshilfen noch keine Norm gibt, sondern jeder Hersteller eigene
Geräte anbietet, die sich technisch und in der Handhabung unterscheiden.

Insulinpumpen

Eine Insulinpumpe ist kleiner als eine Zigarettenschachtel und wird
außen am Körper getragen. Von dort wird das Insulin über einen dün-
nen Schlauch zur Nadel geleitet, die im Fettgewebe des Bauches
steckt. Die Pumpe gibt selbstständig in kurzen Abständen jene Insu-
linmenge ab, die der Körper braucht.

Die Fachpublikation »Arzneimittel-Kursbuch« stuft die subkutane Insulinpumpen-Therapie mit Normalinsulin als sicherste und wirkungsvollste Methode der intensiven Insulinbehandlung ein. Der Vorteil besteht vor allem in einer stabileren Stoffwechseleinstellung und einer größeren Flexibilität der Ernährung und des Tagesablaufs.

Exenatid, enthalten z. B. in *Byetta* Injektionslösung und Liraglutid, enthalten z. B. in *Victoza* Injektionslösung

Bei diesen neuen Medikamenten handelt es sich um künstliche Hormone, die die Insulinausschüttung des Körpers anregen, die Magenentleerung verzögern und durch ein erhöhtes Sättigungsgefühl die Nahrungszufuhr vermindern sollen. Schlechte Verträglichkeit und umstrittener Nutzen.

16.2. Insuline und andere Diabetes-Mittel zum Spritzen

Präparat	Wichtigste Nebenwirkungen	Empfehlung
Actrapid Flex Pen (D) Fertigspritzen **Actrapid Innolet** (D) Fertigspritzen **Actrapid Penfill** (D/Ö) Injektionslösung in Zylinderampulle (Patrone) *Konservierungsstoff:* m-Cresol; *Wirkstoff:* Humaninsulin *Rezeptpflichtig*	Magen-Darm-Störungen, Fettgewebsstörungen an der Injektionsstelle, Allergien, Unterzuckerung bei Überdosierung	**Therapeutisch zweckmäßig** bei insulinpflichtigem Diabetes. Gentechnisch hergestelltes Humaninsulin.
Actraphane Flexpen (D) Fertigspritzen **Actraphane Penfill** (D) Injektionslösung in Zylinderampulle **Actraphane Innolet** (D) Fertigspritzen *Konservierungsstoffe:* m-Cresol, Phenol; *Hilfsstoff:* Protaminsulfat; *Wirkstoffe:* Humaninsulin, Isophan-Humaninsulin (Verzögerungsinsulin) *Rezeptpflichtig*	Magen-Darm-Störungen, Fettgewebsstörungen an der Injektionsstelle, Allergien, Unterzuckerung bei Überdosierung	**Therapeutisch zweckmäßig** bei insulinpflichtigem Diabetes. Mischinsulin. Kombination von gentechnisch hergestelltem normalem Humaninsulin und Verzögerungsinsulin.

Präparat	Wichtigste Nebenwirkungen	Empfehlung
Apidra (D/Ö) Injektionslösung in Durchstechflasche, Patronen und Pen *Konservierungsstoff:* m-Cresol; *Wirkstoff:* Insulin glulisin *Rezeptpflichtig*	Magen-Darm-Störungen, Schmerzen an der Injektionsstelle, auch Fettgewebsstörungen, Allergien, bei Überdosierung Unterzuckerung. Möglicherweise erhöhtes Krebsrisiko	**Möglicherweise zweckmäßig** bei insulinpflichtigem Diabetes. Gentechnologisch hergestelltes Kunstinsulin. Die Vor- und Nachteile der Kunstinsuline (Analoginsuline) wie Insulin glulisin gegenüber den lange bewährten Humaninsulinen sind bezüglich des Langzeitnutzens noch immer nicht ausreichend geklärt.
Berlinsulin H Normal (D) Injektionslösung für Pen *Konservierungsstoff:* m-Cresol; *Wirkstoff:* Humaninsulin *Rezeptpflichtig*	Magen-Darm-Störungen, Fettgewebsstörungen an der Injektionsstelle, Allergien, Unterzuckerung bei Überdosierung	**Therapeutisch zweckmäßig** bei insulinpflichtigem Diabetes. Gentechnisch hergestelltes Humaninsulin.
Berlinsulin H Basal (D) Injektionslösung für Pen *Konservierungsstoffe:* m-Cresol, Phenol; *Hilfsstoff:* Protaminsulfat; *Wirkstoff:* Isophan-Humaninsulin (Verzögerungsinsulin) *Rezeptpflichtig*	Magen-Darm-Störungen, Fettgewebsstörungen an der Injektionsstelle, Allergien, Unterzuckerung bei Überdosierung	**Therapeutisch zweckmäßig** bei insulinpflichtigem Diabetes. Gentechnisch hergestelltes Verzögerungsinsulin.
Berlinsulin H 30/70 (D) Injektionslösung für Pen *Konservierungsstoffe:* m-Cresol, Phenol; *Hilfsstoff:* Protaminsulfat; *Wirkstoffe:* Humaninsulin, Isophan-Humaninsulin (Verzögerungsinsulin) *Rezeptpflichtig*	Magen-Darm-Störungen, Fettgewebsstörungen an der Injektionsstelle, Allergien, Unterzuckerung bei Überdosierung	**Therapeutisch zweckmäßig** bei insulinpflichtigem Diabetes. Mischinsulin. Kombination von gentechnisch hergestelltem normalem Humaninsulin und Verzögerungsinsulin.
Bydureon (D/Ö) Injektionslösung **Byetta** (D/Ö) Injektionslösung Exenatid *Rezeptpflichtig*	Sehr häufig Übelkeit, Erbrechen, Durchfall, Gewichtsverlust. Häufig Kopfschmerzen, Schwindel, Unruhe, vermehrtes Schwitzen. Bauchspeicheldrüsenentzündung. Reizungen an der Injektionsstelle	**Abzuraten** Der Nutzen dieses künstlich hergestellten Hormons, das zusätzlich zu Sulfonylharnstoffen (z. B. Glibenclamid) und Metformin verwendet wird, ist zweifelhaft. Ungünstiges Nutzen-Risiko-Verhältnis.

Präparat	Wichtigste Nebenwirkungen	Empfehlung
Humalog (D/Ö) Injektionslösung in Durchstechflache und für Pen + Patrone *Konservierungsstoff:* m-Cresol; *Wirkstoff:* Insulin lispro *Rezeptpflichtig*	Magen-Darm-Störungen, Schmerzen an der Injektions- stelle, auch Fettgewebsstörun- gen, Allergien, bei Überdosie- rung Unterzuckerung. Mögli- cherweise erhöhtes Krebsrisiko	**Möglicherweise zweckmäßig** bei insulinpflichtigem Diabetes. Gentechnologisch hergestelltes Kunstinsulin. Die Vor- und Nach- teile der Kunstinsuline (Analog- insuline) wie Insulin lispro gegen- über den lange bewährten Humaninsulinen sind bezüglich des Langzeitnutzens noch immer nicht ausreichend geklärt.
Humalog Mix 25/ Mix 50/ Mix 75/ Mix 100 (D/Ö) Injektionssuspension in Patronen und Pen *Konservierungsstoffe:* m-Cresol, Phenol; *Hilfsstoff:* Protamin; *Wirkstoffe:* Insulin lispro, Insulin lispro als Protamin- Kristallsuspension (zur Verzögerung) *Rezeptpflichtig*	Magen-Darm-Störungen, Schmerzen an der Injektions- stelle, auch Fettgewebsstörun- gen, Allergien, bei Überdosie- rung Unterzuckerung. Mögli- cherweise erhöhtes Krebsrisiko	**Möglicherweise zweckmäßig** bei insulinpflichtigem Diabetes. Gentechnologisch hergestelltes Kunstinsulin (Verzögerungsin- sulin). Die Vor- und Nachteile der Kunstinsuline (Analoginsuline) wie Insulin lispro gegenüber den lange bewährten Humaninsulinen sind bezüglich des Langzeitnut- zens noch immer nicht ausrei- chend geklärt.
Huminsulin Basal (D) **Huminsulin Lilly Basal** (Ö) Injektionssuspension in Durchstechflaschen, Patronen und Pen *Konservierungsstoffe:* m-Cresol, Phenol; *Hilfsstoff:* Protaminsulfat; *Wirkstoff:* Humaninsulin *Rezeptpflichtig*	Magen-Darm-Störungen, Fett- gewebsstörungen an der Injek- tionsstelle, Allergien, Unter- zuckerung bei Überdosierung	**Therapeutisch zweckmäßig** bei insulinpflichtigem Diabetes. Gentechnisch hergestelltes Verzö- gerungsinsulin.
Huminsulin Normal (D) **Huminsulin Lilly Normal** (Ö) Injektionssuspension in Durchstechflaschen, Pen *Konservierungsstoff:* m-Cresol; *Wirkstoff:* Humaninsulin *Rezeptpflichtig*	Magen-Darm-Störungen, Fett- gewebsstörungen an der Injek- tionsstelle, Allergien, Unter- zuckerung bei Überdosierung	**Therapeutisch zweckmäßig** bei insulinpflichtigem Diabetes. Gentechnisch hergestelltes Humaninsulin.

Präparat	Wichtigste Nebenwirkungen	Empfehlung
Huminsulin Profil III (D) Injektionslösung für Pen **Huminsulin Lilly Profil III** (Ö) Durchstechflasche, Injektionslösung für Pen *Konservierungsstoffe:* m-Cresol, Phenol; *Hilfsstoff:* Protaminsulfat; *Wirkstoffe:* Humaninsulin, Humaninsulin-Protamin-Kristallsuspension (zur Verzögerung) *Rezeptpflichtig*	Magen-Darm-Störungen, Fettgewebsstörungen an der Injektionsstelle, Allergien, Unterzuckerung bei Überdosierung	**Therapeutisch zweckmäßig** bei insulinpflichtigem Diabetes. Mischinsulin. Kombination von gentechnisch hergestelltem normalem Humaninsulin und Verzögerungsinsulin.
Insulin B. Braun Basal (D) Injektionslösung in Durchstechflasche, Amp. *Konservierungsstoffe:* m-Cresol, Phenol; *Hilfsstoff:* Protaminsulfat; *Wirkstoff:* Isophan-Humaninsulin hergestellt aus Schweineinsulin *Rezeptpflichtig*	Magen-Darm-Störungen, Fettgewebsstörungen an der Injektionsstelle, Allergien, Unterzuckerung bei Überdosierung	**Therapeutisch zweckmäßig** bei insulinpflichtigem Diabetes. Enzymatisch hergestelltes Verzögerungsinsulin.
Insulin B. Braun Rapid (D) Injektionslösung in Durchstechflasche, Amp. *Konservierungsstoffe:* m-Cresol, Phenol; *Wirkstoff:* Humaninsulin hergestellt aus Schweineinsulin *Rezeptpflichtig*	Magen-Darm-Störungen, Fettgewebsstörungen an der Injektionsstelle, Allergien, Unterzuckerung bei Überdosierung	**Therapeutisch zweckmäßig** bei insulinpflichtigem Diabetes. Enzymatisch hergestelltes Humaninsulin.
Insulin B. Braun Comb (D) Injektionslösung in Durchstechflasche, Amp. *Konservierungsstoffe:* m-Cresol, Phenol; *Wirkstoffe:* Humaninsulin, Isophan-Insulin hergestellt aus Schweineinsulin *Rezeptpflichtig*	Magen-Darm-Störungen, Fettgewebsstörungen an der Injektionsstelle, Allergien, Unterzuckerung bei Überdosierung	**Therapeutisch zweckmäßig** bei insulinpflichtigem Diabetes. Kombination von enzymatisch hergestelltem normalem Humaninsulin und Verzögerungsinsulin.

Präparat	Wichtigste Nebenwirkungen	Empfehlung
Insuman Basal (D/Ö) Injektionssuspension in Durchstechflaschen, Patronen *Konservierungsstoffe:* m-Cresol, Phenol; *Hilfsstoff:* Protaminsulfat; *Wirkstoff:* Humaninsulin *Rezeptpflichtig*	Magen-Darm-Störungen, Fett- gewebsstörungen an der Injek- tionsstelle, Allergien, Unter- zuckerung bei Überdosierung	**Therapeutisch zweckmäßig** bei insulinpflichtigem Diabetes. Gentechnisch hergestelltes Verzö- gerungsinsulin.
Insuman Comb (D/Ö) Injektionssuspension in Durchstechflaschen, Patrone *Konservierungsstoffe:* m-Cresol, Phenol; *Hilfsstoff:* Protaminsulfat; *Wirkstoff:* Humaninsulin, Isophan-Humaninsulin (Verzögerungsinsulin) *Rezeptpflichtig*	Magen-Darm-Störungen, Fett- gewebsstörungen an der Injek- tionsstelle, Allergien, Unter- zuckerung bei Überdosierung	**Therapeutisch zweckmäßig** bei insulinpflichtigem Diabetes. Mischinsulin. Kombination von gentechnisch hergestelltem nor- malem Humaninsulin und Verzö- gerungsinsulin.
Insuman Infusat (D) Durchstechflaschen, Patronen *Konservierungsstoffe:* Phenol, Trometamol; *Wirkstoff:* Humaninsulin *Rezeptpflichtig*	Magen-Darm-Störungen, Aller- gien, Fettgewebsstörungen an der Injektionsstelle, Unter- zuckerung bei Überdosierung	**Therapeutisch zweckmäßig** bei insulinpflichtigem Diabetes. Gentechnisch hergestelltes Hu- maninsulin. Anwendung nur für Insulinpumpen.
Insuman Rapid (D/Ö) Durchstechflaschen, Patronen *Konservierungsstoff:* m-Cresol; *Wirkstoff:* Humaninsulin *Rezeptpflichtig*	Magen-Darm-Störungen, Fett- gewebsstörungen an der Injek- tionsstelle, Allergien, Unter- zuckerung bei Überdosierung	**Therapeutisch zweckmäßig** bei insulinpflichtigem Diabetes. Gentechnisch hergestelltes Humaninsulin.

Präparat	Wichtigste Nebenwirkungen	Empfehlung
Lantus (D/Ö) Injektionslösung in Durchstechflasche, Pen und Patronen *Konservierungsstoff:* m-Cresol; *Wirkstoff:* Insulin glargin *Rezeptpflichtig*	Magen-Darm-Störungen, Schmerzen an der Injektionsstelle, auch Fettgewebsstörungen, Allergien, bei Überdosierung Unterzuckerung. Kopfschmerzen. Noch immer wird kontrovers über ein erhöhtes Krebsrisiko diskutiert, ein erhöhtes Tumorrisiko kann nicht ausgeschlossen werden	**Wenig zweckmäßig** Gentechnologisch hergestelltes Kunstinsulin (Verzögerungsinsulin). Die Vor- und Nachteile der Kunstinsuline (Analoginsuline) wie Insulin glargin gegenüber den lange bewährten Humaninsulinen sind bezüglich des Langzeitnutzens noch immer nicht ausreichend geklärt. Insbesondere das Krebsrisiko, für das in drei von vier Beobachtungsstudien Hinweise vorliegen, gilt nach wie vor als klärungsbedürftig.
Levemir (D/Ö) Injektionslösung für Pen und Patronen *Konservierungsstoffe:* m-Cresol, Phenol; *Wirkstoff:* Insulin detemir *Rezeptpflichtig*	Magen-Darm-Störungen, Schmerzen an der Injektionsstelle, auch Fettgewebsstörungen, Allergien, bei Überdosierung Unterzuckerung. Möglicherweise erhöhtes Krebsrisiko	**Möglicherweise zweckmäßig** bei insulinpflichtigem Diabetes. Gentechnologisch hergestelltes Kunstinsulin (Verzögerungsinsulin). Die Vor- und Nachteile der Kunstinsuline (Analoginsuline) wie Insulin detemir gegenüber den lange bewährten Humaninsulinen sind bezüglich des Langzeitnutzens noch immer nicht ausreichend geklärt.
Liprolog 100 Einheiten (D) Zylinderamp., Fertigspritzen, Injektionsflaschen *Konservierungsstoff:* m-Cresol *Wirkstoff:* Insulin lispro *Rezeptpflichtig*	Magen-Darm-Störungen, Schmerzen an der Injektionsstelle, auch Fettgewebsstörungen, Allergien, bei Überdosierung Unterzuckerung. Möglicherweise erhöhtes Krebsrisiko	**Möglicherweise zweckmäßig** bei insulinpflichtigem Diabetes. Gentechnologisch hergestelltes Kunstinsulin (Verzögerungsinsulin). Die Vor- und Nachteile der Kunstinsuline (Analoginsuline) wie Insulin lispro gegenüber den lange bewährten Humaninsulinen sind bezüglich des Langzeitnutzens noch immer nicht ausreichend geklärt.
Liprolog Mix (D) Zylinderamp., Fertigspritzen *Konservierungsstoffe:* m-Cresol, Phenol; *Hilfsstoff:* Protamin; *Wirkstoff:* Insulin lispro *Rezeptpflichtig*	Magen-Darm-Störungen, Schmerzen an der Injektionsstelle, auch Fettgewebsstörungen, Allergien, bei Überdosierung Unterzuckerung. Möglicherweise erhöhtes Krebsrisiko	**Möglicherweise zweckmäßig** bei insulinpflichtigem Diabetes. Gentechnologisch hergestelltes Kunstinsulin (Verzögerungsinsulin). Die Vor- und Nachteile der Kunstinsuline (Analoginsuline) wie Insulin lispro gegenüber den lange bewährten Humaninsulinen sind bezüglich des Langzeitnutzens noch immer nicht ausreichend geklärt.

Präparat	Wichtigste Nebenwirkungen	Empfehlung
NovoMix Flexpen/ Penfill (D/Ö) Fertigspritzen Zylinderampullen **NovoRapid/ FlexPen** (D/Ö) Fertigspritzen **Novorapid Novolet** (D) Fertigspritzen **Novorapid Penfill** (D/Ö) Injektionslösung in Zylinderampullen und Patronen *Konservierungsstoffe:* m-Cresol, Phenol; *Wirkstoff:* Insulin aspart *Rezeptpflichtig*	Magen-Darm-Störungen, Schmerzen an der Injektionsstelle, auch Fettgewebsstörungen, Allergien, bei Überdosierung Unterzuckerung. Möglicherweise erhöhtes Krebsrisiko	**Möglicherweise zweckmäßig** bei insulinpflichtigem Diabetes. Gentechnologisch hergestelltes Kunstinsulin. Die Vor- und Nachteile der Kunstinsuline (Analoginsuline) wie Insulin aspart gegenüber den lange bewährten Humaninsulinen sind bezüglich des Langzeitnutzens noch immer nicht ausreichend geklärt.
Protaphane Innolet/ Flexpen/ Novolet (D) Fertigspritzen **Protaphane Penfill** (D) Zylinderamp. *Konservierungsstoffe:* m-Cresol, Phenol; *Hilfsstoff:* Protaminsulfat; *Wirkstoff:* Humaninsulin *Rezeptpflichtig*	Magen-Darm-Störungen, Fettgewebsstörungen an der Injektionsstelle, Allergien, Unterzuckerung bei Überdosierung	**Therapeutisch zweckmäßig** bei insulinpflichtigem Diabetes. Gentechnisch hergestelltes Verzögerungsinsulin.
Victoza (D/Ö) Injektionslösung in Fertigspritzen Liraglutid *Rezeptpflichtig*	Vor allem am Beginn der Behandlung Übelkeit, Durchfall, Erbrechen, Verstopfung, Bauchschmerzen, Verdauungsbeschwerden. Außerdem Kopfschmerzen, Schnupfen. Reizungen an der Injektionsstelle	**Wenig zweckmäßig** Der Nutzen dieses künstlich hergestellten Hormons, das zusätzlich zu Sulfonylharnstoffen (z. B. Glibenclamid), Metformin und Glitazonen (z. B. *Avandia* oder *Actos*) als Injektion verwendet wird, ist zweifelhaft. Die Langzeitverträglichkeit und der Nutzen bezüglich der Verringerung von Folgeerkrankungen des Diabetes sind noch nicht ausreichend untersucht.

17. Kapitel: **Schilddrüse**

Die Schilddrüse reguliert die Stoffwechselvorgänge des Körpers, indem ihre Hormone die Oxidationsprozesse (= Sauerstoffaufnahme) der Zellen im ganzen Körper beeinflussen.

Ein großer Teil des Enzym- und Hormonhaushaltes und der Eiweiß-, Fett- und Kohlenhydratstoffwechsel wird von den Schilddrüsenhormonen geregelt und im Gleichgewicht gehalten. Sie sind auch für Knochenwachstum und Reifevorgänge unentbehrlich.

Für die Bildung von Schilddrüsenhormonen ist Jod notwendig. Um die Jahrhundertwende waren Störungen der Schilddrüse mit ihren Folgen (Kropf, Kretinismus bei Kindern) in den Gebirgsländern weit verbreitet. Auch heutzutage sind Schilddrüsenkrankheiten relativ häufig.

Deutschland gilt als Jodmangelgebiet. Messungen haben ergeben, dass die Deutschen durch die Ernährung nicht ausreichend Jod zu sich nehmen. Die Folge davon ist, dass sehr viele Menschen einen Kropf haben – man schätzt, dass mehr als zehn Millionen Deutsche behandlungsbedürftig sind.

Die hauptsächlich durch Jodmangel verursachten Krankheiten konnten in Ländern wie Österreich und der Schweiz durch die Beimengung von Jod in Nahrungsmitteln (jodiertes Speisesalz) deutlich eingedämmt werden.

Zu viel Jod kann der Schilddrüse ebenfalls schaden und zu einer Überproduktion von Hormonen führen. Es gilt auch als gesichert, dass psychische Spannungen zur Schilddrüsenstörung führen können.

Es gibt drei Krankheitsformen:
– Kropf ohne Störung der Funktion der Schilddrüse
– Schilddrüsenunterfunktion
– Schilddrüsenüberfunktion

Achtung: Schilddrüsenhormone werden manchmal zur Behandlung von Übergewicht missbraucht. Diese »Schlankheitstherapie« ist sehr riskant. Es können schwere, unter Umständen lebensbedrohliche Störeffekte auftreten, vor allem dann, wenn gleichzeitig Appetithemmer eingenommen werden.

Einfacher Kropf (Struma)

Der Kropf ohne Funktionsstörung der Schilddrüse ist die häufigste Form der Schilddrüsenerkrankungen. Als Ursache gelten Jodmangel oder die Störung der Hormonbildung. Das Erkrankungsrisiko steigt, wenn das Trinkwasser sehr viel Nitrat enthält, bei Rauchern und bei Menschen, die viel Blumenkohl oder Rettich essen.

Ein Kropf kann auch das Ergebnis der Behandlung mit Medikamenten sein. Antibiotika vom Typ der Sulfonamide, Tabletten gegen Zuckerkrankheit und bestimmte schmerz- und entzündungshemmende Mittel (z. B. Metamizol, Propyphenazon, Phenazon) können die Bindung von Jodid hemmen.

Die vorbeugende Einnahme von Jod (z. B. als jodiertes Salz oder Jodtabletten) ist in Gegenden mit ausgeprägtem Jodmangel unbedingt erforderlich. Dadurch könnten viele Kropfoperationen in Deutschland unterbleiben.

Behandlung

Üblicherweise wird mit Jod behandelt, z. B. *Jodetten, Jodid, Jodid Hexal, Jodid-ratiopharm*. Wird Jod nicht regelmäßig eingenommen oder sogar abgesetzt, vergrößert sich der Kropf rasch wieder.

Nur bei ganz bestimmten Formen des Kropfes – bei sogenannten Knotenstrumen oder älteren derben Strumen – ist eine Behandlung mit L-Thyroxin (= Levothyroxin, enthalten z. B. in *Berlthyrox, Eferox, Euthyrox, Generika mit dem Namen L-Thyroxin + Firmenbezeichnung*) sinnvoll.

Medikamente, die den Wirkstoff L-T3 (Liothyronin) enthalten (z. B. *Combithyrex, Novothyral, Prothyrid*), gelten als überholt, weil es zu überhöhten Hormonkonzentrationen im Blut und damit zu schweren Nebenwirkungen kommen kann.

Kombinationen von Jod und L-Thyroxin (z. B. *Jodthyrox, L-Thyrox Jod Hexal, Thyronajod Henning*) können bei manchen Erkrankungen sinnvoll sein.

Die Einnahme von Schilddrüsenhormonen erhöht – vor allem bei zu hohen Dosierungen – das Risiko von Herzkrankheiten.

Schilddrüsenunterfunktion

Sie kann in jedem Alter auftreten. Wenn die Funktion schon nach der Geburt gestört ist, kommt es zum Kretinismus (Wachstumsstörungen, Intelligenzmangel).

Bei Erwachsenen tritt meist ein Kropf auf. Sprödes Haar, spröde Haut, verdickte Fingernägel und langsame Sprechweise, Herzrhythmusstörungen, Müdigkeit sind weitere Erscheinungen bei einer solchen Störung.

Häufig ist die Schilddrüsenunterfunktion das Ergebnis der Behandlung einer Überfunktion mit Medikamenten oder die Folge einer abgelaufenen Entzündung (Thyreoiditis). Auch viele andere Arzneimittel, vor allem bestimmte Antidepressiva (Lithiumsalze), können zu Funktionsstörungen führen.

Die vorsichtige Behandlung mit Schilddrüsenhormonen (*Berlthyrox, Eferox, Euthyrox, Generika mit dem Namen L-Thyroxin + Firmenbezeichnung*) ist bei einer Unterfunktion erfolgreich.

Schilddrüsenüberfunktion (z. B. die Basedow'sche Krankheit)

Etwa 20 von 100.000 Personen leiden an der Basedow'schen Krankheit. Magerkeit, Nervosität, erhöhte Herzfrequenz und Verdauungsstörungen sind die häufigsten Symptome der Überfunktion der Schilddrüse. Oft fallen das Hervortreten der Augen, weite Pupillen, weit offene Lider auf. Auch bei dieser Störung schwillt die Schilddrüse an – gefährlich ist dabei hauptsächlich die Belastung von Herz und Kreislauf.

Die Ursachen sind vielfältig und nicht genau erforscht. Zu einem kleineren Teil werden jodhaltige Medikamente dafür verantwortlich gemacht. Die hohe Rückfallquote der einmal Erkrankten wird in einer Studie auf besonders jodhaltige Nahrungsmittel zurückgeführt.

Patienten mit Schilddrüsenüberfunktion dürfen vor allem kein jodiertes Speisesalz verwenden. In Ländern, in denen kaum nicht-jodiertes Salz angeboten wird, muss daher auf Titro-Salz (aus der Apotheke) oder auf pflanzliche »Salzmischungen« (aus Reformhäusern) ausgewichen werden.

Behandlung

Zur Hemmung der Hormonproduktion der Schilddrüse gibt es drei Möglichkeiten: Medikamente, Strahlentherapie und Operationen.

1. Die schnellste Möglichkeit, um das Übermaß an Schilddrüsenhormonen loszuwerden, ist eine Operation. Wegen der möglichen, schwerwiegenden Nachwirkungen sollte man sich vom behandelnden Arzt genau aufklären lassen und Nutzen und Risiken sorgfältig abwägen.

2. Mit einer Strahlenbehandlung – dabei wird ein radioaktives, jod-haltiges Medikament geschluckt und in der Schilddrüse gespeichert – kann etwa die Hälfte aller Schilddrüsenüberfunktionen gestoppt werden. Diese Behandlung ist weniger riskant als eine Operation und erfolgreicher als eine Behandlung mit Schilddrüsenmedikamenten.

3. Mit Medikamenten wird die Schilddrüse daran gehindert, übermäßig viele Hormone zu produzieren. Als zweckmäßigstes Mittel gilt Thiamazol (enthalten z. B. in *Favistan, Methizol SD 5, Generika mit dem Namen Thiamazol + Firmenbezeichnung*).

Die Wirkung ist erst nach zwei bis drei Wochen merkbar. Nach rund eineinhalb Jahren zeigt sich bei etwa 30 bis 50 Prozent aller Patienten eine Rückbildung der Überfunktion. Als Nebenwirkungen können häufig immunallergische Erkrankungen wie Fieber, grippeähnliche Beschwerden und Blutbildungsstörungen auftreten. Deshalb ist eine regelmäßige Kontrolle des Blutbildes notwendig.

Carbimazol (enthalten z. B. in *Carbimazol Henning, Carbimazol Hexal*) ist eine chemische Vorstufe von Thiamazol und wird im Körper vollständig zu Thiamazol umgewandelt. Es hat also dieselben Wirkungen und Nebenwirkungen.

Jod (*Jodetten, Jodid, Jodid HEXAL, Jodid-ratiopharm*) in hohen Dosen wirkt vorübergehend hemmend auf die Schilddrüsenüberfunktion, bei längerer Einnahme muss aber mit einer Verschlimmerung der Krankheit gerechnet werden. Deshalb ist Jod in hohen Dosen nur zur kurzfristigen Anwendung geeignet, z. B. zur Vorbereitung einer Schilddrüsenoperation. In niedriger Dosierung ist Jod zur Vorbeugung gegen Kropf auch langfristig sinnvoll.

17.1. Mittel zur Beeinflussung der Schilddrüsenfunktion

Präparat	Wichtigste Nebenwirkungen	Empfehlung
Berlthyrox (D) Tabl. Levothyroxin *Rezeptpflichtig*	Bei Überdosierung Herzschmerzen, Herzklopfen, Steigerung der Herzfrequenz, Zittern, Unruhe, Schlafstörungen, Psychosen, Durchfall, Gewichtsverlust, Menstruationsstörungen. Bei Patienten mit Durchblutungsstörungen am Herzen: Auslösung von Angina Pectoris und Herzinfarkt	**Therapeutisch zweckmäßig zur** Behandlung von Kropf und Schilddrüsenunterfunktion und als Ersatz von Schilddrüsenhormon, z. B. nach Schilddrüsenoperation.

Präparat	Wichtigste Nebenwirkungen	Empfehlung
Carbimazol Henning (D) Tabl., Filmtabl. **Carbimazol HEXAL** (D) Tabl. Carbimazol *Rezeptpflichtig*	Vor allem in den ersten zwei Monaten: Hautausschlag, Kopfschmerzen, Schwindel, Magen-Darm-Störungen. Bei etwa einem Prozent der Patienten Blutschäden. Auch Knochenmarkschäden und Haarausfall möglich. Nach dem Absetzen: verstärkte Schilddrüsenüberfunktion möglich	**Therapeutisch zweckmäßig bei** Schilddrüsenüberfunktion. Hemmt die Bildung von Schilddrüsenhormonen.
Combithyrex (Ö) Fortetabl., Mitetabl. Levothyroxin, Liothyronin *Rezeptpflichtig*	Bei Überdosierung Herzschmerzen, Herzklopfen, Steigerung der Herzfrequenz, Zittern, Unruhe, Schlafstörungen, Psychosen, Durchfall, Gewichtsverlust, Menstruationsstörungen. Bei Patienten mit Durchblutungsstörungen am Herzen: Auslösung von Angina Pectoris und Herzinfarkt	**Wenig zweckmäßig** Die Kombination hat keine Vorteile im Vergleich zu den Einzelsubstanzen, jedoch den Nachteil, dass zu hohe Konzentrationen des Schilddrüsenhormons Liothyronin im Blut auftreten können und damit Nebenwirkungen häufiger sind.
Eferox (D) Tabl. Levothyroxin *Rezeptpflichtig*	Bei Überdosierung Herzschmerzen, Herzklopfen, Steigerung der Herzfrequenz, Zittern, Unruhe, Schlafstörungen, Psychosen, Durchfall, Gewichtsverlust, Menstruationsstörungen. Bei Patienten mit Durchblutungsstörungen am Herzen: Auslösung von Angina Pectoris und Herzinfarkt	**Therapeutisch zweckmäßig zur** Behandlung von Kropf und Schilddrüsenunterfunktion und als Ersatz von Schilddrüsenhormon, z. B. nach Schilddrüsenoperation.
Eferox Jod (D) Tabl. Levothyroxin, Kaliumjodid *Rezeptpflichtig*	Bei Überdosierung Herzschmerzen, Herzklopfen, Steigerung der Herzfrequenz, Zittern, Unruhe, Schlafstörungen, Psychosen, Durchfall, Gewichtsverlust, Menstruationsstörungen. Bei Patienten mit Durchblutungsstörungen am Herzen: Auslösung von Angina Pectoris und Herzinfarkt	**Therapeutisch zweckmäßig** zur Behandlung von Schilddrüsenvergrößerung (euthyreote Struma), wenn Jodid alleine nicht ausreichend wirksam ist. Nach einer Übergangstherapie von 1–2 Jahren sollte nur noch Jodid alleine gegeben werden.

Präparat	Wichtigste Nebenwirkungen	Empfehlung
Euthyrox (D/Ö) Tabl. Levothyroxin *Rezeptpflichtig*	Bei Überdosierung Herzschmerzen, Herzklopfen, Steigerung der Herzfrequenz, Zittern, Unruhe, Schlafstörungen, Psychosen, Durchfall, Gewichtsverlust, Menstruationsstörungen. Bei Patienten mit Durchblutungsstörungen am Herzen: Auslösung von Angina Pectoris und Herzinfarkt	**Therapeutisch zweckmäßig zur** Behandlung von Kropf und Schilddrüsenunterfunktion und als Ersatz von Schilddrüsenhormon, z. B. nach Schilddrüsenoperation.
Favistan (D) Injektionslösung, Tabl. Thiamazol *Rezeptpflichtig*	Vor allem in den ersten zwei Monaten: Hautausschlag, Kopfschmerzen, Schwindel, Magen-Darm-Störungen. Bei etwa einem Prozent der Patienten Blutschäden. Auch Knochenmarkschäden und Haarausfall möglich. Nach dem Absetzen: verstärkte Schilddrüsenüberfunktion möglich	**Therapeutisch zweckmäßig bei** Schilddrüsenüberfunktion. Hemmt die Bildung von Schilddrüsenhormonen.
Jodetten Henning (D) Tabl. **Jodetten Henning** **1 mal wöchentlich** (D) Tabl., Depot Tabl. Kaliumjodid	Bei Überdosierung muss mit einer Überfunktion der Schilddrüse gerechnet werden	**Therapeutisch zweckmäßig zur** Vorbeugung und Behandlung von Schilddrüsenvergrößerung bei Jodmangel. Bei Jodfehlverwertung nicht wirksam.
Jodid Merck (D/Ö) **Jodid-ratiopharm** (D) **Jodid HEXAL** (D) Tabletten *Wirkstoff:* Kaliumjodid *Rezeptpflichtig* *nur Jodid (Ö)*	Bei Überdosierung muss mit einer Überfunktion der Schilddrüse gerechnet werden	**Therapeutisch zweckmäßig zur** Vorbeugung und Behandlung von Schilddrüsenvergrößerung bei Jodmangel. Bei Jodfehlverwertung nicht wirksam.
Jodthyrox (D/Ö) Tabl. Levothyroxin, Kaliumjodid *Rezeptpflichtig*	Bei Überdosierung Herzschmerzen, Herzklopfen, Steigerung der Herzfrequenz, Zittern, Unruhe, Schlafstörungen, Psychosen, Durchfall, Gewichtsverlust, Menstruationsstörungen. Bei Patienten mit Durchblutungsstörungen am Herzen: Auslösung von Angina Pectoris und Herzinfarkt	**Therapeutisch zweckmäßig** zur Behandlung von Schilddrüsenvergrößerung (euthyreote Struma), wenn Jodid allein nicht ausreichend wirksam ist. Nach einer Übergangstherapie von 1–2 Jahren sollte nur noch Jodid allein gegeben werden.

Präparat	Wichtigste Nebenwirkungen	Empfehlung
L-Thyrox HEXAL (D) Tabl. **L-Thyroxin AL** (D) Tabl. **L-Thyroxin beta** (D) Tabl. **L-Thyroxin-CT** (D) Tabl. **L-Thyroxin Henning** (D) Tabl., Trockensubstanz mit Lösungsmittel, Tropfen **L-Thyroxin-ratiopharm** (D) Tabl. **L-Thyroxin Winthrop** (D) Tabl. *Wirkstoff:* Levothyroxin *Rezeptpflichtig*	Bei Überdosierung Herzschmerzen, Herzklopfen, Steigerung der Herzfrequenz, Zittern, Unruhe, Schlafstörungen, Psychosen, Durchfall, Gewichtsverlust, Menstruationsstörungen. Bei Patienten mit Durchblutungsstörungen am Herzen: Auslösung von Angina Pectoris und Herzinfarkt	**Therapeutisch zweckmäßig zur** Behandlung von Kropf und Schilddrüsenunterfunktion und als Ersatz von Schilddrüsenhormon, z. B. nach Schilddrüsenoperation.
L-Thyrox Jod HEXAL (D) Tabl. Levothyroxin, Kaliumjodid *Rezeptpflichtig*	Bei Überdosierung Herzschmerzen, Herzklopfen, Steigerung der Herzfrequenz, Zittern, Unruhe, Schlafstörungen, Psychosen, Durchfall, Gewichtsverlust, Menstruationsstörungen. Bei Patienten mit Durchblutungsstörungen am Herzen: Auslösung von Angina Pectoris und Herzinfarkt	**Therapeutisch zweckmäßig** zur Behandlung von Schilddrüsenvergrößerung (euthyreote Struma), wenn Jodid alleine nicht ausreichend wirksam ist. Nach einer Übergangstherapie von 1–2 Jahren sollte nur noch Jodid alleine gegeben werden.
Methizol SD 5 (D) Tabl. Thiamazol *Rezeptpflichtig*	Vor allem in den ersten zwei Monaten: Hautausschlag, Kopfschmerzen, Schwindel, Magen-Darm-Störungen. Bei etwa einem Prozent der Patienten Blutschäden. Auch Knochenmarkschäden und Haarausfall möglich. Nach dem Absetzen: verstärkte Schilddrüsenüberfunktion möglich	**Therapeutisch zweckmäßig bei** Schilddrüsenüberfunktion. Hemmt die Bildung von Schilddrüsenhormonen.
Novothyral (D/Ö) Tabl. Levothyroxin, Liothyronin *Rezeptpflichtig*	Bei Überdosierung Herzschmerzen, Herzklopfen, Steigerung der Herzfrequenz, Zittern, Unruhe, Schlafstörungen, Psychosen, Durchfall, Gewichtsverlust, Menstruationsstörungen. Bei Patienten mit Durchblutungsstörungen am Herzen: Auslösung von Angina Pectoris und Herzinfarkt	**Abzuraten** Die Kombination hat keine Vorteile im Vergleich zu den Einzelsubstanzen, jedoch den Nachteil, dass zu hohe Konzentrationen von Liothyronin im Blut auftreten können und damit Nebenwirkungen häufiger sind.

Präparat	Wichtigste Nebenwirkungen	Empfehlung
Prothyrid (D) Tabl. Levothyroxin, Liothyronin *Rezeptpflichtig*	Bei Überdosierung Herzschmerzen, Herzklopfen, Steigerung der Herzfrequenz, Zittern, Unruhe, Schlafstörungen, Psychosen, Durchfall, Gewichtsverlust, Menstruationsstörungen. Bei Patienten mit Durchblutungsstörungen am Herzen: Auslösung von Angina Pectoris und Herzinfarkt	**Abzuraten** Die Kombination hat keine Vorteile im Vergleich zu den Einzelsubstanzen, jedoch den Nachteil, dass zu hohe Konzentrationen von Liothyronin im Blut auftreten können und damit Nebenwirkungen häufiger sind.
Thiamazol Henning (D) Filmtabl., Injektionslösung **Thiamazol HEXAL** (D) Tabl. **Thiamazol Sandoz** (Ö) Tabl. *Wirkstoff:* Thiamazol *Rezeptpflichtig*	Vor allem in den ersten zwei Monaten: Hautausschlag, Kopfschmerzen, Schwindel, Magen-Darm-Störungen. Bei etwa einem Prozent der Patienten Blutschäden. Auch Knochenmarkschäden und Haarausfall möglich. Nach dem Absetzen: verstärkte Schilddrüsenüberfunktion möglich	**Therapeutisch zweckmäßig bei** Schilddrüsenüberfunktion. Hemmt die Bildung von Schilddrüsenhormonen.
Thyrex (Ö) Tabl. Levothyroxin *Rezeptpflichtig*	Bei Überdosierung Herzschmerzen, Herzklopfen, Steigerung der Herzfrequenz, Zittern, Unruhe, Schlafstörungen, Psychosen, Durchfall, Gewichtsverlust, Menstruationsstörungen. Bei Patienten mit Durchblutungsstörungen am Herzen: Auslösung von Angina Pectoris und Herzinfarkt	**Therapeutisch zweckmäßig zur** Behandlung von Kropf und Schilddrüsenunterfunktion und als Ersatz von Schilddrüsenhormon, z. B. nach Schilddrüsenoperation.
Thyronajod 50/ -75/ -100/ -125 Henning (D) Tabl. Levothyroxin, Kaliumjodid *Rezeptpflichtig*	Bei Überdosierung Herzschmerzen, Herzklopfen, Steigerung der Herzfrequenz, Zittern, Unruhe, Schlafstörungen, Psychosen, Durchfall, Gewichtsverlust, Menstruationsstörungen. Bei Patienten mit Durchblutungsstörungen am Herzen: Auslösung von Angina Pectoris und Herzinfarkt	**Therapeutisch zweckmäßig** zur Behandlung von Schilddrüsenvergrößerung (euthyreote Struma), wenn Jodid allein nicht ausreichend wirksam ist. Nach einer Übergangstherapie von 1–2 Jahren sollte nur noch Jodid allein gegeben werden. Vorteilhaft wegen variabler Dosierungsmöglichkeit von Levothyroxin.

18. Kapitel: **Sexualorgane und ·hormone**

18.1. Empfängnisverhütungsmittel

Grundsätzlich gilt: *Das optimale Empfängnisverhütungsmittel gibt es nicht.* Deshalb müssen sich die Partner unter Abwägung der empfängnisverhütenden Sicherheit, der gesundheitlichen Risiken und der individuell unterschiedlich stark empfundenen Nachteile für das für sie günstigste Mittel entscheiden.

Das einzige Empfängnisverhütungsmittel, das gleichzeitig auch einen sehr guten Schutz gegen sexuell übertragbare Krankheiten bietet, ist das Kondom. Es verhindert nicht nur eine Ansteckung durch HIV, sondern schützt auch vor Chlamydien, die zu den am häufigsten sexuell übertragenen Bakterien gehören und bei Frauen und Männern zur Unfruchtbarkeit führen können.

Die Sicherheit

Der Erfolg aller Verhütungsmethoden ist in jedem Fall von der genauen Einhaltung der Regeln jeder Methode durch die Partner abhängig.

Doch auch bei genauester Beachtung aller Anwendungsvorschriften unterscheiden sich die einzelnen Verhütungsmethoden in ihrem Sicherheitsgrad.

Als allgemeines Maß für den Sicherheitsgrad gilt der sogenannte Pearl-Index (P. I.), der die Zahl der ungewollten Schwangerschaften pro »100 Frauenjahre« angibt. Es handelt sich dabei um eine statistische Berechnung, wie oft es im Verlauf von 1.200 Menstruationszyklen trotz genauer Anwendung einer bestimmten Verhütungsmethode zu einer ungewollten Schwangerschaft kommt.

Zuverlässigkeit von empfängnisverhütenden Methoden, bei korrekter Anwendung:

Sterilisation der Frau	0,1–0,3
Sterilisation des Mannes	0,1
Pille	0,2–0,3
Minipille	1,0
IUP (Kupferspirale)	1–2
Kondom	2 *
Diaphragma in Komb. mit spermientötender Substanz	2 *

spermientötende Substanz (Nonoxinol)	6–10 *
»einfaches« Diaphragma	4–7
Minicomputer »Persona«	6
Temperaturmethode	9
Schleimstrukturmessung	1–20
Coitus interruptus (»Rückzieher«)	15–35

* Bei diesen Methoden passieren häufig Fehler in der Anwendung. Deshalb liegt die reale Versagerquote (und damit das Risiko) oft sehr viel höher.

Coitus interruptus (»Aufpassen«, »Rückzieher«)

Bei dieser Methode muss der Mann seinen Penis so rechtzeitig aus der Scheide ziehen, dass der Samenerguss außerhalb erfolgt. Dies ist eine sehr unsichere Methode der Verhütung und kann psychisch sehr belastend sein, weil man eben ständig »aufpassen« muss und nicht entspannt ist.

Temperaturmessung und Schleimstrukturmethode

Mittels Kombination dieser beiden Methoden lässt sich ein Pearl-Index von 3 erreichen. Durch Messen und Aufzeichnen der Körpertemperatur über mehrere Zyklen kann man den Zeitpunkt des Eisprungs ungefähr ermitteln.

Die Temperatur wird immer in der Früh vor dem Aufstehen zur selben Zeit gemessen und in ein Kurvenblatt eingetragen. Dazu sind ein regelmäßiger Schlafrhythmus und Genauigkeit beim Messen notwendig – in Mund, Scheide oder Enddarm.

Schon kleine »Störfaktoren« wie nächtliches Aufstehen, weniger als sechs Stunden Schlaf, leichtes Fieber oder die Einnahme bestimmter Medikamente (z. B. Schmerzmittel, Rheumamittel) können die Temperaturkurve verfälschen und so Missdeutungen zulassen.

Zur leichteren Handhabung und genaueren Übersicht sind inzwischen auch computergestützte Temperaturmessungsgeräte erhältlich.

Die Schleimstrukturmethode ist eine Form der Selbstuntersuchung. An der Beschaffenheit (insbesondere der Spinnbarkeit) des Vaginalschleims lassen sich fruchtbare Tage erkennen.

Diaphragma (Scheidenpessar)

Das Diaphragma besteht aus einer gewölbten Gummischeibe, in deren Rand ein elastischer Ring eingelassen ist. Vor dem Geschlechtsverkehr wird es eingeführt und frühestens sechs, längstens zwölf Stunden später wieder entfernt. Es schließt die Scheide vor der Gebärmutter ab und verhindert weitgehend das Aufsteigen der Spermien.

Relativ sicher ist das Diaphragma nur, wenn es zusammen mit einer spermienabtötenden Creme verwendet wird. Bei wiederholtem Verkehr muss die Creme erneut eingeführt werden.

Das Diaphragma ist für jene Frauen günstig, die sowohl die Pille als auch die Kupferspirale nicht vertragen.

Wichtig: *Das Diaphragma muss die passende Größe haben.* Darum ist eine Anpassung durch erfahrene Gynäkologinnen bzw. Gynäkologen oder in einer Pro-Familia-Beratungsstelle notwendig. Bei manchen Frauen kann das Diaphragma die Anfälligkeit für Blasenkatarrh erhöhen.

Spermienabtötende Substanz (Vaginalzäpfchen, -tabletten, -salben, -cremes)

Ein spermienabtötendes Mittel ist der Wirkstoff Nonoxinol-9 (z. B. *Contraceptivum E, Patentex oval*), der in Form von Zäpfchen vor dem Geschlechtsverkehr in die Scheide eingeführt werden muss. Die volle Wirkung tritt etwa 15 Minuten später ein und hält ungefähr eine Stunde an.

Nonoxinol-9 bietet einen guten Schutz, wenn es – besonders in Kombination mit Diaphragma oder Präservativ – korrekt verwendet wird. Allerdings kann das Latex durch Nonoxinol porös werden.

Als Nebenwirkung können lokale Reizungen auftreten, die sich als unangenehmes Brennen und Wärmegefühl bemerkbar machen. Bei häufiger Verwendung kann die Vaginalflora geschädigt werden. Manche Frauen reagieren auch mit Allergien.

Kondome (Präservative, »Pariser«)

Kondome sind bis jetzt das einzige Verhütungsmittel (mit Ausnahme der Sterilisierung), bei dem der Mann einen Großteil der Verantwortung übernehmen kann. Seit der Zunahme der Aids-Erkrankungen ist weltweit auch wieder bewusst geworden, dass Präservative außerdem einen guten Schutz gegen die Übertragung von Infektionen durch HIV, Chlamydien, Gonokokken, Trichomonaden, Pilze, Herpes, Hepatitis B und andere Erreger bieten.

Für Männer und Frauen mit einer Latex-Allergie sind Kondome nicht geeignet.

Vorsicht: Die gleichzeitige Verwendung fetthaltiger Gleitmittel und von Nonoxinol mindert den Schutzeffekt.

Die Spirale (Intrauterin-Pessar, IUP)

In Deutschland wird diese Art der Empfängnisverhütung von etwa einer Million Frauen angewendet. Die Spirale wird vom Frauenarzt während der Menstruation in die Gebärmutter eingesetzt. Zunächst muss halbjährlich, später seltener kontrolliert werden, ob die Spirale noch richtig sitzt.

Mit der Spirale wird die Ei-Einnistung verhindert, der genaue Wirkungsmechanismus ist jedoch nicht bekannt. Wahrscheinlich verhindert die Spirale die Einnistung durch Auslösen einer unspezifischen Infektion als Folge des Fremdkörperreizes. Die Kupferionen hemmen die Beweglichkeit der Spermien und schädigen die Befruchtungsfähigkeit.

Bei etwa 10 Prozent der Frauen muss die Spirale wegen zu starker Blutungen oder zu starker Schmerzen wieder entfernt werden, meistens innerhalb der ersten drei Monate und während der Menstruation. Manche Frauen haben kurz nach dem Einsetzen der Spirale krampfartige Schmerzen ähnlich wie bei einer Menstruation. Diese Beschwerden vergehen meist nach einigen Stunden.

Nebenwirkungen der Spirale sind bei manchen Frauen schmerzhafte, verstärkte oder verlängerte Menstruationen und Zwischenblutungen. Gefährliche Nebenwirkungen sind Entzündungen im Gebärmutter- bzw. Eileiterbereich, denn sie können zum Verschluss der Eileiter führen.

Eine spätere Schwangerschaft ist dann nur noch schwer oder nicht mehr möglich. Aus diesem Grund gilt die Verwendung der Spirale für Frauen, die später unbedingt Kinder haben möchten, als problematisch.

Durch die Spirale soll es auch 5- bis 10-mal häufiger zu Eileiterschwangerschaften kommen als bei Frauen, die sie nicht verwenden.

Es wird empfohlen, die Spirale *mindestens* fünf Jahre lang ohne Wechsel zu tragen. Ein vorzeitiger Wechsel ist nur bei einem Verdacht auf Verlagerung (Verschwinden des Fadens, die falsche Lage ist im Ultraschall eindeutig sichtbar) oder bei schweren Blutungsstörungen und Schmerzen gerechtfertigt.

Jedes Wechseln führt immer wieder zu erhöhter Unsicherheit und Entzündungsgefahr. Ärzte, die ein häufiges Wechseln propagieren, missachten ihre Sorgfaltspflicht gegenüber der Frau.

Die Spirale bleibt eine nützliche und wirksame Methode der Empfängnisverhütung für Frauen mit abgeschlossener Familienplanung, vor allem wenn keine Kinder mehr gewünscht werden und eine Sterilisation nicht geplant ist. Besonders Frauen über 30 Jahren ist die Spirale zu empfehlen, denn dann steigen sowohl die mit dem Gebrauch von hormonalen Verhütungsmitteln verbundenen Risiken als auch die empfängnisverhütende Zuverlässigkeit der Spirale.

Achtung: Die Spirale darf nicht eingesetzt werden bei Frauen, die an akuten Infektionen der Geschlechtsorgane leiden!

Spiralen als Empfängnisverhütung danach

Wird eine Spirale innerhalb von fünf Tagen nach dem letzten Geschlechtsverkehr eingesetzt, so wird dadurch das Einnisten eines eventuell befruchteten Eies verhindert. Diese Methode ist zuverlässiger wirksam als die »Pille danach«.

Die »Pille«

Siehe dazu das Kapitel 18.1.2.

Sterilisation

Die operative Unfruchtbarmachung gehört zu den sichersten Verhütungsmethoden. Sie kann sowohl beim Mann als auch bei der Frau nur mit hohem Aufwand und nicht immer rückgängig gemacht werden. Deshalb sind eine sorgfältige Beratung und eine gut überlegte Entscheidung notwendig.

Viele Kliniken führen eine Sterilisation bei einer Frau mit Kindern nicht vor dem 30. Lebensjahr und bei einer Frau ohne Kinder nicht vor dem 35. Lebensjahr durch. Aus medizinischen oder besonderen persönlichen Gründen können Sterilisationen jedoch auch bei jüngeren Frauen vorgenommen werden.

Eine Sterilisation hat keine negativen Auswirkungen auf das sexuelle Verlangen oder die sexuelle Erlebnisfähigkeit.

Beim Mann ist die Sterilisation mit weniger operativen Risiken verbunden als bei der Frau.

18.1.1. Empfängnisverhütungsmittel zur örtlichen Anwendung

Präparat	Wichtigste Nebenwirkungen	Empfehlung
Patentex oval (D/Ö) Vaginalzäpfchen; in Ö: Schaum-Ovula Nonoxinol	Örtliche Reizungen (Wärmegefühl, Brennen). Selten Allergien	**Zweckmäßig** Ausreichend sicher nur, wenn gleichzeitig mechanische Verhütungsmethoden (z. B. Diaphragma, Präservativ) angewendet werden.

18.1.2. Die »Pille« (Empfängnisverhütung durch Hormone)

Mit der »Pille« (bzw. ihren verschiedenen Formen) werden dem Körper zusätzlich künstliche Sexualhormone (Gestagene bzw. Östrogene) zugeführt. Dadurch wird ein Eisprung verhindert. Die Schleimhaut des Gebärmutterhalses und der Gebärmutter wird zudem so verändert, dass die Spermien nicht in die Gebärmutter wandern können bzw. die Ei-Einnistung erschwert ist.

Kombinations-, Sequential- und Phasenpräparate (Stufenpräparate)
unterscheiden sich voneinander in der Zusammensetzung und in der Höhe der darin enthaltenen Hormondosen. Bei einigen dieser Präparate scheint es häufiger zu ungewollten Schwangerschaften zu kommen.

In *Einphasenpräparaten (Kombinationspräparaten)* wird eine stets gleichbleibende Kombination von Östrogen- und Gestagen-Bestandteilen 21 Tage lang verwendet. Sie gelten als die zuverlässigsten Präparate.
In *Zweiphasenpräparaten* ist in der ersten Phase zunächst nur Östrogen (oder auch zusätzlich eine geringe Dosis Gestagen) und in der zweiten Phase dann zusätzlich eine höhere Dosis Gestagen enthalten. Damit diese »Pillen« sicher sind, müssen sie relativ hohe Östrogen-Dosen enthalten.

Dreiphasenpräparate enthalten eine Kombination von Östrogenen und Gestagenen, deren Dosierung während der drei Phasen unterschiedlich ist.

Bei Zwei- oder Dreiphasenpräparaten ist es wichtig, dass die *Reihenfolge der Einnahme genau eingehalten wird.*

In der angesehenen Fachpublikation »Arzneimittel-Kursbuch« wird betont, dass die »Pille« – von besonderen Ausnahmen abgesehen – nicht mehr als 30 bis 35 Mikrogramm (= 0,03 bis 0,035 mg) Östrogen enthalten sollte. Höher dosierte Präparate sollten speziellen Situationen vorbehalten sein.

Grundsätzlich gilt, dass zuerst niedrig dosierte Präparate versucht werden sollten.

Pillenwechsel

Wenn es notwendig ist – z. B. bei anhaltenden Zwischenblutungen –, kann zu »Pillen« gewechselt werden, die eine etwas höhere Dosis der gleichen Wirkstoffgruppe enthalten. Dies sollte aber erst nach einer drei Zyklen dauernden Anpassungsphase erfolgen, denn am Anfang der Pilleneinnahme sind Zwischenblutungen besonders bei niedrig dosierten Präparaten häufig.

Mikropillen

Sogenannte »Mikropillen« mit relativ niedrigem Östrogengehalt, die die Gestagene Desogestrel (z. B. *Biviol, Lamuna, Lovelle, Marvelon, Mercilon, Novial*) oder Gestoden (z. B. *Femovan, Meliane, Minulet*) enthalten, haben gegenüber den älteren Präparaten kein niedrigeres, sondern wahrscheinlich sogar ein erhöhtes Risiko von Venenthrombosen und Lungenembolien.

Drospirenonhaltige »Pillen«

Neuere »Pillen«, die neben einem Östrogen auch das Gestagen Drospirenon enthalten (z. B. *Aida, Maitalon, Yasmin, Yasminelle, Yaz*), sind noch relativ wenig erprobt. Die Thrombosegefahr und andere Risiken sind bis jetzt unzureichend untersucht. Deshalb lautet unsere Empfehlung: Abzuraten. Yasminelle enthält einen etwas geringeren Östrogengehalt als Yasmin. Die in der Werbung behauptete Gewichtsabnahme beträgt lediglich einige 100 Gramm.

Vaginalringe

Als Alternative zu Antibabypillen zum Schlucken gibt es Ringe, die in die Vagina eingelegt werden (z. B. *NuvaRing*). Dieses Mittel gibt kontinuierlich die notwendige Hormonmenge ab. *NuvaRing* enthält einen mit dem problematischen Gestagen Desogestrel verwandten Wirkstoff. Vorsicht: Kann beim Tamponwechsel oder Stuhlgang unbemerkt ausgestoßen werden. Das Thromboserisiko ist noch nicht ausreichend untersucht.

Hormonpflaster

Hormonpflaster wie etwa *Evra* sind schlechter verträglich als Antibabypillen, weil sich der Östrogenspiegel unter Umständen stark erhöht. Das Thromboserisiko ist bis jetzt nicht ausreichend untersucht. Wir raten deshalb ab von der Verwendung.

»Pillen« bei schwerer Akne

Die Verwendung von »Pillen« mit einem gegen männliche Geschlechtshormone gerichteten Anteil (z. B. *Chariva, Diane mite, Enriqa, Lilia, Maxim, Mayta, Minette, Pink Luna, Velafee*) ist nur dann gerechtfertigt, wenn sogenannte »Androgenisierungserscheinungen« behandelt werden müssen – etwa bei schwerer Akne oder männlichem Haarwuchs.

Minipille

Diese »Pillen« (z. B. *Cerazette, Jabrele, 28 Mini*) enthalten relativ geringe Gestagen-Hormonmengen. Die Minipille muss jeden Tag – auch während der Menstruation – eingenommen werden.
Sie ist weniger sicher, es kommt leicht zu länger dauernden Schmierblutungen, aber auch zu Gewichtszunahme durch Wassereinlagerungen im Gewebe.

Die Dreimonatsspritze (z. B. Depot-Clinovir)

Hierbei handelt es sich um eine Injektion, die etwa vierteljährlich wiederholt werden muss. Sie enthält große Mengen eines Langzeit-Gestagens. Eine Empfängnis wird dadurch zuverlässig verhütet. Fast immer treten als unerwünschte Wirkung unregelmäßige Blutungen oder Dauerblutungen auf. Der Menstruationsrhythmus ist völlig aufgehoben. Nach dem Absetzen kann eine längere Periode der Unfruchtbarkeit eintreten.

Als *Nebenwirkungen* treten häufig Gewichtszunahme, Verminderung des sexuellen Begehrens, Kopfschmerzen, Schwindel, Übelkeit und Stimmungsveränderungen auf.

Die Dreimonatsspritze sollte nur bei Frauen angewendet werden, die eine Schwangerschaftsverhütung benötigen, aber weder in der Lage sind, die »Pille« regelmäßig und zuverlässig einzunehmen, noch ein anderes Verhütungsmittel vertragen.

Die »Pille danach«

Sie bewirkt ein vorzeitiges Ausstoßen der Gebärmutterschleimhaut und verhindert so die Einnistung. Dabei handelt es sich um die einmalige Verwendung des Gestagen-Hormons Levonorgestrel (z. B. *Pidana, Vikela*).

Die Tablette muss innerhalb von 12 Stunden bis spätestens 72 Stunden nach einem ungeschützten Geschlechtsverkehr geschluckt werden. Dadurch kann eine Schwangerschaft in etwa 97 bis 99,6 Prozent aller Fälle verhütet werden. In manchen Veröffentlichungen werden jedoch auch niedrigere Prozentzahlen angegeben.

Wenn Sie innerhalb von 3 Stunden nach Einnahme erbrechen, sollten Sie möglichst rasch eine weitere Tablette einnehmen.

Nebenwirkungen: häufig Übelkeit und Erbrechen, außerdem Brustspannungen, Kopfschmerzen und irreguläre Blutungen. Bei Versagen der Methode ist eine Schädigung des Embryos nicht ausgeschlossen, jedoch unwahrscheinlich. Eine mehrmalige Anwendung innerhalb eines kürzeren Zeitraumes kann wegen der hohen Hormondosen nicht empfohlen werden.

Der Wirkstoff Ulipristal (enthalten z. B. in *EllaOne*) kann bis zu fünf Tage nach einem ungeschützten Verkehr angewendet werden, also zwei Tage länger als beispielsweise *Vikela*.

Das Einsetzen einer Kupferspirale innerhalb von fünf Tagen nach dem Geschlechtsverkehr verhütet eine Schwangerschaft zuverlässiger als die »Pille danach«.

»Abtreibungspille« (Mifepriston, enthalten in *Mifegyne*)

Mifegyne kann bis zum 63. Tag nach der letzten Regelblutung angewendet werden.

In Deutschland müssen sich Frauen vor einer Anwendung bei einer zugelassenen Beratungsstelle beraten lassen, in Österreich besteht keine Verpflichtung dazu.

In Deutschland wird *Mifegyne* vom Hersteller nur direkt an Krankenhäuser und Arztpraxen geliefert, die berechtigt sind, Schwangerschaftsabbrüche durchzuführen.

Für einen Abbruch mithilfe von *Mifegyne* sind drei Arzttermine notwendig. Zunächst wird *Mifegyne* eingenommen. Zwei Tage später unter ärztlicher Kontrolle ein Prostaglandin-Präparat. Dadurch kommt es in den meisten Fällen innerhalb von vier Stunden zur Fehlgeburt. Zur Kontrolle des vollständigen Aborts ist etwa 10 bis 14 Tage später ein dritter Arztbesuch vorgesehen.
In etwa drei Prozent aller Fälle ist eine nachträgliche Ausschabung (Kürettage) notwendig.

Nebenwirkungen: bis zu zehn Tage anhaltende Blutungen, schmerzhafte Gebärmutterkontraktionen, Übelkeit, Erbrechen, Durchfall, Schwindel und Müdigkeit.

Frauen über 35, starke Raucherinnen und Frauen mit erhöhtem Risiko von Herz-Kreislauf-Erkrankungen dürfen *Mifegyne* nicht anwenden. Für diese Frauen ist die Absaugemethode günstiger.

Wechselwirkungen zwischen »Pillen« und anderen Arzneimitteln
Die gleichzeitige Einnahme der »Pille« und anderer Medikamente kann die empfängnisverhütende Sicherheit verhindern. Besonders beeinträchtigend können Medikamente wirken, die das Schlafmittel Phenobarbital enthalten, aber auch Johanniskraut, Rheumamittel wie Phenylbutazon, Antibiotika wie Rifampicin und Epilepsiemittel (z. B. *Epanutin, Epilan, Zentropil*).
Früher wurde empfohlen, die »Pille« nach ein bis zwei Jahren kurzzeitig abzusetzen, auch wenn sie gut vertragen wurde. Eine solche »Pillenpause« ist nach heutigem Wissensstand aber nicht notwendig.

Die Risiken der »Pille«
In den letzten Jahren wurden in Deutschland sehr viel weniger Antibabypillen verwendet. Im Jahr 2003 wurden noch 27 Millionen Packungen gekauft, 2009 waren es nur noch 21 Millionen, 2013 19 Millionen.
Etwa jede vierte Frau im gebärfähigen Alter verwendet die »Pille« als Verhütungsmittel. Die möglichen Nebenwirkungen sollten deshalb besonders ernst genommen werden. Auch wenn manche Nebenwirkungen selten auftreten, sind davon aufgrund der häufigen Einnahme der »Pille« eine große Anzahl von Frauen betroffen. Frauen, welche die »Pille« einnehmen, erkranken häufiger an Herz- und Gefäßerkrankungen (Bluthochdruck) und zeigen Neigung zu Blutgerinnseln, Herzinfarkt und Schlaganfall.

Das »Pillen-Risiko« wird noch vervielfacht, wenn gleichzeitig andere Risikofaktoren vorliegen – z. B. wenn Frauen rauchen, übergewichtig oder über 35 Jahre alt sind. Weitere schwerwiegende unerwünschte Wirkungen können Leberschädigungen sein. Besonders gefährdet sind Frauen, die schon einmal eine Schwangerschaftsgelbsucht hatten.

Außerdem können Migräne, Übelkeit, Nervosität, Müdigkeit, Akne, Haarausfall, Niedergeschlagenheit, depressive Verstimmungen, Brustschmerzen, Gewichtszunahme, Verminderung der Lust und Zwischenblutungen auftreten. Zudem leiden Frauen, welche die Pille einnehmen, häufiger an Pilzerkrankungen der Scheide.

Durch die Pille scheint sich das Risiko zu vermindern, an Gebärmutter- oder Eierstockkrebs zu erkranken. Das Risiko, an einem Gebärmutterhalskrebs zu erkranken, gilt jedoch als erhöht.

In verschiedenen, sich widersprechenden Studien wird auch ein erhöhtes, bisher jedoch nicht bewiesenes Brustkrebsrisiko diskutiert. Bei Einnahme der Minipille kann es zu Zysten an den Eierstöcken kommen, die sich jedoch nach einem Absetzen des Präparats wieder zurückbilden.

Auf keinen Fall sollte die »Pille« genommen werden:
– in der Schwangerschaft
– bei Gefäßerkrankungen (Thrombosen, Embolien)
– nach Herzinfarkt
– nach Schlaganfall
– bei Bluthochdruck
– bei schwerer Zuckerkrankheit
– von starken Raucherinnen (mehr als zehn Zigaretten pro Tag) über 35 Jahren
– bei bestimmten Krebserkrankungen
– bei bestimmten Lebererkrankungen (z. B. nach Schwangerschaftsgelbsucht)
– von Frauen über 45 Jahren

Nur mit Vorbehalten und unter besonders sorgfältiger Kontrolle sollte die »Pille« genommen werden:
– von Frauen über 35 Jahren
– von Raucherinnen
– bei ausgeprägten Krampfadern
– bei Epilepsie

- bei leichten Formen der Zuckerkrankheit
- von sehr jungen Mädchen, deren Wachstum noch nicht abgeschlossen ist
- bei Migräne

Sofort abgesetzt werden muss die »Pille«,
- wenn Blutgerinnsel auftreten
- wenn der Blutdruck stark ansteigt
- wenn Sehstörungen auftreten
- bei Schwangerschaft
- vier Wochen vor Operationen
- bei Gelbsucht
- bei schweren Durchblutungsstörungen (z. B. Angina Pectoris, Herzinfarkt)
- bei schweren Migräneanfällen

Auch nach dem Absetzen kann es noch zu einigen Problemen kommen: So kann es bei manchen Frauen längere Zeit dauern, bis der normale Rhythmus der Regel wieder einsetzt.

Eine bereits 1986 in Großbritannien veröffentlichte Studie an 17.000 Frauen ergab überdies, dass 18 Prozent der Frauen zwischen 25 und 34 Jahren damit rechnen müssen, nach dem Absetzen der »Pille« vier Jahre lang unfruchtbar zu bleiben – gegenüber 11 Prozent jener Frauen, die andere Mittel zur Empfängnisverhütung angewendet haben.

Grundsätzlich sollten bei jeder Frau, welche die »Pille« nimmt, regelmäßig Kontrolluntersuchungen der Leber- und Nierenfunktion, des Blutdrucks, des Blutzuckers und gynäkologische Vorsorge-Untersuchungen (mit Zellabstrichen) durchgeführt werden.

18.1.2. Die »Pille« (Empfängnisverhütung durch Hormone)

Präparat	Wichtigste Nebenwirkungen	Empfehlung
aida (D) Filmtabl. Drospirenon, Ethinylestradiol *Rezeptpflichtig*	Erhöhtes Thromboserisiko (Blutgerinnsel), Leberschäden, Bluthochdruck, Depressionen, Übelkeit, Kopfschmerzen. Vorsicht z. B. bei blutdrucksenkenden Mitteln wie ACE-Hemmern: Gefährliche Kaliumanreicherung im Blut möglich!	**Abzuraten** Thrombosegefahr und andere Risiken noch unzureichend untersucht. Präparat mit relativ neuem, möglicherweise problematischem Gestagen (Drospirenon). Einphasenpräparat mit niedrigem Östrogenanteil.

Präparat	Wichtigste Nebenwirkungen	Empfehlung
Asumate (D) überzogene Tabl. Levonorgestrel, Ethinylestradiol *Rezeptpflichtig*	Thromboserisiko (Blutgerinnsel), Leberschäden, Bluthochdruck, Depressionen, Übelkeit, Kopfschmerzen	**Zweckmäßig** Einphasenpräparat mit niedrigem Östrogenanteil.
Balanca (Ö) Filmtabl. Ethinylestradiol, Chlormadinonacetat *Rezeptpflichtig*	Erhöhtes Thromboserisiko (Blutgerinnsel), Leberschäden, Bluthochdruck, Depressionen, Übelkeit, Kopfschmerzen	**Abzuraten** als Mittel der 1. Wahl zur Empfängnisverhütung. Anwendung vertretbar, wenn zur Therapie (z. B. bei schwerer Akne) eine antiandrogene (gegen die Wirkung des männlichen Geschlechtshormons gerichtete) Wirkung erforderlich ist. Einphasenpräparat.
Belara (D/Ö) Filmtabl. **Bellissima** (D) Filmtabl. Ethinylestradiol, Chlormadinonacetat *Rezeptpflichtig*	Erhöhtes Thromboserisiko (Blutgerinnsel), Leberschäden, Bluthochdruck, Depressionen, Übelkeit, Kopfschmerzen	**Abzuraten** als Mittel der 1. Wahl zur Empfängnisverhütung. Anwendung vertretbar, wenn zur Therapie (z. B. bei schwerer Akne) eine antiandrogene (gegen die Wirkung des männlichen Geschlechtshormons gerichtete) Wirkung erforderlich ist. Einphasenpräparat.
Biviol (D) Tabl. Desogestrel, Ethinylestradiol *Rezeptpflichtig*	Erhöhtes Thromboserisiko (Blutgerinnsel), Leberschäden, Bluthochdruck, Depressionen, Übelkeit, Kopfschmerzen	**Abzuraten** wegen erhöhten Thromboserisikos. Präparat der »Dritten Generation« mit problematischem Gestagen (Desogestrel). Zweiphasenpräparat.
Cerazette (D/Ö) Filmtabl. Desogestrel *Rezeptpflichtig*	Möglicherweise stärker erhöhtes Thromboserisiko (Blutgerinnsel), Leberschäden, Bluthochdruck, Depressionen, Übelkeit, Kopfschmerzen, Akne, Haarausfall, häufig Blutungsunregelmäßigkeiten	**Abzuraten** Minipille (Einstoffpräparat) mit problematischem Gestagen (Desogestrel). Häufigere Blutungsunregelmäßigkeiten als beispielsweise bei Minipillen mit dem Wirkstoff Levonorgestrel (z. B. *28 Mini*).

Präparat	Wichtigste Nebenwirkungen	Empfehlung
Chariva (D) Filmtabl. Ethinylestradiol, Chlormadinonacetat *Rezeptpflichtig*	Erhöhtes Thromboserisiko (Blutgerinnsel), Leberschäden, Bluthochdruck, Depressionen, Übelkeit, Kopfschmerzen	**Abzuraten** als Mittel der 1. Wahl zur Emp- fängnisverhütung. Anwendung vertretbar, wenn zur Therapie (z. B. bei schwerer Akne) eine an- tiandrogene (gegen die Wirkung des männlichen Geschlechtshor- mons gerichtete) Wirkung erfor- derlich ist. Einphasenpräparat.
Cilest (D) Tabl. **Cileste** (Ö) Tabl. Norgestimat, Ethinylestradiol *Rezeptpflichtig*	Thromboserisiko (Blutgerinn- sel), Leberschäden, Bluthoch- druck, Depressionen, Übelkeit, Kopfschmerzen	**Zweckmäßig** Einphasenpräparat mit relativ niedrigem Östrogenanteil. Enthält weniger erprobtes Gestagen (Norgestimat).
Conceplan M (D) Tabl. Norethisteron, Ethinylestradiol *Rezeptpflichtig*	Thromboserisiko (Blutgerinn- sel), Leberschäden, Bluthoch- druck, Depressionen, Übelkeit, Kopfschmerzen	**Zweckmäßig** Einphasenpräparat mit relativ niedrigem Östrogenanteil.
Depo-Clinovir (D) Fertigspritze Medroxyproges- teronacetat *Rezeptpflichtig*	Thromboserisiko (Blutgerinn- sel), Leberschäden, Bluthoch- druck, Depressionen, vermin- derte Libido, Übelkeit, Kopf- schmerzen, Gewichtszunahme, Akne, Haarausfall. Schmerzen an der Injektionsstelle	**Nur zweckmäßig zur** längerfristigen Verhütung (3 Mo- nate), wenn Präparate zum Ein- nehmen nicht angewendet werden können.
Desmin (D) Filmtabl. Desogestrel, Ethinylestradiol *Rezeptpflichtig*	Erhöhtes Thromboserisiko (Blutgerinnsel), Leberschäden, Bluthochdruck, Depressionen, Übelkeit, Kopfschmerzen	**Abzuraten** wegen erhöhten Thromboserisi- kos. Präparat der »Dritten Gene- ration« mit problematischem Ges- tagen (Desogestrel). Einphasen- präparat mit niedrigem Östrogen- anteil.
Diane mite (Ö) Drag. Cyproteronacetat, Ethinylestradiol *Rezeptpflichtig*	Stark erhöhtes Thromboserisiko (Blutgerinnsel), schwere Leber- schäden, Bluthochdruck, Mü- digkeit, Depressionen, Übelkeit, Kopfschmerzen	**Abzuraten** als Mittel der 1. Wahl zur Emp- fängnisverhütung. Anwendung vertretbar, wenn zur Therapie (z. B. bei schwerer Akne) eine an- tiandrogene (gegen die Wirkung des männlichen Geschlechtshor- mons gerichtete) Wirkung erfor- derlich ist. Einphasenpräparat.

Präparat	Wichtigste Nebenwirkungen	Empfehlung
ellaOne (D/Ö) Tabl. Ulipristal *Rezeptpflichtig*	Häufig Übelkeit, Kopfschmerzen, Müdigkeit, Schmerzen im Unterbauch, Schmier- und Zwischenblutungen	**Nur zweckmäßig** als Notfallverhütungsmittel innerhalb von fünf Tagen (= zwei Tage länger als *Vikela*) nach ungeschütztem Geschlechtsverkehr.
Enriqa (D) Filmtabl. Ethinylestradiol, Chlormadinonacetat *Rezeptpflichtig*	Erhöhtes Thromboserisiko (Blutgerinnsel), Leberschäden, Bluthochdruck, Depressionen, Übelkeit, Kopfschmerzen	**Abzuraten** als Mittel der 1. Wahl zur Empfängnisverhütung. Anwendung vertretbar, wenn zur Therapie (z. B. bei schwerer Akne) eine antiandrogene (gegen die Wirkung des männlichen Geschlechtshormons gerichtete) Wirkung erforderlich ist. Einphasenpräparat.
Evaluna (D) Filmtabl. Levonorgestrel, Ethinylestradiol *Rezeptpflichtig*	Thromboserisiko (Blutgerinnsel), Leberschäden, Bluthochdruck, Depressionen, Übelkeit, Kopfschmerzen	**Zweckmäßig** Einphasenpräparat mit niedrigem Östrogenanteil.
Evra (D/Ö) Transdermales Pflaster Norelgestromin, Ethinylestradiol *Rezeptpflichtig*	Möglicherweise stark erhöhtes Thromboserisiko. Stark erhöhte Östrogenspiegel. Häufig Hautreaktionen an der Pflasterstelle. Brustschmerzen, Brustschwellungen, Kopfschmerzen, Übelkeit. Schlechtere Gesamtverträglichkeit als bei Antibabypillen	**Abzuraten** wegen mangelhafter Daten zum Thromboserisiko. Einphasenpräparat.
Femigoa (D) überzogene Tabl. **Femigyne-ratiopharm N** (D) Filmtabl. Levonorgestrel, Ethinylestradiol *Rezeptpflichtig*	Thromboserisiko (Blutgerinnsel), Leberschäden, Bluthochdruck, Depressionen, Übelkeit, Kopfschmerzen	**Zweckmäßig** Einphasenpräparat mit relativ niedrigem Östrogenanteil.
Femovan (D) überzogene Tabl. Gestoden, Ethinylestradiol *Rezeptpflichtig*	Erhöhtes Thromboserisiko (Blutgerinnsel), Leberschäden, Bluthochdruck, Depressionen, Übelkeit, Kopfschmerzen	**Abzuraten** wegen erhöhten Thromboserisikos. Präparat der »Dritten Generation« mit problematischem Gestagen (Gestoden). Einphasenpräparat mit relativ niedrigem Östrogenanteil.

Präparat	Wichtigste Nebenwirkungen	Empfehlung
Femranette AL (D) Drag. Levonorgestrel, Ethinylestradiol *Rezeptpflichtig*	Thromboserisiko (Blutgerinnsel), Leberschäden, Bluthochdruck, Depressionen, Übelkeit, Kopfschmerzen	**Zweckmäßig** Einphasenpräparat mit relativ niedrigem Östrogenanteil.
Gravistat (D) überzogene Tabl. Levonorgestrel, Ethinylestradiol *Rezeptpflichtig*	Erhöhtes Thromboserisiko (Blutgerinnsel), Leberschäden, Bluthochdruck, Depressionen, Übelkeit, Kopfschmerzen	**Nur zweckmäßig, wenn** aus therapeutischen Gründen ein relativ hoher Östrogenanteil erforderlich ist. Einphasenpräparat.
Illina (D) überzogene Tabl. Levonorgestrel, Ethinylestradiol *Rezeptpflichtig*	Thromboserisiko (Blutgerinnsel), Leberschäden, Bluthochdruck, Depressionen, Übelkeit, Kopfschmerzen	**Zweckmäßig** Einphasenpräparat mit niedrigem Östrogenanteil.
Jubrele (D) Filmtabl. Desogestrel *Rezeptpflichtig*	Möglicherweise stärker erhöhtes Thromboserisiko (Blutgerinnsel), Leberschäden, Bluthochdruck, Depressionen, Übelkeit, Kopfschmerzen, Akne, Haarausfall, häufig Blutungsunregelmäßigkeiten	**Abzuraten** Minipille (Einstoffpräparat) mit problematischem Gestagen (Desogestrel). Häufigere Blutungsunregelmäßigkeiten als beispielsweise bei Minipillen mit dem Wirkstoff Levonorgestrel (z. B. *28 Mini*).
Lamuna (D) Filmtabl. Desogestrel, Ethinylestradiol *Rezeptpflichtig*	Erhöhtes Thromboserisiko (Blutgerinnsel), Leberschäden, Bluthochdruck, Depressionen, Übelkeit, Kopfschmerzen	**Abzuraten** wegen erhöhten Thromboserisikos. Präparat der »Dritten Generation« mit problematischem Gestagen (Desogestrel). Einphasenpräparat mit niedrigem Östrogenanteil.
Leios (D) überzogene Tabl. **Leona HEXAL** (D) überzogene Tabl. Levonorgestrel, Ethinylestradiol *Rezeptpflichtig*	Thromboserisiko (Blutgerinnsel), Leberschäden, Bluthochdruck, Depressionen, Übelkeit, Kopfschmerzen	**Zweckmäßig** Einphasenpräparat mit niedrigem Östrogenanteil.

Präparat	Wichtigste Nebenwirkungen	Empfehlung
Levomin (D) Filmtabl. **Liana-ratiopharm** (D) Filmtabl. Levonorgestrel, Ethinylestradiol *Rezeptpflichtig*	Thromboserisiko (Blutgerinnsel), Leberschäden, Bluthochdruck, Depressionen, Übelkeit, Kopfschmerzen	**Zweckmäßig** Einphasenpräparat mit niedrigem Östrogenanteil.
Lilia (D) Filmtabl. Ethinylestradiol, Chlormadinonacetat *Rezeptpflichtig*	Erhöhtes Thromboserisiko (Blutgerinnsel), Leberschäden, Bluthochdruck, Depressionen, Übelkeit, Kopfschmerzen	**Abzuraten** als Mittel der 1. Wahl zur Empfängnisverhütung. Anwendung vertretbar, wenn zur Therapie (z. B. bei schwerer Akne) eine antiandrogene (gegen die Wirkung des männlichen Geschlechtshormons gerichtete) Wirkung erforderlich ist. Einphasenpräparat.
Lovelle (D) Tabl. Desogestrel, Ethinylestradiol *Rezeptpflichtig*	Erhöhtes Thromboserisiko (Blutgerinnsel), Leberschäden, Bluthochdruck, Depressionen, Übelkeit, Kopfschmerzen	**Abzuraten** wegen erhöhten Thromboserisikos. Präparat der »Dritten Generation« mit problematischem Gestagen (Desogestrel). Einphasenpräparat mit niedrigem Östrogenanteil.
Marvelon (D/Ö) Filmtabl., Tabl. Desogestrel, Ethinylestradiol *Rezeptpflichtig*	Erhöhtes Thromboserisiko (Blutgerinnsel), Leberschäden, Bluthochdruck, Depressionen, Übelkeit, Kopfschmerzen	**Abzuraten** wegen erhöhten Thromboserisikos. Präparat der »Dritten Generation« mit problematischem Gestagen (Desogestrel). Einphasenpräparat mit relativ niedrigem Östrogenanteil.
Maitalon (D) Filmtabl. Drospirenon, Ethinylestradiol *Rezeptpflichtig*	Erhöhtes Thromboserisiko (Blutgerinnsel), Leberschäden, Bluthochdruck, Depressionen, Übelkeit, Kopfschmerzen. Vorsicht z. B. bei blutdrucksenkenden Mitteln wie ACE-Hemmern: Gefährliche Kaliumanreicherung im Blut möglich!	**Abzuraten** Thrombosegefahr und andere Risiken noch unzureichend untersucht. Präparat mit relativ neuem, möglicherweise problematischem Gestagen (Drospirenon). Einphasenpräparat mit niedrigem Östrogenanteil.

Präparat	Wichtigste Nebenwirkungen	Empfehlung
Maxim (D) überzogene Tabl. **Mayra** (D) Filmtabl. Dienogest, Ethinylestradiol *Rezeptpflichtig*	Thromboserisiko (Blutgerinnsel), Leberschäden, Bluthochdruck, Depressionen, Übelkeit, Kopfschmerzen	**Möglicherweise zweckmäßig zur** Empfängnisverhütung. Anwendung vertretbar, wenn zur Therapie (z. B. bei Akne) eine schwache antiandrogene (gegen die Wirkung des männlichen Geschlechtshormons gerichtete) Wirkung erforderlich ist. Einphasenpräparat.
Meliane (Ö) Drag. Gestoden, Ethinylestradiol *Rezeptpflichtig*	Erhöhtes Thromboserisiko (Blutgerinnsel), Leberschäden, Bluthochdruck, Depressionen, Übelkeit, Kopfschmerzen	**Abzuraten** wegen erhöhten Thromboserisikos. Präparat der »Dritten Generation« mit problematischem Gestagen (Gestoden). Einphasenpräparat mit niedrigem Östrogenanteil.
Mercilon (Ö) Tabl. Desogestrel, Ethinylestradiol *Rezeptpflichtig*	Erhöhtes Thromboserisiko (Blutgerinnsel), Leberschäden, Bluthochdruck, Depressionen, Übelkeit, Kopfschmerzen	**Abzuraten** wegen erhöhtem Thromboserisiko. Präparat der »Dritten Generation« mit problematischem Gestagen (Desogestrel). Einphasenpräparat mit niedrigem Östrogenanteil.
Microgynon (D/Ö) Drag. Levonorgestrel, Ethinylestradiol *Rezeptpflichtig*	Thromboserisiko (Blutgerinnsel), Leberschäden, Bluthochdruck, Depressionen, Übelkeit, Kopfschmerzen	**Zweckmäßig** Einphasenpräparat mit relativ niedrigem Östrogenanteil.
Minette (D) Filmtabl. Ethinylestradiol, Chlormadinonacetat *Rezeptpflichtig*	Erhöhtes Thromboserisiko (Blutgerinnsel), Leberschäden, Bluthochdruck, Depressionen, Übelkeit, Kopfschmerzen	**Abzuraten** als Mittel der 1. Wahl zur Empfängnisverhütung. Anwendung vertretbar, wenn zur Therapie (z. B. bei schwerer Akne) eine antiandrogene (gegen die Wirkung des männlichen Geschlechtshormons gerichtete) Wirkung erforderlich ist. Einphasenpräparat.
28 Mini (D) überzogene Tabl. Levonorgestrel *Rezeptpflichtig*	Verringertes Thromboserisiko (Blutgerinnsel). Leberschäden, Bluthochdruck, Depressionen, Übelkeit, Kopfschmerzen, häufig Blutungsunregelmäßigkeiten	**Zweckmäßig** nur bei garantiert regelmäßiger Einnahme. Minipille mit einem Gestagen. Sinnvoll für Frauen, die nur die nächste Schwangerschaft aufschieben wollen oder Kombinationsmittel nicht vertragen. Weniger zuverlässig als Einphasenpräparate.

Präparat	Wichtigste Nebenwirkungen	Empfehlung
Minisiston/ 20 fem (D) überzogene Tabl. Levonorgestrel, Ethinylestradiol *Rezeptpflichtig*	Thromboserisiko (Blutgerinnsel), Leberschäden, Bluthochdruck, Depressionen, Übelkeit, Kopfschmerzen	**Zweckmäßig** Einphasenpräparat mit relativ niedrigem Östrogenanteil.
Minulet (D/Ö) überzogene Tabl. Gestoden, Ethinylestradiol *Rezeptpflichtig*	Erhöhtes Thromboserisiko (Blutgerinnsel), Leberschäden, Bluthochdruck, Depressionen, Übelkeit, Kopfschmerzen	**Abzuraten** wegen erhöhten Thromboserisikos. Präparat der »Dritten Generation« mit problematischem Gestagen (Gestoden). Einphasenpräparat mit relativ niedrigem Östrogenanteil.
Miranova (D) überzogene Tabl. Levonorgestrel, Ethinylestradiol *Rezeptpflichtig*	Thromboserisiko (Blutgerinnsel), Leberschäden, Bluthochdruck, Depressionen, Übelkeit, Kopfschmerzen	**Zweckmäßig** Einphasenpräparat mit relativ niedrigem Östrogenanteil.
MonoStep (D) überzogene Tabl. Levonorgestrel, Ethinylestradiol *Rezeptpflichtig*	Thromboserisiko (Blutgerinnsel), Leberschäden, Bluthochdruck, Depressionen, Übelkeit, Kopfschmerzen	**Zweckmäßig** Einphasenpräparat mit relativ niedrigem Östrogenanteil.
Neo-Eunomin (D) Tabl. Ethinylestradiol, Chlormadinonacetat *Rezeptpflichtig*	Erhöhtes Thromboserisiko (Blutgerinnsel), Leberschäden, Bluthochdruck, Depressionen, Übelkeit, Kopfschmerzen	**Abzuraten** als Mittel der 1. Wahl zur Empfängnisverhütung. Anwendung vertretbar, wenn zur Therapie (z. B. bei schwerer Akne) eine antiandrogene (gegen die Wirkung des männlichen Geschlechtshormons gerichtete) Wirkung erforderlich ist. Zweiphasenpräparat.
NovaStep (D) überzogene Tabl. Levonorgestrel, Ethinylestradiol *Rezeptpflichtig*	Thromboserisiko (Blutgerinnsel), Leberschäden, Bluthochdruck, Depressionen, Übelkeit, Kopfschmerzen	**Zweckmäßig** Dreiphasenpräparat mit relativ niedrigem Östrogen- und Gestagenanteil. Die Sicherheit der Wirkung ist nur bei sorgfältiger Beachtung der Einnahmevorschriften gewährleistet.

Präparat	Wichtigste Nebenwirkungen	Empfehlung
Novial (D) Filmtabl. Desogestrel, Ethinylestradiol *Rezeptpflichtig*	Erhöhtes Thromboserisiko (Blutgerinnsel), Leberschäden, Bluthochdruck, Depressionen, Übelkeit, Kopfschmerzen	**Abzuraten** wegen erhöhten Thromboserisikos. Präparat der »Dritten Generation« mit problematischem Gestagen (Desogestrel). Dreiphasenpräparat mit relativ niedrigem Östrogen- und Gestagenanteil. Die Sicherheit der Wirkung ist nur bei sorgfältiger Beachtung der Einnahmevorschriften gewährleistet.
NuvaRing **Vaginalring** (D/Ö) Vaginalring Etonogestrel, Ethinylestradiol *Rezeptpflichtig*	Erhöhtes Thromboserisiko (Blutgerinnsel), Leberschäden, Bluthochdruck, Depressionen, Übelkeit, Kopfschmerzen, sehr häufig Scheidenentzündungen	**Möglicherweise zweckmäßig,** wenn Präparate zum Einnehmen nicht zuverlässig angewendet werden können. Enthält einen mit dem problematischen Gestagen Desogestrel verwandten Wirkstoff. Vorsicht: Kann beim Tamponwechsel oder Stuhlgang unbemerkt ausgestoßen werden. Das Thromboserisiko ist noch nicht ausreichend untersucht.
Petibelle (D) Filmtabl. Drospirenon, Ethinylestradiol *Rezeptpflichtig*	Erhöhtes Thromboserisiko (Blutgerinnsel), Leberschäden, Bluthochdruck, Depressionen, Übelkeit, Kopfschmerzen. Vorsicht z. B. bei blutdrucksenkenden Mitteln wie ACE-Hemmern: Gefährliche Kaliumanreicherung im Blut möglich!	**Abzuraten** Thrombosegefahr und andere Risiken noch unzureichend untersucht. Präparat mit relativ neuem, möglicherweise problematischem Gestagen (Drospirenon). Einphasenpräparat mit niedrigem Östrogenanteil.
PiDaNa (D) Tabl. Levonorgestrel *Rezeptpflichtig*	Häufig Übelkeit, Kopfschmerzen, Müdigkeit, Schmerzen im Unterbauch, Schmier- und Zwischenblutungen	**Nur zweckmäßig** als Notfallverhütungsmittel innerhalb von 72 Stunden nach ungeschütztem Geschlechtsverkehr.
Pink Luna (D) Filmtabl. Ethinylestradiol, Chlormadinonacetat *Rezeptpflichtig*	Erhöhtes Thromboserisiko (Blutgerinnsel), Leberschäden, Bluthochdruck, Depressionen, Übelkeit, Kopfschmerzen	**Abzuraten** als Mittel der 1. Wahl zur Empfängnisverhütung. Anwendung vertretbar, wenn zur Therapie (z. B. bei schwerer Akne) eine antiandrogene (gegen die Wirkung des männlichen Geschlechtshormons gerichtete) Wirkung erforderlich ist. Einphasenpräparat.

Präparat	Wichtigste Nebenwirkungen	Empfehlung
Pramino (D) Tabl. Norgestimat, Ethinylestradiol *Rezeptpflichtig*	Thromboserisiko (Blutgerinn-sel), Leberschäden, Bluthoch-druck, Depressionen, Übelkeit, Kopfschmerzen	**Zweckmäßig** Dreiphasenpräparat mit relativ niedrigem Östrogen- und Gesta-genanteil. Die Sicherheit der Wir-kung ist nur bei sorgfältiger Be-achtung der Einnahmevorschrif-ten gewährleistet. Weniger erprob-tes Gestagen (Norgestimat).
Qlaira (D/Ö) Filmtabl. Estradiol, Dienogest *Rezeptpflichtig*	Thromboserisiko (Blutgerinn-sel), Leberschäden, Bluthoch-druck, Depressionen, Übelkeit, Kopfschmerzen	**Abzuraten** Der Wirkstoff Dienogest ist in die-ser Kombination noch wenig er-probt und es gibt bis keine ver-lässlichen Daten über die Risiken. Wegen der vielen verschiedenen Einnahmephasen besteht ein er-höhtes Risiko von Einnahmefeh-lern. Vierphasenpräparat.
Swingo (D) Filmtabl. Levonorgestrel, Ethinylestradiol *Rezeptpflichtig*	Thromboserisiko (Blutgerinn-sel), Leberschäden, Bluthoch-druck, Depressionen, Übelkeit, Kopfschmerzen	**Zweckmäßig** Einphasenpräparat mit niedrigem Östrogenanteil.
Synphasec (D) Tabl. Norethisteron, Ethinylestradiol *Rezeptpflichtig*	Thromboserisiko (Blutgerinn-sel), Leberschäden, Bluthoch-druck, Depressionen, Übelkeit, Kopfschmerzen	**Zweckmäßig** Dreiphasenpräparat mit relativ niedrigem Östrogen- und Gesta-genanteil. Die Sicherheit der Wir-kung ist nur bei sorgfältiger Be-achtung der Einnahmevorschrif-ten gewährleistet.
Trigoa (D) überzogene Tabl. **Trigynon** (D) überzogene Tabl. **Trinordiol** (D/Ö) Tabl. Levonorgestrel, Ethinylestradiol *Rezeptpflichtig*	Thromboserisiko (Blutgerinn-sel), Leberschäden, Bluthoch-druck, Depressionen, Übelkeit, Kopfschmerzen	**Zweckmäßig** Dreiphasenpräparat mit relativ niedrigem Östrogen- und Gesta-genanteil. Die Sicherheit der Wir-kung ist nur bei sorgfältiger Be-achtung der Einnahmevorschrif-ten gewährleistet.
Triquilar (D) Drag. Levonorgestrel, Ethinylestradiol *Rezeptpflichtig*	Thromboserisiko (Blutgerinn-sel), Leberschäden, Bluthoch-druck, Depressionen, Übelkeit, Kopfschmerzen	**Zweckmäßig** Dreiphasenpräparat mit relativ niedrigem Östrogen- und Gesta-genanteil. Die Sicherheit der Wir-kung ist nur bei sorgfältiger Be-achtung der Einnahmevorschrif-ten gewährleistet.

Präparat	Wichtigste Nebenwirkungen	Empfehlung
Trisiston (D) überzogene Tabl. Levonorgestrel, Ethinylestradiol *Rezeptpflichtig*	Thromboserisiko (Blutgerinnsel), Leberschäden, Bluthochdruck, Depressionen, Übelkeit, Kopfschmerzen	**Zweckmäßig** Dreiphasenpräparat mit relativ niedrigem Östrogen- und Gestagenanteil. Die Sicherheit der Wirkung ist nur bei sorgfältiger Beachtung der Einnahmevorschriften gewährleistet.
Valette (D/Ö) überzogene Tabl. Dienogest, Ethinylestradiol *Rezeptpflichtig*	Thromboserisiko (Blutgerinnsel), Leberschäden, Bluthochdruck, Depressionen, Übelkeit, Kopfschmerzen	**Möglicherweise zweckmäßig zur** Empfängnisverhütung. Anwendung vertretbar, wenn zur Therapie (z. B. bei Akne) eine schwache antiandrogene (gegen die Wirkung des männlichen Geschlechtshormons gerichtete) Wirkung erforderlich ist. Einphasenpräparat.
Velafee (D) Filmtabl. Dienogest, Ethinylestradiol *Rezeptpflichtig*	Thromboserisiko (Blutgerinnsel), Leberschäden, Bluthochdruck, Depressionen, Übelkeit, Kopfschmerzen	**Möglicherweise zweckmäßig zur** Empfängnisverhütung. Anwendung vertretbar, wenn zur Therapie (z. B. bei Akne) eine schwache antiandrogene (gegen die Wirkung des männlichen Geschlechtshormons gerichtete) Wirkung erforderlich ist. Einphasenpräparat.
Vikela (Ö) Tabl. Levonorgestrel *Rezeptpflichtig*	Häufig Übelkeit, Kopfschmerzen, Müdigkeit, Schmerzen im Unterbauch, Schmier- und Zwischenblutungen	**Nur zweckmäßig** als Notfallverhütungsmittel innerhalb von 72 Stunden nach ungeschütztem Geschlechtsverkehr.
Yasmin (D/Ö) **Yasminelle** (D/Ö) **Yaz** (D/Ö) Filmtabletten Drospirenon, Ethinylestradiol *Rezeptpflichtig*	Erhöhtes Thromboserisiko (Blutgerinnsel), Leberschäden, Bluthochdruck, Depressionen, Übelkeit, Kopfschmerzen. Vorsicht z. B. bei blutdrucksenkenden Mitteln wie ACE-Hemmern: Gefährliche Kaliumanreicherung im Blut möglich!	**Abzuraten** Thrombosegefahr und andere Risiken noch unzureichend untersucht. Präparat mit relativ neuem, möglicherweise problematischem Gestagen (Drospirenon). Einphasenpräparat mit niedrigem Östrogenanteil. *Yasminelle* und *Yaz* enthalten einen etwas geringeren Östrogengehalt als *Yasmin*. Die in der Werbung behauptete Gewichtsabnahme beträgt lediglich einige 100 Gramm.

Präparat	Wichtigste Nebenwirkungen	Empfehlung
Zoely (D/Ö) Filmtabl. Nomegestrol, Estradiol *Rezeptpflichtig*	Erhöhtes Thromboserisiko (Blutgerinnsel), Blutungsanomalien, Akne, verminderte Libido, Depressionen, Übelkeit, Kopfschmerzen	**Abzuraten** Wenig erprobtes Einphasenpräparat mit natürlichem Östrogen, kein Vorteil gegenüber bewährten Mitteln.

18.2. Mittel gegen Zyklusstörungen und -beschwerden

Schmerzhafte Regelblutung (Dysmenorrhöe) ist die häufigste Beschwerde, wegen der Frauen einen Gynäkologen aufsuchen.

Ein gestörter Zyklus kann sich außerdem bemerkbar machen durch das Fehlen oder seltene Auftreten der Regelblutung sowie durch sehr starke oder sehr lange Blutungen.

Alle diese Störungen können psychische, organische oder hormonelle Ursachen haben.

Erschwerte und schmerzhafte Monatsblutungen (Dysmenorrhöe)

Für viele, besonders junge Frauen ist eine Regelblutung mit mehr oder weniger starken Schmerzen verbunden. Wenn bewährte Hausmittel wie Tees, Bauchmassage und Wärmflasche keine Linderung bringen, können schmerzstillende Mittel sinnvoll sein. Als wirksam und zweckmäßig gelten Ibuprofen (enthalten z. B. in *Dismenol N*) und Naproxen (enthalten z. B. in *Dysmenalgit*).

Acetylsalicylsäure (enthalten z. B. in Generika mit dem Namen *ASS + Firmenbezeichnung*) scheint bei Dysmenorrhöe kaum zu wirken.

Vor einer Behandlung mit Medikamenten müssen organische und seelische Ursachen der schmerzhaften Monatsblutung ausgeschlossen werden. Schmerzmittel sind insbesondere sinnvoll, wenn die schmerzhaften Monatsblutungen von Jugend an bestehen. Schmerzen, die erst später erstmals auftreten, sind oft organisch bedingt.

Die Verordnung der »Pille« kann ebenfalls sinnvoll sein und dazu führen, dass die Regelblutung weniger beschwerlich verläuft.

Abzuraten ist von der Verwendung von Präparaten, die Mönchspfeffer enthalten (z. B. *Agnolyt, Agnucaston, Biofem, Masto-dynon, Mönchspfeffer-ratiopharm*), weil sie schwere Hauterscheinungen verursachen können und weil nicht ausgeschlossen werden kann, dass während der Schwangerschaft die Entwicklung des Fötus gestört wird.

Fehlende oder seltene Regelblutung

kann ihre Ursache in einem Mangel der Steuerungshormone haben. Die Gründe sind sehr häufig seelischer Natur – eine psychotherapeutische Abklärung wäre deshalb vor einer Behandlung sinnvoll. Häufig wird zur Einnahme der »Pille« geraten. Dies ist eine vordergründige Behandlung, da nicht die Ursache, sondern nur das Symptom behandelt wird.

Andererseits wird nicht selten eine Behandlung mit Hormonkombinationen (ähnlich der »Pille«) versucht. Diese Therapie beruht auf der umstrittenen Annahme, dass durch plötzliches Absetzen der Hormonpräparate die Steuerungshormone wieder produziert werden, und sollte nur dann angewendet werden, wenn eindeutig nachgewiesen ist, dass der Körper von sich aus zu wenig Sexualhormone produziert, oder bei sehr jungen Frauen mit Hormonschwäche.

Eine fehlende Regelblutung kann ihre Ursache auch in einer Störung der Hormonproduktion der Eierstöcke haben. Eine solche Störung ist nicht heilbar. Bei Frauen unter 45 Jahren kann eine »Hormonergänzungsbehandlung« sinnvoll sein. Vor Beginn einer Hormonbehandlung sollte man zweimal einen Schwangerschaftstest im Abstand von acht Tagen durchführen.

Sehr starke oder sehr lange Blutungen oder Zwischenblutungen

Sie sollten auf keinen Fall sofort mit Hormonen behandelt werden. Sie sind meist organisch verursacht, z. B. durch Unverträglichkeiten beim Tragen einer Spirale, durch Entzündungen im Gebärmutterbereich, durch gutartige Muskelknoten oder Gewächse, durch blutgerinnungshemmende Medikamente und anderes. Deshalb sollte auf alle Fälle zunächst die Ursache abgeklärt werden.

Prämenstruelles Syndrom (PMS)

Viele Frauen leiden an unterschiedlichsten Beschwerden vor dem Auftreten der Regelblutung – Kreuzschmerzen, Migräne, Brustspannen, geschwollene Beine, Stimmungsschwankungen. Man nennt dies prämenstruelles Syndrom (PMS). Bei etwa fünf Prozent der Frauen sind diese Beschwerden so ausgeprägt, dass sie behandlungsbedürftig sind.

Als Ursache der zahlreichen, sehr unterschiedlichen Beschwerden vermuten psychosomatisch orientierte Ärzte seelische Ursachen.

Wahrscheinlich spielen auch Blutspiegelschwankungen der Hormone eine Rolle.

In zahlreichen Untersuchungen haben sich Placebos (= Arzneimittel ohne Wirkstoffe) als beste Medikamente für die Behandlung herausgestellt. Sie sind bei mindestens jeder zweiten Frau gut wirksam. Ein zusätzlicher Vorteil: Es sind kaum Nebenwirkungen zu erwarten.

Für homöopathische Mittel, von denen manche Kritiker behaupten, dass sie nichts anderes sind als Placebos, gilt in Bezug auf Wirksamkeit und Nebenwirkungen dasselbe.

Für alle anderen Mittel, die ebenfalls zur Behandlung des prämenstruellen Syndroms angewendet werden – Hormone, Diuretika, Vitamin B_6, Psychopharmaka und andere –, gibt es keinen Wirksamkeitsnachweis. Sinnvoll ist die Auseinandersetzung mit der eigenen Weiblichkeit.

18.2. Mittel gegen Zyklusstörungen und -beschwerden

Präparat	Wichtigste Nebenwirkungen	Empfehlung
Agnolyt (D) Tropfen, Kaps. **Agnucaston** (D/Ö) Filmtabl. **Agnus Castus AL** (D) Filmtabl. **Biofem** (D) Filmtabl. Extrakt aus Keuschlammfrüchten (Fructus agni casti bzw. Mönchspfeffer)	Selten Hautjucken und Exanthem. Nicht versehentlich in der Schwangerschaft anwenden! Tropfen enthalten Alkohol!	**Abzuraten** bei den vom Hersteller angegebenen Anwendungsgebieten (z. B. prämenstruelles Syndrom, Zyklusstörungen). Pflanzliches Mittel.
Chlormadinon Jenapharm (D) Tabl. Chlormadinon *Rezeptpflichtig*	Wassereinlagerung im Gewebe (Ödeme), Übelkeit, Erbrechen, Kopfschmerzen, Depressionen, erhöhtes Thromboserisiko	**Therapeutisch zweckmäßig bei** Zuständen, die eine Anwendung von gestagenen Hormonen erfordern (z. B. bestimmte Zyklusstörungen).
Dismenol N (D) Filmtabl. **Dismenol Ibuprofen/ -forte** (Ö) Filmtabl. Ibuprofen	Kopfschmerzen, Magen-Darm-Störungen, zentralnervöse Störungen wie z. B. Schwindel	**Therapeutisch zweckmäßig bei** schmerzhaften Menstruationsbeschwerden.
Dolormin für Frauen (D) Tabl. Naproxen	Kopfschmerzen, Magen-Darm-Störungen, zentralnervöse Störungen wie z. B. Schwindel	**Therapeutisch zweckmäßig bei** schmerzhaften Menstruationsbeschwerden.

Präparat	Wichtigste Nebenwirkungen	Empfehlung
Duphaston (D/Ö) Filmtabl. Dydrogesteron *Rezeptpflichtig*	Wassereinlagerung im Gewebe (Ödeme), Übelkeit, Erbrechen, Kopfschmerzen, Depressionen, erhöhtes Thromboserisiko	**Therapeutisch zweckmäßig bei** Zuständen, die eine Anwendung von gestagenen Hormonen erfordern (z. B. bestimmte Zyklusstörungen).
Dysmenalgit (D) Tabl. Naproxen *Rezeptpflichtig*	Kopfschmerzen, Magen-Darm-Störungen, zentralnervöse Störungen wie z. B. Schwindel	**Therapeutisch zweckmäßig bei** schmerzhaften Menstruationsbeschwerden.
Mastodynon (D) Tabl., Tropfen Urtinktur aus Keuschlammfrüchten (Fructus agni casti bzw. Mönchspfeffer), homöopathische Verdünnungen aus Caulophyllum thalictroides, Cyclamen, Ignatia, Iris, Lilium tigrinum	Selten Hautjucken und Exanthem. Nicht versehentlich in der Schwangerschaft anwenden! Enthält Alkohol!	**Abzuraten** Homöopathisches Mittel. Therapeutische Wirksamkeit zweifelhaft bei den vom Hersteller angegebenen Anwendungsgebieten (z. B. Zyklusstörungen).
Mönchspfeffer-ratiopharm (D) Filmtabl. Trockenextrakt aus Keuschlammfrüchten (Mönchspfeffer)	Selten Hautjucken und Exanthem. Nicht versehentlich in der Schwangerschaft anwenden! Tropfen enthalten Alkohol!	**Abzuraten** bei den vom Hersteller angegebenen Anwendungsgebieten (z. B. prämenstruelles Syndrom, Zyklusstörungen). Pflanzliches Mittel.
Orgametril (Ö) Tabl. Lynestrenol *Rezeptpflichtig*	Wassereinlagerung im Gewebe (Ödeme), Übelkeit, Erbrechen, Depressionen, Kopfschmerzen, erhöhtes Thromboserisiko, vermännlichende Wirkung möglich	**Therapeutisch zweckmäßig bei** Zuständen, die eine Anwendung von gestagenen Hormonen erfordern (z. B. bestimmte Zyklusstörungen).
Prodafem (Ö) Tabl. Medroxyprogesteron *Rezeptpflichtig*	Wassereinlagerung im Gewebe (Ödeme), Übelkeit, Erbrechen, Kopfschmerzen, Depressionen, erhöhtes Thromboserisiko, vermännlichende Wirkung möglich	**Therapeutisch zweckmäßig bei** Zuständen, die eine Anwendung von gestagenen Hormonen erfordern (z. B. bestimmte Zyklusstörungen).
Progestogel (D) Gel Progesteron *Rezeptpflichtig*	Hautreizungen möglich	**Wenig zweckmäßig bei** dem vom Hersteller angegebenen Anwendungsgebiet Mastodynie (zyklusbedingte schmerzende Brustschwellung). Gel kühlt.

Präparat	Wichtigste Nebenwirkungen	Empfehlung
Utrogest (D) Kaps. **Utrogestan** (D/Ö) Kaps. Progesteron *Rezeptpflichtig*	Wassereinlagerung im Gewebe (Ödeme), Übelkeit, Erbrechen, Kopfschmerzen, Depressionen, erhöhtes Thromboserisiko, vermännlichende Wirkung möglich	**Therapeutisch zweckmäßig bei** Zuständen, die eine Anwendung von gestagenen Hormonen erfordern (z. B. bestimmte Zyklusstörungen).

18.3. Mittel gegen Beschwerden in den Wechseljahren (Klimakterium)

Im vierten und fünften Lebensjahrzehnt beginnt der menschliche Körper, weniger Sexualhormone zu produzieren. Diese Hormonverminderung ist eine natürliche Entwicklung und führt nicht zwangsläufig zu Störungen des Wohlbefindens.

Auch sind Wechseljahresbeschwerden bei Frauen nicht allein hormonbedingt. Viele der Beschwerden können auch seelische Ursachen haben. In einer Gesellschaft, die in vielen Bereichen »älter werden« mit »weniger wert sein« gleichsetzt, ist es nur zu verständlich, dass in den Wechseljahren psychische Probleme auftreten können.

Hormon-Substitution

Frauen leben im Durchschnitt sechs bis acht Jahre länger als Männer, und zwar auch dann, wenn sie durch Haushaltsführung und berufliche Tätigkeit mehrfach belastet sind.

Manche Wissenschaftler erklären dies mit dem weiblichen Geschlechtshormon Östrogen: Es beschleunigt die Zellteilung und sorgt dafür, dass die Blutgefäße elastisch bleiben und nicht so bald »verkalken«. Das bedeutet weniger Herzinfarkte und weniger Schlaganfälle. Östrogen soll außerdem osteoporotische Prozesse aufhalten und damit das Risiko von Knochenbrüchen verringern.

Wenn Frauen in die Wechseljahre kommen, verringert der Körper die Östrogenproduktion. Eine Folge davon sind die sogenannten Wechseljahresbeschwerden: Hitzewallungen, Unruhezustände und eine Reihe von anderen Unannehmlichkeiten; aber auch ein gewisses Risiko für Knochenschwund (Osteoporose).

Es liegt daher nahe, durch Einnahme von Östrogenen diese Beschwerden zu verringern oder sogar gänzlich zum Verschwinden zu bringen. Dies trifft für die Behandlung von akuten Wechseljahresbeschwerden auch tatsächlich zu. Allerdings: Der Preis, den Frauen dafür zahlen, ist hoch.

Fast immer zu hoch! – sagen inzwischen viele seriöse Mediziner.

Risiken der Hormontherapie

Auch bei kurzzeitiger Anwendung von Östrogen plus Gestagen ergibt sich ein wahrscheinlich erhöhtes Risiko für Herzinfarkte und Thrombosen. Nach mehrjähriger Anwendung steigt auch das Risiko für Schlaganfälle und Gallenblasenerkrankungen. Wahrscheinlich gibt es auch ein erhöhtes Brustkrebsrisiko nach mehrjähriger Behandlung. Entgegen anderslautenden Meinungen verschiedener Gynäkologen ist es bis jetzt nicht sicher, ob es während der Behandlung mit Hormonen ein sogenanntes Zeitfenster gibt, in dem kein erhöhtes Brustkrebsrisiko besteht.

Auch bei alleiniger Anwendung von Östrogen (ohne Gestagen) bei Frauen nach Gebärmutterentfernung ist mit einem erhöhten Risiko von Schlaganfällen und Gallenblasenerkrankungen zu rechnen. Wahrscheinlich gilt dies auch für Thrombosen. In den Fachinformationen der betreffenden Arzneimittel wird außerdem von einem erhöhten Brustkrebsrisiko gewarnt.

Rückgang der Hormontherapie und Rückgang der Brustkrebsfälle

In den USA hat sich in den vergangenen Jahren gezeigt, dass parallel zum Rückgang der Hormontherapie im Klimakterium auch die Zahl der Brustkrebsfälle zurückging. Mediziner vermuten, dass es hier einen klaren Zusammenhang gibt. Eindeutig klären lässt sich das aber nur durch weitere Untersuchungen.

Auch in Deutschland zeigt sich für die vergangenen Jahre ein dramatischer Rückgang der Hormontherapie in den Wechseljahren; 2003 wurden noch etwa 10,4 Millionen Packungen an Hormonmitteln verschrieben, 2006 7,1 Millionen und 2010 nur noch 5,5 Millionen.

Hormontherapie und Osteoporose

Die immer wieder behauptete Wirkung der Hormone auf den Verlauf der Osteoporose ist zweifelhaft. Sicher ist, dass einmal abgebauter Knochen durch Hormone nicht wieder aufgebaut wird. Bestenfalls kann die Osteoporoseentwicklung verzögert werden. Ob dies aber z. B. die Knochenbruchgefahr vermindert, ist immer noch ungeklärt. Die Osteoporosegefahr ist offensichtlich von Erbfaktoren bestimmt.

Empfehlung: Von einer Hormontherapie ist abzuraten

Aufgrund der vorliegenden Daten ergibt sich für uns folgender Schluss: Von einer Behandlung mit Östrogenen in den Wechseljahren – egal ob allein oder in Kombination mit Gestagenen – ist abzuraten. Auch der Nutzen einer kurzzeitigen Behandlung ist umstritten, weil nach dem Absetzen die Beschwerden bei mehr als der Hälfte der Frauen erneut auftreten. Offenbar werden die Beschwerden durch die Hormonbehandlung nicht überbrückt, sondern nur verschoben.

Tibolon (Liviella)

Dieses synthetische Hormon wird vom Hersteller als »verträgliche Alternative zur Hormonersatztherapie« beworben. Das ist eine Irreführung. *Liviella* steigert das Risiko von Schlaganfällen sowie Brust- und Gebärmutterschleimhautkrebs. Außerdem ist mit einer erheblichen Zunahme des Körpergewichts zu rechnen. Die US-Arzneimittelbehörde hat die Zulassung im Jahr 2006 verweigert. Wir raten ab von der Verwendung.

Pflanzliche Mittel

Nach der Diskussion über die Risiken der Hormontherapie werden zunehmend häufiger »milde Östrogene« pflanzlicher Herkunft angeboten. Dabei handelt es sich meist um Phytoöstrogene aus Soja, die als Nahrungsergänzungsmittel und nicht als geprüfte Arzneimittel verkauft werden. Man kann sie im Supermarkt erhalten, man kann aber auch extrem teure Präparate, die nicht besser sind als die im Supermarkt erhältlichen, bei Ärzten angeboten bekommen.

Vorsicht: Frauen mit hormonabhängigen Tumoren sollten keine Mittel einnehmen, die den Traubensilberkerzenextrakt Cimicifuga enthalten (z. B. *Cimicifuga AL, Cimicifuga-ratiopharm, Cimicifuga STADA, Klimadynon, Remifemin/-plus*) – diese Präparate haben östrogenartige Wirkungen. Dies gilt auch für die zahlreichen Präparate aus Soja, die auf dem freien Markt als Nahrungsergänzungsmittel angeboten werden.

Homöopathische Mittel

Für homöopathische Mittel gegen Klimateriumsbeschwerden wie *Klimaktoplant N* gibt es keine überzeugenden Belege für einen therapeutischen Nutzen.

18.3. Mittel gegen Beschwerden in den Wechseljahren (Klimakterium)

Präparat	Wichtigste Nebenwirkungen	Empfehlung
Activelle (D/Ö) Filmtabl. Estradiol, Norethisteron *Rezeptpflichtig*	Übelkeit, Schmerzen und Spannungen der Brüste, Schmerzen in den Beinen (Präparat sofort absetzen!), Blutungen durch Vermehrung der Zellen der Gebärmutterschleimhaut, Leberschäden, Gallenblasenerkrankungen. Erhöhtes Risiko für Thrombose und Herzinfarkt (schon bei Beginn der Therapie) und für Schlaganfall und Brustkrebs bei Langzeittherapie. Entzugserscheinungen bei Absetzen des Medikaments	**Abzuraten** zur Hormonersatztherapie nach der Menopause wegen erhöhter Risiken und zweifelhaften Nutzens. Kombinationspräparat.
Angeliq (D/Ö) Filmtabl. Drospirenon, Estradiol *Rezeptpflichtig*	Leberschäden, Bluthochdruck, Depressionen, Übelkeit, Kopfschmerzen. Erhöhtes Risiko für Thrombose und Herzinfarkt (schon bei Beginn der Therapie) und für Schlaganfall und Brustkrebs bei Langzeittherapie. Entzugserscheinungen bei Absetzen des Medikaments. Vorsicht z. B. bei blutdrucksenkenden Mitteln wie ACE-Hemmern: Gefährliche Kaliumanreicherung im Blut möglich!	**Abzuraten** zur Hormonersatztherapie nach der Menopause wegen erhöhter Risiken und zweifelhaften Nutzens. Kombinationspräparat. Präparat mit relativ neuem, möglicherweise problematischem Gestagen (Drospirenon). Nicht zur Empfängnisverhütung geeignet. Noch relativ wenig erprobt.
Cimicifuga AL (D) **Cimicifuga-ratiopharm** (D) **Cimicifuga STADA** (D) Filmtabletten Extrakt aus Cimicifugawurzeln (Traubensilberkerze)	Magen-Darm-Beschwerden, Verdacht auf leberschädigende Wirkung	**Abzuraten bei** den vom Hersteller angegebenen Anwendungsgebieten (z. B. klimakterische Beschwerden). Pflanzliches Mittel mit östrogenartiger Wirkung.

Präparat	Wichtigste Nebenwirkungen	Empfehlung
Climen (D/Ö) überzogene Tabl., Drag. Estradiol, Cyproteron *Rezeptpflichtig*	Übelkeit, Schmerzen und Spannungen der Brüste, Schmerzen in den Beinen (Präparat sofort absetzen!), Blutungen durch Vermehrung der Zellen der Gebärmutterschleimhaut, Leberschäden, Gallenblasenerkrankungen. Erhöhtes Risiko für Thrombose und Herzinfarkt (schon bei Beginn der Therapie) und für Schlaganfall und Brustkrebs bei Langzeittherapie. Entzugserscheinungen bei Absetzen des Medikaments	**Abzuraten** zur Hormonersatztherapie nach der Menopause wegen erhöhter Risiken und zweifelhaften Nutzens. Nicht zur Empfängnisverhütung geeignet. Erhöhtes Nebenwirkungsrisiko durch Gestagen mit antiandrogener Wirkung (Cyproteron).
Climopax (D) überzogene Tabl. Konjugierte Östrogene, Medroxyprogesteron *Rezeptpflichtig*	Übelkeit, Schmerzen und Spannungen der Brüste, Schmerzen in den Beinen (Präparat sofort absetzen!), Blutungen durch Vermehrung der Zellen der Gebärmutterschleimhaut, Leberschäden, Gallenblasenerkrankungen. Erhöhtes Risiko für Thrombose und Herzinfarkt (schon bei Beginn der Therapie) und für Schlaganfall und Brustkrebs bei Langzeittherapie. Entzugserscheinungen bei Absetzen des Medikaments	**Abzuraten** zur Hormonersatztherapie nach der Menopause wegen erhöhter Risiken und zweifelhaften Nutzens. Kombinationspräparat. Östrogenpräparate tierischen Ursprungs (aus Stutenharn) gelten heute als überholt.
Climopax mono (D) überzogene Tabl. Konjugierte Östrogene *Rezeptpflichtig*	Übelkeit, Schmerzen und Spannungen der Brüste, Schmerzen in den Beinen (Präparat sofort absetzen!), Blutungen durch Vermehrung der Zellen der Gebärmutterschleimhaut, Leberschäden, Gallenblasenerkrankungen. Erhöhtes Risiko für Thrombose und Herzinfarkt (schon bei Beginn der Therapie) und für Schlaganfall und Brustkrebs bei Langzeittherapie. Entzugserscheinungen bei Absetzen des Medikaments	**Abzuraten** zur Hormonersatztherapie nach der Menopause wegen erhöhter Risiken und zweifelhaften Nutzens. Östrogenpräparate tierischen Ursprungs (aus Stutenharn) gelten heute als überholt.

Präparat	Wichtigste Nebenwirkungen	Empfehlung
Cliovelle (D) Tabl. Estradiol, Norethisteron *Rezeptpflichtig*	Übelkeit, Schmerzen und Spannungen der Brüste, Schmerzen in den Beinen (Präparat sofort absetzen!), Blutungen durch Vermehrung der Zellen der Gebärmutterschleimhaut, Leberschäden, Gallenblasenerkrankungen. Erhöhtes Risiko für Thrombose und Herzinfarkt (schon bei Beginn der Therapie) und für Schlaganfall und Brustkrebs bei Langzeittherapie. Entzugserscheinungen bei Absetzen des Medikaments	**Abzuraten** zur Hormonersatztherapie nach der Menopause wegen erhöhter Risiken und zweifelhaften Nutzens. Kombinationspräparat.
Cyclo Progynova N (D) überzogene Tabletten *Wirkstoff (gelbe Tabl.):* Estradiol; *Wirkstoff (braune Tabl.):* Levonorgestrel, Estradiol *Rezeptpflichtig*	Übelkeit, Schmerzen und Spannungen der Brüste, Schmerzen in den Beinen (Präparat sofort absetzen!), Blutungen durch Vermehrung der Zellen der Gebärmutterschleimhaut, Leberschäden, Gallenblasenerkrankungen. Erhöhtes Risiko für Thrombose und Herzinfarkt (schon bei Beginn der Therapie) und für Schlaganfall und Brustkrebs bei Langzeittherapie. Entzugserscheinungen bei Absetzen des Medikaments	**Abzuraten** zur Hormonersatztherapie nach der Menopause wegen erhöhter Risiken und zweifelhaften Nutzens. Kombinationspräparat. Zweiphasenpräparat. Nicht zur Empfängnisverhütung geeignet.
Estradiol – 1 A Pharma (D) Filmtabl. **Estradiol Jenapharm** (D) Tabl. Estradiol *Rezeptpflichtig*	Übelkeit, Schmerzen und Spannungen der Brüste, Schmerzen in den Beinen (Präparat sofort absetzen!), Blutungen durch Vermehrung der Zellen der Gebärmutterschleimhaut, Leberschäden, Gallenblasenerkrankungen. Erhöhtes Risiko für Thrombose und Herzinfarkt (schon bei Beginn der Therapie) und für Schlaganfall und Brustkrebs bei Langzeittherapie. Entzugserscheinungen bei Absetzen des Medikaments	**Abzuraten** zur Hormonersatztherapie nach der Menopause wegen erhöhter Risiken und zweifelhaften Nutzens.

Präparat	Wichtigste Nebenwirkungen	Empfehlung
Estradot (D/Ö) Transdermales Pflaster Estradiol *Rezeptpflichtig*	Häufig Pflasterallergie. Übelkeit, Schmerzen und Spannungen der Brüste, Schmerzen in den Beinen (Präparat sofort absetzen!), Blutungen durch Vermehrung der Zellen der Gebärmutterschleimhaut, Leberschäden, Gallenblasenerkrankungen. Erhöhtes Risiko für Thrombose und Herzinfarkt (schon bei Beginn der Therapie) und für Schlaganfall und Brustkrebs bei Langzeittherapie. Entzugserscheinungen bei Absetzen des Medikaments	**Abzuraten** zur Hormonersatztherapie nach der Menopause wegen erhöhter Risiken und zweifelhaften Nutzens.
Estramon TTS (D/Ö) in D: Transdermales Pflaster, in Ö: Depotpflaster Estradiol *Rezeptpflichtig*	Häufig Pflasterallergie. Übelkeit, Schmerzen und Spannungen der Brüste, Schmerzen in den Beinen (Präparat sofort absetzen!), Blutungen durch Vermehrung der Zellen der Gebärmutterschleimhaut, Leberschäden, Gallenblasenerkrankungen. Erhöhtes Risiko für Thrombose und Herzinfarkt (schon bei Beginn der Therapie) und für Schlaganfall und Brustkrebs bei Langzeittherapie. Entzugserscheinungen bei Absetzen des Medikaments	**Abzuraten** zur Hormonersatztherapie nach der Menopause wegen erhöhter Risiken und zweifelhaften Nutzens.
Estreva (D) Gel Estradiol *Rezeptpflichtig*	Übelkeit, Schmerzen und Spannungen der Brüste, Schmerzen in den Beinen (Präparat sofort absetzen!), Blutungen durch Vermehrung der Zellen der Gebärmutterschleimhaut, Leberschäden, Gallenblasenerkrankungen. Erhöhtes Risiko für Thrombose und Herzinfarkt (schon bei Beginn der Therapie) und für Schlaganfall und Brustkrebs bei Langzeittherapie. Entzugserscheinungen bei Absetzen des Medikaments	**Abzuraten** zur Hormonersatztherapie nach der Menopause wegen erhöhter Risiken und zweifelhaften Nutzens.

Präparat	Wichtigste Nebenwirkungen	Empfehlung
Estrifam (D) Filmtabl. Estradiol *Rezeptpflichtig*	Übelkeit, Schmerzen und Spannungen der Brüste, Schmerzen in den Beinen (Präparat sofort absetzen!), Blutungen durch Vermehrung der Zellen der Gebärmutterschleimhaut, Leberschäden, Gallenblasenerkrankungen. Erhöhtes Risiko für Thrombose und Herzinfarkt (schon bei Beginn der Therapie) und für Schlaganfall und Brustkrebs bei Langzeittherapie. Entzugserscheinungen bei Absetzen des Medikaments	**Abzuraten** zur Hormonersatztherapie nach der Menopause wegen erhöhter Risiken und zweifelhaften Nutzens.
Femikliman uno (D) Filmtabl. Trockenextrakt aus Cimicifuga-Wurzelstock (Traubensilberkerze)	Magen-Darm-Beschwerden, Verdacht auf leberschädigende Wirkung	**Abzuraten bei** den vom Hersteller angegebenen Anwendungsgebieten (z. B. klimakterische Beschwerden). Pflanzliches Mittel mit östrogenartiger Wirkung.
Femoston/ conti (D/Ö) Filmtabl., in Ö zus.: Mite-Filmtabl. Estradiol, Dydrogesteron *Rezeptpflichtig*	Übelkeit, Schmerzen und Spannungen der Brüste, Schmerzen in den Beinen (Präparat sofort absetzen!), Blutungen durch Vermehrung der Zellen der Gebärmutterschleimhaut, Leberschäden, Gallenblasenerkrankungen. Erhöhtes Risiko für Thrombose und Herzinfarkt (schon bei Beginn der Therapie) und für Schlaganfall und Brustkrebs bei Langzeittherapie. Entzugserscheinungen bei Absetzen des Medikaments	**Abzuraten** zur Hormonersatztherapie nach der Menopause wegen erhöhter Risiken und zweifelhaften Nutzens. *Femoston* ist ein Zweiphasenpräparat, *Femoston conti* ein Kombinationspräparat. Nicht zur Empfängnisverhütung geeignet.

Präparat	Wichtigste Nebenwirkungen	Empfehlung
Gynodian depot (Ö) Injektionslösung Estradiolvalerat, Prasteronenantat *Rezeptpflichtig*	Übelkeit, Schmerzen und Spannungen der Brüste, Schmerzen in den Beinen (Präparat sofort absetzen!), Blutungen durch Vermehrung der Zellen der Gebärmutterschleimhaut, Leberschäden, Gallenblasenerkrankungen. Erhöhtes Risiko für Thrombose und Herzinfarkt (schon bei Beginn der Therapie) und für Schlaganfall und Brustkrebs bei Langzeittherapie. Entzugserscheinungen bei Absetzen des Medikaments. Schmerzen an der Injektionsstelle	**Abzuraten** zur Hormonersatztherapie nach der Menopause wegen erhöhter Risiken und zweifelhaften Nutzens.
Gynokadin (D) Tabl., Gel und Dosiergel zum Auftragen auf die Haut Estradiol *Rezeptpflichtig*	Übelkeit, Schmerzen und Spannungen der Brüste, Schmerzen in den Beinen (Präparat sofort absetzen!), Blutungen durch Vermehrung der Zellen der Gebärmutterschleimhaut, Leberschäden, Gallenblasenerkrankungen. Erhöhtes Risiko für Thrombose und Herzinfarkt (schon bei Beginn der Therapie) und für Schlaganfall und Brustkrebs bei Langzeittherapie. Entzugserscheinungen bei Absetzen des Medikaments	**Abzuraten** zur Hormonersatztherapie nach der Menopause wegen erhöhter Risiken und zweifelhaften Nutzens.
Indivina (D) Tabl. Estradiol, Medroxyprogesteron *Rezeptpflichtig*	Übelkeit, Schmerzen und Spannungen der Brüste, Schmerzen in den Beinen (Präparat sofort absetzen!), Blutungen durch Vermehrung der Zellen der Gebärmutterschleimhaut, Leberschäden, Gallenblasenerkrankungen. Erhöhtes Risiko für Thrombose und Herzinfarkt (schon bei Beginn der Therapie) und für Schlaganfall und Brustkrebs bei Langzeittherapie. Entzugserscheinungen bei Absetzen des Medikaments	**Abzuraten** zur Hormonersatztherapie nach der Menopause wegen erhöhter Risiken und zweifelhaften Nutzens. Kombinationspräparat. Nicht zur Empfängnisverhütung geeignet.

Präparat	Wichtigste Nebenwirkungen	Empfehlung
Klimadynon (D/Ö) Filmtabl. **Klimadynon uno** (D) Filmtabl. Extrakt aus Cimicifugawurzeln (Traubensilberkerze)	Magen-Darm-Beschwerden, Gewichtszunahme, Verdacht auf leberschädigende Wirkung. Tropfen enthalten Alkohol!	**Abzuraten bei** den vom Hersteller angegebenen Anwendungsgebieten (z. B. klimakterische Beschwerden) und zur Hormonersatztherapie. Pflanzliches Mittel mit östrogenartiger Wirkung.
Klimaktoplant (Ö) Tabl. **Klimaktoplant N** (D) Tabl. Homöopathische Verdünnung von Cimicifuga, Sepia, Ignatia, Sanguinaria; *in Ö zusätzlich:* Lachesis	Bei erheblicher Überdosierung Magen-Darm-Beschwerden, Gewichtszunahme, schwere Leberschäden durch Cimicifuga möglich	**Abzuraten bei** den vom Hersteller angegebenen Anwendungsgebieten (z. B. klimakterische Beschwerden) und zur Hormonersatztherapie. Pflanzliches Mittel mit östrogenartiger Wirkung.
Klimonorm (D) überzogene Tabl. Estradiol, Levonorgestrel *Rezeptpflichtig*	Übelkeit, Schmerzen und Spannungen der Brüste, Schmerzen in den Beinen (Präparat sofort absetzen!), Blutungen durch Vermehrung der Zellen der Gebärmutterschleimhaut, Leberschäden, Gallenblasenerkrankungen. Erhöhtes Risiko für Thrombose und Herzinfarkt (schon bei Beginn der Therapie) und für Schlaganfall und Brustkrebs bei Langzeittherapie. Entzugserscheinungen bei Absetzen des Medikaments	**Abzuraten** zur Hormonersatztherapie nach der Menopause wegen erhöhter Risiken und zweifelhaften Nutzens. Zweiphasenpräparat. Nicht zur Empfängnisverhütung geeignet.
Kliogest (Ö) Filmtabl. **Kliogest N** (D) Filmtabl. Estradiol, Norethisteron *Rezeptpflichtig*	Übelkeit, Schmerzen und Spannungen der Brüste, Schmerzen in den Beinen (Präparat sofort absetzen!), Blutungen durch Vermehrung der Zellen der Gebärmutterschleimhaut, Leberschäden, Gallenblasenerkrankungen. Erhöhtes Risiko für Thrombose und Herzinfarkt (schon bei Beginn der Therapie) und für Schlaganfall und Brustkrebs bei Langzeittherapie. Entzugserscheinungen bei Absetzen des Medikaments	**Abzuraten** zur Hormonersatztherapie nach der Menopause wegen erhöhter Risiken und zweifelhaften Nutzens. Kombinationspräparat. Nicht zur Empfängnisverhütung geeignet.

Präparat	Wichtigste Nebenwirkungen	Empfehlung
Lafamme (D) überzogene Tabl. Estradiol, Dienogest *Rezeptpflichtig*	Übelkeit, Schmerzen und Spannungen der Brüste, Schmerzen in den Beinen (Präparat sofort absetzen!), Blutungen durch Vermehrung der Zellen der Gebärmutterschleimhaut, Leberschäden, Gallenblasenerkrankungen. Erhöhtes Risiko für Thrombose und Herzinfarkt (schon bei Beginn der Therapie) und für Schlaganfall und Brustkrebs bei Langzeittherapie. Entzugserscheinungen bei Absetzen des Medikaments	**Abzuraten** zur Hormonersatztherapie nach der Menopause wegen erhöhter Risiken und zweifelhaften Nutzens. Nicht zur Empfängnisverhütung geeignet. Noch relativ wenig erprobt.
Lieviel (Ö) Tabl. **Liviella** (D) Tabl. Tibolon *Rezeptpflichtig*	Übelkeit, Schmerzen und Spannungen der Brüste, Kopfschmerzen, Depressionen, Gewichtszunahme, erhöhtes Thromboserisiko, Leberschäden, Gebärmutterblutungen, Schmerzen in den Beinen (Präparat absetzen!). Häufig Hautausschlag. Erhöhtes Risiko für Thrombose und Herzinfarkt (schon bei Beginn der Therapie) und für Schlaganfall und Brustkrebs bei Langzeittherapie. Entzugserscheinungen bei Absetzen des Medikaments. Zahlreiche Wechselwirkungen mit anderen Medikamenten	**Abzuraten** auch zur zeitlich begrenzten Behandlung starker Beschwerden während der Wechseljahre. Neues Mittel mit komplexen Hormonwirkungen, auch mit einer erheblichen Zunahme des Körpergewichts. Die US-Arzneimittelbehörde hat die Zulassung im Jahr 2006 verweigert.
Mericomb (D) Filmtabl. Estradiol, Norethisteron *Rezeptpflichtig*	Übelkeit, Schmerzen und Spannungen der Brüste, Schmerzen in den Beinen (Präparat sofort absetzen!), Blutungen durch Vermehrung der Zellen der Gebärmutterschleimhaut, Leberschäden, Gallenblasenerkrankungen. Erhöhtes Risiko für Thrombose und Herzinfarkt (schon bei Beginn der Therapie) und für Schlaganfall und Brustkrebs bei Langzeittherapie. Entzugserscheinungen bei Absetzen des Medikaments	**Abzuraten** zur Hormonersatztherapie nach der Menopause wegen erhöhter Risiken und zweifelhaften Nutzens. Zweiphasenpräparat. Nicht zur Empfängnisverhütung geeignet.

Präparat	Wichtigste Nebenwirkungen	Empfehlung
Merigest (D) Filmtabl. Estradiol, Norethisteron *Rezeptpflichtig*	Übelkeit, Schmerzen und Spannungen der Brüste, Schmerzen in den Beinen (Präparat sofort absetzen!), Blutungen durch Vermehrung der Zellen der Gebärmutterschleimhaut, Leberschäden, Gallenblasenerkrankungen. Erhöhtes Risiko für Thrombose und Herzinfarkt (schon bei Beginn der Therapie) und für Schlaganfall und Brustkrebs bei Langzeittherapie. Entzugserscheinungen bei Absetzen des Medikaments	**Abzuraten** zur Hormonersatztherapie nach der Menopause wegen erhöhter Risiken und zweifelhaften Nutzens. Kombinationspräparat. Nicht zur Empfängnisverhütung geeignet.
Merimono (D) Filmtabl. Estradiol *Rezeptpflichtig*	Übelkeit, Schmerzen und Spannungen der Brüste, Schmerzen in den Beinen (Präparat sofort absetzen!), Blutungen durch Vermehrung der Zellen der Gebärmutterschleimhaut, Leberschäden, Gallenblasenerkrankungen. Erhöhtes Risiko für Thrombose und Herzinfarkt (schon bei Beginn der Therapie) und für Schlaganfall und Brustkrebs bei Langzeittherapie. Entzugserscheinungen bei Absetzen des Medikaments	**Abzuraten** zur Hormonersatztherapie nach der Menopause wegen erhöhter Risiken und zweifelhaften Nutzens.
Östronara (D) Tabl. Estradiol, Levonorgestrel *Rezeptpflichtig*	Übelkeit, Schmerzen und Spannungen der Brüste, Schmerzen in den Beinen (Präparat sofort absetzen!), Blutungen durch Vermehrung der Zellen der Gebärmutterschleimhaut, Leberschäden, Gallenblasenerkrankungen. Erhöhtes Risiko für Thrombose und Herzinfarkt (schon bei Beginn der Therapie) und für Schlaganfall und Brustkrebs bei Langzeittherapie. Entzugserscheinungen bei Absetzen des Medikaments	**Abzuraten** zur Hormonersatztherapie nach der Menopause wegen erhöhter Risiken und zweifelhaften Nutzens. Zweiphasenpräparat. Nicht zur Empfängnisverhütung geeignet.

Präparat	Wichtigste Nebenwirkungen	Empfehlung
Ovestin (D/Ö) Tabl., Vaginalzäpfchen Estriol *Rezeptpflichtig*	Übelkeit, Schmerzen und Spannungen der Brüste, Schmerzen in den Beinen (Präparat sofort absetzen!), Blutungen durch Vermehrung der Zellen der Gebärmutterschleimhaut, Leberschäden, Gallenblasenerkrankungen. Erhöhtes Risiko für Thrombose und Herzinfarkt (schon bei Beginn der Therapie) und für Schlaganfall und Brustkrebs bei Langzeittherapie. Entzugserscheinungen bei Absetzen des Medikaments	**Abzuraten** zur Hormonersatztherapie nach der Menopause wegen erhöhter Risiken und zweifelhaften Nutzens.
Presomen (D) überzogene Tabl. Natürliche konjugierte Östrogene *Rezeptpflichtig*	Übelkeit, Schmerzen und Spannungen der Brüste, Schmerzen in den Beinen (Präparat sofort absetzen!), Blutungen durch Vermehrung der Zellen der Gebärmutterschleimhaut, Leberschäden, Gallenblasenerkrankungen. Erhöhtes Risiko für Thrombose und Herzinfarkt (schon bei Beginn der Therapie) und für Schlaganfall und Brustkrebs bei Langzeittherapie. Entzugserscheinungen bei Absetzen des Medikaments	**Abzuraten** zur Hormonersatztherapie nach der Menopause wegen erhöhter Risiken und zweifelhaften Nutzens. Östrogenpräparate tierischen Ursprungs (aus Stutenharn) gelten heute als überholt.
Presomen compositum (D) überzogene Tabl. Konjugierte Östrogene, Medrogeston *Rezeptpflichtig*	Übelkeit, Schmerzen und Spannungen der Brüste, Schmerzen in den Beinen (Präparat sofort absetzen!), Blutungen durch Vermehrung der Zellen der Gebärmutterschleimhaut, Leberschäden, Gallenblasenerkrankungen. Erhöhtes Risiko für Thrombose und Herzinfarkt (schon bei Beginn der Therapie) und für Schlaganfall und Brustkrebs bei Langzeittherapie. Entzugserscheinungen bei Absetzen des Medikaments	**Abzuraten** zur Hormonersatztherapie nach der Menopause wegen erhöhter Risiken und zweifelhaften Nutzens. Kombinationspräparat. Östrogenpräparate tierischen Ursprungs (aus Stutenharn) gelten heute als überholt.

Präparat	Wichtigste Nebenwirkungen	Empfehlung
Progynova/ mite (D/Ö) Drag., überzogene Tabl. Estradiol *Rezeptpflichtig*	Übelkeit, Schmerzen und Spannungen der Brüste, Schmerzen in den Beinen (Präparat sofort absetzen!), Blutungen durch Vermehrung der Zellen der Gebärmutterschleimhaut, Leberschäden, Gallenblasenerkrankungen. Erhöhtes Risiko für Thrombose und Herzinfarkt (schon bei Beginn der Therapie) und für Schlaganfall und Brustkrebs bei Langzeittherapie. Entzugserscheinungen bei Absetzen des Medikaments	**Abzuraten** zur Hormonersatztherapie nach der Menopause wegen erhöhter Risiken und zweifelhaften Nutzens.
Remifemin (D/Ö) Tabl. Extrakt aus Cimicifugawurzeln (Traubensilberkerze)	Magen-Darm-Beschwerden, Gewichtszunahme, Verdacht auf Leberschädigung	**Abzuraten bei** den vom Hersteller angegebenen Anwendungsgebieten (z. B. klimakterische Beschwerden) und zur Hormonersatztherapie. Pflanzliches Mittel mit östrogenartiger Wirkung.
Remifemin Plus (D/Ö) Drag. Extrakt aus Cimicifugawurzeln (Traubensilberkerze), Hypericin (Johanniskraut)	Magen-Darm-Beschwerden. Gewichtszunahme, Verdacht auf Leberschädigung. Problematische Wechselwirkungen mit anderen Arzneimitteln (z. B. Kalzium-Antagonisten). Licht-Überempfindlichkeit	**Abzuraten bei** den vom Hersteller angegebenen Anwendungsgebieten (z. B. klimakterische Beschwerden) und zur Hormonersatztherapie. Wenig sinnvolle Kombination von pflanzlichen Mitteln mit östrogenartiger (Traubensilberkerze) und beruhigender (Johanniskraut) Wirkung.
Sisare (D) Tabl. Estradiol, Medroxyprogesteron *Rezeptpflichtig*	Übelkeit, Schmerzen und Spannungen der Brüste, Schmerzen in den Beinen (Präparat sofort absetzen!), Blutungen durch Vermehrung der Zellen der Gebärmutterschleimhaut, Leberschäden, Gallenblasenerkrankungen. Erhöhtes Risiko für Thrombose und Herzinfarkt (schon bei Beginn der Therapie) und für Schlaganfall und Brustkrebs bei Langzeittherapie. Entzugserscheinungen bei Absetzen des Medikaments. Tropfen enthalten Alkohol!	**Abzuraten** zur Hormonersatztherapie nach der Menopause wegen erhöhter Risiken und zweifelhaften Nutzens. Zweiphasenpräparat. Nicht zur Empfängnisverhütung geeignet.

18.4. Mittel gegen Unfruchtbarkeit

Etwa jedes siebte Paar hat Probleme mit der Fruchtbarkeit. Im Durchschnitt sind Männer und Frauen im selben Ausmaß daran beteiligt. Von Unfruchtbarkeit spricht man erst dann, wenn trotz regelmäßigem, ungeschütztem Geschlechtsverkehr nach einem Jahr keine Schwangerschaft eintritt.

Die Ursachen können bei einem der Partner allein oder bei beiden gemeinsam liegen. Seelische Ursachen, wie z. B. Stress oder unbewusste Konflikte, sind häufig. Ohne jede psychotherapeutische oder medizinische Behandlung wird etwa jede dritte Frau eines bis dahin unfruchtbaren Paares innerhalb eines Zeitraumes von sieben Jahren letztlich doch schwanger. Psychotherapie scheint in manchen Fällen erfolgreich zu sein.

Bevor bei einer Frau gravierende medizinische Maßnahmen (etwa Hormontherapie oder eine Operation) veranlasst werden, sollten auf jeden Fall die männlichen Samenzellen untersucht werden.

Mittel gegen weibliche Unfruchtbarkeit

Eine Behandlung sollte immer erst nach einer genauen Untersuchung durch einen speziell geschulten Frauenarzt erfolgen. Ein Psychotherapeut sollte unbedingt an der Beratung beteiligt sein. Der ungezielte oder unbegründete Einsatz von Medikamenten kann nicht nur schädlich sein, sondern täuscht auch angeblich »hohe« Erfolgsquoten vor.

Die ersten Schritte auf der Suche nach den Gründen für die Unfruchtbarkeit sollten bei der Frau die genaue Beobachtung des Menstruationszyklus mit Messung der Basaltemperatur und die Untersuchung des Gebärmutterhalsschleims sein. Erst dann sollten die Eileiter und die Gebärmutterschleimhaut untersucht werden, denn diese Untersuchungen sind aufwendig, belastend und können in seltenen Fällen irreparable Schäden hinterlassen.

Die häufigste Ursache für Unfruchtbarkeit bei Frauen sind Infektionen mit Chlamydien. Dieses Bakterium wird durch Geschlechtsverkehr übertragen. Es verursacht meist keinerlei Beschwerden, kann jedoch bei beiden Geschlechtern zur Unfruchtbarkeit führen. Den einzigen Schutz dagegen bietet die konsequente Verwendung von Kondomen oder die rechtzeitige Behandlung der Infektion mit einem Antibiotikum.

Bei etwa jeder siebten unfruchtbaren Frau ist die Ursache für ihre Unfruchtbarkeit das *Ausbleiben des Eisprungs*. Man kann in diesem

Fall versuchen, durch bestimmte »Steuerungshormone« oder Medikamente (z. B. *Clomifen*) einen Eisprung auszulösen. 35 Prozent der Frauen werden danach schwanger.

Eine solche Behandlung muss sorgfältig durchgeführt und überwacht werden. Etwa jede sechste erfolgreich behandelte Frau verliert das Kind in den ersten Monaten. Häufig kommt es zu Mehrlingsschwangerschaften. Bei etwa 10 bis 15 Prozent der Frauen vergrößern sich die Eierstöcke durch Zysten. Deshalb sind regelmäßige Ultraschallkontrollen notwendig. Es besteht außerdem der Verdacht, dass Clomifen Missbildungen des Embryos (besonders am Rückenmark) hervorrufen kann.

Andere Medikamente enthalten gonadotrope Wirkstoffe wie Follitropin (z. B. in *Gonal F*) und Menotropin (z. B. in *Menogon HP*). Sie werden heute häufig angewendet zur Produktion von Eizellen für In-vitro-Fertilisationen! Ein anderer Grund für Unfruchtbarkeit kann ein Mangel an Gelbkörperhormon (Progesteron) sein. Durch ein Gelbkörperhormon-Präparat lässt sich das fehlende Hormon »ersetzen«.

Ist der Gebärmutterhalsschleim für Spermien undurchlässig, kann man versuchen, mit einer künstlichen Befruchtung (Insemination) die Schranke zu umgehen oder mit Östrogenen den Schleim durchlässig zu machen.

Manchmal ist eine Unfruchtbarkeit durch Ablagerung von Gebärmutterschleimhautgewebe im Eileiter (Endometriose) verursacht.

Bei einigen Frauen kommt es wegen erhöhter Blutspiegel männlicher Hormone zur Unfruchtbarkeit. Meist ist auch der Zyklus gestört, und Akne und verstärkter Haarwuchs treten auf. Mittel, die die männlichen Hormone blockieren (Antiandrogene), sind hilfreich (z. B. Androcur, enthalten z. B. in *Diane 35*; siehe Tabelle 8.4.). Wenn sie abgesetzt werden, kann sich danach die Fruchtbarkeit normalisieren.

Mittel gegen männliche Unfruchtbarkeit

Die Ursachen für männliche Unfruchtbarkeit können sehr verschieden sein: Krampfadern am Hoden drosseln durch Überwärmung die Spermienproduktion. Stress, Rauchen und unbewusste seelische Konflikte reduzieren diese ebenfalls. Sexuell übertragbare Infektionen, vor allem von Prostata und Nebenhoden, können die Samenleiter verkleben. Hormon- und Chromosomenstörungen sind selten.

Unfruchtbarkeit zeigt sich unter anderem in einer Störung der Samenzahl, der Samenflüssigkeit oder der Samenbeweglichkeit.

Die erfolgreiche Behandlung von Unfruchtbarkeit ist meist nur dann möglich, wenn die genaue Ursache herausgefunden werden kann. Dafür ist zunächst einmal – nach einer mindestens fünftägigen Karenz – die Untersuchung des Ejakulats notwendig. Nach WHO-Klassifikation gilt ein Anteil von bis zu 70 Prozent auffälligen Spermien noch als normal.

Bei etwa jedem zweiten unfruchtbaren Mann kann keine bestimmte Ursache gefunden werden. Bei bestehender Nebenhodenentzündung wird meist eine Zeit lang mit einem Antibiotikum behandelt.

Die Zahl und die Beweglichkeit der Spermien sollen durch eine drei- bis sechswöchige Einnahme von Diclofenac (enthalten z. B. in *Voltaren*) oder Acetylsalicylsäure (enthalten z. B. in *Aspirin*) erhöht werden.

Bei Gonadotropinmangel helfen Mittel, die Choriongonadotropin enthalten (z. B. *Predalon, Pregnyl*).

Prinzipiell sollte die Behandlung der Unfruchtbarkeit – der männlichen ebenso wie der weiblichen – nur von erfahrenen Fachärztinnen und Fachärzten durchgeführt werden.

18.4. Mittel gegen Unfruchtbarkeit

Präparat	Wichtigste Nebenwirkungen	Empfehlung
Brevactid (D) Pulver und Lösungsmittel zur Herstellung einer Injektionslösung Choriongonadotropin (hCG) *Rezeptpflichtig*	Kopfschmerzen, Müdigkeit, Wassereinlagerung, erhebliche Vergrößerung der Eierstöcke. Die Wahrscheinlichkeit einer Mehrlingsschwangerschaft wird wesentlich erhöht	**Zweckmäßig zur** Auslösung eines Eisprungs.
ClomHEXAL (D) **Clomifen-ratiopharm** (D) **Clomiphen-Arcana** (Ö) Tabletten Clomifen *Rezeptpflichtig*	Sehstörungen, Übelkeit, Hitzewallungen, erhebliche Vergrößerung der Eierstöcke. Die Wahrscheinlichkeit einer Mehrlingsschwangerschaft wird wesentlich erhöht	**Zweckmäßig zur** Auslösung des Eisprungs.

Präparat	Wichtigste Nebenwirkungen	Empfehlung
Gonal F (D/Ö) Injektionen Follitropin alfa (r-hFSH) *Rezeptpflichtig*	Bei Frauen: Kopfschmerzen, Müdigkeit, Wassereinlagerung, erhebliche Vergrößerung der Eierstöcke. Die Wahrscheinlichkeit einer Mehrlingsschwangerschaft ist wesentlich erhöht. Schwerste Gerinnungsstörungen (Thromboembolien) sind möglich. Bei Männern: Vergrößerung der Brustdrüse, Akne	**Nur zweckmäßig zur** Anregung der Ausbildung von Eizellen bei Versagen von Clomifen. Wird auch zur Gewinnung von Eizellen zur künstlichen Befruchtung eingesetzt (»Superovulation«). Wenig zweckmäßig bei Infertilität des Mannes (Gabe nur zusammen mit einer Choriongonadotropi [hCG]-Behandlung).
Menogon HP (D) Trockensubstanz und Lösungsmittel Menotropin *Rezeptpflichtig*	Kopfschmerzen, Müdigkeit, Wassereinlagerung, erhebliche Vergrößerung der Eierstöcke. Schwerste Gerinnungsstörungen (Thromboembolien) sind möglich. Die Wahrscheinlichkeit einer Mehrlingsschwangerschaft wird wesentlich erhöht. Bei Männern: Vergrößerung der Brustdrüse, Akne	**Zweckmäßig zur** Auslösung eines Eisprungs in Kombination mit Choriongonadotropin (hCG). Wird auch zur Gewinnung von Eizellen zur künstlichen Befruchtung eingesetzt (»Superovulation«).
Ovitrelle (D/Ö) Fertigspritze Choriogonadotropin alfa *Rezeptpflichtig*	Kopfschmerzen, Müdigkeit, Wassereinlagerung, erhebliche Vergrößerung der Eierstöcke. Die Wahrscheinlichkeit einer Mehrlingsschwangerschaft wird wesentlich erhöht	**Zweckmäßig zur** Auslösung eines Eisprungs.
Predalon (D) Trockensubstanz und Lösungsmittel **Pregnyl** (Ö) Amp. Choriongonadotropin (hCG) *Rezeptpflichtig*	Kopfschmerzen, Müdigkeit, Wassereinlagerung, erhebliche Vergrößerung der Eierstöcke. Die Wahrscheinlichkeit einer Mehrlingsschwangerschaft wird wesentlich erhöht	**Zweckmäßig zur** Auslösung eines Eisprungs.
Puregon (D/Ö) Injektionslösung. Follitropin beta *Rezeptpflichtig*	Bei Frauen: Kopfschmerzen, Müdigkeit, Wassereinlagerung, erhebliche Vergrößerung der Eierstöcke. Die Wahrscheinlichkeit einer Mehrlingsschwangerschaft ist wesentlich erhöht. Schwerste Gerinnungsstörungen (Thromboembolien) sind möglich. Bei Männern: Vergrößerung der Brustdrüse, Akne	**Nur zweckmäßig zur** Anregung der Ausbildung von Eizellen bei Versagen von Clomifen. Wird auch zur Gewinnung von Eizellen zur künstlichen Befruchtung eingesetzt (»Superovulation«). Wenig zweckmäßig bei Infertilität des Mannes (Gabe nur zusammen mit einer Choriongonadotropin [hCG]-Behandlung).

18.5. Mittel gegen drohende Frühgeburt (Wehenhemmer)

Wenn die Gefahr besteht, ein Kind vor der 26. Schwangerschaftswoche durch eine Fehlgeburt zu verlieren (Abort), ist Bettruhe die wichtigste Maßnahme – in 80 Prozent aller Fälle erfolgreich. Die zusätzliche Verwendung von Hormonen wie etwa dem Wirkstoff Progesteron ist sehr umstritten.

Mittel gegen drohende Frühgeburt (Wehenhemmer)

Wehenhemmer werden in den letzten Jahren immer häufiger eingesetzt, um eine drohende Frühgeburt so lange hinauszuzögern, bis wenigstens die Lungen des Ungeborenen gereift sind. Dies ist ab der 36. Schwangerschaftswoche der Fall.

Die wichtigste Maßnahme bei drohender Frühgeburt ist ebenso wie bei drohender Fehlgeburt Bettruhe und Entspannung. In Deutschland wird vorwiegend das Medikament Fenoterol (enthalten z. B. in *Partusisten*) verwendet, in Österreich Hexoprenalin (*Gynipral*) – oft sogar wochen- und monatelang.

In anderen Ländern ist man von dieser Art der Behandlung längst abgekommen – da werden solche Wehenhemmer höchstens in Ausnahmefällen und nur kurzfristig angewendet (einige Stunden oder Tage). Wenn man mit dieser Therapie aufhört, werden sofort Wehen ausgelöst.

Diese Behandlung ist nicht ungefährlich für die Mutter: Sowohl Fenoterol (*Partusisten*) als auch Hexoprenalin (*Gynipral*) können als Nebenwirkung Unruhe, Zittern, Herzklopfen, dramatische Angstzustände, Übelkeit, Kopfschmerzen, Schwindel und in seltenen Fällen sogar Lungenödeme mit tödlichem Ausgang verursachen.

Beim Kind kann die Verwendung von Wehenhemmern Entwicklungsstörungen verursachen, die oft erst nach Jahren ausgeglichen werden.

Umstritten ist insbesondere die Verwendung dieser Mittel in Tablettenform. Die Wirkung ist aufgrund wechselnder Aufnahme in den Körper unterschiedlich stark und deshalb unsicher. Wenn wenig aufgenommen wird, hat *Partusisten* keine Wirkung auf die Gebärmutter. Ist die Wirkung zu stark, kann es zu Nebenwirkungen wie Unruhe, Herzklopfen, Schwitzen, Übelkeit und Blutdruckabfall kommen.

Wehenhemmer werden vorwiegend eingesetzt, um dem Kind Zeit für die vorgeburtliche Lungenreifung zu gewähren und damit schwerwiegende Atemprobleme nach der Geburt zu vermeiden. Es gibt inzwischen eine bewährte medikamentöse Alternative zur Verwendung von Wehenhemmern: sogenannte *Surfactant-Mittel*, die bei Frühgeborenen die Lungenreifung beschleunigen.

18.5. Mittel gegen drohende Frühgeburt (Wehenhemmer)

Präparat	Wichtigste Nebenwirkungen	Empfehlung
Gynipral (Ö) Amp. Hexoprenalin *Rezeptpflichtig*	Unruhe, Zittern, Herzklopfen, Angstzustände, Übelkeit, Kopfschmerzen, Schwindel, Lungenödem (Flüssigkeitsansammlung in der Lunge) möglich	**Wenig zweckmäßig** wegen unzuverlässiger Wirkung und erheblichen Risikos für Mutter und Kind. Vertretbar nur zur kurzzeitigen Ruhigstellung der Gebärmutter in Notfallsituationen.
Partusisten (D) Infusionslösungskonzentrat Fenoterol *Rezeptpflichtig*	Unruhe, Zittern, Herzklopfen, Angstzustände, Übelkeit, Kopfschmerzen, Schwindel, Lungenödem (Flüssigkeitsansammlung in der Lunge) möglich	**Wenig zweckmäßig** wegen unzuverlässiger Wirkung und erheblichen Risikos für Mutter und Kind. Vertretbar nur zur kurzzeitigen Ruhigstellung der Gebärmutter in Notfallsituationen. Enthält das Asthmamittel Fenoterol.
Partusisten (D) Tabl. Fenoterol *Rezeptpflichtig*	Unruhe, Zittern, Herzklopfen, Angstzustände, Übelkeit, Kopfschmerzen, Schwindel, Lungenödem (Flüssigkeitsansammlung in der Lunge) möglich	**Abzuraten** Vertretbar nur zur Vermeidung von Entzugserscheinungen nach vorangegangener Infusionsbehandlung mit *Partusisten*. Enthält das Asthmamittel Fenoterol.

18.6. Mittel vor und nach der Entbindung

In diesem Kapitel werden wehenfördernde Mittel, Medikamente zur Geburtsschmerzerleichterung sowie Medikamente zur Bekämpfung von übermäßigem Blutverlust nach der Entbindung und zum Abstillen besprochen.

Wehenfördernde Mittel

Gegenwärtig wird zur medikamentösen Wehenförderung während der Entbindung hauptsächlich Oxytocin (z. B. in *Syntocinon*) eingesetzt. Es handelt sich dabei um ein Hormon, das bei einer spontanen Geburt vom Körper selbst produziert wird.

Durch den Einsatz dieses Mittels können bei einem Geburtsstillstand oftmals Kaiserschnitte oder andere Eingriffe vermieden werden. Die richtige Dosierung ist von entscheidender Bedeutung.

Wenn die Mutter nur geringfügig zu viel *Syntocinon* erhält, kann das Kind durch zu starke Wehen einen Sauerstoffmangel erleiden. Darum muss die Herzaktion des Ungeborenen vom Arzt fortlaufend genau kontrolliert werden.

Lehrbücher enthalten eine weitere eindringliche Warnung: *Wenn die Geburt bereits begonnen hat, soll Syntocinon nicht mehr zur Beschleunigung einer normal verlaufenden Geburt eingesetzt werden.*

Die Wehentätigkeit kann am Geburtstermin auch angeregt werden durch Reiben oder Saugen der Brustwarzen.

Als wehenanregende Mittel werden auch Prostaglandine in Form von Vaginaltabletten bzw. -gel verwendet (z. B. *Prostin E2*). Der Nachteil solcher Mittel: Sie können nicht so genau dosiert werden und können deshalb vor allem im Anfangsstadium manchmal zu heftigen und unregelmäßigen, aber nicht ausreichend langen Wehen führen.

Bei einer längeren Schwangerschaft von mehr als zehn Tagen über den errechneten Termin hinaus können wehenfördernde Mittel zum »Anstoßen« der Wehen hilfreich sein. Diese Medikamente werden auch zur Einleitung eines Schwangerschaftsabbruches in Kombination mit *Mifogyne* oder jenseits der 12. Schwangerschaftswoche verwendet.

Entbindungsschmerzen

Zur Linderung von Entbindungsschmerzen kann der Schwangeren ein örtliches Betäubungsmittel in die Rückenmarksflüssigkeit gespritzt werden, um dort die Schmerzleitungsbahnen zu blockieren. Die Medizin bezeichnet dies als Periduralanästhesie.

Wenn diese sehr wirksame Methode zu hoch dosiert wird, kann es unter Umständen zu einer Wehenhemmung kommen. Dann wiederum sind wehenfördernde Mittel notwendig, und der Stress für Mutter und Kind kann sich erhöhen.

Zur Linderung von Geburtsschmerzen werden bisweilen starke Schmerzmittel (siehe Kapitel 1.2.) verwendet. Wegen der möglichen schweren Nebenwirkungen dieser Morphin-ähnlich wirkenden Mittel

(z. B. Unterdrückung der Atmung beim Neugeborenen) sollten sie jedoch nur in begründeten Ausnahmefällen eingesetzt werden.

Vor allem von der Verwendung von Morphin-ähnlich wirkenden Mitteln mit langer Wirkungsdauer (etwa Methadon, z. B. in *Heptadon*) ist unbedingt abzuraten.

Nachgeburt

Nach einer Geburt oder einem späten Schwangerschaftsabbruch müssen sich die gedehnten Muskeln der Gebärmutter wieder zusammenziehen und den Mutterkuchen ausstoßen. Dieser Vorgang wird nach der Geburt durch das Saugen des Kindes an der Mutterbrust unterstützt.

Nach komplizierten Geburten unter Vollnarkose müssen fast immer Medikamente eingesetzt werden. Zweckmäßig sind vor allem die Wirkstoffe Oxytocin (enthalten z. B. in *Oxytocin HEXAL, Syntocinon*) und Methylergometrin (enthalten z. B. in *Methergin*).

Oxytocin HEXAL und *Syntocinon* haben den Vorteil, dass sie während der Stillzeit die Milchbildung anregen, während *Methergin* die Milchbildung einschränkt und Nebenwirkungen beim Säugling (z. B. Durchfall, Erbrechen) verursachen kann, weil es über die Muttermilch ausgeschieden wird.

Methergin hat dafür den Vorteil, dass die Wirkung schneller eintritt und länger hält als bei *Oxytocin HEXAL* oder *Syntocinon*. *Methergin* kann unmittelbar nach der Geburt bevorzugt verwendet werden. Als Unterstützung zur Rückbildung der Gebärmutter während der Stillzeit ist *Methergin* aber ungeeignet.

Milchbildungsfördernde Mittel

Die wichtigste Maßnahme zur Milchbildung ist das häufige Anlegen und Saugen des Babys an der Brust. Ein weitverbreitetes Hausmittel ist das Trinken von Milchbildungstee, der meist Kümmel, Fenchel und Anis enthält. Dazu kommen noch – je nach Vorliebe und ideologischer Ausrichtung der zahlreichen Stillratgeber – unzählige weitere pflanzliche Inhaltsstoffe, die angeblich ebenfalls milchbildend wirken: Basilikum, Majoran, Dill, Melisse, Kreuzblume, Eisenkraut, Zinnkraut, Isländisch Moos und viele andere.

Mittel zum Abstillen

Als Mittel zum Abstillen wird häufig Bromocriptin eingesetzt (als *Bromocriptin-ratiopharm, Bromocriptin-CT* oder *Pravidel* in Deutschland, als Parlodel in Österreich im Handel). Dieser Wirkstoff hemmt die Ausschüttung des Milchbildungshormons Prolaktin.

Nach Absetzen dieses Präparats kommt es jedoch häufig neuerlich zu Milchbildung. Außerdem können in seltenen Fällen schwerwiegende Nebenwirkungen auftreten: Krampfanfälle, Psychosen, Herzinfarkt. In den USA wurden mehrere Todesfälle bekannt, und Bromocriptin darf dort nicht mehr zum Abstillen verwendet werden.

Die Beraterkommission der US-amerikanischen Zulassungsbehörde FDA kam zu dem Schluss, dass zum Abstillen das Hochbinden der Brust vollkommen ausreicht sowie – falls bei Spannen der Brüste nötig – die Einnahme eines einfachen Schmerzmittels. Innerhalb einer Woche hört dann bei 90 Prozent der Frauen die Milchbildung auf. Allerdings darf das Baby dann überhaupt nicht mehr angelegt werden.

Die Fachpublikation »Arzneimittel-Kursbuch« kommentiert: »Das Handeln der US-amerikanischen Behörde sollte für das deutsche Bundesgesundheitsamt Anlass sein, wegen fehlenden Nutzens und offensichtlicher Risiken auch in Deutschland die Zulassungen bei den entsprechenden Arzneimitteln zu widerrufen.«

18.6. Mittel vor und nach der Entbindung

Präparat	Wichtigste Nebenwirkungen	Empfehlung
Bromocriptin AbZ (D) **Bromocriptin-CT** (D) **Bromocriptin-ratiopharm** (D) Tabletten, Hartkapseln *(Bromocriptin AbZ: nur Tabletten)* *Wirkstoff:* Bromocriptin *Rezeptpflichtig*	Kopfschmerzen, Schwindel, Übelkeit, Erbrechen, Bewegungsstörungen, Unruhe, Blutdrucksenkung, Herzrhythmusstörungen (Synkopen), schwere Durchblutungsstörungen, Schlaganfall. Psychosen können ausgelöst werden	**Abzuraten** zum Abstillen wegen der Nebenwirkungen. Zweckmäßig zur Behandlung von Krankheiten mit Hyperprolaktinämie (z. B. bestimmte Zyklusstörungen) und Morbus Parkinson.
Dostinex (D/Ö) Tabl. Cabergolin *Rezeptpflichtig*	Kopfschmerzen, Schwindel, Übelkeit, Erbrechen, Unruhe, Blutdrucksenkung, Herzrhythmusstörungen (Synkopen), schwere Durchblutungsstörungen. Psychosen können ausgelöst werden	**Abzuraten** zum Abstillen wegen der Nebenwirkungen. Zweckmäßig zur Behandlung von Krankheiten mit Hyperprolaktinämie (z. B. bestimmte Zyklusstörungen) und Morbus Parkinson.

Präparat	Wichtigste Nebenwirkungen	Empfehlung
Methergin (D) Amp. **Methergin** (Ö) Drag. Methylergometrin *Rezeptpflichtig*	Übelkeit, Erbrechen, Hemmung der Milchbildung (Laktation)	**Therapeutisch zweckmäßig zur** Blutstillung und Verkleinerung (Kontraktion) der Gebärmutter nach der Geburt.
Oxytocin HEXAL (D) Injektionslösung Oxytocin *Rezeptpflichtig*	Kopfschmerzen, Übelkeit, Blutdruckabfall	**Therapeutisch zweckmäßig zur** Geburtseinleitung, zur nachgeburtlichen Uteruskontraktion und Verbesserung der Milchabgabe.
Parlodel (Ö) Tabl. Bromocriptin *Rezeptpflichtig*	Kopfschmerzen, Schwindel, Übelkeit, Erbrechen, Bewegungsstörungen, Unruhe, Blutdrucksenkung, Herzrhythmusstörungen (Synkopen), schwere Durchblutungsstörungen, Schlaganfall. Psychosen können ausgelöst werden	**Abzuraten** zum Abstillen wegen der Nebenwirkungen. Zweckmäßig zur Behandlung von Krankheiten mit Hyperprolaktinämie (z. B. bestimmte Zyklusstörungen) und Morbus Parkinson.
Pravidel (D) Tabl., Kaps. Bromocriptin *Rezeptpflichtig*	Kopfschmerzen, Schwindel, Übelkeit, Erbrechen, Bewegungsstörungen, Unruhe, Blutdrucksenkung, Herzrhythmusstörungen (Synkopen), schwere Durchblutungsstörungen, Schlaganfall. Psychosen können ausgelöst werden	**Abzuraten** zum Abstillen wegen der Nebenwirkungen. Zweckmäßig zur Behandlung von Krankheiten mit Hyperprolaktinämie (z. B. bestimmte Zyklusstörungen) und Morbus Parkinson.
Prostin E2 (Ö) Vaginaltabl., Konzentrat zur Infusionsherstellung Dinoproston *Rezeptpflichtig*	Fieber, Kopfschmerzen, Übelkeit, Erbrechen, übermäßig verstärkte Wehen	**Möglicherweise zweckmäßig zur** Geburtseinleitung.
Syntocinon (D/Ö) Injektionslösung Oxytocin *Rezeptpflichtig*	Kopfschmerzen, Übelkeit, Blutdruckabfall	**Therapeutisch zweckmäßig zur** Geburtseinleitung und zur nachgeburtlichen Uteruskontraktion.

18.7. Mittel gegen Entzündungen und Infektionen der Sexualorgane

Die häufigsten sexuell übertragenen Krankheiten in Industrieländern wie Deutschland und Österreich sind Infektionen durch Chlamydien- und Gardnerella-vaginalis-Bakterien, durch Herpes-Viren, durch das Humanpapillom Virus (verursacht unter anderem Warzen und langfristig möglicherweise Gebärmutterhalskrebs), durch Hefepilze und durch Trichomonaden. Die Zahl der Syphilis- und Tripper-Erkrankungen geht hingegen seit den Achtzigerjahren ständig zurück. HIV und Hepatitis B und C können ebenfalls sexuell übertragen werden.

Einige dieser Krankheiten sind, wenn sie unbehandelt bleiben – z. B. Syphilis (Lues), Tripper (Gonorrhoe), Hepatitis und Chlamydien-Infektionen –, mit chronischen Folgen verbunden.

Die meisten der oben aufgezählten sexuell übertragenen Infektionen können bei beiden Geschlechtern Entzündungserscheinungen wie Brennen, Jucken und Ausfluss verursachen. Wer an solchen Beschwerden leidet, sollte unbedingt einen Arzt aufsuchen, um die genaue Ursache abklären zu lassen.

Problematisch an vielen sexuell übertragenen Krankheiten ist, dass sie oft keine oder kaum auffallende, sich nur langsam entwickelnde Beschwerden verursachen.

Achtung: Auch dann, wenn nach einer Infektion keinerlei Beschwerden auftreten, kann man andere Personen damit anstecken. Dies betrifft vor allem Herpes-Infektionen, aber auch solche mit Chlamydien, HIV, HPV (Warzen), Syphilis, Tripper, Trichomonaden.

Ausfluss bei der Frau

Von Ausfluss spricht man, wenn die Absonderungen der Scheide vermehrt und/oder verändert auftreten. Nicht jeder Ausfluss muss behandelt werden.

Ausfluss kann verursacht sein durch:

– Infektionen und Entzündungen mit unterschiedlichen Krankheitserregern wie Pilzen oder Bakterien
– Schleimhautveränderungen (z. B. Ektopie oder Krebs am Muttermund)
– Veränderungen im Hormonhaushalt (z. B. durch die »Pille«, durch eine Schwangerschaft, durch Eintreten der Wechseljahre)

- psychische Belastungen
- falsch verstandene Hygiene (z. B. Scheidenspülungen)
- Irritationen der Scheidenflora durch Sex mit einem neuen Partner. Möglicherweise sind Immunfaktoren für diese Art von Ausfluss verantwortlich.

Da man allein aufgrund der Beschaffenheit des Ausflusses (Farbe, Konsistenz, Geruch, Menge) nicht selbst feststellen kann, was den Ausfluss verursacht hat, sollte man sich in jedem Fall von einer Ärztin oder einem Arzt untersuchen lassen. Erst wenn die Ursache des Ausflusses bekannt ist, kann wirksam behandelt werden.

In der Schwangerschaft erhöht bakteriell verursachter Ausfluss das Risiko einer Frühgeburt.

Bei hormonell bedingtem Ausfluss und bei bestimmten entzündlichen Veränderungen der Scheidenhaut sind hormonhaltige Cremes und Ovula zweckmäßig (z. B. *Estriol Ovolum fem Jenapharm, Gynoflor, Linoladiol Estradiol, Linoladiol N, Oekolp, Ortho-Gynest, Ovestin*).

Ausfluss beim Mann

Ausfluss aus dem Penis ist immer ein Anzeichen einer Erkrankung und sollte auf jeden Fall vom Arzt untersucht und entsprechend behandelt werden. Die Ursache ist meist eine Infektion mit Gonokokken (Tripper), Chlamydien oder Trichomonaden.

Bakterielle Infektionen

Bakterielle Infektionen sind meist durch Chlamydien oder durch den Krankheitserreger Gardnerella vaginalis verursacht.

Chlamydien-Infektionen verlaufen bei Frauen ohne besondere Beschwerden und schleichend. Sie bleiben deshalb häufig unentdeckt. Für die Diagnoseerstellung ist ein Abstrich notwendig.

Bei Männern verursacht die Infektion häufig Harnröhrenentzündungen mit schmerzhaftem Wasserlassen, Ausfluss und akuten Nebenhodenentzündungen.

Frauen werden bei ungeschütztem Geschlechtsverkehr leichter angesteckt als Männer. Die Folgeschäden einer unentdeckten Infektion sind gravierend – etwa zehn Prozent aller Infizierten wird unfruchtbar. Eine mit Chlamydien akut infizierte Frau kann außerdem bei der Geburt ihr Baby anstecken.

Die wirksamste Behandlung von Chlamydien-Infektionen geschieht durch das Einnehmen des Antibiotikums Doxycyclin (enthalten z. B. in *Generika mit dem Namen Doxy + Firmenbezeichnung*) oder Erythromycin (enthalten z. B. in *Generika mit dem Namen Erythromycin + Firmenbezeichnung*). Erythromycin ist auch für Schwangere und Stillende geeignet.

Die Medikamente müssen mindestens sieben bis zehn Tage lang geschluckt werden, bei chronischen Infektionen drei Wochen.

Seit Kurzem gibt es eine einfache Art der Behandlung mit dem Makrolid-Antibiotikum Azithromycin (enthalten z. B. in *Zithromax*). Es muss nur ein einziges Mal eingenommen werden und wirkt genauso gut wie die oben erwähnten Antibiotika.

Gardnerella-vaginalis-Infektionen verursachen bei der Frau dünngrauen bis cremig-weißen Ausfluss, meist mit fischähnlichem Geruch. Am wirksamsten hilft das Antibiotikum Metronidazol (enthalten z. B. in *Arilin, Clont, Generika mit dem Namen Metronidazol + Firmenbezeichnung, Trichex, Vagimid*).

Metronidazol wird auch zur Behandlung von Trichomonaden verwendet. Der Nachteil dieses Wirkstoffes, wenn er geschluckt wird: Häufige Nebenwirkungen sind Magen-Darm-Störungen.

Besser verträglich und ebenfalls wirksam ist die Verwendung von Metronidazol in Form von Vaginalzäpfchen, -tabletten oder -kapseln (z. B. *Arilin, Clont, Trichex, Vagimid*) oder von Clindamycin (z. B. *Generika mit dem Namen Clindamycin + Firmenbezeichnung*).

Antibiotikabehandlungen schädigen die Milchsäurebakterien der Scheide und damit die natürliche Abwehr. Pilzinfektionen sind oft die Folge. Zur Vorbeugung werden oft Milchsäurezäpfchen (z. B. *Döderlein, Vagiflor, Vagisan*) oder das Einführen von Joghurt in die Scheide empfohlen.

Der Nutzen dieser Maßnahme ist umstritten. In einem gesunden Scheidenmilieu erfolgt die Besiedelung der Scheidenschleimhaut mit Milchsäurebakterien von selbst. Und unter ungeeigneten Bedingungen ist auch eine künstliche Besiedelung nicht möglich.

In einer australischen Studie wurde die Wirksamkeit einer vorbeugenden Behandlung mit Milchsäurebakterien auf Pilzerkrankungen untersucht. Ergebnis: Es konnte kein Nutzen nachgewiesen werden.

Pilzinfektionen

Auch bei gesunden Frauen befinden sich Pilze in der Scheide – allerdings in so geringer Zahl, dass dadurch kein Ausfluss oder andere Beschwerden entstehen.

Pilzinfektionen sind meist durch Hefepilze vom Typ Candida verursacht und treten meist bei Frauen im gebärfähigen Alter auf, selten jedoch vor erstmaligem Auftreten der Regel.

Dies ist ein deutlicher Hinweis auf die Hormonabhängigkeit der Abwehrkraft der Scheide. Schwangerschaft, Behandlung mit Breitspektrumantibiotika, Verwendung einer hoch dosierten »Pille«, Diabetes oder eine HIV-Infektion begünstigen das Auftreten einer Pilzinfektion ebenso wie Scheidenspülungen. Auch psychische Dauerbelastung kann zur Infektionsneigung beitragen.

Anzeichen einer Pilzinfektion kann Juckreiz an Schamlippen, Scheidenöffnung und Scheide sein, in etwa zwei Drittel aller Fälle begleitet von cremig-weißem Ausfluss. Die Diagnose kann meist durch mikroskopische Untersuchung des Scheidensekrets gestellt werden.

Pilzinfektionen werden meist örtlich mit einer Salbe, Creme oder mit Vaginaltabletten behandelt (z. B. *Antifungol, Biofanal, Canesten Gyn, Canifug, Fungizid-ratiopharm, Generika mit dem Namen Clotrimazol + Firmenbezeichnung, Gyno-Pevaryl, Inimur Myko, KadeFungin, Mykofungin, Mykohaug*).

Bei häufig wiederauftretenden Infektionen kommt die Einnahme von Tabletten infrage (z. B. *Generika mit dem Namen Fluconazol + Firmennamen*). Die verschiedenen Produkte unterscheiden sich kaum in ihrer Wirksamkeit. Eine Heilung wird in etwa 85 bis 90 Prozent aller Fälle erreicht. Unterschiede bestehen jedoch bei der notwendigen Dauer der Anwendung.

Bei mäßigen Krankheitszeichen und bei erstmaligem oder seltenem Pilzbefall genügt fast immer eine Einmaldosis, ansonsten dauert die Therapie drei bis sieben Tage.

Pilzinfektionen des Mannes werden ebenfalls mit Cremes, Salben oder Tabletten behandelt. Zur Vermeidung von Rückfällen (Rezidiv) wird eine Paarbehandlung generell empfohlen, unabhängig davon, ob eine Pilzinfektion beim Mann Beschwerden hervorgerufen hat oder nicht.

Trichomonaden

Trichomonaden-Infektionen werden fast ausschließlich beim Geschlechtsverkehr übertragen. In Ausnahmefällen kann die Übertragung auch durch nasse Handtücher oder Badewasser in Thermalbädern (z. B. Whirlpools) erfolgen. Männer bemerken eine Trichomonaden-Infektion oft gar nicht, sie verläuft häufig »symptomlos«. Bei Frauen kommt es vielfach zu einem gelblichen, übel riechenden Ausfluss.

Die Behandlung erfolgt mit ein bis zwei Tabletten Metronidazol, z. B. *Arilin, Clont, Trichex, Vagimid.*

Wichtig: *Auch wenn einer der Partner völlig beschwerdefrei ist, sollten beide unbedingt gleichzeitig die Medikamente einnehmen. Sonst besteht die Gefahr einer neuerlichen Infektion.*

Der Wirkstoff Metronidazol darf im ersten Drittel der Schwangerschaft wegen der Gefahr von Missbildungen beim Embryo nicht verwendet werden. Vertretbar ist lediglich die Verwendung von Vaginalzäpfchen mit dem Wirkstoff Clotrimazol (z. B. in *Antifungol, Canifug*). Damit wird in den meisten Fällen zwar keine Heilung erreicht, aber eine Linderung der Beschwerden.

Der Wirkstoff Nifuratel hat bei lokaler Anwendung (z. B. in *Inimur*) eine unsichere Wirkung. Andere Mittel sind deshalb vorzuziehen.

Tripper

Tripper macht sich bei Frauen meist, aber nicht immer, nach zwei bis vier Tagen durch eitrigen Ausfluss bemerkbar.

Bei Männern treten etwa drei Tage nach der Infektion brennende Schmerzen beim Wasserlassen und dann eitriger Ausfluss aus dem Penis auf. Ursache ist das Bakterium Neisseria gonorrhoeae, das durch Geschlechtsverkehr übertragen wird. Bei oralem Sex verursachen die Bakterien Rachenentzündungen.

Chronische Gonorrhoe kann sowohl beim Mann als auch bei der Frau zu Unfruchtbarkeit führen.

Zur Behandlung von Tripper muss normalerweise Penicillin geschluckt werden.

Syphilis

Syphilis war bis Anfang des 20. Jahrhunderts die klassische Geschlechtskrankheit, die den ganzen Körper befallen kann. Seit es wirksame Behandlungsmöglichkeiten gibt, hat diese Infektionskrankheit an Bedeutung verloren.

Syphilis verläuft in mehreren Phasen, in denen jeweils typische Beschwerden auftreten. Zwei bis vier Wochen nach der Infektion erscheint direkt an der Infektionsstelle ein schmerzloses, derbes, braunrotes Geschwür, das oft unbemerkt bleibt und nach etwa sechs Wochen wieder verschwindet.

Bleibt Syphilis unbehandelt, können die Spätfolgen zum Tod führen. Die Behandlung erfolgt durch Antibiotika wie Penicillin oder Tetrazyklin oder Erythromycin.

Herpes genitalis

Diese Krankheit wird verursacht durch Herpes-simplex-Viren vom Typ I oder II. Nach der Erstinfektion ruhen sie im Körper und werden erneut aktiv, wenn die Immunabwehr gestört oder geschwächt ist, z. B. durch Fieber, Verletzungen, Krankheiten, Operationen, Sonnenbestrahlung, Menstruation oder Nebenwirkung von Medikamenten. Bei den meisten Menschen werden die überall vorkommenden Viren vom körpereigenen Immunsystem jedoch so wirksam in Schach gehalten, dass es nie zu Anzeichen einer Erkrankung kommt.

Typische Krankheitsanzeichen sind Rötungen und schmerzhaft juckende Schwellungen im Genital- und Afterbereich, verbunden mit Bläschenbildung. Häufig sind die Lymphknoten angeschwollen. Man fühlt sich ganz allgemein krank und hat eventuell Fieber.

Achtung: Man kann auch dann von Herpes angesteckt worden sein, wenn keine akuten Krankheitsanzeichen vorhanden sind!

Behandelt wird im Frühstadium mit Aciclovir-Creme (enthalten z. B. in *Zovirax; Generika mit dem Namen Aciclovir + Firmenbezeichnung; siehe Tabelle 8.5.*). Der therapeutische Nutzen einer Behandlung mit Aciclovir-Creme im späteren Stadium ist umstritten.

Humanpapillomvirus (HPV, Feigwarzen)

Die Infektion bei Männern und Frauen verursacht kleine, weiche, rosafarbene Warzen im Genital- und Analbereich, die manchmal jucken. In der Schwangerschaft oder bei chronischem Ausfluss können sie sich rascher verbreiten.

Eine Untergruppe der HPV-Viren kann die Entstehung von Gebärmutterhals-Krebs begünstigen.

Zur Vorbeugung gegen Warzen gibt es seit Kurzem einen Impfstoff (*Gardasil*). Gardasil wird außerdem zur Vorbeugung von Gebärmutterhals-Krebs verwendet. Der langfristige Nutzen für diesen Anwendungsbereich ist bis jetzt allerdings noch nicht belegt (siehe Kapitel 10.4. Impfstoffe).

Bestehende Feigwarzen können durch Betupfen mit Podophyllin oder Podophyllotoxin (z. B. *Condylox*) zum Verschwinden gebracht werden. Hiermit sollten nur kleinere Hautbereiche behandelt werden. Die Warzen können außerdem durch flüssigen Stickstoff oder Laserstrahlen zerstört oder chirurgisch entfernt werden.

Sexualpartner sollten ebenfalls auf Feigwarzen untersucht und nach drei Monaten kontrolliert werden.

HIV (AIDS)

Siehe dazu Kapitel 10.3.: Virusmittel.

Hepatitis B und Hepatitis C

Siehe dazu Kapitel 10.4.: Impfstoffe und Mittel zur Stärkung der Immunabwehr und Virusmittel sowie 13.6.: Lebermittel, Gallenmittel.

18.7. Mittel gegen Entzündungen und Infektionen der Sexualorgane

Präparat	Wichtigste Nebenwirkungen	Empfehlung
Antifungol HEXAL (D) Vaginaltabl., Vaginalcreme, Kombipackung, Lösung, Pumpspray Clotrimazol *Rezeptpflichtig*	Gelegentlich örtliche Überempfindlichkeitsreaktionen oder Brennen	**Therapeutisch zweckmäßig bei** Infektionen der Scheide mit Bakterien, Pilzen und Hefepilzen (z. B. Soor).
Arilin/ rapid (D) Filmtabl., Vaginalzäpfchen, Rapid-Vaginalzäpfchen, Kombipackung Metronidazol *Rezeptpflichtig*	Magen-Darm-Störungen, bei höheren Dosierungen Bewegungsstörungen. Vorsicht: Während der Behandlung keinen Alkohol einnehmen, da es zu Unverträglichkeitserscheinungen (Kopfschmerzen, Hitzegefühl) kommen kann!	**Therapeutisch zweckmäßig bei** Infektionen mit Metronidazolempfindlichen Erregern (z. B. Bakterien, Trichomonaden). Bei Vaginalzäpfchen sind weniger Nebenwirkungen zu erwarten als bei Tabletten zum Schlucken.
Betaisodona Vaginalgel/ Vaginalzäpfchen (Ö) Gel, Zäpfchen Povidon-Jod *Rezeptpflichtig*	Schleimhautreizungen, allergische Erscheinungen. Bei Aufnahme von Jod in den Körper Schilddrüsenstörungen möglich	**Abzuraten** Starkes Desinfektionsmittel mit erheblichen Nebenwirkungen. Bei spezifischen Infektionen z. B. mit Trichomonaden oder Soor ist eine gezielte Therapie mit entsprechenden Mitteln vorzuziehen.

Präparat	Wichtigste Nebenwirkungen	Empfehlung
Biofanal (D) überzogene Tabl., Salbe, Vaginaltabl., Kombipackung Nystatin	Selten Überempfindlichkeitsreaktionen (Allergien)	**Therapeutisch zweckmäßig nur bei** Soor (Infektion mit dem Hefepilz Candida albicans).
Canesten/ Gyn (D) Creme, Lösung, Vaginaltabl., Spray **Canesten Clotrimazol** (Ö) Creme, Lösung, Vaginaltabl. **Canesten Clotrimazol Gyn 3 Tage Kombi/ Gyn Once** (Ö) Vaginaltabl., Vaginalcreme **Canesten GYN 3/ 3 Tage Kombi/ once Kombi** (D) Vaginaltabl., Vaginalcreme, Kombipackung *Wirkstoff:* Clotrimazol *Rezeptpflichtig*	Gelegentlich örtliche Überempfindlichkeitsreaktionen oder Brennen	**Therapeutisch zweckmäßig bei** Infektionen der Scheide mit Bakterien, Pilzen und Hefepilzen (z. B. Soor).
Canifug (D) Vaginalcreme **Canifug Cremolum** (D) Vaginalzäpfchen, Kombipackung mit Creme und Zäpfchen Clotrimazol *Rezeptpflichtig (nur höher dosierte Präparate)*	Gelegentlich örtliche Überempfindlichkeitsreaktionen oder Brennen	**Therapeutisch zweckmäßig bei** Infektionen der Scheide mit Bakterien, Pilzen und Hefepilzen (z. B. Soor).
Clont (D) Filmtabl. Metronidazol *Rezeptpflichtig*	Magen-Darm-Störungen, Übelkeit, Erbrechen, Appetitverlust. Selten: Blutschäden, psychische Störungen, Überempfindlichkeitsreaktionen (z. B. Hautausschläge). Infektion mit Soor-Hefen (Candida). Vorsicht: Keinen Alkohol einnehmen, da es zu Unverträglichkeitserscheinungen (Kopfschmerzen, Hitzegefühl) kommen kann!	**Therapeutisch zweckmäßig bei** Infektionen mit Metronidazol-empfindlichen Erregern (z. B. Bakterien, Trichomonaden).

Präparat	Wichtigste Nebenwirkungen	Empfehlung
Clotrimazol AL 1%/ 2%/ 100/ 200 (D) Vaginaltabl., Vaginalcreme, Creme, Spray *(Rezeptpflichtig nur Clotrimazol AL 100)* *Wirkstoff:* Clotrimazol *Rezeptpflichtig*	Gelegentlich örtliche Überempfindlichkeitsreaktionen oder Brennen	**Therapeutisch zweckmäßig bei** Infektionen der Scheide mit Bakterien, Pilzen und Hefepilzen (z. B. Soor).
Döderlein (D/Ö) Vaginalkaps. Gefriergetrocknete Kulturen von Milchsäurebakterien (Lactobacillus gasseri)	Keine wesentlichen zu erwarten	**Möglicherweise zweckmäßig bei** unspezifischen Reizzuständen.
Estriol-Ovulum fem Jenapharm (D) Vaginalzäpfchen Estriol *Rezeptpflichtig*	Allergische Hautreaktionen. Allgemeinwirkungen weiblicher Sexualhormone (z. B. Übelkeit, Schmerzen und Spannungen der Brüste)	**Therapeutisch zweckmäßig bei** Hormonmangelstörungen. Enthält örtlich wirksames Sexualhormon (Estriol). Nicht zweckmäßig bei bakteriell bedingtem Ausfluss.
Fluconazol – 1 A Pharma (D/Ö) **Fluconazol- ratiopharm** (D/Ö) **Fluconazol Sandoz** (D/Ö) **Fluconazol STADA** (D) Kapseln *Wirkstoff:* Fluconazol *Rezeptpflichtig*	Häufig Übelkeit, Kopfschmerzen, Schmerzen im Bauchraum, Erbrechen und Durchfall, Hautausschläge (bei Bläschenbildung oder ähnlichen Erscheinungen das Mittel sofort absetzen). Häufig Leberschäden	**Therapeutisch zweckmäßig bei** Pilzinfektionen der Haut, wenn die lokale Behandlung nicht ausreichend wirkt. Breites Wirkspektrum gegen Dermatophyten, Hefepilze und andere.
Fluomicin (D) Vaginaltabl. Dequaliniumchlorid	Schleimhautreizungen, allergische Reaktionen	**Wenig zweckmäßig** Enthält mildes Desinfektionsmittel (Dequalinium). Vertretbar nur bei nicht-entzündlichem Ausfluss. Bei spezifischen Infektionen z. B. mit Trichomonaden oder Soor ist eine gezielte Therapie mit entsprechenden Mitteln vorzuziehen.

Präparat	Wichtigste Nebenwirkungen	Empfehlung
Fungata (D) Kaps. Fluconazol *Rezeptpflichtig*	Häufig Übelkeit, Kopfschmerzen, Schmerzen im Bauchraum, Erbrechen und Durchfall, Hautausschläge (bei Bläschenbildung oder ähnlichen Erscheinungen das Mittel sofort absetzen). Häufig Leberschäden	**Therapeutisch zweckmäßig bei** Pilzinfektionen der Haut, wenn die lokale Behandlung nicht ausreichend wirkt. Breites Wirkspektrum gegen Dermatophyten, Hefepilze und andere.
Fungizid-ratiopharm (D) Vaginaltabl., Vaginalcreme, Kombipackung, Creme, Pumpspray Clotrimazol *Rezeptpflichtig*	Gelegentlich örtliche Überempfindlichkeitsreaktionen oder Brennen	**Therapeutisch zweckmäßig bei** Infektionen der Scheide mit Bakterien, Pilzen und Hefen (z. B. Soor).
Gynoflor (D/Ö) Vaginaltabl. Estriol, Milchsäurebakterien *Rezeptpflichtig*	Allergische Hautreaktionen. Allgemeinwirkungen weiblicher Sexualhormone (z. B. Übelkeit, Schmerzen und Spannungen der Brüste)	**Therapeutisch zweckmäßig bei** Hormonmangelstörungen. Enthält örtlich wirksames Sexualhormon (Estriol). Der Zusatz von Milchsäurebakterien ist therapeutisch zweifelhaft, aber weitgehend harmlos.
Gyno-Pevaryl (D) Vaginalcreme, Vaginalzäpfchen, Kombipackung, Depot-Ovula **Gyno-Pevaryl** (Ö) Vaginalcreme, Vaginalzäpfchen Econazol *Rezeptpflichtig*	Selten Überempfindlichkeitsreaktionen, Brennen	**Therapeutisch zweckmäßig bei** Pilzinfektionen der Scheide.
Inimur (D) Creme, Vaginalstäbchen, Kombipackung Nifuratel *Rezeptpflichtig*	Allergische Erscheinungen. Hautreizungen bei örtlicher Anwendung. Bei gleichzeitiger Einnahme von Alkohol Unverträglichkeit, Magen-Darm-Störungen	**Wenig zweckmäßig zur** lokalen Behandlung bei Infektionen mit Trichomonaden. Mittel wie z. B. Clont (mit Wirkstoff Metronidazol) sind vorzuziehen.
Inimur Myko (D) Vaginalcreme, Vaginalzäpfchen Ciclopirox *Rezeptpflichtig*	Gelegentlich örtliche Überempfindlichkeitsreaktionen oder Brennen	**Therapeutisch zweckmäßig bei** Infektionen der Scheide mit Bakterien, Pilzen und Hefepilzen (z. B. Soor).

Präparat	Wichtigste Nebenwirkungen	Empfehlung
KadeFungin (D) Vaginaltabl., Vaginalcreme, Kombipackung Clotrimazol *Rezeptpflichtig*	Gelegentlich örtliche Überempfindlichkeitsreaktionen oder Brennen	**Therapeutisch zweckmäßig bei** Infektionen der Scheide mit Bakterien, Pilzen und Hefepilzen (z. B. Soor).
Linoladiol-H N (D) Creme Estradiol, Prednisolon *Rezeptpflichtig*	Allergische Hautreaktionen. Allgemeinwirkungen weiblicher Sexualhormone (z. B. Übelkeit, Schmerzen und Spannungen der Brüste)	**Therapeutisch zweckmäßig bei** entzündlichen Veränderungen infolge von Hormonmangelstörungen. Nur zur kurzfristigen Anwendung. Enthält örtlich wirksames Sexualhormon (Estradiol) und kortisonähnlich wirkenden Inhaltsstoff (Prednisolon). Nicht zweckmäßig bei Akne und Unterschenkelgeschwüren (vom Hersteller angegebene Anwendungsgebiete).
Linoladiol N (D) Vaginalcreme **Linoladiol Estradiol-Emulsion** (Ö) Öl-in-Wasser-Emulsion Estradiol *Rezeptpflichtig*	Allergische Hautreaktionen. Allgemeinwirkungen weiblicher Sexualhormone (z. B. Übelkeit, Schmerzen und Spannungen der Brüste)	**Therapeutisch zweckmäßig bei** Hormonmangelstörungen. Enthält örtlich wirksames Sexualhormon (Estradiol). Nicht zweckmäßig bei bakteriell bedingtem Ausfluss.
Metronidazol AL (D) Tabl. **Metronidazol Genericon** (Ö) Filmtabl. **Metronidazol Heumann** (D) Tabl. **Metronidazol HEXAL** (D) Tabl. **Metronidazol-ratiopharm** (D) Tabl. **Metronidazol Sandoz** (Ö) Tabl. **Metronidazol STADA** (D) Tabl. *Wirkstoff:* Metronidazol *Rezeptpflichtig*	Magen-Darm-Störungen, Übelkeit, Erbrechen, Appetitverlust. Selten: Blutschäden, psychische Störungen, Überempfindlichkeitsreaktionen (z. B. Hautausschläge). Infektion mit Soor-Hefen (Candida). Vorsicht: Keinen Alkohol einnehmen, da es zu Unverträglichkeitserscheinungen (Kopfschmerzen, Hitzegefühl) kommen kann!	**Therapeutisch zweckmäßig bei** Infektionen mit Metronidazolempfindlichen Erregern (z. B. anaerobe Bakterien und Trichomonaden).

Präparat	Wichtigste Nebenwirkungen	Empfehlung
Mykofungin (D) Vaginaltabl., Vaginalcreme, Kombipackung Clotrimazol *Rezeptpflichtig*	Gelegentlich örtliche Überempfindlichkeitsreaktionen oder Brennen	**Therapeutisch zweckmäßig bei** Infektionen der Scheide mit Bakterien, Pilzen und Hefepilzen (z. B. Soor).
Mykohaug 3 Kombi/ C/ C3 (D) Creme, Vaginaltabl., Vaginalcreme, Kombipackung Clotrimazol	Gelegentlich örtliche Überempfindlichkeitsreaktionen oder Brennen	**Therapeutisch zweckmäßig bei** Infektionen der Scheide mit Bakterien, Pilzen und Hefepilzen (z. B. Soor).
Oekolp/ Forte (D) Vaginalzäpfchen, Vaginalcreme, Kombipackung **Oestro-Gynedron** (D) Vaginalcreme Estriol *Rezeptpflichtig*	Allgemeinwirkungen weiblicher Sexualhormone (z. B. Übelkeit, Schmerzen und Spannungen der Brüste)	**Therapeutisch zweckmäßig bei** Hormonmangelstörungen. Enthält örtlich wirksames Sexualhormon (Estriol). Nicht zweckmäßig bei bakteriell bedingtem Ausfluss.
Ortho-Gynest/ Depot (Ö) Vaginalzäpfchen, Estriol *Rezeptpflichtig*	Allgemeinwirkungen weiblicher Sexualhormone (z. B. Übelkeit, Schmerzen und Spannungen der Brüste)	**Therapeutisch zweckmäßig bei** Hormonmangelstörungen. Enthält örtlich wirksames Sexualhormon (Estriol). Nicht zweckmäßig bei bakteriell bedingtem Ausfluss.
Ovestin (D/Ö) Vaginalzäpfchen, Vaginalcreme, Tabl. Estriol *Rezeptpflichtig*	Allgemeinwirkungen weiblicher Sexualhormone (z. B. Übelkeit, Schmerzen und Spannungen der Brüste)	**Therapeutisch zweckmäßig bei** Hormonmangelstörungen. Enthält örtlich wirksames Sexualhormon (Estriol). Nicht zweckmäßig bei bakteriell bedingtem Ausfluss.
Sobelin (D) Vaginalcreme *Konservierungsstoff:* Benzylalkohol; *Wirkstoff:* Clindamycin *Rezeptpflichtig*	Lokale Reizungen und Entzündungen, auch durch Propylenglycol. Infektion mit Soor-Pilzen. Kopfschmerzen, Schwindel möglich	**Therapeutisch zweckmäßig bei** Infektionen mit Clindamycin-empfindlichen Erregern (z. B. Bakterien wie Gardnerella vaginalis).

Präparat	Wichtigste Nebenwirkungen	Empfehlung
Trichex (Ö) Filmtabl. Metronidazol *Rezeptpflichtig*	Magen-Darm-Störungen, Übelkeit, Erbrechen, Appetitverlust. Selten: Blutschäden, psychische Störungen, Überempfindlichkeitsreaktionen (z. B. Hautausschläge). Infektion mit Soor-Hefen (Candida). Vorsicht: Keinen Alkohol einnehmen, da es zu Unverträglichkeitserscheinungen (Kopfschmerzen, Hitzegefühl) kommen kann!	**Therapeutisch zweckmäßig bei** Infektionen mit Metronidazol-empfindlichen Erregern (z. B. Bakterien, Trichomonaden).
Vagi-C (D) Vaginaltabl. Ascorbinsäure	Keine wesentlichen zu erwarten	**Möglicherweise zweckmäßig bei** unspezifischen Reizzuständen. Enthält Vitamin C.
Vagifem (D) Vaginaltabl. Estradiol *Rezeptpflichtig*	Allergische Hautreaktionen. Allgemeinwirkungen weiblicher Sexualhormone (z. B. Übelkeit, Schmerzen und Spannungen der Brüste)	**Therapeutisch zweckmäßig bei** Hormonmangelstörungen. Enthält örtlich wirksames Sexualhormon (Estradiol). Nicht zweckmäßig bei bakteriell bedingtem Ausfluss.
Vagiflor (D) Vaginalzäpfchen Gefriergetrocknete Kulturen von Milchsäurebakterien (Lactobacillus acidophilus)	Keine wesentlichen zu erwarten	**Möglicherweise zweckmäßig bei** unspezifischen Reizzuständen.
Vagi-Hex (D) Vaginaltabl. Hexetidin	Schleimhautreizungen (Brennen, Juckreiz), allergische Reaktionen	**Wenig zweckmäßig** Enthält mildes Desinfektionsmittel (Hexetidin). Vertretbar nur bei nicht-entzündlichem Ausfluss. Bei spezifischen Infektionen z. B. mit Trichomonaden oder Soor ist eine gezielte Therapie mit entsprechenden Mitteln vorzuziehen.

Präparat	Wichtigste Nebenwirkungen	Empfehlung
Vagimid (D) Filmtabl., Drag., Tabl. **Vagimid Vaginal N** (D) Vaginaltabl. Metronidazol *Rezeptpflichtig*	Magen-Darm-Störungen, Übelkeit, Erbrechen, Appetitverlust. Selten: Blutschäden, psychische Störungen, Überempfindlichkeitsreaktionen (z. B. Hautausschläge). Infektion mit Soor-Hefen (Candida). Vorsicht: Keinen Alkohol einnehmen, da es zu Unverträglichkeitserscheinungen (Kopfschmerzen, Hitzegefühl) kommen kann!	**Therapeutisch zweckmäßig bei** Infektionen mit Metronidazol-empfindlichen Erregern (z. B. Bakterien, Trichomonaden).
Vagisan Milchsäure (D) Vaginalzäpfchen Milchsäure	Keine wesentlichen zu erwarten	**Möglicherweise zweckmäßig bei** unspezifischen Reizzuständen.
Xapro (D) Vaginalcreme Estriol *Rezeptpflichtig*	Allgemeinwirkungen weiblicher Sexualhormone (z. B. Übelkeit, Schmerzen und Spannungen der Brüste)	**Therapeutisch zweckmäßig bei** Hormonmangelstörungen. Enthält örtlich wirksames Sexualhormon (Estriol). Nicht zweckmäßig bei bakteriell bedingtem Ausfluss.

18.8. Männliche Sexualhormone und Potenzmittel

18.8.1. Androgene (z. B. Testosteron)

Testosteron ist ein männliches Sexualhormon, das sowohl der männliche als auch der weibliche Körper herstellt. Es ist für die männlichen Geschlechtsmerkmale verantwortlich und führt bei Frauen, wenn es künstlich in hinreichenden Mengen zugeführt wird, zu einer »Vermännlichung« (tiefe Stimme, Klitoriswachstum, verstärkter Haarwuchs und Akne). Diese Störungen sind unter Umständen nicht rückgängig zu machen.

Eine Behandlung mit männlichen Sexualhormonen ist dann sinnvoll, wenn ein nachgewiesener Mangel an diesen Hormonen besteht. Ein Mangel kann Störungen wie eine Unterfunktion der Keimdrüsen, ein Ausbleiben der männlichen Geschlechtsmerkmale und der Pubertät verursachen. Ob zusätzlich eingenommene Sexualhormone die Libido erhöhen, ist mehr als fraglich.

Eine Behandlung der Impotenz mit Sexualhormonen ist in fast allen Fällen sinnlos, weil Impotenz nur selten auf einen Hormonmangel zurückzuführen ist.

Impotenz ist häufig durch psychische Probleme verursacht, hat jedoch auch etwas mit Alterungsprozessen zu tun. Weitere Ursachen können sein: Unterfunktion der Schilddrüse, Zuckerkrankheit, Nebenwirkung von Medikamenten.

Als »Hauptschuldige« gelten
- Diuretika (vor allem der Wirkstoff Furosemid)
- Betablocker
- Mittel gegen Magengeschwüre (z. B. *Cimetag, Neutromed*)
- Neuroleptika (z. B. *Atosil, Buronil, Dapotum, Haldol, Melleril*)
- Antidepressiva (z. B. *Anafranil, Limbitrol, Saroten, Seroxat, Tofranil*)
- Krebsmittel.

In der Frauenheilkunde werden männliche Sexualhormone (oft in Kombination mit weiblichen Sexualhormonen) bei bestimmten Krebserkrankungen sehr selten eingesetzt. Nebenwirkungen der verschiedenen Präparate treten häufig auf und sind teilweise schwerwiegend.

Einige neuere Untersuchungen berichten von Leberkrebserkrankungen bei länger dauernder Anwendung von gewissen Androgenen.

Männliche Hormone bei Zyklusstörungen oder in den Wechseljahren anzuwenden, ist nicht sinnvoll.

18.8.1. Androgene

Präparat	Wichtigste Nebenwirkungen	Empfehlung
Andriol Testocaps (D/Ö) Kaps. Testosteronundecanoat *Rezeptpflichtig*	Häufig psychische Störungen wie z. B. Depressionen. Gelegentlich Wasseransammlung im Gewebe, Schlafstörungen. Leberschäden und Entwicklung von Lebertumoren möglich. Beschleunigtes Prostatawachstum. Hemmung der Spermienbildung	**Wenig zweckmäßig** Vertretbar nur bei nachgewiesenem Mangel an männlichem Sexualhormon, aber nicht bei Fruchtbarkeits- und Potenzstörungen. Unsichere Wirkung.

Präparat	Wichtigste Nebenwirkungen	Empfehlung
Androtop Gel (D) Gel im Beutel Testosteron *Rezeptpflichtig*	Häufig Hautreaktionen an der Anwendungsstelle auf der Haut. Häufig psychische Störungen wie z. B. Depressionen. Gelegentlich Wasseransammlung im Gewebe, Schlafstörungen. Leberschäden und Entwicklung von Lebertumoren möglich. Beschleunigtes Prostatawachstum. Hemmung der Spermienbildung	**Wenig zweckmäßig** Vertretbar nur bei nachgewiesenem Mangel an männlichem Sexualhormon, aber nicht bei Fruchtbarkeits- und Potenzstörungen. Als Gel wegen unsicherer Aufnahme durch die Haut unzuverlässig wirksam.
Nebido (D/Ö) Injektionslösung Testosteronundecanoat *Rezeptpflichtig*	Häufig psychische Störungen wie z. B. Depressionen. Gelegentlich Wasseransammlung im Gewebe, Schlafstörungen. Leberschäden und Entwicklung von Lebertumoren möglich. Beschleunigtes Prostatawachstum. Hemmung der Spermienbildung	**Wenig zweckmäßig** Vertretbar nur bei nachgewiesener Unterfunktion der Keimdrüsen des Mannes (Hypogonadismus), aber nicht bei Fruchtbarkeits- und Potenzstörungen. Unsichere Wirkung.
Testosteron-Depot (D) Injektionslösung **Testoviron-Depot** (D) Injektionslösung Testosteronenantat *Rezeptpflichtig*	Häufig psychische Störungen wie z. B. Depressionen, Schlafstörungen. Leberschäden und Entwicklung von Lebertumoren möglich. Gelegentlich Wasseransammlung im Gewebe. Beim Mann: Hemmung der Spermienbildung. Beschleunigtes Prostatawachstum. Vergrößerung der Brustdrüse. Bei der Frau: Akne, Stimmvertiefung, verstärkter Haarwuchs (unter Umständen bleibend). Schmerzen und Infektionen an der Injektionsstelle	**Therapeutisch zweckmäßig beim** Mann nur bei Mangel an männlichem Sexualhormon, aber nicht bei Fruchtbarkeits- und Potenzstörungen. Zweckmäßig bei der Frau nur bei bestimmten Krebsformen.
Testogel (D/Ö) Gel im Beutel Testosteron *Rezeptpflichtig*	Häufig Hautreaktionen an der Anwendungsstelle auf der Haut. Häufig psychische Störungen wie z. B. Depressionen. Gelegentlich Wasseransammlung im Gewebe, Schlafstörungen. Leberschäden und Entwicklung von Lebertumoren möglich. Beschleunigtes Prostatawachstum. Hemmung der Spermienbildung	**Wenig zweckmäßig** Vertretbar nur bei nachgewiesenem Mangel an männlichem Sexualhormon, aber nicht bei Fruchtbarkeits- und Potenzstörungen. Als Gel wegen unsicherer Aufnahme durch die Haut unzuverlässig wirksam.

18.8.2. Anabolika (Mittel mit aufbauender Stoffwechselbilanz)

Anabolika sind Hormonpräparate, deren Wirksubstanzen den männlichen Hormonen ähnlich sind. Ihre Verwendung gilt als überholt, weil es keinen gesicherten Nachweis über einen Nutzen gibt, auch nicht bei Osteoporose, Knochenmarksschäden, Krebs und anderen von den Herstellern angegebenen Anwendungsgebieten.

Von einer Verwendung solcher Mittel ist ausnahmslos abzuraten. Weil sie generell nur noch selten verwendet werden, drucken wir keine Tabelle mehr ab.

Viele junge Männer und Frauen verwenden Anabolika in der Hoffnung, ihre sportlichen Leistungen zu erhöhen. Vor allem bei Kraftsportarten (Gewichtheben, Schwimmen, Leichtathletik usw.), aber auch im Bereich des Bodybuildings werden Anabolika eingenommen. Anabolika bewirken zwar eine Vergrößerung der Muskeln, eine Stärkung ist jedoch nicht bewiesen.

Anabolika haben zahlreiche, zum Teil schwerwiegende Nebenwirkungen. Hoch dosierter Missbrauch im Sport verursacht bei etwa jedem vierten Anwender schwere psychische Störungen wie paranoide Wahnvorstellungen und Depressionen. Arnold Schwarzenegger ist allerdings ein prominentes Beispiel dafür, dass man eine Verwendung auch unbeschadet überstehen kann.

Eine schwerwiegende Nebenwirkung ist vor allem die mögliche, nicht mehr korrigierbare Schädigung der Fruchtbarkeit und der Stimme bei Frauen. Außerdem gelten Anabolika als krebserregend und schwer leberschädigend.

18.8.3. Potenzmittel

Viagra (Wirkstoff Sildenafil)

Viagra ist kein normales Medikament, sondern hat inzwischen den Status einer Lifestyle-Droge erlangt.

Ausgelöst wurde der Trubel im Mai 1998 durch die Veröffentlichung der bisher größten Untersuchung über den Nutzen dieses Medikaments in der angesehenen Fachzeitschrift »New England Journal of Medicine«. In der Einleitung des Berichts heißt es: »Die anhaltende Unfähigkeit, eine Erektion zu erreichen oder aufrechtzuerhalten, dürfte 30 Millionen Männer in den USA betreffen. Die Störung ist altersabhängig und betrifft 39 Prozent der 40-Jährigen und 67 Prozent der 70-Jährigen.«

Die Untersuchung umfasste mehrere Gruppen, Zeiträume und Dosierungen. Das Alter der Patienten betrug zwischen 57 und 60 Jahren. Alle Männer befanden sich in einer stabilen Partnerschaft, manche von ihnen litten nur an leichten Erektionsstörungen. Diabetiker mit einer schlechten Einstellung und Männer mit Alkohol- oder Drogenmissbrauch wurden nicht in die Untersuchung aufgenommen.

Zur Kontrolle der Wirksamkeit umfasste die Untersuchung auch Männer, die ein Medikament erhielten, von dem sie glaubten, dass es sich um Viagra handelt. In Wirklichkeit handelte es sich um ein Arzneimittel ohne Wirkstoff (= Placebo).

Ergebnisse:

- Placebos wirkten in 22 Prozent aller Versuche – also bei jedem fünften Versuch. Mit anderen Worten: Placebos haben bei Potenzstörungen eine beträchtliche Wirkung.
- *Viagra* war in 69 Prozent aller Versuche erfolgreich – also bei zwei von drei Versuchen. Mit anderen Worten: Im Durchschnitt versagte das Mittel bei jedem dritten Versuch.

Fachleute weisen darauf hin, dass unter normalen Bedingungen – wenn *Viagra* also nicht in einer klinischen Untersuchung angewendet wird, bei der bestimmte Patientengruppen ausgeschlossen werden – mit einer Erfolgsrate von wahrscheinlich 30 bis 40 Prozent zu rechnen ist. Das klingt immer noch bemerkenswert.

Viagra bewirkt ohne sexuelle Anregung keine Erektion! Es regt auch nicht den sexuellen Appetit an, ist also kein Aphrodisiakum. Die Wirkung von Viagra tritt etwa eine Stunde nach Einnahme auf und kann bis zu vier Stunden lang anhalten.

Nebenwirkungen

Viagra kann lebensbedrohlichen Blutdruckabfall mit Todesfolge verursachen, wenn gleichzeitig Medikamente mit Nitraten oder Molsidomin (z. B. *Nitrolingual, Corvarton*) zur Behandlung von Angina Pectoris eingenommen werden.

Mehr als tausend Todesfälle im Zusammenhang mit der Einnahme von Viagra sind dokumentiert. Die Fachzeitschrift »arznei-telegramm« rechnet aufgrund der bekannt gewordenen Fälle mit einem Toten pro 500 Verordnungen – ein sehr hohes Nebenwirkungsrisiko.

Relativ häufig treten nach der Einnahme von *Viagra* Kopfschmerzen, Hitzewallungen, Verdauungsstörungen, schnupfenartige Beschwerden und Sehstörungen auf.

Die Beeinträchtigung des Sehvermögens kann beträchtlich sein: Etwa jeder zweite Verwender von *Viagra*, der mehr als 100 mg des Inhaltsstoffes einnimmt, muss mit Schleiersehen und stundenlang anhaltenden Farbwahrnehmungsstörungen rechnen. In Tierversuchen wurde als Nebenwirkung auch Erblinden festgestellt. Angeblich soll es manchmal auch zu schmerzhaften Dauererektionen über mehrere Stunden kommen. Dafür gibt es aber keine seriösen Belege.

Viagra kann auch – genauso wie *Levitra* oder *Cialis* – in sehr seltenen Fällen plötzlich Hörverlust verursachen, der zum Teil von Tinnitus und Schwindelanfällen begleitet ist.

Hände weg von Viagra, wenn

Sie an schweren Herz- oder Leberproblemen leiden. Ebenfalls nicht verwenden sollten Sie das Mittel, wenn Sie vor Kurzem einen Schlaganfall oder Herzinfarkt erlitten haben oder in besonderem Maß an niedrigem Blutdruck leiden. Ohne ärztliche Rücksprache kann die Einnahme lebensgefährlich sein.

Levitra (Wirkstoff Vardenafil)

Dieses Mittel wirkt ähnlich wie Viagra und hat nach Einschätzung von Fachleuten ähnliche Nebenwirkungen und ähnliche Risiken. Die Wirkung beginnt nach etwa einer halben Stunde und hält etwa 4 bis 5 Stunden lang an.

Weil *Levitra* noch nicht so lange auf dem Markt ist wie Viagra, sind Nebenwirkungen und Risiken noch nicht so gut dokumentiert. *Levitra* kann – genauso wie *Viagra* oder *Cialis* – in sehr seltenen Fällen plötzlich Hörverlust verursachen, der von Tinnitus und Schwindelanfällen begleitet ist.

Cialis (Wirkstoff Tadalafil)

Cialis stammt aus einer ähnlichen Wirkstoffgruppe wie *Viagra* und wird vom Hersteller damit beworben, dass die Wirkung 24 bis 36 Stunden lang anhält. Es gilt deshalb als »Wochenendpille«. Die Marketingbehauptung des Herstellers, *Cialis* sei »besonders gut verträglich«, ist falsch. Es gibt auch bei *Cialis* Berichte in der Fachliteratur über Herz-Kreislauf-Zwischenfälle.

Cialis kann – genauso wie *Viagra* oder *Levitra* – in sehr seltenen Fällen plötzlich Hörverlust verursachen, der von Tinnitus und Schwindelanfällen begleitet ist. Im Unterschied zu *Viagra* und *Levitra* treten aber keine Sehstörungen auf.

Alprostadil (Caverject)

Diesen Wirkstoff spritzt man sich etwa 15–30 Minuten vor dem Geschlechtsverkehr selbst in die Penis-Schwellkörper. Das bewirkt eine etwa einstündige Erektion – unabhängig davon, ob man sexuell erregt ist oder nicht. Die genaue Handhabung des Mittels muss man in der Arztpraxis lernen.

Als Nebenwirkung treten relativ häufig leichte Schmerzen im Penis auf. Gelegentlich kann es zu einer mehrere Stunden andauernden Erektion kommen. Wenn dies länger als vier Stunden dauert, benötigt man ärztliche Hilfe.

Eine etwas weniger unangenehme Anwendungsform ist das Einbringen des Wirkstoffs Alprostadil in Form von kleinen Kügelchen drei Zentimeter tief in die Harnröhre mithilfe eines speziellen Geräts. Diese Anwendungsform ist in Deutschland allerdings nicht zugelassen (aber zum Beispiel in den USA unter dem Namen *Alibra*; oder als Gel zum Einschmieren des Penis unter dem Namen *Alprox-TD*).

Ein Nachteil dieser Methode ist, dass sie nicht ganz so sicher wirkt wie eine Injektion.

Yohimbin

Der Extrakt aus der Rinde des westafrikanischen Yohimbe-Baumes gilt als Aphrodisiakum, also als sexuell anregendes Mittel. Mehrere Arzneimittel (z. B. *Yohimbin »Spiegel«*) enthalten das aus dem Yohimbe-Baum isolierte Alkaloid Yohimbin.

In vier kontrollierten Studien wurde für diesen Inhaltsstoff eine sexuell anregende Wirkung nachgewiesen, die beträchtlich höher lag als die von Placebos. Die neueste Studie kommt jedoch zu dem Ergebnis, dass sich kein Unterschied gegenüber Placebos nachweisen lässt. Die amerikanische Urologengesellschaft spricht sich daher gegen den Gebrauch solcher Mittel aus.

Als *Nebenwirkung* kann *Yohimbin* zentrale Erregung, Reizbarkeit, Muskelzittern und eine Herzfrequenzsteigerung verursachen. Außerdem kann die Wasserausscheidung durch die Nieren gehemmt werden. In seltenen Fällen können Übelkeit, Schwindel, Kopfschmerzen und Muskelkrämpfe auftreten.

Priligy (Wirkstoff Dapoxetin)

Dieser Wirkstoff ist ein Antidepressivum vom Typ der SSRI. Er verlängert die Zeit bis zur Ejakulation im Vergleich zu einem Placebo nur um eine Minute. Unsere Empfehlung: Abzuraten!

18.8.3. Potenzmittel

Präparat	Wichtigste Nebenwirkungen	Empfehlung
Caverject (D/Ö) **Caverject Dual** (Ö) **Caverject Impuls** (D) Trockensubstanz mit Lösungsmittel Alprostadil *Rezeptpflichtig*	Leichte Schmerzen im Penis. Gelegentlich über mehrere Stunden andauernde Erektion	**Möglicherweise zweckmäßig** bei Erektionsstörungen. Den Wirkstoff spritzt man sich selbst in die Penisschwellkörper. Das be- wirkt eine etwa einstündige Erektion.
Cialis (D/Ö) Filmtabl. Tadalafil *Rezeptpflichtig*	Häufig Kopfschmerzen, Schwin- del, Gesichtsrötung, Magenbe- schwerden (Dyspepsie). Wenn gleichzeitig Nitropräparate (sie- he Kap. 12.3.) eingenommen werden, können lebensgefährli- che Wechselwirkungen auftreten	**Zweckmäßig bei** bestimmten Erektionsproblemen unterschiedlicher Ursache, etwa im Zusammenhang mit anderen Erkrankungen, z. B. durch Diabe- tes verursachte Durchblutungsstö- rungen, Querschnittslähmungen, Funktionsstörungen nach Prosta- taoperationen, die zuvor von ei- nem Facharzt festgestellt wurden.
Levitra (D/Ö) Filmtabl. Vardenafil *Rezeptpflichtig*	Häufig Kopfschmerzen, Schwin- del, Gesichtsrötung, Magenbe- schwerden, verändertes Sehver- mögen. In seltenen Fällen sogar Erblindung. Wenn gleichzeitig Nitropräparate (siehe Kap. 12.3.) eingenommen werden, können lebensgefährliche Wechselwirkungen auftreten	**Zweckmäßig bei** bestimmten Erektionsproblemen unterschiedlicher Ursache, etwa im Zusammenhang mit anderen Erkrankungen, z. B. durch Diabe- tes verursachte Durchblutungsstö- rungen, Querschnittslähmungen, Funktionsstörungen nach Prosta- taoperationen, die zuvor von ei- nem Facharzt festgestellt wurden.

Präparat	Wichtigste Nebenwirkungen	Empfehlung
Viagra (D/Ö) Filmtabl. Sildenafil *Rezeptpflichtig*	Häufig Kopfschmerzen, Schwindel, Gesichtsrötung, Magenbeschwerden, verändertes Sehvermögen. In seltenen Fällen sogar Erblindung. Wenn gleichzeitig Nitropräparate (siehe Kap. 12.3.) eingenommen werden, können lebensgefährliche Wechselwirkungen auftreten	**Zweckmäßig bei** bestimmten Erektionsproblemen unterschiedlicher Ursache, etwa im Zusammenhang mit anderen Erkrankungen, z. B. durch Diabetes verursachte Durchblutungsstörungen, Querschnittslähmungen, Funktionsstörungen nach Prostataoperationen, die zuvor von einem Facharzt festgestellt wurden.
Yohimbin »Spiegel« (D) Tabl. Yohimbin *Rezeptpflichtig*	Zittern, Erregungs- oder Angstzustände. Die Einnahme von Yohimbin muss bei Leber- und Nierenerkrankungen vermieden werden	**Wenig zweckmäßig** Umstrittene therapeutische Wirksamkeit bei Impotenz, möglicherweise Wirkungen in höheren Dosierungen spürbar. Nur unter ärztlicher Kontrolle anwenden!

19. Kapitel: **Krebs**

Trotz aller Forschungsanstrengungen, trotz aller Fortschritte in der Medizin: Krebs ist eine Krankheit, die Angst und Schrecken auslöst. In Deutschland erkranken daran jedes Jahr etwa 340.000 Menschen (in Österreich etwa 35.000).

Die Männer sind in erster Linie von Lungenkrebs (29.000 Neuerkrankungen pro Jahr), Prostatakarzinom (28.000) und Darmkrebs (24.000) bedroht, die Frauen von Brustkrebs (46.000 Neuerkrankungen), Darmkrebs (28.000) und Tumoren der Geschlechtsorgane (26.000).

Wie hoch das Krebsrisiko beispielsweise für Frauen ist, zeigt folgende Zahl: Jede zehnte Frau erkrankt im Laufe ihres Lebens an Brustkrebs.

Und nach wie vor bedeutet die Diagnose Krebs in der Mehrzahl aller Fälle, dass es keine Möglichkeit auf Heilung gibt. Die moderne Medizin kann aber das Lebensende hinauszögern, und sie kann Beschwerden wirkungsvoll erleichtern. Vielen Betroffenen gelingt es dadurch, jahrelang ein nahezu unbeschwertes Leben zu führen.

In Deutschland sterben jährlich rund 220.000 Menschen an Krebs (in Österreich etwa 19.000).

Der international angesehene Krebsspezialist Dieter Kurt Hossfeld, ehemaliger Leiter der Hämatologie und Onkologie am Universitätskrankenhaus in Hamburg, zog vor einigen Jahren in einem Interview im »Spiegel« eine ernüchternde Bilanz über jahrzehntelange Forschungstätigkeit und Betreuung von Krebskranken:

»Der Krebs ist unbesiegbar. Der Krebs ist ein Phänomen des Lebens. Es ist kein Durchbruch gelungen bei den ganz großen Killern: dem Lungenkarzinom, dem Brustkrebs, den Karzinomen des Magen-Darm-Kanals und der Prostata.«

An dieser Situation hat sich trotz aller Forschungsanstrengungen im Wesentlichen nichts verbessert. Bei der Behandlung von Krebserkrankungen gibt es aber bedeutsame Teilerfolge. Zum Beispiel die Heilungsmöglichkeiten von Leukämie bei Kindern, von Hodenkrebs und Non-Hodgkin-Erkrankungen bei Erwachsenen. Auch die früh erkannten und operierten Fälle von Brustkrebs sind mehrheitlich heilbar.

Krebsarten

Krebs kann alle Zonen und Organe des Körpers befallen, das Wort ist eine Sammelbezeichnung für eine Reihe von verschiedenen Arten bösartiger Zellenwucherungen. Dazu gehören unter anderem:

- *Karzinome* – bösartige Geschwülste der Haut, der Schleimhäute und des Drüsengewebes;
- *Sarkome* – bösartige Erkrankungen des Bindegewebes und der Knochen;
- *Leukämie* – der Blutkrebs; eine Krankheit, bei der die Produktion der weißen Blutkörperchen gestört ist;
- *bösartige Lymphome* – eine Erkrankung des Lymphsystems, hauptsächlich der Lymphdrüsen;
- *Myelome* – bösartige Wucherungen von Plasmazellen. Sie sind für die Produktion von Eiweißmolekülen verantwortlich, die der Abwehr dienen.

Wie Krebs entsteht

Jede Zelle des Körpers ist für bestimmte Aufgaben programmiert. Zur Krebszelle entwickelt sie sich, wenn ihre Steuerzentrale defekt wird. Jederzeit und lebenslang können sich Körperzellen krebsartig verändern. Normalerweise werden sie jedoch durch das Abwehrsystem rechtzeitig aufgespürt und vernichtet. »Übersieht« das Immunsystem eine Krebszelle, kann sie zu wuchern beginnen.

Es kann Jahre, sogar Jahrzehnte dauern, bis ein Tumor entsteht. Ist diese Zellvermehrung bösartig, dringt sie infiltrierend in das Nachbargewebe ein und zerstört es. Auf dem Weg des Blutes und der Lymphe verbreiten sich Krebszellen und können in anderen Organen Tochtergeschwülste (Metastasen) bilden. Bei sieben Prozent der Tumoren findet man zwar Metastasen, nicht aber den Ursprungsherd.

Krebsrisiko und Alter

Jedes Alter bringt verschiedene Krebsrisiken mit sich: Im frühen Kindesalter überwiegen Leukämie, Krebs des Zentralnervensystems und Lymphome, bei Kindern und Jugendlichen ist Knochenkrebs häufig, bei Männern zwischen 20 und 32 Hodenkrebs.

Vor dem 30. Lebensjahr entstehen häufig Tumoren der blutbildenden und lymphatischen Organe, später Tumoren der Atmungsorgane, Magenkrebs und die der weiblichen Brustdrüsen und Geschlechtsorgane.

Zwischen dem 60. und 80. Lebensjahr treten Karzinome der Prostata, des Magens und Dickdarms gehäuft auf.

Lungenkrebs ist die häufigste Krebstodesursache der Männer zwischen 35 und 40. Jedoch: Mit steigendem Zigarettenkonsum steigen auch Lungenkrebserkrankungen bei Frauen.

Dass Magenkrebs zurückgeht, aber Dickdarmkrebs in Europa immer häufiger ist, wird den veränderten Essgewohnheiten zugeschrieben.

Krebsursachen

Seit Jahren versucht man, die entscheidende Ursache für Krebserkrankungen zu finden. Doch bis jetzt sind letzte Zusammenhänge nicht geklärt. In jedem Fall müssen mehrere Faktoren zusammenkommen, damit aus einem Zellirrtum eine Krebsgeschwulst wird:

- körpereigene Faktoren: angeborene Disposition, z. B. Krankheiten mit Schäden der Erbinformation oder Störung körpereigener Enzyme; geschwächtes Abwehrsystem
- Infektionen durch Mikroorganismen wie Viren, Bakterien, Parasiten
- chronisch-entzündliche Krankheiten
- UV- und Röntgenstrahlen
- chemische Substanzen, die über die Ernährung oder durch Einatmen oder durch direkten Hautkontakt in den Körper gelangen. Bedeutsame Krebsursachen sind etwa das Rauchen oder gepökelte, geräucherte und gegrillte Nahrungsmittel
- Medikamente wie etwa Östrogen und andere
- mechanische Dauerreizung
- psychosozialer Stress. Die oftmals behauptete »Krebspersönlichkeit« gibt es jedoch nicht.

Bis jetzt sind mehr als 1000 verschiedene Substanzen bekannt, die Krebs fördern können, viele davon werden in der industriellen Produktion verwendet.

Krebsvorbeugung

Glaubte man einige Zeit lang, dass Chemikalien und Industriestoffe das »Startsignal« geben, so gilt heute mehr denn je, dass nur das Zusammenwirken mehrerer Bedingungen zum Ausbrechen einer Krebserkrankung führt. Warum der eine an Krebs erkrankt, der andere jedoch nicht, ist nach wie vor ungeklärt. Ein Mittel oder einen Schutz gegen alle Krebsarten kann es daher nicht geben.

Das größte aktuelle Krebsrisiko sind das Rauchen und das Passivrauchen. Regelmäßiger starker Alkoholkonsum verstärkt diese Gefahr noch. Würde ab sofort niemand mehr rauchen, würde sich in dreißig Jahren die Zahl der Krebstoten halbieren.

Bis jetzt gibt es keine Diät, die nachweislich dem Krebs vorbeugt oder einen Tumor zum Verschwinden bringen kann. Als Gemüse, das *möglicherweise* der Entwicklung von Magen- und Darmkrebs, vielleicht auch von Lungenkrebs, entgegenwirkt, gelten Blumenkohl (Karfiol), Brokkoli, Rosenkohl (Kohlsprossen), Weißkohl (Kraut), Kohl und Chinakohl.

Langzeitstudien, die an einer großen Zahl von Patienten durchgeführt wurden, haben gezeigt, dass die zusätzliche Einnahme von Vitamin C oder Vitamin E keinerlei vorbeugende Wirkung auf die Entstehung von Krebs hat.

Frauen mit einem Vitamin-A-Mangel haben ein geringfügig erhöhtes Risiko, dass sich Brustkrebs entwickelt. Nur bei diesen Frauen reduziert die Einnahme von Vitamin-A-Präparaten das erhöhte Risiko.

Vorsicht: Bei Rauchern erhöht (!) sich das Risiko, an Krebs zu erkranken, wenn sie Beta-Carotin-Präparate (Vitamin A) einnehmen. Daher ist von der Einnahme unbedingt abzuraten.

Weil ein Mangel an den Spurenelementen Magnesium, Eisen, Kupfer, Zink und Selen das Immunsystem schwächt, sollten sie ausreichend zur Verfügung stehen. Eine normale, abwechslungsreiche Ernährung stellt das Angebot üblicherweise sicher.

Früherkennung

Je früher Krebs erkannt wird, desto größer ist die Chance der Heilung. Die WHO ist zur Ansicht gekommen, dass flächendeckende, regelmäßige Untersuchungen bestimmter Bevölkerungsgruppen besonders wirkungsvoll sind bei Brustkrebs (regelmäßige Selbstuntersuchung und vor allem ab dem Alter von 50 Mammografie), Gebärmutterhalskrebs (einmal jährlich PAP-Abstrich), Tumoren der Mundhöhle (jährliche Kontrolle durch den Zahnarzt) und Melanom (= Hautkrebs; regelmäßige Selbstkontrolle und Kontrolle durch den Partner und Hautarzt).

Kritiker weisen darauf hin, dass die Krebsvorsorge in Deutschland unzureichend sei. Den bisherigen Maßnahmen fehle der Wirksamkeitsnachweis.

Als Beispiel wird die Sterblichkeit durch Brustkrebs und Prostatakarzinom angeführt:

Seit Einführung der Vorsorgeuntersuchungen in Deutschland sind beide Krebsformen nicht etwa gesunken, sondern gestiegen, und zwar um etwa 20 Prozent bei Brustkrebs und um etwa 17 Prozent beim Prostatakarzinom.

Die Früherkennung von Prostatakrebs geschieht üblicherweise durch Ermittlung des Tumormarkers PSA im Blut. Ein einmalig erhöhter Wert ist jedoch nicht sehr aussagekräftig und sollte nicht automatisch zu einer Gewebsentnahme (Biopsie) führen – auch eine chronische Prostataentzündung kann den Wert erhöhen.

Behandlung

Je kleiner ein Tumor bei seiner Entdeckung, desto größer die Aussicht auf Heilung. Hat der Tumor einen Durchmesser von etwa einem Zentimeter erreicht, so hat er wahrscheinlich bereits Metastasen gesetzt. Diese wachsen unterschiedlich rasch.

Manche Tumoren und Metastasen beeinträchtigen über Jahre das Befinden kaum, andere vergrößern sich extrem schnell.

Prinzipiell gilt: Ein früh erkannter Krebs sollte – wenn er operiert werden kann – so rasch wie möglich entfernt werden.

Bei manchen Tumoren wird vor der Operation eine Strahlenbehandlung beziehungsweise eine Chemotherapie durchgeführt. Häufig ist nach der Operation eine Chemotherapie notwendig. Einige wenige Tumoren, vor allem die der primären und sekundären Geschlechtsorgane, sind in ihrem Wachstum hormonabhängig und können mit Hormonmitteln wirksam behandelt werden.

Manche Krebserkrankungen kommen spontan zum Stillstand, und in ganz seltenen Fällen bilden sich Tumore zurück, ohne dass dies auf eine Behandlung zurückgeführt werden kann. Eine sichere Prognose gibt es also nicht.

Je länger man nach der Behandlung krebsfrei bleibt, desto geringer wird die Gefahr eines Rückfalls. Chronische Krebsformen mit Metastasen verlaufen in langen Phasen ohne Beschwerden, abwechselnd mit Zeiten, in denen behandelt werden muss – nach dem Grundsatz: so wenig wie möglich, so viel wie unbedingt nötig. Bei rasch wachsenden Tumoren sind die Heilungschancen gering.

Eine Behandlung bei weitgehend beschwerdefreien Patienten ohne Heilungschancen ist abzulehnen!

Basis für jede erfolgreiche Krebsbehandlung sollte die ausführliche Aufklärung des Patienten/der Patientin über die Erkrankung und die geplante Behandlungsmethode sein.

Medikamente zur Behandlung von Krebs

Zur Krebsbehandlung werden unterschiedliche Medikamente verwendet:
Zytostatika, Hormone, Antihormone, Interferone, Alternativmedikamente. Ziel jeder Krebsbehandlung wäre es, nur die Krebszellen auszurotten. Davon sind alle vorhandenen Medikamente weit entfernt.
Für die Chemotherapie verwendete Zytostatika beispielsweise greifen alle Zellen an, die sich schnell teilen – also neben den Zellen der Krebswucherungen auch das blutbildende System, die Schleimhäute, die Keimzellen. Sie schädigen das Immunsystem, das Knochenmark, die Schleimhäute, den Magen-Darm-Trakt, einige die Haarwurzeln, Leber, Blase, Herz etc.
Zytostatika können nur bei einigen seltenen Krebsformen (z. B. bei manchen Blutkrebsarten, Lymphkrebs, Hodgkin-Erkrankungen, Leukämie, Sarkomen und Hodenkrebs etc.) zur Heilung führen. Bei fortgeschrittenen Organtumoren können sie das Leben meist nicht verlängern, aber erleichtern.
Zytostatika sollten nur von spezialisierten Ärzten/Ärztinnen angewendet werden und sind deshalb in unserer Bewertungstabelle nicht angeführt.
Die einzelnen Präparate haben zum Teil verschiedene Wirkungsschwerpunkte. Welches wann eingesetzt wird, muss von Fall zu Fall entschieden werden. Um verschiedene Angriffspunkte im Zellzyklus zu nutzen, werden verschiedene Zytostatika miteinander kombiniert nach Schemata, deren Wirksamkeit und Verträglichkeit auf klinischen Erfahrungen beruhen. Es ist daher sinnvoll, die Krebsbehandlung in einer onkologischen Abteilung einer Klinik durchführen zu lassen.
Der Hausarzt/die Hausärztin sollte diese Behandlung in Abstimmung mit der Klinik begleiten.

Nebenwirkungen der Chemotherapie

Viele Patienten fürchten sich vor den Nebenwirkungen einer Chemotherapie: Übelkeit, Brechreiz, Haarausfall, schmerzhafte Erkrankungen der Magen- und Darmschleimhaut.

Die meisten dieser oft gravierenden Beschwerden können dank neu entwickelter, wirksamer Medikamente auf ein erträgliches Maß verringert werden.

Lassen Sie sich vom behandelnden Arzt/von der behandelnden Ärztin ausführlich über die Nebenwirkungen und mögliche Beeinträchtigung Ihrer Lebensqualität aufklären. Sie haben ein Recht darauf!

Psychotherapie, Entspannungsmethoden

In vielen Fällen hilft eine unterstützende psychotherapeutische Behandlung, die körperlichen Beschwerden (z. B. Erbrechen) und seelischen Belastungen (Angst und Depressionen) einer Krebsbehandlung zu lindern.

Es ist nicht so wichtig, welcher Therapierichtung ein Betreuer angehört, als dass er den Krebskranken kontinuierlich in einer vertrauensvollen Beziehung begleitet. Diese Funktion kann auch der Hausarzt übernehmen, weil er in den meisten Fällen auch Sterbende bis zu ihrem Ende begleitet.

Wichtig ist, dass Angehörige in die Information mit einbezogen werden. Auch Gespräche in Selbsthilfegruppen sind sinnvoll und können entlasten.

Mit Verhaltenstraining und Entspannungsmethoden können die Nebenwirkungen der Chemotherapie verringert werden.

Schmerzbehandlung

Viele Krebskranke leiden unter starken Schmerzen. Die Weltgesundheitsorganisation hat einen Stufenplan für die Schmerzbehandlung bei Krebs erstellt:

– Am Anfang stehen einfache Schmerzmittel wie ASS (Acetylsalicylsäure) und Paracetamol oder schmerzlindernde Mittel, wie sie gegen Rheuma eingesetzt werden, mit den Wirkstoffen Diclofenac und Indometacin.

– Helfen diese Mittel nicht mehr, werden zusätzlich Opioide wie Codein oder Tramadol verwendet. Beide Wirkstoffe können mit Antirheumatika erfolgreich kombiniert werden.

– Ist mit dieser Kombination keine Schmerzfreiheit mehr zu erreichen, muss auf stärkere Opiate wie Morphin übergegangen werden.
Opiate können nicht nur als Injektionen und Infusionen verabreicht
werden, sondern auch als Tropfen, Tabletten, Dragees und Zäpfchen. Das macht Krebskranke unabhängiger: Sie können sich selbst
versorgen, wenn die Lebensumstände es erlauben.

Alle Schmerzmittel sollten so hoch dosiert werden, dass der Schmerz
unterdrückt wird, und rechtzeitig gegeben werden, bevor er wieder
auftritt. Leider verordnen Ärzte in Deutschland und in Österreich immer noch viel zu selten und zu wenig *Morphin*.
Dies liegt einerseits am komplizierten System der Verschreibung von
Betäubungs- bzw. Suchtmittelrezepten und andererseits an der weitverbreiteten Annahme, die Patienten könnten süchtig werden. Doch
das hat sich für Krebspatienten mit chronischen Schmerzen als unbegründet erwiesen. Zudem ist dies bei einer so schwerwiegenden Erkrankung kein Grund, dem Patienten das wirksamste Mittel vorzuent-
halten.

Alternative und ergänzende Krebsbehandlungen

Das Gefühl der Aussichtslosigkeit und die oft sterile Atmosphäre der
Krebsstationen führen vier von fünf Krebskranken zu »alternativen«
Therapeuten.
Viele Patienten lassen sich gleichzeitig sowohl konventionell als auch
»alternativ« behandeln, ohne die Therapeuten davon zu unterrichten.
Alternative Verfahren werden häufig als begleitende Behandlung angeboten, die das Immunsystem stärken, die Lebensqualität erhöhen
und die Nebenwirkungen der Strahlen- und Chemotherapie lindern
sollen. Ob sie das tatsächlich tun, ist in vielen Fällen umstritten.
Gerade im Alternativbereich tummeln sich skrupellose Geschäftema-
cher, die die Verzweiflung von Patienten ausnützen und ihnen das
Blaue vom Himmel herunter versprechen: »Sanfte Therapie ohne Risiko«, »ganzheitliche Sicht des Krankseins« und natürlich »ein Sieg
über den Krebs«. Das alles gegen hohes Honorar.
Unkonventionelle Theorien erklären meist, Krebs habe psychische
Ursachen und könne durch Lebensumstellung, durch Stärkung der
Selbstheilungsprozesse und der »Immunabwehr« wirksam bekämpft
werden. Diese Erklärungen sind zwar falsch, wirken jedoch auf viele
Laien sehr überzeugend und kommen dem Wunsch entgegen, selbst
aktiv etwas gegen den Krebs tun zu können.

Leider gehen die Hoffnungen nur selten auf. Bis jetzt kann keine einzige der unkonventionellen Behandlungsmethoden Erfolgsraten wie etwa jene der konventionellen Behandlung bei Krebs im Kindesalter oder bei Hodenkrebs verbuchen.

Als notwendige Bedingung für jede Art von Therapie oder Medikament – egal ob konventionell oder alternativmedizinisch – muss gelten, dass der Nutzen nachgewiesen ist. Dieser Nachweis fehlt für »alternative« Methoden und Krebsmittel, denn für ihre gesetzliche Zulassung gelten in Deutschland Ausnahmebedingungen.

Eine wissenschaftliche Überprüfung von 85 »alternativen Krebsmitteln« hat Folgendes ergeben: Kein einziges konnte den unzweifelhaften Nachweis erbringen, das Tumorwachstum zu hemmen. Und keine einzige unkonventionelle Behandlungsmethode kann nachweislich das Leben verlängern.

Mistelpräparate

Mistelpräparate wurden von der anthroposophisch orientierten Medizin entwickelt. Zwei davon – *Iscador M* und *Iscador P* – führen die Liste der meistverwendeten Krebsmittel an.

Trotz jahrzehntelanger Verwendung gibt es bis jetzt aber keinen Nachweis, dass ihre Verwendung bei Krebskranken lebensverlängernd wirkt oder die Neigung zur Bildung von Metastasen herabsetzt.

Weil die Gefahr besteht, dass durch die Anregung der Immunabwehr auch das Tumorwachstum angeregt wird, und wegen der möglichen *Nebenwirkungen* – entzündliche Reaktionen, Fieber, Schüttelfrost, Atemnot, lebensbedrohliche allergische Schockreaktionen – lehnen sowohl die American Cancer Society als auch die Schweizer Gesellschaft für Onkologie Mistelinjektionen ab.

Immunstärkende oder immunmodulierende Krebsmittel

Viele alternative Krebsmittel werden zur »Stärkung des Immunsystems« angeboten. Bei solchen Mitteln besteht die Gefahr, dass sie unter Umständen das Tumorwachstum anregen. Die Nebenwirkungen können beträchtlich sein.

Enzympräparate

Ein häufig verwendetes Krebsmittel ist das Enzympräparat *Wobe Mugos*. Die Schweizer Gesellschaft für Onkologie rät von diesem Mittel ab, weil es keinen nachgewiesenen Nutzen hat. In Deutschland wurde dieses Mittel im September 2005 aus dem Handel gezogen, in Österreich ist es nach wie vor erhältlich.

Auto-Vaccine

Umstritten sind auch Krebstherapien mit sogenannten Auto-Vaccinen. Dies sind »Impfungen«, die aus dem Blut von Patienten hergestellt werden. Seriöse Belege für eine Wirksamkeit fehlen. Diese Art der Behandlung ist sehr teuer.

Biologische Krebsabwehr

Manche Verfahren »zur biologischen Krebsabwehr« sind in ihrer Wirksamkeit zwar umstritten – z. B. die Sauerstoff-Mehrschritt-Therapie nach Ardenne, Homöopathie, Neuraltherapie zur »Ausschaltung von Störfeldern«, verschiedene Diäten mit Spurenelementen und Vitaminen, Erdstrahlabschirmung u. a. m. –, ihre Anwendung ist aber nur mit einem geringen Risiko verbunden, solange nicht die Anwendung einer nachweislich wirksamen Behandlung unterlassen wird.

Methoden wie die Totalkrebskur nach Breuss, Fiebertherapie, Ozontherapie, HOT (Hämatogene Oxydationstherapie), Thymustherapie (THX), IAT (Immuno-Augmentative Therapie) sind jedoch gefährlich. Die Ozontherapie hat bereits einige Dutzend Todesopfer gefordert.

19.1. Mittel zur Behandlung von Krebserkrankungen

Präparat	Wichtigste Nebenwirkungen	Empfehlung
5-FU medac (D) Durchstechflaschen Fluorouracil *Rezeptpflichtig*	Blutschäden, Herzschäden, schwere Magen-Darm-Störungen (Entzündung der Schleimhaut, Durchfall, Übelkeit, Erbrechen, Appetitlosigkeit), Infektionen, Gicht, Haarausfall, verzögerte Wundheilung, Erschöpfung, Müdigkeit, Antriebslosigkeit	**Therapeutisch zweckmäßig zur** Chemotherapie fortgeschrittener Tumoren (Magen-Darm, Pankreas, Brust, Kopf-Hals-Bereich, Gebärmutterhals).

Präparat	Wichtigste Nebenwirkungen	Empfehlung
Abnobaviscum Fraxini (D) Ampullen Mistelkraut Injektionslösung	Fieber, Schmerzen an der Injektionsstelle, Aktivierung von Entzündungen (z. B. Tuberkulose), Lymphknotenschwellungen, allergische Reaktionen	**Wenig zweckmäßig** bei vom Hersteller angegebenen Anwendungsgebieten wie gutartigen und bösartigen Tumoren. Pflanzliches Mittel. Vertretbar wegen relativ geringer Schädlichkeit, wenn die Behandlung mit therapeutisch zweckmäßigen und notwendigen anderen Mitteln nicht verzögert oder unterlassen wird.
Afinitor (D/Ö) Tabl. Everolimus *Rezeptpflichtig*	Infektionen, Blutschäden, Erhöhung von Blutzucker und Blutfetten, Störungen des Wasser- und Elektrolythaushalts, Geschmacksstörungen, Bindehautentzündung, Blutungen, Bluthochdruck, Lungenschäden (Entzündung, Atemnot, Husten), Leberschäden, Nierenschäden, Hautschäden (vor allem Ausschläge, Juckreiz, Nagelveränderungen), Gelenkschmerzen, Brustschmerzen, Kopfschmerzen Schlaflosigkeit, Ermüdung, Kraftlosigkeit, Gewichtsverlust	**Therapeutisch zweckmäßig zur** Chemotherapie verschiedener Tumorerkrankungen (fortgeschrittener Brustkrebs bei Frauen nach den Wechseljahren; Tumore, die von der Bauchspeicheldrüse verursacht sind).
Alimta (D/Ö) Infusionslösungskonzentrat Pemetrexed *Rezeptpflichtig*	Blutschäden, Nervenschäden (Empfindungsstörungen), Magen-Darm-Störungen (Entzündung der Schleimhaut, Übelkeit, Erbrechen, Appetitlosigkeit), Leberschäden, Nierenschäden, Hautschäden (Rötung, Abschuppung), Müdigkeit, Schmerzen, Ödeme	**Therapeutisch zweckmäßig** in Kombination mit Cisplatin zur Chemotherapie des fortgeschrittenen Bronchial- und Brustfellkarzinoms.
Anastrozol (D/Ö) *Generika mit dem Namen Anastrozol + Firmenbezeichnung* Filmtabletten *Wirkstoff:* Anastrozol *Rezeptpflichtig*	Hitzewallungen, Magen-Darm-Störungen (Übelkeit, Durchfall, Erbrechen), Appetitlosigkeit, Kopfschmerzen, Benommenheit, Gelenk- und Knochenschmerzen, Hautausschlag, Haarausfall, Leberschäden, Osteoporose mit erhöhtem Risiko für Knochenbrüche, Kraftlosigkeit	**Therapeutisch zweckmäßig zur** Behandlung des Mammakarzinoms bei Östrogenrezeptor-positiven Tumoren bei Frauen in den Wechseljahren. Geeignet als Anschlusstherapie nach Tamoxifen (enthalten z. B. in *Tamoxifen Hexal*) bzw. bei unzureichender Wirkung. Hemmstoff (Aromatasehemmer) der Bildung weiblicher Sexualhormone (Östrogene).

Präparat	Wichtigste Nebenwirkungen	Empfehlung

Androcur/ Depot (D/Ö) Tabl., Depot-Injektionslösung Cyproteronacetat *Rezeptpflichtig*

Verminderte Libido, Erektionsstörungen, Hemmung der Spermienbildung (reversibel), Vergrößerung der Brustdrüse, Leberschäden

Therapeutisch zweckmäßig zur Behandlung des fortgeschrittenen Prostatakarzinoms, wenn LH-Releasing-Hormon Analoga wie z. B. Buserelin (in *Profact*) nicht angewendet werden können. Zweckmäßig zur Verminderung von Nebenwirkungen am Anfang der Therapie mit LH-Releasing-Hormon Analoga. Hemmstoff der Wirkung männlicher Sexualhormone (Antiandrogen).

Aredia (D/Ö) Infusionslösungskonzentrat Pamidronsäure *Rezeptpflichtig*

Fieber und grippeähnliche Symptome, Blutschäden, Elektrolytstörungen, Bindehautentzündung, Störungen der Herzfunktion (Vorhofflimmern), Bluthochdruck, Magen-Darm-Störungen (Übelkeit, Erbrechen, Durchfall, Verstopfung), Knochenschmerzen, allergische Hautreaktionen, gelegentlich schwere Allergien, Störungen der Nierenfunktion möglich

Therapeutisch zweckmäßig zur Behandlung von tumorbedingten Knochenauflösungen (Osteolyse) und Hyperkalzämie (zu viel Kalzium im Blut). Enthält Bisphosphonat (Pamidronsäure).

Arimidex (D/Ö) Filmtabl. Anastrozol *Rezeptpflichtig*

Hitzewallungen, Magen-Darm-Störungen (Übelkeit, Durchfall, Erbrechen), Appetitlosigkeit, Kopfschmerzen, Benommenheit, Gelenk- und Knochenschmerzen, Hautausschlag, Haarausfall, Leberschäden, Osteoporose mit erhöhtem Risiko für Knochenbrüche, Kraftlosigkeit

Therapeutisch zweckmäßig zur Behandlung des Mammakarzinoms bei Östrogenrezeptor-positiven Tumoren bei Frauen in der Menopause. Geeignet als Anschlusstherapie nach Tamoxifen (enthalten z. B. in *Tamoxifen Hexal*) bzw. bei unzureichender Wirkung. Hemmstoff (Aromatasehemmer) der Bildung weiblicher Sexualhormone (Östrogene).

Aromasin (D/Ö) Tabl. Exemestan *Rezeptpflichtig*

Hitzewallungen, Magen-Darm-Störungen (Übelkeit, Durchfall, Erbrechen), Appetitlosigkeit, Kopfschmerzen, Benommenheit, Gelenk- und Knochenschmerzen, Hautausschlag, Haarausfall, Leberschäden, Osteoporose mit erhöhtem Risiko für Knochenbrüche, Kraftlosigkeit

Therapeutisch zweckmäßig zur Behandlung des Mammakarzinoms bei Frauen in der Menopause. Geeignet nur bei Östrogenrezeptor-positiven Tumoren als Anschlusstherapie nach Tamoxifen (enthalten z. B. in *Tamoxifen Hexal*) bzw. bei unzureichender Wirkung. Hemmstoff (Aromatasehemmer) der Bildung weiblicher Sexualhormone (Östrogene).

Präparat	Wichtigste Nebenwirkungen	Empfehlung
Avastin (D/Ö) Infusions-lösungskonzentrat Bevacizumab *Rezeptpflichtig*	Schwere Blutungen und Behinderung der Wundheilung, Blutschäden, Blutarmut, Embolien, Magen-Darm-Perforation, Nervenschäden (Empfindungsstörungen), Schlaganfall, Kopfschmerzen, Infektionen, Herzschäden, Hautschäden, Muskelschwäche, Nierenschäden, Dehydrierung, Bluthochdruck, Magen-Darm-Störungen (Übelkeit, Erbrechen, Durchfall), Benommenheit, Müdigkeit, Kraftlosigkeit	**Möglicherweise zweckmäßig zur** Behandlung von metastasierenden Tumoren (Darm, Brust, Lunge, Niere, Ovarien, Gehirn) in Kombination mit Chemotherapie. Bewirkt Hemmung der Blutversorgung des Tumors. Nutzen/Risiko-Abwägung ist umstritten, schwerwiegende, teilweise lebensbedrohliche Nebenwirkungen.
Bicalutamid – **1 A Pharma** (D) **Bicalutamid AL** (D) **Bicalutamid Basics** (D) **Bicalutamid beta** (D) **Bicalutamid-biomo** (D) **Bicalutamid Esparma** (D) **Bicalutamid Heumann** (D) **Bicalutamid HEXAL** (D) **Bicalutamid medac** (D) **Bicalutamid-ratiopharm** (D/Ö) **Bicalutamid STADA** (D/Ö) **Bicalutamid Tava** (D) **Bicalutamid Winthrop** (D) Filmtabletten *Wirkstoff:* Bicalutamid *Rezeptpflichtig*	Übelkeit, Erbrechen, verminderter Appetit, Vergrößerung der Brustdrüse, Leberschäden, Blutschäden, Hitzewallungen, Schwindel, Benommenheit, Libidoverlust, Impotenz	**Möglicherweise zweckmäßig als** Zusatztherapie, wenn bei fortgeschrittenem Prostatakarzinom eine maximale Androgenblockade erreicht werden soll. Hemmstoff der Bildung von männlichen Sexualhormonen (Antiandrogen). Therapeutische Wirksamkeit nicht gesichert.
Bondronat (D/Ö) Filmtabl., Infusions-lösungskonzentrat Ibandronsäure *Rezeptpflichtig*	Häufig Fieber, grippeähnliche Symptome, Knochenschmerzen, Muskelschmerzen, Magen-Darm-Störungen. Selten allergische Hauterscheinungen. Selten schwere Blutschäden	**Therapeutisch zweckmäßig zur** Behandlung von tumorbedingten Knochenauflösungen (Osteolyse) und Hyperkalzämie (zu viel Kalzium im Blut). Enthält Bisphosphonat (Ibandronsäure).

Präparat	Wichtigste Nebenwirkungen	Empfehlung
Bonefos/ pro Infusione (D/Ö) Filmtabl., Infusionslösungs-konzentrat, nur D: Kaps. Clodronsäure *Rezeptpflichtig*	Häufig Magen-Darm-Störungen, Übelkeit und Erbrechen, Knochenschmerzen, selten allergische Hauterscheinungen, schwere Störungen der Nierenfunktion möglich. Selten schwere Blutschäden und schwere Allergien	**Therapeutisch zweckmäßig zur** Behandlung von tumorbedingten Knochenauflösungen (Osteolyse) und Hyperkalzämie (zu viel Kalzium im Blut). Enthält Bisphosphonat (Clodronsäure).
Bonviva (D/Ö) Fertigspritze, nur Ö: Filmtabl. Ibandronsäure *Rezeptpflichtig*	Häufig Fieber, grippeähnliche Symptome, Knochenschmerzen, Muskelschmerzen, Magen-Darm-Störungen. Selten allergische Hauterscheinungen. Selten schwere Blutschäden	**Therapeutisch zweckmäßig zur** Behandlung von tumorbedingten Knochenauflösungen (Osteolyse) und Hyperkalzämie (zu viel Kalzium im Blut). Enthält Bisphosphonat (Ibandronsäure).
Casodex (D/Ö) Filmtabl. Bicalutamid *Rezeptpflichtig*	Übelkeit, Erbrechen, verminderter Appetit, Vergrößerung der Brustdrüse, Leberschäden, Blutschäden, Hitzewallungen, Schwindel, Benommenheit, Libidoverlust, Impotenz	**Nur zweckmäßig als** Zusatztherapie, wenn bei fortgeschrittenem Prostatakarzinom eine maximale Androgenblockade erreicht werden soll. Hemmstoff der Bildung von männlichen Sexualhormonen (Antiandrogen). Therapeutische Wirksamkeit nicht gesichert.
Clodron – 1 A Pharma (D Filmtabl. **Clodron HEXAL/ PI** (D) Filmtabl., Konzentrat zur Herstellung einer Infusionslösung **Clodron beta** (D) Filmtabl. Clodronsäure *Rezeptpflichtig*	Häufig Magen-Darm-Störungen, Übelkeit und Erbrechen, Knochenschmerzen, selten allergische Hauterscheinungen, schwere Störungen der Nierenfunktion möglich. Selten schwere Blutschäden und schwere Allergien	**Therapeutisch zweckmäßig zur** Behandlung von tumorbedingten Knochenauflösungen (Osteolyse) und Hyperkalzämie (zu viel Kalzium im Blut). Enthält Bisphosphonat (Clodronsäure).

Präparat	Wichtigste Nebenwirkungen	Empfehlung
Cyproteron TAD (D) **Cyproteronacetat beta** (D) **Cyproteronacetat dura** (D) Tabletten *Wirkstoff:* Cyproteronacetat *Rezeptpflichtig*	Verminderte Libido, Erektions- störungen, Hemmung der Sper- mienbildung (reversibel), Ver- größerung der Brustdrüse, Leberschäden	**Therapeutisch zweckmäßig zur** Behandlung des fortgeschrittenen Prostatakarzinoms, wenn LH-Re- leasing-Hormon Analoga wie z. B. Buserelin (in *Profact*) nicht ange- wendet werden können. Zweck- mäßig zur Verminderung von Ne- benwirkungen am Anfang der The- rapie mit LH-Releasing-Hormon Analoga. Hemmstoff der Wirkung männlicher Sexualhormone (Anti- androgen).
Decapeptyl (D/Ö) Fertigspritzen Triptorelin *Rezeptpflichtig*	Libidoverlust, Impotenz, Hitze- wallungen, vermehrte Schweiß- bildung, Schwellung der Brust- drüsen, sehr häufig Störungen der Regelblutung	**Therapeutisch zweckmäßig zur** Behandlung bei Prostatakarzinom. Mittel zur Hemmung der Sexual- hormonbildung (LH-Releasing- Hormon Analogon).
Doxorubicin Hexal (D) Durchstechflaschen **Doxorubicin STADA** (Ö) Injektionslösung Doxorubicin *Rezeptpflichtig*	Herzschäden, Nierenschäden, Fieber und schwere Infektionen als Folge von Knochenmark- schädigung, Haarausfall, Ma- gen-Darm-Störungen (Schleim- hautentzündung, Übelkeit, Er- brechen, Durchfall), Appetitlo- sigkeit	**Therapeutisch zweckmäßig zur** Chemotherapie von Tumorerkran- kungen (Brust, Lunge, Blut, Schilddrüse, Harnblase, Ovarien, Gehirn u. a.), zumeist in Kombina- tion mit anderen Arzneistoffen.
Eligard Depot (D/Ö) Pulver zur Herstellung einer Infusionslösung Leuprorelin *Rezeptpflichtig*	Libidoverlust, Impotenz, Hitze- wallungen, vermehrte Schweiß- bildung, Schwellung der Brust- drüsen, sehr häufig Störungen der Regelblutung	**Nur zweckmäßig bei** fortgeschrittenem, hormonabhän- gigem Prostatakarzinom zur maxi- malen Androgenblockade. Mittel zur Hemmung der Sexualhormon- bildung (LH-Releasing-Hormon Analogon).
Enantone-Gyn Monats- Depot (D/Ö) Fertigspritzen, Trockensubstanz mit Lösungsmittel Leuprorelin *Rezeptpflichtig*	Libidoverlust, Impotenz, Hitze- wallungen, vermehrte Schweiß- bildung, Schwellung der Brust- drüsen, sehr häufig Störungen der Regelblutung	**Therapeutisch zweckmäßig zur** Behandlung von Endometriose. Mittel zur Hemmung der Sexual- hormonbildung (LH-Releasing- Hormon Analogon).

Präparat	Wichtigste Nebenwirkungen	Empfehlung
Enantone Monats-Depot (D/Ö) Fertigspritzen, Trockensubstanz mit Lösungsmittel Leuprorelin *Rezeptpflichtig*	Libidoverlust, Impotenz, Hitzewallungen, vermehrte Schweißbildung, Schwellung der Brustdrüsen, sehr häufig Störungen der Regelblutung. Bei Kindern: Kopfschmerzen, Bauchschmerzen, Akne, starke Reaktionen an der Einstichstelle	**Therapeutisch zweckmäßig zur** Behandlung des hormonabhängigen Prostatakarzinoms. Bei Kindern zur Behandlung bestimmter Formen der Frühreife (Pubertas praecox). Mittel zur Hemmung der Sexualhormonbildung (LH-Releasing-Hormon Analogon).
Endoxan (D/Ö) überzogene Tabl. bzw. Drag., Trockenstechampullen bzw. Trockensubstanz ohne Lösungsmittel Cyclophosphamid *Rezeptpflichtig*	Übelkeit, Erbrechen, Haarausfall, Störung der Bildung der Blutzellen, Blasenentzündung, Herz- und Lungenschäden	**Therapeutisch zweckmäßig zur** Behandlung von Krebserkrankungen in Kombination mit anderen Wirkstoffen in erprobten Therapieschemata (z. B. bei Brustkrebs). Zytostatikum.
Erbitux (D/Ö) Infusionsflaschen Cetuximab *Rezeptpflichtig*	Grippeähnliche Symptome mit Fieber und Schüttelfrost, Hautreaktionen, Magnesiumverlust, Magen-Darm-Störungen (Übelkeit, Erbrechen, Durchfall mit Gefahr der Dehydratation), Kopfschmerzen, Bindehautentzündung, Appetitlosigkeit und Abmagerung	**Therapeutisch zweckmäßig zur** Behandlung von metastatierendem Darmkrebs und des Plattenzellkarzinoms im Kopf-Hals-Bereich (unter bestimmten Bedingungen als Monotherapie oder in Kombination mit Strahlentherapie und anderen Arneistoffen).
Erypo/ FS (D/Ö) Fertigspritzen Epoetin alfa *Rezeptpflichtig*	Grippeähnliche Symptome mit Fieber, Schüttelfrost, Müdigkeit, Muskelschmerzen. Blutdruckanstieg, auch sehr schwere lebensbedrohliche Formen (hypertensive Krisen) möglich, erhöhte Thrombosegefahr	**Therapeutisch zweckmäßig zur** Behandlung bestimmter sehr schwerer Blutmangelzustände (Anämien), z. B. bei Nierenerkrankungen und bei Tumorerkrankungen.
Exmestan beta (D) Filmtabl. Exemestan *Rezeptpflichtig*	Hitzewallungen, Magen-Darm-Störungen (Übelkeit, Durchfall, Erbrechen), Appetitlosigkeit, Kopfschmerzen, Benommenheit, Gelenk- und Knochenschmerzen, Hautausschlag, Haarausfall, Leberschäden, Osteoporose mit erhöhtem Risiko für Knochenbrüche, Kraftlosigkeit	**Therapeutisch zweckmäßig zur** Behandlung von Brustkrebs bei Frauen in der Menopause. Geeignet nur bei Östrogenrezeptor-positiven Tumoren als Anschlusstherapie nach Tamoxifon (onthalten z. B. in *Tamoxifen Hexal*) bzw. bei unzureichender Wirkung. Hemmstoff (Aromatasehemmer) der Bildung weiblicher Sexualhormone (Östrogene).

Präparat	Wichtigste Nebenwirkungen	Empfehlung
Faslodex (D/Ö) Fertigspritzen Fulvestrant *Rezeptpflichtig*	Hitzewallungen, Übelkeit, Erbrechen, Durchfall, Leberschäden, Harnwegsinfektionen, Rückenschmerzen, Hautausschlag, allergische Reaktionen, Appetitlosigkeit, Kraftlosigkeit, Reaktionen an der Einstichstelle	**Nur zweckmäßig zur** Behandlung des Mammakarzinoms bei Östrogenrezeptor-positiven Tumoren bei Frauen in der Menopause, wenn Medikamente wie *Tamoxifen* oder *Arimidex* nicht verwendet werden können. *Faslodex* ist ein Aromatasehemmer. Dieses Medikament hemmt die Wirkung von weiblichen Hormonen (Östrogenen) im Körper und hemmt damit das Wachstum von Brustkrebs – soweit er östrogenabhängig ist.
Femara (D/Ö) Filmtabl. Letrozol *Rezeptpflichtig*	Hitzewallungen, erhöhte Cholesterinwerte, Bluthochdruck, Gelenkschmerzen, Müdigkeit und Kraftlosigkeit, Schweißausbrüche, Kopfschmerzen, Schwindel, Magen-Darm-Störungen (Übelkeit, Erbrechen, Durchfall), Gewichtszunahme oder -abnahme als Folge von Appetitstörungen, Depressionen, Hautausschlag, Haarausfall, Leberschäden, Gelenk- und Knochenschmerzen, Osteoporose mit erhöhtem Risiko für Knochenbrüche	**Therapeutisch zweckmäßig zur** Behandlung des Mammakarzinoms bei Frauen in der Menopause. Geeignet nur bei Östrogenrezeptor-positiven Tumoren als Anschlusstherapie nach Tamoxifen (z. B. in *Tamoxifen Hexal*) bzw. bei unzureichender Wirkung. Hemmstoff (Aromatasehemmer) der Bildung weiblicher Sexualhormone (Östrogene).
Firmagon (D/Ö) Trockensubstanz mit Lösungsmittel Degarelix *Rezeptpflichtig*	Hitzewallungen, Gewichtszunahme, grippeähnliche Symptome mit Schüttelfrost und Fieber, Reaktionen an der Einstichstelle, Blutarmut, Kopfschmerzen, Schlaflosigkeit, Schwindel, Kofpschmerzen, Durchfall, Übelkeit, Leberschäden, Schweißausbruch, Vergrößerung der Brustdrüse, Erektionsstörungen	**Therapeutisch zweckmäßig zur** Behandlung des fortgeschrittenen, hormonabhängigen Prostatakarzinoms, wirkt über Verminderung des Testosteronspiegels.

Präparat	Wichtigste Nebenwirkungen	Empfehlung
Flutamid – **1 A Pharma** (D) **Flutamid AL** (D) Tabletten *Wirkstoff:* Flutamid *Rezeptpflichtig*	Übelkeit, Erbrechen, Vergrößerung der Brustdrüse, Leberschäden, Blutschäden, Ödeme, Libidoverlust, Impotenz	**Nur zweckmäßig als** Zusatztherapie, wenn bei fortgeschrittenem Prostatakarzinom eine maximale Androgenblockade erreicht werden soll. Hemmstoff der Bildung von männlichen Sexualhormonen (Antiandrogen).
Flutamid-ratiopharm (D) **Flutamid STADA** (D) **Flutastad** (Ö) Tabletten *Wirkstoff:* Flutamid *Rezeptpflichtig*	Übelkeit, Erbrechen, Vergrößerung der Brustdrüse, Leberschäden, Blutschäden, Ödeme, Libidoverlust, Impotenz	**Nur zweckmäßig als** Zusatztherapie, wenn bei fortgeschrittenem Prostatakarzinom eine maximale Androgenblockade erreicht werden soll. Hemmstoff der Bildung von männlichen Sexualhormonen (Antiandrogen).
Gemzar (Ö) **Gemcitabin Actavis** (D) **Gemedac** (D) Trockensubstanz ohne Lösungsmittel Gemcitabin *Rezeptpflichtig*	Magen-Darm-Störungen (Übelkeit, Erbrechen, Durchfall), Leberschäden, Knochenmarksschädigung, Blutschäden, Nierenschäden, Atemnot und Husten, Hautausschlag, Juckreiz, Schlafstörungen, Muskelschmerzen, grippeähnliche Symptome mit Fieber, Schüttelfrost, Kopfschmerzen, Rückenschmerzen, Appetitlosigkeit, Kraftlosigkeit und allgemeinem Unwohlsein	**Therapeutisch zweckmäßig zur** Chemotherapie verschiedener Tumore (Lunge, Brust, Eierstöcke, Harnblase, Bauchspeicheldrüse) in Kombination mit anderen Arzneistoffen.
Glivec (D/Ö) Filmtabl. Imatinib *Rezeptpflichtig*	Blutschäden, Appetitlosigkeit, Schlaflosigkeit, Kopfschmerzen, Schwindel, Geschmacksstörungen, Augenerkrankungen (Lidödem, Blutungen, Entzündung), Hautrötungen, Blutungen, Atemnot, Husten, Magen-Darm-Störungen (Übelkeit, Durchfall, Erbrechen, Bauchschmerzen, Blähungen, Sodbrennen`), Leberschäden, Hautschäden, Muskel-, Knochen- und Gelenkschmerzen, Muskelkrämpfe, Ödeme, Fieber, Schüttelfrost, Gewichtszu- oder abnahme	**Therapeutisch zweckmäßig zur** Behandlung verschiedener Formen von Blutkrebs (chronisch myeloische und akut lymphatische Leukämie) bei Kindern und Erwachsenen.

Präparat	Wichtigste Nebenwirkungen	Empfehlung

Helixor-A/ -M/ -P (D/Ö)
Injektionslösung
A: Tannenmistelextrakt
M: Apfelbaummistelextrakt
P: Kiefernmistelextrakt
Rezeptpflichtig (Ö)

Fieber, Schmerzen an der Injektionsstelle, Aktivierung von Entzündungen (z. B. Tuberkulose), Lymphknotenschwellungen, allergische Reaktionen

Wenig zweckmäßig
bei vom Hersteller angegebenen Anwendungsgebieten wie gutartigen und bösartigen Tumoren. Pflanzliches Mittel. Vertretbar wegen relativ geringer Schädlichkeit, wenn die Behandlung mit therapeutisch zweckmäßigen und notwendigen anderen Mitteln nicht verzögert oder unterlassen wird.

Herceptin (D/Ö)
Trockensubstanz ohne Lösungsmittel
Trastuzumab
Rezeptpflichtig

Herzschäden, Erhöhung oder Erniedrigung des Blutdrucks, Blutschäden, Leberschäden, Nierenschäden, Infektionen, Brustentzündung, Bindehautentzündung, verstärkte Bildung von Tränenflüssigkeit, Überempfindlichkeitsreaktionen, Magen-Darm-Störungen (Übelkeit, Erbrechen, Durchfall, Bauchschmerzen), Appetitlosigkeit und Abmagerung, Angst, Depressionen, Schlaflosigkeit, Denkstörungen, Zittern, Kopfschmerzen, Asthma-artige Störung der Lungenfunktion (Giemen, Atemnot, Husten), Nasenbluten, Hautschäden, Haarausfall, Muskel-, Knochen- und Gelenkschmerzen, Muskelkrämpfe, Kraftlosigkeit

Therapeutisch zweckmäßig zur
Behandlung von metastasiertem Brustkrebs, zumeist in Kombination mit anderen Arzneistoffen.

Irinotecan-Actavis (D/Ö)
Infusionslösungskonzentrat
Irinotecan
Rezeptpflichtig

Schwerer Durchfall (verzögert!), Übelkeit, Erbrechen, Flüssigkeitsmangel, Atemstörungen, Leberschäden, Blutschäden, Blutarmut, Infektionen, Haarausfall, Fieber

Therapeutisch zweckmäßig zur
Chemotherapie des fortgeschrittenen, metastasierenden Dickdarm- und Mastdarmkarzinoms, zumeist in Kombination mit *Erbitux* (Cetuximab).

Präparat	Wichtigste Nebenwirkungen	Empfehlung
Iscador M/ P/ Qu (D/Ö) Injektionslösung M: Apfelbaummistelextrakt P: Kiefernmistelextrakt Qu: Eichenmistelextrakt *Rezeptpflichtig (Ö)*	Fieber, Schmerzen an der Injektionsstelle, Aktivierung von Entzündungen (z. B. Tuberkulose), Lymphknotenschwellungen, allergische Reaktionen	**Wenig zweckmäßig** bei vom Hersteller angegebenen Anwendungsgebieten wie gutartigen und bösartigen Tumoren. Pflanzliches Mittel. Vertretbar wegen relativ geringer Schädlichkeit, wenn die Behandlung mit therapeutisch zweckmäßigen und notwendigen anderen Mitteln nicht verzögert oder unterlassen wird.
Iscador M c. Arg. (D) Apfelbaummistelextrakt, Silbercarbonat **Iscador M c. Cu** (D) Apfelbaummistelextrakt, Malachit (kupferhaltiges Mineral) **Iscador M c. Hg** (D) Apfelbaummistelextrakt, Quecksilbersulfat **Iscador P c. Hg** (D) Kiefernmistelextrakt, Quecksilbersulfat Injektionslösung	Fieber, Schmerzen an der Injektionsstelle, Aktivierung von Entzündungen (z. B. Tuberkulose), Lymphknotenschwellungen, allergische Reaktionen	**Wenig zweckmäßig** bei vom Hersteller angegebenen Anwendungsgebieten wie gutartigen und bösartigen Tumoren. Pflanzliches Mittel. Vertretbar wegen relativ geringer Schädlichkeit, wenn die Behandlung mit therapeutisch zweckmäßigen und notwendigen anderen Mitteln nicht verzögert oder unterlassen wird.
Iscador Qu c. Arg. (D) Eichenmistelextrakt, Silbercarbonat **Iscador Qu c. Cu** (D) Eichenmistelextrakt, Malachit (kupferhaltiges Mineral) **Iscador Qu c. Hg** (D) Eichenmistelextrakt, Quecksilbersulfat **Iscador U c. Hg** (D) Ulmenmistelextrakt, Quecksilbersulfat Injektionslösung	Fieber, Schmerzen an der Injektionsstelle, Aktivierung von Entzündungen (z. B. Tuberkulose), Lymphknotenschwellungen, allergische Reaktionen	**Wenig zweckmäßig** bei vom Hersteller angegebenen Anwendungsgebieten wie gutartigen und bösartigen Tumoren. Pflanzliches Mittel. Vertretbar wegen relativ geringer Schädlichkeit, wenn die Behandlung mit therapeutisch zweckmäßigen und notwendigen anderen Mitteln nicht verzögert oder unterlassen wird.

Präparat	Wichtigste Nebenwirkungen	Empfehlung
Ixoten (D) Manteltabl. Trofosfamid *Rezeptpflichtig*	Übelkeit, Erbrechen, Haarausfall, Störung der Bildung der Blutzellen, Blasenentzündung. Unfruchtbarkeit beim Mann. Krebserregend	**Nur zweckmäßig zur** Behandlung von bestimmten Krebserkrankungen (Non-Hodgkin-Lymphomen) nach Versagen von Standardtherapien in Kombination mit anderen Wirkstoffen in erprobten Therapieschemata (z. B. bei Brustkrebs). Zytostatikum.
Lektinol (D) Injektionslösung Mistelextrakt	Hohes Fieber, Schmerzen an der Injektionsstelle, Aktivierung von Entzündungen (z. B. Tuberkulose), Lymphknotenschwellungen, allergische Reaktionen	**Wenig zweckmäßig** bei dem vom Hersteller angegebenen Anwendungsgebiet (unterstützende Behandlung bei malignen Tumoren). Pflanzliches Mittel. Vertretbar wegen relativ geringer Schädlichkeit, wenn die Behandlung mit therapeutisch zweckmäßigen und notwendigen anderen Mitteln nicht verzögert oder unterlassen wird.
LetroHEXAL (D) **Letrozol –** **1 A Pharma** (D) **Letrozol beta** (D) **Letrozol-** **ratiopharm** (D/Ö) **Letrozol Winthrop** (D) Filmtabletten Wirkstoff: Letrozol *Rezeptpflichtig*	Hitzewallungen, Bluthochdruck, Gelenkschmerzen, Müdigkeit, Kopfschmerzen, Schwindel, Depressionen, Magen-Darm-Störungen, erhöhte Cholesterinwerte, Appetitstörungen, Gewichtszu- oder abnahme, Schweißausbrüche, Hautausschlag, Haarausfall, Vaginalblutungen, Ödeme, Osteoporose mit erhöhtem Risiko für Knochenbrüche	**Therapeutisch zweckmäßig zur** Behandlung des Mammakarzinoms bei Frauen in der Menopause. Geeignet nur bei Östrogenrezeptor-positiven Tumoren als Anschlusstherapie nach Tamoxifen (z. B. in *Tamoxifen Hexal*) bzw. bei unzureichender Wirkung. Hemmstoff (Aromatasehemmer) der Bildung weiblicher Sexualhormone (Östrogene).
Leuprone HEXAL **1-Monatsdepot/** **-3-Monatsdepot** (D) Fertigspritzen **Leupro Sandoz** **1-Monatsdepot/** **-3-Monatsdepot** (D) Fertigspritzen Leuprorelin *Rezeptpflichtig*	Hitzewallungen, Libidoverlust, Impotenz, Schwellung der Brustdrüsen, Verkleinerung der Hoden, Hautausschläge, Schwitzen, Appetitlosigkeit, Gewichtszu- oder abnahme, Stimmungsschwankungen, Schlafstörungen, Kopfschmerzen, Schwindel, Knochen- und Gelenkschmerzen, Rückenschmerzen, Nierenschäden	**Therapeutisch zweckmäßig zur** Behandlung des hormonabhängigen Prostatakarzinoms. Mittel zur Hemmung der Sexualhormonbildung (LH-Releasing-Hormon Analogon).

Präparat	Wichtigste Nebenwirkungen	Empfehlung
Litalir (D/Ö) Kaps. Hydroxycarbamid *Rezeptpflichtig*	Knochenmarkschädigung, Blutschäden, Magen-Darm-Störungen (Durchfall oder Verstopfung)	**Therapeutisch zweckmäßig zur** Behandlung von Krebserkrankungen des blutbildenden Systems, vor allem Thrombozythämie; bei Leukämie ist Imatinib (*Glivec*) besser wirksam und daher vorzuziehen.
Mabthera (D/Ö) Infusionslösungskonzentrat Rituximab *Rezeptpflichtig*	Schwere bakterielle Infektionen, infusionsbedingte Reaktionen (vor allem zu Beginn der Therapie), Blutschäden, Blutzuckererhöhung, Appetitlosigkeit und Gewichtsverlust, Schlaflosigkeit, Schwindel, Angstgefühle, Störung der Tränenbildung, Bindehautentzündung, Tinnitus, Herzschäden, Kreislaufstörungen (erhöhter oder erniedrigter Blutdruck), Asthma-artige Beschwerden (Atemnot, Husten), Magen-Darm-Störungen (Übelkeit, Erbrechen, Durchfall, Verstopfung), Hautreaktionen, Schwitzen, Knochen- und Gelenkschmerzen, Rücken- und Nackenschmerzen, Kopfschmerzen, Fieber, Schüttelfrost und Erkältungserscheinungen	**Therapeutisch zweckmäßig zur** Behandlung von Blutkrebs (Non-Hodgin-Lymphom, chronisch lymphatische Leukämie) und schwerer rheumatoider Arthritis (in Kombination mit Methotrexat, wenn andere Mittel nicht ausreichend wirksam sind).
Navelbine (D/Ö) Kaps., Infusionslösungskonzentrat Vinorelbin *Rezeptpflichtig*	Knochenmarkschädigung, Blutschäden, Blutarmut, Haarausfall, Infektionen (vor allem Atemwege, Harnwege, Magen-Darm), Leberschäden, Venenentzündung, Magen-Darm-Störungen (Schwindel, Erbrechen, Entzündung der Schleimhaut, Durchfall, Verstopfung), neurologische Störungen, Gelenk- und Kieferschmerzen, Müdigkeit, Kraftlosigkeit, Fieber	**Therapeutisch zweckmäßig zur** Chemotherapie des inoperablen nicht-kleinzelligen Bronchialkarzinoms und bei fortgeschrittenem Brustkrebs.

Präparat	Wichtigste Nebenwirkungen	Empfehlung
Neulasta (D/Ö) Fertigspritze Pegfilgrastim *Rezeptpflichtig*	Knochen- und Muskelschmerzen, Kopfschmerzen, Gefäßschäden, allergische Reaktionen, Lungenschäden, Schmerzen an der Einstichstelle	**Therapeutisch zweckmäßig zur** Beschleunigung der Bildung neuer weißer Blutzellen (Granulozyten) z. B. bei Chemotherapie von Krebserkrankungen.
Neupogen (D/Ö) Fertigspritze, Durchstechflasche Filgrastim (r-met HuG-CSF) *Rezeptpflichtig*	Knochen- und Muskelschmerzen, Kopfschmerzen, Gefäßschäden, allergische Reaktionen, Lungenschäden, Schmerzen an der Einstichstelle	**Therapeutisch zweckmäßig zur** Beschleunigung der Bildung neuer weißer Blutzellen (Granulozyten) z. B. bei Chemotherapie von Krebserkrankungen.
Nexavar (D/Ö) Filmtabl. Sorafenib *Rezeptpflichtig*	Blutschäden, Herzschäden, Leberschäden, Nierenschäden, Blutungen, Bluthochdruck, Tinnitus, Appetitlosigkeit, Depressionen, neurologische Störungen, Heiserkeit, Magen-Darm-Störungen (Durchfall, Übelkeit, Erbrechen), Haarausfall, Hautausschlag, Gelenk- und Muskelschmerzen, Impotenz, Müdigkeit, grippeartige Erkrankung mit Fieber und Kraftlosigkeit	**Therapeutisch zweckmäßig zur** Behandlung von Leberzellkarzinom und zur Behandlung von fortgeschrittenem Nierenzellkarzinom, wenn andere Therapien versagt haben oder nicht angewendet werden können.
Ostac (D) Filmtabl. Clodronsäure *Rezeptpflichtig*	Häufig Magen-Darm-Störungen, Übelkeit und Erbrechen, Knochenschmerzen, selten allergische Hauterscheinungen, schwere Störungen der Nierenfunktion möglich. Selten schwere Blutschäden und schwere Allergien	**Therapeutisch zweckmäßig zur** Behandlung von tumorbedingten Knochenauflösungen (Osteolyse) und Hyperkalzämie (zu viel Kalzium im Blut). Enthält Bisphosphonat (Clodronsäure).

Präparat	Wichtigste Nebenwirkungen	Empfehlung

Oxaliplatin-GRY (D/Ö)
Infusionslösungskonzentrat
Oxiplatin
Rezeptpflichtig

Blutschäden, Magen-Darm-Störungen (Durchfall, Übelkeit, Erbrechen, Schleimhautentzündung), neurologische Störungen, Kopfschmerzen, Infektionen, Allergien, Appetitlosigkeit, Blutzuckerstörungen, Leberschäden, Nierenschäden, Elektrolytstörungen, Dehydratation, Depressionen, Schlaflosigkeit, Bindehautentzündung, Sehstörungen, Blutungen (vor allem Nasenbluten und rektale Blutungen), Venenthrombose, Lungenembolie, Atemnot und Husten, Schluckauf, Haarausfall, Hautstörungen, Gelenk- und Knochenschmerzen, Rückenschmerzen, Müdigkeit, Fieber, Kraftlosigkeit, Reaktionen an der Einstichstelle

Therapeutisch zweckmäßig zur Chemotherapie von metastasierendem Dickdarmkarzinom und fortgeschrittenem Dickdarmkarzinom nach vollständiger operativer Entfernung des primären Tumors, (immer in Kombination mit 5-Fluorouracil und Folinsäure).

Pamorelin LA (D/Ö)
Trockensubstanz zur
Herstellung einer
Injektionssuspension
Triptorelin
Rezeptpflichtig

Hitzewallungen, Libidoverlust, Impotenz, Schwellung der Brustdrüsen, Verkleinerung der Hoden, Hautausschläge, Schwitzen, Appetitlosigkeit, Gewichtszu- oder abnahme, Stimmungsschwankungen, Schlafstörungen, Kopfschmerzen, Schwindel, Knochen- und Gelenkschmerzen, Rückenschmerzen, Nierenschäden

Nur zweckmäßig zur
Behandlung bei fortgeschrittenem Prostatakarzinom, wenn eine maximale Androgenblockade erreicht werden soll. Mittel zur Hemmung der Sexualhormonbildung (LH-Releasing-Hormon Analogon).

Profact/ nasal/ Depot (D)
Spray, Fertigspritzen,
Durchstechflaschen
Buserelin
Rezeptpflichtig

Hitzewallungen, Libidoverlust, Impotenz, Schwellung der Brustdrüsen, Verkleinerung der Hoden, Hautausschläge, Schwitzen, Appetitlosigkeit, Gewichtszu- oder abnahme, Stimmungsschwankungen, Schlafstörungen, Kopfschmerzen, Schwindel, Knochen- und Gelenkschmerzen, Rückenschmerzen, Nierenschäden

Nur zweckmäßig
als Zusatztherapie, wenn bei fortgeschrittenem Prostatakarzinom eine maximale Androgenblockade erreicht werden soll. Mittel zur Hemmung der Sexualhormonbildung (LH-Releasing-Hormon Analogon).

Präparat	Wichtigste Nebenwirkungen	Empfehlung
Puri-Nethol (D/Ö) Tabl. Mercaptopurin *Rezeptpflichtig*	Knochenmarkschädigung, Infektionen, Blutungen, Blutschäden, Magen-Darm-Störungen (Übelkeit, Erbrechen), Leberschäden	**Therapeutisch zweckmäßig zur** Chemotherapie akuter lymphatischer Leukämie in Kombination mit anderen Arzneistoffen; therapeutisch zweckmäßig auch zur Behandlung chronisch entzündlicher Darmerkrankungen (Morbus Crohn).
Ribodronat (D) Infusionslösungskonzentrat Pamidronsäure *Rezeptpflichtig*	Fieber, grippeähnliche Symptome, Blutschäden, Bluthochdruck, Magen-Darm-Störungen, Übelkeit und Erbrechen, Knochenschmerzen, allergische Hautreaktionen, gelegentlich schwere Allergien, Störungen der Nierenfunktion möglich	**Therapeutisch zweckmäßig zur** Behandlung von tumorbedingten Knochenauflösungen (Osteolyse) und Hyperkalzämie (zu viel Kalzium im Blut). Enthält Bisphosphonat (Pamidronsäure).
Roferon A (D/Ö) Fertigspritze, Injektionslösung in Patronen Interferon alfa-2a *Rezeptpflichtig*	Grippeähnliche Symptome mit Fieber und Müdigkeit, Blutschäden, Herzschäden, Magen-Darm-Störungen (Übelkeit, Erbrechen, Durchfall), Appetitlosigkeit, Geschmacksstörungen, Kopfschmerzen, Gelenkschmerzen, Muskelschmerzen, Haarausfall, Schwitzen	**Therapeutisch zweckmäßig bei** bestimmten Krebserkrankungen in Kombination mit anderen Wirkstoffen in erprobten Therapieschemata. Therapeutisch zweckmäßig zur Behandlung der chronischen Leberentzündung (Hepatitis).
Suprefact Depot (D/Ö) Injektionslösung, Implantate Buserelin *Rezeptpflichtig*	Hitzewallungen, Libidoverlust, Impotenz, Schwellung der Brustdrüsen, Verkleinerung der Hoden, Hautausschläge, Schwitzen, Appetitlosigkeit, Gewichtszu- oder abnahme, Stimmungsschwankungen, Schlafstörungen, Kopfschmerzen, Schwindel, Knochen- und Gelenkschmerzen, Rückenschmerzen, Nierenschäden	**Nur zweckmäßig** als Zusatztherapie, wenn bei fortgeschrittenem Prostatakarzinom eine maximale Androgenblockade erreicht werden soll. Mittel zur Hemmung der Sexualhormonbildung (LH-Releasing-Hormon Analogon).

Präparat	Wichtigste Nebenwirkungen	Empfehlung

Sutent (D/Ö) Kaps. bzw.
Hartkaps.
Sunitinib
Rezeptpflichtig

Grippeähnliche Beschwerden mit Fieber und Schüttelfrost, Blutschäden, Störung der Schilddrüsenfunktion, Appetitlosigkeit, Dehydratation, Schlaflosigkeit, Depressionen, Geschmacksstörungen, Kopfschmerzen, Schwindel, neurologische Störungen, verstärkte Tränenbildung, Bluthochdruck, Atemnot, Husten, verstopfte Nase, Magen-Darm-Störungen (Durchfall oder Verstopfung, Übelkeit, Erbrechen, Blähungen, Bauchschmerzen, Schleimhautentzündung, Zungenschmerzen, Mundtrockenheit, Zahnfleischblutungen, rektale Blutungen, Hämorrhoiden), Hautschäden (Ausschlag, Gelbfärbung, Juckreiz, Akne, Blasenbildung, Ekzem), Haarausfall, Veränderung der Haarfarbe, Gliederschmerzen, Gelenkschmerzen, Rückenschmerzen, Nierenschäden (häufig Nierenversagen), Erschöpfung und Kraftlosigkeit, Ödeme, Gewichtsabnahme

Möglicherweise zweckmäßig zur Behandlung verschiedener metastasierender und/oder nicht operabler Krebserkrankungen (Magen-Darm, Niere, neuroendokrine Formen), wenn andere Therapien nicht ausreichend wirken oder nicht angewendet werden können. In Einzelfällen sind tödliche allergische Reaktionen aufgetreten.

Syrea (D) Kaps.
Hydroxycarbamid
Rezeptpflichtig

Knochenmarkschädigung, Blutschäden, Magen-Darm-Störungen (Durchfall oder Verstopfung)

Therapeutisch zweckmäßig zur Behandlung von Krebserkrankungen des blutbildenden Systems, vor allem Thrombozythämie). Bei Leukämie ist Imatinib (*Glivec*) besser wirksam und daher vorzuziehen.

Tamox –
1 A Pharma (D) Tabl.
Tamoxifen AbZ (D) Tabl.
Tamoxifen AL (D) Tabl.
Wirkstoff: Tamoxifen
Rezeptpflichtig

Übelkeit, Erbrechen, Störung der Bildung der Blutzellen, Wasserretention, vaginale Blutungen

Therapeutisch zweckmäßig zur Behandlung des Mammakarzinoms. Hemmstoff der weiblichen Sexualhormone (Antiöstrogen).

Präparat	Wichtigste Nebenwirkungen	Empfehlung
Tamoxifen Arcana (Ö) Tabl. **Tamoxifen Heumann** (D) Tabl. **Tamoxifen HEXAL** (D) Filmtabl. **Tamoxifen-ratiopharm** (D/Ö) Tabl. *Wirkstoff:* Tamoxifen *Rezeptpflichtig*	Hitzewallungen, Gebärmuttermyom (gutartig), Blutarmut, Ödeme, Erhöhung der Blutfette, Kopfschmerzen, Benommenheit, neurologische Störungen, Augenschäden, Thrombosen, Magen-Darm-Störungen (Übelkeit, Erbrechen, Durchfall oder Verstopfung), Leberschäden, Hautausschlag, Haarausfall, Beinkrämpfe, Muskelschmerzen, Zyklusveränderungen, vaginale Blutungen, Veränderung der Gebärmutterschleimhaut	**Therapeutisch zweckmäßig zur** Behandlung des Mammakarzinoms. Hemmstoff der weiblichen Sexualhormone (Antiöstrogen).
Tarceva (D/Ö) Filmtabl. Erlotinib *Rezeptpflichtig*	Durchfall, Magen-Darm-Blutungen, Nasenbluten, Leberschäden, Lungenschäden, Nierenschäden, Haarausfall, Hautausschlag	**Therapeutisch zweckmäßig zur** Behandlung des fortgeschrittenen oder metastasierenden Lungenkarzinoms unter bestimmten Bedingungen. Möglicherweise zweckmäßig zur Behandlung des metastasierenden Bauchspeicheldrüsenkarzinoms.
Tasigna (D/Ö) Kaps. bzw. Hartkaps. Nilotinib *Rezeptpflichtig*	Blutschäden, Blutarmut, Infektionen, Hautausschlag, Haarausfall, Kopfschmerzen, Benommenheit, Schwindel, Schlaflosigkeit, Magen-Darm-Störungen (Übelkeit, Durchfall oder Verstopfung, Erbrechen, Bauchschmerzen), Herzschäden, Bluthochdruck, Atemnot, Husten, Leberschäden, Muskelschmerzen, Gelenk und Knochenschmerzen, Gliederschmerzen, Müdigkeit, Kraftlosigkeit, Ödeme, Fieber	**Therapeutisch zweckmäßig zur** Behandlung von Erwachsenen mit (Philadelphia-Chromosom positiver) chronisch myeloischer Leukämie, wenn Imatinib (*Glivec*) nicht wirksam ist oder nicht toleriert wird. Neuer, noch wenig erprobter Arzneistoff.

Präparat	Wichtigste Nebenwirkungen	Empfehlung
Taxotere (D/Ö) Infusions-lösungskonzentrat Docetaxel *Rezeptpflichtig*	Infektionen, Blutschäden, Leberschäden, Appetitlosigkeit, Gewichtszunahme infolge von Wasserretention (Ödeme), neurologische Störungen, Kreislaufstörungen, Atemnot, Magen-Darm-Störungen (Schleimhautentzündung, Übelkeit, Erbrechen, Durchfall, Bauchschmerzen), Haarausfall, Hautreaktionen, Nagelveränderungen, Muskelschmerzen, Kraftlosigkeit	**Therapeutisch zweckmäßig zur** Chemotherapie verschiedener Krebserkrankungen in Kombination mit anderen Arzneistoffen.
Temodal (D/Ö) Hartkaps. **Temomedac** (D/Ö) Kaps. **Temozo-cell** (D) Kaps. Temozolomid *Rezeptpflichtig*	Sehr häufig Kopfschmerzen, Haarausfall, Hautausschläge, Müdigkeit, Verstopfung, Krampfanfälle, Magersucht. Außerdem sehr häufiges Auftreten verschiedenster Infektionen (als Folge von Blutbildungsstörungen) sowie schwerer Mangel an Blutplättchen (Anzeichen dafür sind feine, flohstichartige Blutungen direkt unter der Haut oder verlängerte Blutgerinnung nach Verletzungen)	**Therapeutisch zweckmäßig zur** Chemotherapie bestimmter Hirntumore von Erwachsenen und Kindern ab 3 Jahren – allein oder in Kombination mit anderen Therapieformen.
Trenantone (D/Ö) Fertigspritzen Leuprorelin *Rezeptpflichtig*	Hitzewallungen, Libidoverlust, Impotenz, Schwellung der Brustdrüsen, Verkleinerung der Hoden, Hautausschläge, Schwitzen, Appetitlosigkeit, Gewichtszu- oder abnahme, Stimmungsschwankungen, Schlafstörungen, Kopfschmerzen, Schwindel, Knochen- und Gelenkschmerzen, Rückenschmerzen, Nierenschäden	**Nur zweckmäßig** als Zusatztherapie, wenn bei fortgeschrittenem Prostatakarzinom eine maximale Androgenblockade erreicht werden soll. Mittel zur Hemmung der Sexualhormonbildung (LH-Releasing-Hormon Analogon).

Präparat	Wichtigste Nebenwirkungen	Empfehlung
Tyverb (D/Ö) Filmtabl. Lapatinib *Rezeptpflichtig*	Magen-Darm-Störungen (Übelkeit, Durchfall, Erbrechen), Dehydratation, Hautausschlag, Haarausfall, Appetitlosigkeit, Schlaflosigkeit, Kopfschmerzen, Herzschäden, Leberschäden, Hitzewallungen, Nasenbluten, Atemnot, Husten, Gliederschmerzen, Gelenkschmerzen, Rückenschmerzen, Müdigkeit, Kraftlosigkeit	**Möglicherweise zweckmäßig zur** Chemotherapie des fortgeschrittenen oder metastasierenden Mammakarzinoms unter bestimmten Bedingungen in Kombination mit anderen Arzneistoffen.
Vidaza (D/Ö) Trockensubstanz ohne Lösungsmittel Azacitidin *Rezeptpflichtig*	Blutschäden, Blutarmut, Magen-Darm-Störungen (Übelkeit, Erbrechen, Durchfall oder Verstopfung, Blutungen), Reaktionen an der Einstichstelle, Infektionen, Appetitlosigkeit und Gewichtsverlust, Schwindel, Kopfschmerzen, Atemnot, Hautschäden, Haarausfall, Bluthochdruck, Gelenkschmerzen, Muskelschmerzen, Müdigkeit, Fieber, Nierenschäden (mit tödlichem Ausgang möglich)	**Therapeutisch zweckmäßig zur** Chemotherapie von Knochenmark- und Blutkrebs (myelodysplastisches Syndrom, chronische myelomonozytäre Leukämie, akute myeloische Leukämie) bei Erwachsenen.
Wobe-Mugos-Dragees (Ö) Drag. Proteasen (Trypsin), Papain, Pisum sativum, Lens esculenta, Thymusextrakt vom Kalb *Rezeptpflichtig*	Selten allergische Reaktionen. Blutgerinnungsstörungen möglich	**Wenig zweckmäßig** Therapeutische Wirksamkeit bei Krebserkrankungen zweifelhaft. Vertretbar wegen relativ geringer Schädlichkeit, wenn die Behandlung mit therapeutisch zweckmäßigen und notwendigen anderen Mitteln nicht verzögert oder unterlassen wird.
Xeloda (D/Ö) Filmtabl. Capecitabin *Rezeptpflichtig*	Magen-Darm-Störungen (Übelkeit, Erbrechen, Durchfall oder Verstopfung, Schleimhautentzündung, Bauchschmerzen, Blutungen), Hautschäden (Hand-Fuß-Syndrom), Kraftlosigkeit, Appetitlosigkeit und Gewichtsabnahme, Herzschäden, Nierenschäden, Blutschäden, Infektionen, Kopfschmerzen, Schwindel, neurologische Störungen, Augenerkrankungen	**Therapeutisch zweckmäßig zur** Chemotherapie verschiedener fortgeschrittener und/oder metastasierender Krebserkrankungen (Magen, Dickdarm, Brust).

Präparat	Wichtigste Nebenwirkungen	Empfehlung

Yervoy (D/Ö) Infusions-
lösungskonzentrat
Ipilimumab
Rezeptpflichtig

Blutschäden, Blutarmut, Hormonstörungen (vor allem Unterfunktion der Hypophyse und der Schilddrüse), Appetitlosigkeit, Dehydratation, Elektrolytstörungen, Verwirrtheit, neurologische Störungen, Schwindel, Kopfschmerzen, Lethargie, Augenerkrankungen, Hitzewallungen, erniedrigter Blutdruck, Atemnot, Husten, Magen-Darm-Störungen (Durchfall, Übelkeit, Erbrechen, Blutungen), Leberschäden, Hautschäden (Ausschlag, Juckreiz, trockene Haut), Haarausfall, Nachtschweiß, Gelenk- und Knochenschmerzen, Muskelschmerzen, Müdigkeit, Reaktionen an der Einstichstelle, Schüttelfrost, Kraftlosigkeit, Ödeme

Therapeutisch zweckmäßig zur Behandlung von fortgeschrittenem, nicht operablem oder metastasierendem Hautkrebs von Erwachsenen.

Zelboraf (D/Ö) Filmtabl.
Vemurafenib
Rezeptpflichtig

Gelenkschmerzen, Abgeschlagenheit, Fieber, Hautschäden (Lichtempfindlichkeit und Sonnenbrand, Ausschlag, operables Karzinom), Haarausfall, Magen-Darm-Störungen (Durchfall oder Verstopfung, Übelkeit, Erbrechen), Appetitlosigkeit, Kopfschmerzen, Geschmacksstörungen, Husten, Leberschäden

Therapeutisch zweckmäßig zur Behandlung einer bestimmten Form von nicht operablem oder metastasierendem Hautkrebs von Erwachsenen.

Zoladex 3,6/ 10,8 (D)
Fertigspritze mit Implantat
Zoladex Depot (Ö)
Implantate
Goserelin
Rezeptpflichtig

Beim Mann: Libidoverlust, Impotenz, Kreislaufstörungen, Schwellung der Brustdrüsen, Hitzewallungen, Schwitzen. *Bei der Frau:* Libidoverlust, Depressionen, Kopfschmerzen, Kreislaufstörungen, Hitzewallungen, Schwitzen, Akne, Trockenheit der Scheide, Vergrößerung der Brust, Reaktionen an der Einstichstelle, Vaginalblutungen (zu Beginn der Behandlung)

Nur zweckmäßig zur Behandlung bei fortgeschrittenem Prostatakarzinom, wenn eine maximale Androgenblockade erreicht werden soll, und bei Mammakarzinom (nur *Zoladex 3,6*). Mittel zur Hemmung der Sexualhormonbildung (LH-Releasing-Hormon Analogon).

Präparat	Wichtigste Nebenwirkungen	Empfehlung
Zometa (D/Ö) Konzentrat zur Herstellung einer Infusionslösung Zoledronsäure *Rezeptpflichtig*	Häufig grippeähnliche Symptome, Kopfschmerzen, Magen-Darm-Störungen, Übelkeit und Erbrechen, Knochenschmerzen, selten allergische Hauterscheinungen, schwere Störungen der Nierenfunktion möglich. Schwere Blutschäden (Blutarmut) und schwere Allergien	**Therapeutisch zweckmäßig zur** Behandlung von tumorbedingten Knochenauflösungen (Osteolyse) und Hyperkalzämie (zu viel Kalzium im Blut). Enthält Bisphosphonat (Zoledronsäure).
Zytiga (D/Ö) Tabl. Abirateron *Rezeptpflichtig*	Harnwegsinfektionen, Kaliumverluste, Erhöhung der Blutfette, Herzschäden, Bluthochdruck, Durchfall, Sodbrennen, Leberschäden, Nierenschäden, Ödeme, Hautausschlag, Knochenbrüche	**Therapeutisch zweckmäßig zur** Behandlung des metastasierenden, kastrationsresistenten Prostatakarzinoms bei Versagen anderer Therapien (Androgenentzugstherapie, Chemotherapie mit Docetaxel); blockiert die Testosteronproduktion in Hoden, Nebenhoden und im Tumorgewebe.

20. Kapitel: **Suchtmittel**

Suchtmittel sind ein wichtiger Teil unserer Kultur. Sie helfen, das Leben erträglicher oder vergnüglicher zu machen. Die meisten Menschen bewegen sich im Rahmen der Legalität und beschränken sich auf Alkohol oder Medikamente oder Nikotin. Eine beträchtliche Zahl von Konsumenten verwendet jedoch illegale Drogen wie Marihuana oder Haschisch oder Ecstasy oder auch Härteres wie Heroin oder Kokain.

Egal, ob es sich um legale oder illegale Drogen handelt: Alle sind auf die eine oder andere Weise verführerisch und verheißen Glücksgefühle wie High-Sein, Geil-Sein, Erfolg-Haben. Fast alle bergen aber auch das Risiko in sich, die Gesundheit zu schädigen, die einen mehr, die anderen weniger. Manche legalen Drogen haben ein größeres soziales und gesundheitliches Gefährdungspotenzial als manche illegalen.

Ob Energydrinks wie Red Bull (Reklamespruch: »Verleiht Flügel«) oder Flying Horse nicht ebenfalls Suchtqualitäten haben, ist bei manchen Fachleuten schon eine Streitfrage.

Auffallend ist die gegenseitige Verachtung der Süchtigen: Die Trinker spötteln über die Kiffer, die Kiffer machen Witze über die Alkis, und für Fixer gelten alle anderen sowieso als Spießer.

In diesem Kapitel soll es nicht um eine moralische Bewertung des Drogenkonsums gehen, sondern lediglich um präzise Informationen über Nutzen und Risiken. Die Abwägung, ob man Drogen nimmt und welche Drogen, trifft ohnedies jeder und jede für sich. Unbestritten ist natürlich, dass manche Menschen in Verhältnissen aufwachsen, wo sie kaum eine Wahl haben und schon von klein auf mit Suchtmitteln vertraut sind.

Im Folgenden werden nur die wichtigsten Suchtmittel beschrieben. Es gibt jedoch zahlreiche andere, vor allem im Bereich der sogenannten Designerdrogen (z. B. PCP, Angel Dust, China White, MPPP u. a.).

Alkohol

Alkohol ist in unseren Breitengraden das am häufigsten verwendete Suchtmittel. Die Zahl der behandlungsbedürftigen Alkoholiker in Deutschland wird auf drei Millionen geschätzt (in Österreich auf 250.000), Männer sind sechs- bis siebenmal häufiger davon betroffen als Frauen.

Wirkung

Alkoholgenuss ist allgemein akzeptiert, häufig sogar erwünscht. Alkohol versetzt uns in einen Zustand entspannter Euphorie. Regelmäßiger, aber mäßiger Alkoholgenuss – nicht mehr als täglich ein Bier oder ein Glas Wein oder ein harter Drink – ist gesund für das Herz und erhöht im Vergleich zu Abstinenzlern die Lebenserwartung. Dies fanden Mediziner bei einer Langzeituntersuchung an 490.000 amerikanischen Testpersonen heraus.

Nebenwirkungen

Gleichgewichtsstörungen, Sprachstörungen, Konzentrationsstörungen, Aggressivität, zunehmende soziale Probleme, Persönlichkeitsveränderungen, Stimmungsschwankungen, Eifersucht, Halluzinationen, Depressionen.

Außerdem Magen-Darm-Beschwerden, Schlafstörungen, Zittrigkeit, Reizbarkeit, Nervenstörungen, Schädigung der Gehirnfunktion, Potenzverlust, Hautveränderungen, epileptische Anfälle, Bauchspeicheldrüsen- und Leberschäden.

Die Suchtgefahr ist sehr hoch. Von Alkohol kann man sowohl körperlich als auch psychisch abhängig werden. Starker und chronischer Alkoholkonsum birgt eine hohe Gefahr sozialschädigenden Verhaltens in sich (aggressives Verhalten, »Alkohol am Steuer«).

Bei Absetzen nach Dauerkonsum schwere Entzugserscheinungen.

Bei Frauen führt Alkoholmissbrauch doppelt so schnell zu Folgeschäden wie bei Männern. Das hat biologische Ursachen.

Behandlung

Egal ob zur Entwöhnung Pillen, Psychotherapie oder zwangsweise Abstinenz angewendet werden – die Erfolge sind mager, die Rückfallquote liegt bei 80 Prozent.

Zur Unterstützung der Alkoholentwöhnung nach erfolgtem körperlichen Entzug wird in Deutschland meist Acamprosat (enthalten in *Campral*), seltener Disulfiram (enthalten in *Antabus*) verwendet, in Österreich meist Acamprosat (enthalten in *Campral*).

Diese Mittel sollten nur im Rahmen eines umfassenden Behandlungskonzepts verwendet werden, das soziale und psychotherapeutische Maßnahmen umfasst.

Der Nutzen von *Antabus* ist umstritten. In kontrollierten Untersuchungen scheint es nicht wirksamer zu sein als ein Placebo (= Scheinmedikament ohne Wirkstoff), kann jedoch außer Müdigkeit sowie unangenehmem Mund- und Körpergeruch auch gravierende Nebenwirkungen wie Hepatitis, Sehnerventzündungen und periphere Neuropathie verursachen. Wer *Antabus* nimmt und Alkohol trinkt, muss mit lebensbedrohlichen Reaktionen rechnen.

Das Mittel Acamprosat (*Campral*) soll das Verlangen nach Alkohol dämpfen. Bis jetzt existieren noch zu wenig Erfahrungen damit, um eindeutige Empfehlungen abzugeben. Einige Untersuchungen deuten darauf hin, dass es möglicherweise zweckmäßig ist.

Als *Nebenwirkungen* können Magen-Darm-Beschwerden, Übelkeit, Erbrechen, Impotenz, Missempfindungen und Hautausschläge auftreten.

Rauchen

Jeder weiß, dass Rauchen die Gesundheit schädigt. Dieses Wissen wirkt jedoch kaum abschreckend. Viele haben dabei ein schlechtes Gewissen. Aus Umfragen weiß man, dass etwa zwei Drittel aller Raucher aufhören wollen. Die Hälfte davon – also ein Drittel – hat das bereits einmal erfolglos versucht.

Gewohnheitsmäßiges Rauchen entsteht durch regelmäßige Koppelung an bestimmte Situationen und durch die unmittelbar einsetzende Wirkung von Nikotin in Gehirn und Körper.

Wirkung

Rauchen ist ein Vergnügen. Rauchen ist kommunikativ. Rauchen entspannt und verschafft das Gefühl von Leistungssteigerung. Rauchen bringt dem Staat viel Geld in Form von Steuern. Rauchen verkürzt die Lebenserwartung und erspart damit der Rentenversicherung Geld.

Nebenwirkungen

Rauchen stumpft Geschmacks- und Geruchsnerven ab. Tabakrauch hinterlässt einen typischen, anhaltenden Geruch in Räumen und an der Kleidung. Rauch belästigt Nichtraucher. Rauchen verursacht chronische Bronchitis, Magengeschwüre, Lungenkrebs, aber auch verschiedene Herzkrankheiten. Je höher die Zahl der Zigaretten, umso größer ist das Gesundheitsrisiko. Passivrauchen hat in etwas geringerem Ausmaß dieselben Auswirkungen.

Behandlung

Manche Raucher schaffen es aufzuhören, ohne irgendwelche Hilfsmittel oder Programme oder Tricks anzuwenden.

Wem dazu die Kraft fehlt, der sollte ein Entwöhnungsprogramm anwenden. Häufig verwendete Programme sind:

– *Der 5-Tage-Plan* des Deutschen Vereins für Gesundheitspflege (DVG) oder

– *Nichtrauchen in 10 Wochen* der Bundeszentrale für gesundheitliche Aufklärung in Köln.

Die Erfolgsquote solcher Kurse liegt bei etwa 30 Prozent.

Die Chancen, erfolgreich aufzuhören, steigen durch Verwendung von Hilfsmitteln wie Nikotinpflastern, -kaugummi und Ähnlichem. Wichtig ist, dass man analysiert, in welchen Situationen man raucht. Dann kann man versuchen, diese Situationen zu vermeiden oder zu ändern.

Wer aufhört zu rauchen, verringert sofort sein Gesundheitsrisiko. Erfolgt der Verzicht vor dem 35. Lebensjahr, hat er nahezu dieselbe Lebenserwartung wie ein Nichtraucher.

Als *Raucher-Entwöhnungsmittel* werden hauptsächlich *Nicotinell Kaugummis* und *Pflaster* sowie *Nicorette Kaugummis* verwendet. Die alleinige Verwendung solcher Hilfsmittel – ohne begleitende, verhaltenstherapeutische Maßnahmen – bringt meist keinen Erfolg.

Neue Studien haben ergeben, dass bei der Verwendung von Nikotin-haltigen Entwöhnungsmitteln kaum Nebenwirkungen zu erwarten sind. Bei Schwangeren besteht ein theoretisches Risiko, dass das Ungeborene geschädigt werden könnte, es gibt jedoch keine Erfahrungen damit.

Achtung: Die Empfehlung für Raucher, regelmäßig Vitamin-A-Präparate zu schlucken, um damit die gesundheitsschädigende Wirkung des Rauchens abzumildern, ist eine Irreführung! Diese »Behandlung« hat die gegenteilige Wirkung. Raucher, die Beta-Carotin-Kapseln schlucken, verkürzen ihre Lebenserwartung.

Vareniclin (*Champix*)

Der Nutzen dieses relativ neuen Wirkstoffs ist umstritten, weil im Durchschnitt nur einer von vier Rauchern ein Jahr lang aufhört. Sehr schlechte Verträglichkeit: Übelkeit, Erbrechen, Kopfschmerzen, abnorme Träume, Schlaflosigkeit, Bauchschmerzen, Mundtrockenheit, gesteigerter Appetit, Depressionen, Stimmungsschwankungen, Hörgeräusche, Augenschmerzen, Suizidgefährdung, Verhaltensauffällig-keiten. Wir raten ab von der Verwendung.

Bupropion (*Zyban*)

ist ein Aufputschmittel mit umstrittenem Nutzen und mit schwerwie-genden Nebenwirkungen. Eine Verwendung ist höchstens in Ausnah-mefällen vertretbar.

Medikamente

Professor Jörg Remien von der Universität München stellte anhand von repräsentativen Daten des Bundesverbandes der Innungskran-kenkassen fest, dass mindestens 1,4 Millionen Deutsche medikamen-tensüchtig sind. Besonders gefährdet sind die über 60-Jährigen.

Am häufigsten ist Medikamentensucht durch Schlaf- und Beruhi-gungsmittel vom Typ der Benzodiazepine verursacht. Aber auch Ab-führmittel, Schnupfenmittel, Appetitzügler und viele Schmerzmittel können süchtig machen. Es handelt sich dabei um Kombinationsprä-parate, die unter anderem auch Coffein oder Codein enthalten:

Adolorin, Aspirin Coffein, Azur, Azur comp., Copyrkal, Dolomo TN, Dolviran N, Doppel Spalt compact, Duan, Eudorlin Schmerz, Gelonida, HA-Tabletten N, Neuralgin, Neuranidal, Octadon P, Quadronal comp. gegen Kopfschmerzen, ratiopyrin, Talvosilen, Thomapyrin, Titralgan, Titretta, Togal Kopfschmerzbrause, Vivi-med mit Coffein.

Wirkung

Medikamentensucht ist sehr unauffällig und wird häufig erst dann als Problem gesehen, wenn jemand abrupt mit der Einnahme aufhört und massive Entzugserscheinungen auftreten.

Nebenwirkungen

Wer Beruhigungsmittel vom Typ der Benzodiazepine verwendet (z. B. *Generika mit dem Namen Nitrazepam + Firmenbezeichnung*), kann schon nach sechs Wochen abhängig sein. Beim Absetzen treten dann verstärkt genau jene Beschwerden auf, gegen die das Medika-ment ursprünglich eingenommen wurde – also Schlaflosigkeit oder Angstzustände.

Die logische Folge ist der neuerliche Griff zu diesem Medikament. Damit entsteht ein Teufelskreis, dem nur mit professioneller Hilfe zu entkommen ist.

Bei Dauereinnahme von Benzodiazepinen steigt die Unfallgefahr – sowohl im Straßenverkehr als auch zu Hause. Im schlimmsten Fall kann der ständige Gebrauch von Benzodiazepinen zu Verwahrlosung führen.

Bei Schmerzmitteln, die Codein oder Coffein enthalten, besteht die Gefahr, dass dies zu einem Dauergebrauch führt und die Schmerzen chronisch werden.

Lang dauernder Schmerzmittelgebrauch kann zu irreparablen Nierenschäden führen.

Der lang andauernde Gebrauch von Abführmitteln kann Nerven, Kreislauf und Nieren schwer schädigen und die Verdauung beeinträchtigen.

Dauergebrauch von Schnupfenmitteln kann die Nasenschleimhaut schädigen.

Behandlung

Süchtig machende Medikamente dürfen nur langsam und nur mit ärztlicher Betreuung abgesetzt werden. Unter Umständen ist sogar eine stationäre Behandlung mit psychotherapeutischer Begleitung notwendig.

Aufputschmittel (Amphetamine, Methamphetamine und Amphetaminabkömmlinge)

Diese Mittel (enthalten z. B. in *Ritalin*) werden häufig missbräuchlich verwendet – zur Steigerung der Leistungsfähigkeit. In Drogenkreisen heißen solche Mittel »Speed«, »Crystal Meth«, »Anten«, »Pep Pills«, »Footballs«.

Sie wirken ähnlich wie das Hormon Adrenalin, das vom Körper in Gefahrensituationen ausgeschüttet wird, um die Kraftreserven aufzustacheln. Während des Zweiten Weltkriegs enthielt die Fliegerschokolade Amphetamin, um den Bomberpiloten Mut zu machen.

Wirkung

Schlaf- und Appetitlosigkeit, übersteigerter Antrieb.

Nebenwirkungen

Eine typische Wirkung von Aufputschmitteln sind Rededrang und aggressives Verhalten. Häufige Nebenwirkungen sind Schwitzen, Konzentrationsmangel, Herzrhythmusstörungen und Angina-Pectoris-Beschwerden. Manchmal treten auch Halluzinationen, Panikzustände, akute Herzinsuffizienz und schizophrene Psychosen auf. Bei ständigem Gebrauch von »Speed« verträgt der Körper die Nahrung immer schlechter und wird sehr anfällig für Infektionen aller Art.

Behandlung

Ein Entzug von Aufputschmitteln sollte nur langsam und unter ärztlicher Begleitung durchgeführt werden, weil gravierende Nebenwirkungen auftreten können.

Kokain

Kokain wird aus den Blättern des Koka-Strauches gewonnen und war Ende des 19. Jahrhunderts als Mittel gegen Durchfall, Husten und Katarrh frei in Apotheken erhältlich. Heute gilt Kokain als Droge der »besseren Kreise« und trägt aufgrund seines Aussehens den Spitznamen »Schnee«. Es wird meist über die Nase eingesogen, seltener in Wasser aufgelöst und gespritzt. Am gefährlichsten ist das Rauchen von Kokain als Crack.

Kokain verursacht zwar keine körperliche, aber eine sehr starke psychische Abhängigkeit. Die angenehme Erinnerung an den letzten Genuss bewirkt eine Fortsetzung der Einnahme. Kokain bewirkt eine Weitstellung der Pupillen.

Wirkung

Kokain verursacht für etwa 20 bis 60 Minuten Antriebssteigerung, Erregungszustand, Euphorie und Enthemmung. Hunger und Mangelgefühle verschwinden, es überwiegt ein Zustand von Glück.

Nebenwirkungen

Rededrang, Selbstüberschätzung, Kribbelgefühle mit starkem Juckreiz, Angstzustände, schwere Depressionen, Verfolgungswahn. Wer Kokain mit anderen zusammen unter unsterilen Bedingungen spritzt, läuft Gefahr, sich mit HIV oder Hepatitis zu infizieren.

Nach Abklingen der Wirkung häufig Katerstimmung. Dies führt meist dazu, dass Kokain-Abhängige ihre Tagesration steigern.

Als Folge der Appetithemmung können Unterernährung und Mangel-krankheiten auftreten. Kokain verursacht relativ häufig Herzinfarkte, die allerdings meist ohne schwere Komplikationen verlaufen. Kokain-Abhängige neigen zu antisozialem Verhalten.

Beim Absetzen können Suizid- und Aggressionsneigungen, Delirien und Psychosen auftreten.

Nach langem Missbrauch Schäden an der Nasenschleimhaut, völliger körperlicher Verfall, Leberschäden, Herzschwäche, Atemstörungen.

Behandlung

Nur unter ärztlicher Aufsicht.

Crack

Crack ist eine kristallisierte Form von Kokain + Backpulver und wird üblicherweise mit Wasserpfeifen geraucht.

Wirkungen und *Nebenwirkungen* sind wie bei Kokain. Alles passiert jedoch viel schneller, und die Wirkungsdauer ist kürzer. Es ist ein Fünf-Minuten-Rausch mit dem Gefühl der totalen Omnipotenz und noch stärkerer Enthemmung als Kokain. Sehr viel schnellere Sucht-entwicklung als bei anderen Kokainzubereitungen.

Crack war bis vor Kurzem eine sehr häufig verwendete Droge in Ame-rika, die zu einem massiven Ansteigen von Gewaltdelikten und zum sozialen Niedergang vieler Wohnviertel führte.

Cannabis (Haschisch, Marihuana)

Der Gebrauch von Cannabis ist weit verbreitet, vor allem in Intellektu-ellenkreisen. Das Hanfkraut wird oft als »Einstiegsdroge« angeschul-digt – in Fachkreisen ist dies jedoch umstritten. Mehrere große Unter-suchungen – unter anderem eine im Auftrag der französischen Regie-rung oder eine im Auftrag der WHO – kamen zu dem Schluss, dass Can-nabis eine relativ harmlose Droge ist, weit weniger gefährlich als etwa Alkohol.

Haschisch ist die Bezeichnung für das Harz oder das Öl der Canna-bis-Pflanze, Marihuana für Blüten, Blätter und Samen. Spitznamen sind Shit, Kiff, Gras, Hasch, Lady Jane.

Cannabis wird meist geraucht, und zwar in Form von handgerollten, konisch geformten »Joints«. Es kann jedoch auch in Kuchen mitgeba-cken oder in Form von Tee getrunken werden.

Wer mehr als 0,5 bis 30 Gramm – je nach Bundesland ist die erlaubte Menge verschieden – Marihuana oder Haschisch besitzt, macht sich strafbar.

Wirkung

Übersteigerte Stimmung, auch halluzinogene Wirkung möglich. Cannabis macht nicht nur high, es wirkt auch gegen chronische Schmerzen, Übelkeit, Erbrechen, Schlaflosigkeit und Migräne. Es wird deshalb in manchen Ländern auch als begleitende Therapie bei Krebs- und AIDS-Patienten verwendet.

Nebenwirkungen

Cannabis verursacht häufig läppisches Verhalten und manchmal einen raschen Wechsel von Stimmungen. Während des Rausches treten Konzentrations- und Aufmerksamkeitsstörungen, gerötete Augen und weite Pupillen auf sowie verlangsamter Gedankengang, herabgesetzte Kritikfähigkeit (erhöhte Unfallgefahr beim Autofahren). Cannabis-Rauchen erhöht das Lungenkrebsrisiko.

MDMA (Ecstasy, XTC, Fantasy, E)

Es handelt sich dabei um einen synthetisierten Wirkstoff der Muskatnuss, der Ende der Siebzigerjahre in den USA als Hilfsmittel in psychotherapeutischen Gruppen verwendet und dann von der Jugendkultur als Partydroge entdeckt wurde. Die amerikanischen Behörden stellten es deshalb 1985 unter das Betäubungsmittelgesetz.

Seit einigen Jahren werden diese illegalen Designerdrogen bei uns meist während Musikveranstaltungen verwendet (Clubbings, Ravings, Partys). Etwa 500.000 Deutsche, vorwiegend Jugendliche, verwenden diese Droge. Sie gilt als LSD der Neunzigerjahre, mit Amphetamin-ähnlicher Wirkung und halluzinogenen Eigenschaften.

MDMA wird in Form von Tabletten oder Kapseln verkauft. Es verursacht weite Pupillen und starken Durst. Die geschäftstüchtigen Hersteller mischen den Drogen häufig aufputschende Mittel bei (»Speed«; es handelt sich dabei meist um die Wirkstoffe Coffein oder Ephedrin) – dies kann gefährlich für die Gesundheit sein. Oft ist in den als Ecstasy verkauften Tabletten auch nur Traubenzucker enthalten.

MDMA führt nicht zu körperlicher Abhängigkeit. Psychisch labile Personen können jedoch psychisch abhängig werden.

Wirkung

Gesteigerter Antrieb, gesteigertes Kommunikationsbedürfnis und euphorische Stimmungslage, Schlaf- und Appetitlosigkeit. MDMA verursacht nicht selten ekstatische Glücks- und Liebesgefühle, hat aber keine aphrodisische Wirkung.

In den USA wurden 1992 die psychischen Effekte von MDMA genauer untersucht. Versuchspersonen waren 20 Psychiater. Die meistgenannte positive Wirkung waren größere Offenheit sowie weniger Angst und Abwehr in zwischenmenschlichen Kontakten.

Nebenwirkungen

Redezwang, Selbstüberschätzung. Gefahr von Überhitzung und Herz-Kreislauf-Versagen, besonders bei Diabetikern. Bei Wochenend-Konsumenten ist die Gefahr von Persönlichkeitsveränderungen gering.

Bei Überdosierung können schwere Verwirrtheitszustände, bei Vielschluckern Selbstmordabsichten, Gehirnschäden und Muskelkrämpfe auftreten. Zahlreiche Todesfälle sind bekannt. Bei häufigem Gebrauch lässt die erwünschte Wirkung nach, die Gefahren nehmen jedoch zu.

Heroin

Heroin ist ein Opiat. Der Grundstoff sind die Fruchtkapseln des Schlafmohns. Noch Anfang des 20. Jahrhunderts wurde Heroin vom Pharmakonzern Bayer als legales Hustenmittel verkauft – mit dem Hinweis, dass es nicht suchterregend sei.

Heroin gehört zu den »harten« Drogen. Es kann injiziert, geraucht oder geschnupft werden. Die Wirkung eines »Schusses« hält etwa vier Stunden an. Dann treten bei Süchtigen quälende körperliche Entzugserscheinungen mit Zittern, Schmerzen und Krämpfen auf.

Heroinsüchtige sind meist durch die zahlreichen Einstichstellen an Armen und Beinen erkennbar. Wer unter Heroin »steht«, hat stark verengte Pupillen.

Wirkung

Euphorie, Aufhebung der Schmerzempfindung. Unmittelbar nach der Injektion kommt es zu einem »Flash« – einem Gefühl, das von Fixern als Orgasmus des gesamten Körpers und Geistes beschrieben wird.

Nebenwirkungen

Sehr schnelle psychische und körperliche Abhängigkeit. Gefahr von Hepatitis und HIV-Infektion, falls Spritzen von mehreren Personen verwendet werden. Bereits nach kurzer Zeit körperliche und soziale Verwahrlosung, als Folge davon Blutvergiftungen und Geschwüre. Beschaffungskriminalität ist häufig.
Bei Überdosierung Tod durch Atemlähmung und Kreislaufschock.

Behandlung

Der Großteil der Heroinsüchtigen ist nicht bereit zu einer drogenfreien Therapie. Häufig wird per Gerichtsurteil ein stationär kontrollierter Entzug angeordnet. Eine Entwöhnung dauert mehrere Monate. Hohe Rückfallquote von mindestens 70 Prozent.
Die Ersatzdroge Methadon – ein Opiat – verhilft manchen Süchtigen unter ärztlicher Aufsicht wieder zu einem halbwegs normalen Leben. Es unterdrückt mindestens 24 Stunden lang zuverlässig die Erscheinungen des Entzugs, bietet aber keinen Ersatz für das Glücksgefühl von Heroin. Viele Süchtige nehmen deshalb zusätzlich andere Drogen, meistens Kokain, aber auch Beruhigungs- oder Aufputschmittel. Ohne psychosoziale Unterstützung bleibt die Behandlung mit Methadon meist erfolglos.
In manchen Fällen wird auch Codein als Ersatz verwendet, weil es gesetzlich nicht so streng kontrolliert wird wie Methadon. Der Nachteil ist allerdings, dass es mehrmals täglich eingenommen werden muss.

LSD

Die Hippie-Droge mit stark halluzinogener Wirkung (»auf trip sein«) war in den Sechziger- und Siebzigerjahren weit verbreitet und ist in letzter Zeit wieder häufiger in Gebrauch. LSD ist eine verbotene Droge. Sie verursacht keine körperliche Abhängigkeit. Psychisch labile Personen können jedoch psychisch abhängig werden. Bei dafür empfänglichen Personen können Psychosen ausgelöst werden.

Wirkung

Man wird in eine Traumwelt versetzt. Alle Sinneseindrücke werden um ein Vielfaches gesteigert. Empfindungen von Ort und Zeit werden verzerrt. Man »hört« Farben und »sieht« Geräusche. Die Stimmung ist wechselhaft. Phasen von glückhaften Rauschzuständen können mit Horrorerlebnissen abwechseln.

Nebenwirkungen

Es besteht die Gefahr von »Bad Trips« mit psychotischen Zuständen und Gewaltausbrüchen. Bei häufigem Gebrauch Desinteresse an der Umwelt mit Neigung zu asozialem Verhalten und Beschaffungskriminalität.

Noch Wochen und Monate nach der Einnahme von LSD sind sogenannte »Flashbacks« möglich – plötzliches Auftreten von Erlebnissen und Stimmungen wie im Rausch. Gefahr von Erbgutschädigung.

Behandlung

Zu Behandlung eines »bad trips« werden Beruhigungsmittel vom Typ der Benzodiazepine verwendet. Die psychische Abhängigkeit kann mithilfe von Psychotherapie behandelt werden.

20.1. Mittel gegen Nikotin- und Alkoholabhängigkeit

Präparat	Wichtigste Nebenwirkungen	Empfehlung
Antabus (Ö) lösliche Tabl. Disulfiram *Rezeptpflichtig*	Müdigkeit, unangenehmer Mund- und Körpergeruch, Kopfschmerzen, Nervenschäden, Leberschäden, Magen-Darm-Störungen, Blutdruckabfall, allergische Hautreaktionen. Vorsicht: Bei vorgeschädigten Patienten kann ein Alkoholrückfall ein lebensgefährliches Acetaldehydsyndrom mit Atemdepressionen, Herz-Kreislauf-Kollaps, Herzrhythmusstörungen, Herzversagen und Krämpfen auslösen!	**Wenig zweckmäßig** Vertretbar nur zur Behandlung von Alkoholismus, wenn der Patient medizinisch überwacht und auch psychotherapeutisch betreut wird.
Campral (D/Ö) Tabl., Filmtabl. Acamprosat *Rezeptpflichtig*	Magen-Darm-Störungen, Störungen der Libido, Impotenz, Hautausschlag, Schlafstörungen, Verwirrtheit	**Möglicherweise zweckmäßig zur** unterstützenden Therapie zur Abstinenzerhaltung bei Alkoholabhängigkeit.

Präparat	Wichtigste Nebenwirkungen	Empfehlung
Champix (D/Ö) Filmtabl. Vareniclin *Rezeptpflichtig*	Übelkeit, Erbrechen, Kopfschmerzen, abnorme Träume, Schlaflosigkeit, Bauchschmerzen, Mundtrockenheit, gesteigerter Appetit, Depressionen, Stimmungsschwankungen, Hörgeräusche, Augenschmerzen, Bluthochdruck, Herzrhythmusstörungen, Suizidgefährdung, Verhaltensauffälligkeiten	**Abzuraten** Umstrittener Nutzen. Führt im Durchschnitt nur bei einem von vier Rauchern ein Jahr lang zur Entwöhnung. Sehr schlechte Verträglichkeit. Neues Medikament, noch unzureichend erprobt.
Nicorette/ Inhaler (D/Ö) Pflaster, Kaugummi, Dosierspray, Lutschtabl., Inhalationspatronen **Nicorette Microtab** (D/Ö) Sublingualtabl. *Wirkstoff:* Nikotin	Pflasterallergien, Reizung von Schleimhäuten im Mund, Magen und Darm, Herzschmerzen bis zum Herzinfarkt, Kopfschmerzen	**Zweckmäßig nur, wenn** bei der Entwöhnungsbehandlung von Rauchern das Rauchen wirklich eingestellt wird, sonst lebensbedrohliche Nebenwirkungen möglich.
Nicotinell (D/Ö) 24-Stunden-Pflaster, Kaugummi, Lutschtabl. Nikotin	Pflasterallergien, Reizung von Schleimhäuten im Mund, Magen und Darm, Herzschmerzen bis zum Herzinfarkt, Kopfschmerzen	**Zweckmäßig nur, wenn** bei der Entwöhnungsbehandlung von Rauchern das Rauchen wirklich eingestellt wird, sonst lebensbedrohliche Nebenwirkungen möglich.
NiQuitin (D) Pflaster, Lutschtabl. Nikotin	Pflasterallergien, Reizung von Schleimhäuten im Mund, Magen und Darm, Herzschmerzen bis zum Herzinfarkt, Kopfschmerzen	**Zweckmäßig nur, wenn** bei der Entwöhnungsbehandlung von Rauchern das Rauchen wirklich eingestellt wird, sonst lebensbedrohliche Nebenwirkungen möglich.
Zyban (D) Retardtabl., Bupropion *Rezeptpflichtig*	Häufig Fieber, trockener Mund, Magen-Darm-Störungen, Hautausschläge, Schwitzen, allergische Erscheinungen, bedrohliche Krampfanfälle. Gefährliche Wechselwirkungen mit anderen Medikamenten möglich. Suizidgefährdung!	**Abzuraten** Vertretbar nur, wenn alle anderen Raucher-Entwöhnungsmethoden versagt haben und eine Zusatztherapie zur Motivationsverstärkung durchgeführt wird. Enthält ein amphetaminartiges Psychopharmakon.

21. Kapitel: **Medikamente während der Schwangerschaft und Stillzeit**

Das heranwachsende Kind im Mutterleib ist durch äußere Einflüsse wie Medikamente, illegale Drogen, Alkohol und Nikotin besonders gefährdet: Der Mutterkuchen (Plazenta) übt zwar eine Filterfunktion aus, aber das ist kein hundertprozentiger Schutz. Viele Medikamente gehen auf das Kind über und können es schädigen.

1.–2. Woche der Schwangerschaft

In den ersten zwei Wochen nach der Befruchtung gilt das Alles-oder-Nichts-Gesetz. Entweder können geschädigte Zellen vom Organismus ersetzt oder repariert werden, oder der Schaden ist so groß, dass die befruchtete Eizelle abgestoßen wird und mit der nächsten Regelblutung abgeht.

3.–12. Woche der Schwangerschaft

Von der 3. bis zur 12. Schwangerschaftswoche ist das Kind am meisten gefährdet. In dieser Zeit entstehen die inneren Organe, die Gliedmaßen und das Gesicht. Da sich viele Frauen erst im zweiten Monat nach Ausbleiben der Regelblutung auf eine mögliche Schwangerschaft untersuchen oder untersuchen lassen, kann es sein, dass in Unkenntnis Medikamente oder Drogen eingenommen wurden, die dem Kind schaden.

13. Woche – Ende der Schwangerschaft

Im zweiten und dritten Schwangerschaftsdrittel nimmt die Empfindlichkeit gegenüber Missbildungen ab. Die bereits angelegten Organe werden in ihren Funktionen weiter ausgebildet, verschiedene Gewebe differenziert.

Bestimmte Medikamente können in dieser Phase den Verlauf von Schwangerschaft und Geburt ungünstig beeinflussen (z. B. Blutungsgefahr während der Geburt durch Acetylsalicylsäure), Störungen von Organfunktionen (z. B. Nierenversagen beim Neugeborenen durch ACE-Hemmer) oder des Wachstums sowie Suchterkrankungen mit Entzugssymptomen beim Neugeborenen (z. B. Benzodiazepine, Opiate) verursachen.

Sie haben ein bedenkliches Medikament verwendet – was tun?

Wenden Sie sich an Ihren Arzt/Ihre Ärztin oder an eine spezialisierte Beratungsstelle:

In Deutschland zum Beispiel an das
Pharmakovigilanz- und Beratungszentrum
für Embryonaltoxikologie Charité, Universitätsmedizin Berlin
Spandauer Damm 130, Haus 10, D-14050 Berlin
Telefon: 030 30308-111 (Beratung)
Sprechzeiten (nur werktags, nicht an Feiertagen):
Vormittags (Montag bis Freitag): 9.00–12.00 Uhr
Nachmittags (außer Mittwoch): 13.30–16.00 Uhr
Fragebogen online ausfüllen und abschicken unter
www.embryotox.de

In Österreich zum Beispiel an die
Reproduktionstoxikologische Beratung,
Universitätsklinikum für Frauenheilkunde
Währinger Gürtel 18–20, Ebene 8C, A-1090 Wien
Telefon: 01 40400-29 45
Ambulanzzeit: Dienstag: 11.00–12.00 Uhr
Terminvereinbarung (Montag bis Freitag): 9.00–13.00 Uhr

Die versehentliche Einnahme eines bedenklichen Medikaments rechtfertigt noch nicht den Abbruch einer Schwangerschaft.

5 wichtige Regeln in der Schwangerschaft

Kein Alkohol

Regelmäßiger Konsum von täglich mehr als 0,2 Litern Wein oder 0,5 Litern Bier während der Schwangerschaft kann bereits zu Wachstumsstörungen, Missbildungen des Gesichts und der Gliedmaßen sowie bleibenden Intelligenzschäden führen. Bundesbehörden, Frauenärztinnen und Ernährungswissenschaftler empfehlen Schwangeren, überhaupt keinen Alkohol zu trinken. Auch in der Stillzeit sollten Sie regelmäßigen oder exzessiven Alkoholkonsum meiden. Auch kleine Mengen – hin und wieder ein Glas Wein oder Bier – können das Kind möglicherweise schädigen.

Nicht rauchen

oder aufhören zu rauchen. Die oft geäußerte Empfehlung, sich auf fünf Zigaretten pro Tag zu beschränken, ist wissenschaftlich nicht begründbar. Durch Rauchen besteht das Risiko, dass der Mutterkuchen schlechter durchblutet wird. Das kann zu Mangelversorgung und -entwicklung des Säuglings, erhöhtem Risiko einer Früh- oder Fehlgeburt, zu niedrigem Geburtsgewicht oder in der Stillzeit zu plötzlichem Kindstod führen.

Keine Medikamente verwenden

– auch keine rezeptfreien und keine »harmlosen« Pflanzenmittel –, die nicht unbedingt notwendig sind oder von denen die Medizin nicht mit Sicherheit weiß, dass sie ungefährlich für das Kind sind. Wenn Sie vorhaben, ein Medikament zu nehmen, lesen Sie im Beipackzettel unter dem Stichwort »Schwangerschaft/Stillzeit« die Empfehlungen. Auch pflanzliche Mittel sind nicht unbedingt harmlos! Vor der Verwendung in der Apotheke fragen oder wenigstens nur in geringen Mengen verwenden und nicht regelmäßig.

Keine Drogen

Auch nicht hin und wieder, weil sie alle – ohne Ausnahme – ein Risiko für das Baby bedeuten!

Regelmäßiger oder häufiger Konsum von Haschisch/ Marihuana/ Cannabis führt zur Verlangsamung des kindlichen Herzschlags, zu erhöhter Säuglingssterblichkeit und Entwicklungsverzögerungen.

Regelmäßiger oder häufiger Konsum von Ecstasy/Amphetamin/Speed führt zu Durchblutungsstörungen und Entwicklungsverzögerungen des Kindes.

Regelmäßiger Konsum von Codein / Morphin / Heroin (Opiaten) verursacht ein erhöhtes Risiko von Fehl- oder Frühgeburten, erniedrigtes Geburtsgewicht, Entzugssyndrom beim Neugeborenen (Atemnot, Zittern, Krämpfe) und eine erhöhte Säuglingssterblichkeit.

Koffein (Bohnenkaffee, Schwarztee, Kakao, Cola)

Nicht mehr als täglich 600 mg Koffein einnehmen (= etwa 6 Tassen Bohnenkaffee oder etwa 10 Tassen schwarzer Tee oder etwa 3 Liter Cola oder etwa 2 Liter Energydrinks). Wenn Sie regelmäßig mehr einnehmen, besteht ein erhöhtes Risiko, dass Ihr Kind eine Früh- oder Fehlgeburt wird oder ein zu niedriges Geburtsgewicht hat. Regelmäßiger, starker Koffeingenuss während der Stillzeit führt zur Übererregung des Säuglings.

Bedenkliche pflanzliche Medikamente

Die folgenden pflanzlichen Mittel in der Schwangerschaft nicht verwenden – zumindest nur wenig und nicht regelmäßig:

Aloe

Enthalten z. B. in *Kräuterlax*. Aloe ist ein Abführmittel, das generell nicht mehr verwendet werden sollte. Es hat eine sehr drastische Wirkung und gilt wegen der schwerwiegenden Nebenwirkungen (Bauchschmerzen und -krämpfe, Hautausschläge, bei Überdosierung Koliken und Nierenentzündungen) als überholt. Außerdem gibt es keine ausreichenden Informationen über die Risiken für das Ungeborene. Kann möglicherweise Gebärmutterkrämpfe (Kontraktionen) verursachen.

Sennesblätter (= Sennae folium)

Enthalten z. B. in *Agiolax, Bad Heilbrunner Abführtee N extra, Bekunis, Jacobus Schwedenkräuter N, Midro, Ramend, Sidroga*. Wird gegen Verstopfung verwendet. Es gibt keine ausreichenden Informationen über die Risiken für das Ungeborene. Kann möglicherweise Gebärmutterkrämpfe (Kontraktionen) verursachen.

Schwere Erkrankungen und Schwangerschaft

Eine Arzneimitteltherapie bei gravierenden Erkrankungen ist auch in der Schwangerschaft zwingend erforderlich, z. B. bei Zuckerkrankheit, Asthma, Bluthochdruck, Epilepsie, schweren Infektionen.

Bei Frauen mit bekannten chronischen Erkrankungen wie Zuckerkrankheit sollte idealerweise bereits bei Planung einer Schwangerschaft die medikamentöse Therapie auf Medikamente, die sich für Schwangere am besten eignen, umgestellt werden (z. B. von Tabletten gegen Zuckerkrankheit auf Insulin).

Auf keinen Fall darf eine für die Mutter unbedingt notwendige Behandlung wegen einer Schwangerschaft gänzlich abgesetzt werden, da auch unbehandelte krankhafte Zustände der Mutter beim Ungeborenen Schädigungen hervorrufen können: Bei zu hohen und stark schwankenden Blutzuckerspiegeln steigt das Missbildungsrisiko, ebenso bei häufigen epileptischen Anfällen während der Schwangerschaft; häufige Asthmaanfälle gefährden die Sauerstoffversorgung und führen möglicherweise zu Hirnschäden beim Kind.

Das Unterlassen einer Behandlung kann ein größeres Risiko bedeuten als die Behandlung mit Arzneimitteln.

Medikamente während der Stillzeit?

Stillen ist die beste Ernährung für den Säugling. Eine medikamentöse Therapie der Mutter sollte nicht unkritisch als Begründung für Nichtstillen oder Abstillen gelten, sofern unnötige Arzneimitteleinnahmen vermieden und in der Stillzeit erprobte Präparate verwendet werden.

Die meisten Medikamente erreichen in der Muttermilch Konzentrationen, die ungefährlich für das Kind sind. Bei wiederholter oder regelmäßiger Einnahme können beim Säugling jedoch Beschwerden auftreten.

In manchen Fällen kann eine Stillpause hilfreich sein (z. B. Medikamenteneinnahme unmittelbar nach der letzten abendlichen Stillmahlzeit), um so die höchsten Arzneimittelkonzentrationen zu umgehen. Nur wenn so eine Beeinflussung des Säuglings nicht vermieden und die Medikamenteneinnahme durch die Mutter absolut unumgänglich ist, ist die Ernährung des Säuglings mit zubereiteter Nahrung günstiger.

Empfehlungen der Tabelle 21.1 nach:

Arzneimittel-Kursbuch 2010/2011; Austria Codex (Internet-Ausgabe Herbst 2013); Rote Liste (Internet-Ausgabe Herbst 2013); Schaefer/Spielmann/Vetter/Weber: Arzneimittel in Schwangerschaft und Stillzeit, Urban & Fischer Verlag 2011, sowie www.embryotox.de, Stichwort »Medikamente«.

Hinweise zur Benutzung der Tabelle 21.1:

Die Tabelle enthält dieselbe Kapiteleinteilung und -nummerierung wie der Hauptteil der »Bitteren Pillen« und dient der groben Orientierung bei der Auswahl eines Medikaments für ein bestimmtes Anwendungsgebiet. Sie ersetzt keinesfalls ein beratendes ärztliches Gespräch.

Für alle Präparate geben wir in der rechten Spalte eine »Empfehlung« für die Verwendung in Schwangerschaft und Stillzeit ab. Diese lautet im Prinzip entweder »zweckmäßig« bzw. »Therapeutisch zweckmäßig« oder »Abzuraten«.

Die mittlere Spalte »Wirkstoff (Präparate)« enthält bei allen als »therapeutisch zweckmäßig« eingestuften Mitteln zusätzliche Informationen über die möglichen Risiken oder Einschränkungen, und zwar in Form von jeweils fünf + bzw. -.

Das erste + bzw. - steht für: erstes Drittel der Schwangerschaft.

Das zweite + bzw. - steht für: zweites Drittel der Schwangerschaft.

Das dritte + bzw. - steht für: drittes Drittel der Schwangerschaft.

Das vierte + bzw. - steht für die Geburtsphase.

Das fünfte + bzw. - steht für die Stillzeit.

+ bedeutet: Die Einnahme des Mittels ist in dieser Phase nach derzeitigem Wissensstand unbedenklich.

(+) bedeutet: In dieser Phase sind möglicherweise bestimmte Vorsichtsmaßregeln zu beachten.

- bedeutet: In dieser Phase sollte dieses Mittel nicht verwendet werden.

Ein Beispiel:

Kapitel	Wirkstoff/Präparate	Empfehlung
1. Schmerzen **1.1. Schmerz- und fiebersenkende Mittel**	Acetylsalicylsäure + + - - +	**Nur zweckmäßig** in Einzeldosen als schmerz- und fiebersenkendes Mittel im 1. und 2. Schwangerschaftsdrittel und in der Stillzeit. Paracetamol ist vorzuziehen.

+ + - - + bedeutet:

Die Einnahme von Acetylsalicylsäure ist in Einzeldosen als schmerz- und fiebersenkendes Mittel im ersten und zweiten Schwangerschaftsdrittel sowie in der Stillzeit unbedenklich, sollte jedoch im dritten Schwangerschaftsdrittel und in der Geburtsphase vermieden werden.

21.1. Arzneimittel während der Schwangerschaft und Stillzeit

Kapitel	Wirkstoff (Präparate)	Empfehlung
1. Schmerzen **1.1. Schmerz- und fiebersenkende Mittel**	Paracetamol (z. B. enthalten in *Ben-u-ron, Contac, Generika mit dem Namen Paracetamol + Firmenbezeichnung* und zahlreichen weiteren Medikamenten) + + + + +	**Therapeutisch zweckmäßig als** schmerz- und fiebersenkendes Mittel in Schwangerschaft und Stillzeit. Keine schädigenden Wirkungen auf das Ungeborene oder den Säugling bekannt. Lange erprobtes Mittel.
	Acetylsalicylsäure (1000 bis 4000 mg/Tag) (z. B. enthalten in *Acesal, Aspirin, ASS-ratiopharm* und zahlreichen weiteren Medikamenten) + + - - +	**Nur zweckmäßig** in Einzeldosen als Schmerz- und fiebersenkendes Mittel im 1. und 2. Schwangerschaftsdrittel und in der Stillzeit. Paracetamol ist vorzuziehen. **Abzuraten** ist von der hoch dosierten Einnahme von Acetylsalicylsäure (1000 bis 4000 mg pro Tag) im letzten Schwangerschaftsdrittel, da es zu einem vorzeitigen Verschluss des Botallischen Gangs (Blutgefäß beim Ungeborenen), zu Hirnblutungen bei Frühgeborenen und erhöhter Blutungsneigung bei der Geburt führen kann.
	Ibuprofen (z. B. enthalten in *Generika mit dem Namen Ibu oder Ibuprofen + Firmenbezeichnung*) + + - - +	**Nur zweckmäßig** als schmerz- und entzündungshemmendes Mittel bis zur 30. Schwangerschaftswoche. **Abzuraten** ist von der Einnahme ab der 30. Schwangerschaftswoche, da es zu einem vorzeitigen Verschluss des Botallischen Gangs (Blutgefäß beim Ungeborenen), zu Hirnblutungen bei Frühgeborenen und erhöhter Blutungsneigung bei der Geburt führen kann. Verwendung in der Stillzeit vertretbar.
	Metamizol (z. B. enthalten in *Analgin, Berlosin, Novalgin, Novaminsulfon-ratiopharm*)	**Abzuraten** ist von der Einnahme von Präparaten, die Metamizol enthalten, weil die Gefahr schwerer Nebenwirkungen besteht (Blutbildschädi-

Kapitel	Wirkstoff (Präparat)	Empfehlung
		gung, Schock). In Schwangerschaft und Stillzeit sollte erst recht auf deren Einnahme verzichtet werden. Eine schädigende Wirkung auf das Ungeborene ist nicht nachgewiesen, eine versehentliche oder trotz Schwangerschaft erfolgte Einnahme erfordert daher keine weiteren Maßnahmen.
	Codein (z. B. enthalten in *Dolviran N, Gelonida* und weiteren Medikamenten) - (+) - - -	**Abzuraten** im 1. Drittel wegen des geringfügig erhöhten Risikos von Fehlbildungen wie Gaumen- und Lippenspalten. Im 3. Drittel, während der Geburt und Stillzeit sollte Codein nicht verwendet werden, weil es beim Kind die Atmung verlangsamt. Bei länger dauernder Anwendung Suchtgefahr für Mutter und Kind.
1.2. Starke Schmerzmittel	Pethidin (z. B. enthalten in *Alodan*) - - - + -	**Nur zweckmäßig** in Einzeldosen während der Geburt und unter genauer Überwachung, da es zu Atmungsproblemen und Benommenheit beim Neugeborenen führen kann. **Abzuraten** bei Frühgeburten und als Dauertherapie.
	Tramadol (z. B. in *Generika mit dem Namen Trama oder Tramadol + Firmenbezeichnung* und zahlreichen weiteren Medikamenten)	**Nur zweckmäßig** in Ausnahmefällen, wenn Paracetamol oder Ibuprofen nicht wirken oder nicht angewendet werden können. Nicht im 3. Drittel und während der Geburt anwenden.
	Morphin (enthalten z. B. in *Morphin Merck, Morphinratiopharm* und zahlreichen weiteren Medikamenten) (+) (+) (+) (+) (+)	**Therapeutisch zweckmäßig nur** nach strenger Abwägung von Nutzen und Risiken. Möglicherweise erhöhtes Risiko von Leistenbrüchen beim Kind. Bei regelmäßiger Anwendung in der Schwangerschaft Entzugssymptome beim Neugeborenen.

Kapitel	Wirkstoff (Präparat)	Empfehlung
1.3. Kopfschmerz- und Migränemittel	Paracetamol (z. B. enthalten in *Ben-u-ron, Contac, Generika mit dem Namen Paracetamol + Firmenbezeichnung* und zahlreichen weiteren Medikamenten) + + + + +	**Therapeutisch zweckmäßig** als schmerz- und fiebersenkendes Mittel in Schwangerschaft und Stillzeit. Keine schädigenden Wirkungen auf das Ungeborene oder den Säugling bekannt. Lange erprobtes Mittel.
	Metoclopramid (z. B. enthalten in *Paspertin*) - - - - -	**Der auch in der Schwangerschaft häufig verwendete Wirkstoff Metoclopramid wurde im April 2014 wegen zu großer Nebenwirkungen europaweit verboten.**
	Metoprolol (z. B. enthalten in *Beloc, Beloc Zok*) + + (+) + +	**Möglicherweise zweckmäßig** zur Vorbeugung von Migräneanfällen. Lange erprobtes Mittel. Möglicherweise vermindertes Geburtsgewicht. Wenn bis zur Geburt behandelt wird, kann die Herzfrequenz vermindert und zu niedrige Blutzuckerwerte vorhanden sein.
	Triptane: Almotriptan (z. B. enthalten in *Dolortriptan bei Migräne*) Frovatriptan (z. B. enthalten in *Allegro*) Naratriptan (z. B. enthalten in *Antimigrin, Naramig*) Rizatriptan (z. B. enthalten in *Maxalt*) Sumatriptan (z. B. enthalten in *Generika mit dem Namen Sumatriptan + Firmenbezeichnung*) Zolmitriptan (z. B. enthalten in *Asco Top, Zomig*) (+) (+) (+) (+) (+)	**Möglicherweise zweckmäßig,** wenn andere Migränemittel nicht wirken. Bisher gibt es keine Belege für eine schädigende Wirkung auf das Kind. In der Stillzeit sollte, wenn überhaupt, am ehesten Sumatriptan verwendet werden.

Kapitel	Wirkstoff (Präparat)	Empfehlung
1.4. Krampflösende Mittel	Butylscopolamin (z. B. enthalten in *Buscopan*) + + + + +	**Wenig zweckmäßig** als Filmtabletten oder Zäpfchen, weil der Wirkstoff in diesen Darreichungsformen nur unzuverlässig in den Körper aufgenommen wird. Keine fruchtschädigende Wirkung bekannt. Injektion kann Auswirkungen auf den Puls des Ungeborenen haben, daher sind Tabletten und Zäpfchen zu bevorzugen.
1.5. Mittel zur örtlichen Betäubung (Nervenblockade, Infiltration)	Procain (z. B. enthalten in *Novanaest purum, Procain Steigerwald*) und Lidocain (z. B. enthalten in *Generika mit dem Namen Lidocain + Firmenbezeichnung, Xyloneural*) + + + + +	**Therapeutisch zweckmäßig** zur örtlichen Betäubung und Infiltration bei Rheuma- und Muskelschmerzen (z. B. Ischias). Keine fruchtschädigende Wirkung bekannt.
	Bupivacain (z. B. enthalten in *Carbostesin*) + + + + +	**Therapeutisch zweckmäßig** zur örtlichen Betäubung, Infiltration bei Rheuma- und Muskelschmerzen (z. B. Ischias) und zur Periduralanästhesie (»Kreuzstich«) während der Geburt. Keine fruchtschädigende Wirkung bekannt.
2. Psyche, Nervensystem **2.1. Schlafmittel**	**Benzodiazepine:** Brotizolam (z. B. enthalten in *Lendormin*) Lormetazepam (z. B. enthalten in *Noctamid*) Temazepam (z. B. enthalten in *Planum, Remestan*) (+) (+) (+) (+) -	**Möglicherweise zweckmäßig** als vereinzelte Einnahmen, wenn nichtmedikamentöse Behandlungen versagen. Dauertherapie kann Entzugssymptome beim Neugeborenen auslösen. Suchtgefahr für Mutter und Kind!
	Baldrianwurzelextrakt (z. B. enthalten in *Baldrian Dispert*) (+) + + + +	**Therapeutisch zweckmäßig** als leichtes Beruhigungs- und Einschlafmittel. Keine fruchtschädigende Wirkung bekannt.

Kapitel	Wirkstoff (Präparat)	Empfehlung
	Diphenhydramin (z. B. enthalten in *Betadorm D, Dormutil N, Halbmond, Noctor, Vivinox Sleep*) + + + + -	**Therapeutisch zweckmäßig** bei Ein- und Durchschlafstörungen. Keine fruchtschädigende Wirkung bekannt. Geht in die Muttermilch über, daher höchstens Einzelgaben in der Stillzeit.
	Zolpidem (z. B. enthalten in *Bikalm, Ivadal, Stilnox*) Zopiclon (z. B. enthalten in *Generika mit dem Namen Zopiclon + Firmenbezeichnung, Ximovan*)	**Abzuraten,** da es sich um relativ neue Mittel handelt und noch zu wenige Erfahrungen über die Anwendung am Menschen in der Schwangerschaft und Stillzeit vorliegen. Bis jetzt gibt es aber keine Hinweise auf eine fruchtschädigende Wirkung.
	Chloralhydrat (z. B. enthalten in *Chloraldurat*) - - - - -	**Abzuraten** während der Schwangerschaft und Stillzeit wegen potenzieller Risiken.
2.2. Beruhigungsmittel (Tranquilizer)	**Benzodiazepine:** Alprazolam (enthalten z. B. in *Tafil*) Bromazepam (enthalten z. B. in *Generika mit dem Namen Bromazepam + Firmenbezeichnung*) Clobazam (enthalten z. B. in *Frisium*) Diazepam (enthalten z. B. in *Generika mit dem Namen Diazepam + Firmenbezeichnung*) Lorazepam (enthalten z. B. in *Lorazepam-neuraxpharm*) Oxazepam (enthalten z. B. in *Generika mit dem Namen Oxazepam + Firmenbezeichnung*) Nordazepam (enthalten z. B. in *Tranxilium N*) (-) (+) (+) (+) (+)	**Möglicherweise zweckmäßig** als vereinzelte Einnahmen, wenn nichtmedikamentöse Behandlungen versagen. Im 1. Drittel wegen potenzieller Risiken besser nicht verwenden. Dauertherapie kann Entzugssymptome beim Neugeborenen auslösen. Suchtgefahr für Mutter und Kind!
	Baldrianwurzelextrakt (z. B. enthalten in *Baldrian Dispert*) (+) + + + +	**Therapeutisch zweckmäßig** als leichtes Beruhigungsmittel. Keine fruchtschädigende Wirkung bekannt.

Kapitel	Wirkstoff (Präparat)	Empfehlung
2.3. Sonstige Psychopharmaka	siehe Tabelle 2.3.	**Abzuraten** Für die Anwendung der Präparate in Kapitel 2.3. gibt es in der Schwangerschaft und Stillzeit im Allgemeinen keine Notwendigkeit.
2.4. Mittel gegen Depressionen	**Trizyklische Antidepressiva:** Amitriptylin (z. B. enthalten in *Generika mit dem Namen Amitriptylin + Firmenbezeichnung*) Clomipramin (z. B. enthalten in *Anafranil*) Doxepin (z. B. enthalten in *Generika mit dem Namen Doxepin + Firmenbezeichnung*) Imipramin (z. B. enthalten in *Imipramin-neuraxpharm*) Nortriptylin (z. B. enthalten in *Nortrilen*) + + + + (+)	**Therapeutisch zweckmäßig** zur Behandlung von schweren Depressionen. Keine fruchtschädigenden Wirkungen nachgewiesen, jedoch kann Entzugssymptomatik beim Neugeborenen auftreten – deshalb eventuell 2–3 Wochen vor der Geburt ausschleichend absetzen. Mit Ausnahme von Doxepin ist die Verwendung von trizyklischen Antidepressiva in der Stillzeit vertretbar.
	Serotonin-Wiederaufnahme-Hemmer (SSRI): Citalopram (z. B. *enthalten in Generika mit dem Namen Citalopram + Firmenbezeichnung*) Escitalopram (z. B. enthalten in *Cipralex*) Fluoxetin (z. B. enthalten in *Generika mit dem Namen Fluoxetin + Firmenbezeichnung*) Paroxetin (z. B. enthalten in *Paroxetin-ratiopharm*) Sertralin (z. B. enthalten in *Sertralin Hexal, Zoloft*) + + (+) (+) +	**Therapeutisch zweckmäßig** Am besten untersucht und deshalb zu bevorzugen sind Mittel wie Citalopram und Sertralin. Wenn möglich kurz vor der Geburt Dosis verringern oder Medikament absetzen, weil das Risiko von Anpassungsstörungen und erhöhter Blutungsneigung besteht.
	Lithiumsalze (z. B. enthalten in *Hypnorex, Quilonum retard*)	**Abzuraten,** weil ein erhöhtes Risiko für Herzfehler und Frühgeburten besteht. Es kann jedoch in manchen Fällen sinnvoll sein, die Lithiumeinnahme zur Vorbeugung manischer Schübe oder bei schwersten Depressionen trotzdem in der

Kapitel	Wirkstoff (Präparat)	Empfehlung
		Schwangerschaft fortzusetzen. Dabei sollten möglichst niedrige Blutspiegel beibehalten und das Mittel vor der Geburt abgesetzt werden.
	Johanniskraut (z. B. enthalten in *Felis*) (+) (+) (+) (+) (+)	**Nur zweckmäßig bei** leichten Verstimmungen. Wegen mangelnder Erfahrungen sollten diese Medikamente nicht leichtfertig eingenommen werden.
2.5. Mittel gegen Psychosen (Neuroleptika)	**Neuroleptika** (alle Präparate, die in Kapitel 2.5. bewertet sind)	**Abzuraten,** da die Wirkstoffe das Ungeborene erreichen und Bewegungsstörungen, Apathie oder Entzugserscheinungen nach der Geburt verursachen können. Ein Missbildungsrisiko ist nicht bewiesen. In manchen Fällen kann es trotzdem sinnvoll sein, Neuroleptika in der Schwangerschaft zu verwenden – zu bevorzugen sind lange bewährte Mittel (z. B. enthalten in Dapotum, *Levomepromazin-neuraxpharm, Lyogen, Melleril, Neurocil, Psyquil*).
2.6. Mittel gegen Epilepsie	**Benzodiazepine: Clonazepam** (z. B. enthalten in *Rivotril*) Diazepam (z. B. enthalten in *Generika mit dem Namen Diazepam + Firmenbezeichnung*) (+) + + (+) -	**Möglicherweise zweckmäßig** Es besteht generell ein erhöhtes Missbildungsrisiko bei Kindern epileptischer Mütter, das sowohl auf das Anfallsleiden als auch die Einnahme gängiger Medikamente gegen Epilepsie zurückzuführen ist. Das größte Risiko haben jedoch unbehandelte Epileptikerinnen mit häufigen Anfällen. Eine fruchtschädigende Wirkung von Benzodiazepinen konnte nicht bestätigt werden. Einnahme möglicherweise zweckmäßig. Dauertherapie kann Entzugserscheinungen beim Neugeborenen verursachen.

Kapitel	Wirkstoff (Präparat)	Empfehlung
	Carbamazepin (z. B. enthalten in *Generika mit dem Namen Carbamazepin + Firmenbezeichnung*) Phenytoin (z. B. enthalten in *Phenhydan, Zentropil*) Primidon (z. B. enthalten in *Liskantin, Mylepsinum, Mysoline*) Valproinsäure (z. B. enthalten in *Generika mit dem Namen Valproat + Firmenbezeichnung*)	**Möglicherweise zweckmäßig** Es besteht generell ein erhöhtes Missbildungsrisiko bei Kindern epileptischer Mütter, das sowohl auf das Anfallsleiden als auch die Medikamenteneinnahme zurückzuführen ist. Das größte Risiko haben Kinder unbehandelter Epileptikerinnen. Einnahme möglicherweise zweckmäßig bei schweren epileptischen Anfallsleiden in der Schwangerschaft. Einnahme von nur einem Medikament ist anzustreben.
2.7. Mittel gegen die Parkinson'sche Krankheit	siehe Tabelle 2.7.	**Abzuraten** Für die Anwendung der Präparate, die in Kapitel 2.7. bewertet sind, gibt es in der Schwangerschaft und Stillzeit im Allgemeinen keine Notwendigkeit, sie sind daher zu vermeiden.
2.8. Muskellockernde Mittel	siehe Tabelle 2.8.	**Abzuraten** Für die Anwendung der Präparate, die in Tabelle 2.8. bewertet sind, gibt es in der Schwangerschaft und Stillzeit im Allgemeinen keine Notwendigkeit, sie sind daher zu vermeiden.
3. Gelenke **3.1. Mittel gegen Rheuma**	Ibuprofen (z. B. enthalten in *Generika mit dem Namen Ibuprofen + Firmenbezeichnung* und zahlreichen weiteren Medikamenten) + + - - + Diclofenac (z. B. enthalten in *Generika mit dem Namen Diclo oder Diclofenac + Firmenbezeichnung* und zahlreichen weiteren Medikamenten) + + - - (+)	**Therapeutisch zweckmäßig** Von den nichtsteroidalen Antirheumatika (NSAR) sollten während der Schwangerschaft und Stillzeit am besten Ibuprofen oder Diclofenac verwendet werden – und zwar nur bis zur 30. Schwangerschaftswoche. Von den Wirkstoffen Aceclofenac, Acemetacin, Indometacin, Ketoprofen, Meloxicam oder Naproxen ist eher abzuraten. In der Stillzeit ist Ibuprofen am geeignetsten, es tritt in geringsten Mengen in die Muttermilch über, Nebenwirkungen beim Säugling wurden nicht beobachtet.

Kapitel	Wirkstoff (Präparat)	Empfehlung
		Abzuraten ab der 30. Schwangerschaftswoche und während der Geburt, da es zu einem vorzeitigen Verschluss des Botallischen Gangs (Blutgefäß beim Ungeborenen), zu Wehenhemmung und erhöhter Blutungsneigung führen kann. Medikament tritt in die Muttermilch über.
	Cox-2-Hemmer wie Celecoxib (z. B. *Celebrex*), Etoricoxib (z. B. *Arcoxia*) - - - - -	**Abzuraten** während der Schwangerschaft und Stillzeit wegen unzureichender Erfahrungen.
3.2. Gichtmittel	Ibuprofen (z. B. enthalten in *Generika mit dem Namen Ibuprofen + Firmenbezeichnung* und zahlreichen weiteren Medikamenten) + + - - +	**Therapeutisch zweckmäßig** zur Behandlung von Schmerzen aufgrund entzündlicher oder rheumatischer Erkrankungen sowie eines (seltenen) akuten Gichtanfalls bis zur 30. Schwangerschaftswoche. Ibuprofen tritt in geringsten Mengen in die Muttermilch über, Nebenwirkungen beim Säugling wurden nicht beobachtet. **Abzuraten** im letzten Schwangerschaftsdrittel und während der Geburt, da es zu einem vorzeitigen Verschluss des Botallischen Gangs (Blutgefäß beim Ungeborenen), zu Wehenhemmung und erhöhter Blutungsneigung führen kann.
	Allopurinol (enthalten z. B. in *Generika mit dem Namen Allopurinol + Firmenbezeichnung*) (+) (+) (+) (+) -	**Therapeutisch zweckmäßig nur** in Ausnahmefällen, nach strenger Abwägung von Nutzen und Risiken.

Kapitel	Wirkstoff (Präparat)	Empfehlung
3.3. Einreibemittel bei Muskel- und Gelenkschmerzen	**Nichtsteroidale Antirheumatika äußerlich** (NSAR äußerlich, z. B. enthalten in *Arthrex Schmerzgel, Diclac, Diclobene, Diclofenac Heumann, Diclofenac-ratiopharm, Dolgit, Doloben Ibu, Ibu-top, Indo Top-ratiopharm, Profenid, Rheumon, Voltaren Emulgel*) + + (+) (+) +	**Möglicherweise zweckmäßig** als schmerz- und entzündungshemmende Mittel bei äußerlicher Anwendung. Langfristige und großflächige Anwendung insbesondere im letzten Drittel vermeiden, da sonst schädigende Wirkungen wie beim Schlucken dieser Wirkstoffe möglich (siehe Kapitel 3.1.).
	Salicylsäure äußerlich (z. B. enthalten in *Dolo-Arthrosenex*) + + + + +	**Therapeutisch zweckmäßig** als entzündungshemmendes Mittel. Bei kleinflächiger äußerlicher Anwendung in Schwangerschaft und Stillzeit unbedenklich.
	Kampfer äußerlich (z. B. enthalten in *Franzbranntwein*) + + + + +	**Wenig zweckmäßig** Erzeugt ein Wärmegefühl nach Einreiben in die Haut; schwach durchblutungsfördernd. Wirkstoff in Schwangerschaft und Stillzeit unbedenklich, keine fruchtschädigenden Wirkungen bekannt.
4. Grippe, Erkältung **4.1. Grippemittel**	Paracetamol (z. B. enthalten in *Generika mit dem Namen Paracetamol + Firmenbezeichnung* und zahlreichen weiteren Medikamenten) + + + + +	**Therapeutisch zweckmäßig** als schmerz- und fiebersenkendes Mittel in Schwangerschaft und Stillzeit. Keine schädigenden Wirkungen auf das Ungeborene oder den Säugling bekannt, lange erprobtes Mittel.
4.2. Hustenmittel	Acetylcystein (z. B. enthalten in *Generika mit dem Namen ACC oder NAC + Firmenbezeichnung*) Ambroxol (z. B. enthalten in *Generika mit dem Namen Ambroxol + Firmenbezeichnung*) Bromhexin (z. B. enthalten in *Generika mit dem Namen Bromhexin + Firmenbezeichnung*) + + + + +	**Therapeutisch zweckmäßig** als schleimverflüssigende Mittel. Diese können in Schwangerschaft und Stillzeit ohne Einschränkungen verwendet werden. Keine Hinweise auf fruchtschädigende Wirkungen.

Kapitel	Wirkstoff (Präparat)	Empfehlung
	Codein bzw. Dihydrocodein (z. B. enthalten in *Generika mit dem Namen Codein + Firmen-bezeichnung*) (+)(+)- - (+)	**Therapeutisch zweckmäßig** bei quälendem, trockenem Husten. Im 3. Drittel und während der Geburt sollte Codein nicht verwendet werden, weil es beim Kind die Atmung verlangsamt. Bei länger dauernder Anwendung Suchtgefahr für Mutter und Kind.
	Efeublätterextrakt (z. B. ent-halten in *Hedelix, Prospan, Sinuc*) Thymianextrakt (z. B. enthalten in *Aspecton Hustensaft, Bron-chicum Kapseln und Tropfen, Scottopect, Soledum-Hustensaft und -tropfen, Tussamag N*) + + + + +	**Therapeutisch zweckmäßig** als schleimverflüssigende Mittel. Diese können in Schwangerschaft und Stillzeit ohne Bedenken ange-wendet werden, keine schädigen-den Auswirkungen bekannt.
4.3. Schnupfenmittel	Kochsalzlösung (z. B. enthalten in *Bepanthen Meerwasser, Emser-Nasensalbe und -Nasenspray, Rhinomer*) + + + + +	**Therapeutisch zweckmäßig** gegen Austrocknung der Nasen-schleimhaut bei erkältungsbeding-tem Schnupfen. Einsatz in Schwangerschaft und Stillzeit völlig unbedenklich.
	Kortisone (Glukokortikoide) als Nasensprays: Beclometason (z. B. enthalten in *Beclorhinol aquosum*) Budesonid (z. B. enthalten in *Pulmicort, Rhinocort*) + + + + +	**Therapeutisch zweckmäßig nur** bei nachgewiesenem allergischen Schnupfen und wenn eine Be-handlung mit kortisonhaltigen (glukokortikoidhaltigen) Präpara-ten unumgänglich ist. Die lokale Anwendung als Nasenspray in der Stillperiode ist vertretbar.
	Cromoglicinsäure (z. B. enthalten in *CromoHEXAL, Cromo-ratiopharm, Lomusol, Vividrin gegen Heuschnupfen*) + + + + +	**Therapeutisch zweckmäßig** zur vorbeugenden Behandlung ei-nes nachgewiesenen allergischen Schnupfens. Keine fruchtschädi-gende Wirkung bekannt. Anwen-dung während der Stillzeit ist un-bedenklich.

Kapitel	Wirkstoff (Präparat)	Empfehlung
	Gefäßverengend wirkende Nasentropfen, -gele und -sprays (z. B. *Coldan, Imidin N, Nasengel, -tropfen, Generika mit dem Namen Nasenspray + Firmenbezeichnung, Nasic, Nasivin, Olynth, Otriven, Otrivin, Rhinospray bei Schnupfen, Schnupfen endrine, Snup*)	**Therapeutisch zweckmäßig** nur zur kurzfristigen Anwendung (etwa 1 Woche). Bei üblicher Dosierung keine Schädigung zu erwarten.
4.4. Einreibe- und Inhalationsmittel	**Mit ätherischen Ölen** (Eukalyptus, Kampfer, Kiefernnadelöl, Menthol) **Zur äußerlichen Anwendung bzw. zur Inhalation** (z. B. *Babix, Bronchoforton, Eucabal, Pinimenthol, Pulmotin, Sanopinwern, Scottopect, Transpulmin, Wick Vapo Rub*)	**Abzuraten** Therapeutischer Nutzen äußerst zweifelhaft, allenfalls ist eine schleimlösende Wirkung in den Bronchien möglich, die jedoch mit zweckmäßigeren Mitteln (siehe Kapitel 4.2.) zu erzielen ist. Die Anwendung ist daher – insbesondere in Schwangerschaft und Stillzeit – nicht zweckmäßig. Eine versehentliche oder trotzdem erfolgte Anwendung ist jedoch unbedenklich.
4.5. Mittel gegen Halsschmerzen und Beschwerden in Mund und Rachen	**Desinfektionsmittel** (z. B. enthalten in *Chlorhexamed, Dobendan, Dolo-Dobendan, Dorithricin, Hexoral, Lemocin, Mundisal, Neo Angin, Tantum Verde, Tonsillol, Wick Sulagil*)	**Abzuraten** Die meisten der in Kapitel 4.5. bewerteten Präparate für dieses Anwendungsgebiet, die verschiedene Desinfektionsmittel, zum Teil in Kombination mit Antibiotika, enthalten, sind in ihrem therapeutischen Nutzen äußerst zweifelhaft und deren Anwendung – besonders in Schwangerschaft und Stillzeit – nicht zweckmäßig. Eine versehentliche oder trotzdem erfolgte Anwendung ist jedoch unbedenklich und erfordert keine weiteren Maßnahmen.
	Polyvidon-Jod (z. B. enthalten in *Betaisodona Mund-Antiseptikum*)	**Abzuraten** ist von der Anwendung zur lokalen Desinfektion von Haut und Schleimhäuten (z. B. regelmäßige Mundspülungen) in Schwangerschaft und Stillzeit, da das im Präparat enthaltene Jod auf das Kind übertreten kann und Funktionsstörungen der kindlichen Schilddrüse verursachen kann.

Kapitel	Wirkstoff (Präparat)	Empfehlung
5. Bronchitis, Asthma	**Betasympathomimetika zur Inhalation:** **Fenoterol** (z. B. enthalten in *Berodual, Berotec N*) Salbutamol (z. B. enthalten in *Generika mit dem Namen Salbutamol + Firmenbezeichnung*) Terbutalin (z. B. enthalten in *Aerodur Turbohaler, Generika mit dem Namen Terbutalin + Firmenbezeichnung*) + + (+) (+) +	**Therapeutisch zweckmäßig** zur Inhalation bei Asthma. Ältere und lange erprobte Präparate sind vorzuziehen. Im letzten Schwangerschaftsdrittel und während der Geburt ist die wehenhemmende Wirkung dieser Arzneimittel zu berücksichtigen. Bei Inhalation ist der Übergang des Mittels in die Muttermilch äußerst gering.
	Kortisone (Glukokortikoide) zur Inhalation: *Atmadisc, Budecort, Generika mit dem Namen Budesonid + Firmenbezeichnung, Budiair, Flixotide, Flutide, Junik, Miflonide, Pulmicort, Ventolair* + + + + +	**Therapeutisch zweckmäßig** zur Inhalation, in schweren Fällen auch als Medikament zum Schlucken bei Asthma. Es konnte keine fruchtschädigende Wirkung nachgewiesen werden. Die Inhalation in der Stillzeit ist vertretbar.
	Theophyllin (z. B. enthalten in *Generika mit dem Namen Theophyllin + Firmenbezeichnung*) + + + + (+)	**Therapeutisch zweckmäßig** zur oralen Einnahme bei Asthma, wenn andere bronchienerweiternde Mittel zur Inhalation nicht ausreichen oder zur Infusion beim akuten Asthmaanfall. Es wurden keine fruchtschädigenden Wirkungen nachgewiesen. Anwendung in der Stillzeit in mäßiger Dosierung vertretbar. Falls beim Säugling Unruhe oder Herzrasen auftreten, sollte abgestillt werden.
	Cromoglicin (z. B. enthalten in *Intal*) + + + + +	**Therapeutisch zweckmäßig** zur vorbeugenden Anwendung bei Asthma. Es ist keine fruchtschädigende Wirkung bekannt. Die Substanz geht nur in geringsten Mengen in die Muttermilch über, sodass Stillen während des Anwendungszeitraums unbedenklich ist.

Kapitel	Wirkstoff (Präparat)	Empfehlung

6. Allergien

Antihistaminika:
Cetirizin (enthalten z. B. in *Generika mit dem Namen Cetirizin + Firmenbezeichnung*)
Clemastin (z. B. enthalten in *Tavegil*)
Dimetinden (z. B. enthalten in *Fenistil*)
Loratadin (enthalten z. B. in *Generika mit dem Namen Loratidin + Firmenbezeichnung*)
Mizolastin (enthalten z. B. in *Zolim*)

Möglicherweise zweckmäßig
zur Behandlung leichter bis mittelschwerer allergischer Erscheinungen (Juckreiz, Schleimhautschwellung, Heuschnupfen). Schwache und unzuverlässige Wirkung bei oraler Einnahme. Cetirizin sollte wegen mangelnder Erfahrungen während der Schwangerschaft und Stillzeit nicht verwendet werden. Loratadin und Mizolastin wegen mangelnder Erfahrungen nicht im 1. Drittel und in der Stillzeit. Die Verwendung der lange erprobten Mittel Clemastin und Dimetinden ist in der Schwangerschaft vertretbar. Keine fruchtschädigende Wirkung bekannt. Die Wirkstoffe gehen in die Muttermilch über, auf Symptome wie Unruhe oder Benommenheit beim Säugling sollte geachtet werden.

7. Entzündungen und Immunreaktionen
7.1. Kortisone und Immunsuppressiva

Kortisone (Glukokortikoide) zum Schlucken oder Injektion:
Prednisolon (z. B. enthalten in *Aprednislon, Decortin H, Generika mit dem Namen Prednisolon + Firmenbezeichnung* und zahlreichen weiteren Medikamenten)
Prednison (z. B. enthalten in *Decortin, Rectodelt*)
Methylprednisolon (z. B. enthalten in *Solu-Medrol, Urbason*)
Dexamethason (z. B. enthalten in *Dexabene, Generika mit dem Namen Dexamethason + Firmenbezeichnung* und zahlreichen weiteren Medikamenten)
+ + + + (+)

Therapeutisch zweckmäßig
bei oraler Einnahme und Injektion nur bei schwerem Asthma und Autoimmunerkrankungen, wenn alle anderen Behandlungsansätze versagt haben. Keine fruchtschädigende Wirkung bei Anwendung in der Schwangerschaft nachgewiesen. Bei langfristiger hoch dosierter Behandlung Wachstumsverzögerung und Nebennierenrindenschwäche beim Fetus bzw. Neugeborenen möglich.
Therapeutisch zweckmäßig
zur Förderung der Lungenreifung beim Ungeborenen, wenn eine Frühgeburt droht. Das Stillen unter einer regelmäßigen Einnahme von Glukokortikoiden bis zu einer Tagesdosis von 80 mg ist vertretbar, ebenso unter gelegentlichen hohen Einzelgaben.

Kapitel	Wirkstoff (Präparat)	Empfehlung
7.2. Immunmodulatoren	Interferon (z. B. enthalten in *Avonex, Betaferon* und weiteren Medikamenten)	**Möglicherweise zweckmäßig,** wenn eine Behandlung in der Schwangerschaft notwendig ist und es keine andere Möglichkeit gibt. Risiken für das Kind müssen mit dem behandelnden Arzt/der behandelnden Ärztin besprochen werden. Die Verwendung in der Stillzeit ist unbedenklich.
8. Haut und Haar **8.1. Mittel gegen entzündliche und/oder allergische Hauterkrankungen**	**Kortisone (Glukokortikoide) zum Auftragen auf die Haut** (z. B. enthalten in *Advantan, Alfason* und zahlreichen weiteren Medikamenten) + + + + +	**Therapeutisch zweckmäßig** zur kurzfristigen Anwendung auf kleiner Behandlungsfläche auch in der Schwangerschaft und Stillzeit. Bei langfristiger und großflächiger Anwendung kann der Wirkstoff auf das Ungeborene bzw. den Säugling übergehen und dieselben Auswirkungen haben wie bei oraler Einnahme (siehe Kapitel 7.).
	Antihistaminika zum Auftragen auf die Haut (z. B. enthalten in *Dermodrin, Fenistil, Soventol, Systral*)	**Abzuraten** Zweifelhafter therapeutischer Nutzen. Die Anwendung ist daher – insbesondere in Schwangerschaft und Stillzeit – nicht zweckmäßig. Eine versehentliche oder trotzdem erfolgte Anwendung ist unbedenklich und erfordert keine weiteren Maßnahmen.
8.2. Mittel gegen Kopfschuppen **8.3. Mittel gegen Hühneraugen und Warzen**	**Salicylsäurelösungen zum Auftragen auf die Haut** (z. B. enthalten in *Lygal Kopfsalbe N, Clabin N, Duofilm, Guttaplast, Hansaplast Hornhautpflaster*) + + + + +	**Therapeutisch zweckmäßig** zum Ablösen von Schuppen und zum Erweichen von Hornmaterial (Warzen, Hühneraugen). Bei kleinflächiger äußerlicher Anwendung in Schwangerschaft und Stillzeit unbedenklich. Nicht im Brustbereich anwenden.
8.4. Aknemittel	Benzoylperoxid zum Auftragen auf die Haut (z. B. enthalten in *Aknefugoxid, Benzaknen, Cordes BPO*) + + + + +	**Therapeutisch zweckmäßig** zur Behandlung von Akne, falls dies in der Schwangerschaft und Stillzeit überhaupt nötig ist. Bei äußerlicher Anwendung unbedenklich.

Kapitel	Wirkstoff (Präparat)	Empfehlung
	Vitamin A hoch dosiert (über 25.000 IE pro Tag) und synthetische Abkömmlinge des Vitamin A Retinoide (z. B. enthalten in *Aknenormin, Isotret HEXAL, Isotrex Gel, Isotrexinoin Gel*)	**Abzuraten** Sowohl Einnahme als auch äußerliche Anwendung sind in der Schwangerschaft unbedingt zu vermeiden, da die Wirkstoffe ausgeprägte Missbildungen beim Ungeborenen verursachen. Von deren Anwendung wird sogar bei allen gebärfähigen Frauen abgeraten, da bis zu zwei Jahre nach Absetzen der Mittel Missbildungsgefahr weiterbesteht.
	Sexualhormone und deren Hemmstoffe (z. B. enthalten in *Bella HEXAL 35, Cyproderm, Diane 35, Juliette*)	**Abzuraten** Einnahme in der Schwangerschaft unbedingt vermeiden. Ein Missbildungspotenzial ist nicht bewiesen, es könnten jedoch unerwünschte Hormonwirkungen am Ungeborenen auftreten. Eine versehentliche oder trotzdem erfolgte Einnahme erfordert engmaschige Ultraschallkontrollen.
	Doxycyclin (z. B. in *Doxyderma*) und Minocyclin (z. B. in *Generika mit dem Namen Minocyclin + Firmenbezeichnung*)	**Abzuraten** Einnahme nach der 16. Schwangerschaftswoche und in der Stillzeit unbedingt vermeiden! Erhöhtes Missbildungsrisiko (Zahndefekte, Knochenwachstumsstörungen).
8.5. Mittel zur Wundbehandlung und gegen Hautinfektionen	**Alkohol äußerlich** (z. B. enthalten in Isopropylalkohol 70 Prozent) + + + + +	**Therapeutisch zweckmäßig** zur Desinfektion der Haut, in Schwangerschaft und Stillzeit bei äußerlicher Anwendung unbedenklich.
	Mittel gegen Herpes bzw. Fieberblasen Aciclovir zur äußerlichen Anwendung (Salben, Cremes) (z. B. enthalten in *Generika mit dem Namen Acic oder Aciclovir + Firmenbezeichnung*) + + + + +	**Therapeutisch zweckmäßig** zur äußerlichen Behandlung von Herpesinfektionen der Haut bzw. Schleimhaut. Kurzfristige und kleinflächige Anwendung in Schwangerschaft und Stillzeit vertretbar, da nur geringste Mengen aufgenommen werden.

Kapitel	Wirkstoff (Präparat)	Empfehlung
	Antibiotika zur äußerlichen Anwendung (Salben, Cremes, Gaze) (z. B. enthalten in *Baneocin, Flammazine, Fucidine, Leukase/N, Refobacin, Tyrosur*)	**Abzuraten** Zweifelhafter therapeutischer Nutzen. Ihre Anwendung ist daher – insbesondere in Schwangerschaft und Stillzeit – nicht zweckmäßig. Eine versehentliche oder trotzdem erfolgte Anwendung ist jedoch unbedenklich und erfordert keine weiteren Maßnahmen. Vertretbar ist lediglich die Verwendung von *Fucidine* und *Tyrosur*.
	Polyvidon-Jod zur äußerlichen Anwendung (Lösungen, z. B. enthalten in *Betaisodona, Braunovidon, Frekacid, Polysept, PVP-Jod*)	**Abzuraten** von der längerfristigen oder großflächigen Anwendung in Schwangerschaft und Stillzeit, da das im Präparat enthaltene Jod auf das Ungeborene bzw. den Säugling übertreten kann und Funktionsstörungen der kindlichen Schilddrüse verursachen kann. Kleinflächige und kurzfristige Anwendung (wenige Tage) ist vertretbar.
8.6. Pilzmittel zur äußerlichen Anwendung (Salben, Cremes)	Nystatin (z. B. enthalten in *Candio-Hermal, Multilind, Mycostatin, Mykundex, Nystaderm, Nystatin*) Clotrimazol (z. B. enthalten in *Generika mit dem Namen Clotrimazol + Firmenbezeichnung*) Bifonazol (z. B. enthalten in *Mycospor*) Miconazol (z. B. enthalten in *Daktarin, Infectosoor, Micotar, Mycoderm*) + + + + +	**Therapeutisch zweckmäßig** bei bestimmten, nachgewiesenen Pilzinfektionen. Diese Wirkstoffe gehen bei äußerlicher Anwendung praktisch nicht in den Blutkreislauf über. Eine schädigende Wirkung auf das Ungeborene oder den Säugling ist bei Anwendung in Schwangerschaft und Stillzeit nicht bekannt.
	Pilzmittel zum Einnehmen (Tabletten, z. B. *Generika mit dem Namen Fluconazol oder Itraconazol + Firmenbezeichnung, Lamisil, Sporanox*)	**Abzuraten** außer bei bedrohlichen Infektionen (nicht bei Nagelpilz verwenden!). In Tierversuchen wurden Missbildungen beobachtet, für die Anwendung am Menschen in der Schwangerschaft liegen nur wenige Erfahrungen vor.

Kapitel	Wirkstoff (Präparat)	Empfehlung
8.7. Mittel gegen Krätzmilben und Läuse	Pyrethrumextrakt (z. B. in *Goldgeist forte*) + + + + +	**Therapeutisch zweckmäßig** Die kurzfristige und kleinflächige Anwendung gegen Läuse ist vertretbar.
8.8. Sonstige Hautmittel	**Insektenabschreckende Mittel mit Diethyltoluamid zum Auftragen auf die Haut** (z. B. enthalten in *Autan*)	**Abzuraten** ist von der ausgiebigen großflächigen Anwendung von insektenabschreckenden Mitteln auf der Haut, da ein Zusammenhang mit aufgetretenen Missbildungen nicht auszuschließen ist.
9. Augen, Ohren	siehe Tabellen 9.1. und 9.2.	**Therapeutisch zweckmäßig** sind Augen- oder Ohrenmittel, die lange erprobte Antibiotika oder Kortisone (Glukokortikoide) enthalten, sowie lange erprobte Mittel gegen den Grünen Star.
	Naphazolin (z. B. in *Coldan, Coldistan, Ophtaguttal Agepha, Proculin*) Tetryzolin (z. B. enthalten in *Berberil N, Berberil EDO, Ophtalmin N, Ophtalmin sine*) Tramazolin (z. B. in *Biciron*)	**Abzuraten,** da diese Mittel in den Kreislauf übertreten und wegen ihrer gefäßverengenden Wirkung zu einer verminderten Blut- und Sauerstoffversorgung des Ungeborenen führen können.
	Tränenersatzmittel (siehe Tabelle 9.2.) + + + + +	**Therapeutisch zweckmäßig.** Es gibt keine Hinweise auf Risiken in der Schwangerschaft und Stillzeit.

Kapitel	Wirkstoff (Präparat)	Empfehlung
10. Infektionen **10.1.1. und 10.1.2.** **Penicilline**	z. B. *Infectocillin* und alle weiteren therapeutisch zweckmäßigen Medikamente der Tabelle 10.1.1. sowie *Amoclav, Amoxi* und alle weiteren therapeutisch zweckmäßigen Medikamente der Tabelle 10.1.2. + + + + +	**Therapeutisch zweckmäßig** Penicilline können in der gesamten Schwangerschaft und Stillzeit bei entsprechender Notwendigkeit ohne Bedenken eingesetzt werden. Der Wirkstoff geht auf das Kind über, es wurden aber keine schädigenden Wirkungen beobachtet.
10.1.3. Cephalosporine	z. B. *Biocef, Cec* und alle weiteren therapeutisch zweckmäßigen Medikamente der Tabelle 10.1.3. + + + + +	**Therapeutisch zweckmäßig** Cephalosporine können in der gesamten Schwangerschaft und Stillzeit bei entsprechender Notwendigkeit ohne Bedenken eingesetzt werden. Der Wirkstoff geht auf das Ungeborene über, es wurden aber keine fruchtschädigenden Wirkungen beobachtet.
10.1.4. Trimethoprim-Sulfonamid-Kombinationen	z. B. *Cotrim – 1 A Pharma* und alle weiteren therapeutisch zweckmäßigen Medikamente der Tabelle 10.1.4. (+) (+) - - +	**Therapeutisch zweckmäßig, wenn** besser verträgliche und risikoärmere Antibiotika nicht eingesetzt werden können. Ein erhöhtes Fehlbildungsrisiko ist theoretisch möglich, jedoch bisher nicht nachgewiesen. Bei hoch dosierter Gabe zusätzlich Folsäure einnehmen. Nicht im letzten Schwangerschaftsdrittel anwenden wegen erhöhten Risikos einer verstärkten Neugeborenengelbsucht. Stillen während der Behandlung ist vertretbar.
10.1.5. Tetrazykline	z. B. *Doxybene* und alle weiteren therapeutisch zweckmäßigen Medikamente der Tabelle 10.1.5.	**Abzuraten** Einnahme nach der 16. Schwangerschaftswoche und in der Stillzeit unbedingt vermeiden! Davor können sie bei unbedingter Behandlungsnotwendigkeit und mangelnden Alternativen verwendet werden. Erhöhtes Missbildungsrisiko (Zahndefekte, Knochenwachstumsstörungen).

Kapitel	Wirkstoff (Präparat)	Empfehlung
10.1.6. Makrolide	Azithromycin (z. B. enthalten in *Azithromycin - 1 A Pharma*) Clindamycin (z. B. enthalten in *Generika mit dem Namen Clindamycin + Firmenbezeichnung*) Clarithromycin (z. B. enthalten in *Generika mit dem Namen Clarithromycin + Firmenbezeichnung*) Erythromycin (z. B. enthalten in *Generika mit dem Namen Erythromycin + Firmenbezeichnung*) Roxithromycin (z. B. enthalten in *Generika mit dem Namen Roxithromycin + Firmenbezeichnung*) + + + + +	**Therapeutisch zweckmäßig,** wenn Penicilline nicht verwendet werden können (z. B. wegen Allergie) oder bei Toxoplasmose in der Schwangerschaft. Keine fruchtschädigenden Wirkungen nachgewiesen. Stillen ist vertretbar.
10.1.7. Gyrasehemmer	z. B. *Avalox, Ciprobay* und alle weiteren therapeutisch zweckmäßigen Medikamente der Tabelle 10.1.7.	**Abzuraten** Eine Verwendung in der Schwangerschaft ist nur in Ausnahmefällen vertretbar, wenn andere, besser erprobte Mittel nicht zur Verfügung stehen. Nicht in der Stillzeit verwenden.
10.1.8. Aminoglykoside und Metronidazol	Aminoglykoside (z. B. enthalten in *Generika mit dem Namen Gentamicin + Firmenbezeichnung, Gernebcin, Refobacin, Tobrasix*)	**Abzuraten** von der Anwendung in Schwangerschaft und Stillzeit, da Gehörschäden bei den Kindern auftreten können. Eine Verwendung ist nur in Notfällen vertretbar.
	Metronidazol (z. B. enthalten in *Anaerobex, Clont, Flagyl, Generika mit dem Namen Metronidazol + Firmenbezeichnung*)	**Therapeutisch zweckmäßig** in der Schwangerschaft, wenn es keine andere Behandlungsmöglichkeit gibt. Während der Stillzeit ist eine einmalige Dosis vertretbar – am besten abends nach der letzten Stillmahlzeit.
10.2. Tuberkulosemittel	siehe Tabelle 10.2.	**Therapeutisch zweckmäßig nur** in seltenen Fällen. Verschreibung sollte ausschließlich von spezialisierten Fachabteilungen erfolgen.

Kapitel	Wirkstoff (Präparat)	Empfehlung
10.3. Virusmittel	siehe Tabelle 10.3.	**Therapeutisch zweckmäßig nur** bei lebensbedrohlichen Zuständen (Blutvergiftung durch Viren, HIV-Infektion). Verschreibung sollte ausschließlich von spezialisierten Fachabteilungen erfolgen.
10.4.1. Impfstoffe **10.4.2. Immunglobuline**	siehe Tabellen 10.4.1. und 10.4.2.	**Routine-Impfungen** sollten vor der Schwangerschaft durchgeführt werden. Bei keinem gängigen Impfstoff sind fruchtschädigende Eigenschaften bekannt. Dennoch sollten Impfungen, insbesondere im ersten Drittel, nur in dringenden Fällen (Tollwut, Tetanus) durchgeführt werden. **Abzuraten** ist von Rötelnimpfungen kurz vor und während der Schwangerschaft. Das Risiko eines Röteln-Missbildungssyndroms nach einer trotzdem erfolgten Impfung ist jedoch um ein Vielfaches geringer als durch eine Rötelnerkrankung der Mutter während der Schwangerschaft.
10.4.3. Sonstige Mittel zur Stärkung der Immunabwehr	siehe Tabelle 10.4.3.	**Abzuraten** Die meisten der in Kapitel 10.4.3. bewerteten Präparate sind in ihrem therapeutischen Nutzen zweifelhaft, und es liegen keine ausreichenden Erfahrungen über die Anwendung in der Schwangerschaft und Stillzeit vor.
10.5. Malariamittel	Chloroquin (z. B. enthalten in *Resochin*) - - - - -	**Abzuraten** in allen Stadien der Schwangerschaft und Stillzeit. Fruchtschädigende Wirkung nachgewiesen.
	Proguanil (z. B. enthalten in *Paludrine*) - - (+) (+) (+)	**Möglicherweise zweckmäßig** in den letzten drei Monaten der Schwangerschaft. In den ersten sechs Monaten der Schwangerschaft können Schäden nicht ausgeschlossen werden.

Kapitel	Wirkstoff (Präparat)	Empfehlung
	Mefloquin (z. B. enthalten in *Lariam*)	**Abzuraten** während der Schwangerschaft und Stillzeit. In Ausnahmefällen, wenn andere Medikamente nicht wirken oder nicht angewendet werden können, ist die Verwendung vertretbar.
11. Erkrankungen der Harnwege **11.1. Antibiotika und Chemotherapeutika gegen Harnwegsinfektionen**	Tees und pflanzliche Mittel, siehe Tabelle 11.1. + + + + +	**Möglicherweise zweckmäßig** Verwendung vertretbar. Keine Risiken in Schwangerschaft und Stillzeit bekannt.
	Ciprofloxacin (z. B. enthalten in *Generika mit dem Namen Cipro oder Ciprofloxacin + Firmenbezeichnung*) Fosfomycin (z. B. enthalten in *Monuril*) Ofloxacin (z. B. enthalten in *Generika mit dem Namen Ofloxacin + Firmenbezeichnung*)	**Abzuraten,** weil es keine ausreichenden Daten zur Einschätzung des Risikos gibt. In der Schwangerschaft nur vertretbar in Notfällen, wenn andere Medikamente nicht wirken oder nicht angewendet werden können. In der Stillzeit nicht verwenden!
11.2. Sonstige Harnwegsmittel	Methionin (z. B. enthalten in *Acimethin*)	**Therapeutisch zweckmäßig** Keine Risiken in Schwangerschaft und Stillzeit bekannt.
	Kalium-Natriumhydrogencitrat (z. B. enthalten in *Uralyt-U*)	**Therapeutisch zweckmäßig** Keine Risiken in Schwangerschaft und Stillzeit bekannt.
12. Herz, Kreislauf **12.1. Mittel gegen Bluthochdruck**	**Betablocker** (z. B. enthalten in *Generika mit dem Namen Atenolol, Bisoprolol, Carvedilol, Metoprolol + Firmenbezeichnung* und zahlreichen weiteren Medikamenten der Tabelle 12.1.) + + (+) (+) (+)	**Therapeutisch zweckmäßig** Keine fruchtschädigende Wirkung bekannt. Bei Einnahme eines Betablockers bis zur Geburt können beim Neugeborenen zu langsamer Puls, niedriger Blutdruck, niederer Blutzucker und Atmungsprobleme auftreten. Dasselbe gilt für gestillte Säuglinge.
	Dihydralazin (z. B. enthalten in *Nepresol*) + + + + +	**Therapeutisch zweckmäßig** zur Behandlung von akuten Hochdruckkrisen.

Kapitel	Wirkstoff (Präparat)	Empfehlung
	ACE-Hemmer (z. B. enthalten in *Accupro, Accuzide, Acecomb* und zahlreichen weiteren Medikamenten der Tabelle 12.1.)	**Abzuraten** in der gesamten Schwangerschaft. Eine fruchtschädigende Wirkung in der Frühschwangerschaft ist nicht bekannt. In der späteren Schwangerschaft kann es zu niedrigem Blutdruck und Nierenversagen beim Neugeborenen und Fruchtwassermangel kommen. Die Einnahme von lange bewährten ACE-Hemmern (= Wirkstoffe Captopril, Enalapril) während der Stillzeit ist unter genauer Beobachtung des Säuglings vertretbar.
	Kalzium-Antagonisten (z. B. enthalten in *Generika mit dem Namen Nifedipin + Firmenbezeichnung* und zahlreichen weiteren Medikamenten der Tabelle 12.1.) - (+) (+) (+) (+)	**Therapeutisch zweckmäßig** im 2. und 3. Drittel und in der Stillzeit, wenn andere Mittel nicht angewendet werden können. Im 1. Drittel können Risiken nicht ausgeschlossen werden. Deshalb besser nicht verwenden.
	Angiotensin-II-Antagonisten (= Sartane, enthalten z. B. in *Aprovel, Atacand, Blopress* und zahlreichen weiteren Medikamenten der Tabelle 12.1.)	**Abzuraten** während der Schwangerschaft und Stillzeit, wegen mangelnder Erfahrungen. Potenziell schädigend für das Kind.
12.2. Harntreibende Mittel (Diuretika)	siehe Tabelle 12.2.	**Abzuraten** Solche Mittel sollten nur in Ausnahmefällen bei Herz- oder Nierenversagen angewendet werden. Eine versehentliche oder trotzdem erfolgte Einnahme ist relativ unbedenklich. Keine fruchtschädigende Wirkung bekannt.
12.3. Mittel gegen Angina Pectoris	**Nitrate** Mononitrat, Dinitrat, Nitroglycerin, Glyceroltrinitrat (z. B. enthalten in *Corangin* und zahlreichen weiteren Medikamenten der Tabelle 12.3.) + + + + -	**Therapeutisch zweckmäßig** zur Langzeitbehandlung oder für akuten Anfall. Eine schädigende Wirkung auf das Ungeborene ist bisher nicht beobachtet worden. Die vorliegenden Daten über das Stillen unter der Behandlung sind noch unzureichend.

Kapitel	Wirkstoff (Präparat)	Empfehlung
12.4. Durchblutungsfördernde Mittel	Pentoxifyllin (z. B. enthalten in *Pentomer, PentoHEXAL*) Naftidrofuryl (z. B. enthalten in *Dusodril, Generika mit dem Namen Nafti + Firmenbezeichnung*)	**Abzuraten** Diese Präparate sind in ihrem therapeutischen Nutzen äußerst zweifelhaft und eine Anwendung insbesondere in Schwangerschaft und Stillzeit nicht zweckmäßig.
	Ginkgo-biloba-Extrakte (z. B. enthalten in *Generika mit dem Namen Ginkgo + Firmenbezeichnung* und zahlreichen weiteren Medikamenten der Tabelle 12.4.)	**Abzuraten** Eine versehentliche oder trotzdem erfolgte Einnahme ist jedoch unbedenklich.
12.5. Mittel gegen Herzschwäche	**Digitalisglykoside** (z. B. enthalten in *Beta-Acetyldigoxin-ratiopharm, Digimerck, Digitoxin AWD, Digostada, Lanitop, Novodigal*) + + + + +	**Therapeutisch zweckmäßig** Häufigere Blutspiegelkontrollen sind wegen des veränderten Stoffwechsels in der Schwangerschaft anzuraten. Keine nachteiligen Wirkungen auf das Ungeborene bekannt, Stillen während der Behandlung ist vertretbar.
	ACE-Hemmer (z. B. enthalten in *ACE-Hemmer-ratiopharm, Generika mit dem Namen Capto oder Captopril oder Enalapril oder Lisinopril + Firmenbezeichnung* und zahlreichen weiteren Medikamenten der Tabelle 12.5.1.)	**Abzuraten** Eine fruchtschädigende Wirkung in der Frühschwangerschaft ist nicht bekannt. In der späteren Schwangerschaft kann es zu Blutniederdruck und Nierenversagen beim Neugeborenen und Fruchtwassermangel kommen. Die Einnahme von lange bewährten ACE-Hemmern (= Wirkstoffe Captopril, Enalapril) während der Stillzeit ist unter genauer Beobachtung des Säuglings vertretbar.
12.6. Mittel gegen Herzrhythmusstörungen	**Betablocker** (z. B. enthalten *Generika mit dem Namen Atenolol, Metoprolol, Sotalol + Firmenbezeichnung* und zahlreichen weiteren Medikamenten der Tabelle 12.6.) + + (+) (+) (+)	**Therapeutisch zweckmäßig** Keine fruchtschädigende Wirkung bekannt. Bei Einnahme eines Betablockers bis zur Geburt kön nen beim Neugeborenen zu langsamer Puls, niederer Blutdruck, niederer Blutzucker und Atmungsprobleme auftreten. Dasselbe gilt für gestillte Säuglinge.

Kapitel	Wirkstoff (Präparat)	Empfehlung
	Digitalisglykoside (z. B. enthalten in *Beta-Acetyldigoxin-ratiopharm* und weiteren Medikamenten der Tabelle 12.6.) + + + + +	**Therapeutisch zweckmäßig** Häufigere Blutspiegelkontrollen sind wegen des veränderten Stoffwechsels in der Schwangerschaft anzuraten. Es sind keine nachteiligen Wirkungen auf das Ungeborene bekannt, Stillen während der Behandlung ist vertretbar.
	Propafenon (z. B. enthalten in *Generika mit dem Namen Propafenon + Firmenbezeichnung* und zahlreichen weiteren Medikamenten der Tabelle 12.6.) - - - - -	**Abzuraten** Fruchtschädigende Wirkungen können nicht ausgeschlossen werden. Geht in die Muttermilch über.
	Amiodaron (z. B. enthalten in *Generika mit dem Namen Amiodaron + Firmenbezeichnung* und zahlreichen weiteren Medikamenten der Tabelle 12.6.)	**Abzuraten** in Schwangerschaft und Stillzeit, da beim Ungeborenen bzw. Säugling Herzrhythmusstörungen und Schilddrüsenfunktionsstörungen auftreten können.
12.7. Mittel gegen Fettstoffwechselstörungen	siehe Tabelle 12.7.1.	**Abzuraten** in Schwangerschaft und Stillzeit, da die Unbedenklichkeit dieser Mittel nicht erwiesen ist. Eine eventuelle lebensverlängernde Wirkung von Mitteln zur Senkung der Blutfette wird durch eine mehrmonatige Behandlungspause nicht beeinträchtigt.
12.8. Mittel gegen niedrigen Blutdruck	Dihydroergotamin zur oralen Einnahme (z. B. enthalten in *Dihydergot*) Etilefrin zur oralen Einnahme (z. B. enthalten in *Effortil, Etilefrin AL, Thomasin*)	**Abzuraten** Niedriger Blutdruck in der Schwangerschaft muss nicht behandelt werden.
12.9. Mittel gegen Venenerkrankungen	siehe Tabelle 12.9.1.	**Abzuraten** Die meisten der in Kapitel 12.9. bewerteten Präparate sind in ihrem therapeutischen Nutzen äußerst zweifelhaft und deren Anwendung daher in Schwangerschaft und Stillzeit nicht zweckmäßig.

Kapitel	Wirkstoff (Präparat)	Empfehlung
12.10. Mittel zur Beeinflussung der Blutgerinnung	Heparin niedermolekular (zur Injektion unter die Haut) (z. B. enthalten in *Clexane, Clivarin, Fragmin, Fraxiparin, Innohep, Lovenox, Mono-Embolex*) + + + (+) +	**Therapeutisch zweckmäßig** zur Thrombosevorbeugung in der Schwangerschaft und Stillzeit. Heparin gelangt nicht durch den Mutterkuchen und auch nicht in die Muttermilch.
	Acetylsalicylsäure niedrig dosiert (50–150 mg/Tag) (z. B. enthalten in *Acesal, Aspirin N, Generika mit dem Namen ASS + Firmenbezeichnung, Godamed, Herz ASS, Thrombo-Ass*) + + + + +	**Therapeutisch zweckmäßig** zur Thrombosevorbeugung. Die niedrig dosierte (»low dose«) Behandlung ist im Gegensatz zur Einnahme als Schmerzmittel in hoher Dosierung (siehe Kap 1.1.) in allen Stadien der Schwangerschaft und Stillzeit unbedenklich.
	Cilostazol (z.B. enthalten in *Pletal*) Dabigatran (z. B. enthalten in *Pradaxa*) Rivaroxaban (z. B. enthalten in *Xarelto*) - - - - -	**Abzuraten** in der gesamten Schwangerschaft und Stillzeit, weil Schädigungen nicht ausgeschlossen werden können.
	Fondaparinux (z. B. enthalten in *Arixtra*) Prasugrel (z. B. enthalten in *Efient*) Ticagrelor (z. B. enthalten in *Brilique*) - - - - -	**Abzuraten** in der gesamten Schwangerschaft und Stillzeit, weil Schädigungen nicht ausgeschlossen werden können. Während der Schwangerschaft nur nach sorgfältiger Abwägung von Nutzen und Risiken verwenden.
	Cumarine (z. B. enthalten in *Falithrom, Marcoumar*)	**Abzuraten** in der gesamten Schwangerschaft und Stillzeit. Schon bei Planung einer Schwangerschaft sollte auf Heparin oder niedrig dosierte Acetylsalicylsäure umgestellt werden, da Cumarine bei Einnahme nach der 6. Schwangerschaftswoche ausgeprägte Missbildungen beim Embryo verursachen können bzw. das Blutungsrisiko erhöhen. Eine Verwendung ist nur in Ausnahmefällen vertretbar.

Kapitel	Wirkstoff (Präparat)	Empfehlung
	Clopidogrel (z. B. enthalten in *Iscover, Plavix*)	**Abzuraten** in der Schwangerschaft und Stillzeit wegen mangelnder Erfahrungen.
13. Magen, Darm, Verdauung **13.1. Mittel gegen Magen- Darm-Geschwüre, Gastritis und Sodbrennen**	**Magnesium- und Aluminiumverbindungen** (= Magaldrat, z. B. enthalten in *Gelusil Liquid, Maaloxan, Magaldrat, Riopan, Simagel, Talcid, Talidat*) Sucralfat (z. B. enthalten in *Ulcogant*) + + + + +	**Therapeutisch zweckmäßig** in allen Stadien der Schwangerschaft und Stillzeit. Keine nachteilige Wirkung auf den Säugling bekannt. Magaldrat gelangt im Vergleich zu anderen säurebindenden Mitteln weniger, Sucralfat praktisch gar nicht in den Blutkreislauf.
	H2-Antagonisten: Cimetidin (z. B. enthalten in *Cimetidin Acis*) Famotidin (z. B. enthalten in *Generika mit dem Namen Famotidin + Firmenbezeichnung*) Ranitidin (z. B. enthalten in *Generika mit dem Namen Ranitidin + Firmenbezeichnung, Ulsal, Zantac*) (+) (+) (+) (+) -	**Therapeutisch zweckmäßig** In der Schwangerschaft nur bei dringender Behandlungsnotwendigkeit verwenden. Keine fruchtschädigende Wirkung bekannt, Arzneistoff erreicht das Ungeborene.
	Protonenpumpenhemmer: Esomeprazol (enthalten z. B. in *Generika mit dem Namen Esomeprazol + Firmenbezeichnung*) Lansoprazol (enthalten z. B. in *Agopton, Generika mit dem Namen Lansoprazol + Firmenbezeichnung*) Omeprazol (enthalten z. B. in *Antra Mups, Losec, Generika mit dem Namen Omep oder Omeprazol + Firmenbezeichnung*) Pantoprazol (enthalten z. B. in *Generika mit dem Namen Pantoprazol + Firmenbezeichnung*) Rabeprazol (enthalten z. B. in *Pariet*) (+) (+) (+) (+) (+)	**Therapeutisch zweckmäßig** während der Schwangerschaft und Stillzeit nur nach strenger Abwägung von Nutzen und Risiken, wegen mangelnder Erfahrungen. Der Wirkstoff Omeprazol ist am besten untersucht und gilt deshalb als Mittel der 1. Wahl.

Kapitel	Wirkstoff (Präparat)	Empfehlung
13.2. Abführmittel	**Quell- und Füllstoffe** (z. B. Leinsamen, Weizenkleie) + + + + +	**Therapeutisch zweckmäßig** in allen Stadien der Schwangerschaft und Stillzeit. Keine nachteiligen Wirkungen auf das Ungeborene oder den Säugling bekannt.
	Lactulose (z. B. enthalten in *Bifiteral, Generika mit dem Namen Lactulose + Firmenbezeichnung* und zahlreichen weiteren Medikamenten der Tabelle 13.2.) Glycerol (z. B. enthalten in *Babylax, Glycilax, Milax*) + + + +	**Therapeutisch zweckmäßig** in allen Stadien der Schwangerschaft und Stillzeit. Keine nachteiligen Wirkungen auf das Ungeborene oder den Säugling bekannt.
	Bisacodyl (z. B. enthalten in *Bekunis Bisacodyl, Dulcolax, Laxans-ratiopharm* und weiteren Medikamenten der Tabelle 13.2.) Natriumpicosulfat (z. B. enthalten in *Guttalax, Laxoberal*) + + + + -	**Therapeutisch zweckmäßig** zur kurzfristigen Anwendung in allen Stadien der Schwangerschaft, wenn Füllstoffe und Lactulose nicht ausreichend wirksam sind. Keine nachteiligen Wirkungen auf das Ungeborene bekannt. Nicht in der Stillzeit anwenden.
	Pflanzliche Abführmittel wie Sennesblätter und -früchte, Faulbaumrinde, Aloe, Rizinusöl (z. B. enthalten in *Agiolax, Alasenn, Bad Heilbrunner Abführtee N, Bekunis, H & S Abführtee, Midro, Ramend*)	**Abzuraten** ist von der Anwendung als Abführmittel in der Schwangerschaft, da Sennesblätter und -früchte, Faulbaumrinde und Aloe Darmreizstoffe enthalten und eine wehenauslösende Wirkung nicht ausgeschlossen werden kann. Die Anwendung von Rizinusöl in Einzelgaben zur »natürlichen« Geburtseinleitung bei Terminüberschreitung ist vertretbar.
	Paraffinöl (z. B. enthalten in *Obstinol M*)	**Abzuraten** wegen gefährlicher Nebenwirkungen. Das Mittel hemmt die Aufnahme fettlöslicher Vitamine in den Blutkreislauf und kann die Entwicklung des Ungeborenen beeinträchtigen.

Kapitel	Wirkstoff (Präparat)	Empfehlung
13.3. Mittel gegen Durchfall	Loperamid (z. B. enthalten in *Imodium, Lopedium, Generika mit dem Namen Loperamid + Firmenbezeichnung* und weiteren Medikamenten) (+) + + + +	**Therapeutisch zweckmäßig** Kann in Schwangerschaft und Stillzeit kurzfristig angewendet werden, wenn Diät und Flüssigkeitszufuhr nicht ausreichend sind.
	Elektrolyt-Fertigpräparate (z. B. *Elotrans, Normolyt, Oralpädon*)	**Therapeutisch zweckmäßig** und unbedenklich, um den Flüssigkeits- und Elektrolytverlust auszugleichen.
13.4. Mittel gegen Übelkeit, Schwindel, Erbrechen und Reisekrankheiten	Dimenhydrinat (z. B. enthalten in *Reisegold, Reisetablettenratiopharm/ STADA, Superpep, Travel-Gum, Vertigo-Vomex, Vertirosan, Vomacur, Vomex A*) + + - + +	**Möglicherweise zweckmäßig** Anwendung in den ersten beiden Schwangerschaftsdritteln und in der Stillzeit akzeptabel, im letzten Drittel wegen möglicher Wehenauslösung vermeiden. Keine fruchtschädigende Wirkung bekannt.
	Domperidon (z. B. enthalten in *Motilium*) - - - - -	**Abzuraten** wegen mangelnder Erfahrungen in der Schwangerschaft und Stillzeit.
	Metoclopramid (z. B. enthalten in *Gastronerton, Gastrosil, Generika mit dem Namen MCP + Firmenbezeichnung, Paspertin*) - - - - -	**Der auch in der Schwangerschaft häufig verwendete Wirkstoff Metoclopramid wurde im April 2014 wegen zu großer Nebenwirkungen europaweit verboten.**
13.5. Mittel gegen sonstige Magen-Darm-Beschwerden	Dimeticon und Simeticon (z. B. enthalten in *Espumisan, Lefax, Lefaxin, SAB simplex*) + + + + +	**Möglicherweise zweckmäßig** Mittel gelangt praktisch nicht in den Blutkreislauf. Einsatz in Schwangerschaft und Stillzeit unbedenklich. Therapeutischer Nutzen des Mittels zweifelhaft.

Kapitel	Wirkstoff (Präparat)	Empfehlung
	Kümmel, Pfefferminz, Anis, Fenchel (z. B. enthalten in *Enteroplant, H & S Fenchel Tee, H & S Magen-Darm-Tee mild, H & S Pfefferminztee, Sidroga-Fencheltee/ Pfefferminztee*) + + + + +	**Therapeutisch zweckmäßig,** wenn subjektiv Linderung bei Blähungen verspürt wird. In allen Stadien der Schwangerschaft und Stillzeit unbedenklich.
13.6. Lebermittel, Gallenmittel	siehe Tabellen 13.6.1. und 13.6.2.	**Abzuraten** Die meisten Präparate in Kapitel 13.6. sind in ihrem therapeutischen Nutzen äußerst zweifelhaft, deren Anwendung daher nicht zweckmäßig und insbesondere in Schwangerschaft und Stillzeit zu vermeiden.
13.7. Schlankheitsmittel	siehe Tabelle 13.7.	**Abzuraten** Einnahme in der Schwangerschaft und Stillzeit unbedingt vermeiden, ebenso wie andere Maßnahmen zur Gewichtsreduktion (Diäten). Schädigende Wirkungen auf das Ungeborene oder den Säugling sind möglich.
13.8. Mittel gegen Hämorrhoiden	**Kombinationspräparate zur äußerlichen Anwendung** (Salben, Zäpfchen) **mit örtlichen Betäubungsmitteln, Kortison (Glukokortikoiden) und/oder Desinfektionsmitteln:** (z. B. *Dolo Posterine N, Posterisan akut mit Lidocain*) + + + + +	**Möglicherweise zweckmäßig** Zum Teil zweifelhafte therapeutische Wirksamkeit – nichtmedikamentösen Therapien sollte zunächst der Vorzug gegeben werden. Bei Anwendung in Schwangerschaft und Stillzeit sind keine nachteiligen Wirkungen auf das Ungeborene oder den Säugling zu erwarten.
13.9. Wurmmittel	Mebendazol (z. B. enthalten in *Pantelmin, Vermox*) (+) + + + +	**Therapeutisch zweckmäßig** Verwendung bei behandlungsbedürftigen Wurmerkrankungen in Schwangerschaft und Stillzeit vertretbar.
	Pyrantel (z. B. enthalten in *Combantrin, Helmex*)	**Abzuraten** wegen mangelnder Erfahrungen in der Schwangerschaft. Bei Verwendung während der Stillzeit Stillpause einlegen.

Kapitel	Wirkstoff (Präparat)	Empfehlung
14. Mangelerscheinungen **14.1. Multivitamin-präparate**	siehe Tabelle 14.1.	Eine unkritische und »vorbeugende« Einnahme von Multivitaminpräparaten durch gesunde Schwangere ist von zweifelhaftem therapeutischem Nutzen, da im Allgemeinen die Vitaminzufuhr durch die Nahrung ausreicht. Bei einem (seltenen) Vitaminmangel ist die gezielte Einnahme des betreffenden Vitamins sinnvoller. Präparate, die mehr als 5000 IE Vitamin A pro Tagesdosis oder mehr als 500 IE Vitamin D pro Tagesdosis enthalten, sind in der Schwangerschaft unbedingt zu vermeiden, da hohe Dosen dieser Vitamine Schädigungen bzw. Missbildungen des Ungeborenen verursachen können.
14.2. Vitamin-A- und D-Präparate	**Vitamin-A-Präparate** (z. B. *Vitadral*)	**Abzuraten** ist von der Einnahme von mehr als 5.000 IE Vitamin A pro Tag, da Vitamin A in hohen Dosen (über 25.000 IE pro Tag) Missbildungen beim Ungeborenen verursacht. Im Allgemeinen ist die Vitaminversorgung der Schwangeren durch die Nahrung gewährleistet.
	Vitamin-D-Präparate (z. B. *Bondiol, Dedrei, Oleovit D3, Rocaltrol, Vigantoletten, Vitamin D3*)	**Abzuraten** ist von der Einnahme von mehr als 500 IE Vitamin D pro Tag, da Schädigungen des Ungeborenen durch zu hohen Kalziumspiegel die Folge sein können. Im Allgemeinen ist die Vitaminversorgung der Schwangeren durch die Nahrung gewährleistet.
14.3. Vitamin-B-Präparate **14.4. Vitamin-C-Präparate** **14.5. Vitamin-E-Präparate**	siehe Tabelle 14.3. bis 14.5.	**Abzuraten** Die Einnahme dieser Vitaminpräparate ist in der Schwangerschaft bei ausgewogener Ernährung im Allgemeinen überflüssig.

Kapitel	Wirkstoff (Präparat)	Empfehlung
14.6. Mineralstoffe	Kalzium (z. B. enthalten in *Generika mit dem Namen Calcium + Firmenbezeichnung*) + + + + +	**Therapeutisch zweckmäßig** bei Kalziummangel oder erhöhtem Kalziumbedarf. In der Schwangerschaft wird die zusätzliche Einnahme von 500 mg Kalzium pro Tag empfohlen (entspricht ca. 1 Liter Milch).
14.7. Mittel gegen Osteoporose	siehe Tabelle 14.7.	**Abzuraten** Diese Medikamente werden normalerweise erst in den Wechseljahren (Klimakterium) verwendet.
14.8. Mittel gegen Blutarmut	Eisen (II) zum Schlucken (z. B. enthalten in *Eisentabletten-ratiopharm, Ferretab, Ferro Sanol, Lösferron, Vitaferro*) + + + + +	**Therapeutisch zweckmäßig,** wenn ein Eisenmangel nachgewiesen wurde. Auch in der Schwangerschaft soll Eisen nicht »vorbeugend«, sondern erst ab einem Hämoglobin-Wert unter 10 Prozent eingenommen werden.
	Folsäure (z. B. enthalten in *Folcur, Folsan* und zahlreichen weiteren Medikamenten der Tabelle 14.8.) + + + + +	**Therapeutisch zweckmäßig** bei nachgewiesenem Folsäuremangel sowie bei Planung einer Schwangerschaft und in der Frühschwangerschaft zur Verhütung von Neuralrohrdefekten.
15. Mittel gegen das Altern	siehe Tabelle 15.1.	**Abzuraten** Für die Anwendung gibt es in der Schwangerschaft und Stillzeit keine Notwendigkeit – sie sind daher zu vermeiden.
16. Zuckerkrankheit **16.1. Tabletten gegen Zuckerkrankheit**	(alle in Kapitel 16.1. bewerteten Präparate)	**Abzuraten** in der Schwangerschaft und Stillzeit. Lediglich Insulin ist für diesen Anwendungsbereich zweckmäßig. Eine fruchtschädigende Wirkung dieser Arzneistoffe ist nicht nachgewiesen, jedoch können häufige Blutzuckerschwankungen, wie sie unter Tabletteneinnahme häufiger vorkommen als unter Insulin, das Ungeborene schädigen.

Kapitel	Wirkstoff (Präparat)	Empfehlung
16.2. Insuline	(alle in Kapitel 16.2. als therapeutisch zweckmäßig bewerteten Insuline) + + + + +	**Therapeutisch zweckmäßig,** egal ob die Zuckerkrankheit schon vor der Schwangerschaft bestand oder erst währenddessen neu auftrat. Keine nachteiligen Wirkungen von Insulin auf das Ungeborene oder den Säugling bekannt.
17. Schilddrüse	Jod (z. B. enthalten in *Jodetten, Jodid HEXAL/ -ratiopharm*) + + + + +	**Therapeutisch zweckmäßig,** wenn der in der Schwangerschaft erhöhte Jodbedarf (0,3 mg pro Tag) nicht mit der Nahrung (Jodsalz, Seefisch) abgedeckt werden kann.
	L-Thyroxin (= Levothyroxin, enthalten z. B. in *Berlthyrox, Eferox, Euthyrox, Generika mit dem Namen L Thyroxin + Firmenbezeichnung*) + + + + +	**Therapeutisch zweckmäßig** zur Behandlung einer Schilddrüsenunterfunktion. Keine nachteiligen Wirkungen auf das Ungeborene oder den Säugling bekannt.
	Thyreostatika: Carbimazol (z. B. enthalten in *Carbimazol Henning/ HEXAL*) (+) (+) (+) (+) (+) Thiamazol (z. B. enthalten in *Favistan, Methizol SD 5, Generika mit dem Namen Thiamazol + Firmenbezeichnung*) (+) (+) (+) (+) (+)	**Therapeutisch zweckmäßig** bei Schilddrüsenüberfunktion in der Schwangerschaft und Stillzeit. Weiterbehandlung in der Schwangerschaft mit der niedrigstmöglichen Dosis sinnvoll, da unbehandelte Überfunktion schädigende Wirkungen auf das Ungeborene haben kann. Keine fruchtschädigende Wirkung der Arzneistoffe nachgewiesen. Bei sorgfältiger ärztlicher Kontrolle ist eine Verwendung in niedriger Dosierung vertretbar.
18. Sexualorgane und -hormone **18.1.1. Empfängnisverhütungsmittel zur örtlichen Anwendung**	Nonoxinol 9 (z. B. enthalten in *Patentex oval*)	Bei einer Schwangerschaft, die trotz Anwendung eines Nonoxinolhaltigen Empfängnisverhütungsmittels eingetreten ist, sind durch das Mittel keine schädigenden Wirkungen auf das Ungeborene zu erwarten.

Kapitel	Wirkstoff (Präparat)	Empfehlung
18.1.2. »Die Pille«	siehe Tabelle 18.1.2.	**Abzuraten** Wer eine Schwangerschaft plant, sollte mindestens drei Monate vorher keine »Pille« mehr verwenden. In der Stillzeit sollte man als Verhütungsmittel nicht die »Pille« verwenden, weil die Inhaltsstoffe in die Muttermilch übertreten können. Eine versehentliche Einnahme in der Frühschwangerschaft gilt als unbedenklich.
18.2. Mittel gegen Zyklusstörungen	siehe Tabelle 18.2.	Für hormonhaltige Mittel gegen Zyklusstörungen gelten dieselben Vorsichtsmaßnahmen wie bei der »Pille«.
18.3. Mittel gegen Wechseljahres- beschwerden	siehe Tabelle 18.3.	Es gibt während der Schwangerschaft kein Anwendungsgebiet für Präparate, die weibliche Geschlechtshormone (Östrogene und Gestagene) enthalten. Deren Einnahme ist zu vermeiden. Ebenso ist von der Einnahme in der Stillzeit abzuraten.
18.7. Mittel gegen Entzündungen und Infektionen der Sexualorgane	**Pilzmittel zur äußerlichen Anwendung als Scheidenzäpfchen und Creme/Salbe:** Nystatin (z. B. enthalten in *Biofanal*) Clotrimazol (z. B. enthalten in *Canesten, Canifug, Generika mit dem Namen Clotrimazol + Firmenbezeichnung, Fungizid-ratiopharm, Kade-Fungin, Mykofungin, Mykohaug*) + + + + +	**Therapeutisch zweckmäßig** Die beiden lange erprobten Wirkstoffe gehen bei äußerlicher Anwendung praktisch nicht in den Blutkreislauf über. Eine schädigende Wirkung auf das Ungeborene oder den Säugling wurde bei Anwendung in Schwangerschaft und Stillzeit nicht beobachtet.

Kapitel	Wirkstoff (Präparat)	Empfehlung
	Metronidazol zum Schlucken (z. B. enthalten in *Clont, Generika mit dem Namen Metronidazol + Firmen-bezeichnung*) (+) (+) (+) (+) (+)	**Therapeutisch zweckmäßig** in der Schwangerschaft, wenn es keine andere Behandlungsmöglichkeit gibt. Das einmalige Schlucken des Medikaments ist gegenüber einer längeren lokalen Behandlung mit Scheidenzäpfchen zu bevorzugen. Keine fruchtschädigende Wirkung beim Menschen bekannt. Auch während der Stillzeit ist eine einmalige Dosis vertretbar – am besten abends nach der letzten Stillmahlzeit.
	Estriol (z. B. enthalten in *Estriol Ovolum Jenapharm, Gynoflor, Oekolp forte, Ortho Gynest, Ovestin*) und Estradiol (z. B. enthalten in *Linoladiol N, Linoladiol Estradiol Emulsion*)	**Abzuraten** während der Schwangerschaft. Wenn solche Mittel versehentlich in der Frühschwangerschaft verwendet werden, besteht jedoch kein Grund, die Schwangerschaft abzubrechen. Die Verwendung während der Stillzeit ist vertretbar, es kann jedoch zu einer Verringerung der Milchproduktion kommen (bis zu 40 %).
18.8. Androgene und Anabolika	(alle in Kapitel 18.8. bewerteten Präparate)	**Abzuraten** in der Schwangerschaft und Stillzeit. Risiko von Hormonwirkungen (Vermännlichung) auf das Ungeborene bzw. den Säugling.
19. Krebs	siehe Tabelle 19.1.	Die Behandlung mit solchen Medikamenten ist ausschließlich spezialisierten Fachabteilungen vorbehalten.

Kapitel	Wirkstoff (Präparat)	Empfehlung
20. Suchtmittel	**Alkohol**	**Abzuraten** Regelmäßiger Konsum von ca. 15 g Alkohol pro Tag (weniger als 0,2 l Wein oder weniger als 0,5 l Bier) kann bereits zur Schädigung des Kindes führen (Wachstumsstörungen, Missbildungen des Gesichts und der Gliedmaßen bis zu bleibenden Intelligenzdefekten). Auch in der Stillzeit ist regelmäßiger oder exzessiver Alkoholkonsum zu vermeiden. Bundesbehörden, Frauenärzte und Ernährungswissenschaftler empfehlen, dass Schwangere überhaupt keinen Alkohol trinken sollen. Auch bei kleinen Mengen können Schädigungen nicht ausgeschlossen werden.
	Coffein (z. B. enthalten in Bohnenkaffee, Schwarztee, Kakao, Cola-Getränken)	Die regelmäßige Zufuhr großer Coffeinmengen (mehr als 600 mg pro Tag, entsprechend etwa 6 Tassen Bohnenkaffee oder mehr) kann zu erniedrigtem Geburtsgewicht und erhöhtem Risiko einer Fehl- oder Frühgeburt führen. In der Stillzeit Übererregbarkeit des Säuglings möglich.
	Rauchen (Nikotin)	**Abzuraten** während der gesamten Schwangerschaft und Stillzeit – Gefahr von schlechterer Durchblutung des Mutterkuchens, Mangelversorgung und -entwicklung des Kindes, niedrigerem Geburtsgewicht und erhöhtem Risiko einer Fehl- oder Frühgeburt oder eines »plötzlichen Kindstods«. Die häufig geäußerte Empfehlung, 5 Zigaretten pro Tag seien vertretbar, ist wissenschaftlich nicht haltbar.
	Marihuana/Haschisch/ Cannabis	**Abzuraten** Häufiger oder regelmäßiger Konsum führt zur Verlangsamung des kindlichen Herzschlags, erhöhter Säuglingssterblichkeit und Entwicklungsverzögerung.

Kapitel	Wirkstoff (Präparat)	Empfehlung
	Amphetamine/Ecstasy/Speed	**Abzuraten** Der Konsum in der Schwangerschaft und Stillzeit kann zu Durchblutungsstörungen, Entwicklungsverzögerung des Kindes, Übererregung und späteren Lernschwierigkeiten des Kindes führen.
	Opiate (Heroin, Codein, Morphine)	**Abzuraten** Bei regelmäßigem Konsum/Sucht tritt beim Neugeborenen ein Entzugssyndrom mit Atemnot, Zittern, Erregbarkeit, Krämpfen auf. Erniedrigtes Geburtsgewicht, erhöhtes Risiko für Fehl- oder Frühgeburt, erhöhte Säuglingssterblichkeit.

22. Kapitel: **Naturheilkunde und Alternativmedizin**

Heutzutage ist es nicht mehr so sehr der Teufel, den die Menschen fürchten, sondern die Erderwärmung, die Globalisierung, die Gentechnologie oder generell alles Neue. Diese kollektiven Ängste, die sich besonders im deutschen Sprachraum auszubreiten scheinen, sichern Scharlatanen, selbst ernannten Zukunftspropheten und Geistheilern regen Zulauf.

Viele Menschen richten ihr Leben nach dem Mondkalender ein, trinken den eigenen Urin, glauben an fliegende Untertassen und schwören auf Medizinkonzepte exotischer Kulturen.

Das ist sicher auch Ausdruck der Unzufriedenheit mit der Hightech-Medizin, mit der Arroganz und Unfähigkeit mancher Vertreter der ärztlichen Zunft und der mangelnden Zuwendung, die viele Patienten im Medizinbetrieb erfahren.

Nach wie vor vertraut jedoch ein Großteil der Patienten auf konventionelle Medikamente. Arzneimittel der Naturheilkunde und Alternativmedizin werden allerdings oft zusätzlich eingenommen, nach dem Motto: Doppelt genäht hält besser.

Bezogen auf die Gesamtzahl aller in Apotheken verkauften Medikamenten-Packungen in Deutschland – rund 1,5 Milliarden im Jahr 2013 – lässt sich Folgendes sagen:

Der Anteil der Naturheilmittel und alternativen Arzneimittel (inklusive der homöopathischen Medikamente) am Gesamtmarkt beträgt nur etwa 13 Prozent. Diese Mittel verkaufen sich gut bei Beschwerden, bei deren Heilung Placebo-Effekte eine große Rolle spielen.

Kaum von Bedeutung sind Naturheilmittel und alternative Arzneimittel bei der Behandlung ernsthafter Krankheiten oder Beschwerden wie Schmerzen, Diabetes, Epilepsie, schwere Infektionen. Auch zur Empfängnisverhütung oder Impfung werden fast ausnahmslos konventionelle Arzneimittel verwendet.

Placebo-Effekte

Was sich als *Naturheilkunde* oder *Alternativmedizin* bezeichnet, ist oft nur ein neues Mäntelchen für eine altbekannte Sache. Früher nannte man es »Kneippen« oder »Hausmittel« – das klingt muffig und veraltet.

»Natur pur«, »Arzneimittel aus der Apotheke Gottes« oder »sanfte Medizin« – das lässt sich wesentlich besser verkaufen. Unterstützt wird die Vermarktung meist durch Erfahrungsberichte einzelner Patienten. Die Wirksamkeit oder der Nutzen eines Mittels lässt sich damit allerdings nicht begründen.

Denn ob die Heilung im Einzelfall tatsächlich auf die Wirkung des verwendeten Mittels zurückzuführen ist oder auf andere Ursachen – z. B. den Placebo-Effekt oder die Tatsache, dass viele Beschwerden und Krankheiten von allein wieder verschwinden –, kann auch der beste Arzt oder der beste Heilpraktiker nicht feststellen. Dazu bedarf es vergleichender Untersuchungen an ganzen Gruppen von Patients.

Nutzen und Risiken

Genauso wie bei den synthetisch hergestellten Mitteln geht es letztlich auch bei den Naturheilmitteln und alternativen Medikamenten um eine Bewertung von Nutzen und Risiko.

Auch Naturheilmittel können beträchtliche Nebenwirkungen haben. Manche von ihnen galten jahrzehntelang als harmlos und sind nun heftig umstritten oder wurden sogar verboten. Zum Beispiel das Pflanzenmittel Kava-Kava, das tödliche Leberschäden verursachen kann.

Manche Risiken liegen eben nicht offen auf dem Tisch, sondern können nur durch systematische Untersuchungen und Kontrollen festgestellt werden. Das gilt sowohl für synthetisch hergestellte Mittel als auch für Naturheilmittel.

Zweifellos ist der Einsatz mancher Hausmittel oder Naturheilmittel vor allem bei harmlosen Erkrankungen oft sinnvoller als jener von synthetisch hergestellten Arzneimitteln. Im Einzelnen wird in den entsprechenden Buchkapiteln darauf eingegangen.

Sinnvolle Naturheilverfahren

Die Kneipptherapie enthält alle wesentlichen, sinnvollen Naturheilverfahren, die den Organismus kräftigen und die Selbstheilungskräfte anregen: die Anwendung von warmem und kaltem Wasser, Bewegung, Pflanzenmittel, vernünftige Ernährung und Entspannung.

Die physikalische Therapie hat die Behandlungsmöglichkeiten durch Elektrotherapie, Ultraschall, Lichtwellen und Massagen erweitert, die Chirotherapie um verschiedene Muskelmanipulationen und Mobilisierungstechniken.

Alternativmedizin (biologische Medizin, alternative Heilkunde, Komplementärmedizin)

Alternativmedizin ist die Bezeichnung für eine Reihe sehr unterschiedlicher medizinischer Konzepte und Behandlungsweisen, die meist eines verbindet: die Gegnerschaft zur wissenschaftlich begründeten Medizin und die Ablehnung von etablierten Standards zur Überprüfung von Wirksamkeit und Nebenwirkungen von Therapien und Medikamenten.

Eine beliebte alternativmedizinische Methode ist die Akupunktur. In einer großen Studie wurde deren Wirksamkeit bei Migränepatienten untersucht: Eine Gruppe von Patienten erhielt eine klassische Akupunktur unter Beachtung der Meridianpunkte, eine zweite Gruppe wurde an Punkten gestochen, die nicht auf Meridianen lagen.

Das Ergebnis: in beiden Gruppen eine etwa gleich gute Wirkung.

Das bedeutet: Das theoretische Akupunktur-Konzept mit Meridianen ist überflüssiger Schnickschnack. Wichtig ist nur, dass gestochen wird – egal wo. Es ist der Placebo-Effekt, der wirksam ist.

Die Stiftung Warentest ließ die derzeit gängigen alternativmedizinischen Verfahren auf ihren Nutzen und ihre Risiken überprüfen (Krista Federspiel und Vera Herbst, Die Andere Medizin, herausgegeben von der Stiftung Warentest, Ausgabe 2006).

Als sehr umstritten in Bezug auf einen Nutzen gelten:

Angewandte Kinesiologie, Aromatherapie, Autologe Arzneitherapie, Ayurveda, Bach-Blütentherapie, Baunscheidtverfahren, Biochemie nach Schüssler, Bioresonanztherapie und verwandte Verfahren, Blutwäsche, Chelattherapie, Darmentgiftung, Eigenblutinjektionen, Eigenurinbehandlung, Elektroakupunktur nach Voll und verwandte Verfahren, Enzymtherapie, Fiebertherapie, Fußreflexzonenmassagen, Hildegard-Medizin, HOT, Hydrocolontherapie, Krebsdiäten, konservative Magnetbehandlung, Nosoden, Organotherapie, Orthomolekulare Medizin, Ozontherapie, Sauerstoffbehandlungen, Softlaserbehandlung, Spagyrik, Symbioselenkung, Traditionelle chinesische Medizin (TCM).

Manche dieser Behandlungsmethoden bergen erhebliche Risiken für Patienten. Wer sich auf alternativmedizinische Diagnoseverfahren verlässt – z. B. die Irisdiagnostik –, muss damit rechnen, eine falsche Diagnose zu erhalten und damit auch falsch behandelt zu werden.

Erfahrungen mit Naturheilmitteln

Naturheilmittel sind Arzneimittel pflanzlichen, tierischen und anorganischen Ursprungs. *Phytotherapeutika* bestehen aus Stoffen und Zubereitungen von Stoffen, die Pflanzen, Pflanzenteile und Pflanzenbestandteile in bearbeitetem oder unbearbeitetem Zustand enthalten.

Für die Zulassung von *Naturheilmitteln* werden vom Gesetzgeber nicht dieselben strengen Beweise gefordert, wie sie für synthetisch hergestellte Mittel gelten. Für Naturheilmittel sind meist keine Wirksamkeitsnachweise notwendig, und die Dokumentationen über Risiken und Nebenwirkungen sind häufig sehr mangelhaft.

Auch die wissenschaftliche Medizin, die sogenannte »Schulmedizin«, setzt Naturheilmittel in manchen Bereichen als wesentlichen Bestandteil ihrer »rationalen« Arzneimittelbehandlung ein. Klassische Beispiele sind z. B. die Wirkstoffe Morphin zur Linderung sehr schwerer Schmerzen, Digitalisglykoside als Mittel gegen Herzschwäche (z. B. enthalten im Medikament *Digimerck*) oder Penicillin.

Hauptsächlich werden Naturheilmittel aber bei Störungen des »Allgemeinbefindens« angewendet. Aus Pflanzen oder Pflanzenteilen werden Tees, Tinkturen, Abkochungen und andere Zubereitungen hergestellt und bei bestimmten Krankheitsbereichen mit Erfolg eingesetzt – etwa Baldrian bei Unruhe, Kamille bei entzündlichen Erkrankungen des Magen-Darm-Kanals, Tees aus Thymiankraut oder Spitzwegerichkraut bei Husten und Holunderblüten als schweißtreibendes Mittel bei Erkältungskrankheiten.

Soweit es sich – wie bei den angeführten Beispielen – um die Umsetzung von altem, seit Langem erprobten Erfahrungswissen handelt, ist die Verwendung von Naturheilmitteln zweifellos angebracht.

Solche Naturheilmittel sind in der Apotheke auch in speziellen Zubereitungen erhältlich, deren Qualität kontrolliert wird. Das Deutsche wie auch das Österreichische Arznei-Buch (DAB bzw. ÖAB) enthalten dazu genaue Bestimmungen. In der Apotheke sollte gefragt werden, ob die verkauften Mittel den Anforderungen des Arzneibuches entsprechen.

Natur in Pillenform

In manchen Fällen werden Pflanzenmittel anhand von »*Leitsubstanzen*« standardisiert. Die Leitsubstanz ist der Inhaltsstoff, der für das untersuchte Naturheilmittel charakteristisch ist. Er muss in ausreichender Menge enthalten und analytisch leicht bestimmbar sein. Der Umweg über das Messen von Leitsubstanzen soll gewährleisten, dass eine bestimmte Naturheilmittel-Zubereitung *in gleichbleibender Qualität* angeboten werden kann.

Wie wichtig das ist, zeigt sich daran, dass bestimmte Pflanzenmengen bei Weitem nicht immer dieselbe Wirkstoffmenge beinhalten. So wurde in Sennesfrüchten ein Sennosidgehalt von 1,3 bis 6 Prozent festgestellt, der Gehalt an ätherischem Öl schwankte in Pfefferminze zwischen 0,4 und 3,8 Prozent.

Diese großen Unterschiede treten nicht nur bei wild wachsenden Pflanzen, sondern auch bei einem systematischen Anbau auf. Sie sind auf genetische Unterschiede, unterschiedliche Bodenbeschaffenheit, Klima, Lichtverhältnisse, Düngung und Schädlingsbefall zurückzuführen. Auch die Wahl des Erntezeitpunktes wie auch die Behandlung nach der Ernte (Waschen, Trocknen, Zerkleinern, Lagern) haben einen entscheidenden Einfluss.

Gefälschte Naturheilmittel

Manche Hersteller von »*Naturheilmitteln*« scheuen nicht davor zurück, der »*Natur*« auf die Sprünge zu helfen, indem sie heimlich synthetische Wirkstoffe beimischen.

Riskant sind vor allem importierte Arzneimittel der chinesischen Medizin. Wiederholt wurden in Kontrolluntersuchungen Blei, Kadmium und Quecksilber, aber auch der als Appetithemmer verwendete Wirkstoff Sibutramin oder das Aufputschmittel Methylphenidat festgestellt.

In der Fachliteratur gibt es mehrere Berichte über akutes Nierenversagen durch die Verwendung von traditionellen chinesischen Kräutern.

Unterschätzte und verschwiegene Nebenwirkungen

Die Werbung der Hersteller hat dazu geführt, dass heute viele Menschen glauben, Naturheilmittel seien selbstverständlich sanft und harmlos. Das ist ein unter Umständen gefährlicher Irrtum!

Zwei Beispiele:

- Das Einreiben von kampferhaltigen Extrakten um Mund und Nase kann bei Säuglingen und Kleinkindern zu Atemstillstand führen.
- Pflanzenmittel wie Arnika, die bei Hautproblemen verwendet werden, verursachen häufig allergische Reaktionen.

Kriterien für die Beurteilung von Naturheilmitteln

Die Empfehlung für die einzelnen Naturheilmittel findet sich in den Kapiteln über die jeweiligen Krankheitsbereiche, in denen die Hersteller dem Mittel heilende Wirkungen zuschreiben.

Die Kriterien für die Beurteilung ergeben sich aus den in diesem Kapitel dargestellten Zusammenhängen.

Als Naturheilmittel

werden von uns Präparate ausgezeichnet, wenn sie folgende Eigenschaften aufweisen:

– Es dürfen nur pflanzliche Inhaltsstoffe enthalten sein.
– Es sind keine nennenswerten Nebenwirkungen zu erwarten.
– Die therapeutische Wirksamkeit ist zwar nicht zweifelsfrei nachgewiesen, es gibt jedoch ein relativ gesichertes Erfahrungswissen, dass die Anwendung sinnvoll sein kann, wenn der Patient dadurch eine positive Wirkung verspürt.
– Es wird vom Hersteller kein Anwendungsgebiet genannt, bei dem nach dem heutigen Stand der Medizin ein therapeutisch wirksames Medikament zwingend vorgeschrieben ist.

Achtung: Die Bezeichnung *Naturheilmittel* erhalten in *»Bittere Pillen«* nur jene Präparate, die von uns positiv bewertet werden. Eine große Zahl von Präparaten, die ebenfalls die Bezeichnung *Naturheilmittel* in Anspruch nehmen, von uns jedoch als »wenig zweckmäßig« oder gar »abzuraten« eingestuft werden, sind in *»Bittere Pillen«* meist nicht eigens als *Naturheilmittel* ausgewiesen.

Als wenig zweckmäßig

werden Naturheilmittel dann eingestuft, wenn sie eine Kombination pflanzlicher, tierischer oder anorganischer Inhaltsstoffe mit unterschiedlichen Wirkspektren enthalten oder in Verbindung mit homöopathischen Potenzen angeboten werden.

Abgeraten

wird von Naturheilmitteln immer dann, wenn sie eine Kombination von pflanzlichen, tierischen oder anorganischen und künstlich hergestellten Wirkstoffen enthalten. Abgeraten wird auch, wenn die Erkenntnisse über Nebenwirkungen von Naturheilmitteln so schwerwiegend sind, dass sie nach einer Abwägung des Nutzen-Risiko-Verhältnisses als nicht mehr vertretbar erscheinen.

23. Kapitel: **Homöopathie und Anthroposophie**

Der Absatz homöopathischer Arzneimittel ist in den vergangenen Jahren rückläufig, beim Anteil der anthroposophischen Medikamente wird ein leichter Zuwachs verzeichnet. Mehr als zwei Drittel aller niedergelassenen Ärzte in Deutschland verschreiben zumindest gelegentlich homöopathische Mittel.

Was sowohl die Homöopathie als auch die Anthroposophie so anziehend für viele Patienten macht, ist der Ruf, »sanft« und »risikolos« zu sein und Medikamente zu verwenden, die keine oder nur geringfügige Nebenwirkungen haben.

Häufig lassen sich Patienten gleichzeitig von unterschiedlichen Medizinsystemen behandeln und schlucken sowohl konventionelle als auch homöopathische bzw. anthroposophische Medikamente.

Anthroposophische Medizin wird von vielen Menschen gleichgesetzt mit Homöopathie, weil beide Medizinsysteme Arzneimittel verwenden, die stark verdünnt sind. Bei der Anthroposophie handelt es sich jedoch um ein von der Homöopathie vollkommen verschiedenes medizinisches und weltanschauliches Konzept.

Der Markt homöopathischer und anthroposophischer Heilmittel blüht teilweise im Verborgenen, weil viele Apotheker und Kleinfirmen solche Arzneimittel selbst herstellen.

Außer Ärzten verordnen oder verteilen auch Heilpraktiker (12.000 in Deutschland), Hebammen und andere in der medizinischen Versorgung Tätige homöopathische Mittel.

Der Anteil der in Apotheken verkauften homöopathischen Mittel beträgt nur etwa 3 Prozent des Gesamtmarktes. Das sind etwa 50 Millionen Packungen. Von anthroposophischen Mitteln werden etwa 9 Millionen Packungen im Jahr verkauft.

Wie funktioniert Homöopathie?

Die Homöopathie geht davon aus, dass jedem Menschen eine ganz bestimmte, eigene »Lebenskraft« innewohnt. Krankheit entsteht dann, wenn die »Lebenskraft« durch äußere Faktoren wie Bakterien, Viren oder Umwelteinflüsse gestört wird.

Gesund wird man nicht durch Behandlung einzelner Symptome oder Organe, sondern dadurch, dass die »verstimmte Lebenskraft« durch eine homöopathische Arznei wieder »reguliert« wird.

Die Schwierigkeit liegt darin, die richtige Arznei herauszufinden. Seriöse Homöopathen gehen dabei nach folgenden Prinzipien vor:

Zunächst wird eine genaue Diagnose gestellt. Dies geschieht unter Zuhilfenahme aller verfügbaren technischen und physikalischen Hilfsmittel, also EEG, EKG, Röntgen, Laboruntersuchungen usw.

Erst nach einer exakten Diagnose, betont der Ehrenvorsitzende des Deutschen Zentralvereins homöopathischer Ärzte, Dr. Karl-Heinz Gebhardt, kann ein Homöopath entscheiden, welche Behandlungsweise infrage kommt: z. B. eine ursächliche Behandlung (mit anderen Worten: eine schulmedizinische Therapie), eine Operation oder eben die Homöopathie.

Die wichtigsten ärztlichen Vertreter der Homöopathie sehen diese Lehre damit keineswegs als eine, die allumfassend in jedem Fall angewendet werden soll. Das gilt nicht für Heilpraktiker, die entsprechend ihrer Orientierung entscheiden.

Fällt die Entscheidung zugunsten einer homöopathischen Behandlung, »so beginnt die eigentliche Arbeit erst«, schreibt Dr. Gebhardt. Und zwar mit einer genauen Befragung der oder des Kranken. Dieses erste Gespräch dauert normalerweise etwa 45 bis 60 Minuten.

Aus der Fülle der Symptome ergeben sich Grundzüge von Verhalten und Charakter des Patienten. In Kombination mit den Krankheitssymptomen wird das angeblich passende Medikament bestimmt, das die »Lebenskraft« wiederherstellen soll.

Die Wahl des richtigen Medikaments

Homöopathen halten sich bei der Medikamentenauswahl an bestimmte Regeln, die auf Dr. Samuel Hahnemann (1755–1843), den Begründer der Homöopathie, zurückgehen. Dieser probierte an sich und einer Gruppe von Ärzten die Wirkung bestimmter Pflanzen, Mineralien und tierischer Produkte aus. Er stellte fest, dass diese Stoffe bei gesunden Menschen Anzeichen (Symptome) hervorrufen, die oft den Anzeichen von Krankheiten gleichen.

Damit begründete er einen der zentralen Lehrsätze der Homöopathie: »Ähnliches wird mit Ähnlichem geheilt« (Similia similibus curantur). Bei der Behandlung der Bronchitis bedeutet dies zum Beispiel, dass die Symptome dieser Erkrankung nicht mit einem geeigneten Wirkstoff *unterdrückt*, sondern *verstärkt* werden. Auf diese Weise soll die Selbstheilungskraft des Körpers angeregt und die »Lebenskraft« wiederhergestellt werden.

Kontrollen und vergleichende Versuche in den letzten Jahren haben allerdings ergeben, dass Zweifel an den angegebenen Wirkungen der verschiedenen Substanzen angebracht sind. So hat z. B. die Wiederholung des berühmten Chinarinden-Versuchs, mit dem Hahnemann das Behandlungsprinzip der Ähnlichkeit (= Simile-Prinzip) begründete, ein negatives Ergebnis gebracht.

Anwendungsgebiete der Homöopathie

Die Homöopathie nimmt für sich in Anspruch, verschiedenste Krankheiten erfolgreich behandeln zu können. Es handelt sich vor allem um Befindlichkeitsstörungen, chronische Funktionsstörungen, entzündliche und degenerative Prozesse sämtlicher Gewebe, Allergien und Abwehrschwäche.

Bei manchen Infektionskrankheiten wie etwa Gehirnhautentzündung, Diphtherie und Tuberkulose sind laut »Deutscher Homöopathie-Union« konventionelle medizinische Behandlungsmethoden vorzuziehen.

Wer ist ein Homöopath?

In Deutschland genügt Ärzten schon die Absolvierung eines drei Monate dauernden Kurses, um sich – behördlich dazu berechtigt – in der Praxis als homöopathisch kompetent ausweisen zu dürfen.

In Österreich gibt es ein ärztliches Diplom für Homöopathie, das die Ärztekammer Mitgliedern verleiht, die eine Ausbildung bei einer der zwei homöopathischen Fachgesellschaften nachweisen können.

Homöopathisch tätig sind auch viele Nicht-Ärzte – z. B. Heilpraktiker, Hebammen, Krankenpflegepersonal. In der Praxis reduziert sich Homöopathie allerdings häufig auf das Kaufen einer homöopathischen Arznei in der Apotheke (»Geben Sie mir bitte etwas Homöopathisches!«) beziehungsweise das Weitergeben homöopathischer Arzneien (»Diese Kügelchen haben mir geholfen, die kann ich sehr empfehlen!«). Mit klassischer Homöopathie im Sinne Hahnemanns hat das nichts zu tun.

Achtung: Die Homöopathie gibt es inzwischen nicht mehr. Allein in Deutschland existieren mehr als ein Dutzend verschiedene homöopathische Schulen, die sich teilweise heftig bekämpfen. Dementsprechend gibt es auch unterschiedliche Auffassungen darüber, was in der Praxis eine richtige homöopathische Behandlung ist.

Welches Mittel?

Voraussetzung einer erfolgreichen homöopathischen Behandlung ist, dass das Krankheitsbild »in seiner Individualität« genau bestimmt und die Arznei mit dem passenden »Arzneibild« ausgewählt wird. Wegen dieser speziellen Zuordnungen ist es Herstellern homöopathischer Mittel sowohl in Deutschland als auch in Österreich gesetzlich untersagt, in den Beipacktexten Angaben über die Anwendungsgebiete der Mittel zu machen.

Die Arzneistoffe

Zur Herstellung homöopathischer Mittel werden pflanzliche, tierische und mineralische Stoffe, aber auch Produkte der chemischen Industrie verwendet.

Die homöopathischen Mittel sind als Pulver, Tabletten, Flüssigkeiten (Dilutionen, Injektionslösungen, Verdünnungen, Verschüttelungen), Zäpfchen und als Globuli (Streukügelchen) erhältlich. Es gibt auch homöopathische Salben zum Auftragen oder Einreiben auf der Haut.

Das Potenzieren

Samuel Hahnemann stellte fest, dass in starker Dosis verabreichte Arzneien häufig zunächst zu einer Verschlechterung der Krankheit führen können, und nannte das »Erstverschlimmerung«.

Um diesen unerwünschten Effekt zu vermeiden, verdünnte Hahnemann die Arzneidosis. D1 entspricht einer Verdünnung im Verhältnis 1:10, D2 von 1:100 usw. Bis D6 spricht man von Tiefpotenzen, bis D12 von mittleren Potenzen, darüber von Hochpotenzen.

Ab etwa D23 sind von einer Substanz nur mehr einzelne oder gar keine Moleküle zu finden.

Homöopathen sind davon überzeugt, dass durch das Schütteln bzw. Verreiben besondere verborgene medizinische Kräfte frei werden. Deshalb wird das Verdünnen als »Dynamisieren« oder als »Potenzieren« bezeichnet. Welche »Kräfte« das allerdings sein sollen, ist ungeklärt.

Homöopathische Arzneimittel mit rezeptpflichtigen Inhaltsstoffen müssen bis D3 wie andere Arzneimittel auch Nutzen und Risiken belegen und brauchen eine Zulassung vom Bundesinstitut für Arzneimittel und Medizinprodukte.

Ab D4 müssen homöopathische Mittel nur noch registriert werden. Anstelle eines Beipackzettels tragen sie den Aufdruck: »Registriertes homöopathisches Arzneimittel, daher ohne Angabe einer therapeutischen Indikation«.

Der Heilungsvorgang

Ein allgemeiner Grundsatz in der Homöopathie lautet, dass nach Eintritt der Besserung im Befinden des Kranken das homöopathische Mittel abzusetzen ist. Homöopathen sind überzeugt, dass beim Heilungsvorgang die zuletzt aufgetretenen Krankheitszeichen normalerweise zuerst und die ältesten erst zum Schluss verschwinden.

Der Regel von Hering zufolge, einem Schüler Hahnemanns, beginnt die Heilung bei den lebenswichtigen Organen und schreitet dann bis zur Haut fort (von innen nach außen, von den seelischen über die emotionellen zu den körperlichen Zentren).

Homöopathische Mischpräparate?

Homöopathische Lehrbücher nehmen dazu eindeutig Stellung: »Das Zusammenmischen zweier oder gar mehrerer Arzneistoffe ist unbedingt verwerflich und stets als eine Verletzung des Wesens der Homöopathie zu betrachten ... Der Gebrauch von sogenannten Komplexmitteln, in denen bis 20 und noch mehr Mittel gemischt sind, entspricht nicht den homöopathischen Anschauungen und gefährdet das Ansehen der Homöopathie.«

In Wirklichkeit werden in Deutschland und Österreich hauptsächlich Mischpräparate (Komplexmittel) verwendet – z. B. *Euphorbium, Meditonsin, toxi-loges, Traumeel S, Vertigoheel* und viele andere.

Nebenwirkungen von homöopathischen Arzneimitteln

Die Gefahr von Nebenwirkungen – etwa Allergien – besteht bei Homöopathika bis zu einer Verdünnung von etwa D8.

Gefährlich kann es auch dann werden, wenn etwa Krankheiten wie Scharlach oder Malaria mit homöopathischen Mitteln behandelt werden.

Empfehlungen zu homöopathischen Mitteln

Ein Präparat wird von uns als *homöopathisches Mittel* eingestuft, wenn es

– nur Inhaltsstoffe in homöopathischer Verdünnung enthält und

- vom Hersteller kein Anwendungsgebiet genannt wird, bei dem nach dem heutigen Stand der Medizin ein therapeutisch wirksames Medikament zwingend vorgeschrieben ist.

Falls das Mittel nicht nur Inhaltsstoffe in homöopathischen Potenzen, sondern auch andere *pflanzliche* oder sogar künstlich hergestellte (chemisch synthetisierte) Wirkstoffe enthält, wird es als *wenig zweckmäßig* bzw. als *abzuraten* eingestuft.

Kritik an der Homöopathie

Auffällig ist, dass die Erfolge der Homöopathie bei jenen Erkrankungen am größten sind, bei denen Placebo-Effekte bei rund der Hälfte der Patienten nachgewiesen sind (z. B. bei Schlaflosigkeit, Verstopfung, Angina Pectoris). In anderen Krankheitsgebieten – wie z. B. Infektionen und Leukämien –, bei denen wirksame Arzneimittel zur Verfügung stehen, haben homöopathische Methoden bisher nichts bewirkt.

Eine schweizerisch-britische Arbeitsgruppe untersuchte im Jahr 2005 alle wichtigen Studien zu den Wirkungen der Homöopathie. Das Ergebnis: Es gibt keinen Nachweis, dass homöopathische Arzneimittel mehr bewirken als Placebos (Scheinmedikamente).

Dieses ernüchternde Ergebnis führte dazu, dass in England, wo die Homöopathie bis dahin einen hohen Ruf genoss, die finanzielle Unterstützung homöopathisch ausgerichteter Kliniken stark reduziert wurde.

Vorzüge der Homöopathie

Auch die schärfsten Kritiker erkennen an, dass ein Arzt, der die Homöopathie seriös betreibt, sich ausführlicher mit dem Patienten und dessen Lebensumständen beschäftigt als ein durchschnittlicher Schulmediziner.

Die eingehende Betreuung eines Patienten ist in vielen Fällen schon der entscheidende Schritt zur Besserung, aber in den meisten Arztpraxen, wo die 3-Minuten-Medizin dominiert, alles andere als selbstverständlich.

Positiv wird im Regelfall auch gewertet, dass homöopathische Mittel, wenn sie schon nicht verlässlich helfen, so doch auch nicht schaden können. Es ist wohl kein Zufall, dass homöopathische Mittel hauptsächlich von Kinderärzten und in der Geburtshilfe verwendet werden.

Anthroposophie

Wie eng die Auswahl und der Einsatz von Heilmitteln mit der Lebenseinstellung verknüpft sind, wird bei den Anthroposophen deutlich, die sich häufig, wenn auch keineswegs ausschließlich, homöopathischer Mittel bedienen.

Die konventionelle Medizin ist bei Anthroposophen nicht verpönt, sondern gilt als die Basis therapeutischen Handelns. Die Anthroposophen sind Anhänger einer von Rudolf Steiner zu Anfang des zwanzigsten Jahrhunderts begründeten, allumfassenden Weltanschauungslehre, die sich ziemlich wolkig anhört.

Da ist z. B. vom »Ätherleib« und vom »Astralleib« die Rede. Anthroposophen finden ihre Arzneimittel, so wie die Homöopathen, durch ein »inneres Durchschauen der in der Natur wirkenden Kräfte«.

Nach Auffassung der Anthroposophen werden durch eine Behandlung keine biochemisch-stofflichen Vorgänge im Menschen beeinflusst, sondern wie in der Homöopathie innere Kräfte und Prozesse.

In der anthroposophischen Medizin werden auch Tiere oder Teile von Tieren zu Heilmitteln verarbeitet, etwa Ameisen, Bienen, Maulwurfsfelle, Analdrüsen des Stinktieres und anderes. Bei der Herstellung sollen übersinnliche Kräfte und kosmisch-irdische Rhythmen einbezogen werden.

Krebsbehandlung in der anthroposophischen Medizin

Am Beispiel des anthroposophischen Krebsmittels *Iscador* wird der Gegensatz zur Schulmedizin besonders deutlich. Während die herkömmlichen Behandlungsarten auf dem Grundsatz aufbauen, dass Krebs eine zelluläre Erkrankung ist, begreifen die Anthroposophen die bösartige Geschwulst als eine Erkrankung des Gesamtorganismus. Folgerichtig werden Krebskranke umfassend persönlich betreut. Unter anderem erhalten sie den Mistelextrakt *Iscador* – für den es keinen überzeugenden Nachweis gibt, dass er lebensverlängernd wirkt oder Krebs heilen kann.

Sowohl die American Cancer Society als auch die Schweizer Gesellschaft für Onkologie lehnen Mistelinjektionen ab – weil die Gefahr besteht, dass durch die Anregung der Immunabwehr auch das Tumorwachstum angeregt wird. Und auch wegen möglicher *Nebenwirkungen* wie entzündliche Reaktionen, Fieber, Schüttelfrost, Atemnot, lebensbedrohliche allergische Schockreaktionen.

Hauptsächlich verwendete Fachliteratur

Arzneimittelkommission der Deutschen Ärzteschaft (Hrsg.), Arzneiverordnungen, 22. Aufl., Köln 2009

Arzneimittel-Kursbuch, 16. Ausgabe, 2010/2011, Berlin 2010

Arzneiverordnungs-Report 2013, Hrsg. Schwabe, U. und Paffrath, D., Berlin, Heidelberg, New York 2013

Austria Codex Schnellhilfe 2013/2014, Österreichische Apotheker Verlagsgesellschaft, Wien 2013

Federspiel, K. und Herbst, V., Die Andere Medizin, Nutzen und Risiken sanfter Heilmethoden, Stiftung Warentest, Berlin 2006

Zeitschriften und Internet-Datenbanken

ABDA-Datenbank der Deutschen Apotheker mbH, Eschborn
(http://www.pharmazie.com)

arznei-telegramm, Berlin (http://www. arzneitelegramm.de)

Austria Codex der österreichischen Apotheker-Verlagsgesellschaft
(http://www.univadis.at/medical_and_more/de_AT_AustriaCodex_Detail?Refresh=true)

British Medical Journal (http://www.bmj.com)

ClinicalPharmacology (http://www.clinicalpharmacology.com/)

Der Arzneimittelbrief, Berlin (http://www.arzneimittelbrief.de)

Deutsches Ärzteblatt (http://www.aerzteblatt.de/v4/home.asp)

Drug and Therapeutics Bulletin, London (http://www.dtb.org.uk/)

Fachinformationen Online – Service von Rote Liste Service GmbH
(http://www. fachinfo.de/index.html) Frankfurt/Main

Journal of the American Medical Association (http://jama.ama-assn.org/)

Münchner Medizinische Wochenschrift (http://www.mmw.de)

New England Journal of Medicine (http://www.nejm.org/)

The Lancet (http://www.thelancet.com)

Worst Pills (http://www.worstpills.org/) –
Public Citizen's Health Research Group, New York

Abkürzungsverzeichnis

(D)   Dieses Medikament ist in Deutschland erhältlich.
(Ö)   Dieses Medikament ist in Österreich erhältlich.
(D/Ö)   Dieses Medikament ist in Deutschland und
         Österreich erhältlich.

Amp.	Ampullen
Depotamp.	Depotampullen
Doppelamp.	Doppelampullen
Drag.	Dragees
Filmtabl.	Filmtabletten
Forteamp.	Forteampullen
Fortedrag.	Fortedragees
Fortekaps.	Fortekapseln
Fortetabl.	Fortetabletten
Halstabl.	Halstabletten
iart.	intraarteriell
im.	intramuskulär
infiltr.	infiltriert
Junior-Tabl.	Junior-Tabletten
Kaps.	Kapseln
Lutschtabl.	Lutschtabletten
Manteldrag.	Manteldragees
Manteltabl.	Manteltabletten
Mitekaps.	Mitekapseln
Mitetabl.	Mitetabletten
Retarddrag.	Retarddragees
Retardkaps.	Retardkapseln
Retardtabl.	Retardtabletten
Susp.	Suspension
Tabl.	Tabletten
Tabs	Tabletten zum Auflösen

Medikamenten- und Wirkstoffregister, Stichwortverzeichnis

Die Autoren

HANS WEISS, Dr. phil., 1950 in Hittisau/Westösterreich geboren. Studium von Psychologie, Philosophie und Medizinsoziologie in Innsbruck, Wien, Cambridge und London.

Freier Journalist (u. a. für SPIEGEL und DIE ZEIT tätig) und Buchautor in Wien. Mehr als zwanzig Buchveröffentlichungen mit einer Gesamtauflage von fünf Millionen und zahlreichen Übersetzungen, als Autor oder Co-Autor, z. B. *Gesunde Geschäfte – Die Praktiken der Pharma-Industrie* (1981, 1982); *Kursbuch Gesundheit* (1990, Neuausgaben 1996, 2001); *Kriminelle Geschichten – Ermittlungen über die Justiz* (1987); *Kulissen des Abschieds, Roman* (1999, Ullstein-Verlag, Berlin); *Schwarzbuch Markenfirmen – Die Machenschaften der Weltkonzerne* (Neuausgabe 2014, Deuticke-Verlag, Wien); *3 x täglich – kritische Gebrauchsinformationen zu 11.000 Arzneimitteln* (2003). *Asoziale Marktwirtschaft – Insider aus Politik und Wirtschaft enthüllen, wie die Konzerne den Staat ausplündern* (2004, Kiepenheuer & Witsch, Köln); *Mein Vater, der Krieg und ich* (2005, Kiepenheuer & Witsch, Köln); *Korrupte Medizin – Ärzte als Komplizen der Konzerne* (2010, TB-Ausgabe Kiepenheuer & Witsch, Köln); *Schwarzbuch Landwirtschaft – die Machenschaften der Agrarpolitik* (2010, Deuticke Verlag, Wien); *Schönheit – die Versprechen der Beauty-Industrie* (2011, Deuticke-Verlag, Wien).

Alleinverantwortlicher Autor der *Bittere Pillen-Ausgaben 1999–2007.*

Fernsehpreis der österreichischen Volksbildung für den ORF-Dokumentarfilm »Irre Welt – Psychiatrie 81« (1982); Bruno-Kreisky-Anerkennungspreis für das politische Buch »Asoziale Marktwirtschaft« (2005). Dr. Georg-Schreiber-Medienpreis in München (2012) für zwei Enthüllungsgeschichten im SPIEGEL.

HANS-PETER MARTIN, Dr. jur., Jg. 1957, geboren in Bregenz/Österreich. Stipendiat nach Kalifornien. Studium der Rechts- und Politikwissenschaften in Wien. Ab 1986 Redakteur beim deutschen Nachrichtenmagazin *»Der Spiegel«*, bis 1999 u. a. als Korrespondent in Südamerika, Prag und Wien tätig. Seit Juli 1999 parteifreies Mitglied des Europäischen Parlaments, Mitglied des Budgetkontroll-Komitees und Koordinator. Wiedergewählt im Juni 2004 und 2009.

Veröffentlichungen: *Nachtschicht* (1979), *Gesunde Geschäfte* (Mitautor; 1981), *Kursbuch Gesundheit* (Mitautor; 1990, Neuausgabe 2001), *Die Globalisierungsfalle – Der Angriff auf Demokratie und Wohlstand* (gemeinsam mit Harald Schumann, 1996. Übersetzungen in 28 Sprachen), *Der Kanzler wohnt im Swimmingpool* (Mitautor; Hrsg. von Doris Schröder-Köpf, Ingke Brodersen; 2001); *Wollen täten's schon dürfen* (Herausgeber, 2003, Deuticke-Verlag, Wien), *Die Europafalle. Das Ende von Demokratie und Wohlstand* (2009, Piper Verlag, München).

Mitarbeiter des BBC World Service, weltweite Vortragsreisen, TV-Dokumentationen, Dr.-Karl-Renner-Preis für Publizistik (1980), Bruno-Kreisky-Preis für das politische Buch (1997), Co-Mitglied des Club of Rome, Gründer der Europäischen Transparenz-Initiative (*www.eti.info*).

Ragnhild und Jan Schweitzer. Fragen Sie weder Arzt noch
Apotheker. Warum Abwarten oft die beste Medizin ist.
Klappenbroschur. Verfügbar auch als E-Book

Sind wir erkältet, schlucken wir ein Antibiotikum, bei einem Band-
scheibenvorfall lassen wir uns operieren, und um Krebs fernzuhalten,
gehen wir zur Vorsorge. Aber ist das auch richtig?
Die Autoren haben als Ärzte im Krankenhaus Erfahrungen mit
Aktionismus gemacht. Sie erklären in diesem Buch anhand vieler Fallgeschichten und des heutigen Stands der Wissenschaft, warum es
sich oft lohnt, nicht tätig zu werden – von A wie Arthrose bis Z wie
Zahnreinigung.

Ein Ratgeber, der einem mal nicht sagt, was man für seine Gesundheit
tun muss, sondern was man lassen kann.

Kiepenheuer
&Witsch

Dennis Ballwieser / Heike Le Ker. Ein rätselhafter Patient.
Die aufregende Suche nach der richtigen Diagnose – 55 wahre
Geschichten. Taschenbuch. Verfügbar auch als E-Book

Manchmal müssen Ärzte Detektivarbeit leisten, um mysteriösen Krankheiten auf die Spur zu kommen. In diesem Buch erzählen Dr. Dennis Ballwieser und Dr. Heike Le Ker anhand von wahren Fallgeschichten, warum der Weg zur richtigen Therapie oft kompliziert, aber manchmal erstaunlich simpel ist. Mit praktischen Tipps, wie Sie verhindern, selbst zu einem rätselhaften Patienten zu werden!